제 3 판

Psychiatric Mental Health Nursing

정신건강간호학

김상남 주세진 양승희 정윤화 김윤영
김영미 이경자 변도화 한미화 외 공저

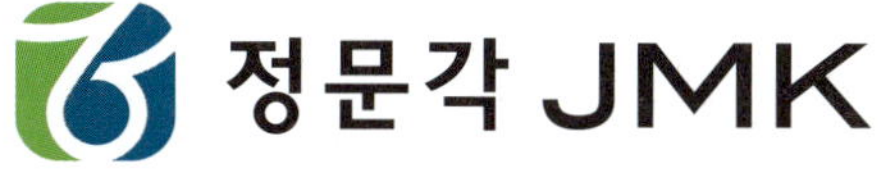

집 필 진

대표저자

김상남 주세진 양승희 정윤화

편집위원

김영미 김윤영 변도화 이경자 한미화

집 필 진

고정아	화성의과학대학교	배정이	인제대학교
곽명희	목포가톨릭대학교	변도화	가톨릭상지대학교
김미정	창신대학교	신경숙	대경대학교
김상남	경운대학교	양승희	신한대학교
김성은	우석대학교	윤영주	문경대학교
김수연	대구한의대학교	이경자	대경대학교
김연실	두원공과대학교	이경희	계명대학교
김영미	경운대학교	이수정	우석대학교
김윤영	구미대학교	이은미	가톨릭상지대학교
김윤영	국립안동대학교	이현주	한세대학교
김현실	대구한의대학교	정 미	목포과학대학교
김현실	송호대학교	정윤화	경북과학대학교
김희진	동원과학기술대학교	주세진	남서울대학교
노인숙	세한대학교	최명희	위덕대학교
박미현	용인예술과학대학교	최숙희	영산대학교
박민희	동서대학교	한미화	선린대학교

(가나다순)

머리말

2023년 갑진년 새해가 밝았습니다. 현대를 살아가고 있는 우리 인간에게는 신체적 건강이 중요하듯이 정신적 건강도 매우 중요하다는 사실을 누구나 다 인지하고 있으리라 믿습니다. 우리 정신 건강 간호학 교재는 초판 대표 저자인 이경희 교수님을 비롯한 여러교수님들이 자료수집과 원서 번역 등의 일로 많은 고생을 하셨습니다. 그동안 몇 차례의 개정과 수정을 거쳐 오면서 DSM-5-TR을 반영한 제3판 개정판을 출간하게 되었습니다.

정신질환에 대한 임상 및 연구의 이해는 계속 발전하고 있습니다. 그 결과, DSM-5-TR 질환 본문은 DSM-5의 최초 출판으로부터 9년이 지난 후, 일부 개정되었으며 압도적 다수가 상당한 개정이 되었습니다. 가장 광범위하게 업데이트된 본문 부분은 유병률, 위험 및 예후 인자, 문화와 관련된 진단적 쟁점, 성 및 젠더와 관련된 진단적 쟁점, 자살사고 혹은 행동과의 연관성 동반 이환입니다. 또한 사상 처음으로 전체 DSM-5 본문이 인종주의 및 차별 경험과 같은 위험요인에 대한 적절한 주의와낙인을 찍지 않는 언어사요에 대한 주의를 보장하기 위해 민족인종적적 공정성 및 포용 작업 집단을 통해 검토 및 수정되었습니다(DSM-5-TR. 서문).

이 책의 가장 중요한 특성은, 가능한 DSM-5-TR 순서에 따라 저술하되, 인간발달 즉, 아동-성인-노인 정신간호의 순서로 저술하였으며 오래된 참고문헌들을 과감히 삭제하고 최근의 참고문헌을 참조한 내용수정이 많이 되었다는 점입니다. 따라서 이 교재를 가지고 학습하는 간호학과 학부생들은 최근, 정신 건강 간호학의 연구 흐름을 신속하게 따라가며 좀 더 전문적인 정신 간호학 학습을 해나갈 수 있으리라 기대합니다.

새로 확대 구성된 대표 저자인 주세진, 양승희, 정윤화 교수님을 비롯하여 편집위원인 김영미, 김윤영, 한미화, 이경자, 변도화 교수님 외에도 여러 저자 교수님들이 매번 수정사항을 요구할 때마다 빠른 대응을 해주셨기 때문에, 제3판 개정판이 출간될 수 있었다고 생각합니다. 정말 많은 고생을 하셨습니다. 대표 저자의 무거운 짐을 안고 시작한 이 개정작업이 무사히 출간으로 이어질 수 있게 해주신 모든 관계자 여러분에게 깊이 감사드립니다.

제3판 개정판 원고는, 항상 바쁘심에도 불구하고 여러 차례에 걸쳐서 JMK 이종탁 전무님의 독려, 장희성 부장님과 편집부 여러분들의 꼼꼼하고 철저한 편집으로, 더 완성도가 높은 교재가 될 수 있었습니다.

마지막으로, 제3판 개정판이 출간되도록 물심양면으로 도와주신 JMK정문각의 김시동 회장님과 김재민 대표님의 헌신적인 배려에 늘 진심으로 마음 깊이 감사를 드립니다,

저자들을 대표하여 김상남 올림

차례

PART 》 01

정신건강의 이해

chapter

01

정신건강간호의 개념

제 1 절 정신건강의 이해

학습목표

- 정신건강의 개념을 설명한다.
- 신체와 정신과의 관계를 설명한다.
- 정신건강에 영향을 줄 수 있는 요인들을 열거한다.
- 스트레스의 개념을 설명한다.
- 스트레스 반응을 확인한다.
- 스트레스에 대한 대처기전을 확인한다.
- 스트레스 관리기법을 적용한다.
- 정신질환의 개념을 기술한다.
- 정신건강과 정신질환의 연속적인 관계를 기술한다.
- 정신질환 재발에 영향을 주는 요인들을 열거한다.
- 정신건강증진의 개념을 설명한다.
- 정신건강 취약집단의 요구를 사정한다.
- 정신건강증진을 위한 예방적 활동을 수행한다.
- 정신건강증진을 위한 교육을 수행한다.
- 정신건강증진프로그램을 적용한다.

주요용어

- 동기 motivation
- 스트레스 stress
- 정서 emotion
- 정신건강 mental health
- 정신장애 mental disorder
- 정신질환 mental illness

1. 정신건강

1) 정의

정신은 내면적인 사고 및 정서적인 작용의 모든 자질을 통틀어 가리키는 말로서 육체나 물질에 대립되는 영혼이나 마음, 사물을 느끼고 생각하며 판단하는 능력 또는 그런 작용, 마음의 자세나 태도, 이념이나 사상 등을 뜻한다.

유엔 세계보건기구(World Health Organization, WHO)에서 '정신건강'은 일상생활에서 언제나 독립적, 자주적으로 처리해 나갈 수 있고 질병에 대한 저항력이 있으며, 원숙한 가정생활과 사회생활을 할 수 있는 정신적 성숙 상태라고 하였다. '정신건강'이 좋지 않으면 사회적으로 불리할 뿐만 아니라 인간으로서 권리를 침해당하는 경우가 빈번하다. 뿐만 아니라 정신질환의 발병 위험성이 증가되고, 결과적으로 생산성이 떨어진다.

Marie Jahoda(1958)는 정신건강과 관련된 문헌을 광범위하게 조사한 후에 정상인의 기준으로 이상적인 정신건강을 위한 여섯 가지 일반적인 접근을 제시하였다.

① 자신에 대한 긍정적 태도(자기자신을 수용, 객관적으로 인식)

② 성장, 발달 그리고 자아실현을 달성하는 능력(자기의 잠재력 개발, 실현, 새로운 성장과 발전, 도전)

③ 통합성(기분과 정서조절 사이의 균형)

④ 자율성(자기결정)

⑤ 현실에 대한 지각(현실인지)

⑥ 환경에 대한 지배(환경에 효율적 대처)

정신건강에서 정상이란 말은 불건강 또는 이상과 대비해서 사용되는 말로, 학문적인 기준으로 Kazdin(1980)은 이상(abnormal)과 정상(normal)의 구분을 위한 4가지 기준을 제시하였다.

- 통계적인 기준에서 개인의 어떤 특성에 대한 측정치와 평균치 사이의 간격

- 사회적 규범의 기준에 의한 일탈행동에 대한 평가
- 주관적 불편감
- 절대적인 기준에 의한 이상행동의 평가

2) 신체와 정신의 관계

아리스토텔레스(384~322 B.C.)는 플라톤과 다르게 인간의 신체는 정신과 함께 통합된다고 하는 심신일원론(psychophysical monism)을 주장하였다. "잠이 약보다 낫다"는 말이 의미하듯이 신체건강과 정신건강은 밀접하게 관련되어 있다. 예를 들어, 신체적 고통이 있거나 신체질환을 앓게 되면 마음이 불안해지거나 우울해진다. 그리고 우울할 때는 식욕을 잃거나 변비, 성욕감퇴 등의 신체증상이 나타난다. 이런 현상들은 신체적 조건과 정신이 밀접한 관계가 있음을 나타낸다. 또한 격분한 상황에서 혈압이 올라가거나 심장박동과 호흡률이 증가하는 현상처럼 심리적인 스트레스 요인으로 신체적 증상이 나타나는 것을 정신신체장애(psychosomatic disorders)라고 한다. 현대 과학의 힘으로 뇌의 신비가 밝혀지면서 인간의 신체와 정신은 서로 유기적인 관계에 놓여 있다는 사실이 계속 규명되고 있다.

(1) 변연계와 정서

변연계(limbic system)는 의사이자 신경과학자인 Paul D. McLean에 의해 1952년에 처음 일컬어지게 되었다. 변연계가 감정과 관련이 있다고 처음 제시한 학자는 1939년에 Paul Bucy와 Heinrich Kluver이다. 해마회로는 모습이 해마(hippocampus)와 비슷하다고 하여 그리스어에서 따온 것이다. 주요 기능은 냄새, 기억과 내장활동에 관한 처리를 담당한다. 냄새가 강한 기억과 감정을 유발하는 것은 이러한 이유 때문인 것으로 보인다. 편도체는 아몬드 모양의 '공격중추'라 불리며, 이곳을 자극하면 성난 감정을 자극한다. 뇌량(corpus callosum)은 변연계로 여겨지지는 않으나, 좌우반구를 연결하는 이 신경 조직은 변연계 근처에 위치해 있으며 양쪽 대뇌반구 사이의 정보교환을 담당한다. 변연계는 인지와 감정의 조절기능을 하는 곳이면서 원초적인 욕구와 감정을 생성하기도 하고 제어하기도 하는 부위이다.

(2) 신경계통

스트레스 상황에 직면했을 때 신경계통의 활동을 조절하고 통합하는 것은 시상하부이다.

말초신경계는 눈, 코, 귀, 피부 등의 감각기관이나 근육 등의 운동기관에서 중추신경계로 드나드는 메시지를 전달하는데, 체성신경계와 자율신경계로 구성되어 있다.

체성신경계는 신경 메시지를 감각기관에서 중추신경계로 전달하는 감각신경원과 중추신경계에서 근육으로 전달하는 운동신경원으로 구성되어 있다. 예를 들어, 사물을 보고 압박감을 느끼는 것이나, 이와 같은 압박감을 느낄 때 손을 빼는 행동 등은 모두 체성신경계의 작용에 의한 것이다.

자율신경계는 내장기관과 뇌를 연결하기 때문에 호흡이나 심장박동 같은 생명기능 뿐만 아니라 정서체험과도 밀접한 관련이 있다. 자율신경계는 다시 교감신경계와 부교감신경계로 구분되며, 이들은 서로 상반된 기능을 가지고 있으면서 동시에 상호보완적으로 작용한다. 자율신경계의 중추는 시상하부이며, 대뇌의 지배를 받는다. 즉, 대뇌의 지배를 받아 자율신경이 흥분하게 되면 신체의 장기에 변화가 일어나게 된다. 특히 교감신경이 흥분하면 심장박동과 혈압이 상승하며, 호흡의 증가, 동공의 확대, 위장 운동의 증가, 분노, 공포, 불안 등의 정서반응이 나타난다.

(3) 내분비선계통

인간의 정신과 신체를 연결해 주는 또 하나의 경로는 내분비선계통에서 방출되는 호르몬들로, 신체의 여러 기관에 많은 영향을 미친다.

중추신경계의 대뇌피질에 해당하는 것이 내분비선계에서는 뇌하수체이다. 뇌하수체호르몬은 다른 내분비선의 활동을 자극하는 많은 호르몬을 분비한다. 예를 들어, 갑상선호르몬은 체내의 신진대사속도를 조절하는데, 갑상선 기능이 항진되면 이 호르몬이 과다하게 분비되어 먹어도 살이 빠질 뿐만 아니라 공격적인 행동을 보이기도 한다.

3) 정신건강의 영향요인

인간행동을 이해하기 위해서는 심리적 측면에서 인간의 동기와 정서 그리고 그 배경이 될 수 있는 문화적인 요소와 함께 환경적인 측면을 함께 고려하는 것이 중요하다.

(1) 심리적 측면의 정신건강 영향요인

① 동기

인본주의 동기이론을 대표하는 것으로 Maslow의 동기위계설을 들 수 있다. 그는 그림 1-1-1과 같이 동기를 체계적으로 분류하여 위계적으로 나열하고 있다.

한번 충족되면 더는 동기로서 작용하지 않는 생리적 욕구, 안전욕구, 사회적 욕구, 자존감욕구는 결핍욕구라고 하며, 충족이 될수록 더욱 증대되는 욕구는 성장욕구라고 하고, 자아실현욕구가 이에 해당한다.

클레이턴 앨더퍼(Clayton Paul Alderfer)는 에이브러햄 매슬로우의 욕구단계설을 확장한 ERG 이론(existence, relatedness & growth, 존재-관계-성장)으로 유명하다. 매슬로우의 욕구단계설은 낮은 수준의 욕구가 충족된 후에 더 높은 수준의 욕구가 가능하다고 본 반면에 앨더퍼의 ERG 이론은 각 욕구는 동시에 일어날 수 있으며 중요성은 개인에 따라 다르다. 만약 높은 수준의 욕구가 충족되지 않는다면 더 쉬운 낮은 수준의 욕구로 퇴행할 수 있다고 하였다.

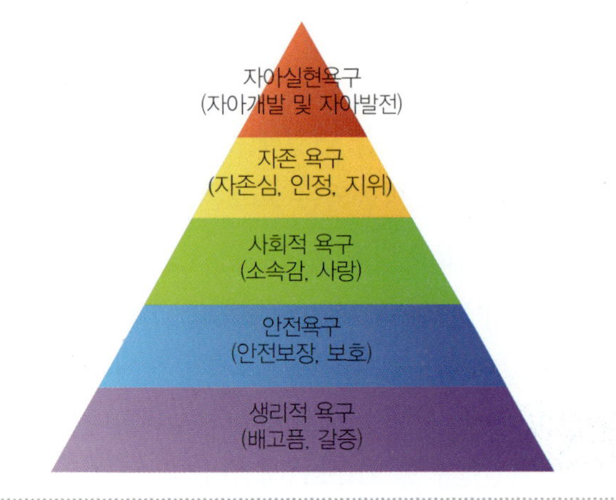

그림 1-1-1 Maslow의 동기위계설

동기에 관한 인지주의 동기 이론을 대표하는 것은 귀인이론(attribution theory)이다. 귀인이론은 성공이나 실패에 대해 자신의 행동에 대한 원인을 귀속시키는 경향성에 관한 이론이다. 귀인이론의 대표적인 학자인 Weiner는 학습자의 지각된 성 · 패의 원인을 통제소재(locus of control), 안정성(stability) 그리고 통제가능성(control ability)의 세 차원으로 분류하였다.

한편, 인본주의 심리학자들은 인간 자체를 연구의 대상으로 삼아 전체적인 접근을 시도하였다. 따라서 개인의 지각과 내부적 요구에 대한 반응에 초점을 맞추고, 전체로서의 인간 혹은 자아를 중시하여 중심개념인 자아개념(self concept)을 강조하였다.

② 정서

정서(emotion)가 무엇인지를 한마디로 정의하기란 매우 어렵다. 정서를 논의할 때는 그 행동에 수반되는 주관적인 감정적 경험에 초점을 둔다. 따라서 정서란 내 · 외적 자극에 의해 유발된 주관적인 심리 상태이다.

이와 같은 정서는 자극이 없어지면 그에 따른 정서는 없어지고 새로운 자극에 따라 새 정서가 유발되는 상태정서(state emotion)와 자극이 없더라도 개인이 항상 지니는 기질정서(trait emotion)로 구분할 수 있다. 전자가 정서를 일시적인 심리과정이라고 본다면, 후자는 정서적으로 안정되어 있다든지 불안정하다든지 하는 등의 개인의 정서적 특성으로 보고 있다.

이처럼 정서를 한 가지로 명확히 정의하기가 어렵기 때문에 정서를 연구하는 심리학자들은 정서와 관련이 있다고 여겨지는 뇌와 자율신경계통의 기능 및 내분비선의 활동, 정서적 경험에 대한 분석과 정서의 발달에 따른 분화 등에 관심을 가졌다.

미국의 심리학자인 W. James와 덴마크의 C. Lange는 1884년 기존의 통용되는 원리에 반대하는 가설인 James-Lange설을 제안하였다. 이것은 슬프기 때문에 우는 것이 아니라 울다 보니 슬퍼진다는 것으로, 유기체가 정서유발자극을 지각하면 그에 대한 신체반응을 일으키고, 그 신체반응의 결과가 대뇌에 전달되어 정서적 느낌을 의식하게 된다는 것이다.

그런데, James-Lange의 "울다 보니 슬퍼진다"는 입장과는 달리 "우는 것과 슬픈 것"이 동시과정이라고 보는 견해가 Cannon-Bard설이다. 이들은 정서의 의식적인 느낌과 신체변화는 인과적인 관계에 있는 것이 아니라 두 구성성분은 외부자극에 의하여 동시적으로 나타나는 동반적 성분이라고 해석하고 있다. 한편, Schachter는 정서경험은 신체적 경험과 인지의 두 성분으로 형성되었다고 설명하고 있다. 즉, 신체의 과거경험, 현재 일어나고 있는 자극의 맥락을 참고하여 그 상황을 인지한다는 것이다. 예를 들어, 호랑이라는 동물을 보았고 과거에 호랑이는 무서운 동물이라는 것을 경험한 것이 정서적 경험을 결정하는 데 필수적이라는 것이다.

(2) 문화적 측면의 정신건강 영향요인

어떤 문화권에서 정상적인 행동 혹은 인정된 행위는 일반적으로 그 문화권 내에서 널리 받아들여진다.

정상적 또는 비정상적 행위에 대한 판단에는 어떤 사람의 행위가 일어나는 사회적 환경, 즉 문화에 대한 고려가 항상 따라야 한다. 예를 들어, 대부분의 문화권에서는 우유와 쇠고기를 같이 냉장고에 함께 넣어두는 것에 대해 대수롭지 않게 여기지만 유대인 문화에서는 이를 금기시한다. 신에 대한 경의의 표시로 특정 생물에 대한 살생에 대해서는 제재가 가해지고 있으며, 근친상간의 금지와 함께 이러한 정도가 전 세계적으로 보편화된 문화적 법칙이라고 할 수 있다. 만일 우리가 어떤 사람의 이상한 행동에 대해 판단할 때 타인의 나이, 성, 사회적 위치에 따라 변하는 우리의 판단기준을 생각해 보면 매우 신중해야 한다는 것을 알 수 있다. 정확하지 못한 판단은 진단의 오류결과와 함께 부적절한 치료를 받게 할 수 있다.

(3) 환경적 측면의 정신건강 영향요인

현대사회의 급속한 변화는 불가피하게 인간의 신체와 정신에 많은 영향을 미친다. 예를 들어, 결혼, 이혼, 가까운 사람의 죽음, 이사나 전학 등으로 생활환경의 변화를 경험하게 되면 인간은 당혹하게 되고 때로는 방향감각을 상실하기도 한다. 그러나 동시에 새로운 생활과제들과 싸워나가는 가운데 성장을 경험하는 계기가 마련되기도 한다. 이처럼 생활과 환경의 급속한 변화는 피할 수 없는 것으로 보이고, 그에 따른 변화 또한 피할 수 없는 것으로 생각된다. 따라서 정신건강과 환경은 긴밀한 관계에 놓여 있고, 정신건강에 대한 문제에서 환경의 문제를 배제할 수 없다.

인간의 행동을 이해하려면 개체요인과 환경요인을 모두 고려해야 하는데, 인간의 사회화 과정을 위한 중요한 환경단위에는 가정, 학교, 사회 등을 들 수 있다. 사람은 출생과 동시에 한 가정의 구성원이 되고 일찍부터 부모-자녀 관계, 형제-자매 관계를 통해 세상에 대한 기본적인 감정을 발달시키게 된다. 따라서 그 속에서 생활하는 동안 부부관계, 부모-자녀 관계, 형제-자매 관계, 고부관계 등의 관계 속에서 무수한 갈등과 문제가 표출될 수 있기 때문에 정신건강 측면에서 가정은 가장 중요한 환경단위이다.

또한 학교는 누구나 거쳐야 할 교육기관이며 학령기에는 가정에서 지내는 시간보다 더 많은 시간을 보내게 되는 생활 터전이 된다. 학교에서의 교우관계, 사제관계를 통해 자아상, 가치, 성격이 형성되기도 하지만 여러 가지 변화와 위기를 통해 적응상의 문제를 갖게 되는 곳이기도 하다. 뿐만 아니라 현대사회의 생활환경 역시 여러 가지 정신건강의 문제를 야기하고 있다.

이러한 의미에서 Chicago의 일부 정신의학자들은 환경적 요인을 강조하면서 3년에 걸쳐 건전한 성격 특성과 환경의 관계를 밝히려는 노력을 한 바 있다. 그들은 정신적으로 건강한 젊은이들을 대상으로 그들의 성격적 특성, 가정환경, 사회 및 문화적 기반 등의 측면에서 환경의 역할을 발견하였고, 이를 토대로 정신건강을 위한 건전한 환경의 척도를 제시하기도 하였다. 그들이 제시한 정신적으로 건강한 사람의 특성을 통해 환경의 역할을 살펴보면 다음과 같다.

- 출생 시부터 계속적으로 건강이 유지되었다.
- 보통의 지능 수준이었다.
- 비교적 낮은 사회 · 경제적인 가정환경이었다.
- 부모와 만족스럽고 긍정적인 애정관계를 유지하고 있었다.
- 어린이의 양육문제에 있어서 부모 간의 의견일치와 협조가 있었다.
- 어린시절에는 행동에 대해 제한점을 분명히 인식하고 있었다.
- 강화가 합리적으로 그리고 계속적으로 이루어지고 있었다.
- 건전한 종교적인 지도가 초기부터 이루어지고 있었다.
- 일찍이 직업적인 경험을 가지고 있었다.
- 외부세계에 대해 개념화하여 말하거나 행동할 수 있도록 지도되었다.
- 금전은 목적이 아니라 수단에 불과하다는 것을 이해하고 그보다는 만족감, 선행 및 사교 따위를 가치있는 것으로 생각하고 있었다.
- 목표를 추구하는 행동을 하며, 그러한 행동들이 위신을 세우고 야심을 이루기보다는 자신이 원하는 것을 이루는 것이 성공으로 알고 행동하였다.
- 부친 또는 부친상과의 강력한 동일시나 부친에 대한 사랑 · 존경 및 경쟁의식 등이 분명하였다.

이렇듯 다양한 환경적 요인들에 의해 건강과 행복이 좌우되지 않기 위해서는 자신의 환경에 대처하며 개인적인 욕구들을 충족시키는 과정으로 적응과 성장이 필요하다.

적응이 환경에 대한 관계를 강조한 반면 성장은 개인 자신을 강조한다는 점에서 개념적인 차이가 있다. 또한 적응은 변화하는 환경에 자기를 맞추어 가는 과정인 현상유지를 강조하는데, 성장은 변화, 특히 긍정적이고 의미 깊은 변화를 강조한다. 즉, 인간은 내적 · 외적 환경의 다양한 요구들에 적응해야 하지만, 동시에 우리 자신을 발견하고 자신의 잠재력을 찾아내고 실현시켜야 한다. 이것을 신체건강에 비유하면, 적응은 질병이 없는 상태를 의미하고 성장은 건강한 것 또는 건강해지는 것을 말한다. 질병이 없는 것은 건강의 조건이 되기는 하지만 그 자체는 소극적 의미의 건강이라 할 수 있다. 적극적 의미의 건강이란 특별히 병이나 아픈 데가 없는 현상유지 이상의 것으로, 삶의 활력과 기운이 넘치는 상태를 포괄할 것이다.

이와 같은 의미에서 심리학자인 S. Jourard(1975)는 성장을 다음과 같이 설명하고 있다.

첫 번째는 변화를 인정하는 단계이다. 실제 인간은 항상 변화하고 있지만 보통 때는 그것을 의식하지 못하고 지나는 때가 많다. 그러다 어느 순간에 자신이나 환경이 달라졌다는 것에 대해 방어적 반응을 하고 달라진 것이 하나도 없다고 믿고싶어 한다. 성장의 이 단계에서는 불가피하게 불안과 불만감 그리고 괴로움이 따르게 된다.

두 번째는 경험의 재조직단계이다. 경험을 재조직한다는 것은 새로운 생각에 접했을 때 자신의 태도와 가치 등을 변화시키는 것을 의미한다. 전단계의 불안이나 불만에 이어 이 단계에서는 만족이나 자신감이 충만해지는 경향이 있다. 즉, 나 자신을 다른 눈으로 바라보게 되고 깨닫게 됨으로써 한 단계 더 나아가 있는 자신을 발견하게 된다.

이상과 같이 Jourard가 서술한 성장의 과정을 보면 성장은 보통 변화에 대한 우리의 내적 반응으로부터 시작되어 결국 우리의 행동과 성격이 변하게 하는 것이다.

(4) 스티그마와 정신건강

정신질환자에 대한 스티그마(Stigma)는 정신건강 문제들의 치료를 개선하기 위해서 직면하는 가장 큰 장벽이다. 스티그마는 정신질환자 스스로를 낙인된 사람으로 지각하게 하여 자아존중감 저하, 부정적 자기인식 등의 사회 · 심리적 문제를 유발할 뿐만 아니라 고용거부 등 직접적인 차별로 연결될 수 있다.

정신질환에서 스티그마는 선입관념에 의해 대상자에 대한 부정적인 태도를 뜻한다. 스티그마의 존재는 대상자를 삶의 매 순간마다 차별하게 하는 악순환의 시초인데, 이는 자존감 및 자기확신감의 저하를 나타나게 한다. 결과적으로 치료효과의 감소 또는 높은 재발률과 부정적인 태도와 차별이 연쇄적으로 나타나게 된다. 이러한 악순환의 모델을 토대로 스티그마를 근절시킬 수 있는 전략적인 대책을 제안할 수 있다. 예를 들면, 추체외로계 부작용이 없는 약물치료에 의한 증상감소방안, 정신장애인에 대한 편견 감소방안, 대상자의 자존감증진을 위한 중재 그리고 가족교육 등은 대상자들의 증상을 완화시키고 재발을 예방할 수 있다.

2. 스트레스

1) 스트레스 이론의 발달과 개념

오늘날 우리들이 살고 있는 세기를 스트레스 시대라고 정의한다. 최근에는 스트레스학(Stressology)이라는 학문의 한 영역이 등장하게 되었다.

스트레스는 스트레스 요인에 대항하려는 심신의 변화과정이다. 1920년대에 Walter Bradford Cannon은 스트레스 요인으로 인해 일어나는 '싸울 것인가, 도망갈 것인가'의 반응에 관련해서 항상성(homeostasis)의 구조를 연구하였다. 그는 인간이나 동물이 고통을 동반하는 유해한 여러 가지 스트레스 요인(예를 들어, 극단적인 추위, 산소결핍, 정서장애 등)에 접했을 때 부신이나 교감신경이 변화한다는 사실을 알게 되었다.

Cannon은 이와 같은 생체 내의 작용이 항상성의 메커니즘이 활발해지기 때문에 일어난다고 생각하였다.

1930년대 중반에 Hans Seyle는 신체작용과 스트레스의 영향에 관해 유명한 실험을 하였다. 즉, Cannon의 연구를 바탕으로 Seyle는 여러 가지 유해한 스트레스 요인(극도의 더위나 추위, 전기쇼크, 외과적 외상, 출혈, 꼼짝 못하는 것)에 대한 동물의 반응을 폭넓게 실험하였다.

그런데 대부분의 스트레스 요인에 대해서 광범위한 변화의 증후군이 반복해서 나타났다는 사실이다. Seyle는 여러 가지 스트레스 요인에 대한 이와 같은 일정한 신체의 반응을 '스트레스 상태'라고 불렀다.

스트레스 반응에 따른 생리적 변화는 시상하부라는 뇌의 신경중추에 의해 일어난다. 스트레스원이 시상하부를 흥분시키면 복잡한 신경적, 생화학적 반응이 연쇄적으로 일어나 거의 전신의 기능을 변화시킨다. 시상하부는 신체를 스트레스에 대항시키는 자율신경계를 직접 활성화한다. 또한 시상하부는 뇌하수체도 자극한다. 그러면 뇌하수체는 생화학물질인 '부신피질자극호르몬(ACTH)'을 혈관에 방출한다. ACTH의 자극으로 부신은 아드레날린 등 몸의 활동을 촉진시키는 생화학물질을 분비한다. 이 '시상하부 → 뇌하수체 → 부신피질계'가 스트레스원의 자극을 받아 체내를 변화시켜 동물이나 인간은 '싸울 것인가, 도망갈 것인가' 반응의 준비를 갖춘다. Seyle는 이상과 같이 스트레스를 받아 발생하는 모든 신체적 반응을 '일반적응증후군(general adaptation syndrome: GAS)'이라 부르고 있다. 그에 의하면 이 GAS에는 3단계가 있다.

(1) 경고기

스트레스 상황에 직면했을 때 일어나는 반응이다. 시험을 앞둔 학생의 예에서 학생은 경고반응을 경험한다. 경고 시기에는 적응호르몬이 자극을 받아서 생화학적 작용이 일어난다.

경고기 동안에 생화학적 작용은 부신피질과 임파절을 증대시키고 호르몬 수준을 증가시킨다. 그러므로 학생들은 수면장애, 심계항진, 복통, 설사 등을 나타낼 수 있고, 작은 자극에도 과민해지며, 신체적 · 심리적 통합을 유지하지 못하는 것을 종종 볼 수 있다.

(2) 저항기

경고기에 가해진 스트레스가 계속 가해지면 '경고반

응'에 이어 '저항기'가 온다. 항상성에 의해 스트레스에 작용함에 따라 '경고반응'의 증상은 감소된다. 그러나 이 '저항'은 생명에 필요한 다른 작용에서 사용되어야 할 에너지로 써버린다.

저항기에는 부신피질의 크기와 활동이 줄어든다.

(3) 소모기

스트레스가 지연되거나 계속 작용을 하면 제3단계인 소모기가 온다. 여기서 재차 '경고반응'의 증상이 나타나는 수도 있다. 그러나 스트레스에 대항하던 힘을 모두 써버린 후에도 스트레스가 계속되면 죽게 된다.

스트레스 상호작용 이론은 스트레스를 개인과 환경과의 복잡하고 역동적인 상호작용이라고 보아 개인의 심리과정에 근거를 두었다. 다시말해 환경 내의 자극특성과 이에 관한 반응의 매개체로써 개인의 특성을 강조하고 있는데, 환경의 자극요소와 스트레스에 대한 대처능력 등도 환경의 주요한 일부분이 되며, 환경에 영향을 준다는 견해로서 단순한 작용이 아니고 상호작용 또는 역동적 작용으로 보는 것이다.

Lazarus와 Folkman은 이 관점에서 개인의 자원이 모자라서 자신의 안녕(well-being)이 위험하다고 평가되는 개인과 환경과의 구체적인 관계를 스트레스로 보았다. 즉, 스트레스란 개인의 외적 또는 내적 요구가 이 요구를 다룰 적응자원보다 많다고 판단할 때 경험하게 된다. 상호작용으로서의 스트레스 개념은 스트레스를 새롭게 이해하도록 하였고, 특히 스트레스 역동 안에서의 개인의 역할을 강조하였다.

가족스트레스는 가족구성원의 정서상태 뿐만 아니라 대인관계갈등 그리고 경제사정의 악화를 나타낸다. 스트레스에 대한 가족의 반응을 다룬 연구는 Burgess(1926)를 시초로 Angell(1936), Cavan과 Ranck(1938), Koos(1946) 그리고 Hill(1949)의 경험적인 연구가 시초이다. 1958년에 Reuben Hill이 ABCX 가족위기 개념틀을 발달시킨 이후에 이는 가족사회학의 주요 개념으로 간호학 뿐만 아니라 다른 학문영역에서 가족스트레스연구에 지대한 영향을 미치고 있다. 스트레스원인 A가 가족의 위기에 대항하는 자원인 B 및 그 스트레스상황에 대해 가족이 내리는 정의인 C는 가족의 내부에 있으며, 이는 가족의 구조기능의 측면과 가치관이라고 할 수 있다. 1970년대는 가족위기이론으로부터 가족스트레스라는 이론을 제시하게 되었다. Burr(1973)는 Hill의 개념틀에서 주요 개념으로서 취약성(vulnerability) 및 재생력(regenerative power)을 추가하였다. 1980년대 McCubbin 등은 종전의 ABCX model에서 시간의 개념을 도입하여 double ABCX model을 제시하였다(그림 1-1-2). 주요 개념은 가족의 생활사건, 가족자원, 스트레스 상황 재정의, 가족스트레스, 가족적응 등이다.

2) 스트레스 요인

(1) 스트레스 생활사건

최근에 문헌에서 관심을 많이 받아 온 스트레스 요인은 스트레스 생활사건이다. Holms와 Rahe는 주요 생활사건과 신체적 · 정신적 질환과의 상관관계를 측정함으로써 생활사건을 체계적으로 척도화하여 사회재적응비율척도(social readjustment rating scale) 도구를 개발하였다(표 1-1-1).

이는 미국인의 인생에 있어 자신이 적응하는 데 필요한 43개 사건에 대해서 '생활변화단위(LCU)'로 측정한 것인데, 이때 생활변화단위가 300점을 초과하게 되면 2년 이내에 심각한 병에 걸릴 가능성이 많다는 것을 나타낸다.

미국에서는 '배우자사망'이 가장 스트레스가 많은 사건으로 인정되고 있는 데 비해 우리나라의 연구에서는 '자녀사망'이 제1순위로 나타나서 스트레스 생활사건도 문화에 따라 어느 정도 차이가 있는 것으로 보인다.

(2) 생물생태학적 원인

① 생물학적 리듬

신경계와 호르몬 체계가 지배하는 생물학적 리듬은

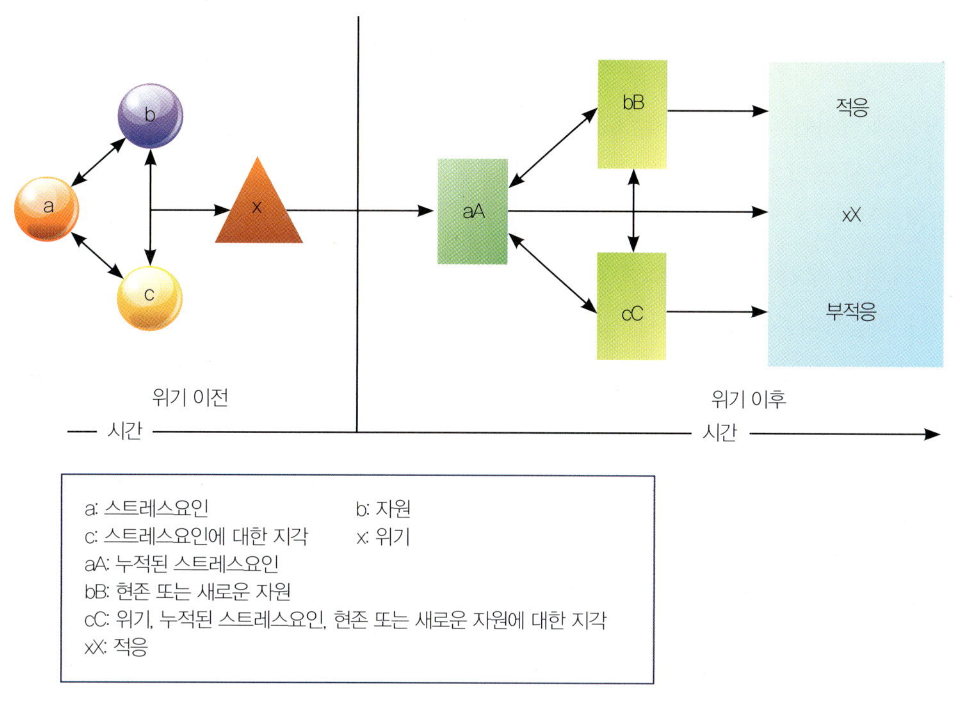

그림 1-1-2 Double ABCX model(McCubbin & Patterson, 1983)

표 1-1-1 사회재적응 비율척도

서열	생활사건	평균점	서열	생활사건	평균점	서열	생활사건	평균점
1	배우자사망	100	16	재정상태의 변화	38	31	작업시간이나 조건의 변화	20
2	이혼	73	17	친한 친구의 사망	37	32	거주지의 변화	20
3	별거	65	18	근무부서 변화	36	33	학교생활의 변화	20
4	감옥살이	63	19	배우자와 잦은갈등	35	34	여가활동의 변화	19
5	자녀 사망	63	20	부채가 많음	31	35	교회활동의 변화	19
6	신체적 부상, 질병	53	21	저당물 · 차용물에 대한 권리 상실	30	36	사회활동의 변화	18
7	결혼	50	22	직업상 책임 변화	29	37	다소의 부채	17
8	해고	47	23	자녀 출가	29	38	수면습관의 변화	16
9	재혼	45	24	법적인 문제	29	39	함께 사는 가족 수의 변화	15
10	은퇴	45	25	뛰어난 개인적 업적 성취	28	40	식습관의 변화	15
11	가족의 질병	44	26	부인의 취업, 퇴직	26	41	휴가	13
12	임신	40	27	입학, 졸업, 휴학	26	42	크리스마스	12
13	성적관계갈등	39	28	생활조건의 변화	25	43	경미한 법규위반	11
14	새 식구가 생김	39	29	개인습관의 변경	24			
15	사업의 재정비	39	30	상사와의 문제	23			

자연스러운 주기이다. 인간 신체의 모든 체계는 주기성을 가지고 있다. 예를 들어, 체온 변동을 보면 하루 중 가장 생산적인 시간과 일치한 이른 오후에 체온이 가장 높으며 이른 아침 시간에 제일 낮다.

마찬가지로 신진대사와 호르몬 과정도 일정한 시간 간격으로 바뀐다. 그런데 개인이 생체적으로 갖고 있는 생물학적 시간이나 리듬보다는 사회적 시간 또는 경제적 효용성에 맞추려다 보면 신체의 자연적 리듬이 파괴되고 따라서 스트레스를 받게 된다.

② 식습관

특정 음식물을 취함으로써 스트레스 수준이 높아지는 경우를 스트레스를 유발하는 식습관이라 볼 수 있다. 일상적으로 접할 수 있는 몇 가지 예는 다음과 같다.

첫째, 우리가 흔히 많이 마시는 커피에 들어 있는 카페인은 신진대사를 증가시키고 높은 각성수준과 활동 상태를 일으키는 강력한 흥분제이다. 그 외에 카페인이 많이 들어 있는 음식물로는 홍차, 콜라, 코코아, 초콜릿 등이 있다. 이러한 음식물의 과잉 섭취 또한 커피를 많이 마신 경우와 같은 증상들이 나타난다고 볼 수 있다.

둘째, 비타민 고갈에 관여하는 음식물을 들 수 있다. 스트레스를 많이 받을 때는 신경계와 내분비계가 원활하게 기능을 발휘하는 데 특정 비타민이 고도로 요구된다. 특히 비타민B–복합체는 스트레스 반응에 중요하다. 비타민B–복합체를 고갈시키는 주요 식품 성분은 설탕이다. 당분이 많이 들어 있는 케이크, 파이, 과자 및 캔디의 과다섭취는 불안, 흥분 및 전반적인 신경질 등 스트레스 증상들을 일으킨다.

셋째, 염분의 섭취 또한 스트레스에 관여한다. 염분을 과다 섭취하며 체내에 수분이 많이 보유되면 대개 혈압이 상승한다. 스트레스 반응에 가장 흔한 표현이 혈압상승이다.

넷째, 흡연도 카페인과 마찬가지로 교감신경 자극성 화학물질로 스트레스 반응을 야기한다.

(3) 성격적 요인

우리가 자신에 대해 스스로 생각하는 것 그리고 행동하고 반응하는 방식이 스트레스의 주요 결정요소인 성격적 원인이다.

① 자아개념

자아개념은 개인 행동 결정의 중요한 요인으로, 주로 타인과의 상호작용에서 얻은 정보를 근거로 자기자신을 평가하며 형성된다. 자아개념은 스트레스 반응에 중요한 역할을 하는데, 특히 부정적 자아개념(자기비하적이고 무력하고 희망이 없는 자아상)은 실제로 병 유발과 밀접한 관계가 있다. 암환자를 대상으로 한 성격검사에서 이러한 부정적 자아개념이 많이 발견되고 있다. 또한 어떤 사람이 특정한 상황에서 자신을 무력하고 실패를 잘하는 사람으로 평가하고 지각한다면, 이러한 지각이 실제 상황에서의 실패를 초래한다는 자기충족적 예언이란 개념으로 설명될 수 있다. 이러한 무력감 역시 스트레스에 영향을 주는데 Lazarus(1996)는 사람들은 자신이 어떤 상황을 통제할 수 있다고 지각하는 정도가 크면 클수록 스트레스 반응이 약해진다고 하였다. 이것은 통제 소재로도 설명이 가능한데, 자신이 보다 많은 통제력을 갖고 있다고 생각하는 외적 통제자에 비해 스트레스 상황에서 위험을 덜 느끼기 때문에 스트레스를 덜 받게 된다.

② A형 행동

A형 행동유형의 사람들은 짧은 시간 내에 더욱 더 많은 일을 성취하려는 만성적이고 지칠 줄 모르는 노력을 한다. 사회 분위기 뿐만 아니라 가정에서 부모의 기대, 과업성취에 대한 높은 기준 및 행동의 비판 등이 A형 행동특성의 형성에 관련될 것이다.

③ 불안반응성 성격

불안은 스트레스의 기본 요소이며, 스트레스의 증상 내지는 표현인 동시에 심한 스트레스의 원인이기도 하다. 불안반응성 성격의 사람은 불안을 지속시키는 불안 피드백의 고리 때문에 괴로워한다. 이들은 스트레스 반응에 지나치게 민감한 사람들이며, 문제(스트레스 요인)를 가장 최악의 상태에서 항상 극단적으로 지각하는 사람들이다.

3) 스트레스 관리기법

스트레스 사건이나 상황에 처했을 때 대처하는 방식은 스트레스 요인, 개인의 대처능력 및 성격의 특성 그리고 과거 유사한 장면에서 받은 경험 등에 따라 다양하게 나타난다. 스트레스는 누구에게나 나타나는 것이므로 생활의 일부라고 생각하고 이를 대처하면 더욱 발전적인 방향으로 변화시킬 수 있다.

스트레스 요인을 피할 수 없을 경우, 스트레스에 대처하는 직접적이며 효과적인 방법은 실제의 위험을 제거하거나 감소시키는 것이다.

그동안 개인이 스트레스를 어떻게 제거했으며 마음의 평정을 유지하기 위해 시행했던 행동의 종류를 분석하여 효율적으로 불안에 대처했는지 여부를 파악한다. 필요하다면 적당한 때에 스트레스 요인의 가치, 성질, 의미를 재평가하도록 하고 스트레스를 조정하기 위해 목표를 재수립하고 행동을 변경하며 도움이 되는 전문가나 자원을 이용한다.

다변화되고 있는 현대사회에서는 스트레스가 문제되는 것만큼이나 대처(coping)의 문제도 중요하다. 대처의 개념은 Lazarus(1985)에 의해 소개되었는데, 개인이 스트레스 경험에 적응하기 위하여 쏟는 심리학적 노력을 의미한다. 스트레스 대처는 크게 방어적 대처와 직접적 대처로 구분된다. 방어적 대처는 원래의 문제 상황을 놓아두거나 그로 인해 유발된 불안, 분노 같은 감정들만 약화시키거나 없애려는 노력을 지칭한다. 직접적 대처는 스트레스와 직접 관련이 되는 도전이나 위협을 다루려고 노력하는 것을 말한다. 여기서는 스트레스에 대처하는 방법으로 사회적 대처방법, 심리적 대처방법, 명상법, 근육이완법, 바이오피드백, 신체활동을 통한 스트레스 해소법과 같은 몇 가지 방법을 알아보고자 한다.

(1) 사회적 대처방법

사회적 대처방법은 환경에 대한 우리의 인식체계를 바꾸는 대신 환경을 조작하려고 노력하는 것이다. 일상생활의 문제들에 대처하기 위하여 취하는 행동의 발단은 무엇을 문제라고 지각하고 규정하느냐에 달려 있다.

가족, 친구, 동물 및 이웃은 정서적 지원뿐만 아니라 정보, 실제적 협력 같은 좀 더 구체적인 지원을 베풀어 주기 때문에 스트레스에 처할 때 도움을 줄 수 있다.

첫째, 스트레스 사건을 제대로 평가하게 함으로써 문제해결에 도움을 줄 수 있다. 다른 사람들도 지금 자신이 겪는 경험을 거쳤다는 것을 알게 되면 자신의 문제를 확대하거나 과장하지 않고 현실적으로 평가하게 된다.

둘째, 스트레스의 정서적 결과(분노, 불안 등)를 다루는 데 도움을 주기도 하고 실제적인 자원을 제공해 주기도 한다.

셋째, 가족이나 친구는 스트레스를 어떻게 다루어야 효과적으로 극복하는지에 대한 정보를 제공해 줄 수도 있다.

(2) 심리적 대처방법

심리적 대처방법은 환경이 부과한 위협을 다루는 데 도움을 얻기 위해서 자기자신으로부터 끌어내는 개인적 특성들이다. 심리적 대처의 대표적인 것은 자기확신(self confidence)과 자아존중감(self-esteem)이다. 자기확신감과 자아존중감이 있으면 쉽게 무력감에 빠지지 않고 스트레스를 극복할 수 있다.

대인 간의 상호작용상 어려움이란 적절하고 효과적으로 자신을 표현할 수 없음을 의미한다. 그 결과 자기자신이나 남에 대한 노여움을 가지게 되고, 그 노여움을 참아버리거나 부적절하게 외부로 표출함으로써 많은 심리적 스트레스를 느끼게 된다. 즉, 나 자신에게 진실하였고 또 내가 받는 것에 대해 예의바르고 확고하게 언급할 수 있는 자기확신감이 있었더라면 바로 그렇게 표현했어야 하는 것을 그렇게 표현하지 못한 어려움이다.

이와 같은 어려움은 자기주장훈련을 통해서 해소

할 수 있다. 자기주장훈련의 필요성을 역설하고 최초로 개발한 사람은 Wolpe(1958)이다. 구체적인 프로그램을 만들어 최초의 실험연구를 한 사람은 Lazarus(1996)이다. 자기주장이란 자신의 감정뿐만 아니라 다른 사람들이 들어도 감정에 손상이 가지 않도록 하며, 상대방이 이에 대해 반응할 기회를 주는 것이다. 또한 자기주장은 직접적, 자기존중적, 자기표현적, 솔직함 등을 갖춘 정직한 자세로 매우 적절하게 행동하고 반응하는 것이다. 따라서 자기주장적 행동은 자신감을 갖게 하는 행동이고, 목표지향적인 행동이며, 자신과 타인의 권리를 존중하는 것이다.

자기긍정적인 사람은 자기자신이 생각하고 느끼고 원하는 바를 솔직담백하게 표현할 권리를 가지고 있다고 생각한다. 보다 긍정적이 되기 위해서는 다음과 같은 네 가지 요점을 명심해야 한다.

- 자신 있는 몸짓 언어(body language)를 사용한다.
- 남의 말을 신중하게 경청한다.
- 자신을 존중한다.
- 상대방을 존중한다.

자아지각(自我知覺)은 과업행동에 영향을 미칠 뿐 아니라 스트레스 반응과 그 결과로서 유발되는 병의 진행과정에도 크게 영향을 미칠 수 있다. 따라서 통제와 자기가치에 대한 자신의 지각을 향상시킴으로써 스트레스를 제거할 수 있다. 예를 들어, 대학입시를 앞둔 수험생이 자신의 능력을 낮게 평가하고 시험에 대한 불안만을 택하기보다 자기 스스로 인정하고 자신이 노력만 한다면 능히 통과할 수 있다고 생각하는 것이 심리적인 스트레스를 제거하는 데 효과적이고 좋은 결과를 얻을 수 있다.

(3) 명상법

Benson은 인간의 신체와 정신은 유기적인 관계라고 보고 명상을 통한 이완반응을 소개하였다. 그는 이완반응이 스트레스 반응과 대조적인 신체 현상을 나타낸다고 하였다.

Benson의 명상 절차

- 조용한 환경에서 편안한 자세로 앉아 눈을 감는다.
- 모든 근육을 깊게 이완시킨다.
- 코를 통해서만 호흡하며, 자신의 호흡에만 주의를 집중시킨다.
- 숨을 내쉬면서 자기자신에게 하나의 단어를 조용히 말하고 숨을 들이쉰다. 이를 반복한다.
- 다른 생각이 떠오를 때마다 무시해버린다. '이 기법이 성공할 수 있을까?'하는 걱정도 하지 않는다. 다른 생각이 떠오르면 앞에서 숨을 내쉴 때마다 사용하던 단어를 다시 반복한다.
- 이 절차를 약 10~20분간 계속한다.
- 이 절차가 끝나면 몇 분 동안은 그대로 조용히 앉아 있어야 한다.
- 하루에 한두 번 이 기법을 실시하는 것이 좋다. 그러나 식사 후 2시간 이내에는 실시하지 않아야 한다. 왜냐하면 이 이완반응 때문에 소화가 잘 안 될 수 있기 때문이다.

(4) 근육이완법

근육이완은 일반적으로 두 가지 목적을 갖는다. 첫째는 스트레스에 의한 부정적인 신체증상들을 감소시키기 위한 목적으로 사용한다. 이완훈련은 스트레스 상황이나 도저히 변화할 수 없는 상황에 대처하는 데 매우 효과적인 기법이다. 둘째는 어떤 상황에 대한 생각이나 그 상황에 접근하는 데 너무나 심한 불안을 보이기 때문에 다른 기법으로는 불안을 효과적으로 낮출 수 없을 때 이 방법을 적용한다.

근육이완법은 다리에서부터 시작하여 몸통과 복부근육으로 이동하면서 대 운동을 하는 근육을 포함하고 그 다음 어깨, 팔꿈치, 손목 그리고 손근육으로 내려오는 단계적 처치를 한다. 마지막으로 목과 얼굴 근육의 이완을 하게 된다. 이는 근육의 긴장과 이완을 반복함으로써 인위적으로 근육을 이완시키는 기법으로, 긴장할 때의 느낌과 이완할 때의 느낌에 대한 차이 지각을 발달시킴으로써 이완되고 편안한 느낌이 전이되어 생활을 활기차고 즐겁게 할 수 있다.

이완요법은 개인적으로나 소집단 혹은 대집단으로 교육받을 수 있다. 특별한 기구가 필요 없고, 전문가의 감독이 필요 없으며, 여러 상황에서 적용 가능하다.

이완요법을 여러 번 연습하여 숙달이 되고 매일 2~3회씩 실시하여 신체적, 심리적으로 안정이 되면 스트레스 반응을 적게 일으키고, 이로 인해 스트레스와 관련된 질병, 즉 고혈압, 위궤양, 편두통 등을 감소시킬 수 있다.

이완을 목적으로 하는 또 하나의 기법에는 심상훈련이 있다. 이 훈련은 따뜻한 태양이 내리쬐는 초원 위에 편안히 누워 있는 자기자신을 상상하는 것과 같은 일종의 백일몽을 스스로 만들어가면서 이완을 시도하는 훈련이다. 예를 들어, 당신 자신이 따뜻한 햇살이 쏟아지는 푸른 초원 위에 부드러운 미풍을 온 몸에 느끼며 누워 있다고 상상하는 것과 같이 온갖 즐거운 생각을 하면서 신체의 이완을 느끼는 것이다.

(5) 바이오피드백

우리는 우리 내부에서 스트레스가 진행되는 생리적 과정을 예민하게 알아차리지 못할 때가 많다. 이런 신체 · 생리적 변화에 대하여 전자장치를 이용하여 정신 · 생리학적 변화에 대한 정보를 얻는 방법이 바이오피드백(biofeedback)이다. 사람들은 이러한 자신의 정보를 바탕으로 자기조절을 함으로써 마음을 다스리고 자기에 대한 감각력을 증대시킬 수 있다.

예를 들어, 심리적 스트레스 때문에 혈압이 높아질 수 있는데, 이렇게 혈압이 높은 사람이 혈압의 높낮이를 관찰할 수 있고 그것이 자신의 마음상태와 연관된다는 것을 알게 된다면 스스로의 노력에 의해서 혈압이 낮아지는 마음상태를 유지하고 따라서 낮아진 혈압을 관찰할 수 있게 된다. 이런 방식으로 여러 가지 신체 · 생리적 흥분상태를 조절한다면 스트레스를 보다 효과적으로 조절할 수 있게 될 것이다.

(6) 신체활동을 통한 스트레스 해소법

육체가 지치거나 피로할 때 스트레스가 더욱 가중된다. 건강한 육체에서 건강한 정신이 나온다고 했듯이 몸이 건강할 때는 스트레스를 적게 받는다. 신체건강을 위한 활동으로는 규칙적인 운동, 적당한 수면과 휴식, 균형 잡힌 식사, 규칙적인 활동 등이 있다.

달리기를 포함하여 모든 활기찬 신체활동은 효과적으로 스트레스를 극복하도록 도움을 준다. 누적된 긴장과 관련된 에너지는 적당한 신체 운동을 통해서 방출되어야 하며, 긍정적으로 처리되어야 한다.

또한 적절한 수면과 충분한 휴식은 인간에게 안정감을 주며 에너지를 보존시키기 때문에 지친 신체를 회복시키고 정보처리를 도와준다. 수면시간과 휴식이 부족하면 환각증세, 이상행동, 조현병과 비슷한 증세를 나타낸다.

균형잡힌 식사습관을 통해서 사람은 자신의 신체적 욕구를 충족시키게 되고 자신이 찾고 있는 모든 형태의 긴장을 보다 효과적으로 다룰 수 있게 될 것이다.

3. 정신질환과 정신건강

1) 정신질환의 개념

정신병, 정신질환 또는 정신장애는 보통 뇌에 문제가 생겨 나타나는 질환으로, 개인이 속한 문화에서 정상이라고 할 수 없는 행동의 문제를 수반하는 심리적인 상태이다. 정신병(psychosis)은 일반적으로 사용되는 정신적으로 이상이 있는 모든 것을 지칭하는 것이다. 정신질환(mental illness)은 정신병적, 신경학적 증상을 질병으로 진단하여 조현병, 우울증, 불안장애 등 정신과적 병명을 부여하고 이에 대한 적절한 치료를 강조하는 것이다. 정신장애는 정신병과 정신질환의 개념을 포괄하는 용어로, 감각, 행동, 사고 및 지각에서 특정 형태의 기능장애들로 이루어지는 조합이다. 질병 자체의 활발한 진행 외에도 질병으로 인한 기타 기능의 파손까지 포함한다. 따라서 질병의 증상이 없어진 후에도 만성 정신장애와 같이 사회적 기능 등이 질병 이전의 상태로 회복되기 어려워 사회적응에 어려움을 겪는 경우를 포함한다. 정신건강의 조건에 대한 이해는 시대와 문화에 따라서 변천되어오고 있으며, 정신건강의 정의는 여전히 통일되지 않고 여러 관점에서 이론가들에 의해 다양하게 진술되고 있다.

2) 정신건강과 정신질환의 구별 모델

정신건강과 정신질환의 관계를 연속성 대 불연속성 모델에 의해 설명할 수 있다.

먼저, 연속성 모델에서는 정신건강과 정신질환을 연속선상의 양극단에 위치한다고 전제하며 건강과 장애의 경계가 엄격하게 구별되지 않는다고 한다. 이는 정신분석학자나 심리학자들이 선호하는 모델이다. 경계는 사회적, 환경적 영향을 받기 쉬우며 모든 개인은 사회적, 환경적 영향을 받기 쉽다. 그래서 모든 개인은 그들이 속한 사회 · 심리환경에 심한 스트레스를 받으면 병이 들게 된다. 이에 반해, 불연속성 모델은 이분법적 모델로서 의료모델이라고 한다. 개인은 건강과 장애 범주 중에 어느 한쪽에 속하게 되는 것이다. 정신장애는 구체적 증상을 가지고 있는 질병 범주에 속하는 것으로 말한다. 즉, 개인이 구체적인 증상을 가지고 있는가 혹은 가지고 있지 않는가와 조현병이나 우울증, 불안장애 등 정신장애 유형을 보이는지의 여부에 대해 관심을 갖는 것이다. 정신장애에 대한 기질적이고 생물학적 접근을 강조하는 생물의학적 연구는 불연속성 모델을 근거로 한다고 볼 수 있다.

3) 정신질환 재발에 영향을 주는 요인

재발이란 일단 경감(remission) 혹은 회복(recovery) 내지 치유(cure)된 환자에 있어서 증상이 악화 내지 재현된 경우를 말한다. 정신질환 재발에 영향을 미치는 요인은 정신증상학적인 관점에서 음성증상(결핍증상), 즉 정서의 둔마(affective blunting), 언어 및 사고 내용의 빈곤(poverty of speech ant thought content), 무감동(apathy), 무쾌감(anhedonia) 및 빈약한 사회적 기능(poor social functioning) 등을 보인다고 한 연구결과가 있다. 그리고 환경적 측면에서 치료적 환경의 경우 재발억제 경향이 있는 것으로 나타났다. 치료를 규칙적으로 받으면서 꾸준하게 약물복용을 이행하는 것은 재발 억제에 유의한 영향을 미치는 것으로 나타나고 있다. 이 밖에도 재발 악화요인으로는 인간관계나 신체의 변화 등이 있다.

4) 정신장애의 분류

국제적으로 대부분 쓰이는 용어는 '질환'보다는 '장애'로 쓰이고 있다. 현재 널리 알려진 정신장애의 분류체계는 두 가지이다.

첫째, 1948년 이래로 WHO에 의해서 국제질병분류의 부분인, ICD−10 Chapter V: Mental and Behavioral Disorders이고, 둘째, 1952년 미국 정신의학회에 의해 개발되어 2013년에 개정된 「정신장애의 진단 및 통계 편람 제5판」 The Diagnostic and Statistical Manual of Mental Disorders(DSM−5−TR)이다.

DSM−5−TR는 로마 숫자로서 세 개의 섹션으로 지정되었다. 이 중에서 1.2절의 진단 및 코드는 다음과 같다(표 1−1−2).

DSM−5−TR의 장점은 정신건강관련 진단 시에 구체적인 기준의 제시와 문제를 체계적으로 부호화함으로써 임상가들이 의사소통하는 데 도움을 제공하며, 연구자가 임상집단을 일관성 있게 결정하는 것을 수월하게 한다. 반면에 단점은 정신생물학적 병리 진단의 미반영으로 이론적 타당성의 부족한 접근으로 인해 질병의 원인과 과정, 치료에 대한 정보제공 시 신뢰성이 결여될 수 있다는 점이다. 이는 건강과 질환을 이해하는 데 있어서 생물학적이고 심리적이며 사회적 요인들이 서로 상호작용하면서 복합적으로 나타나기 때문이다.

미국 정신의학회의 「정신장애의 진단 및 통계 편람 제 5판」의 특징은 객관적인 기술적 접근이며 각각의 장애를 판단하기 위한 진단기준을 확립하였고, 전형적인

표 1-1-2 진단기준 및 코드

절 II: 진단기준 및 코드		
1.2	1.2.1.	신경발달장애
	1.2.2.	조현병 스펙트럼 및 기타 정신장애
	1.2.3.	양극성 및 관련장애
	1.2.4.	우울장애
	1.2.5.	불안장애
	1.2.6.	강박 및 관련장애
	1.2.7.	외상 및 스트레스 관련장애
	1.2.8.	해리장애
	1.2.9.	신체증상 및 관련장애
	1.2.10.	급식 및 섭식장애
	1.2.11.	수면-각성장애
	1.2.12.	성기능부전
	1.2.13.	성별 불쾌감
	1.2.14.	파괴적, 충동조절 및 품행장애
	1.2.15.	물질관련 및 중독장애
	1.2.16.	신경인지장애
	1.2.17.	변태성욕장애
	1.2.18.	성격장애
		기타 정신질환
		약물치료로 유발된 운동장애 및 약물치료의 기타 부작용
		임상적 주의의 초점이 될 수 있는 기타의 상태

진단기준을 충족하지 못할 때를 대비한 규칙을 분명하게 하여 체계적으로 진단을 내릴 수 있는 근거를 제시하였다. ICD-10의 분류체제는 1995년부터 국내 보건통계와 의료보험급여에 공식적으로 사용되고 있다.

5) 예방

2004년 WHO 보고서의 '정신장애예방' 부분에서 '정신장애의 예방은 분명히 질병부담을 감소시킬 수 있는 가장 효과적인 방법의 하나'라고 강조하였다. 미국의 2011년 보고서에서 정신, 정서 및 행동장애를 예방하기 위한 근거기반 정신간호실무를 다음과 같이 권고하였다.

- 정신건강교육 및 자녀양육기술의 지원
- 아동발달 역량의 고취
- 위기아동 대상의 예방전략(부모가 정신질환이거나 이혼 또는 직업상실의 위기하에 있는 부모의 자녀들)

알려진 정신질환의 부모 측 위험요소는 다음과 같다. 부모의 거부, 부모의 애정 결여, 높은 적대성, 거친 훈육, 모친의 강한 부정적인 감정, 편애, 불안한 아동 양육, 역기능적인 약물중독행동, 아동학대 등.

4. 정신건강증진과 취약 간호

정신건강증진은 정신질환과 연관이 있지만, 단순히 정신질환을 가진 사람들을 목표로 하거나 정신건강서비스를 증진시키는 것에만 목적을 두지 않는다. 정신건강증진은 인구, 사회 및 개인의 행복에 기여하는, 의미 있게 잠재력을 지닌 보다 폭넓은 활동분야에서 이루어진다.

정신건강증진은 개인, 가족, 조직 및 사회의 정신적인 안녕감을 강화시키는 어떤 행위도 포함될 수 있다. 그의 목적은 정신건강의 증진 요소들을 배가시키고, 잠식하는 요소들은 감소시키는 것이다. 이러한 정신건강의 결정요소들은 생활조건, 교육, 수입, 고용, 사회적인 지원, 개인역량 및 지역사회 자원의 접근 가능성들을 포함한다. 정신건강은 다차원적인 면(예를 들면, 개인들, 가족들, 지역사회, 기관들 및 광범한 조직사회)에 영향을 미친다. 그러므로 정신건강증진은 모든 이런 면들에서 작용하는 것이다.

양질의 정신건강은 우리 모두가 공유하는 목적이며, 효율적인 정신건강증진활동은 우리를 정신건강에 도달하게 한다. 정신건강증진은 개인들에게 자신의 정신건강을 이해하게 하고 정신적인 안녕을 즐기거나 정신적인 압박을 인식하고 조절하는 지식과 기술 및 능력을 발달시킨다. 성공적인 삶을 위해서는 정신건강을 증진하고 정신적 안녕감을 즐길 수 있는 삶과 작업환경정책에 대한 바람직한 의사결정자가 있어야 한다.

정신질환진단의 유무와 관계없이 누구나 다 정신건강의 욕구가 있다. 정신건강문제는 이제는 개개인이 해결해야 할 질환이 아니라 사회가 해결해야 할 건강증진의 개념이다. 2014년 보건복지부가 실시한 정신질환 실태 역학조사 결과를 살펴보면 18세 이상 성인 27.6%, 즉 4명 중 1명꼴로 평생 동안 한 번 이상 정신장애를 경험한 것으로 나타났다. 이에 따라 국민의 정신건강관리와 정신질환예방 및 치료의 중요성은 점점 커지고 있다.

보건복지부는 2013년부터 '정신건강증진 종합대책'을 발표하였다. 표 1-1-3에 보건복지부의 2020년도까지의 정신건강증진 목표 및 주요 사업이 제시되었다. 이에 따르면 정신질환자의 범위를 축소하고 모든 국민을 대상으로 정신건강검진을 한다는 것이다. 정신질환을 치료 형태에 따라 상담, 상담과 투약치료, 입원치료 등 3단계로 구분하여 상담만 할 경우 '일반 질환'으로 처리하여 정신질환자 범위에 포함하지 않는 것이다. 이는 그동안 정신질환자에 대한 사회적 차별과 법적 규제가 여전해 소극적이었던 정신질환의 치료율을 증가시키기 위한 방편이다.

국민 대상 정신건강검진은 취학 전부터 성인이 된 이후까지 생애 주기별로 이루어지게 된다.

2014년 자살사망률도 인구 10만 명당 37.3명으로 지속적으로 증가 추세에 있지만 자살예방을 위한 체계적 기반 구축이 부족한 실정이다. 이에 따라 보건복지부는 앞으로 정신질환 편견 해소 및 적극적 정책을 위해 국립정신병원을 개편하고 정신건강복지센터 기능을 강화하

표 1-1-3 HP 2030의 정신건강증진 목표 및 주요 사업

목 표	2030년까지의 주요 목표치	관련세부사업
정신건강 및 정신질환에 대한 국민 인식 개선	우울증을 치료 가능한 질환으로 인식하는 국민의 비율: 2011년 대비 30.0% 향상 정신질환에 대한 긍정적 인식도: 75.0%	정신건강 인식개선을 위한 공공마케팅 사업 지원 확대 정신장애인에 대한 차별감소를 위한 범국가적 사회운동 전략 추진(Mental Illness No Difference, MIND)
정신질환에 대한 조기개입을 통한 정신건강증진	중증 정신질환치료율: 40.0% 성인우울증치료율: 40.0% 청소년스트레스인지율(13~18세): 39.0% 스트레스인지율(19세 이상 성인): 25.0%	광역 및 지역정신건강복지센터 기능강화(조기 정신병에 대한 개입강화/아동 · 청소년정신건강 사업확대/노인정신건강사업 확대) 지역사회정신건강네트워크 구축(지역사회 조기 정신질환 발견 네트워크 체계구축/정신건강관련 협의체 구성)
중증정신질환자의 사회통합촉진과 삶의 질 향상	정신의료기관의 평균 재원기간: 110일 정신질환자 지역사회 등록관리율: 30.0% 정신질환자취업률: 20.0%	지역정신건강복지센터 확충(정신건강복지센터 인프라 확대/적극적 사례관리서비스 제공체계 구축) 정신의료기관 평가 정신요양시설 기능 전환 사회복귀시설 확충(사회재활프로그램의 서비스 기관 확충/거주프로그램의 확대) 정신장애인 대상의 사회적 기업 활성화
자살위험이 없는 안전한 사회구현	인구 10만 명당 자살사망률: 18명 노인인구 10만 명당 자살사망률: 60명	광역형 24시간 위기관리서비스 강화(광역 정신건강복지센터 확충/자살 상담전화 및 24시간 응급개입서비스 제공 및 체계 구축) 자살시도자를 위한 공공의료서비스 체계 구축(응급의료센터 기반의 자살시도자 사례관리팀 구축/지역사회네트워크 구축) 아동 · 청소년정신보건서비스 강화(지역기반의 아동 · 청소년정신보건서비스팀 구축/정부부처간 협력을 통한 정신건강관리 체계 구축) 지역정정신건강복지센터 사례관리 강화(중증정신질환자의 자살예방을 위한 응급개입서비스 강화/사업요원을 위한 자살관련 상담 및 교육 기회확대)
알코올 문제의 적극적 관리	고위험 음주행동 비율: 15.0% 알코올중독 평생유병률: 12.0%	알코올상담센터의 기능과 인적 구성 조항 재정립(알코올 사용 장애 환자의 선별 및 사례관리 전문기관으로의 위상 공고화) 알코올문제에 관한 각 지방자체단체의 지역 책임성 구현(알코올상담센터의 설치 혹은 권역화, 정신건강복지센터의 알코올 사업 활성화 등) 알코올 사용장애를 위한 다양한 수준의 사회복귀시설 확충(주간재활시설, 직업훈련시설, 쉼터 및 거주시설 등) 건강검진항목에서 음주관련 설문 시행 및 결과에 따른 의료체계 구축

출처: 보건복지부 · 한국보건사회연구원(2011). 제3차 국민건강증진종합계획.

였다. 이를 위해 정신보건법을 '정신건강증진법', 정신보건센터를 '정신건강복지센터'로 명칭을 변경하였다. 행정자치부와 보건복지부가 국민에 대한 정신건강서비스를 강화하기 위해 국립서울병원을 포함한 5개 국립정신병원의 개편을 위해 상정한 '보건복지부와 그 소속 기관 직제 개정안'과 '책임운영기관의 설치 · 운영에 관한 법률 시행령 개정안'이 2016년 2월 23일 국무회의에서 의결됨에 따라 실현되었다. 2016년 3월 1일부터 국립서울병원은 국립정신건강복지센터로 개편되고, 국립서울병원을 포함한 국립 나주 · 부곡 · 춘천 · 공주병원에는 정신보건사업을 수행하는 전담 조직이 신설되게 되었다.

국립정신건강복지센터는 정신질환자에 대한 진료뿐만 아니라 국민 정신건강증진 · 연구 기능을 포괄하고 국가 정신보건사업 지원과 수행을 총괄하게 되었다. 2013년 한국보건사회연구원 조사에 따르면 성인 정신질환자 중 86.8%가 2개 이상의 질환을 보유한 것으로 나타났는데, 국내 정신의료기관 중 복합질환자에 대한 협진이 가능한 의료기관은 20% 안팎에 그쳤다. 이에 따라 국립서울병원은 정신질환과 신체질환의 협진을 위한 의료시설과 의료장비 등을 교체하는 등 현대화 사업을 진행해왔다.

또 복합질환자에 대한 협진 수요가 많은 소화기, 호흡기, 신경, 소아청소년, 재활의학 등 5개 진료과를 신설하고 관련 전문의 등 의료인력을 보강한다. 아울러 정신질환을 사전에 예방하는 정신건강증진사업 전담기구가 신설된다.

그동안 국립정신병원은 우울, 스트레스 등이 정신병으로 이환되는 것을 예방하는 정신건강서비스 수요에 체계적으로 대응하지 못하였다. 이에 따라 국립서울병원에 정신건강사업부(정신건강사업과 · 정신건강교육과)를 신설하고, 지역사회정신건강 표준 서비스모델을 개발 · 보급하는 등 전문 인력을 양성 · 교육하는 정신보건사업 수행을 총괄 지원한다.

한편 정신질환이 유발하는 사회문제를 해결하기 위한 정신건강연구 전담기구도 신설된다. 이를 위해 국립서울병원에 정신건강연구소(연구기획과 · 정신보건연구과)를 설치하고, 임상과 연계한 진단 · 치료법 연구 및 정신건강서비스모델 개발 등 응용 연구를 고도화한다.

정부는 국립서울병원과 함께 국립나주병원(전라권), 국립부곡병원(경상권), 국립춘천병원(강원권), 국립공주병원(충청권) 등 4개 지방 국립정신병원도 개편한다. 각 병원에 정신건강증진사업 전담부서(정신건강사업과)를 신설하여 권역별 거점기관 역할을 담당하도록 함으로써 지방자치단체 정신건강복지센터 등 지역사회정신보건기관에 전문적 치료 · 상담기법을 개발 · 보급하는 등 '광역정신건강복지센터'의 역량을 강화하고, 해당 지역의 주요 정신건강문제 등 지역별 특수성을 고려한 정신건강증진사업을 추진함으로써 체계적으로 정신건강증진사업을 추진하게 되었다.

정신건강복지센터에서 정신건강증진사업은 지역주민을 대상으로 정신건강관련 상담, 교육, 홍보를 실시하여 주민들의 정신건강에 대한 인식을 높이고, 정신장애에 대한 편견을 해소하며, 교육과 상담을 통해 정신질환 발병을 예방하고 조기발견하는 것이다.

지역주민의 정신건강증진과 정신질환에 대한 인식 개선을 위해 정신건강정보 및 정신질환에 대한 정보를 제공하며, 전문 상담서비스를 제공하여 정신질환을 예방하고 조기 발견한다. 또한 학생 및 학부모, 교사에게 치료환경조성 및 자기관리능력을 배양할 수 있도록 다양한 정신건강정보를 제공한다. 교사 및 학부모를 대상으로 정신질환에 대한 교육을 제공하며, 정신건강복지센터와의 연계를 강화하여 아동 · 청소년들의 정신건강문제에 대한 조기 개입 및 예방과 지역 내 아동 · 청소년 관련 기관(병원, 상담소 등)과 연계하여 통합적인 서비스를 받을 수 있도록 한다.

취약집단을 대상으로 정신건강증진을 위해 고려할 점은 다음과 같다. 학교 폭력과 학업 부담 증가 등으로 인한 학생 정신건강문제에 대응하기 위해 학교 내 상담 기능을 강화시켜서 고위험군 학생에 대한 상담을 강화하기 위한 전문 인력을 확충하고, 알코올중독자에 대해서는 유관기관과 협력하여 의학적 치료와 사회복지 및 교정서비스의 통합적 전달체계가 필요하다. 또한 독거노인과 발달장애 및 치매에 대해 보건과 복지의 연계를 통해 건강한 가정을 만들 수 있는 실질적인 정책이 필요하다.

노숙인의 정신건강간호에서 보호의 연속성은 서비스의 포괄성(↕)과 서비스의 과정적 연속성(↔)이라는 두 차원 모두에 대한 고려가 필요하다.

이주민은 정신건강에 문제가 있을 경우에 이주민이라는 사회적 차별과 정신질환에 대한 사회적 편견으로 인해 이중적 침해를 받을 가능성이 크며, 이는 정신건강서비스를 이용하는 데 저해요소가 될 수 있다. 다양한 문화적 · 언어적 배경을 가진 소비자와 서비스제공자의 협력과 지지를 촉진하고 이주민의 정신질환과 관련된 스티그마를 줄이고 이들이 정신건강을 향상하기 위해서 어디서, 어떻게 적절한 서비스를 찾을 수 있는지에 대한 방안으로써 이주민을 위한 지역사회기반 구축과 훈련을 통해 서비스제공자의 문화적 민감성을 향상시켜 소비자와의 동반자적 관계를 구축하는 데 중점을 두고 있다. 구체적인 내용으로는 이주민의 정신건강에 대한 지속적이고 전반적인 조사연구 및 문화적 다양성을 기반으로 한 서비스의 개발 및 증진, 서비스 질의 강화 등이 포함된다.

우리나라에서 독거노인의 경우, 자동적으로 정신보건서비스체계로 의뢰되어지는 법적장치의 제도화와 시스템의 개발과 함께 독거노인을 병원으로 모시고 갈 수 있는 조직의 체계화가 요구되며, 더 나아가 각 기관이 서로 유기적으로 연계될 수 있는 통합적인 서비스의 조직화가 요구된다. 사실상 노인과 장애인의 경우 반드시 사례관리가 체계적으로 이루어져 사례관리하에서의 서비스의 체계화와 통합화가 요구되지만 아직 우리의 사회복지기관이 소비자 중심의 서비스보다는 공급자 중심의 서비스가 이루어지고 단일서비스중심의 프로그램으로 이루어지는 경향이 있다. 독거노인들에게 가까운 사람들의 관심과 정서적 지지는 외로움을 달래고 자기가치감을 회복하는 데 도움을 준다. 따라서 다양한 집단 프로그램을 통해 자신의 감정을 적절히 표현하는 것을 배우고 인간관계에서 생기는 갈등을 건설적인 방법으로 해결해 나가는 방법을 배우는 것도 필요하다.

구금대상자들의 대부분은 교도소 입소 이후 정신건강 진단 및 검사를 받지 못하고 있는데, 정신건강에 대한 관리를 할 필요성이 있다. 즉, 수용자들이 사회복귀 후 돌아갈 수 있는 지지집단을 효과적으로 유지하고 건강한 관계를 유지할 수 있는 방법을 습득하는 것은 궁극적으로 정신건강의 향상에 기여하며, 정신건강의 향상은 수용자가 안정적으로 교정과 사회복귀에 전념할 수 있는 환경을 제공해 줄 수 있다.

보건복지부(2018)는 행복한 삶, 건강한 사회라는 비전으로 국가정신건강증진사업의 방향성에 대한 정책목표를 다음과 같이 정하였다.

1) 국민 정신건강증진
2) 중증 정신질환자 지역사회 통합
3) 중독으로 인한 건강 저해 및 사회적 폐해 최소화
4) 자살위험 없는 안전한 사회구현

5. 정신건강분야에서 간호사의 역할

정신건강간호사업의 목적은 지역사회의 정신건강을 증진시키는 사업과 정신적, 정서적 장애가 있는 사람들에게 정신간호를 제공하는 데 있다. 정신건강간호사들은 다른 학문의 전문가들과 함께 상호작용하면서 개별 또는 집단 치료자로서 기능해왔다. 정신과 전문의는 약물을 처방할 수 있으며, 대상자의 의학적 상태에 많은 초점을 두고 임상심리사들은 심리검사와 해석을 주로 맡는다. 사회복지사들은 대상자들의 복지와 관련된 자원과 연계하고 있다. 1882년 맥린 수용소 내 Linda Richards와 Edward Crawles가 정신간호사의 훈련을 위한 학교를 처음으로 설립하여 정신건강간호사들이 대상자들에게 정서적 간호뿐만 아니라 신체적 간호를 제공할 수 있도록 교육이 이루어졌다. 정신간호는 대상자를 보호하고 관리하는 단순한 역할뿐만 아니라 육체적 및 정신적으로 기술적인 간호를 수행하게 되었다. 이들은 주로 입원한 정신질환자에 대한 개별상담과 약물투여 및 관리를 포함한 환자들의 보호와 감독에 대한 책임을 맡고 있었다. 미국간호협회에서 정신간호의 목적은 실제적, 잠재적 정신건강문제에 대한 인간의 반응을 진단하고 치료하는 간호실무의 전문영역이라고 하였다.

간호사는 보건복지부장관이 지정한 전문요원 수련기관에서 1년 이상 1,000시간의 수련을 한 경우 정신건강간호사 2급 자격증을 취득하게 되며, 이 자격을 취득한 이후에 연속적으로 정신보건시설, 보건소, 국가 및 지방자치단체로부터 지역사회정신보건사업을 위탁받은 기관이나 단체에서 5년 이상 정신건강분야의 임상실무경험을 쌓으면 정신건강간호사 1급 자격증을 취득할 수 있다.

정신전문간호사는 의료법에 명시된 전문간호사 중 하나로, 석사과정 이상의 지식 및 충분한 경험을 가진 전문가(nurse practitioner or clinlcal specialist)로서 advanced practice nurse, 즉 국제적으로 ICN이 인정하는 전문간호사를 말한다. 우리나라에서 정신전문간호사는 석사과정을 이수하면 정신건강간호사 2급 자격을 인정받는다.

정신간호사는 일반간호사로서 일반대학과정에서 개인, 가족, 지역사회 대상자의 정신 · 사회문화 · 영적인 건강문제를 이해하고 해결할 수 있도록 돕는 데 필요한 지식과 기술 및 태도를 교육받고 졸업하여 정신과에서 근무하는 간호사이다.

오늘날 정신건강간호사는 발달단계에 따른 정신건강간호와 지역사회정신보건간호의 연속선상에서 서비스를 제공한다. 지역사회정신건강복지센터, 청소년상담센터, 정신병원, 약물치료기관 등 다양한 현장에서 서비스를 제공하며, 다양한 역할을 수행하고 있다. 정신장애인을 위한 서비스를 제공하는 것이 주요 기능이지만 정신보건이라는 분야가 매우 포괄적이므로 이외에도 정신건강간호사들은 가정폭력, 자살, 가출청소년, 아동학대, 성폭력, 기타 위기 상황에서의 위기개입 간호중재를 제공한다. 발달장애를 가지고 있는 아동들, 이혼가정의 아동, 분노통제, 학교부적응 같은 영역에서도 개인 및 가족상담을 제공한다. 뿐만 아니라 알코올 및 약물남용 치료프로그램에서 정신간호사로서 적절한 서비스를 지원한다.

정신건강증진프로그램은 다학제간의 팀접근을 시행하고 있는데, 정신건강간호사, 정신건강의학과 의사, 임상심리사, 사회복지사, 아동발달전문가 등이 참여한다. 정신건강간호사들은 여러 측면에서 역할이 있지만 주로

표 1-1-4 정신간호사, 정신건강간호사, 정신전문간호사의 정의 및 역할

종류	정의	주요 역할
정신간호사	학사, 전문학사로서 간호사 면허를 가지고 정신과 기관에서 일하는 자	일반간호사 역할
정신건강간호사	의료법에 따른 간호사 면허를 가진 자로서 보건복지부장관이 지정한 전문요원 수련기관에서 1년 이상 수련을 마친 자	• 정신건강전문요원의 역할 사회복귀시설 운영, 정신질환자의 사회복귀촉진을 위한 생활훈련, 정신질환자와 그 가족에 대한 교육지도 및 상담, 법 제 25조 제1항 규정에 의한 진단 및 보호 · 신청, 정신질환예방 활동 및 정신보건에 관한 조사연구, 기타 정신질환자의 사회적응 및 직업재활을 위하여 보건복지부장관이 정하는 활동 • 정신건강간호사의 고유업무 정신질환자의 병력에 대한 자료수집, 병세에 대한 판단분류 및 그에 따른 환자관리활동, 정신질환자에 대한 간호
정신전문간호사	간호사 면허를 소지하고 정신과 분야의 간호실무 경력 3년 이상의 경력자로서 대학원(전문간호사과정) 또는 그 수준에 준한 전문간호사 교육과정을 이수하고 정신전문간호사 자격시험에 합격한 자	정신치료 등 1차 치료, 자문(환자 가족과 다른 분야 간호사의 자문), 교육(일반간호사와 정신건강간호사의 교육 및 감독), 행정가, 상담자, 사례관리자, 중재자, 자문가, 프로그램 개발자 및 연구자

대상자의 신체, 심리, 정신간호뿐만 아니라 가족과 지역사회를 다루는 책임을 맡게 된다. 그들은 나아가서 사례관리서비스에 연결되며 또한 각종 대상자와 가족들을 위한 자조집단을 설립하는 데도 많은 도움을 주고 있다.

또한 정신건강간호사는 옹호자로서의 역할을 수행한다. 그것은 대상자들이 필요로 하는 서비스를 확보하도록 돕는 것이다. 예를 들어, 영세한 미혼모 대상자에게 지역사회 내에 아동의 입양이나 주거가 확보되도록 지역사회 자원을 연계하게 된다. 정신건강간호사는 더 나아가서 정신보건복지를 실현하는 데 필요한 정신보건법안이나 정신건강관련 정책개발에도 참여하게 된다.

위와 같이 정신간호사의 실무와 기능에 대한 역할을 정리하면 다음과 같다(표 1-1-4).

1) 정신간호실무와 기능

(1) 1차 예방영역의 간호 기능

- 개인 및 가족의 정신건강관리
- 생활환경 개선과 효율적인 교육환경
- 정상적인 성장발달 및 성교육에 대한 대상자 교육
- 스트레스 요인과 생활 변화 사정에 기초를 두어 정신질환이 발생하기 전 위험 집단 의뢰
- 스트레스 관리 교육
- 가족과 집단 기능 지지
- 정신건강과 관련된 지역사회 활동 및 정치적 활동

(2) 2차 예방영역의 간호 기능

- 정신건강 문제 심사 접수와 평가서비스
- 입원 전 가정방문과 위기중재
- 일반병원에서 정신과적 서비스와 응급치료
- 치료적 환경조성
- 환자의 약물지도 감독
- 자살예방사업, 단기 상담업무 및 위기중재
- 개인, 가족, 집단 정신치료

(3) 3차 예방영역의 간호 기능

- 질병으로 인한 잠재적 장애요인과 장애감소에 초점, 질병의 만성화와 합병증을 최소화
- 직업훈련과 재활증진: 자기관리와 독립성 증진, 일상생활 수행할 수 있는 문제해결능력과 대처능력, 사회기술훈련, 환자와 가족 교육, 사회적응 및 직업훈련
- 퇴원 후 추후 관리프로그램 조직 및 수행
- 부분 입원: 낮병원(주간치료센터), 밤병원이 있고 지역사회에는 위탁가족, 집단가족, 가정간호, nursing home, 보호작업장, 학교, 교정직(교도소), 산업장, 소방관 등의 형태로 기능

6. 요약

- 정신건강은 독립적이고 자주적인 일상생활과 원숙한 가정생활 및 사회생활과 관련이 있다.
- 인간의 신체와 정신은 서로 유기적인 관계에 있다.
- 변연계는 주로 기억과 관련된 해마와 공격 중추를 담당하는 편도체가 있으며, 인지와 감정의 조절, 생성 및 제어를 담당하는 부위이다.
- 시상하부는 스트레스 상황에 직면했을 때 신경계통의 활동을 조절하고 통합하는 부위이다.
- 말초신경계는 체성신경계와 자율신경계로 구성이 된다.
- 내분비선계통에서 방출되는 호르몬들은 인간의 정신과 신체를 연결한다.
- 정신건강의 영향요인은 심리적 측면에서 동기, 정서들이 있다.
- 정신건강은 또한 문화를 고려한 판단기준이 필요하다.
- 인간의 사회화 과정을 위한 중요한 환경 단위에는 가정, 학교, 사회 등이 있다.
- 정신질환 관련 스티그마는 대상자를 차별하고 재발률을 높이는 악순환의 모델을 토대로 근절시킬 수 있다.

- Seyle는 스트레스 반응을 일반적응증후군(general adaptation syndrome: GAS)이라고 하였다.
- 일반적응증후군에는 경고기, 저항기, 소모기 단계가 있다.
- 스트레스 요인에는 스트레스 생활사건, 식습관, 성격적 요인이 있다.
- 정신건강과 정신질환은 연속성 대 불연속성 모델로 설명할 수 있다.
- DSM-5-TR는 진단 시에 구체적인 기준을 제시하고 있다.
- 정신간호사, 정신건강간호사, 정신전문간호사는 정의 및 역할이 다르다.

풀어보기

1. Marie Jahoda(1958)의 정상인 기준으로써 이상적인 정신건강을 위한 여섯 가지 일반적인 기준은 무엇인가?

2. 최초의 정신간호사는 누구였으며, 당시의 정신간호사의 역할과 오늘날 다학제간의 팀 접근으로서 정신간호사의 역할을 비교하시오.

3. 우리나라의 2020년도까지 정신건강증진 목표 및 주요 사업에 대해 설명하시오.

정답

1. ① 자신에 대한 긍정적 태도, ② 성장, 발달 그리고 자아실현을 달성하는 능력, ③ 통합성, ④ 자율성, ⑤ 현실에 대한 지각, ⑥ 환경에 대한 지배.. 2. 최초의 정신간호사: Linda Richards와 Edward Crawles 정신건강간호사의 역할: 교재 20–22쪽 참조할 것. 3. 표 1–1–3 참조.

>> 참고문헌

- 국립정신건강센터.(2018). 정신건강의 중요성 및 정신전문요원의 역할. 정신건강전문요원교육자료.
- 김경원 외(2019). 보완대체요법, 현문사.
- 김경희 외(2023). 정신건강간호학, 현문사.
- 김성재 외(2023). 정신간호총론 제 9판, 수문사.
- 동아출판사(1993). 신비로운 정신의 세계. 동아출판사; 서울
- 서지민 외(2018). 스트레스, 대처와 건강, 수문사.
- 양옥경, 이기연, 주소희, 현진희(2008). 특히 취약한 계층의 정신보건 및 인권실태조사. In 국가인권위원회 (2008). 인권상황실태조사 연구용역보고서.
- 이소우(1999). 21세기 정신간호 교육방향. 정신간호학회 주최 정신간호교육 워크샵 주제강연.
- 보건복지부(2023). 2023 정신건강사업 안내
- APA 저, 권준수 외 역 (2023). DSM-5-TR 정신질환의 진단 및 통계편람(제5판 수정판). 서울: 학지사.
- Holmes,T. H. Rahe, R. H.(1967). The Social Readjustment Rating Scale.Journal of Psychosomatic Research, Vol.11(2), pp. 213-218. Elsevier Science Inc..
- McCubbin, H.,& Patterson, J.(1983). The family stress process: The double ABCX model of adjustment and adaptation. In H. McCubbin, M.Sussman, & J. Patterson(Eds.), Social Stress and the Family: Advances and Developments in Family Stress Theory and Research(pp. 7-37). New York: Haworth.
- US Department of Health and HumanService, 1999

- 참고사이트

- http://blog.daum.net/_blog/BlogTypeView.do?-blogid=0Sg0D&articleno=6612&categoryId=1®dt=20111010224657
- https://ko.wikipedia.org/wiki/%EB%8C%80%EB%87%8C%EB%B3%80%EC%97%B0%EA%B3%84
- https://ko.wikipedia.org/wiki/%EB%A7%A4%EC%8A%AC%EB%A1%9C%EC%9D%98%EC%9A%95%EA%B5%AC%EB%8B%A8%EA%B3%84%EC%84%A4
- https://ko.wikipedia.org/wiki/%ED%81%B4%EB%A0%8 8%EC%9D%B4%ED%84%B4_%EC%95%A8%EB%8D% 94%ED%8D%BC
- https://ko.wikipedia.org/wiki/%EC%A0%95%EC%8B%A0
- https://en.wikipedia.org/wiki/Walter_Bradford_Cannon
- http://cafe.daum.net/gobawo
- http://doctorw.co.kr/news/view.php?pd_idx=16964
- http://en.wikipedia.org/wiki/Community_mental_health_service#History
- http://www.mhnursing.or.kr/info/?lkind=20
- http://news.zum.com/articles/3205865
- http://www.inmind.or.kr/business02.html
- http://www.korea.kr/gonggam/newsView.do?newsId=01Iek-1BTMDGJM000
- http://www.koreamed.org/SearchBasic.php?RID=0055JKNA/2010.49.2.144&DT=1
- http://www.kormedi.com/news/article/1204625_2892.html
- http://www.kpmhna.or.kr/
- https://www.mindtools.com/pages/article/newTCS_82.htm
- http://www.ncbi.nlm.nih.gov/pmc/articles/PMC2038162/pdf/brmedj03603-0003.pdf
- http://research.haifa.ac.il/~lavee/Papers/1985-01-The-Double-ABCX-Model-JMF.pdf
- http://www.uniteforsight.org/mental-health/module2
- http://yoons_cha.blog.me/40103871559?Redirect=Log&-from=postView

- 역사적 관점에 따른 정신건강의 역사변천과정을 설명한다.
- 정신간호의 변천과정을 확인한다.
- 국내 정신간호의 발전과정을 설명한다.
- 이를 토대로 미래의 정신건강영역에서 간호사의 비전을 제시할 수 있다.

제 2 절 정신간호의 역사

학습목표

- 역사적 관점에 따른 정신건강의 역사변천과정을 설명한다.
- 정신간호의 변천과정을 확인한다.
- 국내 정신간호의 발전과정을 설명한다.
- 역사를 토대로 미래의 정신건강영역에서 간호사의 비전을 제시한다.

주요용어

- 맥스웰 존스 Maxwell Jones
- 기술정신의학 descriptive psychiatry
- 치료공동체 therapeutic community
- 역동정신의학 dynamic psychiatry
- 정신병 psychosis

1. 원시시대

원시시대에도 정신질환자는 존재했던 것으로 보이며, 당시에 미친 상태는 귀신들림현상으로 받아들여졌다.

전기 고대사회에서는 원시시대와 마찬가지로 모든 사물에는 생명력이 있다는 애니미즘적 사고를 가지고 동서양의 구분 없이 정신질환을 외부로부터 온 초자연적 마술적 현상으로 이해하였다. 즉, 신 또는 악령에 의한 특별한 계시나, 처벌, 저주를 받았다고 여기거나 귀신이 들렸다고 생각하였다. 그래서 정신질환을 고치기 위해 외부의 초자연적인 힘을 이용하는 방법을 적용하였으며, 귀신을 달래는 굿, 주문, 부적, 귀신을 쫓는 의례 등을 시행하였다. 기원전 2500년부터 이집트에서는 사원수면(temple sleep)치료가 행해졌는데 이는 고대 이집트로부터 내려오는 치료로서 꿈을 통한 병의 치료라는 점에서 주목된다.

2. 고대 그리스-로마시대

그리스 로마시대에는 이전의 원시시대에서 정신질환을 초자연적 힘으로 본 것과는 달리 과학적 입장에서 설명하기 시작하였다. 이 시기는 과학과 의학이 발전하면서 신중심에서 인간중심의 사회로 변화하였고, 정신질환에 대해서도 종교나 미신 등이 연관된 신의 형벌이나 초자연적인 힘보다는 과학적인 접근이 이루어졌다.

정신질환의 과학적 발전에 공헌한 히포크라테스(Hippocrates, B.C. 460~377)의 업적은 크게 세 가지로 구분한다. 첫째, 직접 정신적 장애를 관찰하여 객관적으로 기술하였다. 둘째, 처음으로 이상행동에 관한 신체 의학적 또는 생물학적 이론을 발전시켰다. 그는 환경적 자극에 의해 심리적인 혼란을 가져올 수 있다고 인정했으나, 근본적으로는 신체적 요소가 심리적 장애를 일으킨다고 하였다. 셋째, 최초로 정신적 장애를 조증(mania), 우울증(melancholia), 광증(phrenitis)으로 분류하였다. 혈액, 점액(타액), 황담즙, 흑담즙의 4체액설을 주장하였으며, 정신질환은 이 체액의 불균형상태로 인해 발병한다고 설명하였다. 체액간의 불균형을 바로잡기 위한 치료로써 주술적인 방법을 지양하고전신목욕, 식이요법, 약초 등을 이용한 오늘날의 아로마 치료법과 함께 독서 · 연극 · 음악도 치료로 제안하였다.

갈렌(Galen, A.D. 129~200)는 4체액설을 보다 체계화시켜서 정신과 신체에 대한 이론을 종합하고 치료에 적용하였다. 뇌손상을 직접 관찰하고 동물 뇌의 해부를 통해서 대뇌는 감각의 중추, 소뇌는 근육운동의 중추라고 분류하였다.

플라톤(Platon, B.C. 427~347)은 이원론에 의해 정신병은 합리적 정신의 상실이거나 신에 의한 신성한 현상이라고 하였다. 뇌에 영혼이 자리를 잡고 있어 여기에 이상이 있으면 정신질환자가 된다고 설명하였다.

아리스토텔레스(Aristotle, B.C. 384~322)는 심장에 영혼이 위치한다고 하였으며, 뇌와 신경계는 인간의 지성과 관련이 있다고 설명하며 애니미즘을 반박하였다. 인체 해부학의 창시자 헤로필로스(Herophilus, B.C. 335~280)와 생리학의 창시자 에라시스트라토스(Erasistratos, B.C. 304~250)는 인간의 뇌를 절개하고 영혼 · 감각 · 신경계는 같은 기관이고 정신질환은 신경계의 장애라고 하였다. 뇌손상을 직접 관찰하고 동물 뇌의 해부를 통해서 대뇌는 감각의 중추, 소뇌는 근육운동의 중추로 분류하였다. 즉, 뇌가 지능, 감정, 기억의 중심부라고 하였다. 그는 히포크라테스(Hippocrates, B.C. 460~377)의 의학 이론을 체계적으로 집대성하였다.

고대 중국에서는 경험 관찰과 음양오행을 근거로 정신질환을 분류하였으며, 고대 그리스와 같이 인간의 정신과 신체 사이의 상호관계 이해를 바탕으로 하는 전인적인 접근(holistic approach)을 하였다. 한나라 때 저술된 중국 최고(最古)의 의학서 황제내경(黃帝內經)은 병이 초자연적인 현상에 의해 생기거나 치료된다는 견해를 비판하며, 정신과 육체는 상호 간 긍정적 영향과 부정적 영향을 주고받는다고 주장하였다. 황제내경은 간질, 우울, 광증, 환청 등의 정신질환에 관해서 다루고 있으며, 내장의 병을 고침으로써 정신질환을 고칠 수 있다고 보고 지압, 침술, 약초 처방 등을 정신질환의 치료법으로 제시하였다. 우리나라의 경우, 한민족 최초의 문학작품 중 하나인 〈공무도하가〉는 고조선의 백수광부(白首狂夫)가 머리를 풀어헤친 채 술병을 들고 미치광이처럼 강물에 뛰어들어 죽음을 맞이하는 내용으로 정신질환자가 처음 등장하였다.

3. 중세

중세시대에 가장 선진적인 문명 중 하나였던 이슬람 문명은 정신질환에 대한 접근에 있어서도 선진적이었다. 이슬람 경전, 쿠란의 4장 5절은 정신질환자들에 대한 인도적 대우와 간호를 명시하였다. 그에 따라 이슬람법인 샤리아는 정신질환자에게 보호자를 붙일 것을 의무화하고 비인간적 대우를 금지하는 등 정신질환자들의 권익에 대한 국가적인 보호조치가 있었다. 그런 사회적 분위기 속에서 705년에 세계 최초의 정신병원이 바그다드에 건설되었고, 뒤이어 다마스쿠스(1270), 알레포(1270), 카이로(800) 등 이슬람 세계의 주요 도시들에서 정신병원들이 세워졌다.

그리스-로마의 학문체계를 계승하고 발전시켰던 이슬람 문명은 그리스-로마의 정신의학 또한 수용하였다. 이슬람 의사들은 정신질환자들에게 갈렌(Galen, A.D. 129~200)의 4체액설에 의거한 약물진단을 내렸고, 정신병원에서는 목욕, 독서, 음악으로 정신질환을 치유하는 히포크라테스적인 치료법을 행하였다. 한편, 이슬람 의학자들은 그리스 의학체계를 비판하면서도 그를 수용하고 발전시켰다. 의학자이자 바그다드 정신병원장이었던 알 라지(Al-Razi, 865~925/935)는 갈렌(Galen, A.D. 129~200)의 4체액설을 실험을 통해 실증적으로 비판하였다. 의학서인 〈의학전범〉의 저자인 의학자 이븐 시나(아비센나, Avicenna, 980~1037)는 정신과 육체가 연관되어 있고 정신질환은 악령이 아닌 육체의 문제에 의해 생긴다고 보았으며, 육체를 안정시킴으로써 정신질환을 극복하고, 정신을 안정시킴으로써 육체의 병을 치유할 수 있다고 주장하였다. 또한 그는 조증, 불면증, 우울증 등의 광범위한 정신질환을 규정하고 치료법을 제시하였다.

중세 유럽에서는 그리스-로마의 의학이 퇴보하면서 정신질환에 대한 과학적 접근 대신 고대의 미신적인 견해나 귀신론적 입장이 성행하였다. 귀신이나 악령이 사람의 삶에 직접 영향을 주는 것으로 생각했기 때문에 정신질환을 과학적 입장에서 접근하는 것을 방해하였고,

거의 천 년 동안 초자연적 입장이 지배하게 되었다. 중세에 정신질환으로 무도병이라는 것과 늑대가 되었다는 망상, 어린이들이 집단으로 가출하는 장애가 있었는데, 이런 증상의 일부는 오늘날의 집단히스테리로 볼 수 있다.

이 시기에는 애니미즘적 신념에 따라 정신질환에 대한 마법과 종교적 설명이 다시 유행하여 정신질환을 기독교에서 말하는 사탄과 연관지어 귀신들린 것으로 보고, 성직자의 안수기도, 성경봉독 등의 종교적 의식을 통해 귀신을 몰아낼 수 있다고 생각하였다. 성직자는 마귀나 악마를 퇴치하기 위해 정신질환자를 찾아 쇠사슬로 구속하거나 굶기고 고문이나 매질, 처형을 하였다.

또한 유럽에서는 1330년 런던에 설립된 대규모 정신질환자 전용 수용시설인 St. Mary of Bethlehem hospital(환자들에 대한 수용, 간호, 영적인 구원을 목적으로 한 교회의 자선시설)을 필두로 파리, 취리히, 뮌헨 등에 정신병원이 건설되기 시작하였다. 12세기경 벨기에의 길(Gheel)은 정신질환자들을 자신의 집에서 돌보았다.

환자들에 대한 약물치료나 음악치료 등 다양한 치료법을 처방한 이슬람의 정신병원들과는 달리, 중세 유럽의 정신병원들은 대체로 수용소처럼 환자들을 구속하고 격리하곤 하였다. 그 예로, 1403년의 기록에서 St. Mary of Bethlehem hospital은 환자를 구속할 목적으로 족쇄와 수갑 등을 구비해 놓은 것을 확인할 수 있다.

한편, 중세 유럽사회가 발전하면서 유럽의 학자들은 이슬람과 그리스-로마 학문을 받아들이기 시작하였고, 그에 따라 정신의학의 발전 또한 이루어지기 시작하였다. 살레르노 의과대학에서는 이븐 시나(아비센나, Avicenna, 980~1037)의 이슬람 정신의학과 갈렌(Galen, A.D. 129~200)의 그리스-로마 정신의학을 연구하였다. 황제 프리드리히 2세는 살레르노 의과대학을 후원하고 의사 자격증을 갖추지 못한 자의 의료활동을 불법화함으로써 의학의 전문화를 꾀하였다. 황제의 후원과 보호 아래, 그 당시 금기시되던 이슬람 학문에 대한 연구와 신체에 대한 실증적 연구가 이루어져 정신의학 또한 서서히 발전할 수 있었다.

동양에서는 금나라와 원나라에서 정신요법과 행동요법으로 환자를 치료하는 시도를 하였으며, 금나라 의사 장종정(張從正, 1156~1228)이 대표적인 인물이다. 강도를 만난 충격으로 작은 소리만 들어도 졸도하는 여인을 맡게 된 그는 일부러 큰 소리에 노출시키는 치료법을 시도하였다. 여러 번 소리를 내고 소리의 강도를 늘려가자 여인의 증세는 완화되기 시작하였고, 천둥소리에도 놀라지 않게 되었다. 환자가 두려워하는 것을 반복함으로써 공포심리를 둔감화시키는 행동요법을 시도한 것이다. 그 외 장종정(張從正, 1156~1228)은 여로라는 약초를 통해 간질을 치료하는 등 약물을 통해 정신병을 치료하는 방법을 제시하였다.

4. 근 대

르네상스 시대는 실제 인체해부학에 관심을 가졌으며, 자연현상을 직접 관찰한 것을 토대로 과학적 추론을 사용하던 시대이다. 당시는 가톨릭의 권위 실추로 인해 종교재판이 강화되고 과격해진 시대였다. 마녀사냥이 가장 활발하게 벌어진 시기도 이때이며, 정신질환자들이 그들의 재산을 노린 고발자들에 의해 종교재판에 회부되어 화형당하는 일 또한 종종 벌어졌다. 때때로 양식 있는 르네상스 의학자들은 "마녀는 정신병자이며, 의사가 치료해야 하는 환자이다"라고 주장하고 나섰다.

와이어(J. Weyer, 1515~1588)는 정신질환을 귀신설에서 심리학으로 분리한 독일계 의사이다. 정신질환자도 이성을 가진 인간이라고 보고 비정상적인 행동도 의사에 의해 치료하면 개선이 가능하다고 주장하며, 최초의 정신과 의사라고 부를 정도로 급진적인 과학적 사고를 가졌다. 또한 마녀사냥을 비판하고 정신질환자를 인도적, 의학적으로 치료해야 한다는 개념을 분명하게 주장하였다.

정신질환자의 처우는 19세기까지도 동물이나 죄수와 같이 열악하였으나 서서히 인도주의적인 처우와 과학적 접근이 진전되었고, 1500년대를 넘어서면서 정신병자의 수용기관이 감옥소와 같은 곳에서 서서히 정신병원이나 요양소로 바뀌게 되었다. 그러나 St. Mary of Bethlehem hospital은 1765년 장부에 수십 개의 족쇄들을 구입했음을 알려 주는 기록이 있어 여전히 감옥과 같이 운영했음을 알 수 있다. 남미에서는 16세기 멕시코에 성 히폴리토스 요양소가 만들어졌고, 미국은 1773년 버지니아주에 Williamsberg 요양소가 세워졌다. 프랑스에서는 남성 대상자들은 비세트로(Bicetre)수용소에, 여성 대상자들은 살페트리에르(Salpetriere)수용소에 집단 수용되었다.

그 후 도덕적 치료가 여러 의사들에 의해 기존의 정신병 치료에 대해 항의의 시기를 거쳐 도입되었다. 도덕적 계몽운동으로 인간적인 치료를 위한 병원 개혁이 많이 일어나게 되는데, 프랑스 정신과 의사 필립 피넬(Phillippe Pinel, 1745~1826)은 이런 도덕적 정신치료의 개척자로서 프랑스혁명 중 비세트로(Bicetre)수용소와 살페트리에르(Salpetriere)의 원장으로 부임하여 쇠사슬과 수갑을 제거하고, 대상자를 죄수가 아니라 환자로 보고 친절과 관심으로 치료하여 좋은 결과를 얻고 정신질환자에 대한 인간적 처우를 주장하였다.

이런 인도주의적 치료법을 도덕적 치료라고 하였으며, 필립 피넬(Phillippe Pinel, 1745~1826)의 치료는 크게 성공하여 전 병원에 도덕적 치료가 확대되었다. 윌리엄 튜크(William Tuke, 1732~1822)는 요크병원을 설립하고, 병원의 침대를 제공하는 등 치료적 환경의 선구자가 되었다. 이탈리아 의사 빈센조 치아르기(Vincenzo Chiarugi, 1759~ 1820)는 정신질환자도 인간임을 강조하고 보니파시오 병원에서 정신질환자의 복지에 관심을 표현하며, 위생과 안전의 규칙을 엄격하게 실시하였다.

프란츠 안톤 메스머(Franz Anton Mesmer, 1734~1815)는 독일의 의사로, 그는 체내에 유체가 흐르고 있으며, 유체는 자력에 의해 영향을 받는다고 주장하였다. 또한 질병은 이 유체의 흐름에 이상이 있어서 생기는 것이고, 숙달된 사람은 이를 이용하여 병을 치료할 수 있다는 동물자력이론을 주장하였다. 이후 이 이론은 최면술의 기초가 되었으며, 최면술은 프랑스의 장-마르탱 샤르코(J. M. Charcot, 1825~1893)에 의해 치료에 사용되었는데, 최면술은 19세기 후반의 프로이트(Sigmund Freud, 1856~1939)의 무의식 발견에 결정적인 영향을 미쳤다.

프란츠 요셉 갈(Franz Josef Gall, 1758~1828)은 신경해부학 및 생리학의 선구자로서 골상학의 창시자였다. 사람의 성격형성은 체액이 아니라 뇌조직의 발달상태에 기인한다고 주장하였는데, 그의 이론은 심리학을 과학으로 확립하는 데 도움을 주었고, 인간연구에 대한 자연주의적 접근의 출현에 기여하였다. 그의 이론은 진화론, 인류학 및 사회학 이론 발전에 큰 영향을 주었다.

필립 피넬(Phillippe Pinel, 1745~1826)의 수제자 에스퀴롤(Jean Esquirol, 1772 ~1840)은 진행마비와 순환성 정신병을 밝히고, 환각(hallucination)과 착각(illusion)에 대하여 연구하였다. 벤자민 러쉬(Benjamin Rush, 1746~1813)는 미국 정신의학의 선구자로서 정신의학의 교과서를 만들었다. 그는 의사와 환자의 관계를 중시하고 따뜻하고 부드러운 태도와 친절을 중시하였다. 도로테아 딕스(Dorothea Lynde Dix, 1802~1887)는 적극적인 사회개혁자이자 여성 지도자 그리고 행정가로서 정신치료의 개혁을 주장하였다. 그녀는 의회에서 기금을 마련하여 정신질환자를 돌볼 수 있는 간호사 훈련을 위한 교육기관을 건립하였다.

19세기와 20세기에 걸쳐서 보호 관리 위주의 정신간호사의 역할이 정립되었고, 1882년 Mclean 정신병원에서 정신질환자를 돌보는 간호사를 양성하기 위한 훈련과정을 시작하였다. 1913년 Johns Hopkins병원 간호학교에서는 최초로 정규 간호교육과정 중 정신간호 교과목을 포함하였다. 미국의 린다 리처드(Linda Richard, 1841~1930)는 1873년 뉴잉글랜드 병원에 개설된 간호사 훈련과정에서 최초로 교육받은 미국의 정신간호사로서 정신간호교육에 많은 기여를 하였다.

19세기 후반 무렵, 에밀 크래펠린(Emil Kraepelin, 1856~1926)은 정신질환자의 증상을 관찰하고 정신질환의 유형을 분류하였다. 정신질환은 특정 원인, 특정 대뇌병리, 특정 임상소견, 특정 치료로 이루어진다고 주장했으며, 정신질환의 증상, 병리소견, 경과예후 등 겉으로 드러나 보이는 현상을 관찰하고 그 특징에 따라 진단을 붙이고 체계적으로 분류하는 기술정신의학(descriptive psychiatry)을 창안하였다. 또한 19세기 후반, 인간의 심리적 특성을 측정하려는 과학적인 연구가 시도되어 다양한 지능검사, 성격검사가 개발되기에 이르렀다.

정신생물학(psychobiology)을 제창한 아돌프 마이어 Adolf Meyer(1866~1950)는 클리포드 휘팅엄 비어스(Clifford W. Beers, 1876~1943)가 정신질환으로 입원한 경험을 바탕으로 자서전을 집필한 것을 계기로 정신위생운동을 전 세계적으로 전개했을 때, 정신위생(mental hygiene)이라는 용어를 쓰도록 조언을 하였다. 독일의 정신과 의사 에른스트 크레취머(Ernst Kretschmer,1888~1964)는 신체유형을 세장형(asthenic), 운동가형(athletic), 비만형(pyknic) 및 발육이상형(dysplastic)으로 분류하여 정신병과 기질과의 상관관계를 연구하였다.

프로이트(Sigmund Freud, 1856~1939)는 처음으로 신경증의 원인과 치료에 있어서 심리적 요인의 중요성을 강조한 사람으로, 정신분석학에서 제시되고 있는 많은 임상적 추론과 이론적 개념은 정신과학의 이론과 실제에 막대한 영향을 끼쳤다. 무의식적 동기에 의해 결정된다는 무의식의 개념을 통해 프로이트는 많은 환자들이 자신이 알지 못하는 동기가 있다는 사실을 관찰하고 깊은 감명을 받았다. 즉, 환자와 환자의 문제를 이해하기 위해서는 환자가 의식하고 있는 범위를 넘어선 무의식적 동기를 밝혀야 한다는 것이다.

프로이트는 방어기전(defense mechanism)의 학설인 신경정신장애의 이론적 기틀을 세웠고, 자유연상과 꿈분석의 정신분석이론을 세웠다.

오이겐 블로일러(Eugen Bleuler, 1875~1939)는 칼 구스타프 융(Carl Gustav Jung, 1876~1961)과 함께 프로이트의 정신분석이론을 학계에 소개하였다. 오이겐 블로일러(Eugen Bleuler, 1875~1939)는 에밀 크래펠린(Emil Kraepelin, 1856~1926)이 바보가 되는 병으로 알았던 조발성 치매가 바보가 되는 병이 아니라 정신이 분열된 상태라고 생각하여 '정신분열병 또는 조현병'이라고 명명하였다.

칼 구스타프 융(Carl Gustav Jung, 1876~1961)은 처음에 프로이트의 정신분석학에 속해 있었으나, 프로이트의 리비도설에 관한 이견을 좁힐 수가 없어서 독자적으로 분석심리학(analytical psychology)을 창시하게 된다. 알프레트 아들러(Alfred Adler, 1870~1937)는 프로이트의 제자였으나 리비도이론에 비판적인 입장으로써 권력의지가 인간행동을 결정한다고 하였다.

조선의 허준(1539~1615)은 〈동의보감〉에서 귀신이 아닌 육체의 병이 정신질환을 일으킨다고 주장하였다. 허준은 그에 대한 치료법으로 토하게 하는 방법, 땀을 내게 하는 방법 등을 제시하였다. 또한 식이요법을 통해 정신질환을 다스리는 치료법을 제시하였다.

5. 현 대

20세기는 정신병의 새로운 치료가 개발되었다. 뇌매독으로 인한 진전마비(gene ral paresis)를 페니실린을 이용한 고열로 치료하는 방법이 시도되었고, 사켈(M. Sakel, 1900~1957)은 인슐린 혼수요법(Insulin coma therapy)을 개발하여 정신치료를 시도하였다.

1938년 로마대학 정신과 교수인 Cerletti와 Bini는 로마에서 전기경련요법(electroconvulsive therapy, ECT)을 도입하여 많은 발전을 통해 현재까지 쓰고 있다. 1946년 미국에서 정신보건법이 통과 후 정신질환의 원인, 진단, 치료에 관한 연구 및 간호사 등 인력 훈련 지원을 위한 교육들이 활발하게 시행되었다.

1950년대 항정신병 약물의 등장은 획기적인 발견이었다. 정신약물학(psychopharmacology)의 발달과 각종 뇌신경전달물질(neurotransmitter)의 지속적인 발견은 정신질환의 생물학적 요인을 규명하는 데 크게 기여하였다.

20세기 후반에는 컴퓨터를 이용한 뇌파 EEG 측정 도구의 새로운 개발과 컴퓨터 단층촬영술(computed tomography, CT), 자기공명촬영술(nagnetic resonance imaging, MRI), 단일광자방출 컴퓨터단층촬영술(single photon emission tomography, SPECT), 양전자 방출 단층촬영(positron emission theraphy, PET) 등 뇌영상촬영술(brain imaging)이 눈부시게 발전하여 정신병 환자의 뇌 구조적 변화를 보다 정확하게 파악하고, 뇌대사기능의 부위별 관찰을 통해 변화를 알 수 있게 되어 정신장애의 생물학적 진단을 정확하게 할 수 있게 되었다.

영국의 맥스웰 존스(Maxwell Jones)의 '치료적 공동체'(Therapeutic Community, 1953년)는 폐쇄된 병원치료보다는 개방된 공간에서, 많은 수의 환자에 대한 획일적 치료보다는 소수의 환자와 다양한 치료진으로 구성된 민주적 분위기의 치료적 환경을 도입한 환경요법이다. 이러한 치료공동체 운동은 지역사회중심의 정신보건(community based mental health)이 일어나는 배경이 되었다. 이런 추세에 따라 대형 정신병원에 장기수용되었던 정신병 환자들이 외래치료 방향으로 전환하면서 지역사회적 접근이 두드러지게 강조되었다. 대형 정신병원의 병상 축소, 개방화, 지역 내 각종 정신보건 의료시설의 설치 운영을 통하여 이상적인 지역정신 보건체계를 운영하는 나라들이 증가하게 되었다. 이로 인하여 앞으로 정신치료는 국가 통제와 치료자, 대상자간의 윤리적 책임이라는 측면에서 지속적인 보완이 필요할 것이다.

세계적으로 정신간호가 학문으로서 체계적으로 인정된 것은 1900년대이다. 당시의 간호수준은 이상행동을 나타내는 대상자들의 병리학적인 측면에 중점을 둔 정신간호(psychiatric nursing)였다. 1960년대부터는 개인뿐만 아니라 가족이나 위기상태에 있는 집단을 대상으로 정신건강을 유지 · 증진시키는 것과 더불어 일차 예방과 사회복귀를 강조하는 지역사회 정신건강간호(community mental health nursing)활동이 활발하게 수행되었다.

1980년대 이후 정신전문간호사 제도의 정착에 따라 정신간호사의 역할확대가 이루어졌다. 정신간호이론의 토대가 정신역동모형에서 정신생물학 모형으로 전환됨으로써 정신간호의 신체 · 정신사회적 실무의 통합이 이루어지게 되었고, 1984년 북미간호진단협회(NANDA)는 정신간호진단체계를 개발하였다. 정신전문간호사는 심리사회 및 생물신체과학(psychosocial & biophysical science)에 근거한 인간행동에 대한 지식체계를 기초로 하여 탁월한 임상적 능력과 자질 그리고 환자 옹호자적인 자세와 동료들과의 협동성 및 윤리성을 지닌 전문가적인 태도가 필수적이다.

1999년에 미국 볼티모어에서 이루어진 국제정신간호사회(International Society of Psychiatric Mental Health Nurses, ISPN)의 공식적인 결성은 개인, 가족 및 사회를 대상으로 근거중심적인 정신간호중재를 제공하며, 나아가서 정신간호사라는 세계적인 정신전문가 집단이 함께 일치된 목소리로 국내외적인 정신보건관련 정책결정에 영향력을 미칠 수 있도록 하기 위함이다. 궁극적으로는 국가 간의 대상자들에게 제공되는 정신간호의 수준을 국제적인 네트워크 교류를 통한 협동으로써 함께 높이고자 하는 것이다.

6. 한국의 정신건강간호 역사

1) 서양의 근대 정신건강간호의 도입(1876~1910)

(1) 전통시대의 정신치료

우리나라 최고의 역사서인 〈삼국사기〉와 〈삼국유사〉에 전통의학적인 정신질환의 진단과 정신치료에 대한 기록이 남아 있다. 고려와 조선의 의서에는 정신질환에 해당하는 전광문(癲狂門)이라는 기록이 있어 정신질환에 대한 치료가 이루어졌음을 알 수 있다. 조선 중기 대표적인 의서인 동의보감(東醫寶鑑)에는 오늘날의 정신질환 30가지 정도와 약물치료가 기술되어 있다. 정신치료에 관해서는 오늘날의 행동치료에 관한 사례가 보고되고 있다. 하지만 전통적으로 정신병자들은 무속인들에게 치료를 받았다.

(2) 개화기 근대 서양 정신의학과 간호

① 서양 정신의학에 대한 조선사회의 인식

정신질환에 대한 전문적인 치료시설은 없었다. 하지만 일본 거류민 진료를 위해 1877년에 일본이 부산에 설치하였던 제생의원이나 선교사 알렌(Horace Newton Allen, 1858 ~1932)이 고종의 지원을 받아 세운 최초의 왕립병원인 제중원 등에서 치료가 이루어진 것으로 추측된다. 〈한성순보〉에서 병원과 의사 소개, 환경위생사업, 공중위생 등에 대한 소개를 하면서 영국의 정신병원이 소개된 것이 의미있다. 당시에 한국에서 정신질환자 문제가 사회이슈가 되는 때는 1930년대 도시화가 어느 정도 진전되고 마약중독문제가 전국에서 화제가 될 때였다.

② 일본에 의한 정신의학과 간호의 도입

서양의학은 일본인의 조선 진출에 대한 조선인들의 반일 감정을 완화시키는 데 좋은 수단이 될 수 있었다. 그리고 이들 병원에서 정신질환의 범주에 속하는 질환에 대한 기록으로 보아 정신질환에 대한 치료가 이루어졌던 것을 알 수 있다.

③ 서양을 통한 정신의학과 간호의 도입: 제중원의 정신질환자 진료

미국을 비롯한 서구의 제국주의국가들은 기독교 복음 전파를 위해 의료 선교사를 조선과 일본을 포함한 동아시아에 파견하였다. 서구 국가들 중 가장 적극적으로 한국에 선교활동을 한 나라는 미국이었다. 최초의 한국 주재 선교사는 제중원을 창설한 미국 북 장로교 소속의 알렌(Horace Newton Allen, 1858 ~1932)이었다. 제중원은 1904년 미국 클리브랜드의 부호 세브란스의 재정 지원에 힘입어 1904년 한국 최초의 현대식 병원인 세브란스 병원으로 거듭났다. 제중원 설립 이후 1886년 알렌은 환자 통계서인 '제중원 일차년도 보고서'를 출간하였다. 이 보고서는 당시 우리나라 사람들이 앓던 질병의 양상을 알 수 있는 매우 귀중한 자료이다. 이 중 정신과적 질환에 대한 통계를 보면, 히스테리 환자가 다른 정신질환에 비해 많은 것이 눈에 띈다. 이후 1901년 9월 연례보고서에는 히스테리 환자는 하나도 없고 신경쇠약증(neurasthenia) 환자가 많아진 것이 특징이었다.

2) 일제 강점기 정신건강간호의 정책과 교육 및 간호 (1910~1945)

(1) 조선총독부의 정신질환 관련 정책

일제시대에 관립 정신병원으로 조선총독부 의원(이후에 경성제대 의학부 부속의원으로 개칭)이 있었고, 사립병원으로 세브란스의 정신과 병동이 있었다. 1930년대가 되면서 신문지상에는 정신병자 급증이라는 현상과 시설 부족에 대한 우려를 표명하는 기사가 많았다. 조선총독부가 정신질환 치료에 관련하여 그나마 중점을 둔 것은 마약중독문제였다. 조선시대부터 대규모 교역이 이루어졌던 포구 등을 중심으로 아편이 유통되었고, 개항장을 중심으로 모르핀 등의 마약류가 유통되었다. 또한 당시 신문에는 매독약 광고가 많이 등장하였고, 이러한 매독의 유행과 더불어 매독성 신경질환, 즉 진행성 마비에 대한 연구가 성행하였다.

(2) 정신질환치료법

1913년부터 1926년까지 발간된 〈총독부의원 연보〉에 의하면 환자치료법으로 작업요법, 최면술, 약물요법이 쓰이고 있었다. 1930년대에는 비교적 다양한 치료법들이 사용되었다. 유황주사요법은 유황을 올리브유에 혼합하여 끓인 후 근육에 주사하는 방법으로, 통증과 심한 열로 환자를 진정시키는 목적으로 하였다. 인슐린쇼크요법, 전기충격요법, cardiazol shock요법, 지속수면요법, 진행성 마비에 대한 발열요법 등이 도입되어 성과를 거두었다. 인슐린쇼크요법은 폴란드 출신 정신과 의사였던 사켈(M. Sakel, 1900~1957)이 1933년 개발한 치료법으로, 일본보다 먼저 1935년 경성제국대학에서 실시되었다. 당시 치료요법들은 서구와 거의 시차 없이 이용되었다. 지속성 수면요법도 동시에 이용되었다. 1940년대 초반에 전기경련요법이 시술되었고, 이로 인한 사망률은 없는 것으로 알려졌다. 프로이트의 정신분석이 연구되었으나, 조선과 일본의 정신의학은 여전히 생물학적 치료방법을 주 치료법으로 사용하고 있었다. 당시에는 매독환자가 많아서 성인일 경우 매독검사를 필수적으로 실시하였으며, 로샤검사(Rorschach test)와 크레펠린(Kraepelin)작업능률검사와 지능검사를 실시하였다. 병원은 처음에 남자간호사들이 병실에서 근무하였고, 환자가 입원하면 간호사들이 먼저 기선을 제압하는 역할을 하였다고 한다. 그러나 도중에 여자간호사로 바뀌면서 병동의 분위기가 한층 더 부드러워졌다고 하며 오늘에 이르게 되었다.

3) 해방 이후의 정신건강간호(1945~1980)

(1) 해방 이후 정신의학과 간호

1945년 9월에 대한신경정신의학회의 전신인 〈조선신경정신의학회〉가 창립되었다.

해방 당시 정신질환전문 진료기관은 경성제대 신경정신과, 성북병원, 원병원, 경성뇌병원이 있었으며, 총 300병상의 규모였다. 이는 정신병자 수에 비해 턱없이 적은 병상과 인력이었다.

해방 이후 일제시대의 진료방법에서 달라진 것은 별로 없었으나, 당시에 선진 기술로 세계정신의학계에서 인정된 전두엽절제술(lobotomy)과 같은 정신외과적 방법도 시행되었다. 해방 후에는 간호사가 부족하여 치료에 곤란을 겪었다. 일본인 간호사들의 후퇴 이후 한국인 간호사가 매우 부족한 상황에서 간호사를 모집하여 신경정신과 자체에서 국어, 영어, 신경해부학, 병리학, 임상정신의학을 강의하였다고 한다.

(2) 1950~1970년대 정신의학과 간호

한국전쟁 기간 동안 정신의학의 중심지는 군병원이었다.

한국전쟁 후 장기간의 전쟁으로 인하여 정신질환자에 대한 정신질환정책은 통계가 없는 상태여서 실태를 파악하기가 어렵다. 1957년 당시 정부가 추산하고 있는 정신병자는 1만 명이었는데, 당시 정신병자에 대한 수용과 진료가 가능한 인원은 각 도립병원에 병설된 병동으로 약 250명 정도였다고 한다. 해방 이후부터 1970년대까지 정신질환자에 대한 동정적 시각이 사라지고 정신질환자와 흉악범을 동일선상에 놓고 그들을 수용시설에 가두어서 사회와 격리시켜야 한다는 생각이 더욱 강해졌다.

당시에 정신간호사는 일찍이 전문성을 인정받아 1973년 의료법 제56조에 분야별 간호사에 포함되게 되었다. 1962년 2월에 국립정신병원이 360 병상으로 개원하였다.

4) 한국 정신건강간호의 발전(1980~현재)

(1) 1980년대 이후 정신보건의 상황

급격한 산업화로 인한 사회구조 변화로 지역 공동체나 전통적 가족제도하에서 보호받던 정신병자들의 보호체계가 무너지면서 정신질환자 문제는 한층 심각한 사회문제가 되었다.

1980년대에서 지금까지 이어오고 있는 병상 확대 정책은 많은 대형 정신병원과 정신요양시설을 탄생시켰으며, 정신질환서비스는 장기입원과 수용 위주의 정책으로 진행되었다. 1995년에 정신보건법이 통과되었으며, 정신보건법 제정을 전후하여 정신질환자 수용시설이 정리되고 정신과 전문병원, 정신질환자 재활을 위한 전문 시설들이 그 활동 영역을 넓히게 되었다. 그리고 지역사회정신보건에 대한 제도가 활성화되었다. 또한, 일반인들의 정신질환자에 대한 부정적 이미지를 줄이기 위해 2011년 신경정신과를 정신건강의학과로 개명하였다.

(2) 정신건강복지법

1970년대부터 몇몇 대학병원에 낮 병동이 설치되면서 시작된 재활프로그램과 1986년 개소한 '태화 샘솟는 집', 1980년대 후반에 시행되었던 강화도 지역사회 정신보건 시범사업 등이 국내 지역사회 정신건강사업의 태동이라 할 수 있다. 1995년 12월 19일 '정신보건법'이 국회 본회의를 통과하였고, 1996년 12월 31일 마침내 시행되었다. 정신보건법의 제정과 시행을 계기로 정신건강정책의 추진 방향은 만성 정신질환자들을 병원 및 시설에서 장기간 격리 · 수용하던 방식에서 벗어나 지역사회 속에서 치료와 재활을 시행하는 지역사회 정신건강사업을 본격적으로 시행하게 되었는데, 이는 우리 정신건강 서비스체계를 변화시키는 전환점이 되었다.

1998년 이후 지방정부에서도 정신건강업무를 담당하는 주무부서가 출범하였고, 1995년 국내 최초로 정부지원에 의한 연천군 정신건강증진센터가 개소한 이래 지역주민을 대상으로 지역사회 정신건강사업을 수행하는 정신건강증진센터는 전국적으로 확산되어 2015년 기준으로 정신건강증진센터 운영지원(기초 209개소, 광역형 15개소)이 이루어지고 있다. 정신건강증진센터에서는 만성 정신장애인에 대한 사업뿐만 아니라 지역사회의 요구에 따라서 알코올중독관리, 아동 · 청소년정신건강, 노인정신건강, 정신과적 응급상담 등 다양한 사업을 진행하고 있다.

기존의 정신보건법은 강제 입원 절차를 국제적 기준에 부합하는 방향으로 개선하여 정신질환자의 인권을 보호하고, 행정입원 및 외래치료 명령 등 제도를 개선하여 사회 안전을 강화하고자 2016년 5월 29일 현행 법률 정신건강복지법으로 개정하고, 정신건강증진 및 정신질환자 복지서비스 지원에 관한 법률로 명칭을 변경하였다. 정신건강복지법은2017년 5월 30일부터 시행하게 되었고, 법 개정으로 인하여 정신건강증진센터는 정신건강복지센터로 명칭이 변경하였다.

(3) 정신간호학의 발전

① 전문성 향상과 교류

정신간호사의 수련은 1991년 용인정신병원을 필두로 그 이듬해 이화여자대학교 간호대학에서 본격적으로 시작하였다. 수련생들이 전국의 대학과 임상에서 모여들었는데, 이는 학계와 임상의 교류를 촉진하였고 전문직 향상을 위한 힘을 모으는 계기가 되었다.

1995년 정신보건법이 통과된 후 의료법에 의한 간호사의 수련은 중지되었고, 1996년 이후에는 정신보건법에 의한 정신건강전문요원으로서 정신건강간호사가 배출되기 시작하였다. 이에 따라 수련과정을 마친 간호사들은 한국정신전문간호사회를 창립하였고, 정신건강간호사의 양성과 활동을 지원하였다.

정신건강간호사들은 초기 법적 · 제도적 뒷받침이 거의 부재한 가운데 열정과 헌신으로 지역사회 정신건강사업을 전개하였는데, 용인정신병원의 정신간호사를 중심으로 한 '서울시 생활보호대상자를 위한 가정방문사업', 한국정신전문간호사회와 이화여자대학교 간호과학연구소 등이 공동으로 수행한 UNDP PROJECT '재가 만성 정신질환자의 재활을 위한 지역사회정신간호사업' 등이 대표적인 사례이다(대한간호협회 정신간호사회 연혁에서 발췌함).

② 학회(협회)활동

독자적 학문영역으로서 정신간호학의 전문성 신장을 위해 한국간호과학회 산하 정신간호학회(Korean Academy of Psychiatric and Mental Health Nursing)는 1971년 정신간호학분야 학회로 발족된 이래 발전을 거듭해 오고 있다. 정신간호학회지가 1992년 창간되었으며, 동년인 1992년 3월 정신보건법 대책 특별위원회가 구성되어 1995년 12월에 정신보건법 제정 당시에 정신건강전문요원으로서 간호사가 포함되기 위한 노력을 경주하였다.

정신건강간호사는 정신건강복지법상에 정신건강증진 및 정신질환자 복지서비스 지원에 관한 법률에 따른 자격을 가진 간호사이며, 정신전문간호사는 보건복지가족부 장관이 인증하는 정신전문간호사 자격을 가진 자로서 해당 분야에 대한 높은 수준의 지식과 기술을 가지고 자율적으로 의료기관 및 지역사회 내에서 간호대상자(개인, 가족, 지역사회)에게 상급수준의 전문가적 간호를 제공하는 사람이다.

급변하는 의료환경에 따라 정신간호의 전문성을 업그레이드하고 역할개발과 정책참여의 구심점이 되기 위해 병원의 정신과에 근무하는 간호사, 정신건강간호사,

정신전문간호사, 정신간호학 교수 등 다양한 근무영역과 자격기준을 포함하는 간호사들이 힘을 하나로 모을 수 있도록 임상간호사회 전문분야와 한국정신전문간호사회의 대통합을 이루어 2004년 10월 15일 정신간호사회를 창립하였고, 대한간호협회의 산하단체로 가입하게 되었다(대한간호협회 정신간호사회 연혁에서 발췌함).

2016년 개정된 정신건강증진 및 정신질환자 복지서비스 지원에 관한 법률에서는 기존의 정신보건간호사를 정신건강간호사로 명명하고 있다.

③ 국립정신병원의 변화

국립정신병원은 1982년 12월에 "국립서울정신병원"으로 명칭을 변경하였다. 1996년 3월에 자폐증을 앓는 진료소를 개원하여 2001년 3월에 소아청소년진료소로 명칭을 변경하였다. 2002년 5월에 "국립서울정신병원"은 "국립서울병원"으로 명칭을 변경하였고, 2006년 8월에 직제개편을 통해 국립정신보건교육연구센터를 신설하였다.

2016년 3월에 "국립서울병원"은 238병상의 "국립정신건강센터"로 개원하였다.

7. 요약

- 전기 고대사회에서 고대 이집트의 사원 수면(temple sleep) 치료가 행해졌다.
- 후기 고대사회에서 이상심리를 과학적 입장에서 설명하기 시작하였다. 히포크라테스는 최초로 정신적 장애를 마니아(mania; 조증), 멜랑콜리아(melancholia; 우울증), 및 프레나이티스(phrenitis; 광증)로 분류하였다.
- 한나라 때 최고의 의학서 황제내경은 정신과 육체가 상호 간 영향을 받는다고 하였다.
- 세계 최초의 정신병원이 705년에 바그다드에서 건설되었다.
- 중세 유럽에서는 심리적 장애에 대한 과학적 접근 대신에 고대의 미신적 견해나 귀신론적 입장이 성행하였다.
- 유럽에서는 1330년 런던의 St. Mary of Bethelehem hospital을 필두로 파리, 취리히, 뮌헨 등에 정신병원이 건설되기 시작하였다.
- 동양에서는 금나라와 원나라에서 정신요법과 행동요법으로 환자를 치료하는 시도를 하였다.
- 르네상스 시대에서 요한 와이어는 마녀사냥을 비판하고 정신과 환자를 인도적, 의학적으로 치료해야 한다고 하였다.
- 19세기 후반 기술정신의학의 아버지라고 불리는 Emil Kraepelin은 정신질환의 유형을 분류하였다.
- 프로이트는 자유연상과 꿈분석의 정신분석 이론을 세웠다.
- Eugen Bleuler는 조현병(schizophrenia)이라는 용어를 주장하였다.
- M. Sakel은 인슐린혼수요법(insulin coma therapy)을 개발하였다.
- 1938년 Cerletti와 Bini는 전기경련요법(electroconvulsive therapy)을 도입하였다.
- 1950년대 정신약물학의 발견과 각종 뇌신경전달물질의 지속적인 발견으로 정신질환의 생물학적 요인을 규명에 기여하였다.
- Maxwell Jones(1953)의 '치료공동체'는 민주적 분위기의 치료적 환경을 도입한 환경요법이었다. 이러한 치료공동체 운동은 지역사회중심의 정신보건(community based mental health)이 일어나는 배경이 되었다.
- 우리나라 최고의 역사서인 〈삼국사기〉와 〈삼국유사〉에 전통의학적인 정신질환의 진단과 정신치료에 대한 기록이 있다.
- 조선 중기 대표적인 의서인 동의보감에는 오늘날의 정신질환 30가지 정도와 약물치료가 기술되어 있다.
- 일제시대에 최초의 관립 정신병원으로 조선총독부 의원(서울대학교병원 정신과 병동 전신)이 있었다.
- 일제 강점기 조선인들은 무속치료나 민간치료를 중심으로 정신치료가 행해졌다.
- 해방 이후 간호사 교육은 신경정신과 자체에서 이루어졌다.

- 정신간호사는 1973년 의료법 제56조로 분야별 간호사에 포함되게 되었다.
- 1995년 정신건강(보건)법이 통과되었다.
- 2016년 '정신보건법'이 정신건강복지법으로 개정되며, '정신건강증진 및 정신질환자 복지서비스 지원에 관한 법률'로 명칭이 변경되었다.
- 한국간호과학회 산하 학회인 정신간호학회는 1971년 발족되었다.
- 정신간호학회지가 1992년 창간되었다.

풀어보기

1. 지역사회중심의 정신보건(community based mental health)이 일어나는 배경이 된 것은?
2. 정신병자의 쇠사슬을 제거하고 환자를 죄수가 아니라 병자로 보고 친절과 관심을 가지고 치료하자고 주장한 사람은?
3. 정신질환의 생물학적 요인을 규명하는 데 결정적인 요인은?
4. 최초로 인슐린쇼크요법을 시행한 사람은?
5. 정신간호의 전문성을 업그레이드하고 역할개발과 정책참여의 구심점이 되기 위해 병원의 정신과에 근무하는 간호사, 정신보건간호사, 정신전문간호사, 정신간호학 교수 등 다양한 근무영역과 자격기준을 포함하는 간호사들이 힘을 하나로 모을 수 있도록 임상간호사회 전문분야와 한국정신보건전문간호사회의 대통합을 이루어 2004년 10월 15일 창립된 기관은?

정답

1. 치료공동체 운동 2. 필립 피넬 3. 정신약물학(psychopharmacology)의 발달과 각종 뇌신경전달물질(neurotransmitter)의 지속적인 발견 4. 사켈(M.Sakel) 5. 정신간호사회

>> 참고문헌

- 고미숙 외(고려대학교 민족문화연구원, 2003). 우리 고전 문학을 찾아서.
- 국립정신건강센터.(2018). 정신건강의 중요성 및 정신전문요원의 역할. 정신건강전문요원교육자료.
- 백승주. 정신장애인의 효과적인 지역사회 연결을 위한 환자 중심 전환기 사례관리제도 도입방안 연구. 국내석사학위논문 연세대학교 일반대학원, 2019. 서울
- 성중탁(Sung Joong-Tak). 정신건강복지 관련 법제의 문제점과 개선방안. 美國憲法硏究 29.2 (2018): 105-139.
- 장종정, 유문사친(동국대학교출판부, 2001)
- 최보문 역(2009). 정신의학의 역사. 바다출판사.
- 한국정신의학100년사편찬위원회(2009). 한국정신의학 100년사. 대한신경정신의학.
- 한불학예사 편집실, 동의보감 잡병편(한불학예사, 2016)
- 홍원식, 황제내경소문(전통문화연구회, 1992)
- 홍현숙. 정신질환자 인권증진을 위한 제도분석(1). 정신건강정책포럼 1.1 (2007): 25-39. 강제 및 응급입원 제도.
- Ahmed Ragab, The Medieval Islamic Hospital (Cambridge University Press, 2015)
- Avicenna, The Canon of Medicine(New York: AMS Press, 1973)
- Hastings Rashdall, The Universities of Europe in the Middle Ages (Cambridge University Press, 2010)
- Nurdoğan Akyuz, Quran(영역본) (Leon/ PUBLISHING, 2016)
- Terry Trainor , Bedlam. St. Mary of Bethlehem

- 참고사이트

- http://en.wikipedia.org/wiki/History_of_mental_disorders
- http://en.wikipedia.org/wiki/Mental_health
- http://en.wikipedia.org/wiki/Psychiatric_and_mental_health_nursing#History
- http://www.mohw.go.kr/react/policy/index.jsp?PAR_MENU_ID=06&MENU_ID=06330405&PAGE=5
- https://www.kpmhna.or.kr/main/main.php

제 3 절 정신간호윤리

학습목표

- 정신건강실무자의 윤리의 중요성 및 윤리적 딜레마를 설명한다.
- 정신질환자의 인권 및 권리를 설명한다.
- 정신질환자의 입 · 퇴원 종류 및 차이를 설명한다.
- 정신건강증진 및 정신질환자 복지서비스 지원에 관한 법률의 내용을 설명한다.

주요용어

- 비밀보장 confidentiality
- 사전동의 informed consent
- 윤리적 딜레마 ethical dilemma
- 윤리적 의사결정 ethical decision making
- 인권 human rights
- 자의입원 voluntary admission

정신건강실무에서 대상자의 윤리적 · 법적 쟁점은 간호수행의 책임과 의무를 수반하게 된다. 그러므로 간호사는 보다 질적인 정신건강간호를 수행하고 윤리적 의사결정을 하기 위해 대상자의 인권 및 윤리적 · 법적 문제를 이해하고 윤리적 원칙과 법적 근거에 대한 지식이 필요하다. 따라서 이 장에서는 정신건강간호실무에서의 인권 및 윤리적 · 법적 개념을 알아보고자 한다.

1. 정신건강간호와 윤리

윤리(ethics)란 사람으로서 기본적으로 지켜야 할 도리와 규범으로, 특정 문화에서 옳거나 그름을 평가하는 기준을 말한다. 간호사는 자신의 윤리와 가치에 근거하여 윤리적인 사고를 할 수 있는 능력이 필요하며, 윤리적인 판단 및 행동을 하기 위해 윤리적 원칙에 대한 이해가 필요하다.

1) 윤리적 원칙

(1) 자율성

자율성(autonomy)은 주위의 압력을 받지 않고 스스로 독립적인 결정을 할 수 있는 개인의 권리로서 간호중재 시 강압적인 것이 아니라 대상자가 자유로운 선택과 의사결정을 하도록 하는 것이다. 그러나 청소년, 혼수상태, 자살시도, 망상사고, 급성 정신질환자 등의 경우에는 자율성을 인정하는 것이 어려울 수도 있으며, 이러한 경우 대리인의 개입과 동의가 필요하다. 주의할 것은 타인이 대상자에게 최선이라고 생각하는 것에 치우쳐 대상자 본인의 자율성을 무시해서는 안 된다는 것이다.

(2) 선행

선행(beneficence)은 단순히 타인에게 피해를 주지 않는 정도가 아니라 적극적인 선의 실행으로 대상자의 이익을 증진시켜 주는 것으로, 간호사는 대상자에게 이로운 행동을 해야 한다. 예를 들어, 전기경련치료나 투약 등의 중재가 대상자의 삶의 질을 향상시킬 경우에 대상자가 치료받을 것을 격려하고 대상자가 자신의 생각, 느낌, 행동 때문에 스스로 해치는 일이 없도록 대상자를 보호하는 간호가 이루어져야 한다. 선행의 적용에서 어려움은 무엇이 최선인지, 누가 가장 잘 결정할 수 있는가 하는 것이다.

(3) 악행금지

악행금지(nonmaleficence)는 대상자에게 성실과 책임을 유지하면서 나쁜 것을 하지 않는 것으로 의도적으로나 비의도적으로 타인에게 해를 주지 않고 타인에게 해가 될 만한 위험을 초래하는 행위를 하지 않는 것이다. 이는 대상자에게 이로운 행동을 하는 것보다 더 중요한 것이다. 대상자의 안녕에 최선이라고 여겨지는 것 사이에 갈등이 있을 때 윤리적 딜레마가 생긴다.

(4) 정의

정의(justice)는 공평한 간호를 제공해야 하는 것에 대한 의무로, 공정성의 원리이다. 즉, 인종, 성별, 사회적 지위, 경제적 수준, 결혼상태, 종교, 민족, 의학적 진단 등에 관계없이 공정하고 평등하게 대우를 받을 수 있는 권리이다. 그러나 정신질환자는 다른 질환자에 비해 혜택을 덜 받고 있는 경우도 있으므로 간호수행 시 정의의 원리를 고려해야 한다.

2) 윤리적 딜레마

윤리적 딜레마란 윤리적 원칙 간의 갈등이 있을 때나 다른 관점들과 도덕적 주장이 상이할 때 발생하는 것으로, 공정하고 옳은 결정을 내리는 데 어려움을 초래한다. 이는 '무엇을, 어떻게 하는 것이 옳은 것인가?'라는 내용을 포함하고 있으며, 간호사, 대상자, 가족 모두에게 발생한다. 간호사는 윤리적 딜레마를 직면할 때 이를 혼자 해결하려 하지 말고 동료들에게 조언을 구하고 문제 상황에 대한 자신의 가치나 신념을 검토해 보는 것이 필요하다.

(1) 비자의입원

정신과 시설에의 입원은 계획하에 할 수도 있고 응급으로 발생할 수도 있으며, 자의입원과 비자의입원으로 구분된다. 입원의 형태는 대상자의 정신상태 및 나타나는 증상에 따라 달라지며, 현재 2016년 5월에 개정된 우리나라의 「정신건강증진 및 정신질환자 복지서비스 지원에 관한 법률: 정신보건법」에 의하면 자의입원, 동의입원, 보호의무자에 의한 입원, 응급입원, 특별자치시장 · 특별자치도지사 · 시장 · 군수 · 구청장에 의한 입원 등으로 나누어진다. 보호의무자에 의한 입원은 자해나 타해의 위험이 있고 정신질환자가 정신의료기관 등에서 입원치료 또는 요양을 받을 만한 정도의 정신질환을 앓고 있는 경우에 해당되며, 응급입원, 특별자치시장 · 특별자치도지사 · 시장 · 군수 · 구청장에 의한 입원은 정신질환자 자신의 건강 또는 안전이나 다른 사람에게 해를 끼칠 위험이 있는 경우에 해당되나 대상자의 자율성에 대한 윤리적인 문제에 직면하게 되며 의학적 · 사회적 · 법적 체계 사이에서 갈등을 빚기도 한다.

(2) 억제 및 격리

억제란 자신의 행동을 통제할 수 없으며 대상자의 사지를 가죽끈 등으로 활동을 제한하는 것을 말한다. 대상자는 응급상황을 제외하고 생활 및 신체적 안전 측면에서 억제나 격리로부터 자유로울 권리가 있다. 억제나 격리의 적용기준은 자해나 타해의 위험이 있는 대상자를 보호해야 할 경우, 대상자가 치료프로그램이나 병실환경을 심각하게 훼손할 우려가 있는 경우, 대상자의 동의하에 행동요법으로 사용할 경우, 대상자가 받는 과도한 자극을 줄여주기 위한 필요가 있는 경우, 대상자 스스로가 충동조절을 위해 원하는 경우 등이 해당된다.

의료기관인정평가위원회(Joint Commission on Accreditation of Healthcare Organizations, JCAHO)는 정신질환, 물질남용 및 중독과 관련되어 억제나 격리된 개인의 안전과 보호를 더욱 강화하고 이러한 중재를 줄이기 위해 기존의 억제 및 격리 표준을 개정하였으며, 내용은 다음과 같다.

- 응급상황에서 억제나 격리는 의사의 지시 없이 시작할 수 있다.
- 억제나 격리가 시작된 후 1시간 이내에 담당 직원은 반드시 대상자의 신체적 · 정신적 상태에 대하여 의사에게 알리고 억제나 격리에 대한 지시를 구두나 서면으로 받아야 한다.
- 억제나 격리에 대한 지시는 18세 이상의 성인은 4

시간마다, 9~17세의 아동 및 청소년은 2시간마다, 9세 이하의 아동은 매시간마다 갱신해야 한다.

- 18세 이상의 성인은 억제 또는 격리가 시작된 지 4시간 이내, 17세 이하의 아동 및 청소년은 2시간 이내에 의사가 대상자를 직접 진료해야 한다.
- 의사가 대상자를 직접 진찰해야 하는 최소 시간 간격은 18세 이상의 대상자는 8시간, 7세 이하 대상자는 2시간이다.
- 최초의 구두 지시 기간이 만료되었을 때 대상자가 억제나 격리 상태가 아닌 경우 의사는 개입 시작 후 2시간 이내에 직접 진찰해야 한다.

(3) 대상자의 사생활과 비밀보장

비밀유지는 대상자와의 치료적 관계에서 신뢰의 바탕이 되기 때문에 가장 우선시되어야 한다. 대체적으로 다른 윤리적·법적 권력이나 전반적인 사회적 이익이 자율성의 원칙을 위반하는 경우가 아니면 비밀이 보장되어야 하며, 대상자가 사망한 후에도 비밀은 유지되어야 한다. 그러나 업무상 알게 된 대상자의 정보에 대한 비밀보장의 원칙을 준수하는 것과 그 내용이 타인의 안전과 생명을 위협하는 경우에 과연 비밀유지를 해야 하는 것인지에 대한 윤리적 갈등이 생긴다. 대상자나 타인의 생명이 위협받는 경우에는 공개할 수 있으며 그 정보는 반드시 기록으로 남겨 둔다.

2. 정신건강간호와 인권

인권이란 인간의 기본적인 권리로서 인간이 인간답게 살아가기 위해 누구에게나 보장되어야 하는 권리를 말한다. 인권을 옹호한다는 것은 인간이 될 권리, 인간으로 머물 권리를 주장하는 것이다. 정신질환자의 법적 권리와 정신보건 의료제공자들의 윤리적 의료실천 행위에 관한 문제가 중요한 만큼 정신질환자들의 인권과 법적인 문제에 대한 이해가 반드시 필요하다.

1) 정신질환자의 인권

정신질환자에 대한 편견이 심한 우리 사회에서 정신질환자의 인권보장은 비인권적 차별, 낙인, 배제 등에서 이들을 지켜주는 거의 유일한 수단이므로 매우 중요하다. 정신질환자는 사회적 약자로서 인권을 보장받아야 하며, 이들에 대한 인권보호가 필요하다. 정신질환자는 제약을 최소화하는 환경에서 인간으로서의 존엄성과 자유를 존중받으며 차별받지 않는 공정한 대우를 받아야 한다. 간호사는 한국간호사의 윤리지침에 의해 대상자에게 윤리적인 간호를 제공하고 차별하지 않으며, 취약계층을 옹호하고 대상자의 개별적 요구를 존중하며, 사생활과 비밀을 유지하고 대상자의 자기결정권과 알권리를 존중해야 할 의무가 있다. 그러나 정신질환은 유전된다는 인식과 정신질환을 범죄로 묘사하는 대중매체의 영향 등으로 정신질환자에 대한 잘못된 사회인식이 강해져 정신질환자들은 고통을 받고 있다. 정신질환자에 대한 부정적 편견은 대중에게 정신질환자에 대한 차별행동을 유발하고, 차별행동은 정신질환자의 회복을 방해하는 요인이 된다. 따라서 정신질환자의 인권보호를 위한 관련 법규를 충분히 파악하여 정신질환자가 인간으로서 존중받고 지역사회에서 더불어 살아갈 수 있도록 노력해야 한다.

「정신건강증진 및 정신질환자 복지서비스 지원에 관한 법률」에 명시된 다양한 벌칙 중 정신질환자의 인권보호를 위해 5년 이하의 징역 또는 5천만원 이하의 벌금을 부과할 수 있는 벌칙은 다음과 같다.

- 정신질환자를 유기한 자.
- 자의입원, 동의입원을 한 정신질환자 또는 보호의무자가 퇴원을 신청한 경우, 입원적합성심사위원회로부터 입원의 부적합 통지를 받은 경우에 퇴원을 시키지 아니한 자.
- 입원기간 연장의 심사청구에 대하여 특별자치시장·특별자치도지사·시장·군수·구청장으로부터 퇴원명령 또는 임시퇴원명령의 통지를 받았으나

이를 위반하여 퇴원명령 또는 임시퇴원명령에 따르지 아니한 자.

- 입원을 한 날부터 3일 이내에 입원적합성심사위원회에 신고하지 아니한 자.
- 정신건강심의위원회의 보고에 따른 퇴원명령 또는 임시퇴원명령에 따르지 아니한 자.
- 특별자치시장 · 특별자치도지사 · 시장 · 군수 · 구청장이 입원한 정신질환자에 대하여 최초로 입원을 한 날부터 3개월 이내에 입원을 해제한 경우 그 정신의료기관의 장은 지체 없이 그 정신질환자를 퇴원시켜야 함에도 불구하고 이를 위반하여 퇴원시키지 아니한 자.
- 시 · 도지사 또는 시장 · 군수 · 구청장가 심사결과에 따라 정신건강증진시설의 장에게 그 정신질환자를 퇴원시키도록 명령하였으나 따르지 아니한 자.
- 입 · 퇴원 관리시스템에 등록된 정보는 입원 및 퇴원의 심사와 관련된 경우 등 대통령령으로 정하는 경우를 제외하고는 「개인정보보호법」 제2조에 따른 처리를 하여서는 아니된다는 사항을 위반하여 정보를 처리한 자.
- 정신건강의학과 전문의의 대면 진단에 의하지 아니하고 정신질환자를 입원을 시키거나 입원기간을 연장한 자.
- 이 법 또는 다른 법령에 따라 정신질환자를 보호할 수 있는 시설 외의 장소에 수용한 자.
- 정신건강증진시설의 장 또는 그 종사자로서 정신건강증진시설에 입원하거나 시설을 이용하는 사람에게 폭행을 하거나 가혹행위를 한 자.
- 협의체의 결정없이 특수치료를 하거나 정신의료기관에 입원을 한 사람 또는 보호의무자의 동의없이 특수치료를 한 자.

2) 정신질환자의 권리

간호사는 대상자들에게 자신들의 권리를 정확하게 알려 주어야 하며, 모든 대상자들이 인간으로서의 존엄과 가치를 보장받고 최적의 치료를 받을 수 있도록 노력해야 한다.

(1) 사전동의를 받을 권리

모든 대상자는 자신의 의료행위에 대한 동의나 거부 등을 스스로 판단하고 결정할 수 있는 자기결정권이 있으므로 전문적 간호를 수행하기 전에 충분한 설명을 듣고 동의할 수 있는 권리가 있다. 정신건강관련 전문가는 대상자에게 사전동의를 받고 수행한 의료행위에 대해 법적 책임으로부터 보호받을 수 있다. 그러나 대상자가 어린이인 경우나 증상의 심각성 정도에 따라 대상자의 판단능력이 부족하여 사전동의를 받지 못하는 경우는 대상자의 보호의무자 등이 대리동의를 할 수 있다. 특히 대상자가 치료나 연구 프로젝트의 대상이 되는 경우에는 더욱 중요하다.

(2) 비밀을 보장받을 권리

정신건강관련 전문가는 대상자의 모든 정보에 대해 외부에 누설하지 않는 윤리적 의무가 있으며, 위반 시 처벌될 수 있다. 「정신건강증진 및 정신질환자 복지서비스 지원에 관한 법률」(2016년) 6장(퇴원 등의 청구 및 심사 등) 제67조(입 · 퇴원등 관리시스템) 4항에서는 보건복지부장관은 정신질환자가 퇴원을 한 후에 입 · 퇴원 관리시스템에 등록되어 있는 본인 기록의 전부 또는 일부에 대하여 삭제를 요청하는 경우 지체 없이 해당 기록을 삭제하고 그 사실을 본인에게 서면 또는 전자문서로 통지하여야 한다고 명시하고 있다. 또한 7장(권익보호 및 지원 등) 제71조에는 '비밀누설의 금지' 조항이 있으며, 8장(벌칙) 제85조(벌칙) 6항은 비밀을 누설하거나 공표한 사람은 3년 이하의 징역 또는 3천만원 이하의 벌금에 처한다고 규정하고 있다.

(3) 최소한의 제한적 환경에서 치료받을 권리

대상자는 대상자의 권리, 자율성, 존엄성 및 치료의 통합성을 최대한 유지하면서 최소한의 제약하에서 적절한 치료를 받을 권리가 있음을 의미한다. 특히 가장 중요한 관심영역 중 하나인 격리, 억제 등의 신체적 제한은 적절한 이론적 근거가 있어야 하며, 반드시 기록으로 남겨야 한다. 「정신건강증진 및 정신질환자 복지서비스 지원에 관한 법률」 7장(권익보호 및 지원 등)에서는 대상자에 대한 불공평한 대우 금지, 대상자 동의 없이 녹음 및 녹화 금지, 치료나 재활의 목적이 아닌 노동 강요 금지, 불법 시설에 수용 및 가혹행위 등의 금지, 특수치료의 제한, 통신과 면회의 자유제한의 금지, 격리 등 제한의 금지에 대한 조항이 있다.

(4) 기타

- 치료를 받을 권리
- 치료를 거부할 권리
- 병원 밖의 사람들과 의사소통을 유지할 권리
- 유언관리
- 종교 자유의 권리
- 법적 자격을 유지할 권리

(5) 비밀보장의 예외 상황

대상자의 정보를 외부에 알릴 필요가 있을 때에는 대상자의 허락을 받아야 한다. 다만 예외적으로 대상자의 생명이나 제3자 및 사회의 안전이 위험할 경우에는 제3자에게도 공개되어야 한다. 이러한 예외 상황에서는 정보공개 사실을 대상자에게도 알리는 것 뿐만 아니라 최소한의 내용을 공개하여야 한다. 이때 치료진이 고려할 사항은 다음과 같다.

- 환자는 타인에게 위험하고 그 위험이 정신질환으로 인한 것인가?
- 희생자가 명확하고 희생자에게 접근 가능하며 위협을 실행할 수단이 있는가?

3. 정신건강간호와 법

인간의 타고난 권리를 옹호하면서 정신질환을 적절하게 치료하는 것이 정신건강분야의 중요한 관심사이다. 따라서 정신건강관련전문가는 자신의 역량을 강화하고 법적인 맥락에서 대상자의 권리와 안전을 보호해 줄 수 있는 윤리적이고 질적인 간호를 제공하기 위해 관련분야의 법률적 기준에 대한 지식을 습득해야 하는 책임이 있다.

1) 정신건강증진 및 정신질환자 복지서비스 지원에 관한 법률(구 정신보건법)

우리나라에서는 정신질환을 예방하고 정신질환자에 대한 효율적인 의료와 사회복귀 및 국민의 정신건강증진에 이바지하기 위해 1995년 12월 30일 정신보건법이 처음 제정된 이후 현재까지 20여 차례의 개정이 이루어졌다. 2016년 5월 29일 현재 법률 명칭을 기존의 「정신보건법」에서 「정신건강증진 및 정신질환자 복지서비스 지원에 관한 법률」로 변경하면서 정신질환자의 범위를 중증정신질환자로 축소 정의하고, 전 국민 대상의 정신건강증진의 장을 신설하며, 비자의 입원 · 퇴원 제도를 개선하고, 정신질환자에 대한 복지서비스 제공을 추가하는 등 「정신보건법」에서 미흡한 점을 개정하였으며, 주요 내용은 다음과 같다.

- 법 적용 대상인 정신질환자의 정의를 '독립적으로 일상생활을 영위하는 데 중대한 제약이 있는 사람'으로 한정함(제3조 제1호).
- 정신건강증진의 장을 신설하여 일반 국민에 대한 정신건강서비스 제공 근거를 마련함(제7조부터 제18조까지).
- 복지서비스 개발, 고용 및 직업재활 지원, 평생교육 지원, 문화 · 예술 · 여가 · 체육활동 지원, 지역사회 거주 · 치료 · 재활 등 통합지원, 가족에 대한 정보제공과 교육 등 정신질환자에 대한 복지서비스 제공 근거를 마련함(제33조부터 제38조까지).
- 보호의무자의 동의를 받아 입원한 정신질환자가 보호의무자의 동의를 받지 아니하고 퇴원을 신청한 경우에는 정신건강의학과 전문의 진단 결과 환자의 치료와 보호 필요성이 있다고 인정되는 경우에 한하여 퇴원신청을 받을 때부터 72시간까지 퇴원을 거부할 수 있는 동의입원제도를 신설함(제42조).

- 보호의무자에 의한 입원 시 입원 요건과 절차를 강화하여 진단입원 제도를 도입하고, 계속 입원 진단 전문의 수 및 소속을 서로 다른 정신의료기관에 소속된 정신과 전문의 2명 이상(그중 국공립 정신의료기관 또는 보건복지부장관이 지정하는 정신의료기관에 소속된 정신과 전문의가 1명 이상 포함되도록 함)으로 하며, 계속입원심사 주기를 단축함(제43조).
- 시장 · 군수 · 구청장에 의한 행정입원 제도개선을 위하여 보호의무자에 의한 입원의 유형 중 하나인 시장 · 군수 · 구청장이 보호의무자가 되는 경우를 삭제하고, 경찰관이 행정입원신청을 요청할 수 있는 근거를 마련하며, 행정입원기간을 보호의무자에 의한 입원기간과 같이 조정함(제44조, 제62조).
- 각 국립정신병원 및 대통령령으로 정하는 기관 안에 입원적합성심사위원회를 설치하여 보호의무자 또는 시장 · 군수 · 구청장에 의한 입원의 경우 입원 사실을 3일 이내에 위 위원회에 신고하도록 하고, 위원회는 입원의 적합성 여부를 1개월 이내에 판단하도록 하는 등 입원 단계 권리구제 절차를 강화함(제45조부터 제49조까지).
- 정신건강심의위원회의 결정 유형을 퇴원, 임시퇴원, 처우개선조치 외에도 외래치료명령 조건부 퇴원, 3개월 이내 재심사, 다른 정신의료기관 등으로의 이송, 자의입원 또는 동의입원으로의 전환 등으로 다양화함(제59조).
- 입원 환자의 회전문 현상, 입원의 장기화, 반복되는 재입원의 문제를 통제하기 위하여 입원 · 퇴원 등과 관련된 관리시스템을 구축하도록 함(제67조).
- 종전의 「정신보건법」의 정신질환자 범위 규정을 인용하고 있는 다른 법률의 경우에는 각 자격제도 등의 특성 및 법적 안정성을 고려하여 해당 법률의 규정이 개정되기 전까지는 종전의 「정신보건법」에서 명시하고 있는 정신질환자 범위가 그대로 적용되도록 부칙에 경과조치 규정을 마련함(부칙 제7조).

(1) 정신건강증진 및 정신질환자 복지서비스 지원에 관한 법률(목적) – 제1조

정신질환의 예방 · 치료, 정신질환자의 재활 · 복지 · 권리보장과 정신건강 친화적인 환경조성에 필요한 사항을 규정함으로써 국민의 정신건강증진 및 정신질환자의 인간다운 삶을 영위하는 데 이바지함을 목적으로 한다.

(2) 기본이념 – 제2조

정신질환자에 대해서는 입원 또는 입소가 최소화되도록 지역사회중심의 치료가 우선적으로 고려되어야 하며, 정신건강증진시설에 자신의 의지에 따른 입원 또는 입소가 권장되어야 한다.

(3) 정신질환자(정의) – 제3조

정신질환자란 망상, 환각, 사고나 기분의 장애 등으로 인하여 독립적으로 일상생활을 영위하는 데 중대한 제약이 있는 사람을 말한다.

(4) 정신건강증진시설(정의) – 제3조

정신건강증진시설이란 정신의료기관(정신병원, 병원급 의료기관의 정신건강의학과), 정신요양시설을 말하며, 정신재활시설이란 정신질환자의 사회적응을 위한 각종 훈련과 생활지도를 하는 시설을 말한다.

(5) 정신건강의 날 – 제14조

정신건강의 중요성을 환기하고 정신질환에 대한 편견을 해소하기 위하여 매년 10월 10일을 정신건강의 날로 하고, 정신건강의 날이 포함된 주(週)를 정신건강주간으로 한다.

(6) 정신건강복지센터의 설치 및 운영 – 제15조

보건복지부장관은 필요한 지역에서의 정신건강증진사업 등의 제공 및 연계 사업을 전문적으로 수행하게 하기 위하여 정신건강복지센터를 설치 · 운영할 수 있다.

(7) 정신건강전문요원 – 제17조

보건복지부장관은 정신건강분야에 관한 전문지식과

기술을 갖추고 보건복지부령으로 정하는 수련기관에서 수련을 받은 사람에게 정신건강전문요원의 자격을 줄 수 있으며, 정신건강임상심리사, 정신건강간호사 및 정신건강사회복지사로 구분한다.

(8) 복지서비스의 제공 – 제33조~제38조

복지서비스 개발, 고용 및 직업재활 지원, 평생교육 지원, 문화 · 예술 · 여가 · 체육활동 등 지원, 지역사회 거주 · 치료 · 재활 등 통합지원, 가족에 대한 정보제공과 교육을 실시한다.

(9) 자의입원 – 제41조

정신질환자나 그 밖에 정신건강상 문제가 있는 사람은 보건복지부령으로 정하는 입원신청서를 정신의료기관등의 장에게 제출함으로써 그 정신의료기관 등에 자의입원을 할 수 있다. 자의입원을 한 사람이 퇴원을 신청한 경우에는 지체 없이 퇴원을 시켜야 하며, 정신의료기관등의 장은 자의입원을 한 사람에 대하여 입원을 한 날부터 2개월마다 퇴원을 할 의사가 있는지를 확인하여야 한다.

(10) 동의입원 – 제42조

정신질환자는 보호의무자의 동의를 받아 보건복지부령으로 정하는 입원신청서를 정신의료기관등의 장에게 제출함으로써 그 정신의료기관 등에 입원을 할 수 있다. 정신의료기관등의 장은 입원을 한 정신질환자가 퇴원을 신청한 경우에는 지체 없이 퇴원을 시켜야 한다. 다만, 정신질환자가 보호의무자의 동의를 받지 아니하고 퇴원을 신청한 경우에는 정신건강의학과 전문의 진단 결과 환자의 치료와 보호 필요성이 있다고 인정되는 경우에 한정하여 정신의료기관등의 장은 퇴원의 신청을 받은 때부터 72시간까지 퇴원을 거부할 수 있고, 퇴원을 거부하는 기간 동안 보호의무자에 의한 입원 또는 특별자치시장 · 특별자치도지사 · 시장 · 군수 · 구청장에 의한 입원으로 전환할 수 있다. 또한 정신질환자가 입원한 날부터 2개월마다 퇴원을 할 의사가 있는지를 확인하여야 한다.

(11) 보호의무자에 의한 입원 – 제43조

정신질환자의 보호의무자 2명 이상(보호의무자가 1명만 있는 경우에는 1명)이 입원을 신청한 경우로서 정신질환자가 자해나 타해의 위험이 있으면서 정신의료기관 등에서 입원치료 또는 요양을 받을 만한 정도의 정신질환을 앓고 있는 경우에 그 증상의 정확한 진단을 위하여 2주의 범위에서 기간을 정하여 입원을 할 수 있다. 계속 입원이 필요한 경우 서로 다른 정신의료기관 등에 소속된 2명 이상의 정신건강의학과 전문의의 일치된 소견이 있는 경우에만 가능하며, 입원기간은 최초로 입원을 한 날부터 3개월 이내로 하며, 3개월 이후의 1차 입원기간 연장은 3개월, 1차 입원기간 연장 이후의 입원기간 연장은 매 입원기간 연장 시마다 6개월 이내로 연장할 수 있다.

입원기간의 연장은 서로 다른 정신의료기관 등에 소속된 2명 이상의 정신건강의학과 전문의가 입원기간을 연장하여 치료할 필요가 있다고 일치된 진단을 하는 경우와 보호의무자 2명 이상(보호의무자가 1명인 경우에는 1명)이 입원기간 연장에 대한 동의서를 제출해야 하는 2가지가 모두 만족해야만 가능하다.

(12) 특별자치시장 · 특별자치도지사 · 시장 · 군수 · 구청장에 의한 입원 – 제44조

정신건강의학과 전문의 또는 정신건강전문요원, 경찰관은 정신질환으로 자신의 건강 또는 안전이나 다른 사람에게 해를 끼칠 위험이 있다고 의심되는 사람을 발견하였을 때에는 특별자치시장 · 특별자치도지사 · 시장 · 군수 · 구청장에게 대통령령으로 정하는 바에 따라 그 사람에 대한 진단과 보호를 신청할 수 있으며, 특별자치시장 · 특별자치도지사 · 시장 · 군수 · 구청장은 그 사람을 보건복지부장관이나 지방자치단체의 장이 지정한 정신의료기관에 2주의 범위에서 기간을 정하여 입원하게 할 수 있고 그 사람의 보호의무자 또는 보호를 하고 있는 사람에게 지체 없이 입원 사유 · 기간 및 장소를 서면으로 통지하여야 한다. 입원과정에서 필요시 119구급대의 구급대원에게 호송을 위한 도움을 요청할 수 있다.

(13) 입원적합성심사위원회 – 제45조~제48조

정신의료기관등의 장은 입원을 시킨 즉시 입원을 한 사람에게 입원 사유 및 입원적합성심사를 받을 수 있다는 사실을 구두 및 서면으로 알리고, 입원을 한 사람의 대면조사 신청 의사를 구두 및 서면으로 확인하여야 하며 입원을 한 날부터 3일 이내에 입원적합성심사위원회에 입원한 사람의 인적사항 등을 신고하여야 한다.

입원적합성심사위원회는 위원장을 포함하여 10명 이상 30명 이내의 위원으로 구성하고, 위원장은 각 국립정신병원등의 장으로 하며, 위원은 위원장의 추천으로 보건복지부장관이 임명 또는 위촉하되 정신건강의학과 전문의, 판사·검사 또는 변호사의 자격이 있는 사람, 정신건강복지센터(구 정신건강증진센터) 소속 정신건강전문요원, 정신질환자의 보호와 재활을 위하여 노력한 정신질환자의 가족, 정신건강에 관한 전문지식과 경험을 가진 사람 중 1명 이상을 포함하여야 한다.

입원적합성심사위원회의 위원장은 최초로 입원을 한 날부터 1개월 이내에 정신의료기관등의 장에게 입원의 적합 또는 부적합 여부를 서면으로 통지하여야 하며, 정신의료기관등의 장은 입원의 부적합 통지를 받은 경우에는 해당 대상자를 지체 없이 퇴원시켜야 한다.

입원적합성심사위원회의 위원장은 입원심사소위원회에 회부하기 전에 입원을 한 사람이 대면조사를 신청하거나 입원의 적합성이 의심되는 등 대통령령으로 정하는 사유가 있는 경우에는 직권으로 그 국립정신병원등의 소속 직원에게 해당 정신의료기관등을 출입하여 입원을 한 사람을 직접 면담하고 입원의 적합성, 퇴원의 필요성 여부를 조사하게 할 수 있다.

(14) 응급입원 – 제50조

정신질환자로 추정되는 사람으로서 자해나 타해의 위험이 큰 사람을 발견한 사람은 그 상황이 매우 급박하여 규정에 따른 입원을 시킬 시간적 여유가 없을 때에는 의사와 경찰관의 동의를 받아 정신의료기관에 그 사람에 대한 응급입원을 의뢰할 수 있으며 정신의료기관의 장은 의뢰된 사람을 3일(공휴일은 제외) 이내의 기간 동안 응급입원을 시킬 수 있다. 응급입원을 시켰을 때에는 그 사람의 보호의무자 또는 보호를 하고 있는 사람에게 입원이 필요한 사유·기간 및 장소를 지체 없이 서면으로 통지하여야 한다.

정신의료기관의 장은 정신건강의학과 전문의의 진단 결과 계속하여 입원할 필요가 있다고 인정된 경우에는 자의입원, 동의입원, 보호의무자에 의한 입원, 특별자치시장·특별자치도지사·시장·군수·구청장에 의한 입원의 규정에 따라 입원을 할 수 있도록 필요한 조치를 하고, 계속하여 입원할 필요가 없다고 인정된 경우에는 즉시 퇴원시켜야 한다.

(15) 퇴원명령의 통지 등 – 제59조

정신건강심의위원회로부터 보고를 받은 특별자치시장·특별자치도지사·시장·군수·구청장은 심사청구를 접수한 날부터 15일 이내에 퇴원 또는 임시퇴원명령, 처우개선을 위하여 필요한 조치 명령, 3개월 이내 재심사, 다른 정신의료기관등으로의 이송, 자의입원 또는 동의입원 등으로의 전환, 외래치료 명령, 입원기간 연장 결정, 계속입원 결정 중 한 가지를 결정해야 한다. 이 중 다른 정신의료기관등으로의 이송, 자의입원 또는 동의입원으로의 전환은 심사 대상자인 입원을 하고 있는 사람의 청구 또는 동의가 있는 경우에 한정하여 할 수 있다.

(16) 입·퇴원 관리시스템 – 제67조

보건복지부장관은 정신의료기관등의 입원 및 퇴원을 관리하기 위하여 입·퇴원 관리시스템을 구축·운영하여야 하며 입·퇴원 관리시스템에 등록된 정보는 입원 및 퇴원 심사와 관련된 경우 등 대통령령으로 정하는 경우를 제외하고는 「개인정보 보호법」 제2조에 따른 처리를 하여서는 아니 된다.

정신질환자가 퇴원을 한 후에 입·퇴원 관리시스템

에 등록되어 있는 본인 기록의 전부 또는 일부에 대하여 삭제를 요청하는 경우 지체 없이 해당 기록을 삭제하고 그 사실을 본인에게 서면 또는 전자문서로 통지하여야 한다.

2) 정신질환자의 법률적 책임

최근 정신질환자의 범죄행위에 대한 개인의 법률적 책임능력이 사회적으로 논란이 되고 있다. 정신기능의 미성숙 또는 장애로 인하여 형사적 책임을 질 능력이 없는 상태를 책임무능력이라 하며, 이러한 사람들의 행위는 벌하지 않는다.

영국은 1843년에 '정신질환 때문에 자기가 행하고 있는 행위의 성질을 모르거나 또는 알았다 할지라도 나쁘다는 것을 모르고 한 상태라면 유죄가 될 수 없다'는 맥너튼법칙(M'Naghten rules)이 만들어 졌으며, 미국의 경우도 '위법행위가 정신병 또는 정신적 결함의 결과라면 피고인에게는 책임이 없다'는 더램규칙(Durhanm rule)이 1954년에 제정되었다. 일본은 1880년에 '죄를 범할 때 지각의 상실로 인하여 시비를 분별할 수 없었던 자는 그 죄를 논하지 않는다'라고 규정하고 있으며, 우리나라의 경우 해방 이후 결정된 형법 제10조에 '심신장애로 인하여 사물을 판별할 능력이 없거나 의사를 결정할 능력이 없는 자의 행위는 벌하지 아니한다'라고 규정하고 있다.

이러한 제도는 비정상적인 상태의 정신질환자가 범죄를 일으켰을 때 법적으로 보호하려는 제도이다. 그러나 최근에는 정신병적 방어를 인정하지 않는 경우도 있다. 미국의 경우 실제로 범법행위에 대해 정신적 결함의 결과로 무죄판결을 받는 경우는 1%가 넘지 않는 것으로 추정되고 있으며, 근래는 '정신적 결함으로 인한 무죄(not guilty by reason of insanity, NGBI)'라기보다 '유죄이나 정신질환자(guilty but mentally ill, GBMI)'라는 추세로 변화되고 있다.

4. 요약

- 간호사은 윤리적 사고의 능력을 향상시키기 위해 윤리적 원칙인 자율성의 원칙, 선행의 원칙, 악행금지의 원칙, 정의의 원칙에 따른 간호사 자신의 윤리와 가치의 근거가 필요하다.
- 정신건강증진 및 정신질환자 복지서비스 지원에 관한 법률에 의거하여 정신질환자의 인권보호 위배 시 5년 이하의 징역 또는 5천만원 이하의 벌금.
- 정신건강복지법 따른 입원 종류
  ① 자의입원: 퇴원 신청시 지체 없이 이루어지며 2개월마다 퇴원 권고
  ② 동의입원: 입원이 필요한 경우 정신의료기관은 72시간까지 퇴원을 거부할 수 있고, 보호의무자에 의한 입원, 특별자치도지사, 시장, 군수,구청장에 의한 입원으로 전환 할 수 있다.
  ③ 보호의무에 의한 입원: 보호의문자 2명 이상이 입원을 신청 할 수 있고 진단은 2주 범위기간 입원할 수 있다. 정신건강전문의 2명의 일치된 소견이 있어야 하며, 최초 입원은 3개월이며, 입원기간 연장은 6개월 이내로 연장 할 수 있다.
  ④ 시장 군수 구청장에 의한 입원: 자신의 건강 또는 안전이나 타인에 해를 끼칠 위험이 있을 경우 대통령령에 의해 2주간 입원 할 수 있다.
  ⑤ 응급입원: 자해나 타해의 위험이 큰 매우 급박한 상황 의사와 경찰관 동의를 받아 3일 간 응급입원
- 정신건강 복지법에 따른 입퇴원 규정
  ① 입원적합성심사: 입원즉시 입원사실을 구두나 서면으로 알리고 입원한 날부터 3일 이내 입원적합성 심사위원회 신고하며 입원적합성심사위원회 위원장 1개월 이내 입원 적합성 통보
  ② 계속입원심사: 정신건강심의위원회로부터 보고를 받은 특별자치시장,도지사, 시장, 군수, 구청장은 접수한 날부터 15일 이내 임시퇴원명령, 처우개선 조치 명령, 3개월 이내 재심사.

풀어보기

1. 다음 중 정신질환자의 인권보호를 위해 5년 이하의 징역 또는 5천만원 이하의 벌금을 부과할 수 있는 벌칙으로 맞는 것은 ○, 아닌 것은 × 하시오.

① 폐쇄병동에 입원한 정신질환자에게 폭행을 한 간호사 ( )
② 정신과 전문의 대면진단 없이 정신의료기관 입원시킨 가족 ( )
③ 대상자가 숨기고 싶어 하는 비밀을 듣고 동료직원에게 전달하는 간호사 ( )

2. 다음 정신질환자들의 권리에 해당하는 것으로 적절하지 않은 것은 무엇인가? ( )

① 고소 · 고발할 권리
② 치료를 거부할 권리
③ 사생활 보호의 권리
④ 운전면허를 계속 유지할 권리
⑤ 자유로운 폐쇄병동 출입의 권리

3. 입원한 날부터 2개월마다 퇴원 의사를 확인해야 하며 퇴원을 신청하게 되면 지체 없이 퇴원을 할 수 있는 입원의 종류는 (①)이며, 동네에서 흉기로 타인을 위협하는 사람을 발견한 경찰관이 정신과병원에 진단과 보호를 신청하는 경우는 (②)이라 하며, 자해나 타해의 위험이 큰 정신질환자를 의사와 경찰관의 동의를 받아 정신의료기관에 3일 이내의 기간 동안 입원할 수 있는 것은(③)이며, 2명 이상의 보호의무자가 입원을 신청한 경우로서 정신질환자가 자해나 타해의 위험이 있으면서 정신의료기관에서 입원치료를 받을 만한 정도의 정신질환을 앓고 있는 경우에 그 증상의 정확한 진단을 위하여 2주의 범위에서 기간을 정하여 입원을 할 수 있고 입원기간은 최초로 입원을 한 날부터 3개월 이내로 해야 하는 것은 (④)이다.

4. 보호의무자나 특별자치시장, 도지사 · 군수. 구청장의 입원시 정신의료기관등의 장은 3일 이내 신고기관은(①) 신고해야 하며, ①의 위원장은 (②) 이내에 결과를 서면으로 통지해야 한다.

정답

1. ① ○ ② ○ ③ × 2. 5 3. ① 자의입원, 동의입원 ② 특별자치시장 · 특별자치도지사 · 시장 · 군수 · 구청장에 의한 입원 ③ 응급입원 ④ 보호의무자에 의한 입원
4. ① 입원적합성심사위원회, ② 1개월

>> 참고문헌

- 국가인권위원회(2017). 정신건강복지법의 인권적 이해.
- 국립정신건강센터, 보건복지부(2018). 정신건강복지법에 따른 입 · 퇴원 절차 안내.국립 정신건강센터, 보건복지부(2018). 정신건강복지법 시행에 따른 정신건강심사위원회 표준심사 지침.
- 국가인권위원회(2010). 정신보건분야 종사자 인권교육 부교재.
- 김성재 외(2023). 정신간호총론(제9판), 수문사.
- 김수지 외(2012). 원리 및 실무중심의 정신간호학, 수문사.
- 도복늠 외(2016). 최신정신건강간호학, 정담미디어.
- 대한간호협회(2014. 2). 한국간호사 윤리강령.
- 대한간호협회(2014. 2). 한국간호사 윤리지침.
- 대한신경정신의학회(2013). 신경정신의학(제2판), 중앙문화사.
- 문난영, 김석선, 길민지(2018). 정신질환자에 대한 차별행동에 미치는 영향요인. 보건사회연구, 38(3), 161-187. 박득배(2019). 정신장애인의 인권보호를 위한 강박조치의 법적정당성 확보 필요성. 법과 정책연구, 19(3), 497-530.
- 박현숙 외(2016). 실무중심의 정신건강간호학, 현문사.
- 보건복지가족부(2010). 정신보건전문요원제도 운영 안내.
- 보건복지부 정신건강 정책과(2016). 개정 정신보건법 주요 내용. Retrieved from http://www.ncmh.go.kr/kor/data/snmhDataView2.jsp?no=8092&fno=106&gubun_no=0&pg=6&search_item=0&search_content=&menu_cd=K_04_09_00_00_T0
- 보건복지부(2016). 정신보건관련법령.
- 이경희 외(2015). 정신건강간호학, 퍼시픽북스.
- 임숙빈 외(2017). 정신간호총론(제7판 수정판), 수문사.
- Aiken, T.d (2004). Legal, ethical and political issues in nursing (2nd ed.). Philadelphia: F.A. Davis.
- American Hospital Association (2003): The patient care partnership: understanding expectations, rights, and responsibilities, Chicago, The Association.
- Elbogen, E. B. et al. (2006). Clinical decision making and
- views about psychiatric advance directives, Psychiatry Serv, 57:350.
- Keltner, N. L.(2011). Psychiatric Nursing(6th ed.). St. Louis: Mosby.
- Joint Commission on Accreditation of Healthcare Organizations(JCAHO). (2000). Restraint and Seclusion Standards for Behavioral Health. Retrieved on May 16, 2000 from http://www. jcaho.org/stanard/re straint_stds.html
- Kneisl, C. R., & Trigoboff, E (2009). Contemporary Psychiatric Mental Health Nursing (3re ed.). New Jersey. Pearson Prentic Hall.
- Marchand, L. (2001). Legal terminology. In M.E. O'Keefe (Ed.). Nursing practice and the law: Avoiding malpractice and other legal risks. Philadelphia: F. A. Davis.
- Murray, J.S.(2007). Creating ethical environments in nursing, Am Nurse Today, 2:48.
- Videbeck, S.(2013). Psychiatric-mental health nursing(5thed.). Philadelphia: Lippincott Williams & Wilkins.

- 참고사이트

- 국가법령정보센터(2019.10.). 대한민국 헌법. http://www.law.go.kr/
- 국가법령정보센터(2019.10.). 형법. http://www.law.go.kr/
- 국가법령정보센터(2022.8.). 장애인복지법. http://www.law.go.kr/
- http://law.go.kr/main.html
- http://en.wikipedia.org/wiki/Mental_health

제 4 절 정신간호모형

학습목표

- 인간행동을 이해하기 위한 정신간호의 이론적 모형들을 열거한다.
- 정신분석모형을 설명한다.
- 대인관계모형을 설명한다.
- 사회적 모형을 설명한다.
- 실존적 모형을 설명한다.
- 행동모형을 설명한다.
- 지지치료모형을 설명한다.
- 의사소통모형을 설명한다.
- 의학모형을 설명한다.
- 스트레스 적응 정신간호모형을 설명한다.

주요용어

- 의식 consciousness
- 무의식 unconsciousness
- 전의식 preconsciousness
- 리비도 libido
- 전이 transference
- 역전이 counter transference

정신건강전문가들은 인간행동의 이해에서 행동에 영향을 미치는 많은 변수가 있으므로 인간의 행동을 설명하는 개념적 모형을 기초로 실무를 수행해야 한다. 모형은 다양하고 복잡한 행동에 대한 자료를 조직화하여 행동의 대한 이유, 치료적 수행전략, 대상자와 치료자에게 알맞은 역할을 제시해 준다.

정신건강대상자를 돌보는 간호사는 정신치료적 개념모형에 기반을 둔 간호를 제공해야 한다. 이 장에서는 정신분석, 대인관계, 사회, 실존, 행동, 지지치료, 의사소통, 의학, 간호모형을 중심으로 살펴보고자 한다.

1. 정신분석모형

정신분석모형은 프로이트(Sigmund Freud, 1856~1939)의 정신분석학을 바탕으로 인간의 행동을 동기화하는 정신역동적 요소를 중요시하였으며, 무의식의 역할에 초점을 두었다. 그는 인간의 행동은 비합리적인 힘, 무의식적 동기, 생물학적 그리고 생의 초기 6년 동안의 주요한 정신성적인 본능적 충동에 의해 결정된다고 하였다. 성격을 본능, 자아, 초자아로 구분하고, 의식의 단계는 무의식, 전의식, 의식 그리고 자아의 방어기전, 불안이 행동에 미치는 영향과 같은 중요개념을 제시하였다.

1) 이상행동에 대한 견해

인간의 초기발달단계에 초점을 두고 각 발달단계에 성취해야 하는 과업이 있으며, 이 시기의 갈등처리에 어려움이 생기면 정신 성적 에너지[리비도(libido)]는 불안을 극복하려고 그 시기에 고착된다고 설명한다. 일반적으로 인간발달단계 중 자신의 주변 환경에 대한 대처방법을 알지 못하는 영·유아기에 갈등을 겪었던 경험들로 인한 불안을 통제하기 위해 많은 정신에너지가 투입할 때에 신경증적 증상이 야기되며, 이는 성인기에 영향을 미친다. 프롬-라이만(Frieda Fromm-Reichmann, 1889~1957)과 같은 다른 정신분석이론가들은 정신대상자를 중심으로 많은 연구를 진행하여 증상이 본능(id)의 충동을 방어하기 위하여 리비도가 전부 쓰여 외부현실에 대처할 에너지가 거의 남아 있지 않게 되면 현실검증능력의 장애를 나타낸다고 하였다.

2) 정신분석적 치료과정

프로이트의 정신분석적 치료목표는 무의식을 의식화하고 자아를 강하게 하여 행동이 본능의 요구보다는 현실에 바탕을 두도록 하는 것이다. 성공적인 분석이 이루어지면 성격은 재구조화된다. 정신분석치료의 핵심기법인 자유연상은 아무리 고통스럽고, 어리석고, 사소하고, 비논리적이고, 부적절하더라도 마음에 떠오르는 것은 무엇이든지 가능한 한 많이 말하라고 격려한다. 자유연상은 무의식적 소망, 환상, 갈등, 동기로의 문을 열기 위해 사용하는 기본적 기법이다.

프로이트의 정신분석적 치료는 꿈분석과 자유연상기법을 사용한다.

꿈의 분석은 무의식적 자료를 드러내고 대상자가 해결하지 못한 문제들을 통찰하도록 하는 중요 절차이다. 꿈의 내용에는 꿈에 나타난 그대로의 '현재몽'(顯在夢)과 그 현재몽이 상징하고 있는 '잠재몽'(潛在夢)의 두 가지가 있어, 자아가 의식하기에는 너무나 고통스럽고 위협적인 잠재몽을 덜 고통스럽고 비위협적인 부분으로 바꾸는 작업을 '꿈의 작업'이라고 한다. 치료자의 임무는 현재몽 속에 상징적으로 감추어진 잠재몽의 정체를 밝혀내는 것이다. 치료의 진전을 방해하고 치료자에게 협조하지 않으려는 대상자의 무의식적 행동을 저항(抵抗)이라고 하며, 프로이트는 저항을 억압한 충동이나 감정이 인식되려고 할 때 야기되는 견디기 어려운 불안을 방어하려는 무의식적 역동과 같은 것으로 보았다. 따라서 대상자 갈등을 근본적으로 해결하기 위해서는 치료자가 이를 알려 주어야 한다.

해석과정은 전이(transference)로 인해 보다 복잡해지는데, 전이는 대상자에게 과거에 중요했던 사람에 대한 반응으로, 대상자가 분석가에게 긍정적 또는 부정적으로 강한 느낌을 갖는 것을 말한다. 그리고 치료자가 대상자에 대해 갖는 역전이(counter transference)가 제대로 다루지 않으면 치료에 방해가 될 수 있다.

자유연상은 대상자는 의자에 눕고 치료자는 대상자로부터 보이지 않는 곳(머리 뒤)에 있으면서 대상자가 어떤 의식적 검열없이 떠오르는 생각을 그대로 언어화하는 것으로, 대상자의 정신내적인 면을 이해하고 통찰할 수 있도록 하는 것이다.

3) 대상자와 치료자 역할

대상자는 적극적 · 능동적인 참여자로, 떠오르는 대로 모든 생각을 표현하고 모든 꿈을 묘사해야 하는데, 정신분석가들은 음영자(shadow person)로서 거울과 같은 역할로 대상자의 모든 생각과 표현을 그대로 대상자에게 다시 비추어줌으로써 자기노출을 거의 하지 않고 중립성을 유지한다. 이렇게 하는 이유는 전이관계를 촉진시키기 위해서이며, 전이관계에서는 대상자가 치료자에게 투사를 한다.

치료자는 대상자로 하여금 과거의 경험과 그때그때의 감정들을 거리낌 없이 자유롭게 털어놓도록 격려하고 대상자에게 자신의 문제에 대한 통찰을 얻도록 한다. 대상자는 현실적으로 불안에 대처하게 되고, 효과적으로 대인관계를 형성해 나가며 불합리하고 충동적인 행동을 통제할 수 있게 된다.

Box 1-4-1 임상사례1

22세인 김양은 다른 여자들이 남자의 관심을 끄는 데 항상 경쟁하고 있다고 생각하여 친밀한 관계를 맺지 못한다. 동시에 남자들과의 관계에서도 계속 남자가 모든 것을 다해 주기를 요구하며 의존적으로 행동하여 관계가 원만할 수 없었다. 이로 인해 그녀는 늘 외롭고 불행하였다. 이 사례를 분석해 보니 그녀는 남근기로부터 아버지에 대한 관심으로 어머니에게 경쟁적 느낌을 가졌고 이를 해결하지 못한 채 화난 감정을 엄마에게 투사하며 살아왔다.

2. 대인관계모형

20세기 미국 이론가인 설리반(Harry Stack Sullivan, 1892~1949)은 대인관계모형의 선구적 이론가이다. 간호이론가인 페플라우(Hildegard Peplau, 1909~1999)는 간호사－대상자 관계 속에서 간호사의 역할을 강조하였다. 이것이 정신역동적 간호(psychodynamic nursing)

의 기본이라고 설명하면서 간호사의 정신치료적 역할을 제시하였다. 대인관계모형의 목적은 대인관계에서 더욱 적응적인 방법을 통해 증상감소, 사회적 기능을 향상시킬 수 있도록 하는 것이다.

1) 이상행동에 대한 견해

대인관계이론가들은 행동이 대인관계의 상황 내에서 발전한다고 보고, 이상행동 역시 인생 초기의 대인관계를 통한 부정적 자아개념의 형성으로 발전된다고 보았다. 설리반 이론은 개인의 행동이 두 가지 욕동, 즉 만족과 안전에 근거한다고 보았으며, 개인의 자기체계가 가지는 만족이나 안전욕구가 방해를 받아 충족되지 않을 때 정신질환이 발생한다고 하였다. 페플라우는 건강상태를 얻거나 유지될 때에 욕구는 충족되고, 건강의 두 가지 상호작용하는 구성요소를 생리적 요구와 대인관계 조건이라고 하였다.

2) 치료과정

치료과정은 교정적 대인관계의 경험이다. 즉, 치료자와의 건전한 대인관계를 경험함으로써 좀 더 만족한 대인관계를 배우고 치료자는 대상자와 진실한 관계를 통해 대상자와 함께 느낌과 반응을 공유함으로써 신뢰감을 발달시킨다. 치료에서 대상자의 재교육과정과 대인관계 문제가 무엇인지 알도록 돕고 성공적으로 관계하는 유형을 찾도록 한다. 치료는 대상자가 만족할 만한 대인관계 능력이 확립되고 이로 인해 기본욕구가 충족되면 종료한다.

3) 대상자와 치료자 역할

대상자와 치료자 양자 관계는 동반자관계로, 치료자는 '참여적 관찰자(participant observer)'로서 대상자에게 신뢰와 공감을 형성해야 한다. 무비판적이고 수용적인 분위기에서 다른 사람들도 비슷하다는 것을 깨달을 때 대상자는 좀 더 개방적으로 이야기할 수 있고, 치료자를 현실적인 사람으로 보고 상호작용한다. 대상자의 역할은 치료자와 관심을 공유하고 최선을 다해 관계에 참여하는 것이다. 페플라우가 주장하는 대인관계에서의 간호사의 역할은 다음과 같다. 이방인역할(stranger role)은 간호사의 첫 번째 역할로 간호사와 대상자가 처음 만날 때의 역할이고, 정보제공자역할(resource person)은 건강정보제공, 치료나 의학적 계획을 대상자에게 설명해 주는 역할이다. 교육자역할(reaching role)은 대상자의 관심이나 정보의 사용 능력을 발전시키는 역할이고, 지도자역할(leadership role)은 대상자가 협동과 능동적인 참여를 통해 과업을 직접 수행하도록 돕는다. 대리자역할(surrogate role)은 과거 간호사와의 관계에서 형성했던 감정을 활성화하도록 현재의 감정상태를 만들어내는 역할이고, 상담자역할(counseling role)은 대상자의 전 인생 경험에서 질병과 관련된 사실과 느낌을 통합하도록 돕는다.

Box 1-4-2 임상사례2

26세인 이양은 어릴 때부터 부모에게 사랑받으며 자랐고 친구 관계도 좋았다. 그러나 사춘기 때 학교 캠프에 참여하여 하룻밤 자면서 친구의 애무를 받고는 놀라고 죄책감마저 들었다. 이후 그녀는 데이트하기 어려웠고 대인관계에 어려움을 느껴 치료를 받기로 하였다. 이양은 우정과 사랑의 욕구를 만족하지 못하고 규준에서의 일탈로 두려움을 느끼며 부모가 알면 자신을 버릴까봐 불안해하였다. 치료자는 우선 성적 관계가 아닌 관계에서부터 친밀감을 경험시킬 필요가 있고 치료자와 친밀감을 나누도록 하였다. 이양은 안정을 찾기 시작하였으며, 점차 다른 친구와도 친해지고 데이트도 하게 되었다.

3. 사회적 모형

사회적 모형은 정신내적 과정 및 대인관계경험을 초월하여 개인과 개인의 생활경험에 영향을 주는 사회적 환경을 강조한다. 샷즈(Thomas Szasz)와 캐플란(Gerald Caplan)은 문화 자체가 정신질환을 정의하고 치료법을 처방하고 대상자의 미래를 결정한다고 생각하였다. 사회적 이론가들의 철학에 바탕을 둔 모형에 의해 지역사회정신건강운동이 전개되었다.

1) 이상행동에 대한 견해

사회모형의 이론가들은 사회환경이 일탈행동에 책임이 있다고 보고 어느 문화권에서는 정상으로 간주되는 행동이 다른 문화권에서는 정신증으로 여겨질 수도 있어 이상행동을 문화적으로 정의하였다. 샷즈(1961)는 「정신질환의 신화(Myth of Mental Illness)」라는 저서에서 사회가 바람직하지 못한 사람을 정신적으로 비정상이라고 하였으므로 사회는 그 관리방법도 찾아야 한다고 하였다. 캐플란도 사회적 상황이 정신질환의 소인이 될 수 있다고 하여 사회적 맥락에서 이상행동을 연구하였으며, 정신건강분야의 1차, 2차, 3차 예방을 공중보건모형으로 확대하였다.

2) 치료과정

샷즈는 정신과 대상자들이 치료방법과 치료자에 대해 스스로 선택할 수 있는 자유선택권을 주장하였다. 그리고 대상자는 정신치료의 효과적인 방법에 대한 지식과 이를 결정할 수 있는 소비자라고 하여 강제입원을 반대하였다. 캐플란은 지역사회정신건강증진을 위한 정부와 공공기관의 노력을 강조하였고, 1차 예방이론 개발에 노력하였으며, 사회적 변화로 인해 대상자들은 간접적으로 이익을 얻을 수 있을 것이라고 하였다.

3) 대상자와 치료자 역할

샷즈는 대상자는 치료 권유를 받아들이거나 거부할 권리가 있으며, 치료자는 대상자가 도움을 요청할 때에만 돕고 치료가 강압적이지 않으면서 대상자와 협동하여 변화를 촉진시켜야 한다고 하였다. 또한 치료자는 강제적인 치료에 대한 사회적 요구로부터 대상자를 보호하여야 한다고 하였다. 캐플란은 사회가 1차, 2차, 3차 수준의 예방을 포함하는 치료적 서비스를 제공해야 할 사회의 도덕적 의무가 있고, 대상자는 소비자로서 선택하게 된다고 하였다. 이 모형에서의 치료자는 전문가이거나 비전문가일 수도 있으며, 지역사회에 개입하여 가정방문, 지역사회 집단교육, 다른 기관에 자문 등의 활동을 한다.

Box 1-4-3 임상사례3

철이네 가족은 다문화가정으로 어머니는 라오스에서 왔다. 철이 아버지는 지역사회정신건강센터에 아내의 정신감정을 해달라고 의뢰하였다. 정신보건간호사와 철이 어머니와의 첫 인터뷰 동안 내내 철이 어머니는 달에 대하여 지나친 관심을 보이고 대부분의 질문을 달과 관련지어 대답하였다. 철이 어머니는 달의 변화에 대하여 상당히 많은 말을 하였고 달의 변화가 어떻게 자신의 행동에 영향을 미치고 있는가에 대하여 말하였다. 귀신을 보기도 하고 목소리를 듣기도 하는데, 자신의 수면을 방해하고 때로는 놀라게 한다고 하였다. 그럼에도 불구하고 철이 어머니는 아무 문제가 없으며 치료도 필요없다고 하였다.

4. 실존적 모형

실존주의 철학자들의 영향을 받은 실존적 모형은 대상자 자신을 있는 그대로 보도록 그리고 현재(여기－지금)에 항상 강조점을 두고 자기자신을 신뢰하도록 돕는 데 목적을 두고 있다. 실존적 모형은 환경을 선택할 자유를 강조하고 이것은 우리의 선택과 행위에 책임이 있다는 가정에 기초하여 삶에서 가치와 의미를 찾는 과정이다. 실존적 모형에는 게슈탈트 이론(Fredrick S. Perls), 현실요법(William Glasser), 합리적 정서요법(Albert Ellis), 의미요법(Victor E. Frankl), 내담자중심요법(Carl Rogers) 등이 있다(표 1－4－1).

1) 이상행동에 대한 견해

실존주의이론가들은 자신이나 환경으로부터 자신에 대한 인식이 멀어졌을 때 이상행동이 생긴다고 믿는다. 고독, 허무감, 소외 등은 타인이나 세상과 관계를 잘 형성하지 못했을 때 생기고 개인은 행동에 대한 수많은 선택을 하지만 이들은 가능한 모든 행동 중에서 자유롭게 선택을 하지 못한다. 실존주의자들은 사람들이 진실된 실존을 피하고 대신 타인의 요구에 굴복하는 경향이 있어 주체성이 흐려지고 비현실감을 갖게 되고 타인 인지에 영향을 받는다고 하였다.

표 1-4-1 실존적 모형의 유형

치 료	창시자	주요 내용
게슈탈트 치료	Fredrick S. Perls	게슈탈트란 요소요소를 하나의 의미있는 전체상으로 종합하는 것을 말한다. 자극을 구성하는 여러 요소들을 개인이 단순화하고 집단화하여 통합하도록 하는 것이며, 지금 여기를 강조하고 대상자가 자기인식을 통해 자기를 수용하고 정체감을 발달시켜 사물에 대해 더욱 민감하게 반응하도록 돕는다.
현실요법	William Glasser	인간이 자신의 정체감을 갖고 스스로의 삶을 선택하도록 돕는 것으로, 사랑, 가치감, 책임있는 행동에 도달하도록 한다. 대상자가 스스로 자신의 삶의 목적을 인식하고 그 목적을 성취하기 위해 스스로 노력하도록 돕는 것이다.
합리적 정서요법	Albert Ellis	비합리적인 믿음과 신념은 부적절 정서와 행동을 유발하기 때문에 상담을 통해서 합리적이며 긍정적인 사고로 변화를 돕는다.
의미요법(logo therapy)	Victor E. Frankl	의미치료는 로고치료로, 인간의 존재양식으로서 실존 그 자체에 가치를 두고 개인 실존의 의미를 찾는 것이 일차적인 과제이다. 생의 의미를 모르는 인생은 '실존적 진공상태'라 하였으며, 치료의 목적은 대상자의 삶에서 최상의 자신의 행동에 도달하도록 돕는 데 있다.
인간중심요법	Carl Rogers	참만남 집단치료를 통해 집단에서의 친밀한 상호작용을 수립하는 데 초점을 둔다. 치료의 초점은 지금-여기에 중점을 두고 대상자가 자신의 행동에 책임을 지도록 하며, 단점보다는 강점을 강조한다.

2) 치료과정

실존요법에서는 이상행동의 변화나 제거에 초점을 두는 대신 대상자로 하여금 실존 또는 현재의 존재를 있는 그대로 경험하도록 돕는 데 강조점을 둔다. 실존요법은 대상자를 자유롭지 못하게 만든 고착된 행동패턴과 편협하고 집착해 온 경향에서 벗어나도록 돕는다. 불확실한 삶으로부터 발생하는 불안을 피하지 않고 존재의 가치를 만들어내는 진실에 근거하는 행동을 할 수 있도록 하는 것이다. 접근법들은 다소 차이가 있지만 치료의 목적은 자기 존재에 대한 진정한 자각(authenic awareness)이다. 상호간의 전체적인 존재에 대한 진가인정(appreciation)에 참여하는 실존적 치료과정은 실존적 만남(encounter)에 초점을 둔다.

3) 대상자와 치료자의 역할

치료자는 대상자를 자기존중의 가능성을 지닌 존재, 스스로의 삶의 방식을 선택할 기본적 자유를 지닌 가치로운 개체라는 확신을 가지고 치료에 임해야 한다. 치료자는 대상자가 자신의 행동에 책임지도록, 주위환경과 자신에 대해 인식력을 증가시키도록, 자신의 정체감을 발전시키도록 그리고 인생의 목적을 세우고 그 목적을 달성하도록 돕고 안내하는 역할을 한다. 대상자는 자기 행동에 대한 책임을 받아들이고 의존적이지 않아야 하고 치료과정에서 능동적이어야 하며, 치료자가 제시하는 도전을 해결하는 데 함께 참여해야 한다.

Box 1-4-4 임상사례4

지역사회정신건강복지센터를 방문한 29살 김씨는 "가족들이 나를 잘 돌보지 않았기 때문에 나는 내가 무가치하다고 느낀다", "나는 그런 놈이기 때문에 나 자신도 무엇을 해야 할지 모르겠다", "나는 여러 번 거부되어 왔기 때문에 당연히 실패자다"라고 하며 술과 약물을 한다고 하였다. 그리고 고립된 삶, 타인들로부터의 소외, 외로움을 비관하였다. 간호사는 상담을 통해 김씨는 술이나 약물 등을 사용하여 자유로부터 도피하려고 했다는 사실에 직면시키고, 스스로 결정하고 자기중심을 갖고 산다는 것 자체가 외로움을 낳으므로 때로는 외로움을 느낄 수 밖에 없는 현실도 인정하도록 하였다. 몇 번의 상담 후 김씨는 부모로부터 인정받는 것에 매달릴 가능성이 줄어들었고, 의존적 관계 대신에 김씨는 힘을 가지고 타인들과 교류할 수 있게 되어 분리와 고립의 느낌을 극복할 수 있었다.

5. 의사소통모형

인간의 모든 행동은 의미가 있으므로 행동장애가 있다는 것은 의사소통과정에서의 장애로 볼 수 있다.

1) 이상행동에 대한 견해

Eric Berne(1958)과 Paul Watzlawick(1967)는 의사소통의 중요성을 강조한 학자로, 의사소통이 왜곡되고 단절되어 문제가 발생하는 것을 이상행동으로 보았다. Berne에 따르면 인간은 부모자아상태, 성인자아상태, 아동자아상태라는 세 가지 자아상태(ego state)가 있으며, 하나의 참조 틀에 근거하여 의사소통한다고 하였다.

같은 수준의 의사소통을 유지하는 보완적 교류(complementary transaction)에서는 갈등이 일어나지 않지만 서로 수준이 달라 충돌하는 교차적 교류(crossed transaction)와 의사소통의 표면적 수준과 실제적 수준이 다른 저의적 교류(ulterior transaction)에서는 의사소통장애가 심하게 생긴다고 보았다. Watzlawick 등은 이상행동을 의사소통하지 않으려는 자기패배 또는 의사소통 수준에서의 상호일치성이 결여된 교류로 상호간 의사소통이 붕괴된다고 하였다.

2) 치료과정

치료과정은 의사소통과정에 문제가 있기 때문에 간호중재도 의사소통 형태에 대한 접근이 이루어져야 한다고 보았다. 먼저 의사소통 형태를 사정하고, 의사소통장애를 진단하며, 대상자는 자신의 잘못된 의사소통장애를 인식하도록 도움을 준다.

3) 대상자와 치료자 역할

의사소통 치료자는 의사소통과정을 중재함으로써 대상자의 변화를 유도한다. 대상자의 효과적인 의사소통을 강화하고 비효과적인 의사소통에 대한 대안적 의사소통을 찾는다. 대상자는 자신의 의사소통 유형 분석에 참여하고 변화에 대한 책임을 지게 된다.

Box 1-4-5 임상사례5

45세 박씨는 부인과의 갈등으로 힘든 상황이다. 권위적인 부모의 장남으로 자란 박씨는 매사 타인을 무시하고 명령형 말투를 사용하여 직장 부하들로부터 "크렘린"이라고 불렸다. 자신이 회사에서 받는 봉급에 비해 부인의 씀씀이가 너무 크고 집안일에 신경을 쓰지 않는다는 생각에 자주 화를 내자 부인 역시 "그동안 참고 살았지만 이제는 더 이상 그렇게는 못 산다"며 사사건건 남편을 적대적으로 대하여 이제는 언제 터질지 모를 정도로 사이가 나빠졌다.

6. 행동모형

행동주의이론에 근거를 둔 모형으로, 행동변화가 대상자의 인지나 정서영역에 변화를 가져온다고 생각하므로 대상자의 사고나 감정이 아닌 행동을 다룬다. 행동주의이론은 인지, 감각, 본능 등과 같은 개념은 내성적이고 관념적인 것들로 과학적 연구대상이 될 수 없기 때문에 자극과 반응에 의해 학습 또는 수정되는 관찰가능한 인간행동이 연구의 초점이 되어야 한다고 주장한다.

1) 이상행동에 대한 견해

인간행동은 선행하는 사건, 즉 선행요인과 뒤이어 일어나는 사건, 즉 결과에 의해 일어난다고 생각하여 선행요인의 원인이 되는 자극을 조정하므로 결과인 행동을 통제할 수 있다고 본다. 모든 행동은 학습된다고 믿어 대상자에게 나타나는 이상행동, 즉 문제행동은 학습이 적절히 일어나지 않았거나, 전혀 학습이 되지 않았거나, 적절히 강화되지 못했을 때 나타난다고 보았다. 대표적 학자인 스키너(B. F. Skinner)는 일탈된 문제 행동을 보상과 처벌로 변화시키려고 하였다. 치료의 효과를 철저히 객관화하므로 치료자 간 측정오차가 거의 없기 때문에 반복시행이 가능하다는 것이 장점이다.

2) 치료과정

행동치료의 목표는 개인의 성장과 발달에 도움이 되는 적응적인 행동으로 변화시키는 것으로, 치료과정은 체계적 탈감작법(desensitization), 모델링(modeling), 혐오치료(aversion therapy), 토큰경제(token economy system), 자기주장훈련(assertiveness training) 등이 있다.

체계적 탈감작법은 특정상황이나 대상을 두려워하는 대상자에게 공포대상이나 상황에 단기간 노출시킨 다음 점진적으로 공포대상이나 상황에 대한 두려움이 없어

질때까지 노출을 증가시키는 방법이다. 이러한 방법은 고소공포증이나 폐쇄공포증 대상자의 치료를 위해 많이 사용한다.

모델링은 내담자가 획득해야 할 바람직한 행동의 실제적인 역할모델을 제공함으로써 모방 및 관찰을 통해 학습하도록 하는 방법이다. 직접적인 모델링은 실제 환경장면에서 타인의 행동을 관찰하고 모방하는 것이며, 간접적인 모델링은 학습자로 하여금 비디오 등을 통해 제3자의 행동을 관찰하고 모방하게 하는 것이다.

혐오치료는 부정적 강화를 통한 행동변화를 위한 치료기법으로, 바람직하지 않은 행동에 대해 혐오자극을 제시함으로써 부적응행동을 하지 않도록 하는 방법이며, 혐오자극으로 사용되는 것으로는 전기쇼크, 화학적 혐오자극, 시각혐오자극, 타임아웃 등이 있다.

토큰경제는 조작적 조건형성 원리를 근거로 하며, 원하는 행동목표를 설정하고 그 목표에 성공적으로 달성했을 때 그 댓가로 긍정적 강화물을 제공하는 것이다.

자기주장훈련은 대인관계에서 억제된 생각이나 감정을 적절하게 표현하도록 함으로써 부적절한 정서와 반응을 바꾸거나 행동을 수정하여 적극적이고 생산적인 태도를 갖추도록 하는 것이다. 주로 사용하는 방법에는 지시, 행동재연, 역할연기, 시범, 강화기법 등이 있다.

3) 대상자와 치료자 역할

행동치료에서 대상자와 치료자의 역할은 교사와 학습자를 의미하고, 교사는 행동전문가로 학습자가 치료과정에 능동적으로 참여하고 좀 더 바람직한 행동으로 대치하도록 돕는다. 치료과정 동안 학습자를 강화하기 위해 과제를 주어 집이나 사회에서도 치료과정 및 효과가 지속되도록 계획한다. 치료는 문제 행동이 없어지면 목표가 완성된 것으로 이 모형에서는 내면의 갈등을 다루지 않는다.

Box 1-4-6 임상사례6

11세인 정군은 턱의 뼈가 노출된 채 아동정신과 병동에 입원하였다. 과거력에서 늦둥이로 태어난 정군은 부모의 사랑을 듬뿍 받고 자랐고 어릴 때부터 원하는 것은 무엇이든 즉시 얻을 수 있었다. 유치원을 다니며 자신이 원하는 대로 되지 않으면 떼를 쓰며 뒹구는 등 문제 행동을 보이기 시작하였고, 초등학교에 들어가면서 엄격한 선생님을 만나 행동통제를 받게 되었다. 이후 의자에 앉은 채 책상에 턱을 반복적으로 박기 시작하였고, 시커먼 멍이 들기도 하였다. 부모는 주위에서 아들의 버릇을 고쳐야 한다는 충고를 듣고 요구를 들어주지 않고 참다가도 턱을 박는 강도와 횟수가 늘어나면 결국 다시 수용하는 일이 반복되었다. 입원하기 하루 전 친구들과 놀러가야 한다며 유명 메이커 옷과 신발, 가방 등을 사달라고 조르기 시작하였는데, 부모가 이번에는 절대 안된다며 강경하게 거절하자 방바닥에 엎드려 턱을 박기 시작하였다. 결국 턱뼈가 노출되고 피가 튀는데도 아랑곳하지 않고 박는 행동을 계속하여 응급실을 통해 아동청소년정신과 병동에 입원하게 되었다.

7. 지지치료모형

지지치료모형은 자아존중감이 낮고 대인관계형성이 부족한 경우 도움이 되는 모형이다. 그러나 인간은 모두 타인으로부터 지지를 받고 자신에 대한 존중감, 자기정체성 등을 획득하므로 임상현장뿐만 아니라 지역사회 중심의 모든 대상자들에게 가장 폭넓게 적용하는 기법이다.

1) 이상행동에 대한 견해

대상자가 보이는 행동 문제를 생물–정신–사회적 요소의 결과로 인식하고, 이상행동은 대상자의 부적응적 대처반응에 중점을 둔다. 따라서 대상자의 강점, 대처기술, 대처자원의 사용능력 등을 향상시키고 대상자에게 가능한 최상의 독립성을 성취하도록 돕고 치료계획단계에서 대상자의 자율성을 최대화한다.

2) 치료과정

지지치료의 원리는 정신역동에 기초하며, 대상자의 부적응적 대처반응을 다루기 위해 현재에 초점을 두고 충고, 제한설정, 지지적 직면, 교육, 환경변화 등과 같이 다양한 방법을 사용하여 문제를 명료화하고 해결한다. 일반적으로 치료자는 대상자의 무의식적 측면은 탐색하지 않으며 안심시키기, 설득하기, 암시하기, 환기시키기, 지지해 주기 등의 기법을 적용하며, 현실검증과 자긍심을 증진시키고 적응적 대처반응을 강화한다.

3) 대상자와 치료자 역할

치료자는 대상자와 진실한 치료적 동맹맺기, 공감, 관심표현, 비판단적 수용 등의 자질을 갖추어야 하며, 대상자가 사회적 기능과 대처기술을 증진시킬 수 있도록 적극적 지지역할을 한다. 대상자는 생활사건에 대해 자유롭게 표현하고 치료자의 지지적 역할을 수용하며 치료과정에 동참한다.

Box 1-4-7 임상사례7

학창시절 활달한 성격의 박씨(29세)은 고등학교 졸업 후 사무직으로 취업하고자 중소기업에 서류를 내고 면접을 보러 갔다. 면접 중 박씨는 너무 떨려 면접관을 제대로 쳐다보지도 못하였으며, 작은 목소리로 자기소개를 하는 바람에 면접관으로부터 지적을 받았다. 이후 사람들을 만나도 예전처럼 밝고 명랑하기보다 피하고 대면하지 않으려 하였으며, 면접공포증이 생겨 더 이상 취업응시서류를 내지 않고 집에 틀어박혀 지내는 일이 많아졌다. 친구들이 거의 취업이 되었다는 것을 안 박씨는 동창모임에도 나가기를 거부하고 혼자 울며 지내는 시간이 많아졌다.

8. 의학모형

의학모형은 대상자–의사 관계를 기반으로 정신장애 진단에 초점을 두는 모형으로, 대표적 학자는 Meyer, Kraepelin, Spitzer, France이다. 정신장애진단은 진단통계편람(Diagnostic and Statistical Manual of Mental Disorder, DSM)과 국제진단분류체계(International Classification of Disease and Health Problems, ICD)에 의해 분류되고 기술된다. 현대의 의학적 접근은 대부분 의학모형으로, 의사는 치료팀의 책임자로 활약하고 타건강전문요원은 의뢰, 가족 및 환경 조사, 약물이나 증상 교육 등의 역할을 담당한다. 의학모형에서의 이상행동은 정신장애의 증상으로 나타나며 그 원인은 생물학적 · 심리적 · 사회문화적 원인이 있다고 본다.

1) 이상행동에 대한 견해

대상자의 이상행동은 신경생물학적 이상으로 인해 나타나고, 뇌와 척수, 수의적 행동을 조절하는 신경들로 이루어진 중추신경계의 장애로 인해 도파민이나 세로토닌, 노어에피네프린 등의 신경전달물질 이상이 생긴다고 보았다. 도파민, 세로토닌, 노어에피네프린과 같은 신경전달물질은 뉴런에서 만들어지는 화학적 물질로서 우리 몸에서 정보의 전달을 돕는다. 이러한 신경전달물질이 시냅스를 따라 메시지를 전달하기 위해서는 적절한 양으로 균형이 유지되어야 하나 기분장애, 우울장애, 조현병 등의 정신질환을 보이는 사람들의 뇌에는 특정 신경전달물질이나 수용체가 부족하거나 지나치게 많은 등 신경전달물질의 양에 차이가 있는 것으로 나타났다.

2) 치료과정

의학모형의 치료과정은 의사가 대상자를 검사하여 현재의 질병상태, 과거력, 사회력, 생활양식, 건강사정, 정신상태 등을 파악한 후 필요한 검사나 약물 등을 처방하거나 교육하는 것이다. 환자역할은 자신의 질환을 인정해야 하고 처방된 치료를 따르며, 치료결과를 치료자에게 보고한다.

3) 대상자와 치료자 역할

치료자는 대상자의 질병을 진단하고 치료방법을 처방한다. 치료자는 대상자의 질병에 대해 정확한 진단을 내리고 치료계획을 세워 대상자에게 시행해야 하는 절차를 밟는다. 최근 대상자가 주치의의 진료과정에 대한 정보가 충분치 않거나 이해가 잘 되지 않은 경우 주치의를 제외한 다른 의사, 다른 의료전문가의 의견을 묻는 절차(second opinion)가 활성화되고 있어 의사–대상자 사이의 조정이 중요하게 되었다.

9. 스트레스 적응 정신간호모형

Gail Stuart의 스트레스 적응 정신간호모형은 생물학적 · 심리적 · 사회문화적 · 환경적 그리고 법 · 윤리적인 면을 정신간호실무를 위한 하나의 틀로 통합한 것이다.

1) 이상행동에 대한 견해

스트레스 적응 정신간호모형의 5가지 가정은 아래와 같다.

첫째, 가장 간단한 단위부터 가장 복잡한 단위까지 질서가 있다는 것이다. 따라서 개인은 가족, 집단, 지역사회, 사회 그리고 보다 큰 우주의 한 부분으로 존재하며, 간호수행의 가장 기초단계는 개인이 된다.

둘째, 정신간호실무는 대상자의 다양한 반응, 간호사의 다양한 철학적 배경, 다양한 임상현장으로 인해 여러 이론들을 응용하는 것이 필요하다. 그러나 어떠한 이론도 모든 대상자들에게 보편적으로 적용될 수는 없고, 각 대상자의 문제와 환경적 특성에 맞는 적절한 이론을 선택하여 사용할 수 있어야 한다.

셋째, 의학적 관점인 건강/질병의 연속선이 아니라 적응/부적응의 연속선상에 있다는 간호학적 관점에서 고려한다.

넷째, 위기, 급성, 치료유지 그리고 건강증진 단계를 설명함으로써 1차, 2차, 3차 예방을 포함한다. 이러한 관점에서 이 모형은 병원, 지역사회 그리고 가정간호실무에 적용할 수 있다.

다섯째, 간호과정, 간호표준 및 간호전문성의 이용에 기초가 된다.

따라서 스트레스 적응 정신간호모형에서의 이상행동은 인간의 총체적인 부분에 영향을 주며, 스트레스에 대한 부적응적 반응으로 나타나는 결과를 말한다.

2) 치료과정

스트레스 적응 정신간호모형은 위기단계, 급성단계, 유지단계, 건강증진단계가 있다. 대상자가 어느 치료 단계에 있으며 가장 적합한 간호활동이 무엇인지 정해야 한다. 각 단계의 간호활동은 표 1-4-2와 같다.

3) 대상자와 치료자 역할

간호사는 대상자가 나타내는 증상과 부적응 대처자원을 파악하여 대상자가 어떤 치료 단계에 있으며 가장 적합한 간호활동이 무엇인지를 결정해야 한다. 대상자의 역할은 대처유형에 따라 달라진다. 문제 중심 대처인 경우 위협 자체를 극복하기 위한 노력으로 협상, 직면, 조언구하기를 한다. 인지 중심 대처에서는 대상자가 발생된 문제의 의미를 스스로 조절함으로써 문제를 가볍게 볼 수 있게 한다. 긍정적인 비교, 선택적 무시, 보상으로의 대치, 원하는 대상의 가치를 떨어뜨리기 등이 있다.

정서 중심 대처를 사용하는 대상자는 정서적 고통을 완화하는 것에 중점을 둔다. 부정, 억제, 투사와 같은 자아방어기전을 사용하는 것으로, 사용되는 대처기전이 건설적일 수도 있고 파괴적일 수도 있다.

표 1-4-2 스트레스 적응단계

단계	내용
위기단계	간호목표는 대상자 안정이다. 대상자의 건강과 안녕을 위협하는 위험요인을 사정한다. 안전한 환경을 구성하고 제공하여 자해, 타해 위험이 없도록 한다.
급성단계	대상자의 질병 상태에 따라 스트레스 경감을 목적으로 하며, 증상을 조사하고 가능한 대처자원이 무엇인지 사정한다. 적합한 간호중재를 찾아 증상을 제거한다.
유지단계	스트레스로부터 완전회복하는 것을 목적으로 한다. 현재 가능한 대상자의 기능상태를 간호사정한다. 간호수행은 대상자의 적응대처 자원을 강화하고 대상자의 옹호자가 되는 것이고 기대되는 간호결과는 대상자의 건강을 증진시키는 것이다.
건강증진단계	간호목표는 대상자가 최상의 안녕과 건강 수준을 성취하는 것이다. 삶의 질과 안녕 상태를 사정하고 간호수행은 대상자를 효과적인 방향을 향하게 하는 것이다. 대상자가 최상의 삶의 질을 획득하고 유지하는 것이다.

Box 1-4-8 임상사례8

조현병 가족력이 있는 20세의 이씨는 고등학교 3학년에 올라온 후 수학능력시험에 대한 스트레스로 견디기 힘들다고 호소하였다. 하루 종일 공부한다고 책상에 앉아 있고, 친구들과의 연락도 끊은 채 혼자 지내는 시간이 많아졌으며 머리, 허리 등 아프지 않은 곳이 없다고 불평하였다. 최근 이씨는 밤에 자지 않고 깨어 방안을 서성이고 점점 무표정해지더니 1주일 전부터는 아예 잠을 자지 않아 몹시 피곤해 보였다. 이씨는 잠을 자지 않는 이유는 국가를 지키기 위한 것이고 지금도 TV에서 계속 지시를 받는다고 하였다.

10. 요약

- 정신분석모형은 모든 인간행동은 의미가 있고 본능(Id), 자아(Ego), 초자아(Superego)에 의해 억압된 갈등과 무의식적 충동에 의해 영향을 받고 있다는 신념에 근거를 두고 자유연상과 꿈분석기법을 이용하여 치료한다.
- 대인관계모형은 인간은 안정감과 만족감에 대한 욕구가 있으며, 이러한 욕구는 긍정적인 인간관계를 통해 충족될 수 있다.
- 사회적 모형은 정신내적 과정 및 대인관계경험을 초월하여 개인과 개인의 생활경험에 영향을 주는 사회적 환경을 강조한다.
- 실존적 모형은 대상자 자신을 있는 그대로 보도록 그리고 현재(여기–지금)에 항상 강조점을 두고 자기자신을 신뢰하도록 돕는 데 목적을 두고 있다.
- 의사소통모형은 인간의 이상행동은 의사소통과정에서의 장애로 보며, 대상자의 효과적인 의사소통을 강화하고 비효과적인 의사소통에 대한 대안적 의사소통을 찾는다.
- 행동모형은 인간의 행동은 학습된 것이며, 학습을 통해 바람직하지 않은 행동을 변화시킬 수 있다는 신념에 근거를 두고 있다. 모형화, 조작적 조건화, 체계적인 탈감작화, 혐오요법을 통해 바람직하지 않는 행동을 수정할 수 있다.
- 지지치료모형은 대상자의 부적응적 대처반응을 다루기 위해 현재에 초점을 두고 충고, 제한설정, 지지적 직면, 교육, 환경변화 등과 같이 다양한 지지적 방법을 사용하여 현실검증과 자긍심을 증진시키고 적응적 대처반응을 강화한다.
- 의학적 모형은 대상자–의사 관계를 기반으로 정신장애진단에 초점을 두는 모형으로, 치료자는 질병을 진단하고 그에 따른 치료를 처방한다.
- 스트레스 적응 간호모형은 생물학적 · 심리적 · 사회문화적 · 환경적 그리고 법 · 윤리적인 면을 정신간호 실무를 위한 하나의 틀로 통합한 것이다.

풀어보기

1. 이상행동에 대한 정신분석모형의 설명으로 옳은 것은?

① 모든 인간행동은 의미가 있고 억압된 무의식적 갈등과 무의식적 충동에 의해 영향을 받고 있다는 신념에 근거를 두고 자유연상과 꿈분석기법을 이용하여 치료한다.
② 이상행동은 대인관계의 거절에 대한 두려움으로부터 발생한다.
③ 사회적 요인과 스트레스에서 이상행동이 발생한다.
④ 안정적인 대인관계로 불안을 해소할 수 있다.
⑤ 자신이 소외감을 느낄 때 이상행동이 생긴다.

2. 다음 중 인생 초기의 대인관계를 통한 부정적 자아개념의 형성으로 발전된다고 보는 정신개념모형은 무엇인가?

① 간호모형
② 의학모형
③ 실존적 모형
④ 대인관계모형
⑤ 정신분석모형

3. 사회적 모형에 대한 설명으로 옳은 것은 ?

① 대상자 – 의사 관계를 기반으로 정신장애진단에 초점을 둔다.
② 이상행동의 치료방법으로 자유연상과 꿈분석을 이용한다.
③ 개인과 개인의 생활경험에 영향을 주는 사회적 환경을 강조한다..
④ 특정 발달과업에 지나치게 고착되었을 때 나타난다.
⑤ 현실에서 소외될 때 이상행동이 발생한다고 보는 정신간호 개념모형이다.

정답

1. ① 2. ④ 3. ③

>> 참고문헌

- 김희숙 등저(2019). 최신정신건강간호학 각론 5판. 학지사메디컬.
- 대한신경정신의학회편 3판(2017). 대한신경정신의학회. 아이엠이즈컴퍼니.
- 윤가현 외(2019). 심리학의 이해. 학지사.
- 이미형 외(2023). 정신건강간호학 6판. 현문사.
- 이정태 외(2016). 역동정신의학. 하나의학사.
- 한금선 외(2020). 정신건강간호학, 수문사.
- American Psychiatric Association(2013). Diagnostic and Statistical Manual of Mental Disorders, 5th ed, American Psychiatric Publishing.
- Halter, Margaret Jordan(2013). Varcarolis' Foundations of Psychiatric Mental Health Nursing, 7th ed, Saunders.
- Stuart, Gail Wiscarz(2012). Principles and Practice of Psychiatric Nursing, 10th ed, Mosby.

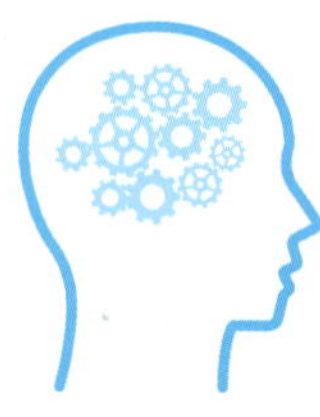

PART 》 02

인간의 이해

chapter 02

생물학적 이해

1절 • 정신생물학의 기초

제 1 절 정신생물학의 기초

학습목표

- 뇌신경계의 구조와 기능을 설명할 수 있다.
- 신경전달물질의 기능을 설명할 수 있다.
- 정신질환과 신경전달물질의 관련성을 설명할 수 있다.
- 정신질환과 신경계의 관련성을 설명할 수 있다.
- 이상행동과 생물학적 요인의 관련성을 설명할 수 있다.
- 뇌신경영상기법을 열거할 수 있다.
- 약물치료와 관련된 간호를 수행할 수 있다.
- 기타 생물학적 치료요법을 설명할 수 있다.

주요용어

- 단일광자방출 컴퓨터단층촬영술 single photon emission computed tomography, SPECT
- 도파민 dopamine
- 세로토닌 serotonin
- 세로토닌증후군 serotonin syndrome
- 신경전달물질 neurotransmitters
- 양전자단층촬영 positron emission tomography, PET
- 인지기능개선제 cognitive enhancer
- 자기공명영상 MRI
- 추체외로증상 extrapyramidal symptoms, EPS
- 컴퓨터단층촬영 computed tomography, CT
- 파페즈회로 papez circuit

1. 중추신경계

중추신경계는 뇌와 척수로 구성되며, 뇌는 대뇌, 소뇌, 뇌간, 간뇌로 나누어 설명할 수 있다.

1) 종뇌

대뇌는 대뇌종렬(longitudinal fissure)을 기준으로 좌뇌와 우뇌로 나뉘어져 있다. 뇌에는 수많은 주름이 있는데, 위로 솟은 부분을 이랑(회, gyrus), 아래로 들어간 부분을 고랑(구, sulcus)이라고 한다. 각 반구는 크게 전두엽, 두정엽, 후두엽, 측두엽의 4개 엽으로 나눌 수 있다. 표 2-1-1에 대뇌 각 영역 피질의 기능에 대한 내용을 정리하였다(그림 2-1-1).

변연계(limbic system)는 외부환경에서 지각한 정보와 공복감, 성적 충동과 같은 본능적인 감각을 통합하고, 정보를 이전 경험 및 저장된 기억과 대조하는 기능을 담당한다. 파페즈회로(papez circuit)는 신피질(neocortex) 영역에서 오는 다양한 정보를 통합하는 곳으로 인간의 이성적인 면보다는 보다 원초적이고 비이성적인 면을 지배하는 기관으로 인식되며, 감정 경험 및 조절, 후각과 밀접한 연관이 있다. 변연계에서 특히 중요한 구조물은 해마(hippocampus)이다. 해마는 단기기억을 장기기억으로 바꾸어주는 역할을 한다. 편도(amygdala)는 공포, 기쁨 등 본능과 관련된 감정에 관여한다(그림 2-1-2).

Box 2-1-1 파페즈회로

Papez가 cingulate gyrus(띠이랑, 대상회)와 parahippocampal gyrus(Broca는 이 둘을 묶어 limbic cortex 변연피질이라 지칭함), hippocampus(해마), mamillary body(유두체), anterior thalamus를 연결하여 감정적 행동을 주관하는 하나의 신경회로라 제안하였다. 정확히 변연계가 어디까지인지 학자들 간에 이견이 있으나, 대체로 변연피질, 해마체, 편도체, 중격, 시상하부로 구성되어 있다고 보면 된다.

2) 소뇌

교와 연수의 뒷부분에 존재하며, 위쪽으로는 후두부와 소뇌천막을 사이에 두고 접해 있다. 소뇌(cerebellum)는 평형을 유지하고, 대뇌와 척수에서 오는 신호를 비교하여 수의운동이 정확하게 일어나도록 조정하는 기관이다.

3) 뇌간

뇌간(brain stem)은 위에서부터 중뇌, 교, 연수로 구성되어 있고, 12쌍의 뇌신경 중 후각신경과 시신경을 제외한 10쌍의 뇌신경이 나온다. 구조는 원시적이지만 생명기능의 가장 기본이 되는 호흡, 혈압, 심박동 등 중요한 생명반사를 담당하고 있어서, 이 부분이 손상되면 뇌사에 빠지게 된다. 표 2-1-1에 중뇌, 교, 연수의 기능에 대해 간단히 기술하였다.

4) 간뇌

간뇌(diencephalon)는 대뇌반구에 둘러싸여 있으며 제3뇌실을 둘러싸는 앞뇌에 속하는 부분으로, 시상상부, 시상, 시상하부의 3부분으로 나누어진다.

표 2-1-1 뇌의 각 영역에 대한 설명

종 뇌 (telencephalon)	대뇌피질 (cerebral cortex)	전두피질 (frontal cortex)	전두피질은 운동기능은 물론, 사고, 추리, 판단과 같은 고차원적인 인간의 정신활동을 관장한다. · 운동피질: 근육 운동을 조절한다. · 전운동피질: 각 근육의 협응 운동 관장 · 전전두 연합피질: 대뇌의 가장 앞쪽에 위치하고 있으며, 정신활동의 고위 기능을 담당하는 영역으로서, 뇌 여러 부분에서 오는 정보를 통합하는 역할, 계획 세우기, 결정, 새로운 사고를 생성하는 역할을 한다. 손상 시 전두엽증후군이 발생하며 의욕, 계획력, 사회적 판단력에 손상을 보인다. *Prefrontal cortex 안와전전두엽(orbitofrontal PFC): 감정, 인격, 억제 기능 배측외측전전두엽(dorsolateral PFC): 복잡한 계획을 세우고 운용하는 기능 복측중전두엽피질(ventromedial PFC): 의욕
		측두피질 (temporal cortex)	측두피질은 언어, 기억, 정서와 관련이 있다. 측두피질의 내측은 변연계와 관련이 있어 정신증상 발현과 연관성이 있다. 측두엽에 간질이나 이상이 있을 때 환취, 환미, 기시증, 비현실증, 이인증, 반복행동이 나타난다.
		두정피질 (parietal cortex)	시각, 촉각, 청각적 자극을 연합하고 좌측은 언어 정보처리, 우측은 시각-공간 정보 처리기능을 담당한다.
		후두피질 (occipital cortex)	시각정보의 일차적 감각 기능을 담당한다.
	기저핵(basalganglia)		대뇌의 백색질 깊은 곳에는 회색질이 존재하는데, 이를 기저핵이라고 한다. 임상적인 기준으로 편도체(amygdaloid body)를 제외하고 시상밑핵(subthalamic nucleus)과 흑색질(subtantia nigra)을 포함한 부분을 기저핵으로 정한다. 기저핵은 운동 동작 중 운동을 평가하고 수정하는 되먹임 역할을 한다. 이상이 있는 경우 파킨슨병, 헌팅턴병, 우울증에서의 운동저하, 조현병에서의 이상행동이 나타난다. 도파민 2형 수용체가 많아 항정신병 약물 사용 시 발생하는 추체외로증상 발생과 관련이 있다.
뇌 간 (brain stem)	중뇌(mesencephalon)		청각, 시각 반응들을 중개하는 역할, 운동 반응의 무의식적 조절중추
	교(pons)		소뇌와 대뇌를 연결하고 중뇌를 연수까지 연결, 호흡조정계
	연수(medulla oblongata)		심박동, 호흡, 연하, 구토, 기침, 재채기 등 중요한 반사 중추
소 뇌 (cerebellum)			운동조절 및 자세 조정을 관장하며, 점차 감정, 기억, 언어 등의 정신기능을 조절하는 작용도 있다는 것이 밝혀지고 있다. 운동의 조화뿐만 아니라 시간개념, 리듬감각 등도 담당한다.
간 뇌 (diencephalon)	시상(thalamus)		외부세계와 두뇌 간의 정보를 상호 전달하는 중간 정거장 역할을 하고, 통증 지각에 중요하다.
	시상하부(hypothalamus)		호르몬분비인자를 방출하는 기관으로 내분비계와 자율신경계를 조절하는 역할을 담당한다. 섭식행위, 성행위, 체온, 수면-각성 주기를 조절하며 정신신체장애에서 정신-자율신경-면역-내분비계와 연관된 증상을 매개한다.
	시상상부(epithalamus)		제3뇌실의 천장을 이루는 부분을 말하며 뒤쪽 끝에는 송과체(pineal body)가 있다. 송과체는 멜라토닌을 분비하며, 24시간 주기와 수면-각성주기를 관장한다.

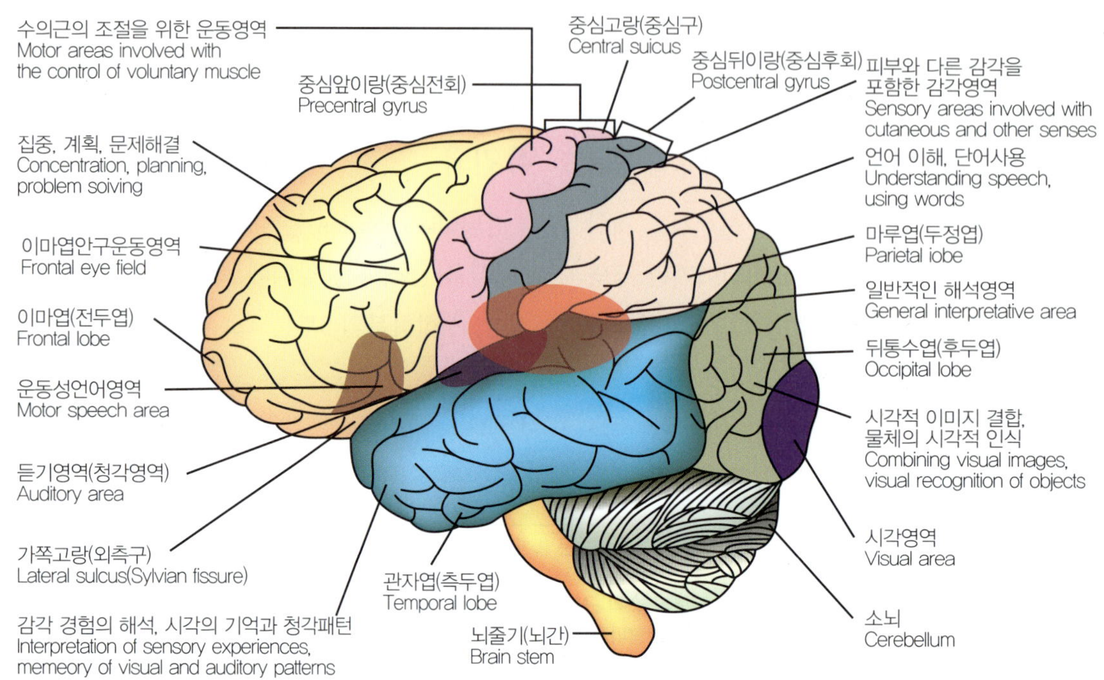

그림 2-1-1 대뇌의 겉모습과 기능적 영역

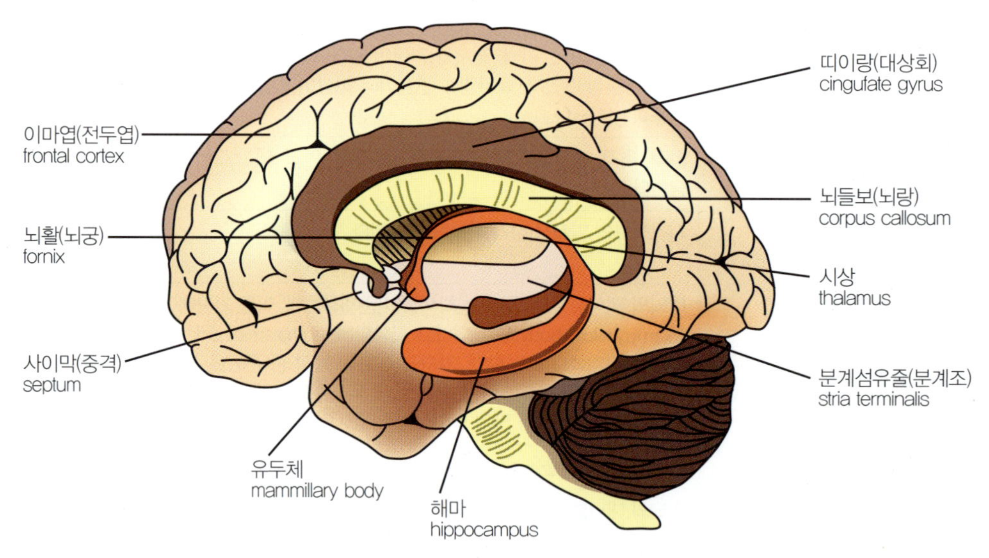

그림 2-1-2 변연계(limbic system)

2. 신경전달물질

뇌는 인간의 몸에서 가장 중요한 부분으로, 신체의 모든 시스템과 기관의 활동을 조절하기 때문에 일부 손상에도 심각한 장애가 초래될 수 있다. 또 뇌는 정보처리(기억, 인지, 감정 등), 조정과 균형 유지 그리고 활동지시의 주요 기능을 담당하기 때문에 감정을 조절하는 뇌 시스템의 작용이 잘 안될 경우, 감정 기복이 심해지고 내면에서 느끼는 감정과 표현되는 감정이 다르게 되어 이상한 모습을 보이게 된다. 뇌가 어떤 자극반응으로 감정과 사고, 의지를 일으키는 것은 뉴런과 뉴런 사이의 신경전달물질(neurotransmitter)을 이용하여 신호를 주고받는 것을 말한다. 신경전달물질은 뇌를 비롯하여 체내의 신경세포에서 방출되어 인접해 있는 신경세포 등에 정보를 전달하는 일련의 물질을 말하는 것으로, 아미노산류(amino acid neurotransmitters; 아세틸콜린, 글리신, 아스파라진산), 아민류(monoamine neurotransmitters; 도파민, 에피네프린(아드레날린), 노르에피네프린, 펩티드류(바소프레신), 지방산류(히스타민, 세로토닌) 등이 대표적이다.

신경세포(뉴런)는 전기자극을 통해 메시지가 뉴런에 전달되면 축삭돌기를 따라서 신경의 끝부분으로 전기자극이 전달되면서 메시지가 분류되고 처리된다. 인간의 뇌에는 100종류 이상의 신경전달물질이 있으며, 신경전달물질의 종류와 양은 개인의 감정, 반응과 행동을 결정한다. 정신질환의 주요 원인은 신경전달물질 분비의 결핍이나 분비과다, 불균형에 있다. 따라서 정신질환 치료약물은 신경전달물질의 분비를 조절하여 메시지의 전달을 정상화시킴으로써 정신질환의 증상을 완화한다. 정신질환 치료약물은 뇌에서 신경전달물질의 분비를 촉진하는 작용을 하는 것은 아니다. 즉, 뇌에서 신경전달물질이 과도하게 분비되면 약물은 신경전달물질의 흡수를 차단하는 역할을 하고, 반대로 신경전달물질의 양이 극히 적으면 신경전달물질의 재흡수를 억제하여 더 많은 신경전달물질을 활동하도록 한다.

표 2-1-2는 정신질환과 관련 있는 신경전달물질에 대한 설명이다.

항우울제, 항정신병약, 항불안제 등 정신질환 치료제들은 세로토닌, 도파민 등 신경전달물질을 선택적으로 활성화하거나 억제하는 기능을 가지고 있다. 예를 들어, haloperidol(Haldol)과 같은 정형 항정신병 약물은 시냅스 후 도파민수용체를 차단한다. Risperidone(Risperidal) 같은 비정형 항정신병 약물은 도파민과 세로토닌 수용체 모두를 차단한다. Sertraline(Zoloft), paroxetine(Paxil)과 같은 SSRI(선택적 세로토닌 재흡수억제제, selective serotonin reuptake inhibitors)계 항우울제는 시냅스 전 신경세포의 재흡수를 차단하여 세로토닌의 농도를 높인다. Lorazepam(Ativan)과 같은 항불안제는 GABA의 신경전달물질을 돕는다(Sadock & Sadock, 2015).

3. 생물학적인 요인

1) 신경학적 요인

대뇌의 전반적인 기능장애 때문에 나타나는 정신 증상은 대뇌 장애의 정도와 급성, 만성의 여부에 따라 달라진다. 만성적일 경우에는 장애 부위가 국소적인지

표 2-1-2 신경전달물질과 정신질환

분류	종류	정신질환
monoamine neurotransmitters	dopamine	조현병, 기분장애, 파킨슨병, 추체외로증상, 항정신병 약물 작용기전, 약물중독
	norepinephrine	기분장애, 공황장애, 공포, 항우울제 작용기전
	indoleamines: 5-HT(serotonin)	불안, 우울증, 항우울제 작용기전
amino acid neurotransmitters	inhibitory: GABA, glycine	간질, 항불안제 및 수면진정제 작용기전
acetylcholine		기억장애, 알츠하이머병

전반적인지에 따라 다르다. 증상의 양상은 급성 기질적 증후군, 국소적 병변으로 인한 만성 증후군 및 전반적인 기능장애로 인한 만성 증후군으로 나눌 수 있다.

기질적 증후군은 개인이 지닌 어떤 특별한 의식적, 무의식적 충동이나 공포, 소망 및 그 사람의 인격에도 영향을 받는다. 만성 뇌증후군은 진행 과정의 정도에 따라 매우 다양하지만 보통 기억력, 판단력, 지남력, 이해력 및 정서장애가 영구히 남는다.

조현병의 원인은 아직 밝혀지지 않았지만 적어도 한 가지 이상의 생물학적인 원인은 존재하는 것으로 알려져 있다. 지금까지 연구된 조현병과 관련이 있는 신경 화학 물질들은 신경전달물질인 도파민의 활성 과잉(over activity)은 양성증상을 유발하고, 활성 저하는 음성증상을 유발한다고 알려져 있다. 또한 도파민과 다른 신경전달물질, 특히 serotonin(세로토닌) 사이의 불균형, 도파민수용체 문제 등이 있다.

Serotonin(세로토닌)은 중뇌, 전두엽, 선조체 등에서 도파민 활성을 억제함으로써 조현병의 음성증상을 유발하며 세로토닌과 도파민 복합차단제인 일부 비정형 항정신병 약물(리스페리돈, 클로자핀, 올란자핀)을 사용하면 조현병 환자의 음성 증상치료에 효과적인 것으로 알려졌다.

기분장애의 우울은 노르에피네프린의 부족으로, 조증은 노르에피네프린의 과다로 인한 것이라는 catecholamine(카테콜아민) 가설이 일반적이다. 또한 정서장애의 자살기도자들에게서는 serotonin(세로토닌)의 농도가 저하된다고 보고되고 있으며, acetylcholine(아세틸콜린) 부족이 우울을 일으킬 수 있는 것으로 보고되고 있다. GABA(gamma−aminobutyric acid−억제성 아미노산 신경전달물질)의 활성은 불안과 경련 감소에 효과가 있으며, glutamate(흥분성 아미노산 신경전달물질)는 조현병과 관련이 있는 것으로 알려져 있다.

생물학적 검사지표는 우울증의 수면 뇌파검사에서 우울증 환자의 90%에서 짧아진 REM 잠복기 경험을 하는 이상이 있다고 보고되고 있으며, 이러한 결과는 왜 우울한 사람이 밤에 수면을 이룬 후에도 여전히 피곤하고 상쾌하지 못한지 이유를 설명할 수 있다.

우울증 환자에게서 또 다른 생물학적 기준, 신경 내분비 조절 기전으로 부신피질, 성장호르몬, 갑상선 기능이상을 보고하고 있다. 우울증은 부신피질을 자극하여 혈중 코르티솔(cortisol)의 농도가 비정상적으로 높다. 환자의 60%가 DST(dexamethasone suppression test)에서 비정상적인 결과를 가져왔다고 한다. Clonidine과 같은 노르에피네프린 체계를 향상시키는 약물에 대한 성장호르몬의 반응도 우울증 환자에게서 의미 있게 둔감해지고, TRH(thyrotropin releasing hormone, 갑상선 자극 호르몬 방출 호르몬) 투여에 대한 TSH(Thyroid−stimulating hormone, 갑상선 자극 호르몬) 반응이 약 40%의 우울증 환자에게서 둔감해진다고 보고되었다.

지금까지 대부분의 연구들은 어떤 한 가지 신경전달물질체계가 공황 불안을 가져오는 것이 아니라 인간의 불안 장애 발달에 다양한 체계, 특히 GABA, 노르에피네프린, 세로토닌의 조절과 신경전달체계 간 불균형, 전달의 장애를 지적한다.

다양한 뇌영상기법 연구에서는 조현병의 음성증상이 전두 뇌피질과 관련되고 양성증상은 변연계와 관련된 것으로 보고 있다.

CT(컴퓨터단층촬영)상에서는 조현병 환자의 뇌실, 특히 외측 뇌실의 확장이 나타난다. 이것은 뇌발달의 부족 또는 뇌조직의 소실을 의미한다. MRI(자기공명영상술)상에서는 몇몇 뇌구조가 더 작아지는데, 예를 들어 대뇌 측두엽 변연계의 해마 부분 등이고, PET(양전자방출단층촬영)에서는 뇌의 기능이상을 처음으로 보고하였다.

공황장애 환자의 CT, MRI상을 보면 전두엽과 측두엽에서 뇌위축 증상을 보인다. 공황장애 환자의 뇌활동이 PET에서 비정상적으로 나타난다.

기분장애 환자의 CT, MRI상에서는 뇌실, 특히 오른쪽 뇌반구의 temporal horn에서 커져 있는 것으로 나타난다. PET에서는 양극성장애 환자가 정상인보다 다른 뇌활동 상태와 다른 대사율을 보인다.

알츠하이머병 CT, MRI에서 발병시기가 이른 경우에는 피질위축, 뇌실의 확장을 나타내고, 발병시기가 늦은 경우에는(예 75세) 뇌중량의 감소가 있고 PET에서는 전두, 두정 그리고 측두의 저대사상태를 볼 수 있다.

Benzodiazepines과 CNS의 억제제 또는 흥분제와 알코올 등이 CNS 활동을 저해하여 알츠하이머병을 촉진할 수 있다.

조현병 환자의 뇌혈류연구와 기능적 MRI, PET(양전자방출단층촬영) 등에 의한 기능적 뇌영상 연구는 전두엽의 뇌혈류감소와 대사저하 및 기능저하를 나타내는 소견이 있었는데, 이 소견은 주의력, 계획, 의사결정 등에 문제가 있음을 시사한다(그림 2-1-3).

2) 유전적 요인

정신질환은 어느 한쪽의 영향으로 발생한다기보다는 환경적인 요인과 유전적인 요인 간의 상호작용에 의한 결과이므로 유전을 통해서 결정된 것만을 가려내기란 어려운 일이다. 정신질환에 미치는 유전학적 영향에 대한 연구로 분자생화학적 결합, 염색체 이상, 생물학적 지표 등에 대한 발전이 이루어져 왔고, 가계연구(pedigree study), 가족위험성 연구(family risk study), 쌍생아 및 양자연구(twin and adaption study) 등 역학적 연구를 통해 이루어지고 있다. 최근에는 분자생물학의 발전으로 RFLP(restriction fragment length polymorphism)를 이용한 연계 분석(link analysis)을 이용하여 알츠하이머(alzheimer)병, 양극성장애, 조현병 등의 질환을 유발하는 유전자가 각각 염색체 21번과 11번 그리고 성염색체 5번에 위치할 것이라는 결과가 알려졌다. 생화학적 유전 분야에서 대뇌발달장애와 정신지체를 초래하는 대사성 장애로 갈락토오스혈증(galactosemia)과 PKU(phenylketonuria)가 그 예이다. 이것은 상염색체성 열성으로 유전된다는 것이다. 최근 수십 년 동안 아미노산 지질 및 당질대사의 결합 중 상당수가 유전인자 때문인 것으로 밝혀졌다.

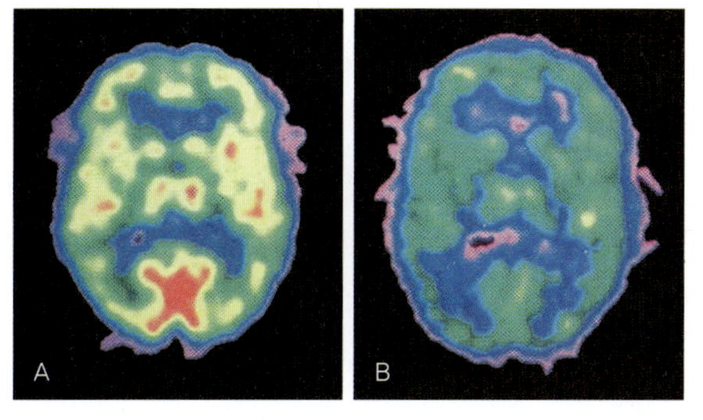

그림 2-1-3 과제를 수행하는 동안의 PET(양전자방호단층촬영). A: 정상인의 정상적 뇌혈류와 활동 B: 조현병 환자의 뇌혈류감소와 뇌혈동감소

가계연구는 친족 내에 질병의 발생률이 증가되는 양상을 연구하는 것으로, 우성(dominant)양상이나 X-연계 양상이 뚜렷할 때 유전되게 된다. 조현병, 양극성 장애는 일반 인구에서보다 이 질병에 이환된 사람의 가족에서 발생률이 더 높게 나타난다. 가족이 장애를 가진 사람을 제외한 일반 인구의 조현병 평생 위험률은 1%이다. 그러나 조현병에 이환된 일란성 쌍생아의 나머지 한 사람은 50%, 이란성 쌍생아의 경우 나머지 한 사람은 15%, 조현병에 이환된 형제자매가 있는 경우 다른 형제의 위험률은 10%로 나타난다. 또한 한쪽 부모가 조현병에 이환된 경우 자녀의 위험률은 15%, 양쪽 부모가 모두 조현병인 경우에는 자녀의 위험률이 35%로 높게 나타난다.

일반 인구에서의 정서장애의 평생 유병률은 6%이다. 가족, 쌍생아 그리고 양자 연구는 조증을 가진 친척에서는 20%, 우울증이 있는 경우에는 20%의 평생 위험률이 있는 것으로 보고되었다.

헌팅턴무도병(huntington's chorea)은 부모에게서 50%의 위험도를 갖고 있어 아들이나 딸에게 유전되는 상염색체를 4번 염색체에 갖고 있다.

유전학에 대한 지식이 증가함에 따라 지적장애나 정신장애의 예방업무에 종사하는 사람들은 정신장애위험률이 높은 가족을 대상으로 유전상담을 할 때에는 신중하고 주의 깊게 해야 한다. 전문가로서의 충고가 때로는 부모가 되고 싶은 욕구나 가정을 이루고 싶은 욕구 등 인간의 기본적인 욕망에 간섭하게 되는 윤리적인 문제를 일으킬 수 있기 때문이다.

3) 계절과 24시간 주기

정동장애(affective disorder) 정신질환에는 계절성이나 주기성을 나타내는 생체리듬과의 관련성이 연구되고 있다. 우울은 생체리듬이 일찍 진행하는 질환으로, 아침에 일찍 깨는 것이 그 예이며, 항우울제나 수면박탈, 광선치료 등은 그러한 리듬을 지연시켜 치료한다는 것이다.

많은 연구자들은 일광 시간의 감소, 겨울철의 이용 가능한 일조량 감소와 같은 계절적인 변동과 기분, 수면, 식사 그리고 에너지 수준과 같은 신체 상태와 정신질환을 연관짓는다. SAD(seasonal affective disorder, 계절성 정동장애)는 적도에 가까운 곳보다는 일조량이 절대적으로 부족한 고위도 지역에서 높은 발병률을 보이며, 광선치료에 효과를 보이는 것으로 나타났다. 또한 수면주기가 인간의 24시간 주기 리듬, 빛과 어두움 그리고 비정상적인 환경과 같은 환경적인 신호에 대한 뇌의 능력과 역기능과 관련이 있는 것으로 나타났다.

4) 체질

정신의학적 관점에서 체질이란 유전인자와 산전, 산후 과정에서 작용하는 여러 가지 영향에 의하여 형성된 개개인의 신체적 구성(physical organization)을 말하며, 인간관계의 경험을 통하여 획득된 학습은 체질에서 제외된다. 특히, 신생아의 수면 습관, 과민성, 울기 같은 민감성은 체질과 관련하여 흥미 있는 연구 대상이 되고 있다. 체질은 인격의 기본적 행동 방식을 결정짓는데 중요하며, 체질적 요인이나 소인은 대단히 복잡하다. 또한 체질은 한정된 범위이긴 하나 유동성이 있는 것으로 보아야 한다. 동물 실험 등을 통하여 얻은 많은 결과에 의하면 자궁 안에서 어머니로부터 받은 자극과 유아기 때의 양육 방법 및 여러 사회집단과의 접촉을 통한 출생 후 경험이 부신피질의 작용을 강화시켜 스트레스에 대한 신체 저항력을 길러주며, 그 사람의 감정 상태도 어느 정도 결정지어 준다는 사실은 인간의 체질에 있어서 상당히 중요하다.

Hippocrates와 Galen은 어떤 신체 유형에 따라 특정 질환이 일어날 소인이 있다고 주장하였다. Kretschmer(1925)는 인간의 기본체형을 비만형(pyknic type), 투사형(athletic type), 세장형(leptosomic type), 부전형(dysplastic type)의 네 가지로 분류하였다. 이와 비슷하게 Sheldon(1940)은 내배엽형(endomorphic type), 중배엽형(mesomorphic type), 외배엽형(ectomorphic type)의 세 가지로 나누었다. Sheldon에 의하면 내배엽형인 사람은 긴장의 이완, 신체적인 안락감, 사교성 등을 보이는 내장긴장형 기질(viscerotonic temperaments)과 관계있고 외배엽형의 사람은 내성 경향(introspective tendency)을 보인다고 하였다. 이러한 여러 연구를 보면 통계적으로 내배엽형은 조울병, 중배엽형은 사회 질병 그리고 외배엽형은 조현병과 관계가 있다고 하지만 신체적 체질로 임상적 진단을 내릴 수는 없다. 자신의 신체에 대한 정서적 색조를 나타내는 지각과 개념, 즉 신체상(body image)도 그 사람의 정신병리적 반응 결정에 중요한 역할을 한다는 것을 확인할 수 있다.

4. 이상행동의 유인

1) 내분비장애

내분비장애(endocrine disturbances)는 중추신경계에 영향을 주며, 시상하부가 중추적 역할을 한다. 또 사춘기, 갱년기, 산욕기 등에 정신병이 생기기 쉽고, 이때 내분비계에 큰 변화가 있다. 또한 내분비장애는 정신장애의 원인일 수도 있고 결과일 수도 있으며, 양자는 서로 밀접한 관계에 있으므로 구별이 어렵다. 감정적 타격이 무월경(amenorrhea), Graves병을 유발하는 수도 있고 반대인 때도 있다. 내분비장애가 크레틴(cretinism)병을 제외하고는 특정한 정신증상을 일으키는 경우는 없으며 갑상선 기능항진증 때의 불안, 감정적 불안정, 점액수종 때의 정신운동지연과 망상증, Addison씨 병일 때의 신경쇠약, cortisone 치료에서의 경조증 반응(hypomanic response) 등을 볼 수 있다. 어떤 내분비장애의 우울은 신체적 변화 때문에 오는 2차 반응일 수 있다. 악화된 말단비대증(acromegaly)이나 Cushing병을 본 사람이면 누구나 그런 몸의 변형이 가져오는 데 따르는 실망과 불안정, 열등감 등은 보상적인 방어적 심리 기제를 유발하기 쉽다는 것을 이해할 수 있다.

2) 임신

정신장애는 임신(pregnancy)이나 출산과 관계되나 이 시기와 연관되는 특정한 정신장애는 없다. 임신의 기쁨만큼이나 널리 임신한 여성의 마음을 괴롭히는 것은 좋지 않은 경향의 유전가능성, 전에 있었던 정신신경적인 병, 어려운 사회적, 경제적 조건 등과 결부된 걱정, 불안, 두려움 등일 것이다.

Rosenwald와 Stonehill(1972)은 산후신경증이 나타나는 시기에 따라 초기형과 후기형으로 나누고, 산모의 인격에 따라 일찍 발현되기도 하고 나중에 발현되기도 한다고 하였다.

임신과 관련된 정신장애는 발병비율이 1만 명당 14명 정도로 드물다. 임신이나 산욕기에 일어나는 정신장애의 약 50%는 조현병이며, 25%는 조울증이고, 20%는 정신신경증적 반응이다.

신체적인 징후가 표면에 나와 오심, 구토가 심하고 유산, 사산에 이르는 때도 있다. 이런 신체적 증상이 생리적 증상을 일으킬 수도 있다. 그리고 임신은 남편에게도 불안을 일으키므로 정신생리적 증상을 야기할 수 있다. Trethowan과 Conlon(1965)은 산모에게서 기대될 수 있는 오심, 입덧, 식욕의 변화나 복부팽만과 비슷한 증상이 10%의 남편에게도 있다고 한다. 이러한 현상은 쿠바드 증후군(Couvade syndrome)으로, 남편이 아내의 모성애 역할을 동일시한 결과에서 온다.

3) 독성물질

정신장애를 일으킬 수 있는 금속성의 독성물질(toxic agents)로는 납 · 수은 · 비소 · 은 등이 있는데, 그중에서도 납중독이 가장 흔하며, 이는 부주의나 자살 시도로 인해 중독을 일으킨다. 보통 급성이고 일회성인 뇌증후군을 나타내지만 작용이 오래 계속되면 만성 뇌증후군이 생기며, 사망할 수도 있다.

4) 감염

과거에는 감염(infection) 때문에 오는 가장 흔한 정신증이 매독성 뇌막염(진행성 마비)이었으나 오늘날은 Penicillin의 현대적 요법의 성공으로 미국의 경우 처음 입원한 전체 환자 중 2% 이하일 뿐이다. 현대에는 감염 중에서 정신장애를 일으키는 데 가장 문제가 되는 것은 바이러스로 인한 뇌염이다. 또한 아동과 노인, 소아는 다른 사람들보다 감염 시 더 쉽게 정신증세를 나타낸다. 폐렴이나 장티푸스 등의 감염의 급성기에 일어나는 정신장애는 대개 섬망이다.

5) 외상

정신장애 유발에서는 신체적 외상보다 정신적 외상(psychic trauma)이 더 중요하다. 정신적 외상은 자신의 능력으로는 처리할 수 없을 정도로 압도적으로 지각되는 놀라움, 고통, 불안, 수치심 등의 참을 수 없는 감정을 느낄 때 경험된다. 무기력한 상태는 인격의 방어구조가 위축되어서 포기할 때 일어난다. 생활을 위협하는 경험을 겪는 경우 어른은 압도적인 감정에 대항하여 방어하거나 억압하는 힘을 가지고 있으나 정신적 외상을 받은 아동은 일생동안 그런 사건이 재발될지 걱정하게 되므로 유쾌한 감정을 갖지 못한다. 두부외상의 정도는 다양하여 외상의 정도에 따라 여러 종류의 정신 기능의 결함이 남게 된다. 임상적으로는 처음에 급성 뇌증후군의 증상을 보이다가 뇌기능 손상이 지속되는 경우에는 만성 뇌증후군의 양상이 되어 영구적인 장애를 남긴다.

6) 신체결함과 질환

선천적 기형, 만곡족(clubbed feet, 곤봉발), 측만증(scoliosis), 척추후만증(kyphosis) 및 시각이나 청각의 선천성 결함들도 때로는 원망이나 다른 바람직하지 못한 심리 반응, 특히 보상적이고 공격적인 여러 방어적인 반응을 일으킨다. 선천적이거나 후천적인 결함을 가진 아동들은 다른 사람들이 혐오나 외면 또는 마음으로 대하는 경우 자신의 결함에 대하여 부정적 느낌을 가지게 된다. 청소년기는 이러한 신체적 결함에 대하여 좋지 않은 심리적 반응이 쉽게 자극되는 시기이다. 자아기능 및 효과적인 심리적 보상기전이 조장되고 발달된다면 심각한 인격장애는 일어나지 않는다. 신체질환은 인격의 신경증적 또는 정신증적 경향을 더 악화시키거나 유발시킨다. 그러나 질환이나 장애를 인식하고 교정하여 주는 것이 인격장애의 예방이나 치료적인 면에서 대단히 중요하다.

5. 뇌영상기법

1) 구조적 영상

(1) 컴퓨터단층촬영술

컴퓨터단층촬영술(computed tomography, CT)은 뇌의 단면을 컴퓨터로 구성한 방사선 사진이며, 생체 뇌의 직접적 영상을 얻을 수 있었던 최초의 기술로, 다른 영상기법에 비해 비용이 저렴하고 널리 보급되어 있어 선별검사로서 가치가 있다. 뇌실질의 백질, 회백질에 대한 구분이 어렵고, 탈수초화병변 등을 찾는 데 어려움이 있지만 뇌혈종이나 석회화 병변을 찾는 데 있어서는 MRI보다 우월하다.

(2) 자기공명영상검사

자기공명영상 검사(magnetic resonance imaging, MRI)는 1982년 임상에 도입되었고, 해상도가 우수하고, 횡단면뿐만 아니라 시상면, 관상면에서의 영상이 가능하며, 한 가지 이상의 다양한 영상을 얻을 수 있다는 장점이 있지만, 비용면에서 CT보다 비싸다.

뇌의 회백질, 백질에 대한 구분이 잘 되며, 뇌 구조의 전반적인 영상을 얻는데 적합하다. 혈류속도에 따른 신호를 얻어 뇌 자기공명혈관조영술이 가능하다.

2) 기능적 영상

(1) 기능적 자기공명영상(fMRI)

뇌의 어떤 부분이 활성화되는 것은 그 부위의 혈류가 증가된 것을 통해 거꾸로 알 수 있는데, 이러한 개념을 뇌 영상기법에서 도입하여 뇌의 국소적 활성부위를 찾아내는 방법이 fMRI이다. 특정 인지기능을 사용하는 작업을 피검자에게 시키면서 얻은 신호와 대조작업하면서 얻은 신호를 비교하여 특정 인지기능에 의한 뇌의 국소적 활성을 파악할 수 있다.

(2) 단일광자방출 컴퓨터단층촬영술(SPECT)

방사성 동위원소를 생체에 주입한 뒤 그 물질의 뇌내 분포를 단층영상으로 구성하여 보여 준다. 뇌 국소적 혈류 및 수용체 등 특정물질 분포의 영상을 비교적 높은 해상도로 얻을 수 있다.

(3) 양전자 단층촬영술(PET)

방사성 동위원소의 뇌내 분포를 영상화한다는 점에서 SPECT와 유사하다. 신호의 특이성이 크고 SPECT보다 해상도가 높다.

(4) 뇌자도 또는 자기증강측정기(Magnetoencephalography, MEG)

뇌세포의 국소적, 전기적 활성은 자기장의 변화를 일으키는데, 이러한 국소적 자기장을 검출하여 단층화 영상을 얻는 방법이다. 뇌 표면뿐만 아닌 심부의 전기적 활성을 측정할 수 있다는 장점이 있다.

6. 요약

- 생물학적 이해
  1. 중추신경계 구조와 기능 [표 2-1-1]

2. 신경전달물질 [표 2-1-2]
3. 유전적 요인: 분자생화학적 결합, 염색체 이상, 생물학적 지표 등에 대해 가계연계, 쌍생아 양자연구 등이 이루어지고 있다.
4. 계절과 24시간 주기: 일광시간, 일조량 등 계절적 변동이 기분, 수면, 식이 등의 신체상태와 정신건강에 관련이 있다.
5. 뇌영상기법
   ① 구조적 영상
      (a) 컴퓨터단층촬영술(CT): 비용이 저렴하고 뇌렬종 석회화 병변을 찾는데 우월
      (b) 자기공명영상검사(MRI): 혈류속도에 따른 신호를 얻어 다양한 영상 관찰가능, 비용이 비싸다.
   ② 기능적 영상
      (a) 기능적 자기공명영상(fMRI): 인지기능에 의한 국소적 뇌의 활성화 부위 찾아냄.
      (b) 단일광자방출 컴퓨터단층촬영술(SPECT): 뇌 국소적 혈류 및 수용체 등 특정물질 분포 영상 관찰가능
      (c) 양전자 단층촬영술(PET): 뇌 혈류량, 뇌 산소이용도, 뇌 당대사, 중추신경계, 신경전달물질 수용체 기능과 분포 등 측정
      (d) 뇌자도(EMG): 뇌에서 발생하는 자기장을 감지하여 뇌의 활동패턴을 분석하는 것으로 매우 정밀한 시각적 해상도를 제공하며, 신경망의 활동을 고해상도로 측정

풀어보기

설명이 맞는 것은 ○, 틀린 것은 × 하시오.

1. 변연계는 기본적인 정서, 욕구, 충동, 본능 조절의 역할를 한다. ( )
2. 신경전달물질은 어떤 자극에 대한 반응으로 감정과 사고 의지를 보이도록 신호를 보내는 물질이다. ( )
3. 정신질환치료약물은 신경전달물질의 분비를 촉진하는 것이다. ( )
4. 불안장애는 세로토닌감소를 보인다. ( )
5. 뇌자도는 단층화 영상을 통해 뇌의 국소적 자기장을 검출하는 것으로 뇌표면뿐만 아니라 심부의 전기적 활성을 측정한다. ( )

정답

1. ○ 2. ○ 3. × 4. × 5. ○

>> 참고문헌

- 김용식, 안용민, 정성훈(2012). 항정신병 약물 장기지속형 주사제. 서울대학교출판문화원.
- 김용식, 안용민, 정성훈, 신영민(2009). 클로자핀 임상사용의 실제. 서울대학교출판부.
- 대한정신약물학회(2019). 임상신경정신약물학 제3판. 시그마프레스.
- 전명욱(2012). Pacific Psychiatry. Pacific books.
- 퍼시픽학술국(2012). Pacific's human anatomy. Pacific books.
- Byerly M. J., Nakonezny P. A., Lescouflair E.(2007) Antipsychotic Medication Adherence in Schizophrenia, The Psychiatric clinics of North America, 30(3), 437–452.
- Coombs T., Frank P., Lambert G., Griffiths R.(2003) What influences patients' medication adherence? Mental health nurse perspectives and a need for education and training, International Journal of Mental Health Nursing, 12(2), 148–152.
- Corrigan P. W., Liberman, R. P., Engel J. D.(1990) From non–compliance to collabolation in treatment of schizophrenia. Hospital Community Psychiatry, 41, 1203–1211.
- Cramer J. A., Rosenheck R.(1998) Compliance with medication regimens for mental and physical disorders, Psychiatric Services, 49, 196–201.
- Gray R., Wykes T., Gournay K.(2002) From compliance to concordance: a review of the literature on interventions to enhance compliance with antipsychotic medication, Journal of Psychiatric and Mental Health Nursing, 9(3), 277–284.
- Halter M.J.(2021). Varcarolis' Foundations of Psychiatric–Mental Health Nursing 9th Edition. Saunders.
- Happell B., Manias E., Pinikahana J.(2004) Wanting to be heard: mental health consumers' experiences of information about medication, International Journal of Mental Health Nursing, 13(4), 242–248.
- Hudson T. J., Owen R. R., Thrush C. R.(2004) A Pilot Study of Barriers to Medication Adherence in Schizophrenia, The Journal of clinical psychiatry, 65(2), 211–216.
- James Olson(2010). Clinical Phrmacology made ridiculously simple. MedMaster Inc; 4th Ed
- Kamali M., Kelly B. D., Clarke M.(2006) A prospective evaluation of adherence to medication in first episode schizophrenia, European psychiatry, 21(1), 29–33.
- Kikkert M. J., Schene A. H., Koeter M. W. J.(2006) Medication Adherence in Schizophrenia: Exploring Patients', Carers' and Professionals' Views, Schizophrenia bulletin, 32(4), 786–794.
- Kretschmer, E. (1925). Physique and character: An investigation of the nature of constitution and of the theory of temperament. (W. Sprott, trans.) Harcourt Brace, NY.
- Loffler W, Kilian R, Tourni M, Angermeyer M.(2003) Schizophrenic patients' subjective reasons for compliance and non–compliance with neuroleptic treatment. Pharmacopsychiatry; 36: 105–112.
- Maeda K., Kasai K., Watanabe A.(2006) Effect of Subjective Reasoning and Neurocognition on Medication Adherence for Persons With Schizophrenia, Psychiatric services, 57(8), 1203–1205.
- Marland D. R.(1999) Atypical neuroleptics: autonomy and compliance. Journal of Advanced Nursing, 29(3), 615–622.
- Pyne J. M., McSweeney J., Kane H. S.(2006) Agreement Between Patients With Schizophrenia and Providers on Factors of Antipsychotic Medication Adherence, Psychiatric services, 57(8), 1170–1178.
- Rosenwald G.C., Stonehill M.W.(1972) Early and Late Postpartum Illnesses, Psyhosomatic Medicine, 34(2), 129–138.
- Sadock B.J, Sadock V.A, Ruiz P. Kaplan & Sadock's synopsis of psychiatry . 11th ed. Philadelphia, PA: Wolters Kluwer; 2015.
- Sheldon, W. H., Stevens, S. S., & Tucker, W. B. (1940). The varieties of human physique.
- Stahl's Essential Psychopharrmacology 3rd Ed, 272–599.
- Stephen M. Stahl(2008) Stahl's essential psycho– phramacology. Neuroscientific basis and practical approach. Cambridge university press; 3rd Ed
- Trethowan W. H., Conlon M. F.(1965) The couvade syndrome, The British Journal of Psychiatry, 111, 57–66.
- Valenstein M., Blow F. C., Copeland L. A.(2004) Poor Antipsychotic Adherence Among Patients With Schizophrenia: Medication and Patient Factors, Schizophrenia bulletin, 30(2), 255–264.
- Velligan D. I.,Lam Y. F., Glahn D. C., Barrett J. A., Maples N. J., Ereshefsky L., Miller A. L.(2006) Defining and Assessing Adherence to Oral Antipsychotics: A Review of the Literature, Schizophrenia Bulletin, 32(4), 724–742.
- Yamada K., Watanabe K., Nemoto N., Fujita H, Chikaraishi C., Yamauchi K., Yagi G., Asai M., Kanba S.(2005) Prediction of medication noncompliance in outpatients with schizophrenia: 2–year follow–up study. Psychiatry Res, 27.

chapter

03

심리·사회학적 이해

제 1 절 성격발달

학습목표

- Freud의 정신성적 발달이론을 설명한다.
- Erikson의 정신사회적 발달이론을 설명한다.
- Sullivan의 대인관계이론을 설명한다.
- Mahler의 분리개별화이론을 설명한다.

주요용어

- 고착 fixation
- 대인관계 interpersonal relationship
- 분리-개별화 separation-individuation
- 성격 personality
- 정신사회적 발달 psychosocial development

인간의 행동을 탐구하기 위해서는 발달과정과 성격형성에 대한 통합적인 이해가 필요하다. 이를 위해 인간의 성격이 발달하는 과정과 관련된 여러 이론 중 대표적인 프로이트, 에릭슨, 설리반, 말러의 이론을 중심으로 살펴보도록 한다.

1. 정신성적 발달이론

프로이트(S. Freud)는 어린 시절의 경험, 특히 출생 후 첫 5년이 성격 형성에 매우 중요한 영향을 미친다고 보았다. 프로이트는 성적 충동에 의한 심리적 에너지인 리비도(libido)에 의해 쾌락을 추구하는 신체 부위가 입, 항문, 성기로의 이동에 따라 성격의 발달단계를 구분하는 정신성적발달을 주장하였다. 정신성적발달은 영아기부터 청소년기까지 5단계(구강기, 항문기, 남근기, 잠복기, 생식기)로 구분한다. 특히 처음 세 단계(구강기, 항문기, 남근기)에 어떠한 경험을 했는지가 그 이후의 성격 발달에 매우 중요하다고 보고, 한 인간의 성격을 이해하는 데 초기 발달과정을 중요시하였다. 각 단계마다 아동이 추구하는 성적 쾌락을 만족시켜야만 다음 단계로 넘어갈 수 있는데, 만일 각 단계의 욕구가 지나치게 만족되거나 좌절이 빈번히 일어나면 다음 단계로 넘어가지 못하고 그 단계에서 고착이 발생한다. 프로이트가 제시한 성격 발달의 5단계는 다음과 같다.

1) 구강기(0~1.5세)

아동의 리비도가 입, 혀, 입술 및 입 주변 기관에 집중되는 시기이다. 이때 아동은 빨기, 삼키기, 물기, 씹기 등의 구강을 통한 감각과 활동으로 쾌감을 경험한다. 이 시기는 안전과 생존을 위해 수용적이고, 대상에 대한 개념이 없으며, 특징적으로 자기애(예 손가락빨기)가 나타난다.

보통 생후 6개월까지는 구강협응적 단계(oral incorporative phase)라고 하는데, 무력하고 의존적 존재로, 무조건 어머니의 모든 것을 받아들이는 시기이다. 치아가 나기 시작하는 6개월 이후는 구강가학 단계(oral sadistic phase)로, 물거나 씹음으로써 성적 쾌감을 얻고, 아동은 젖이나 젖병을 떼고 음식을 물거나 씹기 시작한다.

이 시기를 적절히 잘 지내면 자신감과 관대함, 신뢰성, 주고받을 줄 아는 능력, 사교성, 독립성이 발달된 성격이 형성된다. 그러나 과잉만족을 경험한 아동은 지나친 낙관주의, 자기애, 의존적인 성격을 갖게 되며, 좌절감을 지나치게 경험한 경우는 요구가 많고, 흡연, 음주,

과식, 따지거나 불평 등 말로 상대방을 공격함으로써 쾌감을 느끼며 구강 만족을 추구하게 된다. 이처럼 이 시기에 고착된 성격형태를 구강기적 성격이라고 한다. 불안한 상황에서 손톱을 물어뜯는 행동을 하는 사람도 구강기적인 성격이 발달한 사람이다.

2) 항문기(1.5~3세)

성적 쾌감을 느끼는 주요한 부위가 항문과 그 주위로, 아동은 배변을 볼 때 일어나는 자극으로부터 성적 쾌감을 경험한다. 이 시기에 발생하는 주요 사건은 대 · 소변 훈련의 시작으로, 이는 내적 충동의 만족과 외부 제약(규율과 권위)이 체계적으로 가해지는 최초의 경험이다. 자신의 신체 근육(특히 배변 시의 괄약근)의 조절과 통제가 중요한 행동 요소이며, 아동은 처음으로 획득한 신체의 자율성을 시험하고 성공을 경험한다. 대 · 소변 훈련은 의사전달과 보행, 괄약근조절이 가능할 때 시작하며, 만 4세까지 가리는 것을 정상으로 본다.

이 시기에 성격 형성의 주요한 결정요인은 대소변훈련 시 주 양육자(예: 어머니)의 훈련 방법과 태도이다. 주 양육자는 칭찬과 보상, 처벌이나 조롱 혹은 창피로, 주로 두 가지 방법을 사용한다. 만약, 주 양육자가 원하는 시간과 장소에 아동이 배변하도록 강제하고 성공했을 경우 아낌없이 칭찬하고 보상을 하는 방법과 태도를 주로 취한다면 자기조절, 독립심, 자존감, 생산성, 창의성과 관련된 성격 특성의 기초를 마련하게 된다. 그러나 칭찬과 보상보다는 처벌, 조롱과 창피를 강조한 방식은 아동의 반응양상에 따라 두 가지 성격 패턴을 초래한다. 아동이 대소변을 참으면 고집 세고 인색하며 깨끗함과 말끔함에 강박적 경향을 띠게 되고, 부모가 원치 않을 때 배설을 하는 등 반항적으로 반응하면 지저분하고 잔인하고 파괴적이며 호전적이거나 양가감정이 심한 경향을 띠는 항문폭발적 성격 특성(anal expulsive traits)이 발달한다.

3) 남근기(3~6세)

남근기는 사춘기에 나타나는 호르몬의 변화 없이 고조된 성적 민감성이 나타나며, 성기가 주된 관심의 대상 혹은 쾌락의 근거가 된다. 남녀 간의 성적 차이, 성기의 크기 및 남근의 존재 유무에 대한 관심이 높아지는 등 성 인식이 발달하고, 생애 처음으로 자위행위를 시작하며, 출산이나 성에 관한 질문이 많은 시기이다. 이 시기가 되면 인간관계의 폭이 어머니에게 국한되었던 것에서 벗어나 아버지나 형제 · 자매로 확대되어 부모와 형제 · 자매 간에 갈등이 많아 가족 삼각관계 시기라고도 하며, 부모의 사랑을 경쟁적으로 차지하려는 형제간의 경쟁의식(sibling rivality)이 나타나기도 한다.

프로이트는 이 시기에 오이디푸스 콤플렉스(oedipus complex) 혹은 엘렉트라 콤플렉스(electra complex)가 나타난다고 하였다. 오이디푸스 콤플렉스는 어머니의 사랑을 독점하려는 남자아이가 아버지에게 경쟁심, 적대감, 분노, 두려움, 존경심, 애정 등 복잡한 심정 속에서 경험하는 갈등을 말한다. 남자아이에게 어머니는 출생 직후 돌보고 욕구를 충족시켜 주는 존재로, 자연스럽게 어머니에게 성적 애착의 감정을 발달시킨다. 그러나 아버지가 어머니와 둘만의 특별한 관계를 가졌다는 것을 인식하게 되고, 사랑의 경쟁자인 아버지에게 적대적 감정을 갖게 되며 없애고 싶은 상대로 본다. 그러나 아버지는 자신보다 훨씬 강한 존재이므로 자신의 남근이 잘릴지도 모른다는 상상 속에서 거세불안(castration anxiety)을 경험한다. 엘렉트라 콤플렉스는 남자아이의 오이디푸스 콤플렉스에 대응하는 여자아이의 갈등으로, 최근에는 오이디푸스 콤플렉스로 통일해서 사용한다. 여자아이에게도 최초의 사랑의 대상은 주된 양육자인 어머니이다. 그러나 자신이 남근이 없다는 점에서 남근선망(penis envy)과 열등감을 갖게 된다. 자신의 남근을 어머니가 빼앗았다고 생각하여 어머니에 대한 적개심과 더불어 남근을 가진 아버지를 소유하고 싶다는 욕구를 발전시킨다. 이처럼 이 시기 아동은 이성 부모를 소유하고자 하는 무의식적 바람과 동시에 동성 부모를 없애고자 하는 무의식적 소망이 내포된 남근기 갈등을 경험한다. 프로이트는 이 남근기 갈등을 어린 아동이 해결해야 하는 가장 중요한 갈등으로 보고 남근기를 발달단계 중 가장 중요한 시기라고 하였다.

아동의 동성 부모에 대한 적대 감정과 이성 부모에 대한 동경은 시간이 지나면서 점차 변화하여 이성 부모에 대한 성적 욕망을 억압하고, 동성 부모와의 동일시를 통해 오이디푸스 콤플렉스와 엘렉트라 콤플렉스를 해결한다. 이러한 과정을 통해 성 정체감을 형성하고, 초자아 발달, 삼각관계의 수용을 통해 건강한 이성관계를 맺을 수 있는 능력을 갖게 된다.

그러나 오이디푸스 콤플렉스를 성공적으로 해결하지 못하면 이후의 성장과 적응에 여러 문제를 초래하며 남근기적 성격을 가지게 된다. 남근기적 성격은 아버지의 상징인 선생님이나 직장 상사와 같은 권위적 인물에게 과도한 두려움과 복종적 태도를 갖거나, 거세불안에 대한 방어로 용감하게 보이려고 하고 과시하려는 경향과 남근선망으로 여성의 경우 남성에 대해 경쟁심을 느끼게 된다. 또한 정신분석적 입장에서는 오이디푸스 콤플렉스에서 유래하는 성적 갈등이 억압되어 상징적 의미를 지니는 신체적 증상으로 전환되어 전환장애와 타인의 애정과 관심을 끌려는 지나친 노력과 과도한 감정표현이 주된 특징인 연극성 성격장애가 초래할 수 있다고 본다.

4) 잠복기(6~12세)

잠복기는 남근기의 여러 욕구가 잠재화하여 모든 리비도가 운동이나 지적 활동 등 사회적으로 바람직한 활동으로 승화되어 발산되는 시기이다. 성적 흥미와 활동이 사라지고 뚜렷한 정신성적 변화를 보이지 않으나 이전보다 더욱 동성의 부모를 동일시하여 남자다움이나 여자다움이 분명해져 자신의 성을 확립하며, 교육을 통해 자아가 발달하고 이상이 형성되므로 위인전을 읽히는 것이 좋다. 또한 가족이 아닌 사람들을 만나고, 사회적인 관계가 이루어져 사회화가 일어나게 되므로 '사회화 시기'라고도 한다. 특히, 동성 간의 동일화가 강하며, 또래와의 집단형성이 두드러진다. 집단활동을 통해 즐거움을 맛보기도 하고, 따돌림 행동도 배운다. 이 시기는 공격 충동이나 파괴적 충동을 스스로 조절하는 내적 조절 능력을 연마하고, 인생에 필요한 새로운 기술과 적응 능력을 기르게 된다. 그러나 성적 활동이 비교적 조용함에도 불구하고 잠복기 후반에는 자위행위에 대한 욕구가 강해진다. 이 시기를 잘 보내면 사회적응 능력이나 집단 및 사회생활에 적응하는 유능한 성격이 형성된다.

5) 성기기(12~18세)

성기기는 성적 쾌감이 성기에 집중되며, 잠재되어 있던 성적 관심과 성 충동 및 공격성이 증가하기 때문에 이성이 다시 관심의 초점이 되고, 오이디푸스 콤플렉스가 다시 나타난다. 남근기와의 차이는 성적 공상보다는 성행위를 통하여 만족을 추구하는 점이다. 사춘기에 접어들면서 성호르몬 분비의 급증으로 이차성징이 나타나고 성인의 신체를 갖게 되어 생식기라고도 한다. 이성의 부모에게 향하던 리비도를 다른 이성으로 돌려 성숙한 이성교제의 기틀을 마련하고, 개인적 주체성을 확립, 성인으로서 자신에게 부과된 역할을 맡아서 수행하는 시기이다. 성적 충동이 증가하면서 자위행위를 하게 되며, 갈등과 죄의식, 열등감을 느끼게 된다. 이 시기에 특히 동성 부모의 태도가 중요한데, 대화를 통해 잘 이해하고 부모와 좋은 관계일 때 그들의 행동을 모델로 삼아 극복한다. 성격 발달은 대부분 이 시기에 완성되어 평생 조금씩 발전 · 수정하게 된다. 이 시기를 원만하게 보내면 자아정체감을 확립하고, 이성에 대한 건전한 애정으로 발전되며, 타인에 대한 관심과 협동, 이타적 태도를 갖추게 되나 그렇지 못한 경우는 주체성 혼돈을 경험한다.

2. 정신사회적 발달이론

에릭슨(E. H. Erickson)은 인간발달에 있어 이드의 역할보다 자아의 역할을 중시하고, 사회적 환경에 적응하면서 나타내는 적응, 정체성과 그 결과에 관심을 가짐과 동시에 자아가 주위의 환경과 어떠한 상호작용을 하는지를 중요하게 여기는 정신사회적 발달이론을 주장하였다. 에릭슨은 프로이트이론의 병적 접근에 반대하며 건강한 인격을 강조하였다. 이 이론에 따르면 전 생애를 통해 성격발달이 이루어지며, 각 생애주기마다 위기 및 발달과업이 있다. 다음 단계로의 진행은 갈등의 해결에 달려 있으며, 이것을 어떻게 완수하는가가 성격형성에 영향을 미친다고 하였다. 또한 이 갈등과 위기를 잘 극복하였을 때 발달하게 되는 덕목을 함께 제시하고 있다. 에릭슨은 정신사회적 발달을 8단계로 구분하여 다음과 같이 설명하였다.

1) 영아기(0~1세): 신뢰감 대 불신감

에릭슨은 건강한 성격 발달에 최초의 가장 중요한 요소를 신뢰라고 하였으며, 타인에 대한 근원적 신뢰뿐 아니라 자기 자신의 신뢰성에 대한 근원적인 감각으로 정의한다. 이 시기는 프로이트의 구강기와 연결되며, 어머니에 대한 기본적인 신뢰감 구축을 바탕으로 타인에게 일반화하는 것을 학습하게 된다. 하므로 주 양육자가 일관적이고 사랑스러운 보살핌을 지속한다면, 아이는 타인은 의존할 수 있고 의지할 수 있다는 인간에 대한 신뢰감을 형성하게 되고, 그렇지 않다면 세상은 의존할 수도 예측할 수도 없는 위험한 곳이라는 것을 배우며, 다른 사람을 불신하는 성격이 형성된다.

2) 걸음마기(1~3세): 자율성 대 수치, 의심

프로이트의 항문기에 해당하며, 아동은 근육의 발달로 대 · 소변의 통제가 가능하고, 혼자 서서 걷고 말하게 되면서 스스로 외부세계를 탐색하고, 손을 사용하여 스스로 음식을 먹는 것 등을 통해 자율성을 발달시킨다. 자율성의 표현으로 '나', '내 것', '안 해', '싫어'라는 말을 자주 사용한다. 대 · 소변훈련이 너무 빠르거나 엄격하면 아동은 자신의 의지가 손상되었다고 받아들여 자율성을 형성하지 못하고 수치심과 의심이 나타날 수 있다. 따라서 양육자는 아동이 창피함을 느끼거나 자신감을 잃지 않고 자신을 통제할 수 있도록 지지적인 태도를 유지하여야 한다.

3) 학령전기(3~6세): 주도성 대 죄책감

프로이트의 남근기와 연결되며, 이 시기의 아동은 목표를 설정하여 스스로 계획을 세우고 추진하며, 호기심이 많고 창조적이다. 부모와 자신을 동일시하며 초자아의 발달과도 관련이 있다. 그러나 자신의 욕구가 사회 속에서 특히 부모나 놀이에서 좌절되면 죄책감을 느낀다.

4) 학령기(6~12세): 근면성 대 열등감

자아 성장의 결정적인 시기로, 학교생활을 통해 읽기, 쓰기, 셈하기 등의 인지적 기술을 획득하고, 또래와 같이 노는 과정에서 타인으로부터 자신의 성취가 인정을 받음으로써 근면성을 획득한다. 실수나 실패를 거듭하게 되거나 학교나 사회로부터 편견적인 태도를 접할 때 열등감이 발달한다.

5) 청소년기(12~18세): 주체성 대 역할혼돈

자기 존재에 대한 새로운 경험과 탐색이 시작되는 시기로, 자신이 누구이며 어떤 사람이 될 것인가를 결정하는 자아정체감 확립이 주요 과제이다. 이를 위해서는 자신에 대한 개념을 통합하여야 하며, 그렇지 못하면 주체성 및 자신의 역할에 대한 혼란을 겪게 된다.

6) 성인기(18~45세): 친밀감 대 고립감

이전까지는 자기 자신이 주로 관심의 대상이었다면, 성인기는 진학, 취업 및 직장 적응, 배우자 선택 등을 위해 타인과 공유적 정체감을 형성하려 한다. 따라서 이 시기에는 타인과의 관계에서 친밀감을 형성하는 것이 중요한 과업이다. 에릭슨에 따르면 청소년기에 긍정적인 자아정체감을 확립한 사람만이 진정한 친밀감을 이룰 수 있으며, 그렇지 못하면 자기 자신에 대하여 자신감을 가지지 못하므로 타인과의 관계에서 친밀감을 형성하지 못하고 고립되어 자기 자신에게만 몰두하게 된다고 하였다.

7) 중년기(45~65세): 생산성 대 자기침체

경제적인 안정과 사회적 지위가 확립된 안정된 시기로, 두 사람의 친밀감이 확립되면 그 밖의 사람으로 관심이 확대되어, 가정적으로는 자녀를 양육하고 사회적으로는 다음 세대를 키우고 교육하는 데 관심과 노력을 쏟게 된다. 또한 직업적 성취나 학문 · 예술적 업적을 통해 생산성을 발달시킨다. 생산성은 개인이 스스로 다음 세대에 물려주기를 기대하는 어떤 특성을 소유하고 있음에 대한 자신감을 의미한다. 이 시기에 생산성 확립에 실패하면 자기 침체, 지루함, 대인관계에서의 피폐를 경험하게 된다.

8) 노년기(65세 이후): 통합성 대 절망감

신체적인 노쇠와 직업으로부터 은퇴, 배우자, 친척, 친구들의 죽음으로 인하여 인생에 대한 무력감을 느끼는 일이 많아진다. 이 시기에 개인의 관심은 미래에서 과거로 옮겨가 자신이 지금까지 살아온 생애를 돌아보면서 자신의 생애가 가치 있는 삶이었는지를 음미한다. 자신의 인생에 만족한다면 인생의 한계와 자신도 역사의 한 부분임을 받아들이며 지혜를 갖고 지금까지를 통합하나 그렇지 못하면 절망감을 경험한다.

3. 대인관계이론

설리반(H. S. Sullivan)은 성격이란 인간의 생활을 특징짓는 비교적 지속적인 패턴의 대인관계상황이라고 정의하면서, 개인이 맺는 대인관계, 특히 친밀한 사람들과의 관계에 의해 일생에 걸쳐 형성된다고 하였다. 영 · 유아기에서 청소년 초기까지가 성격발달의 기본 토대가 형성되는 시기로, 이때 발달된 성격이 광범위하고 보편적인 틀을 제공한다고 전제하였다. 대인관계이론에서 핵심적인 개념은 불안으로, 불안은 항상 대인관계에서부터 비롯된다. 불안은 개인의 자기가치감과 자신감 및 유능감을 위협하여 자아존중감을 손상하게 하므로 성격의 건전한 발달과 기능을 위해서는 타인과의 관계에서의 안정이 중요하다. 설리반은 7단계로 성격발달을 설명하였으며, 각 발달단계별 주요 특성은 다음과 같다.

1) 영아기(0~18개월)

아동에게는 수유가 인간 최초의 대인관계경험이며, 이때의 경험은 단순하고 직접적으로 지각하는 원형적 형태로, 서로 간에 어떤 관련성이나 해석함이 없이 즉각적으로 일어나기 때문에 순간적이며 산발적이고 비조직적이다.

2) 아동기(18개월~6세)

처음에는 사물을 논리적인 인과관계로 연결짓지 못하는 사고단계에서 언어능력의 발달에 따라 현재, 과거, 미래로 논리적이며 조화로운 방식으로 사물들을 배열하는 통합적인 사고로 변한다. 이때 부모의 언어적 표현은 아이의 자기 지각에 매우 중요한데, 부모가 자신의 행동을 인정하지 않는다고 지각하면 아이는 부정적이고 적대적으로 세계를 보기 시작하며 타인의 좋은 점보다는 부정적인 측면만을 지각하게 된다. 또한 이 시기 동안에 영향을 주는 사람은 부모에서 또래까지 확장된다. 또한 아동은 성 개념을 발달시켜 남성과 여성에 따른 역할을 동일시하며, 놀이친구와 성인의 흉내를 내는 소꿉놀이를 많이 한다.

3) 소년기(6~9세)

통합적 사고를 할 수 있기 때문에 사회적 수용에 대한 욕구가 아동에게 영향을 준다. 아동은 보다 높은 수준의 사회에 눈 뜨면서 점차 타인과의 협동적이며 경쟁적인 활동에 참여한다. 또한 내적 통제에 의한 행동관리가 가능하며 현실과 환상을 구별할 수 있게 된다.

4) 전청소년기(9~12세)

같은 성의 또래와 친근한 관계를 맺는 것이 중요한 과제로, 타인과 순수한 대인관계를 맺기 시작한다. 자신뿐만 아니라 누군가의 안전과 만족이 중요하다는 것을 알게 되며, 이 시기에 친한 친구가 없으면 절망적인 고독을 경험하게 된다.

5) 초기 청소년기(12~17세)

이 시기의 주요 과제는 이성 친구들과 만족스러운 관계를 형성하는 것이다. 사춘기의 생리적 변화로 인해 성적 욕망이 나타나며, 그것이 성격에 작용하여 이성과의 관계 발달을 이끈다. 정체성 확립과 부모로부터의 분리 및 독립에 관심을 가지게 된다.

6) 후기 청소년기(17~20세)

여러 교육을 통해 완숙한 개인으로 성장한다. 친밀감과 애정 욕구가 통합되면서 한 사람의 이성을 선택하여 친밀한 관계를 맺고 유지한다. 성숙한 개인으로서 사회에서 의무와 책임을 수행하는 자아를 형성하고 승화된 방법으로 불안을 해결할 수 있다.

7) 성인기(20~30세)

온전하게 사회화된 인간발달이 이루어져 사회에서 상호의존하는 성숙한 대인관계를 형성하는 시기이다.

4. 분리개별화이론

말러(M. Mahler)는 언어 습득 이전 시기의 정상 아동들과 어머니들 간의 상호작용을 관찰 연구한 것을 토대로 초기 심리발달과 대상관계에 대한 이론을 제시하였다. 아동이 한 개인으로서 최초로 사랑했던 어머니라는 대상에서 떨어져 나오는 심리적 과정에서 아동을 독립적이고 자율적인 존재가 되고자 하는 욕구와 다시 어머니와의 공생적인 융합상태로 되돌아가고자 하는 욕구 사이에서 분투하는 존재로 분리와 개별화의 개념으로 설명하였다. 아동이 어머니와 맺는 관계의 특징을 기준으로 발달단계를 다음과 같이 구분하였다.

1) 정상 자폐기(0~1개월)

이 시기의 아이는 깨어 있는 시간보다 잠들어 있는 시간이 더 길며, 생존과 안위를 위한 기본욕구 충족에 초점이 맞추어져 있다. 자기와 자기가 아닌 것(대상)을 구별하지 못하고 모든 세상을 자기자신으로 여기는 시기로, 무대상(objectless)의 시기라고도 한다.

2) 공생기(1~5개월)

어머니와 아이가 심리적인 공생을 하는 시기로, 아기는 어머니를 알아보고 어머니는 아기의 반응으로 아기에게 푹 빠지게 된다. 아기는 나(I)와 나 아닌 대상(not-I), 내적인 것과 외적인 것을 구별하지 못하는 '대상 이전' 시기이다.

3) 분리-개별화기(5~36개월)

말러는 아동이 분리-개별화기를 거치며 자신의 개별적인 정체감을 형성하고 정서적 대상항상성을 향한 단계로 나아가게 되면서 심리적 탄생을 하게 된다고 하였다. 분리와 개별화는 상호보완적인 발달경로이다. 분리는 아이가 어머니와의 공생적 융합으로부터 벗어나는 것이고, 개별화는 아이가 자신의 개인적 특성들을 갖추어가는 것이다. 어머니로부터의 분화와 관련된 자각이 아이의 독립적인 자율적 기능의 발달과 함께 진행되는 것이 바람직한 발달상황이다. 이 시기는 다시 4개의 분기로 나누어진다.

(1) 제1분기: 분화 분기(5~10개월)

생후 4~5개월이 되면 불특정한 사회적 미소가 점차 어머니에 대한 특정한 선택적인 미소반응으로 바뀐다. 깨어 있는 시간이 길어지고 감각이 발달하면서 점차 자신이 아닌 외부로 관심을 확장하고, 기민성, 지속성, 목표지향성과 함께 환경에 대한 탐색이 나타나게 되어 아기가 모자 공생의 알에서 부화하는 시기라고 간주한다. 생후 7~8개월부터 나타나는 '어머니를 되돌아보고 점검하기(checking back)'는 분화의 시작을 알려 주는 중요하고 규칙적인 신호이다. 또한 어머니를 알아보는 대신 낯가림(stranger anxiety)이 나타난다.

(2) 제2분기: 실행 분기(10~16개월)

생후 10개월경부터 아동의 인지기능과 걷기와 같은 자율적인 기능이 급성장함으로써 어머니를 거의 잊을 정도로 자율적인 기능의 연습, 특히 운동성에 몰두하며, 숙달의 즐거움과 세상과의 사랑에 빠진다. 아동의 자기애가 최고조에 달하는 시기이다. 이 시기 동안 아동은 어머니를 일종의 홈 베이스처럼 여기며 정서적 재충전(emotional refueling)을 위해 되돌아온다. 걸음마는 어머니와 아이 모두에게 커다란 의미가 있는데, 아이가 잘 해낼 수 있다고 느끼는 어머니의 기대와 믿음은 아이의 안전감 발달에 매우 중요한 자극제가 되고, 아이의 마술적 전능감을 자율성 및 자존감의 기쁨과 맞바꿀 수 있는 최초의 격려가 된다.

(3) 제3분기: 화해(재접근) 분기(16~24개월)

아이가 마음 놓고 걸을 수 있게 되면서 자신의 몸이 어머니의 몸과 분리되어 있음을 더욱 확실히 깨닫는 시기이다. 어머니는 더 이상 단순한 안식처가 아니라 확장되어가는 세상에 대한 발견을 나누고 싶은 존재가 된다. 그러나 아이의 자율성이 엄마의 통제에 부딪히며 자신의 바람과 어머니의 바람이 항상 일치하는 것이 아니라는 것을 인식하게 되고 실행 분기의 위대함과 전능함에 도전을 받게 된다. 이 시기에 아이는 어머니의 부재를 심히 불안해하고 자기 요구를 말로 표현해야만 알 수 있다는 것을 알게 된다. 사랑해 주는 엄마와 때로는 아기의 욕구를 차단시키고 방해하고 나무라며 차갑게 미워하는 엄마, 이 두 개의 분리된 엄마 사이에서 아이는 불안해하는 '재접근 위기(reapprochement crisis)'에 처하게 된다. 이 시기에 좋은 어머니는 아기의 요구를 적당히 충족시켜 주고 허용하면서도 적당한 선에서 좌절을 주지만 차갑고 단절된 감정의 손상을 주지는 않도록 해야 한다. 그래서 아이는 늘 어머니의 사랑을 받을 수 있어야 하고, 어머니의 행동을 예측할 수 있어야 한다. 동시에 아이가 독립적인 방향으로 나갈 수 있도록 부드럽게 밀어주어야 한다.

(4) 통합(대상항상성수립) 분기(24~36개월)

이 시기의 주요 과제는 일생을 통해 지속되는 개별성을 성취하고, 어느 정도의 대상항상성을 획득하는 것이다. 대상항상성은 대상이 좌절을 주든 만족을 주든 상관없이 그 대상에게 한결같이 사랑(리비도)을 주는 능력으로, 긍정적으로 리비도가 점유된 어머니상이 점차 내재화됨으로써 확립된다. 애정 대상이 부재하는 동안에도 그 표상을 유지하는 것 이외에도, 어머니에 관한 좋은 대상 표상과 나쁜 대상 표상을 하나의 전체적 표상으로 통합한다.

5. 요약

- 인간의 발달과정과 성격형성에 대한 이론들은 인간의 행동을 이해하는 것을 돕는다.
- 프로이트는 성적충동에 의한 심리적 에너지인 리비도(libido)에 의해 쾌락을 추구하는 신체부위가 입, 항문, 성기로의 이동에 따라 정신성적발달 단계를 구분하였다.
- 에릭슨은 전 생애를 통해 사회적, 정신적 성격발달이 이루어지며, 정신사회적 발달을 8단계로 구분하고 각 단계별로 성취해야 할 발달적 과업과 덕목을 제시하였다.
- 설리반은 개인이 맺는 대인관계 특히 친밀한 사람들과의 관계에 의해 일생에 걸쳐 7단계로 성격발달한다고 설명하였다. 대인관계이론에서 핵심적인 개념은 대인관계에서부터 비롯된 불안으로, 성격의 건전한 발달과 기능을 위해서는 타인과의 관계에서의 안정이 중요하다.
- 말러는 언어 습득 이전 시기의 정상 아동들과 어머니들 간의 상호작용을 관찰 연구한 것을 토대로 아동이 한 개인으로서 최초로 사랑했던 어머니라는 대상에서 떨어져 나오는 심리적 과정에서 아동을 독립적이고 자율적인 존재가 되고자 하는 욕구와 다시 어머니와의 공생적인 융합상태로 되돌아가고자 하는 욕구 사이에서 분투하는 존재로 분리와 개별화의 개념으로 설명하였다.

풀어보기

1. 성격의 발달 과정상 3~6세에 해당하는 특성으로 올바른 것을 고르시오.

① 주체성을 확립한다.
② 초자아가 형성된다.
③ 사회화가 이루어진다.
④ 성에 대한 관심이 떨어진다.
⑤ 죽음에 대한 개념을 확립한다.

2. 남녀의 성 차이를 인식하고 성에 대한 호기심을 갖게 되는 시기로 올바른 것을 고르시오.

① 구강기　② 항문기　③ 남근기　④ 잠복기　⑤ 성기기

3. 프로이트와 에릭슨 이론의 차이점으로 가장 올바른 것을 고르시오.

① 프로이트는 이드를, 에릭슨은 초자아를 강조하였다.
② 프로이트는 역사적 맥락을, 에릭슨은 부모의 영향을 강조하였다.
③ 프로이트는 인간의 위기극복능력을, 에릭슨은 무의식을 강조하였다.
④ 프로이트는 성격발달에 생애 초기를, 에릭슨은 생애의 전 과정을 중요시하였다.
⑤ 프로이트는 아동의 기억을 기초하여 연구하였으며, 에릭슨은 성적 충동을 강조하였다.

4. 에릭슨 이론에서 프로이트의 구강기에 해당하는 시기에 형성되는 것으로 올바른 것을 고르시오.

① 신뢰감 대 불신감
② 주도성 대 죄책감
③ 근면성 대 열등감
④ 자율성 대 수치감
⑤ 주체성 대 역할혼돈

5. 설리반의 대인관계이론에 대한 설명 중 올바른 것을 고르시오.

① 성격발달의 핵심을 어머니와의 분리로 보았다.
② 인간의 건강한 발달과 적응에 환경과의 상호작용의 질이 중요하다.
③ 성격구조에서 역동성은 개인이 보이는 습관적 태도나 감정, 행동이다.
④ 어린시절 내적 불안을 피하고 욕구를 만족시키는 것이 성격발달에 주요 요소로 보았다.
⑤ 불안의 근원을 대인관계 거절에 대한 두려움으로 보고, 자아가 인정받지 못할 때 불안이 생긴다고 하였다.

6. 11개월된 아기가 주위 사물에 관심을 가지고 어머니 품에서 벗어나 재미있게 놀다가 정서적 재충전을 위해 어머니의 품으로 돌아오는 시기는 말러의 성격발달 중 어느 단계에 속하는가?

① 자폐기　② 공생기　③ 분화분기　④ 실행분기　⑤ 화해(재접근) 분기

정답

1. ② 2. ③ 3. ④ 4. ① 5. ⑤ 6. ④

>> 참고문헌

- 김경희 외(2023). 정신건강간호학 제7판. 서울: 현문사.
- 김성재 외(2023). 정신간호총론 제8판. 파주:수문사.
- 대한신경정신의학회(2020). 행동과학: 인간, 의사, 환자 그리고 관계. 서울: 대한정신건강재단.
- 민성길, 김찬형(2023). 최신정신의학 제7판. 서울: 일조각.
- 이무석(2006). 정신분석에로의 초대. 서울: 이유.
- 이용승(2002). 분리-개별화이론의 재조망. 임상심리학의 최근 동향. 김중술 교수 정년퇴임기념 심포지엄.
- 이희영, 성형림, 김은경, 박서원, 임희수(2022). 인간심리의 이해 제2판. 서울: 시그마프레스.
- 정옥분(2015). 전생애 인간발달의 이론(제3판). 서울: 학지사.
- Erikson, E. (1963). Childhood and society(2nd ed.). New York, NY: WW Norton.
- Freud, S. (1961). The ego and the id. Standard edition of the complete psychological works of Freud (Vol. NX). London, UK: Hogarth Press.
- Mahler, M., Pine, F., & Bergman, A. (1975). The psychological birth of the human infant. New York, NY: Basic Books.
- Sullivan, H. S. (1953). The interpersonal theory of psychiatry. New York, NY: WW Norton.

제 2 절 정신역동의 이해

학습목표

- 정신역동의 개념을 설명한다.
- Freud의 의식의 구조를 설명한다.
- Freud의 성격의 구조를 설명한다.
- 방어기전을 정의한다.
- 방어기전의 종류를 설명한다.
- 방어기전의 기능을 기술한다.

주요용어

- 무의식 unconsciousness
- 방어기전 defense mechanism
- 의식 consciousness
- 이드 id
- 자아 ego
- 전의식 preconsciousness
- 정신에너지 psychic energy
- 정신역동 psychodynamics
- 초자아 superego

1. 정신역동의 개념

정신역동(psychodynamics)은 사람의 생각, 느낌, 행동은 과거의 경험과 무의식적 동기나 의도의 영향을 받는다고 보고 인간의 내부에 있는 정신에너지가 상호작용이나 충돌한 결과로 설명하는 것이다. 정신에너지(psychic energy)는 정신기능을 추진하기 위해 필요한 힘 혹은 추동(추진력)으로 어떠한 행동을 하게 한다. 어떤 상황에서 그 사람이 왜 그렇게 생각하고 느끼며 행동을 하게 되었는지, 그 동기와 이유를 밝혀내는 것이 정신역동의 초점이다. 따라서 정신역동이론에서는 자유연상(free association), 꿈의 해석을 통해 불안의 원인이 되는 단서를 찾아 대상자가 불안을 관리하거나 극복할 수 있도록 돕는다.

2. 의식구조

의식구조는 인간의 성격을 지형학적으로 설명한 초기 프로이트이론으로, 인간의 마음을 빙산에 비유하며 하나의 지도로 개념화하여 표층에서 심층까지 의식, 전의식, 무의식의 세 부분으로 나누어 설명하고 있다.

1) 의식

의식은 빙산의 가장 표층에 있으며, 개인이 주의를 기울이는 바로 그 순간에 알아차릴 수 있고 현재 느끼거나 알 수 있는 경험과 감각, 지각, 기억 등 모든 활동을 의미한다. 의식된 내용은 순식간에 지나가며, 시간이 경과한 후에는 흔히 전의식이나 무의식 속에 잠재된다. 대부분 자아와 초자아로 구성되어 있어 합리적이고 신중하게 행동하도록 이끈다.

2) 전의식

어느 순간에는 의식되지 않으나 조금만 노력하면 곧 의식화될 수 있는 경험이나 기억을 의미한다. 전의식은 의식과 무의식 사이의 영역으로 상호연결하며, 의식의 부담을 덜어주기 위해 필요도가 낮은 내용을 저장하거나 무의식에서 올라오는 욕구나 갈등 등을 검열한다.

3) 무의식

인간 정신의 가장 크고 깊은 심층에 잠재해 있으면서 의식적 사고와 행동을 전적으로 통제하는 힘이다. 전의식과는 달리 무의식은 전혀 의식되지 않지만, 사람들의 행동을 결정하는 주된 원인이 된다. 인간의 모든 생활 경험은 잠시 동안만 의식의 세계에 있을 뿐 주위를 다른 곳으로 바꾸거나 시간이 지나면 그 순간에 의식의 경험들은 전의식을 거쳐 깊은 곳으로 들어가 잠재하게 되는데, 이를 무의식이라고 보았다. 즉, 의식 밖에서 억압되는 어떤 체험이나 생각은 소멸되는 것이 아니라 무의식 속으로 들어가 잠재하여 그 개인의 행동에 강력한 영향력을 행사한다. 억압된 생각이나 체험 혹은 그 밖의 잠재된 경험들은 생물학적 충동이나 어떤 일과 연상되어 나타나면 현실에서 불안을 일으키고 다시 밑으로 밀려나 끝없는 무의식적 갈등이 된다.

3. 성격구조

프로이트는 지형학적 모형만으로는 정신역동을 설명하는 데 충분하지 않다고 보고, 정신의 역동성을 잘 반영할 수 있는 새로운 범주인 이드, 자아, 초자아로 구성된 구조적 모형을 제시하였다. 이것은 지형학적 모형의 개념이 포함되어 있다.

1) 이드

성격의 가장 원초적인 부분으로, 태어날 때부터 존재하는 인간의 본능으로 구성된 전적으로 무의식의 영역이다. 현실을 고려하지 않고 본능적 욕구의 즉각적인 만족을 얻기 위해 쾌락원칙(pleasure principle)에 의해 지배받는다. 또한 이드는 충동과 욕구를 무의식적 상상을 통해서 충족시킴으로써 긴장과 불안을 감소시키는 본능의 활동과정인 일차적 사고과정(primary process thinking)이 나타난다. 이러한 일차적 사고과정은 일시적인 만족이나 안정을 줄 수는 있지만, 근본적인 욕구해결이나 장기간의 만족을 주지는 못하기 때문에 자아에 의한 새로운 심리적 과정을 필요로 하게 된다.

2) 자아

자아는 이드에서 분화되어 출생 후 4~6개월경에 발달하기 시작하여 이드의 충동이 효과적으로 표현되도록 하는 데 중점을 둔다. 현실원칙(reality principle)에 따라 현실을 감지하고 검증하여 현실에 맞도록 요구하고, 이를 위해 의식, 전의식, 무의식 모두에 걸쳐 위치하며 작용한다. 자아는 본능적인 이드의 욕구와 초자아의 억압 사이에서 현실에 맞게 유용한 행동을 논리적이고 이성적인 이차적 사고과정(secondary process thinking)에 의해 결정하여 개인을 조정해가는 가장 개성 있는 성격의 집행자이다.

프로이트가 자아를 주로 본능을 현실적으로 충족시키는 수단으로서 개념화한데 비해 벨락과 그의 동료들(Bellak, Hurvich, & Gediman)은 자아의 개념을 좀 더 확대하여 자아가 12가지 기능을 가지고 있다고 제시하였다(표 3-2-1).

3) 초자아

초자아는 자아에서 분화되며 부모와 사회와의 상호작용을 통해 세상의 지침과 규칙들을 내재화하여 발달시킨 것으로 사회적 원리(social principle)에 따라 작동한다. 일종의 엄격한 양심으로서, 완벽주의이고 끊임없이 선과 악, 옳음과 그름을 구분하여 도덕적 기준에 맞추어 행동하게 하는 재판관의 역할을 한다. 세 가지 구조 중 가장 나중인 남근기(3~6세)에 부모나 주위사람들로부터 '해야만 하는 것'과 '하지 말아야 할 것'들에

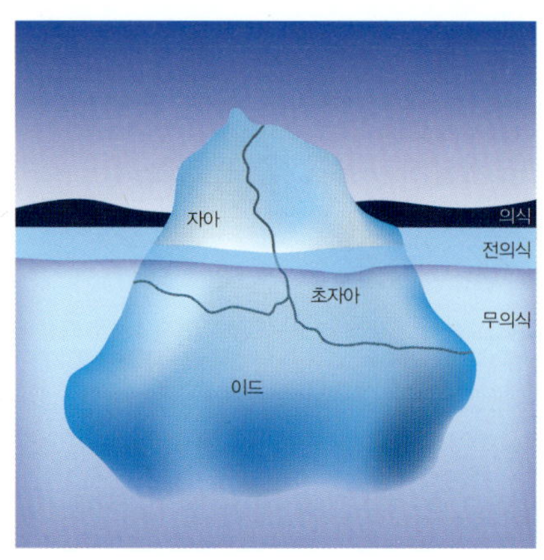

그림 3-2-1 프로이트의 빙산모형

표 3-2-1 자아의 12가지 기능자아의 12가지 기능

기능	내용
1. 현실검증(reality testing)	외적환경, 내적세계, 이 둘 사이의 차이를 정확하게 지각할 수 있는 사고영역의 능력으로, 장애 시 착각, 환각, 망상, 지남력장애가 나타날 수 있다.
2. 판단력(judgement)	자신의 행동결과를 예측할 수 있고, 외부현실과 적절하게 행동할 수 있게 식별하는 행동영역의 능력으로, 장애 시 강한 충동, 기질적인 손상 등이 나타난다. 이때 현실검증력은 정상이다.
3. 현실감각(sense of reality)	외부현실에 갖는 신체나 주관적인 느낌으로 외부현실 상황에 공감할 수 있는 정서 및 지각영역의 능력을 말한다. 장애 시 타인으로부터 느끼는 분리감, 황홀함, 둔주상태, 소외감, 고립감, 비현실감, 이인감 등을 경험한다.
4. 본능 · 정서 · 충동의 조절(regulation and control of drives, affect and impulses)	충동적인 쾌락추구의 행동을 더 큰 만족을 위해 지연시키고 참을 수 있는 능력으로, 조절장애 시 약물중독, 알코올중독, 성적 충동, 도박, 범죄행위 등이 나타난다.
5. 대상관계(object relations)	대인관계에서의 융합과 분리를 결정하여 원만한 인간관계를 유지하는 능력으로, 장애 시 유아공생증, 유아자폐증, 수동의존적, 자기중심적 성향이 나타난다.
6. 사고과정(thought process)	주의, 집중, 기억, 예측, 개념 형성을 추진할 수 있는 능력으로 자아는 현실과 부합하는 이차적 사고를 한다. 장애 시 조현병이나 추상력의 결여가 나타난다.
7. 적응적 퇴행(adaptive regression)	보다 나은 성취를 위해 적응 시 퇴보할 수 있는 능력으로, 어린아이 흉내를 내거나 즐거운 놀이, 공상 등을 한다.
8. 방어기능(defensive function)	내 · 외적 자극을 방어하여 적응을 도모하는 능력으로, 장애 시 부적절하고 비효과적인 부적응이 나타난다.
9. 자극관문(stimulus barrier)	외부에서 투입되는 여러 수준의 감각자극을 통합하고 그 정도에 따라 반응을 조절하는 능력이다. 약한 자극에 지나치게 반응하면 과민반응이나 자극과민증이, 강한 자극에 반응이 없으면 무감동이 나타난다.
10. 자율적 기능(autonomous functioning)	학습된 지식이나 기술, 취미 등과 같은 것이 포함되며, 정신장애가 발생해도 손상받지 않고, 다른 기능이 상실되어도 자율적 기능으로 인해 치유가 가능하다.
11. 자아통합 기능(synthetic integrative functioning)	사고, 정서, 행동, 가치 등을 합쳐서 인격체를 이루어 외부로 나타나는 행동이 전체적으로 통합되도록 하는 능력이다. 장애 시, 인격의 분열, 해괴망측한 행동, 정서부조화 등이 나타난다.
12. 숙달과 자신감(mastery and competence)	외부환경의 자극이나 스트레스를 지배할 수 있고 극복할 수 있으며, 그것을 자신이 깨닫는 능력이다. 장애 시 부적응, 무력감, 무능력으로 수동의존적이 되며 무기력에 빠질 수 있다.

대해 훈계나 칭찬을 받았던 것을 토대로 동일시하여 형성되며, 9~11세에 거의 완성된다. 그로 인하여 '나쁜' 행동을 하였을 경우 죄책감, 수치심, 불안이나, '착한' 행동을 하였을 경우 높은 자존감이나 행복감을 느끼기도 한다. 초자아가 이드의 충동을 지나치게 억제하면 신경증적인 성격이 될 수 있고, 초자아가 약해 이드의 충동을 조절하지 못하면 반사회적 성격이 될 수 있다.

4. 방어기전

1) 방어기전의 정의 및 기능

현실적 적응을 잘 하는 사람은 환경적 요구에 맞추어 자아를 중심으로 자아, 이드, 초자아의 세 심리적 구조 간의 균형을 잘 유지하는 사람이다. 그러나 발달과정의 문제로 어떤 심리적 구조가 지나치게 미약하거나 강한 경우나 환경적 충격이 심하게 주어지면 세 심리적 구조 간의 역동적 균형이 불안정해진다. 특히 이드의 욕구가 강해지거나 이를 통제할 수 있는 자아의 기능이 약화된 경우에 개인은 불안을 느끼게 된다. 이때 이드와 초자아, 자아 사이에서 발생하는 갈등인 불안을 처리하여 마음의 평정을 회복시키기 위한 자아의 노력이 방어기전(defense mechanism)이다. 자아는 방어기전을 정신병리적 상태뿐만 아니라 정상상태에서도 사용한다. 불안을 처리하는 과정에서 자아에 의해 본능적 욕구와 초자아의 요구 사이에서 타협이 일어나고 절충형성(compromise formation)이 이루어진다.

우리들 대부분은 스스로 의식하지 못하는 사이에 어느 정도의 자아방어기전들을 사용하고 있으며, 개인이 사용하는 방어기전은 개인의 발달수준과 불안의 정도에 따라 다르다. 대부분 한 가지 이상의 방어기전이 동원되

며, 방어기전은 현실을 왜곡시키며 무의식의 수준에서 일어난다는 공통점이 있다. 개인이 어떠한 수준의 방어기전들을 주로 사용하느냐에 의해 그 사람의 성격의 특성이 나타난다. 또한 방어기전이 적절히 작동되면 비교적 안정적으로 살아갈 수 있지만, 익숙하게 사용하던 방어기전으로 내 · 외적인 갈등을 해결할 수 없는 상황에 맞닥뜨리면 정신증상이 발생하게 된다.

2) 방어기전의 종류

(1) 억압(repression)

불안에 대한 1차적 방어기전으로, 모든 방어기전의 기본이 되며, 가장 흔히 사용된다. 의식에서 용납하기 힘든 생각, 욕망, 충동들을 무의식 속으로 눌러 숨겨버리는 것이다. 특히, 죄책감, 창피, 자존감의 손상을 일으키는 경험들은 고통스러운 불안을 일으키므로 억압의 대상이 된다. 그러나 억압을 통해 의식하지 못한다고 하더라도, 충동이나 욕구, 좋지 않은 기억 등은 무의식에 머무르기 때문에 꿈이나 말실수 등을 통해 표출될 수 있다. 프로이트는 억압을 정신분석의 초석이라 하였으며, 정신분석 작업은 억압을 극복하는 과정이다. 대표적인 예는 교통사고와 같이 큰 사건의 당사자가 막상 그 사건을 기억하지 못하는 것이다.

(2) 억제(suppression)

받아들이기 어렵거나 고통스러운 기억, 불안하게 하는 상황 및 느낌에 대해 의도적으로 잊으려고 노력하는 것이다. 억제는 억압의 의식적 형태이며, 모든 방어기전 중 유일하게 의식적으로 작용한다. 예를 들면, 한밤중에 공동묘지를 지나가면서 무서운 생각이 떠오를 때, 그런 생각을 하지 않으려고 의식적으로 큰 소리로 노래를 부르면서 가는 경우이다.

(3) 부정(denial)

발달단계 중 최초이면서 가장 원초적인 방어기전 중 하나로, 의식화된다면 도저히 감당하지 못할 생각, 욕구, 충동, 현실적 존재를 무의식적으로 회피 혹은 부인함으로써 불안으로부터 도피하려는 것이다. 예를 들면, 망상과 환각으로 힘들어하는 한 대상자가 정신과 병동에 입원했는데, 그 대상자는 "피곤해서 좀 쉬려고 왔다."고 말하는 경우이다.

(4) 취소(undoing)

무의식에서 자신의 성적 욕구 혹은 적대적인 욕구로 인해서 상대에게 피해를 주었다고 느낄 때, 그에게 준 피해를 취소하고 원상복귀하려는 행동을 하는 것이다. 대표적인 예로는 자위행위를 많이 하는 사람이 손을 반복해서 씻는 행동을 하거나, 부인을 때린 남편이 꽃이나 선물을 사다 주는 행위를 들 수 있다.

(5) 반동형성(reaction formation)

용납할 수 없는 생각, 감정이나 행동을 정반대의 행동, 감정 및 태도로 표현하게 하는 방어기전이다. 무의식에 흐르는 생각, 소원, 충동이 너무나 부도덕하고 받아들이기 두려운 것일 때, 이와 정반대의 것을 선택함으로써 의식으로 떠오르는 것을 막는 과정이다. 예로 미워하는 감정을 가진 상대에게 오히려 더욱 정중하고 극진하게 대접하는 행동하는 것을 들 수 있다.

(6) 상환(restitution)

무의식의 죄책감을 씻기 위해 사서 고생하는 것을 말한다. 예를 들면, 한 가장이 가족들은 끼니가 없어 굶고 있는데, 조금이라도 돈이 생기면 몽땅 자선사업에 바치는 경우를 들 수 있다.

(7) 동일시(identification)

부모, 윗사람 등 중요한 인물들의 태도와 행동을 자신의 성격의 일부로 삼는 것이다. 자아와 초자아의 형성에 결정적인 역할을 하며, 성격발달에 가장 중요한 방어기전이다. 주로 3~6세 사이에 부모를 동일시하면서 시작된다. 예를 들면, 엄마가 간호사인 딸이 주사기를 갖고 놀기를 좋아하는 경우이다.

(8) 합일화와 함입(incorporation and introjection)

넓은 의미로 모두 미숙하고 원시적인 형태의 동일시에 속한다. 합일화는 '자기'와 '자기가 아닌 것'을 전혀 분별하지 못하는 유아기에 일어나는 동일시를 뜻한다. 성숙한 동일시는 대상을 받아들일 때 자아의 구조 속에서 동화되어 자기 것으로 변형시켜 받아들이는 데 반해 합일화는 이 과정이 아직 발달하지 못한 것이다. 예를 들면, 엄마가 웃으면 영아는 자신이 행복하다고 여기고, 엄마가 울면 자신이 불행하다고 여기는 것이다. 함입은 '자기'와 '자기 아닌 것' 정도는 구별하나 동일시보다는 어린 시기에 발달한다. 또한 함입은 어떤 생각이나 행동의 책임을 자신에게 돌리는 것으로 투사와 반대되는 개념이다. 예를 들면, 어떤 일이 발생했을 때, "내가 죄가 많아서 이런 일이 생긴 거에요."라고 말하는 경우가 있다.

(9) 투사(projection)

용납할 수 없는 생각이나 책임을 자신이 아닌 다른 사람이나 외부환경적인 탓으로 떠넘겨 버리거나 자신이 행한 실수나 바람직하지 않은 행동을 수용하지 않고 타인의 것으로 돌리고 비난하는 것을 말한다. 가장 미숙하고 병적인 방어기전으로, 사고의 형태로 투사되면 망상이 되고, 지각의 형태로 투사되면 환각이 된다. 투사는 부정과 전치의 방어기전과 밀접한 관계가 있다. 예를 들면, 알코올의존 대상자가 자신이 술을 마신 것은 아내 때문이라고 하거나, 자신의 잘못으로 선생님께 꾸중을 듣고 선생님은 자신을 미워한다고 생각하는 경우이다.

(10) 전치(displacement)

적개심이나 좌절 등의 감정을 가진 원래 대상에서 실제 대상보다 덜 위협적인 다른 대상에게로 옮기는 것을 말한다. 예를 들면, 남편과 싸운 아내가 아이를 야단치고, 그 아이는 강아지를 발로 차는 경우이다.

(11) 대리형성(substitution)

목적하던 것을 갖지 못하게 되면서 생기는 욕구불만의 긴장을 감소시키기 위하여 원래 대상과 비슷하면서 사회적으로 용납되는 다른 대상으로 만족을 얻는 방어기전이다. 대리형성과 전치의 차이는 대리형성은 대체물이 되는 '대상'에 중점을 두고, 전치는 '감정'에 중점을 둔다는 점이다. 예를 들면, 오빠를 좋아하는 여동생이 오빠와 비슷한 외모를 가진 오빠의 친구와 사귀는 경우이다.

(12) 상징화(symbolization)

어떤 대상이나 사물에 관련된 감정적 가치를 다른 상징적 표현으로 전치시키는 것으로, 무의식의 언어라고도 한다. 꿈, 공상, 신화, 농담 등이 상징화의 가장 흔한 예이다. 예를 들면, 꿈에서 나타난 흙이나 땅이 모성적 이미지를 상징하는 경우이다.

(13) 보상(compensation)

자신이 가지고 있는 결함을 보완하기 위해 다른 분야에서 탁월성이나 우수성을 나타내며 자존감을 유지하려는 것을 말한다. 예를 들면, 키가 작은 여자가 굽이 높은 구두를 신는 경우나, 작은 섬에서 태어난 키 작은 나폴레옹이 세계정복을 하고자 나선 경우이다.

(14) 합리화(rationalization)

용납될 수 없는 충동이나 행동에 대해 사회적으로 용납되는 그럴 듯한 설명이나 이유를 내세우는 방어기전으로, 무의식적으로 일어난다는 점이 거짓말과의 차이점이다. 합리화는 자기보호와 체면유지를 위한 아주 흔한 방어기전이지만 지나치거나 병적으로 심할 때는 망상을 만들게 된다. 대표적으로 이솝우화의 '여우와 신포도'가 좋은 예이다.

(15) 격리(isolation)

고통스러운 생각이나 기억을 그에 수반된 감정상태와 분리시키는 것이다. 고통스러운 사실은 의식에 남고, 이와 관련된 감정은 무의식에 보내어 각기 분리되어 고통스런 사실은 기억하지만 감정은 억압되어 느낄 수 없다. 강박장애에서 흔히 볼 수 있다. 예를 들면, 과거에 성폭행을 당한 여성이 자신의 성폭행사건에 대해서 감정이 전혀 없는 무표정한 모습으로 이야기하는 것이다.

(16) 주지화 혹은 지식화(intellectualization)

고통스런 경험과 연관된 어려운 감정을 피하기 위해 그 경험 자체에 대해 지나치게 논리적인 사고를 하려는 것으로 격리보다는 발달된 형태이다. 예를 들면, 암에 걸린 환자가 자신의 질병에 대한 학술적인 통계나 논문 등의 내용을 이야기하면서 자신의 감정은 보이지 않는 경우이다.

(17) 퇴행(regression)

심한 좌절로 인한 고통이나 불안을 감소시키기 위해 이전의 발달단계로 후퇴하여 의존적인 모습을 보이는 경우를 말한다. 인간의 발달과정 중 특정한 시기에 심하게 좌절을 경험했다거나 지나치게 만족하였다면 스트레스를 심하게 받는 경우에 이 고착시기로 퇴행하는 경향이 나타날 수 있다. 동생이 태어나면 나타나는 아동기의 일시적 퇴행은 정상적인 과정으로 볼 수 있으나, 성인기의 생활에 두드러지게 나타난다면 병적인 상태일 수 있다. 대표적인 예를 들면, 대소변을 잘 가리던 4살 아이가 동생이 태어나자 오줌을 싸게 되어 기저귀를 다시 차게 되거나, 40대 중반의 조현병 환자가 자가간호를 하지 못하고 치료자의 도움을 받는 경우이다.

(18) 해리(dissociation)

마음을 불편하게 하는 성격의 일부가 그 사람의 지배를 벗어나 하나의 독립된 성격인 것처럼 행동하는 것이다. 예를 들면, 다중인격자, 문학작품 '지킬 박사와 하이드'를 들 수 있다.

(19) 저항(resistance)

불안을 야기하는 정보가 의식으로 나오게 되면 고통스럽기 때문에 억압된 자료들이 의식으로 떠올라오는 것을 막는 것이다. 예를 들면, 대상자와 면담 시 대상자가 대답하지 않고 침묵하거나 기억이 나지 않는다고 하거나 면담 약속시간에 지각 혹은 오지 않는 경우이다.

(20) 신체화(somatization)

심리적 갈등을 무의식적으로 명백한 기질적인 손상이 없는 감각기관과 수의근계를 제외한 신체증상으로 표출하는 것이다. 예를 들면, 부담스러운 직장상사와 식사를 할 때 잘 체하는 것이나 시험공부를 많이 못해 불안한 학생이 시험 전날 밤부터 복통으로 고생하는 경우이다.

(21) 전환(conversion)

심리적 갈등이 무의식적으로 명백한 기질적 손상이 없는 신체감각기관이나 수의근계 증상으로 표출되는 것이다. 예를 들면, 굉장한 스트레스를 받은 다음 귀가 안 들린다든가 유명한 바이올리니스트가 연주회를 앞두고 손가락이 마비되는 것과 같은 경우를 들 수 있다.

(22) 자기에게로 전향(turning against self)

공격적 충동이 타인이 아닌 자신에게로 향하는 것이다. 예를 들면, 어머니에게 야단을 맞은 아이가 화가 나서 자신의 머리를 벽에 부딪치는 것이다.

(23) 행동화(acting out)

무의식적 충동이나 욕구를 억제하거나 그 만족을 연기시키지 않고 불안을 다스리기 위해 무의식적으로 즉각적 행동으로 표현하는 것이다. 예를 들면, 성취도가 낮은 아동이 아픈 감정을 표현하기 위해 짜증을 내거나 갑자기 폭력적인 언행을 하는 경우를 들 수 있다.

(24) 이상화(idealization)

다른 사람들을 과장되게 긍정적인 방향으로 대함으로써 갈등을 해결하는 것을 말한다. 어떤 중요한 대상에게 이상적인 모습을 투영하고 그와 심리적으로 융합함으로써 자신의 안전을 지킬 수 있다고 믿음으로써 내면의 불안을 상쇄하려는 원시적인 시도이다. 예를 들면, 자신이 사랑하는 사람을 다른 사람보다 훨씬 과대평가하거나 내가 존경하는 사람은 절대 그럴 사람이 아니라고 믿는 경우이다.

(25) 평가절하(devaluation)

과장되게 부정적인 자질이 자신이나 타인에게 있다고 여겨 감정적인 갈등이나 스트레스를 해소하는 것을 의미한다. 이상화하고 과대평가한 대상이 보통 사람인 것으로 드러나면 자신의 자존감 보호를 위해 그 대상을 평가절하하고 거부하게 된다. 예를 들면, 직장동료가 상을 받자 별 의미가 없는 상이라며 시큰둥하는 반응을 보이는 경우이다.

(26) 분리(splitting)

자신과 타인에 대한 이미지, 정서 혹은 태도가 '전적으로 좋은 것'과 '전적으로 나쁜 것'이라는 상반된 두 개의 것으로 나누어져 통합하지 못하는 원시적 형태의 방어기전으로, 유아기 중 분리-개별화기에 주로 사용되며, 경계성 성격장애에서 흔하게 나타난다. 예를 들면, 경계성 성격장애로 입원한 한 대상자가 낮번에 근무한 간호사는 아주 나쁜 사람이고, 밤번에 근무한 간호사는 무조건 좋은 사람이라고 말하는 경우이다.

(27) 공상(fantasy)

현실에서 이룰 수 없는 소원, 욕구를 상상 속에서 만족시키는 것으로 백일몽이라고 한다. 공상은 일시적인 만족감을 줄 수는 있으나 너무 오랜 시간을 보내게 되면 현실적 요구 수행이 어려우며 궁극적인 문제해결을 방해한다. 예를 들면, 재정적 위기에 처한 사람이 유명 백화점에 가서 명품들을 쇼핑하는 상상을 하는 것이다.

(28) 금욕주의(asceticism)

의식에서 지각되는 모든 쾌락을 반대하면서 만족감을 얻는 것으로, 특정 쾌락에 대한 가치를 결정하는 도덕적 기준이 개입된다.

(29) 유머(humor)

자신이나 타인에게 무력감이나 거북하고 불쾌한 감정을 느끼지 않게 하면서 자신의 느낌이나 생각을 공개적으로 즐겁고 우스꽝스럽게 표현하는 것이다. 이를 통해 당황스럽고 불편한 상황에서도 웃음을 유발하여 갈등이나 부담을 감소시킨다. 예를 들면, 소개팅에 나간 키 작은 남자가 상대 여자에게 "제 키가 많이 작지요? 저도 깜짝깜짝 놀란다니까요."라며 웃음을 주는 경우이다.

(30) 이타주의(altruism)

다른 사람의 본능적 욕구를 충족시키기 위해 헌신적으로 도우면서 대리만족을 얻음으로써 자신의 갈등과 스트레스요인을 해결하는 것이다. 예를 들면, 자식을 잃은 부모가 호스피스병동에서 자원봉사를 하면서 만족감을 얻는 경우이다.

(31) 승화(sublimation)

본능적 욕구나 참아내기 어려운 충동에너지를 사회적으로 용납되는 건설적 활동으로 대체하는 것으로 가장 건강한 방어기전이다. 승화는 다른 방어기전과 달리 이드를 반대하지 않고 자아의 억압이 없으며, 충동에너지가 그래도 사회적으로 쓸모 있게 전용된다. 예를 들면, 매우 공격적인 충동을 가진 사람이 권투선수가 된다거나 성적 충동이나 욕망이 춤, 시, 음악 등 예술 작품으로 표현되는 경우이다.

(32) 수동공격성(passive aggression)

공격적인 감정을 직접적으로 표현하지 않고 간접적으로 표현함으로써 그 감정을 처리하는 방어기전이다. 예를 들면, 모임에 늦은 친구를 일부러 없는 사람 취급하며 기분을 상하게 하거나 꾸물거리는 경우이다.

5. 요약

- 정신역동은 사람의 생각, 느낌, 행동은 과거의 경험과 무의식적 동기나 의도의 영향을 받는다고 보고 인간의 내부에 있는 정신에너지가 상호작용이나 충돌한 결과로, 어떤 상황에서 그 사람이 왜 그렇게 생각하고 느끼며 행동하게 되었는지, 그 동기와 이유를 밝혀내는 것이 정신역동의 초점이다.

- 의식구조는 프로이트가 인간의 성격을 지형학적으로 설명한 이론으로, 인간의 마음을 빙산에 비유하며 하나의 지도로 개념화하여 표층에서 심층까지 의식, 전의식, 무의식의 세 부분으로 나누어 설명하고 있다.
- 프로이트는 의식구조와 더불어 정신의 역동성을 잘 반영할 수 있는 범주인 이드, 자아, 초자아로 구성된 구조적 모형을 제시하였다.
- 현실적 적응을 잘하는 사람은 자아를 중심으로 자아, 이드, 초자아의 세 심리적 구조 간의 균형을 잘 유지하는 사람이다. 그러나 세 심리적 구조 간의 역동적 균형이 불안정해지는 경우, 이드와 초자아, 자아 사이에서 발생하는 갈등인 불안을 처리하여 마음의 평정을 회복시키기 위한 자아의 노력이 방어기전이다.

풀어보기

1. 자아에 대한 설명으로 올바른 것을 고르시오.

① 일차적 사고과정을 한다. ② 죄책감을 느끼게 해 준다.
③ 남근기에 형성되기 시작한다. ④ 무의식과 의식의 두 곳에 작용한다.
⑤ 현실에 입각하여 방어기전을 사용한다.

2. 프로이트의 성격구조와 의식수준과의 관계에 대한 설명으로 올바른 것을 고르시오.

① 자아는 의식수준에 존재한다.
② 이드는 평소에 의식수준에 존재한다.
③ 전의식은 이드와 자아로 구성되어 있다.
④ 무의식은 이드와 자아, 초자아가 속하는 부분이다.
⑤ 이드와 초자아의 갈등은 대부분 의식수준에서 일어난다.

3. 무의식에 대한 설명으로 올바른 것을 고르시오.

① 부모나 또래의 동일시로 나타난다.
② 생물학적이고 원시적인 본능을 의미한다.
③ 노력하면 기억하거나 인식할 수 있는 부분이다.
④ 쉽게 회상 가능한 부분으로 합리적인 사고를 이끈다.
⑤ 의식화되지 않은 상태로 행동을 결정하는 데 큰 영향을 미친다.

4. 다음 중 긍정적인 방어기전을 고르시오.

① 승화 ② 함입 ③ 전환 ④ 투사 ⑤ 억압

5. 다음 중 정신질환자가 가장 많이 사용하는 방어기전으로 조합된 것을 고르시오.

① 억압, 해리, 보상 ② 투사, 부정, 퇴행 ③ 억제, 승화, 부정
④ 전환, 취소, 상징화 ⑤ 억제, 합리화, 반동형성

6. 초자아발달과 성 정체감 형성에 중요한 영향을 미치는 방어기전으로 옳은 것을 고르시오.

① 보상 ② 함입 ③ 승화 ④ 투사 ⑤ 동일시

7. 간호사와 면담을 하던 대상자가 자신이 말하고 싶지 않은 것에 대해 질문을 받자 입을 꾹 다물고 더 이상 대답하지 않으며 침묵을 지킨다. 이때 사용된 방어기전으로 옳은 것을 고르시오.

① 억압 ② 보상 ③ 저항 ④ 전치 ⑤ 부정

8. 주변 사람들뿐만 아니라 TV에서도 자신에 대해 이야기하며 자신을 죽이려고 한다고 생각하는 대상자가 주로 사용하고 있는 방어기전으로 옳은 것을 고르시오.

① 전치, 투사 ② 투사, 함입 ③ 부정, 투사 ④ 억제, 합리화 ⑤ 억압, 합리화

9. 불안을 해소하기 위해 과도하게 손을 씻는 행동을 하는 대상자가 사용하고 있는 방어기전으로 옳은 것을 고르시오.

① 해리, 투사, 취소 ② 투사, 전환, 억압 ③ 전환, 격리, 억압 ④ 취소, 격리, 주지화 ⑤ 취소, 격리, 반동형성

10. 방어기전에 대한 설명으로 올바른 것을 고르시오.

① 적응을 유지하기 위함이다.
② 소수의 사람들이 사용한다.
③ 대부분이 병리적이며 비정상적인 행동이다.
④ 방어기전이 작동하는 부분은 의식에 속한다.
⑤ 초자아로 인해 발생되는 불안으로부터 자신을 보호하기 위한 전략이다.

정답

1. ⑤ 2. ④ 3. ⑤ 4. ① 5. ② 6. ⑤ 7. ③ 8. ② 9. ⑤ 10. ⑤

>> 참고문헌

- 공성숙 외(2019). 정신건강간호학 개정판. 경기:군자출판사.
- 김경희 외(2023). 정신건강간호학 제7판. 서울: 현문사.
- 김성재 외(2023). 정신간호총론 제8판. 경기:수문사.
- 대한신경정신의학회(2020). 행동과학: 인간, 의사, 환자 그리고 관계. 서울: 대한정신건강재단.
- 민성길, 김찬형(2023). 최신정신의학 제7판. 서울: 일조각.
- 이희영, 성형림, 김은경, 박서원(2013). 인간심리의 이해. 서울: 시그마프레스.
- 정옥분(2015). 전생애 인간발달의 이론(제3판). 서울: 학지사.
- Bellak, L., Hurvich, M., & Gediman, H. (1973). Ego functions in schizophrenics, neurotics, and normals. New York, NY: Wiley.
- Boland, R. J., Verduin, M. L., & Ruiz, P. (2021). Kaplan & Sadock's Synopsis of Psychiatry, 12th ed. LWW.
- Ronald, J. C. & Jonathan, S. C.(2017). 오경자, 정경미, 송현주 역(2023). 이상심리학 제10판. 서울: 시그마프레스.
- Seligman, L. W. & Reichenberg, S. W.(2013). 김영혜, 박기환, 서경현, 신희천, 정남운 역(2014). 상담 및 심리치료의 이론(제4판). 서울: 시그마프레스.

제 3 절 이상행동의 이해

학습목표

- 이상행동의 개념을 설명한다.
- 이상행동의 원인과 관련된 소인과 유인을 설명한다.
- 양성증상과 음성증상의 차이를 설명한다.
- 이상행동을 영역별로 분류하여 설명한다.

주요용어

- 감정의 부조화 incongruity of affect
- 강박충동 증상 obsessive and compulsive symptoms
- 과대망상 grandiose delusion
- 관계망상 delusion of reference
- 무딘 blunting, flattening
- 변덕스러운 기분 labile mood
- 분노 anger
- 불안 anxiety
- 소인 predisposing factor
- 우울 depression
- 웃는 우울증 smiling depression
- 유인 precipitating factor
- 의기양양 elation
- 이인증 depersonalization
- 자기개념 self concept
- 정서적 실금 emotional incontinence
- 조종망상 delusion of control
- 종교망상 religious delusion
- 죄책 무가치함 망상 delusion of guilt and worthlessness
- 질투망상 delusion of jealousy
- 피해망상 persecutory delusion
- 해리 dissociation
- 허무망상 nihilistic delusion
- 환시 visual hallucination
- 환촉 hallucination of tactile sensations
- 환후 또는 환미 hallucination of smell or taste

1. 이상행동의 개념

1) 이상행동의 개념

이상행동(abnormal behavior)은 상식적인 기준으로 도저히 이해하기 힘든 비정상적인 행동 패턴 또는 부적응적인 행동 양상을 의미한다. 이상행동은 비정상적인 마음(mind)과 정신(mental)으로부터 생긴다. 인간의 마음과 정신은 용어의 차이는 있지만 심리학에서는 흔히 심리(psycho)라는 말로 통일해서 사용하고 있다. 사이코(psycho)가 명사로 사용되면 우리가 흔히 말하는 정신병자인 '사이코'라는 의미도 갖고 있지만, 접두사로 쓰일 때는 '정신, 영혼, 심리'란 의미로 쓰인다.

마음의 이치가 잘못되어 비정상적이고 부적응적인 행동을 나타내면 이상행동이 된다. 즉, 마음에 이상이 초래되면 '마음 장애', 심리에 이상이 초래되면 '심리 장애', 정신에 이상이 초래되면 정신장애(mental disorder)로 표기할 수 있다. 이상행동이 누적되어 일련의 부적응적인 행동 패턴으로 나타나게 되면 심리적 장애가 된다. 반면에 정신장애는 정신질환(mental illness)이나 정신병리(psychopathology)라고 한다.

Rosenhan과 Seligman(1989)은 이상행동을 정의하는데 필요 조건과 충분 조건의 개념을 사용하였다. 필요 조건은 모든 이상행동은 반드시 공유하는 자질이나 특성이 있다. 즉, 이상행동이라고 규정하기 위해서는 그 사람이나 행동이 반드시 이 속성을 지녀야 한다는 것이다. 이에 반해 충분조건은 이상행동에만 존재하고 정상적인 행동에는 존재하지 않는 고유한 요소를 적어도 한 가지는 갖고 있어야 이상행동으로 정의될 수 있다는 것이다.

2) 이상행동의 판별기준

정상행동과 이상행동을 어떻게 판별할 수 있는가? 현재 일관된 정의나 기준은 없지만 보편적으로 사용하고 있는 준거는 다음과 같다.

첫째, 통계적 기준(statistical norm)의 일탈이다. 즉, 한 사람의 행동이 다른 많은 사람들의 평균 행동과 비교하여 매우 일탈되어 있을 때 이상행동이라고 규정한다.

둘째, 사회문화적 기준(sociocultural norm)이다. 모든 사회의 문화는 사람들이 따라야만 하는 규범이 있다. 그런데 어떤 행동이 개인이 속한 사회문화적 규범을 어기고 일탈된 행동을 하는 경우 이상행동이라고 규정한다. 예를 들면, 부모자녀 관계, 이성 관계, 친구 관계, 학교생활, 직장생활 등 자신의 역할에 따라 취해야 할 행동규범을 지키지 못해 사회문화적으로 부적응이 초래되면 이상행동으로 규정한다.

셋째, 주관적 불편감(subjective discomfort)과 개인적 고통(personal distress)이다. 개인이 자신의 심리상태나 특성에 대해 스스로 불편해하고 심한 고통을 느끼는 경우 비정상적이라고 규정된다. 예를 들면, 사랑하는 사람과 헤어진 사람이 슬픔에 빠져서 심리적 불편과 고통을 느끼며 치료의 필요성을 느낀다면 이상행동으로 간주될 수 있다.

넷째, 부적응성(maladaptation)의 기준이다. 이상행동과 정신장애의 정의에 있어서 가장 중요한 개념이 적응이다. 따라서 개인의 적응을 저해하는 심리적 기능의 손상으로 인해 원만한 적응에 심각한 지장이 초래되는 경우 부적응적 이상행동으로 규정한다. DSM-5-TR은 '다양한 심리적 증상들이 생활 전반에 걸쳐 심각한 부적응을 초래하는 경우'에 한하여 정신장애라고 판정하고 있고, 심각한 부적응에 대한 판단은 임상전문가가 내리고 있다.

이 밖에도 심리검사 기준에서 심하게 이탈되었을 경우, 정신의학적 진단과 치료를 받았던 경험이 있는 경우, 정신이상자라는 법률적 판단이 있었을 경우, 의식적 동기보다 무의식적 동기가 행동에 큰 영향을 주었을 경우(정신분석 관점)에도 이상행동으로 보고는 있지만 아직까지는 논란이 많이 되고 있다.

3) 이상행동의 분류방법

인간의 이상행동과 정신장애는 어느 유형이든 궁극적으로 심리적 고통과 불행을 초래한다. 따라서 인간의 고통과 불행을 초래한 이상행동과 정신장애의 원인을 규명하고, 공통적 특성을 분류해서 체계화하고, 진단기준에 따라 진단하고, 치료하고 예방방안을 강구하는 것이 필요하다.

분류(classification)는 어떤 특정한 방식, 어떤 일정한 규칙 또는 어떤 종류에 따라 '무엇을 어디어디로 나누는 것'이다. 이렇게 분류하면 이상행동과 정신장애의 유형을 알기 쉽게 파악할 수 있다. 분류체계(classification system)는 이상행동과 정신장애의 복잡한 현상들을 어떤 공통점이나 유사성에 근거하여 좀 더 이해하기 쉬운 단순한 형태로 구조화하여 체계화시킨 표준적인 틀이다. 따라서 합의된 분류체계가 있다면 누구나 쉽게 의사소통을 할 수 있게 된다. 진단(diagnosis)은 어떤 심리적 증상을 나타내는 사람을 분류체계에 따라 특정한 진단기준에 할당하는 분류작업이다. 어느 질병이든 진단이 나와야 주요 증상, 경과, 원인, 치료, 예방방안을 마련할 수 있다. 그러기 위해서는 분류체계가 신뢰성이 있고 타당해야 한다. 현재 널리 사용되고 있는 이상행동 및 정신장애의 분류체계는 주로 범주적 분류방식을 따르고 있다.

정신간호사는 정신장애의 증상과 증후를 규명하는데 대상자를 한 인간으로서 그에 미치는 영향을 파악하는 것이 중요하다. 예로, 자신이 피해자가 될 것이라는 망상을 가졌다면 그는 누군가를 공격하려 들기 때문이다. 이상행동에 있어서 비정상적인 기분과 이인화와 비현실화의 증상에 관하여 분류하면 다음과 같다.

(1) 비정상적인 기분

병리적 우울(pathological depression)이란 애도와 기쁨을 느끼지 못하는 무쾌감증(anhedonia)을 동반하는 전반적인 기분 저하 상태를 의미하며, 병리적 다행감(pathological euphoria)은 과도한 활기참과 무아 경지와 같은 정서를 동반하는 전반적으로 고무된 정서 상승의 상태를 의미한다. 병리적 불안(pathological anxiety)은 실제 상황에 비해서 지나치게 걱정 · 염려하는 것이 과도한 상태이다. 종종 창백한 피부와 손과 발, 겨드랑이에서의 과다 발한과 같은 자율신경계의 과도한 활동 징후를 볼 수 있다. 공포 불안(phobic anxiety)은 특정한 자극과의 관련이 나타나는 불안 증상을 뜻한다. 공포 정서는 불안의 증상과 동일하다. 불안은 공포를 분리 증상으로 정의하는 특정한 사물, 사건 또는 환경과 관계가 있다.

공포증을 느끼는 사람은 공포를 유발하는 것이 존재하지 않더라도 그것의 자극을 생각하는 것만으로도 예기불안(anticipatory anxiety)을 느낄 수 있다. 공포는 건강한 사람들에게 흔하다. 예를 들면, 거미, 뱀, 천둥, 높은 장소에서의 공포 같은 것들이 있다. 공포증을 가진 사람들은 이러한 종류 외에도 다른 여러 종류의 공포들을 느낀다는 것이 특징이다. 또한 이 사람들에게는 다른 불안과 우울증의 측면도 나타날 수 있다.

① 기분의 비정상적인 다양성

건강한 사람들은 매일매일 정서의 변화를 경험한다. 이 정상적인 정서변화는 질병 상태에서 변화가 올 수 있다. 정상적인 정서 반응 감소는 감정변화가 무뎌지고(blunting), 감정표현이 단조로운 증상(flattening)으로 나타난다. 반면에 정서변화가 두드러지게 나타날 때는 정서의 과장된 반응이 변덕스러운 기분(labile mood)을 일으킨다. 변덕스러운 기분이 현저할 때를 정서적 실금(emotional incontinence)이라고 하는데, 뇌졸중이나 치매에서 종종 나타난다.

② 기분과 사고의 비일관성

정서는 보통 사고와 행동에서 일관적이다. 그러므로 우리는 슬픈 일을 떠올릴 때 우울한 정서를 경험하고, 행복한 일을 떠올릴 때 활기찬 정서를 경험할 것이다. 주로 조현병에서 정서와 사고는 이러한 측면에서 일관적이지 못하다. 예를 들면, 그들은 슬픈 일을 생각할 때 행복하게 느끼거나 행복해 보일 것이다. 이런 현상을 감정의 부조화(incongruity of affect)라고 부른다. 감정의 부조화는 당황스러움을 숨기고 있는 겉보기에만 활기찬 것과 주의 깊게 구별되어야 한다. 우울증을 앓고 있는 몇몇 환자들은 비록 그들의 정서가 매우 가라앉아 있음에도 불구하고, 우울한 감정을 특징적인 얼굴 표정으로 드러내지 못한다. 이는 '웃는 우울증(smiling depression)'이라 불린다.

(2) 이인화와 비현실화

건강한 사람들은 불안이나 우울증에 비해 이인화와 비현실화의 증상을 파악하기가 쉽지 않다.

이인화(depersonalization)는 비현실감, 분리된 느낌과 감정을 느낄 수 없는 경험이다. 정서반응의 결여는 매우 고통스러울 수 있다. 이런 경험을 하는 사람들은 그 느낌을 설명하는 데 어려움을 느끼며, '내가 마치 유리벽에 잘려나간 것 같다.'라는 표현을 종종 한다. 이러한 종류의 진술은 망상이 아닌 비현실적인 예시는 '마치 ~인 듯한'이다.

비현실화(derealization)는 환경과의 관련에서 익숙하지 않은 경험이다. 다른 사람들은 생명이 없는 마치 마분지로 만들어진 것처럼 느껴지고, 사물에 대해 그들은 어떠한 느낌을 가질 수가 없다. 이인화와 비현실화는 건강한 사람들에게도 종종 피곤할 때 나타날 수 있으며, 또한 불안장애, 우울장애 그리고 조현병의 증상에서도 종종 나타날 수 있다. 또한 측두엽 간질에서도 나타날 수 있다.

2. 이상행동증상

1) 양성증상

양성증상(positive symptom) 이란 건강한 사람에게는 없는 괴이한 생각 · 말 · 행동 등 특이한 행동을 말하며, 아주 심각한 기능장애로 특이한 정신병적 행동이 나타난다. 가장 대표적인 것이 정신병적 사고장애로, 보통 여러 유형의 망상(편집, 신체, 과다, 종교, 허무, 피해망상, 사고전파, 사고주입, 조정망상 등)과 환각(환청, 환시, 환촉, 환미, 환취)이 포함된다. 언어 및 행동의 장애는 지리멸렬한 언어와 논리성 결여, 연상의 이완, 탈선, 우원증, 압박된 언어, 산만한 언어, 언어의 빈곤, 와해된 언어 등이 포함된다. 기이한 행동으로는 긴장형, 운동장애, 사회적 행동의 장애가 나타난다. 이러한 양성증상은 일반적으로 뇌의 신경전달물질의 변화로 유발된다는 견해가 지배적이며, 주로 항정신성 약물치료에 의해 호전될 수 있다.

주증상은 불면(insomnia), 밤늦게까지 큰 소리로 노래를 부르면서 소란을 피우고, 욕설 등 폭력적인 행동과 엉뚱한 장소에 가서 난동을 피우는 행동을 보인다. 약물치료 외에 정신사회재활 프로그램에 적극적으로 참여하면서 지내고, 직업재활(미용 기술 배움)에도 참여한다. 양성증상은 호전될 수 있으며, 주변 사람들과 잘 어울리면서 대인관계도 원만하게 된다.

2) 음성증상

음성증상(negative symptom)이란 건강한 사람에게 정상적으로 나타나야 되는 기능이 소실되거나 결핍되어 있는 무감동(apathy), 무의욕증(avolition)으로, 목표지향적인 행동이 결여된 상태를 말한다. 또한 감정의 둔마, 운동성 실어증(alogia)으로 사고와 언어의 제한, 현저한 언어 빈약, 자발성 감소, 주의력결핍, 사회적 철회 등을 말한다. 가장 흔한 증상은 얼굴 표정의 변화가 없고, 대인관계에 대해 무관심하며 사람들을 만나려고 하지 않는다. 주변 일에 흥미나 관심이 없으며, 직장이나 학교, 사회생활에 적극적으로 참여하지 않는다. 또한 말을 잘 하지 않거나 말을 해도 내용이 빈곤하거나 무표정하게 억양이 없이 말을 한다. 특히 자신의 감정표현을 잘 못하고, 일을 끈기 있게 해 내지도 못한다. 보통 사람들은 이러한 증상들을 병의 증상이 아니라 환자가 게을러졌다고 잘 못 생각하기 쉽다. 음성증상은 보통 전통적인 항정신병 약물에 반응하지 않고 비전형적인 새로운 항정신병 약물(clozapine, risperidal)에 잘 반응한다. 그리고 음성증상은 양성증상보다 질병과정과 예후가 더욱 나쁜 것으로 보고 있다. 또한 음성증상은 약물치료만으로는 잘 회복되지 않으므로 동시에 다양한 활동치료 프로그램과 재활치료 프로그램이 등이 필요하다.

3. 이상행동 분류

1) 사고장애

사고장애 관련 용어는 다음과 같은 다섯 가지 종류의 이상 증상을 나타낸다.

- 사고의 양과 속도의 비정상(사고의 흐름)
- 사고가 서로 연결되는 방식의 비정상(사고의 형태)
- 망상
- 과대평가 사고
- 강박행위 증상

(1) 사고 흐름의 장애

사고의 흐름 장애에서는 사고의 양과 속도의 두 가지 측면 모두에서 차이가 있다. 세 가지 주요 이상증상은 다음과 같다.

① 사고압박(pressure of thought)

사고는 특이하게 빠르고, 다양하게 변화된다. 이는 조증에서 특징적이나 조현병에서도 나타난다.

② 사고빈곤(poverty of thought)

사고는 특이하게 느리고, 빈곤하며 의미가 없다. 이는 심각한 우울장애에서 특징적이나 조현병에서도 나타난다.

③ 사고차단(thought blocking)

생각의 흐름이 돌발적으로 차단되는 것과 같은 증상을 경험했을 때를 뜻한다. 이는 갑작스러운 주의산만이나 불현듯 떠오르는 다른 생각과는 구별된다. 이런 증상은 전형적으로 조현병 환자에서 특징적으로 나타난다. 그들은 이런 증상을 종종 누군가에 의해 자신들의 생각이 사라졌다고 진술한다.

(2) 사고형태의 장애

① 사고비약(flight of ideas)

사고와 대화는 하나의 주제에서 또 다른 주제로 빠르게 전환된다. 그래서 어떤 주제에 대한 사고가 완전히 매듭지어지기 전에 다음 주제에 따른 사고의 전환이 일어난다. 이는 주제에서 주제로 매우 빠르게 대화가 전환되기 때문이다. 조증에서 전형적으로 나타난다.

② 연상이완(loosening of associations)

연합 이완이라고도 하며, 서로 본래는 관련이 없는 관념이 상호연결되어 버리기 때문에 문맥이 끊겨 이야기도 정리되지 않게 되어 버리는 것을 말한다. 연상의 이완은 대부분 조현병에서 나타난다.

③ 보속증(perseveration)

언어나 행위의 반복에서 보이듯이, 동일한 사고의 연속선상에서 나타나는 지속적이고 부적절한 반복이다. 이것은 연속적인 질문을 함으로써 증명될 수 있다. 환자는 첫 번째 질문에서 정확한 답을 하지만, 다른 답을 요하는 그 연속적인 다음 질문에 대해서는 부적절하게 계속 같은 대답을 한다. 보속증은 치매에서 종종 나타나지만 다른 장애에서도 나타날 수 있다.

④ 자폐적 사고(autistic thinking)

자폐적 사고는 외부와의 현실과 적절한 관련성 없이 자신의 내적 세계에 집착하고 자신만의 논리 속에 빠진 비현실적인 사고를 말한다. 이러한 사고는 조현병 환자에게 많이 나타난다.

⑤ 마술적 사고(magical thinking)

마술적 사고는 어떤 초자연적인 방법에 의해 그대로 성취될 수 있다고 믿는 것이다. 사고가 기묘하고(odd), 특이하며(peculiar), 기괴한(eccentric) 특성이 있으며, 강박적인 경향이 있다. 주로 아동이나 강박장애, 심한 조현병에서 나타날 수 있다.

⑥ 1차 사고과정(primary process thinking)

1차 사고과정은 사고가 원시적인 형태로, 비조직적이고 비논리적이며 비현실적일 때 사용된다. 정신병적 사고의 대부분이 이에 속하며, 정상인의 꿈에서 보이는 사고도 해당된다.

⑦ 구체적 사고(concrete thinking)

구체적 사고는 은유를 사용하지 못하는 문자적이고 1차원적인 사고를 말한다. 추상적 사고와 반대의 개념이다. 예를 들면, 속담의 의미나 사물의 유사점 · 상이점 등을 파악하지 못한다든지, 성경 문구의 상징성을 이해하지 못해 문자적 의미 그대로 받아들이는 경우를 들 수 있다. 주로 조현병에서 많이 나타난다.

⑧ 신어조작증(neologism)

신어조작증은 자신만이 아는 의미의 새로운 단어나 표현으로 만들어내는 현상으로, 조현병에서 주로 나타나는 증상이다.

⑨ 사고의 우회증(circumstantiality)과 이탈(tangentiality)

사고의 우회증 또는 우원증은 사고가 진행되는 동안 연상되는 사고가 너무 많아 사고의 흐름이 정상적으로 진행되지 못하고 빙빙 돌다 최종적으로는 목적한 결론에 이르는 현상이다. 우회증은 대상자가 말하고자 하는 결론에 도달하기는 하지만 그 과정에서 지엽적인 부분에 할애하는 시간이 많다. 사고의 이탈은 빗나간 사고이다. 원래의 주제에서 벗어나서 결과적으로 처음 의도한 생각이나 목표에 도달하지 못한다는 측면에서 우회증과 구별된다. 조현병에서 흔하다. 치매, 섬망, 물질관련 장애, 지적 장애, 양극성 장애의 조증상태에서도 나타난다.

⑩ 사고의 지리멸렬(incoherent thinking)

지리멸렬한 사고는 말이 연결되지 않고, 일관성이나 조리가 없어 이야기의 줄거리나 내용을 파악할 수 없는 현상을 말한다. 정도가 약한 경우는 '사고가 흩어진다(scattered)'고 기술한다. 말비빔(word salad)은 전혀 무관한 것으로 보이는 일련의 단어만 나열하는 현상으로, 지리멸렬의 극심한 형태라 할 수 있다. 이러한 증상은 조현병을 비롯한 정신병에서 흔히 볼 수 있는 현상이다.

⑪ **사고의 부적절성**(irrelevant thinking)

부적절한 사고는 질문 내용과 전혀 연관성이 없는 동문서답식의 엉뚱한 대답을 하는 경우를 말한다. 일반적으로 조현병이나 뇌의 기질적인 문제로 나타난다.

(3) 망상(delusion)

망상은 확고하게 유지되는 신념이지만, 부적당한 근거를 기반으로 하면서 상반되는 증거 또는 합리적인 논의에 의하여 영향을 받지 않는다. 개인은 교육수준과 문화적 배경에 따라서 고수하리라고 기대되는 통상적 신념이 아니다. 이는 정신질환의 지표를 나타내는 망상들과 건강한 사람들에서 발견되는 다른 종류의 강한 믿음과의 구별을 위해 망상에 대한 보다 상세한 서술이 요구된다. 망상은 대개는 잘못된 신념(false belief)이라 할 수 있다. '망상이 부적당한 근거에 의해 유지된다.'는 진술은 망상이 비정상적인 사고과정을 통해서 도달된다는 것을 의미한다. 망상은 제3자들이 타당하다고 받아들이는 납득할만한 증거가 나타나도 바뀌지 않을 정도로 강하게 고수된다.

예를 들면, 다음 방에 박해자가 있을 것이라는 피해망상을 가진 대상자는 직접 자신이 그 방이 빈 방이라는 것을 보여 주어도 그의 생각을 바꾸지 않을 것이다. 오히려 그는 그 방이 열리기 전에 이미 박해자가 가능하지 않은 몇 가지 방법으로 떠났다고 주장할 것이다. 신념의 정도는 망상이라고 정의내릴 만큼 충분하지는 않다. 왜냐하면 일부 정상인들의 경우에도 대부분의 다른 사람들이 확신하는 증거에도 불구하고 영향을 받지 않는 비망상적인 믿음을 가지고 있기 때문이다.

비록 망상이 거의 항상 잘못된 신념일지라도, 가끔 그 망상은 진실되거나 혹은 그 뒤에 진실이 될 수도 있다. 예를 들면, 잘못된 믿음을 지지할 만한 합리적인 어떤 이유가 없고 그 믿음을 확인할 만한 어떤 증거가 없어도 어떤 남자는 그의 아내가 바람을 피운다는 망상적인 믿음을 키울 수 있다. 이러한 생각은 비록 그의 아내가 바람을 피운 것이 사실일지라도 비정상적인 방식으로 이루어진 것이다. 즉, 그러한 생각이 틀렸기 때문이라기보다 비정상적인 방식으로 사고되었기 때문에 망상적이라는 것이다.

비록 망상적 신념이 보통 상식을 벗어날지라도 신념의 특이함 때문에 단순히 망상적이라고 추정하는 것은 실수이다. 몇몇 사람들은 이상한 확신(예 친척에 의해 시도된 살해)을 표현하고 그리고 그것은 결국 사실로 확인되기도 한다. 따라서 그러한 신념들은 그것들이 실제로 맞는지 안 맞는지 판단하기 위해서 조사될 필요성이 있다.

몇 가지 망상들은 갑작스러운 전적인 확신에서 비롯된다. 다른 망상들은 더욱 점진적으로 나타나며, 완전히 확신되지 않은 믿음으로부터 시작된다. 마찬가지로, 망상들은 확신의 양이 감소되면서 점진적으로 약해진다. 이러한 덜 확고한 신념들은 부분적 망상이라고 불린다. 이 용어는 신념이 완전한 망상적 확신이 선행되어 알려질 때 또는 완전한 망상 후에 나타나는 신념에 대한 뒤늦은 깨달음에 해당될 때 이 용어가 사용된다. 비록 환자가 그의 망상적 신념이 옳다고 완전히 확신할지라도, 이 확신은 모든 그의 감정과 행동에 반드시 영향을 미치지는 않는다. 이러한 생각과 행동으로부터의 신념이 분리되는 것은 대부분 만성 조현병에서 종종 나타난다. 예를 들면, 환자는 그가 왕실의 한 구성원이며 조현병 환자들을 위한 쉼터에서 아직 만족스럽게 살고 있다는 식의 잘못되고 확고한 신념을 가질 수 있다.

① **1차 망상**(primary delusion)

선행하는 비정상적인 정신적 사건 없이 갑자기 확신을 가지고 나타난다. 그러므로 1차 망상은 망상이 어떻게 발생했는지에 대해서 이해하기가 어렵다. 예를 들면, 환자는 '그의 성(sex)이 바뀌었다'는 확고한 확신을 갑자기 가질 수 있다. 환자는 전에 이런 생각을 해 본 적도 없으며, 이런 생각을 가지게 될 만한 어떤 사건도 없이 그가 갑자기 이런 생각을 할 수 있는 것이다. 실제로 이것은 망상이 1차적인지 아닌지에 대해서 설명하기가 종종 어렵다. 왜냐하면 환자들은 그들의 비정상적인 경험에 대한 정확한 순서를 기억해내고 설명하는 것이 쉽지 않기 때문이다. 1차 망상은 드물게 나타나는 증상이나, 경험이 부족한 면담자들에 의해 쉽게 진단되기도 한다. 1차 망상은 조현병의 주요 근거가 되므로 이런 오류를 피하는 것이 매우 중요하다.

세 가지의 다른 용어는 1차 망상의 특별한 종류를 설명하기 위해 때때로 사용된다. 첫 번째 용어는 정서 변화가 망상보다 선행될 때 사용된다. 예를 들면, 환자는 이유를 모를 위협감을 느끼고 그것을 설명할 거리를 찾고 난 뒤에 '내가 미행당하고 있다.'라는 확신을 가지게 된다. 이러한 현상을 망상정서(delusional mood)라고 부른다. 실제로 정서변화는 망상보다 먼저 일어남을 알 수 있다. 두 번째 용어는 망상이 지각된 것의 의미에 대한 갑작스러운 오해로 시작될 때 사용된다. 예를 들면, 환자는 식탁에 배열된 물건들이 그의 삶을 위협한다는 생각을 갑자기 하게 된다. 이러한 현상을 때때로 망상지각(delusional perception)이라고 부른다. 하지만 이것은 정상적으로 지각된 것에 대한 망상적인 이해이다. 세 번째 용어인 망상기억(delusional memory)은 망상이 과거의 일을 잘못 해석할 때 또는 보통 누군가를 벌써 착각할 때 사용된다. 예를 들면, 환자는 다른 사람이 그를 독살하려 하고 있다는 망상을 할 것이다. 그리고 나서 비록 그가 아프기 전에는 그렇게 믿지 않았다 하더라도 그가 아픈 후부터는 누군가가 그가 먹는 음식에 독을 탔을 것이라는 믿음을 가질 것이다. 사실상, 기억은 정상이다. 즉, 기억된 사건을 비정상적으로 해석하는 것이다.

② 2차 망상(secondary delusion)

비정상적인 경험이 선행되어 나타나는 것이다. 선행하는 비정상적인 경험은 다양한 종류를 가질 것이다.

- **환각**: 어떤 목소리를 듣고 그가 미행되고 있다고 믿는다.
- **기분**: 심한 우울증에 빠진 사람은 다른 사람들이 그를 쓸모가 없다고 생각한다고 믿는다.
- **다른 망상**: 돈이 하나도 없다고 망상하는 사람은 그가 빚을 갚지 못해서 감금될 것이라고 믿는다.

어떤 2차 망상들은 본래 비정상적인 경험의 감각을 더 많이 만들면서 통합적인 기능을 한다. 다른 2차 망상들은 환자의 고통을 증가시킨다. 이러한 방법으로 몇몇 환자들은 서로 관련된 2차 망상을 한다.

③ 공유망상(shared delusion)

보통, 다른 사람들은 망상적인 믿음을 잘못된 것으로 인식하고, 그들은 그들의 생각을 바로잡으려고 시도하는 망상 환자와 언쟁한다. 망상 환자와 함께 동거하는 사람은 망상적인 신념을 공유하게 된다. 망상 환자에 의해 영향을 받은 사람의 신념은 그가 환자와 계속 함께하는 동안 더 확고해진다. 하지만 그 둘이 분리되면 보통 빨리 소멸된다.

④ 망상주제

망상은 보통 핵심 주제에 따라서 묶여진다. 망상주제와 장애 유형 간에는 진단에 유용한 몇 가지 관련성이 있다.

■ 피해망상(persecutory delusions)

피해망상은 종종 편집증적 망상(paranoid delusions)이라고 불린다. 엄밀히 보면, '편집증적'이라는 단어는 사람들과의 관계에서 나타나는 모든 종류의 잘못된 신념과 관련이 있다. 따라서 과대망상, 질투망상, 색정망상 또한 편집증적이라 할 수 있다. 대부분의 피해망상 환자들은 사람이나 조직이 그에게 고통을 가하고, 그를 해치며, 그의 명성을 손상시키고, 그를 미치게 만든다고 생각한다. 그러한 생각을 사정할 때는 어떤 문화에서는 불행이 마법을 부리는 사람의 해로운 행위 탓으로 간주하는 것이 보편적이라는 사실을 기억해야 하고, 그런 경우는 이는 망상이 아니라는 것을 판단할 수 있어야 한다. 피해망상은 흔히 조현병에서 나타나며, 또한 기질성 정신상태와 심한 우울장애에서도 나타날 수 있다. 우울증을 가진 환자는 자신을 박해하는 자의 행위가 자신의 사악함에 의해서 정당화될 수 있다고 수용하는 특징을 가지고 있다. 조현병 환자들은 특징적으로 박해자에게 원한을 나타낸다.

■ **관계망상**(delusions of reference)

관계망상은 사물, 사건, 사람들의 행동이 환자에게 특별한 의미를 가지고 있다고 생각하는 것과 관련이 있다. 예를 들면, 환자는 텔레비전에서 들리는 대사를 자신한테만 특별히 들려주는 것이라고 생각한다. 또한 낯선 사람의 몸짓을 자기에게 무언가를 전해 주기 위한 행동으로 생각한다. 이런 종류의 망상은 조현병과 관련이 있다.

■ **과대망상**(grandiose and expansive delusions)

과대망상은 과장된 자부심과 관련 있다. 환자는 그 스스로를 부유하며 비범한 능력이나 다른 특별한 것을 가지고 있다고 생각한다. 이런 망상은 주로 조증에서 나타나며, 때때로 조현병과도 관련된다.

■ **죄책망상**(delusions of guilt and worthlessness)

죄책망상은 그가 수치스럽고 죄스러운 일을 저질렀다고 생각하는 것이다. 보통 이러한 생각은 당시의 죄책감을 유발하는 무고한 잘못에 관한 것이다.

예 환자는 소득세신고에서의 작은 실수가 발각되고 기소될 것이라는 생각을 한다.

이런 종류의 망상은 일반적으로 심한 우울장애에서 종종 나타난다.

■ **허무망상**(nihilistic delusions)

허무망상은 어떤 사람, 사물에 대해 무가치하고 무의미하게 느껴져 매우 허전하고 쓸쓸하다고 믿는 신념이다. 일반적으로 중증 우울장애에서 자주 나타난다.

■ **건강염려망상**(hypochondriac delusions)

건강염려망상은 병에 대한 잘못된 신념이다. 환자는 그가 병에 걸리지 않았다는 의학적 증거를 확신하기도 전에 이미 그가 병에 걸렸다고 생각한다. 이러한 망상은 나이 많은 사람들 중에서 흔히 나타나며, 여기에는 건강에 대한 그들의 염려가 반영되어 있다. 이 망상은 신체 일부분의 외모와도 관련이 있는데, 예를 들면 정상적인 모양의 코를 보고도 심각한 기형이 있다고 생각하는 것이다. 이처럼 그들의 외모에 대한 망상을 가진 환자들은 성형수술의 도움을 받으려고 할 것이다. 이러한 종류의 망상은 우울장애와 조현병에서 나타난다.'

■ **질투망상**(delusions of jealousy)

질투망상은 남자들에게서 흔히 나타난다. 그들은 그들에게 충실치 못하다고 생각하는 사람에게 위협적이고 공격적인 행동을 보여 줄 것이다.

■ **색정망상**(erotic delusions)

색정망상은 여자들에게서 흔히 나타난다. 여자들은 저명하고 대중적으로 알려진 일면부지의 남자에게서 자신이 사랑받고 있다고 생각한다.

■ **조종망상**(delusions of control)

조종망상은 개인적인 행동, 충동, 사고가 외부세계에 의해 조종되고 있다고 생각하는 것이다. 이런 경험은 두 가지의 특징으로 나타난다. 첫째는 환청을 듣고, 스스로가 그 명령에 자발적으로 따르는 것이다. 둘째는 인간행동에 대한 신의 계시를 문화적으로 정상적인 신념으로써 고수하는 것이다. 조종망상은 조현병에서 강하게 나타난다.

■ **종교망상**(religious delusions)

종교망상은 죄의식과 관련될 수 있는데, 예를 들면 그것은 사소한 죄에 대한 신의 처벌 또는 특별한 권력과 관련된 광범위한 것이다. 그 믿음이 진짜 망상인지 아니면 종교단체 구성원들에 의해서 널리 믿어지는 믿음인지를 결정하는 것이 중요하다. 이는 망상이 아니다.

■ **사고의 소유와 관련된 망상**(delusions concerning the possession of thoughts)

건강한 사람들은 그들의 생각이 그들 자신 것이며 그들의 생각은 행동을 통해서 드러내거나 말을 할 때만 다른 사람에게 알려진다는 것을 당연하게 생각한다. 하지만 몇몇 환자들은 사고의 소유에 관련하여 비정상적인 생각을 하고 있다. 예를 들면, 첫째, 그들의 생각은 그들 자신의 것이 아니며, 외부세계에 의해서 주입되어 왔다고 한다(사고주입망상, delusion of thought insertion), 둘째, 그들의 생각은 줄어들고 있다고 한다(사고철회망상, delusion of thought withdrawal), 셋째, 그들의 생각은 텔레파시나 라디오, 몇몇 다른 특이한 방법을 통해서 타인에게 알려진다고 한다(사고방송망상, delusion of thought broadcasting). 이 세 가지 증상은 대부분 조현병에서 종종 찾아볼 수 있다.

(4) 과대평가된 사고

과대평가된 사고(overvalued idea)는 한 사람의 삶을 강력하게 지배하는 고립된 신념이나, 망상과는 달리 정상적인 정신과정을 거쳐 비롯된 것으로써 그의 행동에 영향을 미칠 수 있다. 예를 들면, 짧은 시간 내에 암에 걸린 부모님을 둔 사람은 비록 의사가 그렇지 않다는 증거를 제시할지라도 부모님의 암이 전염성이라고 확신할 것이다. 그래서 그를 보고 싶어 하는 암에 걸린 친구를 만나는 것조차도 꺼려할 것이다. 과대평가적 사고와 망상을 구분하는 것은 어렵다. 왜냐하면 이 두 가지 사고는 동등하게 영향이 있다고 여겨지고, 그 차이는 사고형성방식에 대한 면담자의 회고적인 판단 방식에 의해 달려 있기 때문이다. 하지만 실제에서는 진단들이 하나의 증상에 의해서만 내려지지 않고 여러 증상들의 양상들에 의해서 내려지기 때문에 이 어려움은 사실상 거의 문제가 되지 않는다. 특정한 사고가 망상인지 아닌지 의심될 때, 대개는 망상이 명확하거나 아니면 다른 종류의 증상이 있을 것이다.

(5) 강박행위

강박관념(obsessions)은 배제시키려는 노력에도 불구하고 마음속에 생기는 반복적으로 지속적인 사고나 행위 그리고 심상이다. 특성은 침범하는 정신적인 현상들에 저항하는 주관적인 느낌이다. 사람은 생각의 침범이 다른 곳에서 주입되기보다는 자신의 마음에 의해서 생기는 것을 의심치 않는다. 이는 사고의 소유에 대한 망상과는 반대되는 점이다. 보통 강박관념은 자기가 괴롭고 불쾌하다고 여기는 문제들에 대한 것이다. 자기는 그 생각이 무의미하다고 생각하고, 그것을 다른 사람에게 말하는 것을 부끄럽게 여긴다.

생각에 대한 저항은 강박관념(저항이 나타나는)과 망상(저항이 나타나지 않는)을 구분시킬 수 있기 때문에 저항은 중요한 특징이 된다. 하지만 강박관념이 오랫동안 지속될 때는 이러한 저항이 감소되기 때문에 구분하기 어려워진다.

강박관념은 다음과 같이 구별될 수 있다.

- 정상인들의 일상적인 몰두
- 불안 또는 우울증 환자들에게 침투되는 관점들
- 성적 취향 장애와 관련된 반복되는 사고와 이미지
- 약물 의존과 관련된 반복되는 사고와 이미지
- 망상

이렇게 비강박적인 사고를 가진 환자들은 자신의 생각에 저항하지 않는다. 강박증상은 강박행위장애의 중요한 특징을 가지며, 그 증상은 때때로 많은 종류의 정신장애에서도 나타나며, 특히 불안과 우울장애에서 나타난다.

① 강박증상의 유형

강박관념은 몇 가지 형태로 나타난다.

■ 강박사고(obsessional thoughts)

외설이나 신성모독과 같은 말이나 구절 또는 고통스러운 존재에 대한 반복적인 생각이다.

예 내 손은 질병을 퍼뜨리는 박테리아에 의해서 오염되어 왔다.

■ 강박반추(obsessional ruminations)

더욱 복잡한 사고의 연속이다.

예 세계 종말에 대한 반복 사고

■ 강박적 의심(obsessional doubts)

이전의 행동에 대해서 불확실하다.

예 전기장치전원을 껐는지 안 껐는지 생각

■ 강박충동(obsessional impulses)

공격적이고 위험하고 사회적으로 문제를 일으키는 행동을 하도록 촉구한다.

예 칼을 사용하여 누군가를 찌르기, 움직이는 열차 앞에서 점프하기, 교회에서 외설 외치기 자신은 충동이 비이성적이라는 것을 인식하고, 그 행동을 하고 싶어 하지 않는다. 이것이 망상과 구별되는 중요한 점이다. 망상은 환자에 의해서 비이성적인 것이 타당하다고 여겨질 수 있으며, 망상 환자는 가상의 박해자에 대항하는 공격과 같은 행동을 할 수 있다.

■ 강박공포(obsessional phobia)

공포심을 유발하는 내용(예 나는 암에 걸릴거야)으로 나타나는 강박적 사고와 불안을 유발하는 강박적 충동에 때때로 적용되는 용어이다(예 다른 사람을 찌르도록 촉구). 이 용어는 혼란스럽고, 위 단락에 나와 있는 네 가지 용어 중 한 가지를 사용함으로써 가장 회피되는 용어이다.

② 강박사고의 내용

강박사고는 어떤 주제라도 될 수 있지만 대부분은 6가지 주제에서 벗어나지 않고 있다. 왜 그런지는 알려져 있지 않다. 6가지 주제들은 다음과 같다.

■ 먼지와 오염

예 손은 박테리아에 의해서 오염된다는 생각

■ 공격적 행동

예 자기가 다른 사람을 해칠 수 있다는 생각 또는 분을 표출하려고 소리지르기

■ 질서정연함

예 사물이 특정 방식으로 배열되어야 한다는 생각 또는 특정한 순서로 옷을 입어야 한다는 생각

■ 질병

자기가 암일지도 모른다는 생각과 오염에 관한 생각 또한 병과 관련될 수 있다.

예 질병은 무서운 박테리아오염으로 인해 나타날 것이다.

■ 성

보통 자기가 혐오하는 실제 또는 사고에 관한 이미지

■ 종교

신성모독적인 생각이나 근본적인 믿음에 대한 의심

예 신은 존재하는가? 또는 고해성사와 같은 종교적 관행의 타당성과 완전성에 대한 의심

③ 강박행위

강박충동(compulsion)은 반복적이고 틀에 박힌 겉보기에 의도적으로 보이는 행동으로, 그러한 행동이 충동적이지만 동시에 그것이 비합리적인 행동임을 인식하고 저항할 수 있다. 충동은 또한 강박적 의식으로 알려져 있다. 대부분의 충동은 강박사고와 관련이 있다. '손씻기가 손이 오염된다는 생각과 연관되어 있다.'라는 예와 같이 몇몇 사례에서는 그 관계를 이해할 수 있다. '물건의 위치를 점검하는 것이 폭력적인 생각과 관련 있다.'와 같은 다른 사례에서는, 행동과 사고 간의 명확한 관련성을 찾아볼 수 없다. 대부분의 충동은 강박사고와 관련된 고통을 즉각적으로 줄여주기 때문에(예 손씻기), 비록 이러한 행동의 장기적인 영향이 오히려 강박사고를 연장시킬지라도 그들은 충동적인 행동을 한다. 강박행위는 행동들이 정확히 실행되지 못했다는 의심스런 생각이 동반 되고, 더 나아가 이런 생각이 반복될 것이다. 이렇게 행동은 여러 시간동안 연장되기도 한다.

강박행위는 어떤 종류라도 될 수 있지만 흔히 될 수 있는 다음의 4가지가 있다.

■ 점검의식(checking rituals)

이는 종종 안전과 관련된다.

예 가스 탭이 꺼졌는지 반복적으로 점검하는 것

■ 깨끗이 하는 의식(cleaning rituals)

반복적인 손씻기나 집안 청소

■ 세는 의식(counting rituals)

특정한 숫자 세기 또는 3개씩 세기

■ 옷 입는 의식(dressing rituals)

옷이 특정 방식으로 걸려 있는지 혹은 특정한 순서로 옷을 입는지 하는 방식

2) 지각장애

지각(perception)은 감각기관을 통해서 사물을 인식하게 되는 과정이다. 시각적인 이미지는 지각의 부분인 현실감 없이 대개 마음속에서만 경험하는 것이다. 시각적

인 이미지(imagery)는 얼굴을 떠올리거나 또는 사진을 생각할 때 경험될 수 있다. 시각적인 이미지는 불러낼 수 있고 자발적인 노력으로 끝낼 수 있다. 비정상적인 지각에는 다음 네 가지 종류가 있다.

(1) 사물 지각행동의 강렬함 정도

조증을 가진 사람들은 더욱 열정적으로 보이고, 우울증을 가진 사람들은 덜 열정적으로 보여진다.

(2) 지각의 질 변화

지각은 왜곡되거나 불쾌하게 보여질 수 있으며, 질적인 면에서도 변할 수 있다. 예를 들면, 몇몇 조현병 환자들은 음식 맛이 불쾌하거나 꽃향기가 매캐하다고 표현한다.

(3) 착각(illusions)

착각은 외부 자극에 대한 잘못된 인식이다. 착각은 네 가지 상황에서 일어날 수 있다.

- 감각자극의 수준이 감소될 때(예 어스름해질 때 수풀의 윤곽이 사람으로 보여질 수 있다.)
- 감각에 주의집중이 이루어지지 않을 때(예 글을 읽는 데 집중하는 사람은 실수로 소리를 목소리로 착각할 수 있다.)
- 질병을 앓는 동안 의식 정도가 감소될 때
- 두려움과 같은 강한 정서상태일 때

착각은 건강한 사람들도 경험할 수 있으며, 특히 위 네 가지 상황 중 한 가지 이상의 상황이 함께 나타날 때 경험할 수 있다.

(4) 환각(hallucinations)

환각은 감각기관에 상응하는 외부 자극의 부재 상태에서 경험하는 지각이다. 예를 들면, 아무도 말하지 않았는데 목소리를 듣는 것이다. 환각은 두 가지 특별한 특성을 지닌다.

- 환각은 상상이 아니라 실제 지각하는 것으로 경험된다.
- 환각은 드물게 나타나는 일부 신체 환각의 경우를 제외하고 마치 외부세계로부터 비롯되는 것으로 지각된다.

만약 경험이 이 두 가지 특성을 갖지 않는다면, 그것은 환각이 아니다. 이 두 가지 특성 중 한 가지만 경험할 때 이를 가성 환각(pseudo hallucination)이라 부른다.

비록 환각이 일반적으로 정신질환의 전형적 특징으로 여겨진다 하더라도 건강한 사람들도 잠에 들거나(입면 시 환각, hypnagogic hallucination) 깨어날 때(각성 시 환각, hypnopompic hallucination) 경험할 수 있다. 이 정상적인 환각 증상은 짧게 나타나며, 보통 벨소리를 듣거나 자기 이름이 불리는 것을 듣는 것처럼 단순하게 나타난다. 일반적으로 사람은 갑자기 일어나거나 경험의 속성을 빠르게 인식한다. 이러한 두 가지 종류의 환각은 정신질환을 암시하는 것은 아니다.

① 환각의 종류

환각은 모든 감각기관에서 일어날 수 있으나, 그중 환청과 환시는 가장 자주 나타난다.

■ **환청**(auditory hallucinations)

환청은 목소리, 소음 또는 음악에 의해서 경험될 수 있다. 환각의 소리는 단어와 구, 문장을 말하는 것처럼 보일 수 있다. 환청의 종류는 들려지는 소리가 자신을 '너'라고 지칭하는 2인칭 또는 '그'나 '그녀'라고 지칭하는 3인칭으로 분류하기도 한다. 이들은 조현병의 특징이다. 때때로, 목소리는 환자가 말하고자 하는 것에 대해서 말하는 것처럼 들리거나, 마치 그가 지금 막 생각하고 있는 것을 반복하기도 한다(사고반향, thought echo).

■ **환시**(visual hallucinations)

환시는 사람의 형상과 같은 복합적인 모습 또는 빛의 섬광처럼 경험될 수 있다. 그들은 보통 정상의 크기로 나타나지만, 때때로 드물게 크거나 작게 나타날 수도 있다. 환시는 특히 기질적 정신질환과 관련이 있지만 그렇지 않은 상태에서 나타날 수도 있다.

■ 환후와 환미(hallucinations of smell and taste)

환후와 환미는 흔하지 않다. 그들은 냄새나 맛에 의해서 인식될 수 있다. 그들은 종종 전에 경험해봤던 어떤 냄새나 맛과는 다르며, 불쾌한 특성을 지닌다.

■ 환촉(tactile hallucinations)

환촉 또한 흔하지 않다. 그들은 만져지고, 찔러지고, 목이 조여지는 듯한 피상적인 감각에 의해서 경험될 수 있다. 또한 피부 아래에서 곤충이나 다른 작은 생물들이 조직을 통해서 파고드는 듯한 감각들에 의해서도 경험될 수 있다.

■ 심부감각에서의 환각(hallucinations of deep sensation)

심부감각에서의 환각 또한 흔하지 않다. 그들은 내장이 팽창되거나 당겨지는 느낌과 같이 또는 성적인 자극처럼 경험될 수 있다.

■ 환각과 정신과 진단

환각은 모든 종류의 심각한 정신장애(정서장애, 조현병, 기질성 장애)에서 나타날 수 있다. 위에서 설명한 대로, 환각은 가끔 건강한 사람들에게서도 나타날 수 있다. 환시는 특히 기질성 정신의학적 질환뿐만 아니라 중증의 정서장애나 조현병에서도 나타날 수 있다. 비록 기질성 장애에 한정되지 않더라도 항상 이것의 가능성에 대한 다른 증거들을 철저히 규명해야 한다. 환각은 그 자체로 특정 진단을 암시하지 않지만, 흔하지 않은 환미, 환후 및 심부감각 환각은 조현병에서 주로 나타난다. 특정의 정신장애의 특성을 나타내는 몇 가지 특별한 환각들이 있다.

3) 정서장애

사람의 생각과 동반되는 어떤 감정상태를 표시하는 말들로 정동(affect), 기분(mood), 정서 · 감정(emotion)이란 말들을 사용하고 있는데 동의어처럼 사용되고 있다. 정서(emotion)는 자신에 의해 표현되고 타인에 의해 관찰되는 전체적인 감정 경험이다. 정동(affect)은 감정의 관찰된 측면(기분상태, 외모, 표정, 태도, 언어, 행동 등)으로 범위, 변화유형, 표현강도, 적절성, 관련성 등으로 사정할 수 있다. 기분(mood)은 전반적이고 지속적, 우세한 정서로 주관적 경험과 객관적 요소를 포함하며, 안정성, 반응성, 지속성 등으로 사정할 수 있다.

정서는 연상작용을 방해함으로써 의식적으로 용납될 수 없는 정신적 요인이나 시도가 인식되는 것을 막아준다. 심한 정서장애는 의식장애까지도 일으킬 수 있다고 여겨진다. 실제 환자들을 관찰해 보면 그들의 정신장애와 감정은 거의 무의식적 요인에 의해 영향을 받으며 정서적인 요인이 다른 정신 기능뿐만 아니라 생리적 기능까지 영향을 미치고 있음을 알 수 있다.

(1) 쾌적 정서(pleasurable affect)

정서의 항진으로 기분이 좋은 상태이며, 그 정도에 따라 다행감(euphoria), 의기양양(elation), 기고만장(exaltation), 황홀(ecstasy) 등으로 나누어진다.

(2) 우울(depression)

가벼운 실망이나 무관심에서부터 심할 때에는 절망감, 혼미까지 여러 가지 정도가 있다.

가벼운 경우의 우울증상은 조용함, 자제와 억제, 불행감, 비관, 자기멸시경향, 피로감, 무능감, 낙담 및 절망감으로 나타나고, 심하면 항상 불쾌한 긴장에 사로잡혀 있게 됨으로써 어떤 일에 직면하더라도 정신적 고통을 경험하게 된다. 우울증적 사고에의 집착이 심하게 되는 경우 주의력, 집중력 및 기억력의 장애도 오게 된다. 50% 이상의 우울증에서 신체적 증상을 호소하는데, 두통, 두내 압박감, 피로감, 식욕감퇴 및 변비 등을 주로 호소한다. 대부분의 경우 새벽잠을 자지 못하는 불면증을 겪고 심한 경우 관계망상, 죄책망상, 자살 감정을 보이기도 한다.

기타 불안, 부적합한 정서, 정서의 부조화, 양가감정, 병적 분노 등의 증상을 보이기도 한다.

4) 의식장애

의식은 환경과 자신에 대한 인식이다. 의식 수준은 극

도의 혼수상태부터 각성 상태까지 다양하다. 의식상태를 중재하는 데 몇 가지 용어들이 사용된다.

(1) 혼돈(confusion)

혼란스러운 생각과 적절하게 관련된다. 하지만 혼란스러운 상태의 용어는 때때로 혼란스러운 생각이 의식, 착각, 환각, 망상, 불안장애와 관련될 때도 적용될 수 있다.

(2) 의식의 흐림(clouding of consciousness)

자극에 대한 불완전한 반응, 주의집중력과 기억의 감소, 혼란스러운 생각 등을 동반한 기면 상태를 뜻한다.

(3) 혼미(stupor)

말이 없고, 움직이지 않으며 반응이 없는 상태지만 두 눈이 떠 있고 외부 물체를 따라갈 수 있기 때문에 의식은 있는 상태이다.

5) 주의산만(distractability)

주의는 현재 다루고 있는 문제에 집중하는 능력이다. 주의산만은 많은 종류의 정신적 장애에서 나타날 수 있으며, 특히 불안장애, 우울증, 조증, 조현병, 기질성 장애에서 나타날 수 있다. 주의산만을 발견하는 것은 진단을 내리는 데는 도움이 되지 않지만, 환자의 장애를 사정하는 데는 중요하다. 예를 들면, 주의력이 약한 사람은 회사에서 효율적으로 업무를 하는 것에 방해가 될 것이다.

6) 지남력장애

지남력(orientation)이란 통상적으로 시간 · 장소 · 사람에 대한 방향감이 있고 이를 정확하게 인식한 상태를 말한다. 지남력 상실은 시간 · 장소 · 사람 순으로 장애가 진행되며, 뇌기질적 장애나 정신장애의 급성 상태에서 흔하다. 시간과 관련지어 자신의 위치를 알고 공간과 상황과 관련지어 자신의 위치를 이해하고 다른 사람과의 관계를 이해하는 경우 지남력이 있다고 한다.

지남력장애는 광범위한 지남력 손상이 있거나 지각의 범위와 정확도에 심한 손상이 있거나 주의력에 심한 손상이 있는 정신장애 및 기질적 뇌증후군에서 나타나는 주요 증상이다. 시간, 장소, 사람에 대한 장애가 있다.

7) 기억장애

기억은 여러 종류의 정신질환에 의해서 영향을 받는다. 우울증에서 슬픈 기억들은 다른 종류의 기억보다도 더 쉽게 떠오른다. 기질성 장애에서는 비록 더 일찍 일어난 사건에 대한 기억이 더 최근에 일어난 사건에 대한 기억보다 덜 손상될지라도, 장기적인 기억의 모든 측면들은 대개 영향을 받는다. 건망증증후군과 같은 기질성 장애에서는 최근 사건에 대한 기억에 가장 많은 영향을 받고, 의미론적 기억은 가장 적게 영향을 받는다는 점에서 차이가 있다.

기억장애를 설명하기 위해서 정상적인 기억을 분류하는 것이 필요하다. 기억은 3종류의 '저장'을 가지는 사고라 할 수 있다.

(1) 감각저장(sensory stores)

감각저장은 감각기관으로부터 정보를 받고, 그것이 처리될 때까지 짧은 시간 동안(약 0.5초) 보유된다.

(2) 단기기억(short-term memory)

저장은 정보를 더 긴 시간(약 15~20초) 받는다. 정보는 반복적인 예행연습에 의해서 더 긴 시간 보유될 수 있다.

(3) 장기기억(long-term memory)

영구적인 저장을 위해서 선택된 정보를 받는다. 정보는 단어의 소리나 의미와 같은 특징에 따라서 저장된다. 저장할 때의 정서상태는 중요하다. 자기가 기분 좋지 않을 때 저장된 기억들은 기분 좋은 상태보다 더욱 순조롭게 생각난다.

기억장애를 설명하기 위해 몇 가지 용어들이 사용된다.

① 전진성 기억상실(anterograde amnesia)

무의식 기간 이후에 나타난다. 이것은 무의식의 끝

과 완전한 의식의 회복 사이의 사건에 대한 기억장애이다.

예를 들어, 치매처럼 어렸을 때의 기억은 잘나지만 최근의 일을 잘 기억하지 못하는 것이다.

② 역행성 기억상실(retrograde amnesia)

무의식 시작 이전 사건에 대한 기억의 소실이다. 이것은 뇌손상이나 전기경련요법 후에 나타난다.

③ 미시감(jamais vu)와 기시감(déjà vu)

미시감은 전에 겪었던 사건을 인식하지 못하는 것이다. 반면에 기시감은 그들이 절대로 겪어보지 못한 사건을 친숙하다고 인식하는 것이다. 이 두 가지 이상증상은 신경학적 장애에서 나타날 수 있다.

④ 작화증(confabulation)

기억하지 못하는 부분을 마치 기억하는 것처럼 말하는 것이다. 이는 치매로 인해 점점 기억나지 않을 때 자존심을 지키기 위해 말을 꾸며서 하는 것이다.

8) 판단력장애

판단력(judgement)이란 사실이나 생각을 비교하여 그들의 상호관계를 이해하고 경험에서 얻은 것에서 올바른 결론을 얻을 줄 아는 능력이다. 그러므로 독소, 기질성 병소 또는 선천적인 뇌조직의 결함 등 그 어느 것이나 연상과정을 방해하는 것은 판단의 장애를 초래한다.

판단력은 모든 인격기능 내에서 통합되지만, 특히 환자 자신의 전반적인 이해력과 감정요인에 의해 크게 영향을 받는다. 판단력은 환자의 정신장애에 대한 주관적인 판단이 되므로 판단력을 평가함에 있어서 병식(insight)이 중요한 의미를 지닌다.

병식이란 자신이 어느 정도로 병들어 있고 또 그 질병이 어떤 것이라는 것을 알고, 그 질병이 일어나게 된 역동학적인 것을 이해할 수 있는 능력을 말한다.

9) 지능장애

지능(intelligence)이란 새로운 상황에 대해 새로운 반응을 나타내는 적응 능력을 말한다. 지능은 추상적인 생각과 상징적인 것을 다루고 이해하는 능력인 추상적 지능, 방어기제를 다루고 창안하며, 이해하는 능력인 기계적 지능, 대인관계와 사회적인 일을 이성적으로 현명하게 처리하는 능력인 사회적 지능의 세 가지 요인으로 구성된다.

10) 행동장애

겉으로 나타내는 행동이나 행동의 경향에 영향을 주는 충동 · 동기 · 욕구 · 욕망 · 본능 등을 포함하는 정신적인 면의 장애를 뜻한다.

(1) 지나친 활동

활동이 정상적인 범위를 넘어서 지나친 상태를 정신운동의 항진(increased psychomotor activity)이라고 말한다. 병적인 경우에 활동이 지나치게 증가되어 어떤 목표에는 다다르지 못하며 비생산적이다. 이런 행동은 양극성 장애의 경조증이나 조증 상태에서 흔히 볼 수 있다.

(2) 반복행동

객관적으로 아무 의미도 없어 보이는 똑같은 행동을 지속적으로 반복하는 것을 상동증(stereotype)이라고 한다. 반복적으로 단조롭게 손을 비벼댄다든지, 가만히 서 있지 못하고 일정한 거리를 왔다갔다 하는 경우이다. 의미 없는 단어나 짧은 문장을 되풀이하는 것을 음송증(verbigeration)이라고 하며, 한 가지의 불편한 자세를 계속 유지하는 것을 강직증(catalepsy)이라고 한다. 피동적으로 마치 밀랍 같이 움직이는 현상을 납굴증(waxy flexibility)이라고 한다.

(3) 저하된 활동

행동의 빈도나 강도면에서 모두 저하되어 침체된 경우이다.

정신운동지연(psychomotor retardation)은 주로 심한 우울증에서 나타난다.

(4) 자동증(automatism)

타인의 명령에 자동적으로 복종하며 자신의 의지는 하나도 없는 것처럼 보이는 현상으로, 조현병, 해리장애 등에서 볼 수 있다. 타인이 말한 것을 그대로 따라하는 것을 반향언어(echolalia)라고 하고, 타인이 행동한 것을 그대로 따라하는 것을 반향동작(echopraxia)이라고 한다.

(5) 거부증(negativism)

자동증과는 반대로 타인의 요구에 반대되는 행동을 하거나 저항적인 표시로 반응을 하지 않는 것이다.

말을 하려고 애를 써도 하지 못하는 것을 실어증(aphasia)이라 하고, 말을 할 수 있는 데도 말하는 것을 거부하는 것을 함구증(mutism)이라고 한다.

11) 운동증상과 징후

얼굴표정, 자세, 사회적 행동에서의 이상증상은 모든 종류의 정신질환에서 흔히 볼 수 있다. 버릇, 고정관념, 긴장성 증상과 같은 운동 이상은 조현병에서 간략하게 설명된다.

(1) 틱장애(tics)

틱장애는 근육군을 포함한 불규칙적이고 반복된 움직임을 보이거나 소리를 내기도 한다.

예 머리를 털듯이 좌우로 움직이는 행동을 보이고, 눈을 찡긋거리거나(motor tics) 심해지면 킹킹거리는(vocal tics) 소리를 낸다.

(2) 무도병(choreiform movements)

무도병은 비의도적으로 나타나는 짧은 불수의적인 움직임이다.

예 얼굴의 찡그림 또는 팔 동작

(3) 근긴장이상(dystonia)

근긴장이상은 종종 고통스럽고 뒤틀림을 유발하는 근육경련이다.

4. 요약

- 이상행동은 비정상적인 마음(mind)과 정신(mental)으로부터 생긴다.
- 이상행동에는 정상행동과 이상행동을 판별하는 기준이 있다.
- 로젠한과 셀리그만(Rosenhan & Seligman, 1989)은 이상행동을 정의하는 데 필요조건과 충분조건의 개념을 사용하였다. 필요조건은 모든 이상행동들이 반드시 공유하는 자질이나 특성이 있다. 이에 반해 충분조건은 이상행동에만 존재하고 정상적인 행동에는 존재하지 않는 고유한 요소를 적어도 한 가지는 갖고 있어야 이상행동으로 정의될 수 있다는 것이다.
- 인간의 고통과 불행을 초래한 이상행동과 정신장애의 원인을 규명하고, 공통적 특성을 분류해서 체계화하고, 진단기준에 따라 진단하고, 치료하는 예방방안을 강구해야 한다.
- 정신간호사는 정신장애의 증상과 증후를 규명할 때 대상자를 한 인간으로서 그에 미치는 영향을 파악하는 것이 중요하다.
- 공포증을 느끼는 사람은 공포를 유발하는 것이 존재하지 않더라도 그것의 자극을 생각하는 것만으로도 예기불안(anticipatory anxiety)을 느낄 수 있다.
- 양성증상(positive symptom)이란 건강한 사람에게는 없는 괴이한 생각 · 말 · 행동 등 특이한 행동을 말하며, 아주 심각한 기능장애로 특이한 정신병적 행동이 나타난다. 가장 대표적인 것이 정신병적 사고장애로 보통 여러 유형의 망상(편집, 신체, 과다, 종교, 허무, 피해망상, 사고전파, 사고주입, 조종망상 등)과 환각(환청, 환시, 환촉, 환미, 환취)이 포함되어 있다.
- 음성증상(negative symptom)이란 건강한 사람에게 정상적으로 나타나야 되는 기능이 소실되거나 결핍되어 있는 무감동(apathy), 무의욕증(avolition)으로 목표지향적인 행동이 결여된 상태를 말한다. 가장 흔한 증상은 얼굴표정의 변화가 없고, 대인관계에 대해 무관심

하며, 사람들을 만나려고 하지 않는다. 주변 일에 흥미나 관심이 없으며, 직장이나 학교, 사회생활에 적극적으로 참여하지 않는다.

- 망상(delusion)은 대개는 잘못된 신념(false belief)이라 할 수 있다. '망상이 부적당한 근거에 의해 유지된다.'는 진술은 망상이 비정상적인 사고과정을 통해서 도달된다는 것을 의미한다. 망상은 제3자들이 타당하다고 받아들이는 납득할만한 증거가 나타나도 바뀌지 않을 정도로 강하게 고수된다.
- 지각(perception)은 감각기관을 통해서 사물을 인식하게 되는 과정이다. 시각적인 이미지는 지각의 부분인 현실감 없이 대개 마음속에서만 경험하는 것이다.
- 이상행동 대상자의 면담은 정보획득을 위해 치료적 관계형성이 우선시되어야 한다. 사정 내용은 정신병리, 피드백 제공 등을 고려하여 수행하도록 한다. 대상자의 모든 언어적 행동은 물론 비언어적 행동을 면밀하고 주의 깊게 관찰하도록 한다.

풀어보기

1. 사고의 논리성이 없어 말의 앞뒤가 맞지 않고 일관성이 없는 증상은 무엇인가?

① 우회증 ② 작화증 ③ 사고두절 ④ 사고지연 ⑤ 지리멸렬

2. "길을 가고 있는데 나를 보고 비웃는 것 같다."라고 했을 때 이 환자에게서 나타나는 증상은 무엇인가?

① 피해망상 ② 질투망상 ③ 관계망상 ④ 신체망상 ⑤ 우울망상

3. 정신질환자가 "나는 대기업 총수가 숨겨 둔 딸이다."라고 말하였다. 이는 무엇인가?

① 망상 ② 환각 ③ 착각 ④ 해리 ⑤ 사고의 비약

4. 다음 내용 중 환자가 호소하는 증상에 대한 설명으로 가장 알맞은 것은?

사 례

> TV에 나오는 사람들이 자신의 이야기를 한다면서 소리 지르고 욕하고 화를 낸다. 이 때문에 방송국을 여러 번 찾아갔다. 하지만 경비원이 제지하여 방송국은 들어가지 못했다면서 화를 내고 있다.

① 실제로 일어나는 일을 잘못 지각하고 있다.
② 환자는 자신이 비합리적임을 인식하고 있다.
③ 현실과 다른 잘못된 사고를 가지고 있다.
④ 사고 흐름에 장애가 생긴 것이다.
⑤ 바라는 것에 대한 비현실적인 생각이다.

5. 지남력(orientation)이란 통상적으로 (①) · (②) · (③)에 대한 방향감이 있고 이를 정확하게 인식한 상태를 말한다.

정답

1. ⑤ 2. ③ 3. ① 4. ③ 5. (①시간) · (②장소) · (③사람)

>> 참고문헌

- 강석임(2013). 정신장애인의 회복과정 영향요인. 가톨릭 대학교 대학원. 문학박사학위논문. 경기.
- 김경희 외(2015). 정신건강간호학. 퍼시픽북스.
- 대한신경정신의학편(2013). 신경정신의학. 중앙문화사.
- 대한정신분열병학회(2006). 정신분열병 환자를 위한 능력 강화 교육(PEPS). 용인정신병원.
- 도복늠 외(2015). 지역사회정신간호학. 정담미디어.
- 민성길 외(2023). 최신정신의학(7판). 일조각.
- 이미형 외(2019). 정신건강간호학(제6판). 현문사.
- 한금선 외(2020). 정신건강간호학. 수문사.
- American Psychiatric Association(2013). Diagnostic and Statistical Manual of Mental Disorder 5thed., American Psychiatric Publishing.
- Arieti, S.(1975). American handbook of Psychiatry, 2nd Ed. Basic Books, New York.
- Buglass, D. and Heston, J.(1974). The repetition of parasuicide: A comparison of three cohorts. Br. J. Psychiatry, 125, pp.168−174.
- Gever, J.(2012). DSM−5: What's in, what's out. Retrived from http://www.medpagetoday.com/Meeting Coverage/APA/32619
- Kneisl CR, Trigobof E(2009). Contemporary psychiatric mental health nursing, 2nd ed, Pearson Education Inc.
- Margaret J. Halter(2014). Vacarolis' foundations of Psychiatric mental health nursing: a clinical approach(7th ed). Elseier.
- Mary C. Townsend(2015). Psychiatric Mental Health Nursing: Concepts of care in Evidence−Based practice(8th ed). FA. davis company.
- Rosenhan, D. L., & Seligman, M. E. (1989). Abnormal psychology. WW Norton & Co.
- Halter, Margaret Jordan. Varcarolis' Foundations of Psychiatric−Mental Health Nursing . 9th ed. Elsevier Health Sciences. 2021.

제 4 절 사회문화적 · 영적 이해

학습목표

- 정신건강과 문화의 관계를 설명한다.
- 대상자의 사회문화적 차이를 설명한다.
- 정신간호와 관련된 한국문화의 특성을 기술한다.
- 문화권 증후군을 설명한다.
- 간호사의 사회문화적 민감성을 활용한다.

주요용어

- 문화권 증후군 culture–bound syndromes
- 문화다양성 cultural diversity
- 문화변용 acculturation
- 문화적 역량 cultural competence
- 문화화 enculturation
- 민족성 ethnicity

1. 사회문화적 이해

1) 문화적 접근

(1) 문화

문화(culture)의 어원은 '경작하다'는 의미의 culturation에서 나왔다. 문화는 특정한 사회 속에 사는 구성원들의 일상생활에서 공통적으로 나타나는 학습된 가치와 신념, 세계관에 기초한 공통적인 행위 및 사고 양상이다. 개인이 특정 사회의 구성원으로서 어떠한 세계관을 가지고 어떠한 감정을 경험하며 타인을 비롯한 신이나 초자연적인 힘과 어떻게 관계를 맺으며 행동할지를 알려준다. 또한 사회화 과정을 통해 세대에서 세대로 전해져 사람들의 행동을 안내하는 공유된 믿음, 느낌 그리고 지식의 형태를 포함한다. 문화는 집단이나 사회구성원들에 의해 공유되며, 질병, 건강유지, 일상생활, 식습관, 대인관계, 행동 유형, 신념과 감정에 대한 개인의 반응은 모두 문화적으로 연결되어 있다.

민족은 일정한 지역에서 오랜 세월동안 공동생활을 하면서 언어와 문화상의 공통성에 기초하여 역사적으로 형성된 사회집단이다. 민족성(ethnicity)은 민족적 결연이며 특정 문화집단에 대한 소속감이다. 또한 조상 대대로 내려오는 것, 인종, 신체적 · 국민적 특성과 언어, 생활습관, 종교 같은 문화적 상징을 공유하는 큰 사회체제 내의 사람들을 의미한다.

문화, 민족성과 관련된 지식과 이해는 인간의 행동, 행동에 대한 해석 그리고 이에 대한 반응에 영향을 미치므로 중요하다. 또한 건강과 질병에 대한 개념뿐만 아니라 질병을 다루는 방식도 전 세계 문화들마다 다양하므로 정신간호제공자는 효과적이고 효율적인 간호를 제공하기 위해 문화적 관습과 건강 사이의 관계뿐만 아니라 질병과 신념에서의 문화적 차이점들을 이해해야 한다. 그러나 같은 문화나 민족적 집단을 공유하는 모든 사람들이 동일하다거나 집단의 특징적인 행동을 보인다고 가정하지 않도록 주의해야 한다. 이러한 차이는 사회적 지위, 민족적 배경, 거주지, 종교, 교육 등의 요인과 관련이 있다.

(2) 문화적 역량

건강관리제공자가 문화적으로 민감하기 위해서는 환자의 나이, 성별, 인종, 종교, 교육 정도 이외에도 더 많은 정보가 필요하다. 실무에서 문화적 역량(cultural competency)이란 모든 환자의 문화적 경험을 감안하여 환자 개개인을 특별한 사람으로 간주하며 간호하고 치료하는 것을 말한다. 즉, 문화적 다양성을 이해하고 존중하는 것이다.

간호사는 대상자 개개인이 갖고 있는 인생경험 및 가치와 일치하는 간호중재를 수행할 때에 대상자의 문화적 신념, 태도, 가치에 대한 이해와 존중이 필요하다. 또한 대상자와 상호작용할 때에도 문화적 지식을 사용해야 한다. 문화적 요소를 고려해야 하는 간호사는 사회 · 문화 · 영적인 이해의 중요성을 알고 환자 개개인의 특성을 인정하며 사회문화적 · 영적인 요소를 정신간호에 통합할 수 있어야 하겠다.

(3) 문화변용

문화변용(acculturation)은 문화와 배경이 다른 집단들이 만나서 함께 살아가는 점진적인 과정이다. 문화변용의 사례로 1800년대 초반부터 20세기까지 유럽에서 미국으로 건너간 이민자들이 고유의 언어와 관습을 버리고 영어를 기본으로 받아들이고 미국문화관습을 수용하며 변용된 것을 들 수 있다.

동화(assimilation)란 이민자와 소수민족 집단의 사람들이 주류 문화를 닮아 가는 것이다. 동화는 자민족 중심주의(ethnocentrism)를 낳기도 하는데, 자민족 중심주의는 자신의 고유한 문화가 다른 문화보다 더 중요하고 더 바람직하다고 믿는 것을 말한다. 자민족 중심주의적인 태도는 편견, 고정관념, 차별, 낙인과 같은 문제를 양산하여 효율적인 간호제공을 어렵게 한다.

편견(prejudice)은 소문, 관념, 감정에 따라 나와 반대되는 특성이 있는 것으로 생각되는 다른 사람이나 집단에 대해 갖는 공정하지 못하고 한쪽으로 치우친 생각이나 견해를 말한다. 편견은 사실을 알기 전에 형성된 신념, 의견 또는 관점이다. 고정관념(stereotyping)은 한 그룹의 구성원이 단지 그가 그 문화적 집단의 일원이라는 이유만으로 특정한 행동을 하거나 특정한 태도를 보이리라고 미리 추측하는 것을 말한다. 차별(discrimination)은 개인의 실제 가치와는 다르게 인종, 계층, 성별 혹은 다른 요인에 따라 다르게 취급하는 것이며, 행동으로 표현되는 편견이다. 낙인(stigmatization)은 개인이나 집단에 대해 부정적 특징이나 정체성을 부여하여 사회로부터 거부감, 이질감 그리고 배척감정을 불러일으켜 벗어나기 어려운 부정적 평가를 내리는 것을 말한다. 편견, 고정관념, 차별, 낙인은 육체적 · 정신적 건강에 해로운 영향을 끼친다. 따라서 간호제공자들은 이러한 점들을 고려하여 대상자가 도움을 요청할 때 대상자나 집단에 대해 고정관념을 갖지 않도록 해야 한다.

2) 문화와 정신건강

국제보건기구(World Health Organization, WHO)는 정신건강을 일상생활에서 언제나 독립적 · 자주적으로 처리해 나갈 수 있고, 질병에 대해 저항력이 있으며, 원만한 가정생활과 사회생활을 할 수 있는 상태이자 정신적으로 성숙한 상태라고 정의하고 있다. 따라서 정신건강은 개인과 사회의 안녕 및 개인과 사회가 효율적으로 기능할 수 있는 것의 기초가 됨을 보여 준다. 문화는 인간의 삶에 의미를 제공하며 인간의 정신건강에도 깊은 영향을 미친다. 인간이 어떤 문화, 어떤 사회에 존재하고 있는지는 정신건강에 깊은 영향을 주게 된다. 각 개인마다 사회 · 문화 · 정신적 발달과정이 다르므로 질병 및 건강에 대한 생각, 정신질환, 치료들은 문화적 가치와 이해가 기초가 되어야 한다. 간호사는 이러한 개인의 행동과 믿음에 영향을 미치는 특정한 문화적 영향력을 고려하여 효과적으로 간호과정을 적용할 수 있어야 한다.

(1) 문화와 관련된 문제

① 신념과 가치체계

개인의 문화적 관념, 세계관, 종교관은 정신건강에 영향을 미친다. 인간은 삶 속에서, 특히 고통을 받을 때 더욱 상징적 의미를 취하려고 한다. 이러한 때에 신념과 가치는 자아평가, 동기화, 행동의 지침이 된다. 간호사–간호대상자의 신념과 가치체계에 따라 치료, 치료이행, 치료결과도 달라진다. 따라서 간호사는 자신뿐만 아니라 대상자의 사회적, 문화적, 종교적 신념에 대한 이해를 바탕으로 한 간호접근을 하기 위한 노력이 필요하다.

② 사회경제적 · 환경적 요소

정신건강과 정신질환은 사회적 · 정신적 · 생물학적 요소들이 복합적으로 상호작용하여 결정된다. 정신질환은 낮은 교육수준을 포함하는 빈곤지표와 관련이 있고 빈곤은 모든 문화 집단에 영향을 미치지만 특히 정신장애인, 노인과 같은 집단에 더욱 큰 영향을 미친다. 빈곤으로 인한 경제적 · 정신적 스트레스는 분노의 비율과 회복에도 영향을 미쳐 정신적인 문제를 유발하거나 더 가속화시킬 수 있다.

③ 행동적 요인

정신, 사회, 행동의 건강문제는 서로 상호작용을 하며 인간의 행동과 안녕에 영향을 미친다. 문화 안에서 사용되는 행동은 언어적, 비언어적인 것을 통해 관찰될 수 있다.

(2) 문화권 증후군

대상자를 총체적으로 이해하고 간호하기 위해서는 그 대상자의 문화를 이해하는 것이 필요하다. 문화권 증후군은 한 문화에서 어떤 상황에 대한 반응으로 나타나는 독특한 양상으로 이러한 질환은 사회적 · 문화적 · 성격적 · 생물학적 요인에 따라 사회적 의미를 갖는다. 문화권 증후군은 특정 신념, 가치관, 사회조직, 그 집단의 문화적 관념, 사회구조가 갖는 긴장, 갈등과 깊은 관련이 있다. 따라서 문화권 증후군은 그 문화의 핵심적 의미와 행동적 규범을 상징하고, 요약하며, 문화적 기술뿐만 아니라 관념에 따라 발생하기 때문에 문화적 맥락과 분리하면 이해할 수 없게 된다.

간호사는 다양한 문화집단 사람들이 신체적 · 행동적 징후를 나타낼 수 있음을 이해하는 것이 중요하다. 무엇보다 문화권 증후군을 질병으로 인식하기보다는 문

표 3-4-1 문화권 증후군

증후군	문화	증상
화병(Hwa-byung, 火病)	한국	중년 이상의 여성에게 많이 발병한다. 분노를 억제하는 것에서 기인하는 증상으로 몸의 열기, 목과 가슴의 덩어리, 가슴답답함, 가슴 속의 치밀어오름 등의 특징적인 신체증상을 나타낸다. 불면, 피로, 소화불량, 발한, 식욕부진, 신체통증, 흥미상실을 포함한 우울증상과 밀접한 관련이 있다고 생각하여 일부 치료자들은 우울증 치료에 초점을 두기도 한다.
신병(神病)	한국	불안, 전신쇠약, 어지러움 및 공포, 식욕부진 등 신체적 증상을 특징으로 하며, 자신에게 영향을 미치는 영혼에 사로잡히는 증후군이다. 신병은 무당이 되기 전에 앓는 일종의 정신장애를 뜻하며, 대상자는 대개 굿을 통해 귀신이나 병을 쫓거나 달래는 무당이 된다.
Amok	말레이시아; 필리핀	음울한 상태를 앞세운 폭력 또는 살인 행위 후 기억상실을 보이는 특징을 갖는다.
Ataque de nervios	라틴 아메리카; 라틴 지중해	통제할 수 없는 소리지르기, 울음, 떨림, 홍조, 언어적 또는 신체적 공격, 때로는 해리현상이 동반되며, 경련과 비슷하거나 또는 기절하는 사건이다.
Brain fag	서아프리카	너무 많은 생각으로 집중하기 어려움, 머리와 목의 압박감, 흐릿한 시야를 특징으로 보인다.
Ghost sickness	아메리카 원주민	불안, 혼돈, 섬망, 악몽, 테러와 같은 증상으로, 마법에 의해 나타나는 병으로 생각한다.
Koro	서부, 동부 아시아	성기가 신체 안으로 들어가 죽을 것이라는 두려움과 관련된 과도한 불안이다.
Pibloktoq	에스키모	철회나 초조를 앞세운 극도로 흥분한 갑작스러운 일에 뒤따르는 경련과 혼수. 발작에 대한 기억상실을 보고한다.
Susto	라틴 아메리카	식욕부진, 수면곤란, 슬픔, 통증, 두통, 위통, 설사증상을 포함. 몸에서 영혼이 빠져나간 것으로 여기며, 여러 가지 신체적 · 감정적 증상들이 나타나는 급작스런 공포이다.
Taijin kyofusho	일본	자신의 신체 기능, 외모, 냄새가 타인에게 성가시고 불쾌할 것이며, 이로 인해 타인이 공격할 것이라고 여기는 과도한 불안과 공포이다.
Shenjing shuairuo	중국	식욕부진, 체중감소, 피로, 쇠약, 불면증, 수면장애, 집중장애, 기억상실과 같은 신체적 증상을 특징으로 한다.

화 집단 내의 특정 증후군으로 간주하고 파악하기 위해 대상자가 처한 사회문화적 환경에 대해 이해할 필요가 있다. 문화권 증후군의 예는 표 3-4-1과 같다.

(3) 간호사의 문화역량

① 문화적 지식

간호사들이 문화적 역량을 갖추려면 문화적 지식과 기술이 필요하다. 이러한 지식을 위한 첫 과정은 자기인식이다. 자신이 갖고 있는 문화적 신념과 가치, 문화적 편견, 고정관념이 무엇인지 파악해야 한다. 자기이해가 없이는 타인을 이해하고 그들을 도울 수 없다. 또한 타인의 문화적 정체성을 받아들이는 것은 문화적 렌즈를 이용하여 타인을 공감하고 한 집단의 내재된 가치, 신념 등을 더 잘 이해할 수 있게 한다. 문화적 지식은 문화적 차이를 이해하는 능력을 주므로 간호사는 간호를 행할 때 언제나 대상자의 문화를 이해하고 배우려는 태도가 필요하다.

② 문화적 민감성

문화적 역량을 갖추었다는 것은 문화를 자세히 알고 있는 것만으로는 부족하다. 문화적 차이를 존경하고 민감하게 인지하여 대상자의 문화적 가치와 신념에 응해주고 인정하는 것이 필요하다. 또한 자신이 갖고 있는 문화적 신념과 가치, 편견에 대해 알았다면 이러한 요인이 대상자 간호에 어떤 영향을 미치는지 평가하여 간호중재 장애요소를 확인해야 한다. 문화적 민감성은 문화적 차이를 이해하고 존중할 수 있도록 한다.

③ 문화적으로 유능한 간호를 제공하기 위한 기술

첫째, 범문화적 이해가 필요하다. 간호사는 문화에 대해 학습하고 특정 문화 출신 동료 및 지인을 통해 그 문화의 가치, 개념 및 그 이상의 것을 배울 필요가 있다.

둘째, 원활한 의사소통기술이다. 의사소통은 모든 간호에서 중요한 요소이지만 특히 다양한 문화적 배경을 가진 대상자 간호에서 의사소통은 문화역량의 핵심이 된다. 문화 상호 간 의사소통에서 언어는 기본이며, 간호사는 비언어적인 행동의 해석과 의사소통에 방해가 되는 장벽을 감지하는 등의 기술도 증진시켜야 한다. 외에도 원활한 의사소통을 위해 공간, 자리배치 등 환경적 변수를 고려하여 편안한 자리를 마련해 주는 것도 도움이 된다. 효과적인 의사소통은 대상자-간호사 모두 서로를 더 잘 알게 되고 자신의 치료나 간호에 더 적극적으로 참여하게 한다.

셋째, 촉진기술은 간호사 자신과 다른 문화에 속한 대상자의 가치 및 신념체계와 일치하지 않는 경우 타협하는 능력과 갈등해소 등에 초점을 둔다.

넷째, 융통성은 기대치를 수정하고 이전의 운영방식을 조정하고 새로운 행동을 시도하는 능력을 말한다.

3) 간호과정

(1) 간호사정

다양한 문화에 따른 간호사의 자아인식은 정신간호수행에 필수적인 과정이다. 간호사는 대상자를 사정할 때 다음과 같은 질문을 고려해야 한다.

- 간호사는 환자의 외모와 언어를 어떻게 생각하고 있는가?
- 간호사는 대상자를 무의식적으로 판단하지 않았는가? 그렇다면 잠재적인 기준은 어디에서 기인되었는가?
- 대상자를 어느 계층의 사람이라고 생각하는가? 그리고 대상자의 사회계층에 대한 나의 선입견은 무엇인가?
- 대상자의 성격은 어떠하며, 그에 따른 나의 반응은 긍정적인가 부정적인가?
- 대상자와 간호사인 나와 다른 점은 무엇이라고 생각하는가? 왜 그렇게 생각하는가?

문화적 사정도구를 사용하여 문화와 민족에 대한 정보를 수집한다. 간호사는 대상자의 연령, 성별, 교육정도, 소득, 인종, 모국어, 대상자가 속한 집단의 문화적 규범, 통역사 요구, 가장 중요한 지지체계, 가족 중 의사결정자, 종교적 신념, 활동, 접촉과 눈맞춤, 유전질환,

영양문제, 문화적 신념과 관련된 특수한 식사습관에 대한 사항들을 사정해야 한다.

(2) 간호진단

문화적 요소를 고려한 간호진단은 다음과 같다. 간호사는 간호진단 선정 시 질병과 관련된 건강문제를 포함해야 하며, 대상자의 사회문화적 변수에 대한 지식과 정보를 갖고 이에 부합되는 진단을 내려야 한다.

- 언어적 의사소통 장애
- 불안
- 영양불균형
- 신체 요구량보다 적음
- 영적 고뇌
- 사회적 고립

(3) 간호목표

- 대상자는 모든 기본적인 욕구가 충족된다.
- 대상자는 통역사를 통해 치료진과 의사소통한다.
- 대상자는 입원기간 동안 가족구성원이 함께 있어 줌으로써 불안수준이 감소된다.
- 대상자의 가족구성원이 대상자의 기호식을 가져와 섭취하도록 하여 체중을 유지한다.
- 영적 지도자를 통해 영적인 힘을 회복한다.

(4) 간호계획/간호수행

간호중재를 위한 계획을 세울 때 대상자뿐만 아니라 가족과 지역사회를 고려해야 한다. 대상자의 건강 및 질병에 대한 신념과 가치를 파악하는 것도 포함하여 간호계획에 적용해야 한다.

- 언어적 장벽을 해소하기 위해 필요시 통역사를 활용한다. 비언어적 의사소통에 주의하며 민감하게 반응한다.
- 가족이 대상자 간호에 도움이 되도록 참여시킨다. 가족 지지체계의 접근을 막는 것은 치유과정을 방해할 수 있다.
- 대상자의 영적인 요구가 충족될 수 있도록 한다.
- 다양한 문화권에서 시간 개념의 차이를 인식해야 한다.
- 치료과정에서 문화적 신념들이 중요하다는 것을 확인하고 다양한 문화 사이에서 건강돌봄에 대한 신념들이 다르다는 것에 주의한다.
- 대상자에게 해가 되지 않거나 치유과정을 방해하지 않는다면 대상자가 필수적이라고 여기는 건강관리 관습을 따르게 한다.
- 다양한 문화권에 따른 기호식품을 알고 제공하는 것에 주의해야 한다. 입원기간 동안 가족이 기호식품을 가지고 와서 대상자에게 제공하도록 허락한다.
- 정신간호사는 일부의 문화에서 정신질환에 대하여 낙인을 가지고 있다는 것을 확인해야 한다. 간호사는 대상자에게 인내심을 가지고 천천히 신뢰관계를 형성해가면서 그들이 필요로 하는 도움을 제공해야 한다.

2. 영적 이해

1) 영적 접근

(1) 영성의 정의

영성(spirituality)은 종교성과 관련이 있으나 분리된 개념으로 보면 보다 개인적인 경험으로써 한 사람이 의미나 목적을 찾을 수 있게 하는 기능을 한다. Smucker(2001)는 영성은 보이지 않는 그리고 우리 내부이면서 물질세계를 벗어난 삶의 차원에 대한 인식 또는 경험으로, 우주와 연결되고 상호 관련된 느낌을 제공하는 것이라고 정의하고 있다. 따라서 영성은 종교적인 신념이나 행위를 넘어 인간의 총체적인 삶의 의미를 성찰하고 삶에는 인간이 완전히 이해할 수 있는 그 이상의 것이 존재한다는 가정을 바탕으로 하는 인간 내적 자원의 총체를 의미한다.

간호학에서 영성은 종교보다 넓은 의미로 쓰이며, 간

호사는 대상자를 간호할 때 종교성보다 영성을 사용하게 된다. 대상자의 영성은 개인보다 위대한 힘과의 관계 및 사람들과의 관계에서 생각 · 행동 · 대화 등 다양한 방법으로 표현된다. 더 나아가 사회문화적 가치와 신념, 철학과도 관련이 깊으므로 간호사는 대상자의 영적인 신념과 가치를 이해하게 되면 대상자의 영적 요구와 관련된 문제를 인식하고 영적 간호를 제공할 수 있게 된다. 또한 간호사 자신의 영적 신념과 가치가 대상자 간호에 영향을 줄 수 있음을 알고 영적 간호를 제공해야 한다.

2) 영성과 정신건강

영성과 정신건강은 상호관계를 갖고 있다. 영성은 건강한 생활방식과 심리사회적 지지를 발견할 수 있게 하고, 일상생활에서 나타나는 문제 및 고통, 스트레스, 불안, 분노, 좌절 같은 부정적인 정서를 효과적으로 다루는 데 도움이 된다. 또한 일상생활의 영적 경험이 높을수록 삶의 질과 낙관성, 지각된 사회적 지지가 높다.

(1) 영적 간호

영적 간호중재는 간호제공자가 대상자의 영성에 맞게 영적 요구를 충족시키는 활동이다. 간호사는 대상자의 신체적 · 정서적 · 영적 요구에 반응해야 하므로 체계적인 접근이 필요하다. 따라서 간호사는 영성과 건강 간의 관계를 이해하고 간호사의 책임을 인식하며 실존적, 종교적 지지 활동을 제공함으로써 대상자의 건강을 회복, 유지시키는 데 의의를 갖고 간호해야 한다. 대상자들은 영적 간호를 통해서 영적 안녕을 획득하고자 한다. 영적 안녕은 시간과 공간을 초월한 절대자, 이웃, 자신, 환경과의 관계에서 조화로운 삶을 영위함으로써 내적 자원이 총체적으로 건강한 상태를 의미한다.

① 영적 욕구

영적 욕구는 종교의 유무와 상관없이 인생의 의미와 목적, 자신을 넘어선 어떤 존재나 어떤 것에 대한 믿음, 희망, 사랑, 용서가 요구되는 상황에서 영적 욕구를 갖는다. 인생의 의미와 목적을 갖는 것은 통제감과 삶이 가치 있다는 느낌을 갖게 한다. 확고한 영적 기반은 인간의 삶에서 나타나는 다양한 상황에 직면할 수 있도록 도울 것이다.

믿음은 물리적 또는 경험적 증거가 없음에도 종종 신념을 수용하는 것으로 간주된다. 희망을 가지고 상황을 보면 아무리 부정적일지라도 집중할 긍정적인 것을 발견하게 된다. 희망은 에너지를 주는 힘으로 기능한다. 사랑은 가장 순수한 무조건적인 형태로 인생에서 가장 강력한 힘이고 인간에게 가장 큰 영적 요구이다. 용서는 마음에서 모든 과거의 상처와 실패, 죄책감과 상실의 느낌을 놓아버리는 능력으로 분함을 던져버리게 하고 치유가 시작되도록 한다.

또한 대상자가 갑작스러운 사고, 질병에 노출되거나, 내면에 깊은 상처를 남기는 사건을 경험했을 때, 갈등, 죄책감과 같은 다양한 형태의 심리적 부조화를 경험할 때, 딜레마를 야기하는 상황 등을 경험하게 되면 그 어느 때보다 높은 영적지지를 필요로 하게 된다. 따라서 이들을 간호하는 간호사는 대상자의 영적 요구에 대한 이해를 갖고 간호중재를 제공해야 한다. 영적 간호를 제공하기 위해서는 우선 간호제공자 자신의 영적인 신념과 가치관을 분명히 알아야 하며, 영적인 성장을 위한 노력과 간호사–대상자간의 신뢰, 개인 신앙에 대한 존중이 필요하다.

(2) 간호과정

① 영적 간호사정

대상자를 위한 간호계획을 세울 때 간호사는 대상자

대상자를 위한 간호계획을 세울 때 간호사는 대상자의 영적, 종교적 요구를 사정하고 간호과정을 적용하는 것은 중요하다. Dossey(1998)의 영적 사정도구는 의미와 목적, 내적인 힘, 연결성을 사정하기 위해 개발되었다. 또한 대상자, 대상자의 중요한 타인을 대상으로 영성을 사정, 평가 그리고 인식을 높이기 위한 성찰적 질문들로 구성되어 있다. Dossey(1998)의 영적 사정도구는 표

3-4-2와 같다.

② 영적 간호진단

최근 미국의 건강관리기관 승인단체의 규정(JACHO's mandate), 미국간호사협회의 간호강령(ANA's Code for Nurses), 국제간호협회의 간호강령(ICN's Code for Nurses) 등에는 영적 간호수행을 간호의 의무조항으로 포함시키고 있다(ICN, 2006). NANDA에 의한 영적 간호진단들은 예견된 슬픔, 슬픔반응장애, 손상된 자존감, 두려움, 수면장애, 절망감 등과 같은 영적인 문제를 일으키는 증상이나 원인 등과 연관이 있을 수 있다.

대상자의 영적, 종교적 문제를 다룰 때 사용되는 간호진단은 다음과 같다.

- 영적 고뇌(spiritual distress)
- 영적 고뇌의 위험(risk for spiritual distress)
- 손상된 신앙심(impaired religiosity)
- 신앙심 향상을 위한 준비(readiness for enhanced religiosity)
- 신앙심 손상의 위험(risk for impaired religiosity)

표 3-4-2 영적 사정도구(spiritual assessment tool)

다음의 반영적 질문들은 당신과 다른 사람의 영성을 사정, 평가, 인식을 높이도록 도울 수 있습니다.

의미와 목적

이 질문들은 삶의 의미와 성취를 추구하고, 희망을 나타내고, 모호함과 불확실성을 수용하는 개인의 능력을 사정한다.

- 당신의 삶에 의미를 주는 것은 무엇입니까?
- 당신은 삶의 목적의식을 갖고 있습니까?
- 당신의 질병은 삶의 목표를 방해합니까?
- 왜 회복하길 원합니까?
- 더 나은 수준의 건강을 얻는 것에 얼마나 희망적입니까?
- 건강을 유지하는 데 있어 책임감을 느낍니까?
- 건강을 유지하기 위해 삶의 변화를 시도할 수 있습니까?
- 당신은 잘 동기화됩니까?
- 당신의 삶에서 가장 중요하고 강력한 것은 무엇입니까?

내적인 힘

이 질문들은 기쁨을 드러내고 힘과 선택, 목표 그리고 믿음을 알아차리는 개인의 능력을 사정한다.

- 무엇이 당신의 삶에 기쁨과 평화를 줍니까?
- 무엇이 당신을 살아있고, 활기 있게 합니까?
- 당신 자신의 어떤 특성을 좋아합니까?
- 당신의 개인적 힘은 무엇입니까?
- 치유를 증진시키기 위한 가능한 선택은 무엇입니까?
- 당신을 위한 어떤 삶의 목표를 갖고 있습니까?
- 스트레스가 당신의 질병을 야기했다고 생각합니까?
- 아프기 전에 당신의 몸을 어떻게 인식했습니까?
- 당신은 무엇을 믿습니까?
- 믿음이 당신의 삶에 중요합니까?
- 당신의 질병은 믿음에 어떤 영향을 줍니까?
- 믿음은 당신의 건강을 인식하는 역할을 합니까?

연결성

이 질문들은 개인의 긍정적 자아개념, 자존감 그리고 자기지각; 다른 사람과 함께 세상에 속해 있다는 느낌; 개인적 흥미를 추구하는 능력; 그리고 자기 사랑과 자기 용서를 보여 줄 수 있는 능력을 사정한다.

- 지금 당신 자신에 대한 느낌은 어떻습니까?
- 진정한 당신 자신일 때 느낌은 어떻습니까?
- 개인적으로 흥미있는 것들을 추구합니까?
- 자신에 대한 사랑을 보여 주기 위해 무엇을 합니까?

이 질문들은 가족, 친구 그리고 사회적 집단과 함께 살아가도록 연결하고 타인을 용서하는 능력을 사정한다.

- 당신의 삶에 있어 의미 있는 사람들은 누구입니까?
- 주변에 당신을 도울 수 있는 친구나 가족이 있습니까?
- 당신과 가장 가까운 사람은 누구입니까?
- 당신은 어떤 집단에 속합니까?
- 도움이 필요할 때 누구에게 요청할 수 있습니까?
- 다른 사람과 느낌을 공유할 수 있습니까?
- 다른 사람들이 당신을 위해 하는 것 중 가장 좋아하는 것들은 무엇입니까?
- 당신이 다른 사람들을 위해 할 수 있는 좋은 것은 무엇입니까?
- 당신은 다른 사람을 용서할 수 있습니까?

이 질문들은 예배나 종교적 활동에서 의미를 찾고 신성한 것과 연결하는 능력을 사정한다.

- 예배는 당신에게 중요합니까?
- 당신의 삶에서 가장 의미 있는 예배 행동은 무엇이라고 생각합니까?
- 종교 활동에 참여합니까?
- 신이나 더 높은 힘을 믿습니까?
- 기도가 강렬하다고 생각합니까?
- 경험이 무엇인지를 이해하기 위해 모든 생각을 마음에서 비워낸 적이 있습니까?
- 이완이나 심상기술을 사용합니까?
- 명상을 합니까?
- 기도를 합니까?
- 당신의 기도는 무엇입니까?
- 당신의 기도에 어떻게 답을 합니까?
- 세상에 대한 소속감을 갖고 있습니까?

이 질문들은 삶과 자연과의 관련성, 환경이 삶과 안녕에 미치는 영향에 대한 인식, 건강한 환경에 대한 능력 또는 관심을 경험하는 개인의 능력을 사정한다.

- 세상 또는 우주와 연결되어 있다고 느낍니까?
- 당신의 환경은 안녕상태에 어떻게 영향을 줍니까?
- 당신의 직장과 집에서 환경적 스트레스원은 무엇입니까?
- 환경적 스트레스원을 감소시키기 위한 전략은 무엇입니까?
- 가정, 직장 또는 지역사회에서 자원 재활용과 같은 환경 문제들에 참여하고 있습니까?
- 세상에서 생존에 대해 걱정합니까?

- 희망 향상을 위한 준비(readiness for enhanced hope)
- 영적 안녕 향상을 위한 준비(readiness for enhanced spiritual well-being)

③ 간호목표

- 대상자는 희망, 평화, 만족감을 강화하기 위해 삶의 의미와 목적을 확인한다.
- 대상자는 자신을 가치있는 한 인간으로 받아들인다고 말한다.
- 대상자는 건강한 방법으로 삶이 변화된다는 것을 받아들인다.
- 대상자는 이전의 종교적 신념과 현재 삶의 어려움의 관계를 이해한다고 말한다.
- 대상자는 영적, 종교적 문제에 대한 신념과 가치를 논의한다.
- 대상자는 자신의 종교적 신념에 따라 원하는 종교활동에 참여하려는 욕구와 능력을 표현한다.

④ 간호계획/간호수행

대상자의 영적, 종교적 요구를 다루는 간호계획은 다음과 같다.

- 분노, 걱정, 자기비하와 같은 표현을 경청한다.
- 삶의 이유와 현재 상황이 직접적으로 관련이 있는지 주목한다.
- 현재 상황과 관련된 대상자의 종교적/영적 지향, 갈등여부를 확인한다.
- 타인과의 관계에 부정적인 영향을 미치는 행동을 관찰한다.
- 대상자에게 유용한 지지체계를 결정한다.
- 물질사용과 남용에 대해 사정한다.
- 대상자가 느낌과 걱정을 자유롭게 표현하는 환경을 만든다.
- 대상자의 즉각적인 요구를 알아내고 우선순위를 확인한다.
- 대상자의 현재 상황과 관련된 영적인 신념과 가치에 대한 철학적 이슈에 대해 논의한다.
- 치료적 의사소통기술을 사용한다.
- 현재 상황에서 대상자가 효과적으로 사용한 대처기술을 확인한다.
- 역할모델을 제공한다.
- 대상자가 관심이 있는 예술, 음악, 문학, 자연에 대해 논의한다.
- 새로운 대처기술 습득을 위해 역할극을 활용한다.
- 대상자에게 도움을 줄 수 있는 자원을 제공한다.

⑤ 평가

평가는 영적 간호를 통해서 나타나는 수립된 간호목표의 달성여부를 알려 준다.

표 3-4-3 간호진단 NANDA – I

영적 고뇌(spiritual distress)		
정 의	개인이 자신이나 타인, 세상 또는 상위 존재와의 연대감을 통해 삶의 의미를 경험하는 능력이 손상된 것과 관련하여 고통을 받고 있는 상태	
특 성	• 불안 • 울음을 터뜨림 • 피로 • 두려움	• 불면증 • 정체감에 의문을 가짐 • 살아가는 의미에 의문을 가짐 • 고통의 의미에 의문을 가짐
	〈자기와의 연결〉 • 분노 • 평온의 감소 • 사랑받지 못한다고 느낌 • 죄책감살아가는 의미가 충분치 않다고 느낌	• 비적절한 수용 • 비효과적 대처전략 • 용기가 불충분함

표 3-4-3 **간호진단 NANDA – I (계속)**

영적 고뇌(spiritual distress)		
특 성	〈타인과의 연결〉 • 소외감 • 주변 사람과 상호작용을 거부함	• 종교지도자와의 상호작용을 거부함 • 지지집단으로부터 소외됨
	〈예술, 음악, 문학, 자연과의 연결〉 • 자연에 흥미가 없음 • 종교 서적을 읽는 것에 흥미가 없음	• 과거에 가졌던 창조성이 감소됨
	〈자신보다 큰 절대자와의 연결〉 • 초월성을 경험할 수 있는 능력이 없음 • 자신보다 큰 절대자에 대해 분노함 • 버림받았다고 느낌 • 절망감 • 내적 성찰 능력이 없음	• 종교생활에 참여할 수 있는 능력이 없음 • 기도할 수 있는 능력이 없음 • 고통을 느낌 • 종교적 지도자와의 만남을 요청함 • 영적 생활에 갑작스러운 변화가 있음
관련 요인	• 불안 • 사랑을 경험하는 것에 대한 장애물 • 종교예식의 변화 • 영적 생활의 변화 • 문화적 갈등 • 우울 • 환경적 변화 • 용서할 수 없음 • 타인에게 의존감이 커짐 • 비효과적 관계	• 외로움 • 낮은 자존감 • 통증 • 끝내지 못한 일이 있다는 느낌 • 지지체계로부터의 분리감 • 자기소외 • 사회적 소외 • 사회문화적 결핍 • 스트레스원 • 물질오용
위험 대상자	• 노화 • 자녀의 출산 • 중요한 사람의 죽음 • 죽음에 노출된 경험이 있음 • 생의 전환기	• 상실 • 자연재해를 경험함 • 인종적 갈등 • 나쁜 소식을 들음 • 예상하지 못한 생활 사건
연관 조건	• 죽음을 받아들임 • 만성 질병 • 질병 • 죽음이 임박함	• 신체부위를 잃음 • 신체부위의 기능이 소실됨 • 신체적 질병 • 치료요법
영적 고뇌의 위험(risk for spiritual distress)		
정 의	개인이 자신이나 타인, 세상 또는 상위 존재와의 연대감을 통해 삶의 의미를 경험하는 능력이 손상될 수 있고 건강에 위협이 될 만큼 취약한 상태	
위험 요인	• 불안 • 사랑을 경험하는 것에 대한 장애물 • 종교예식의 변화 • 영적 생활의 변화 • 문화적 갈등 • 우울 • 환경적 변화 • 용서할 수 없음 • 타인에게 의존감이 커짐 • 비효과적 관계	• 외로움 • 낮은 자존감 • 통증 • 끝내지 못한 일이 있다는 느낌 • 지지체계로부터의 분리감 • 자기소외 • 사회적 소외 • 사회문화적 결핍 • 스트레스원 • 물질오용
위험 대상자	• 노화 • 자녀의 출산 • 중요한 사람의 죽음 • 죽음에 노출된 경험이 있음 • 생의 전환기	• 상실 • 자연재해를 경험함 • 인종적 갈등 • 나쁜 소식을 들음 • 예상하지 못한 생활 사건
연관 조건	• 죽음을 받아들임 • 만성 질병 • 질병 • 죽음이 임박함	• 신체부위를 잃음 • 신체부위의 기능이 소실됨 • 신체적 질병 • 치료요법

표 3-4-3 간호진단 NANDA - I (계속)

신앙심 향상을 위한 준비(readiness for enhanced religiosity)		
정 의	특정 종교예식에 참여하거나 종교적 믿음과 관련된 신앙생활을 실천하는 양상이 강화될 수 있는 것	
특 성	• 기존에 하던 신항생활을 향상하고자 하는 욕구를 표현함 • 종교지도자와의 관계를 향상하고자 하는 욕구를 표현함 • 용서를 요청하고자 하는 욕구를 표현함 • 종교적 경험에 더 많이 참여하고자 하는 욕구를 표현함	• 신앙생활에 더 많이 참여하고자 하는 욕구를 표현함 • 기존에 하던 종교적 관습을 향상하고자 하는 욕구를 표현함 • 종교적 선택을 향상하고자 하는 욕구를 표현함 • 종교 서적을 더 많이 읽고자 하는 욕구를 표현함
손상된 신앙심(impaired religiosity)		
정 의	특정 종교예식에 참여하거나 종교적 믿음과 관련된 신앙생활을 실천하는 능력의 손상	
특 성	• 기존 믿음행태에 다시 연결되고 싶어함 • 기존 관습에 다시 연결되고 싶어 함 • 지정된 종교적 신념을 따르기가 어려움 • 지정된 종교예식을 따르는 것이 어려움	• 믿음의 공동체와 떨어지는 것에 대한 고통 • 종교적 믿음형태에 의문을 가짐 • 종교적 관습에 의문을 가짐
관련 요인	• 불안 • 종교생활 수행에 대한 문화적 장애요인 • 우울 • 종교생활 수행에 대한 환경적 장애요인 • 죽음에 대한 공포 • 비효과적인 대처전략 • 비효과적인 돌봄	• 통증 • 불안정 • 개인적인 고난/위기 • 불충분한 사회적지지 • 영적 고뇌 • 불충분한 교통수단 • 불충분한 사회적·문화적 상호작용
위험 대상자	• 노화 • 생의 말기의 위기 • 종교적으로 조정당한 경험 • 입원	• 생의 전환기 • 개인적 위기 • 영적 고뇌
연관 조건	• 질병	
희망 향상을 위한 준비(readiness for enhanced hope)		
정 의	자신을 위한 에너지를 동원하는 것에 대한 기대와 욕구의 양상이 강화될 수 있는 것	
특 성	• 성취 가능한 목표를 설정할 수 있는 능력을 향상하고자 하는 욕구를 표현함 • 가능성에 대한 믿음을 향상하고자 하는 욕구를 표현함 • 기대와 목표를 일치하고자 하는 욕구를 표현함 • 타인과의 상호관계를 향상하고자 하는 욕구를 표현함	• 희망을 향상하고자 하는 욕구를 표현함 • 목표를 이루기 위해 문제해결 능력을 향상하고자 하는 욕구를 표현함 • 삶에 대한 의미를 향상하고자 하는 욕구를 표현함 • 영성을 향상하고자 하는 욕구를 표현함

3. 요약

- 문화적 역량은 건강관리제공자가 문화적으로 민감하기 위해서는 환자의 나이, 성별, 인종, 종교, 교육정도 이외에도 더 많은 정보가 필요하다. 실무에서 문화적 역량이란 모든 환자의 문화적 경험을 감안하여 환자 개개인을 특별한 사람으로 간주하여 간호하고 치료하는 것을 말한다.
- 문화변용이란 문화와 배경이 다른 집단들이 만나서 함께 살아가는 점진적인 과정이다.
  - 동화: 이민자와 소수민족 집단의 사람이 주류 문화를 닮아 가는 것이다.
  - 편견: 소문, 관념, 감정에 따라 나와 반대되는 특성이 있는 것으로 생각되는 다른 사람이나 집단에 대해 갖는 공정하지 못하고 한쪽으로 치우친 생각이나 견해를 말한다.
  - 고정관념: 한 그룹의 구성원이 단지 그가 그 문화적 집단의 일원이라는 이유만으로 특정한 행동을 하거나 특정한 태도를 보이리라고 미리 추측하는 것을 말한다.
  - 차별: 개인의 실제 가치와는 다르게 인종, 계층, 성별, 혹은 다른 요인에 따라 다르게 취급하는 것이며,

행동으로 표현되는 편견이다.

◦ 낙인: 개인이나 집단에 대해 부정적 특징이나 정체성을 부여하여 사회로부터 거부감, 이질감 그리고 배척감정을 불러일으켜 벗어나기 어려운 부정적 평가를 내리는 것을 말한다.

• 문화와 관련된 문제: 신념과 가치체계, 사회경제적 · 환경적 요소 · 행동적 요소이다.

• 문화권 증후군은 특정 신념, 가치관, 사회조직, 그 집단의 문화적 관념, 사회구조가 갖는 긴장, 갈등과 깊은 관련이 있다.

• 간호사의 문화역량: 문화적 지식, 문화적 민감성, 문화적으로 유능한 간호를 제공하기 위한 기술이다.

• 영성과 정신건강은 상호관계를 갖고 있다. 영성은 건강한 생활방식과 심리사회적 지지를 발견할 수 있게 하고, 일상생활에 나타나는 문제 및 고통, 스트레스, 불안, 분노, 좌절 같은 부정적인 정서를 효과적으로 다루는 데도움이 된다.

• 영적 간호중재는 간호제공자가 대상자의 영성에 맞게 영적 요구를 충족시키는 활동이다.

풀어보기

1. 다음 사례를 읽고 한국의 문화적 특성을 고려할 때 예측할 수 있는 질환은 무엇인가?

사 례

60대 여성 K는 가슴 및 명치부위의 통증과 열감을 호소하며 정신건강의학과에 내원하였다. 주요 스트레스 요인은 완고한 성격의 남편과의 생활에서 받는 정신적 피로감, 긴장감 등이며, 약 1년 전부터 증상이 심해져 남편과 별거 중이며 현재 자녀들과 함께 거주하고 있다고 한다. 내원 당시 식후 속쓰림증상으로 인하여 흰 죽 이외에 다른 음식을 전혀 먹지 못하는 상태이다. 병원에 내원 전 내시경검사 등 다양한 검사를 시행하였으나 기본적인 위염 이외에 심각한 통증을 호소할만한 증상을 발견하지 못하여 정신건강의학과 진료를 권유받고 내원하게 되었다.

① 화병 ② 신병 ③ 치매 ④ 신체화장애 ⑤ 신경성 식욕부진증

2. 문화와 정신건강의 관련성에 대한 바른 설명은?

① 빈곤과 같은 사회경제적 · 환경적 요소들은 개인의 문제이므로 문화와 관련성은 적다.
② 문화는 인간의 삶에 의미를 제공하며 인간의 정신건강에도 깊은 영향을 미친다.
③ 질환의 양상이나 대처방법은 문화와는 무관하다.
④ 한국 문화의 특성 중 '우리' 중심의 문화는 '화병'의 원인이 되기도 한다.
⑤ 같은 문화나 민족적 집단을 공유하는 모든 사람들은 동일한 신념과 가치를 갖고 있다.

3. 문화적 요소를 고려한 간호진단으로 짝지어진 것은?

① 언어적 의사소통장애, 영양불균형
② 사회적 고립, 불안/공포
③ 급성혼돈, 비효과적 대처
④ 자신에 대한 폭력의 위험, 의사결정 향상을 위한 준비
⑤ 영적 고뇌, 자해의 위험

4. 영적 간호중재에 대한 설명으로 옳은 것은?

① 삶의 이유와 현재 상황을 직접적으로 관련지어 생각하지 않도록 한다.
② 대상자는 자신의 종교적 신념과 관계없이 종교 활동에 참여하도록 유도한다.
③ 영적 간호에 있어 분노, 걱정, 자기비하와 같은 표현을 하지 않도록 도와준다.
④ 간호제공자가 대상자의 영성에 맞게 영적 요구를 충족시키는 활동이다.
⑤ 영적 간호를 적용한다고 해서 건강한 방법으로 삶이 변화되는 것은 아니다.

5. 문화가 다른 대상자를 사정할 때 고려해야 할 사항이 아닌 것은?

① 간호사는 환자의 외모와 언어를 어떻게 생각하고 있는가?
② 간호사는 대상자를 무의식적으로 판단하지 않았는가?
③ 대상자의 성격은 어떠하며, 그에 따른 나의 반응은 긍정적인가 부정적인가?
④ 대상자를 어느 계층의 사람이라고 생각하는가?
⑤ 대상자의 종교는 간호사와 같은가?

정답

1. ① 2. ② 3. ① 4. ④ 5. ⑤

>> 참고문헌

- 고일선, 송라윤, 오의금 역(2013). 간호진단 정의와 분류. 서울, 정담미디어.
- 김성재 외(2016). 정신간호학(8th), 서울, 정담미디어.
- 김조자, 김용순, 박지원, 박진희, 양선희 역(2008). 간호의 전문성 증진을 위한 비판적 사고와 간호과정. 서울, 현문사.
- 양 수 외(2016). 정신간호학(5th). 서울, 현문사.
- 임숙빈 외(2017). 정신간호총론(제7판 수정판), 수문사.
- 한금선 외 역(2011). 정신간호학. 서울, 포널스.
- Agrimson, L. B. & Taft, L. B. (2009). Spiritual crisis: a concept analysis. Journal of Advanced Nursing, 65(2), 454–461.
- Dossey, B. M. (1998). Holistic modalities and healing moments. American Journal of Nursing, 98(6), 44–47.
- Gail Wiscarz Stuart(2008), Principles and Practice of Psychiatric Nursing (9th ed.). St. Lous, MO; Mosby.
- Hadzic. M. (2011). Spirituality and mental health: Current research and future directions. Journal of Spirituality in Mental health, 13(4), 223–235.
- International Council of Nurses (ICN) Code for Nurses (2006). International Council of Nurses (ICN), 2006. Code for Nurses. International Council of Nurses Press, Geneva (Switzerland). from http://www.icn.ch/icncode.pdf
- Kapuscinski, A.N., & Masters, K.S. (2010). The current status of measures of spirituality: A critical review of scale development. Psychology of Religion and Spirituality. 2(4); 191–205.
- Karren, K.J., Hafen, B.Q., Smith, N.L., & Jenkis, K.J. (2010). Mind/body health: The effects of attitudes, emotions, and relationships (4th ed.). San Francisco, CA: Benjamin Cummings.
- Mary C. Townsend.,(2011), Nursing Diagnoses in psychiatric Nursing: Care Plans and Psychotic Medications(8th ed.). F.A Davis Company, Philadelphia.
- McSherry, W. (2006). The principal components model: A model for advancing spirituality and spiritual care within nursing and health care practice. Journal of Clinical Nursing, 15(7), 905–917.
- Neuman, B. (2003). The Process of Psychotherapy: A Journey of Discovery. Journal of Advanced Nursing, 43(1), 109–109.
- Smucker, C.J.(2001). Overview of nursing the spirit. In D.L. WILD & C.J. SMUCKER (Eds.), Nursing the spirit: The art science of applying spiritual care (pp. 1–18). Washington, DC: American Nurses Publishing.

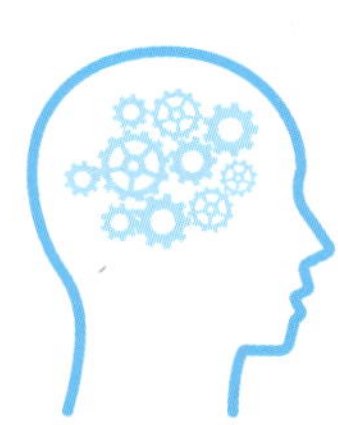

PART >> 03

정신건강간호원리

chapter 04

실무를 위한 도구

제 1 절 정신간호원리

학습목표

- 정신간호의 개념을 설명한다.
- 정신간호사의 역할과 기능을 열거한다.
- 치료적 자기이용의 개념을 설명한다.
- 자기인식의 개념을 기술한다.
- 대상자와 간호사의 상호작용개념을 기술한다.

주요용어

- 공감 empathy
- 긍정적인 존중 positive regard
- 동정 sympathy
- 수용 acceptance
- 신뢰감 trust
- 심리적 일치 rapport
- 인간관계 interpersonal relationship
- 자기인식 self–awareness
- 적응 adaptation
- 존경 respect
- 치료적 인간관계 therapeutic interpersonal relationship

1. 정신간호의 개념

정신간호는 간호과학과 기술 중 특수한 분야의 업무를 수행한다. 정신간호에서는 모든 간호분야에서 이용되는 과학적 근거에 기초를 둔 인간행동의 새롭고 복잡한 이론을 응용하여 인간행동의 원리를 이해하고 어떤 간호학적 근거에서 간호중재가 이루어져야 하는지에 대한 이해를 한다. 따라서 정신간호는 정신간호의 목적, 인간행동이해의 배경, 간호원리, 간호과정에 따라 다양하게 정의할 수 있다. 정신간호의 목적은 치료적 인간관계 및 상호작용 유지증진, 생물학적 중재, 심리사회적 독립심 기능증진, 자존심 향상 유지증진, 효과적인 치료적 환경유지와 관리이다. 또한 이를 통해 병적인 생각에 사로잡혀 고통을 당하고 있는 사람이나 정신적으로 건강하게 정상적인 삶을 영위하기가 어려운 사람들을 돕고 정신질환을 예방하는 업무와 함께 지역사회의 모든 사람과 가족의 정신건강을 최적의 상태로 증진시키고자 함이다. 정신간호의 목적을 달성하기 위해서는 인간행동에 대한 이해가 필요하다. 정신간호는 치료적 인간관계 및 상호작용, 생물학적 중재 등을 통해 수행하며, 대상자에게 신체적, 정서적, 사회적 및 영적 요구를 고려한 총체적인 간호접근을 통해 정신건강문제를 해결하는 것이다.

미국간호협회에서는 정신건강간호를 실제적, 잠재적 정신건강문제에 대한 인간의 반응을 진단하고 치료하는 간호실무의 전문영역으로 과학으로서는 인간행동이론을 적용하고, 예술로서는 자아를 치료적으로 이용하는 학문으로 설명되고 있다.

정신간호의 대상자는 아동, 청소년, 성인, 노인, 모성 또는 여성을 포함한 모든 사람이다. 정신간호는 일반간호와 특수간호의 지식과 기술이 융합되어 수행되며, 이런 과정을 통해 임상현장에서 정신간호의 새로운 간호방법이 발견되고 체계적인 연구와 함께 이루어져 새로운 이론이 계속 생성된다.

정신간호사의 치료적 역할은 간호사의 감정과 태도, 간호사와 대상자와의 상호관계, 공감적 이해 등으로 설명될 수 있다.

2. 정신간호사의 역할과 기능

1) 정신간호사의 자격요건 및 정신건강복지법 개정

간호사는 보건복지부장관이 지정한 전문요원 수련기관에서 1년 이상 수련을 마치면 정신건강간호사 2급 자격증을 취득할 수 있고, 2급 정신건강간호사 자격 취득 후 정신보건시설, 보건소 또는 국가나 지방자치단체로부터 지역사회정신보건사업을 위탁받은 기관이나 단체에서 5년 이상 정신보건분야의 임상실무경험을 쌓으면 정신건강간호사 1급 자격증을 취득할 수 있다.

「정신보건법」 전면개정(16.5.19) 및 「정신건강증진 및 정신질환자 복지서비스 지원에 관한 법률」 시행(2017.5.30.)에 따르면 기존의 정신보건전문요원을 정신건강전문요원으로 하며, 그 자격과 결격사유는 다음과 같다(법 제17조, 시행규칙 제9조, 법 제18조).

법 제17조(정신건강전문요원의 자격 등) ① 보건복지부장관은 정신건강 분야에 관한 전문지식과 기술을 갖추고 보건복지부령으로 정하는 수련기관에서 수련을 받은 사람에게 정신건강전문요원의 자격을 줄 수 있다.

② 제1항에 따른 정신건강전문요원(이하 "정신건강전문요원"이라 한다)은 그 전문분야에 따라 정신건강임상심리사, 정신건강간호사 및 정신건강사회복지사로 구분한다.

③ 보건복지부장관은 정신건강전문요원의 자질을 향상시키기 위하여 보수교육을 실시할 수 있다.

시행규칙 제9조(보수교육) ① 법 제17조제3항에 따른 정신건강전문요원의 보수교육(이하 "보수교육"이라 한다)은 다음 각 호의 구분에 따라 실시한다.

1. 보수교육 대상: 정신건강전문요원의 자격을 가지고 해당 자격과 관련된 업무에 종사하고 있는 사람
2. 보수교육 방법: 대면 교육 또는 정보통신망을 활용한 온라인 교육
3. 보수교육 시간: 매년 12시간 이상(공통 4시간, 개별 8시간)

④ 보건복지부장관은 제3항에 따른 보수교육을 국립정신병원, 「고등교육법」 제2조에 따른 학교 또는 대통령령으로 정하는 전문기관에 위탁할 수 있다.

⑤ 정신건강전문요원은 다른 사람에게 자기의 명의를 사용하여 정신건강전문요원의 업무를 수행하게 하거나 정신건강전문요원 자격증을 빌려주어서는 아니 된다.

⑥ 누구든지 정신건강전문요원 자격을 취득하지 아니하고 그 명의를 사용하거나 자격증을 대여받아서는 아니 되며, 명의의 사용이나 자격증의 대여를 알선하여서도 아니 된다.

⑦ 보건복지부장관은 정신건강전문요원이 다음 각 호의 어느 하나에 해당하는 경우에는 그 자격을 취소하거나 6개월 이내의 기간을 정하여 자격의 정지를 명할 수 있다. 다만, 제1호 또는 제2호에 해당하면 그 자격을 취소하여야 한다.

1. 자격을 받은 후 제18조 각 호의 어느 하나에 해당하게 된 경우
2. 거짓이나 그 밖의 부정한 방법으로 자격을 받은 경우
3. 제5항을 위반하여 다른 사람에게 자기의 명의를 사용하여 정신건강전문요원의 업무를 수행하게 하거나 정신건강전문요원 자격증을 빌려준 경우
4. 고의 또는 중대한 과실로 제8항에 따라 대통령령으로 정하는 업무의 수행에 중대한 지장이 발생하게 된 경우

⑧ 제1항부터 제3항까지의 규정에 따른 정신건강전문요원 업무의 범위, 자격 · 등급에 관하여 필요한 사항은 대통령령으로 정하고, 수련과정 및 보수교육과 정신건강전문요원에 대한 자격증의 발급 등에 관하여 필요한 사항은 보건복지부령으로 정한다.

법 제18조(정신건강전문요원의 결격사유) 다음 각 호의 어느 하나에 해당하는 사람은 정신건강전문요원이 될 수 없다.

1. 피성년후견인
2. 이 법이나 다음 각 목의 어느 하나에 해당하는 법을 위반하여 금고 이상의 형을 선고받고 그 집행이 끝나지 아니하거나 집행을 받지 아니하기로 확정되지 아니한 사람
   가. 「농어촌 등 보건의료를 위한 특별조치법」
   나. 「마약류 관리에 관한 법률」
   다. 「모자보건법」
   라. 「보건범죄 단속에 관한 특별조치법」
   마. 「사회보장급여의 이용 · 제공 및 수급권자 발굴에 관한 법률」
   바. 「사회복지사업법」
   사. 「시체 해부 및 보존에 관한 법률」
   아. 「약사법」
   자. 「응급의료에 관한 법률」
   차. 「의료기사 등에 관한 법률」
   카. 「의료법」
   타. 「지역보건법」
   파. 「혈액관리법」
   하. 「후천성면역결핍증 예방법」
   거. 「형법」 중 제233조, 제234조(제233조의 죄에 의하여 작성된 허위진단서등을 행사한 사람만 해당한다. 이하 같다), 제235조(제233조 및 제234조의 미수범만 해당한다), 제269조, 제270조제2항 · 제3항, 제317조제1항 및 제347조(거짓으로 진료비를 청구하여 환자나 진료비를 지급하는 기관 · 단체를 속인 경우만 해당한다)
3. 「성폭력범죄의 처벌 등에 관한 특례법」 제2조에 따른 성폭력범죄 또는 「아동 · 청소년의 성보호에 관한 법률」 제2조제2호에 따른 아동 · 청소년대상 성범죄를 저질러 금고 이상의 형 또는 치료감호를 선고받고 그 집행이 끝나지 아니하거나 집행을 받지 아니하기로 확정되지 아니한 사람

정신전문간호사는 의료법에 명시된 전문간호사 중 하나로, 석사과정 이상의 지식 및 충분한 경험을 가진 전문가(nurse practitioner, or clinical specialist)로서 advanced practice nurse, 정신전문간호사는 석사과정을 이수하면 정신건강간호사 2급 자격을 인정받을 수 있다.

2) 정신간호사의 역할

정신간호사는 정신과 병 · 의원에서 근무하는 일반간호사를 비롯하여 정신건강전문요원인 정신건강간호사 자격증을 가지고 근무하는 간호사까지 모두 포함된다. 그러나 정신간호사는 정신건강간호사와 구분하여 부르는 협의의 의미로는 정신과에서 근무하는 일반간호사를 지칭한다.

정신간호사는 일반간호사(generalist)로서 일반대학과정에서 개인, 가족, 지역사회 대상자의 정신 · 사회문화 · 영적인 건강문제를 이해하고 해결할 수 있도록 돕는 데 필요한 지식과 기술, 태도를 교육받고 졸업하여 정신과에서 근무하는 간호사이다.

정신건강간호사는 1년의 소정과정을 이수하고, 「정신건강증진 및 정신질환자 복지서비스 지원에 관한 법률」에 의한 정신건강간호사 자격증을 취득한 간호사를 말한다. 역할은 병 · 의원뿐만이 아니라 지역사회정신건강센터 등에서의 역할을 추가적으로 수행한다. 즉, 정신건강증진 및 정신질환자 복지서비스 지원에 관한 법률」에 따르면 정신건강전문요원은 정신건강증진시설(이하 사회복지시설)의 운영, 정신질환자의 사회복귀 촉진을 위한 생활훈련 및 작업훈련, 정신질환자와 그 가족에 대한 교육지도 및 상담, 법 규정에 의한 진단 및 보호신청, 정신질환예방활동 및 정신보건에 관한 조사연구, 기타 정신질환자의 사회적응 및 직업재활을 위하여 보건복지부장관이 정하는 활동으로 그 범위와 한계를 정하고 있다.

따라서 정신건강전문요원으로서 정신건강간호사는 시설운영, 교육, 훈련, 지도, 사례관리, 상담, 응급입원 관련업무, 조사연구 등을 수행할 수 있어야 한다. 또한 「정신건강증진 및 정신질환자 복지서비스 지원에 관한 법률」에 따르면 정신건강간호사는 정신질환자의 병력에 대한 자료수집, 질병에 대한 판단분류 및 그에 따른 환

자관리활동, 정신질환자에 대한 간호를 하는 것으로 명시하고 있다.

정신전문간호사는 임상을 포함한 모든 분야에서 정신질환자를 대상으로 정신치료 등 1차 치료(primary care)를 제공하고, 대상자의 가족과 다른 분야 간호사의 자문역할을 담당하며, 일반간호사와 정신건강간호사의 수련 및 교육, 감독을 담당하며, 행정가, 상담가, 사례관리자 자문가, 프로그램개발자 및 연구자의 역할을 수행한다(표 4-1-1).

3) 정신간호실무와 기능

최근의 정신간호실무는 사회문화적 환경변화에 대하여 더욱 민감할 것이 요구되고 있다. 즉, 대상자가 최적의 정신기능을 유지하고 증진하며, 정신질환을 예방하고, 대처능력을 다시 찾거나 최적의 정신건강을 증진시키도록 돕는 것이다. 또한 통합된 인격기능 및 환자의 행동(정신건강)을 증진시키는 효율적인 인간관계, 생산적인 사회적 역할을 수행하고 자신과 타인이 만족하는 행동을 수립하도록 돕는 것이다.

환자와 간호사와의 관계는 동반자관계(partnership)이며, 효율적인 인간관계는 간호실무에 기초가 된다.

간호사는 건강관리 전달체계에서 발생가능한 법적 · 윤리적 문제들을 고려하고 간호대상자의 불이익과 부당한 차별 등을 막을 수 있어야 한다. 최근 정신간호는 개인, 가족, 집단, 지역사회 등 상호다학제간(interdispli-nary collaboration)의 협동에 근거하여 능력 있는 임상전문가로서 자기주장을 할 수 있어야 한다.

최근 미국에서는 대부분의 정신전문간호사가 정신치료를 수행할 뿐만 아니라 개업간호사로 활동하면서 정신약물의 처방 등을 하고 있다. 정신간호사의 기능과 활동은 직접적인 것과 간접적인 것으로 분류된다. 직접적인 간호기능은 간호사의 활동이 특별한 대상자나 가족에게 초점을 두고 간호하는 것이고, 간접적인 간호기능은 어떤 다른 건강관리 요원이 실제로 환자간호를 수행하는 것을 감독하고 책임지는 것과 직원교육, 연구활동, 자문 및 의뢰 등이다.

정신간호 내에 규칙과 책임 기전은 면허, 자격증 그리고 직원의 구성방법, 간호감사, 실무지침의 수행, 동료평가와 같이 정신간호사에게 가장 중요한 기능은 다음과 같다.

- 대상자의 정서적 욕구를 사정하는 것
- 대상자의 위기에 반응하는 것
- 혼란스러운 대상자의 공황을 제거하기 위해 중재하는 것

표 4-1-1 정신간호사, 정신건강간호사, 정신전문간호사의 정의 및 역할

종류	정의	주요 역할
정신간호사 (general nurse)	학사, 전문학사로서 간호사면허를 갖고 정신과기관에서 일하는 자	일반간호사 역할
지역사회정신건강간호사 (community mental health nurse practitioner)	의료법에 따른 간호사면허를 가진 자로서 보건복지부장관이 지정한 전문요원수련기관에서 1년 이상 수련을 마친 자	• 정신보건전문요원의 공통업무 사회복귀시설운영, 정신질환자의 사회복귀촉진을 위한 생활훈련, 정신질환자와 그 가족에 대한 교육지도 및 상담, 법 제25조 제1항 규정에 의한 진단 및 보호 · 신청, 정신질환예방활동 및 정신보건에 관한 조사연구, 기타 정신질환자의 사회적응 및 직업재활을 위하여 보건복지부장관이 정하는 활동 • 정신건강간호사의 고유업무 정신질환자의 병력에 대한 자료수집, 병세에 대한 판단분류 및 그에 따른 환자관리활동, 정신질환자에 대한 간호
정신전문간호사 (nurse practitioner clinical specialist)	간호사면허를 소지하고 정신과 분야의 간호실무 3년 이상의 경력자로서 대학원(전문간호사과정) 또는 그 수준에 준한 전문간호사 교육과정을 이수하고 정신전문간호사 자격시험에 합격한 자	정신치료 등 1차 치료, 자문(환자 가족과 다른 분야 간호사의 자문), 교육(일반간호사와 정신건강간호사의 교육 및 감독), 행정가, 상담가, 사례관리자, 중재자, 자문가, 프로그램 개발자 및 연구자

- 대상자의 권리가 보장되도록 하는 것
- 대상자에게 신체적 치료의 효과를 사정하는 것이다.

정신건강관리체계는 1차 예방, 2차 예방, 3차 예방사업으로 구분할 수 있다.

1차 예방이란 정신장애의 발생을 피하는 활동으로 주로 건강한 인구층의 정신건강교육 및 상담을 한다(예 대학생, 군인, 직장인 등). 2차 예방이란 질병의 조기발견과 조기치료를 할 수 있도록 함으로써 질병기간을 단축시키는 것이다(예 학생정서행동발달검사 후 고위험군 사전관리방법 등). 3차 예방이란 질병과정으로부터 야기되는 장애를 최소한 줄이는 것으로 정신사회재활이 주된 임무이다.

(1) 1차 예방 영역의 간호기능

- 개인 및 가족의 정신건강원리 교육
- 생활환경개선과 효율적인 교육환경
- 정상적인 성장발달 및 성교육에 대한 대상자 교육
- 스트레스요인과 생활변화사정에 기초를 두어 정신질환이 발생하기 전 위험집단 의뢰
- 스트레스관리교육
- 가족과 집단 기능을 지지
- 정신건강과 관련된 지역사회활동 및 정치적 활동

(2) 2차 예방 영역의 간호기능

- 정신건강문제 심사접수와 평가서비스
- 입원 전 가정방문과 위기중재
- 일반병원에서 정신과적 서비스와 응급치료
- 치료적 환경조성
- 환자의 약물 지도감독
- 자살예방사업, 단기상담업무, 위기중재
- 개인, 가족, 집단정신치료

(3) 3차 예방 영역의 간호기능

- 질병으로 인한 잠재적 장애요인과 장애감소에 초점. 질병의 만성화와 합병증을 최소화한다.
- 직업훈련과 재활증진-자기관리와 독립성 증진, 일상생활을 수행할 수 있는 문제해결능력과 대처능력, 사회기술훈련, 환자와 가족 교육, 사회적응 및 직업훈련
- 퇴원 후 추후관리프로그램 조직 및 수행
- 부분 입원: 낮병원, 밤병원

3. 치료적 자기이용

Hildegard Peplau(1952)는 간호사와 대상자 관계에서 자기를 치료적으로 사용할 것을 강조하였으며, 대상자의 성장을 촉진하고 간호사의 가치에 의해서 대상자의 선택이 제한되지 않기 위해서는 간호사 자신에 대한 분명한 이해가 선행되어야 한다고 믿었다. 또한 정신과에서 일하는 간호사는 치료적인 관계를 위해 상담기법에 대한 일반적인 지식을 가지는 것이 필수적이라고 하였으며, 치료 또는 '도움'관계는 대인관계기술을 사용하여 설립되며, 성격발달과 인간행동이론의 지식을 기반으로 한다고 보았다. 간호사는 대상자와 치료적인 관계를 형성하는 데 자신의 인격, 경험, 가치, 지식, 적응 기술 등을 사용하여 자신을 치료적 도구로 사용할 수 있다. 또한 간호사는 자기자신이 치료적 도구로서 대상자와 관계를 형성하여 대상자의 성장, 변화 및 치료에 도움이 되도록 자기자신을 사용하게 된다.

Albert Ellis(1993)는 인간을 스스로 사고와 정서, 행동을 변화시킬 능력이 있는 성장 지향적인 존재로 보면서 인간의 사고, 행동, 감정이 매우 밀접하게 상호작용한다고 보았다. 그는 인간의 문제가 외부적인 사건에 의해 만들어지는 것이 아니라 인간 스스로 만들어낸 잘못된 혹은 비합리적인 신념에 의해 야기된다는 독특한 개념을 만들었다.

간호사의 개인적인 행위는 지금까지의 삶의 경험과 교육, 영적 그리고 문화적 가치에 의해 형성된 의식과 무의식에 의해 일어난다. 이에 따라서 자신에게 친밀한 자동적인 반응과 행동을 하게 되는데 간호사는 자신의

자동적인 반응과 행동이 어떻게 대상자를 돕거나 방해하는지 평가할 필요가 있다. 따라서 간호사는 자기를 인식하고 자신의 태도를 이해하는 것이 매우 중요하다고 본다.

4. 자기인식의 개념

정신간호사는 대상자를 이해하기에 앞서 자신을 먼저 이해할 수 있어야 한다. 또한 간호사의 중요한 치료적 도구는 바로 자기자신을 사용하는 것이다. 따라서 자기인식은 치료적 인간관계와 질적인 간호를 제공하는 데 있어서 가장 으뜸이 된다. 즉, 자신을 좀 더 넓고 깊게 알고 있는 간호사는 보다 쉽게 환자에게 감정이입이 가능하다.

자기인식은 자신의 가치, 신념, 사고, 감정, 태도, 동기, 편견, 강점, 한계 등을 알고, 이러한 것이 대상자에게 어떤 영향을 미치는지 배워나가는 일련의 과정이다. 이와 같은 자기인식은 자신이나 다른 사람의 선입견과 반복적인 행동뿐만이 아니라 자신의 감정이나 태도를 알아보는 데 유용하다. 간호사의 자기인식은 대상자의 생물학적 · 정신적 · 사회문화적인 욕구를 있는 그대로 볼 수 있고, 대상자의 불안, 분노, 슬픔 등을 대상자 입장에서 다룰 수 있게 한다.

자기인식은 정신간호 경험의 중요한 영역이고, 간호사의 목적은 개방적이고 개인적이며 진정한 의사소통을 이루는 것이다(LaTorre, 2005; Vandemark, 2006). 간호사는 개인적인 감정, 행동, 반응들을 검토할 수 있어야만 한다. 자기자신에 대한 충분한 이해와 수용을 통해 대상자의 차이점과 개별성을 알 수 있다.

Compbell(1980)은 전인적인 간호모델의 자기인식을 확립하였고, 이는 상호 연관된 신체적 · 심리적 · 환경적 · 철학적인 네 가지 요소로 구성되어 있다. 이와 같은 요소들은 간호사와 대상자의 자기인식과 자기성장을 증진시키기 위해 사용될 수 있는 모델을 제공한다.

① **신체적 요소:** 개인적이고 일반적인 생리학뿐만이 아니라 신체감각, 신체상 그리고 신체의 잠재성에 관한 지식이다.

② **심리적 요소:** 정서, 동기, 자기개념 및 인격에 대한 지식을 포함한다. 심리적으로 자신을 이해하는 것은 자신의 이러한 감정과 이에 영향을 주는 외적 사건들에 민감하다는 것을 의미한다.

③ **환경적 요소:** 사회문화적 환경, 타인과의 관계, 인간과 자연 사이의 관계에 대한 이해이다.

④ **철학적 요소:** 의미 있는 인생, 즉 삶과 죽음에 관한 개인적인 철학은 영적인 존재를 포함할 수도 그렇지 않을 수도 있지만, 그것은 세계와 행동윤리에 대한 책임감을 고려한다.

1) 자기인식의 증가

Jourard(1971)는 만일 간호사가 자기의 진정한 자아를 두려워하고 무시한다면 대상자가 진실된 자기표현을 할 때 두려움을 느낄 것이다. 반면에 자신의 진정한 자아의 폭과 깊이에 대해 좀 더 많이 인식하고 있는 간호사는 좀 더 대상자에게 감정이입을 할 수 있으며 대상자의 자기표현을 격려할 수 있다. 모든 인간은 두 가지 측면의 '자기'를 가지고 살아간다고 하였는데, 하나는 있는 그대로의 자기 또는 참된 자기이고 다른 하나는 남에게 보이기 위하여 꾸며진 자기 또는 가면을 쓴 '체'하는 자기이다.

여기에서 만남의 관계는 두 사람 사이의 특별한 관계로서 참된 나와 너가 만나서 의미 있는 상호작용을 하는 관계를 뜻하며 인간 실존 간의 참된 융합을 나타낸다. 이에 반해 스침의 관계는 가면을 쓴 나와 너가 서로 간에 만나서 피상적으로 상호작용을 하는 것을 뜻한다.

Jourard(1971)는 역할관계로 스침의 관계를 설명하였는데, 현대의 문제로 역할관계를 치중한 나머지 참된 인간관계에 실패하였다고 하였다, 왜냐하면 역할 자체를 역할을 수행하는 자아를 가진 인간보다 중시하기 때문이라고 하였다.

참 만남의 관계를 발달시키지 못하는 이유로 자기를

잘 노출하지 않으려 하는 것과 자기 이해가 부족한 것이 원인이라고 하였는데, 전자는 Powel(1969)이 말하기를 "만약 내가 누구인지에 대하여 있는 그대로 이야기할 경우 상대방이 나를 싫어하고 배척할까 두려워하기 때문"이라고 하였다. 따라서 자기자신을 노출시키지 않음으로써 상처받을 위험 없이 안전할 수 있다는 것이다. 그리고 후자는 내가 나 자신에 대하여 오해하고 있으므로 진정한 나를 상대에게 보여 주지 못하기 때문이라고 하였다. 이와 같은 자기이해 및 자기노출에 대해 Johari는 마음의 창문으로 설명하고 있다(그림 4-1-1).

사분정방으로 도식화된 이 모형에서 보면 우리들의 느낌, 생각 등이 자신과 타인에게 알려져 있는 부분이 있는가 하면(Ⅰ사분면) 타인에게는 알려져 있어도 자기자신은 자각하지 못하는 영역이(Ⅱ사분면) 있다. 또 자신은 알고 있으나 타인에게 알려지지 않은 부분(Ⅲ사분면)과 자기자신과 타인에게 전혀 알려지지 않고 있는 영역(Ⅳ사분면)이 있다.

이 그림에 의하면 자아인식을 높이는 목적은 Ⅱ, Ⅲ, Ⅳ 사분면의 영역을 줄이고 Ⅰ사분면의 영역을 넓히는 것을 뜻한다.

- 1 영역 Open quadrant: 나도 알고 타인도 아는 나
- 2 영역 Blind quadrant: 나는 모르지만 타인은 아는 나
- 3 영역 Hidden quadrant: 나는 알지만 타인은 모르는 나
- 4 영역 Unknown quadrant: 나도 모르고 타인도 모르는 나

이 4가지 영역의 '나'가 합쳐져서 총체적인 자기를 이룬다.

자아인식을 증진시키기 위한 방안은 Ⅰ 영역의 '나도 알고 타인도 아는 나'를 확장함으로써 나머지 영역의 크기를 줄여야 한다.

먼저, 자아인식을 증진시키기 위해서는 자신에 대한 경청이 우선되어야 한다, 이것은 자신의 생각, 감정, 기억, 충동 등에 귀를 기울이고 탐구하는 것을 포함한다. 즉 자신의 참된 감정을 경험하고 인간적 욕구를 확인하고 받아들여 자유롭고 즐거우며 자발적인 방향으로 움직여 가는 것을 의미한다.

둘째, 자아인식을 증진시키기 위해서는 타인의 말을 경청하고 타인을 통해 학습함으로써 Ⅱ 영역의 크기를 감소시켜야 한다. 자기 인식을 향상시키려면 다른 사람과의 관계 속에서 자신에 대한 지각을 확장시켜야 하는데, 이런 학습은 적극적인 경청과 타인의 피드백에 대한

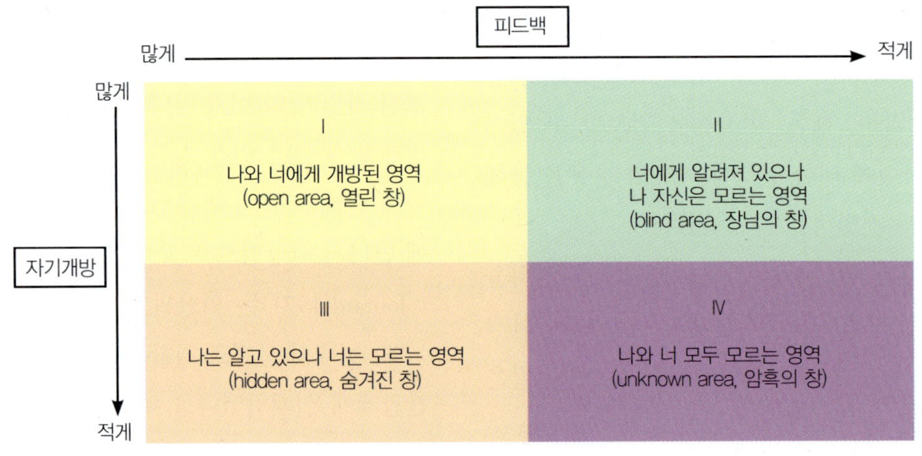

그림 4-1-1 Johari 창문

각각의 사분면은 자아의 한 부분을 나타냄
자료: Robert N. Lussier(1996), p. 155.

사분면의 영역 확대(자기자신을 경청)

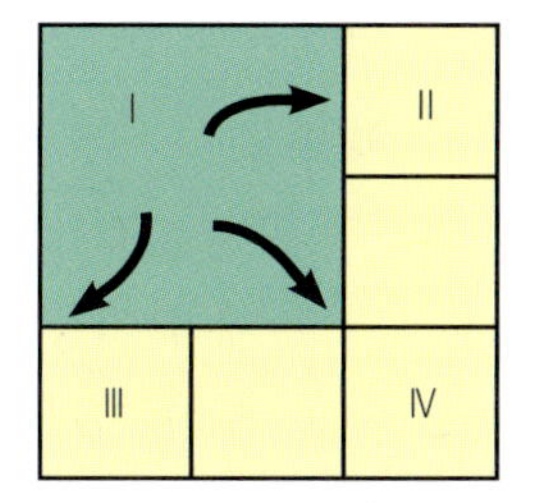

그림 4-1-2 자기인식 증진방법

자아인식 증진방법 자신 표현 및 자신의 중요한 측면을 남에게 나타냄	자아인식 증진방법 타인의 말을 경청하고 남으로부터 배움
I, II, III, IV	I, II, III, IV

그림 4-1-3 자아인식 증진방법

열린 마음을 요구한다.

셋째, 자아인식을 증진시키기 위해서는 자신의 중요한 측면을 남에게 표현함으로써 Ⅲ 영역의 크기를 감소시켜야 한다.

결론적으로 자신에 대한 인식을 증가시키기 위해서는 먼저 자신의 내부에서 들려오는 소리에 귀를 기울여야 한다. 이는 자신의 참된 감정이나 욕구 등을 확인하는 것이다. 또한 다른 사람의 말을 경청하고 타인으로부터 배우는 것이며, 자신을 표현하거나 혹은 자신의 중요한 측면을 타인에게 나타내 보이는 것이다. 이러한 자기표현은 관계의 친밀성을 나타내는 지표가 되고 대상자를 위한 존중의 한 방법이 되기도 한다. 자기표현을 통해 치료자의 진실성과 정직성이 표현되고, 공감의 한 양상이 된다.

Jourard는 "어느 누구도 자기자신을 남들에게 표현하지 않고서는 자기자신에 대해서 알 수 없다. 자기표현을 할 수 있다는 것은 인격이 건전하다는 것을 의미하며, 자기표현은 건전한 인격을 형성하는 방법이라고 하였다.

2) 간호사와 자기성장

간호사는 자신의 성격의 많은 부분을 탐색하고 정의할 시간이 필요하다. 만약 그들의 간호경험에 인식, 가정, 생각이 포함된다면 간호학생은 이런 경험을 공부할 기회와 시간을 가져야 한다. 또한 간호사는 우선 지도자와의 관계에서 개방성과 진실성을 경험해야 한다. 학생과 지도자는 그들 개인의 차이를 수용하고 존중하는 관계에 참여할 수 있다. 지도자는 학생의 자기인식 촉진하기, 그들의 기능 수준 향상시키기, 자기관리를 자극하기 그리고 학생들이 스트레스원에 효율적으로 대처하도록 함으로써 학생들을 도울 수 있다.

간호학생들은 높은 이상과 비현실적인 이미지를 가지고 임상에 나갈 수 있다. 아마도 학생들에게는 간호사가 모든 것을 알고, 모든 것을 돌보는 '기적의 일꾼'으로 생각될 것이다. 첫 만남에서 학생들은 간호사가 필요한 지식을 어떻게 습득하는지에 대해 걱정하고 두렵고 불안하고 부족함을 느낄 수도 있다. 간호학생들은 자신의 능력을 평가절하하고 대상자에 대한 부담처럼 느낄 수도 있다. 반면에 간호사는 대상자와 거의 동일시하여 비인격적인 체제와 반응이 느린 개인에 대해 분노를 느낄 수도 있다. 이러한 모든 상황을 포함하고 있는 감정을 확인하고 논의하여 분석해야 한다. 이렇게 해야 간호사는 건설적인 태도로 그러한 감정을 해결할 수 있다.

간호학생들은 성장과정을 통해 비판적이지 않으면서 도전을 제공하는 지도자의 지지와 안내가 필요하다. 학생은 자신의 강점과 한계를 사정하고, 동시에 지도자는 간호학생의 행동을 분석한다. 학생들은 자신에 대해 더 많이 배움으로써 서로 공감하고 비평하고 지지할 수 있다.

객관적인 자기점검은 쉽지도 즐겁지도 않으며, 특히 결과가 자기이상과 맞지 않을 때 그러하다. 그러나 많은 고통스런 경험처럼, 자기인식을 발견해 가는 것은 자기의 한계를 수용하거나 행동의 변화를 가져오는 하나의 도전을 나타낸다.

5. 대상자와 간호사의 상호작용

상호작용은 인간 상호간에 일어나는 언어적 혹은 비언어적인 교통과 접촉을 의미한다고 할 수 있다. 전문직업인으로서 간호사는 환자와의 상호작용을 통해 환자의 성장과 발달, 자아실현을 돕고, 당면한 신체적, 정신적, 사회적, 영적 상황에 대한 보다 나은 적응을 촉진하게 된다.

Hildegard Peplau(1952)는 간호는 의료서비스를 필요로 하는 사람과 그에게 필요한 도움을 줄 수 있도록 교육받은 전문인 사이의 인간관계라고 정의하였다. 간호는 도움이 필요한 환자와 환자에게 필요한 도움을 주는 간호사 사이의 직접적인 상호관계에 의해서 이루어진다. 그러므로 간호행위는 간호사의 독단적인 의사결정에 의해서 시행되기 보다는 환자와 함께 협의하여 시행하는 것이 보다 윤리적이며 효과적이라고 믿어지고 있다.

Peggy L.Chinn & Maeona K. Kramer(2000)는 간호는 일반적으로 간호사와 개인 사이의 대인관계적 상호작용에 초점을 맞추어 돕는 과정으로 나타나 있다. 간호실무에서 대인관계의 본질이 의학과 간호학을 구별하게 해주는데, 관계적 상호작용이 일차적인 기능을 하고, 기술이나 의학적 중재는 대인관계적 상호작용의 보완으로 본다.

간호사와 대상자 관계의 두 사람은 실재적이고, 잠재적인 건강문제에 대처해 나갈 수 있도록 도와주기 위한 특별한 조력적 관계이므로 역할과 태도가 중요하다. 간호사와 대상자 간의 관계는 사랑, 성장, 자유를 얻을 수 있는 서로 관련된 두 사람의 상호성장이라 할 수 있다. 대상자와의 의사소통은 독백이 아니라 중요한 신념을 함께 나누는 대화이며 대상자의 현실과 가치가 확인된다. 이를 통해서 대상자는 자신의 자아 주체성을 파악하고 좀 더 명백하게 하며, 이를 위해 간호사는 경험에 의존해야 하고 치료적 관계형성을 위해서 자신의 지식과 관찰에서 얻은 자료를 대상자에게 노출, 제공해야 한다. 즉, 상호 학습경험이 되며, 대상자에게는 교정적인 정서경험으로 성장을 가져오게 된다.

Travelbe에 따르면, 상호작용의 각 개인은 독특한 인간으로서 서로를 인식하는 경우에만 관계가 가능하고, 간호사와 상담자의 관계가 아니라 오히려 인간 대 인간의 관계 '상호 상당한 경험'으로 묘사한 것을 나타내고 있다. 일반적으로 '모든 간호사'가 아니라 각각의 관점에서 서로를 독특한 인간으로서 볼 때 요구가 충족된다고 한다.

대상자와 간호사 관계형성에 필요한 핵심적인 요인은 진실성과 존중성, 구체성, 공감성, 윤리의식과 책임감이고, 대상자와의 관계를 수립하고 유지하며 종결짓는 것은 간호사의 책임이다. 대상자와의 관계는 상호작용 전단계, 초기단계, 활동단계, 종결단계로 발전한다. 따라서 대상자와 간호사 관계가 치료적으로 유용한지와 건강한 것인지 하는 것은 인간관계의 결과나 대상자가 경험하는 증상의 완화로써 간단히 평가할 수 있다.

6. 요약

- 정신간호는 치료적 인간관계 및 상호작용, 생물학적 중재 등을 통해 수행하며, 대상자에게 신체적, 정서적, 사회적 및 영적 요구를 고려한 총체적인 간호접근을 통해 정신건강문제를 해결하는 것이다.
- 정신간호의 대상자는 아동, 청소년, 성인, 노인, 모성 또는 여성을 포함한 모든 사람이다.
- 정신간호사의 치료적 역할은 간호사의 감정과 태도, 간호사와 대상자와의 상호관계, 공감적 이해 등으로 설명 될 수 있다.
- 간호사는 보건복지부장관이 지정한 전문요원 수련기관에서 1년 이상 수련을 마치면 정신건강간호사 2급 자격증을 취득할 수 있고, 2급 정신건강간호사 자격 취득 후 정신보건시설, 보건소 또는 국가나 지방자치단체로부터 지역사회정신보건사업을 위탁받은 기관이나 단체에서 5년 이상 정신보건분야의 임상실무경

험을 쌓으면 정신건강간호사 1급 자격증을 취득할 수 있다.

- 정신건강간호사는 정신건강전문요원으로서 시설운영, 교육, 훈련, 지도, 사례관리, 상담, 응급입원 관련 업무, 조사연구 등을 수행할 수 있어야 한다.
- 정신전문간호사는 임상을 포함한 모든 분야에서 정신질환자를 대상으로 정신치료 등 1차 치료(primary care)를 제공하고, 대상자의 가족과 다른 분야 간호사의 자문역할을 담당하며, 일반간호사와 정신건강간호사의 수련 및 교육, 감독을 담당하며, 행정가, 상담가, 사례관리자자문가, 프로그램개발자 및 연구자의 역할을 수행한다.
- 정신건강관리체계는 1차 예방, 2차 예방, 3차 예방 사업으로 구분할 수 있다. 1차 예방이란 정신장애의 발생을 피하는 활동으로 주로 건강한 인구 층의 정신건강교육 및 상담을 한다(예 대학생, 군인, 직장인 등). 2차 예방이란 질병의 조기발견과 조기치료를 할 수 있도록 함으로써 질병기간을 단축시키는 것이다(예 학생정서행동발달검사 후 고위험군 사전관리방법 등). 3차 예방이란 질병과정으로부터 야기되는 장애를 최소한 줄이는 것으로 정신사회재활이 주된 임무이다.
- 간호사는 대상자와 치료적인 관계를 형성하는 데 자신의 인격, 경험, 가치, 지식, 적응 기술 등을 사용하여 자신을 치료적 도구로 사용할 수 있다.
- Albert Ellis(1993)는 인간을 스스로 사고와 정서, 행동을 변화시킬 능력이 있는 성장 지향적인 존재로 보면서 인간의 사고, 행동, 감정이 매우 밀접하게 상호작용한다고 보았다.
- 자기인식은 자신의 가치, 신념, 사고, 감정, 태도, 동기, 편견, 강점, 한계 등을 알고, 이러한 것이 대상자에게 어떤 영향을 미치는지 배워나가는 일련의 과정이다.
- 자신에 대한 인식을 증가시키기 위해서는 먼저 자신의 내부에서 들려오는 소리에 귀를 기울여야 한다. 이는 자신의 참된 감정이나 욕구 등을 확인하는 것이다. 또한 다른 사람의 말을 경청하고 타인으로부터 배우는 것이다. 그리고 마지막으로 자신을 표현하거나 혹은 자신의 중요한 측면을 타인에게 나타내 보이는 것이다.
- 전문직업인으로서 간호사는 환자와의 상호작용을 통해 환자의 성장과 발달, 자아실현을 돕고, 당면한 신체적, 정신적, 사회적, 영적 상황에 대한 보다 나은 적응을 촉진하게 된다.

풀어보기

1. 정신간호사의 치료적 역할로 적합하지 않는 것은?

① 간호사의 감정 ② 간호사의 공감적 이해 ③ 간호사와 대상자와의 상호관계
④ 간호사의 태도 ⑤ 간호사의 무관심과 방어적 자세

2. 정신간호사에게 가장 중요한 기능에 포함되지 않는 것은?

① 대상자의 정서적 욕구를 사정하는 것
② 대상자의 위기에 반응하는 것
③ 대상자의 권리는 보장하지 않는다.
④ 혼란스러운 대상자의 공황을 제거하기 위해 중재하는 것
⑤ 대상자에게 신체적 치료의 효과를 사정하는 것

3. 정신건강관리체계에 있어서 3차 예방사업에 포함되는 내용은?

① 대학생, 군인, 직장인 등에게 정신건강교육 및 상담을 한다.
② 개인, 가족에게 집단정신치료를 한다.
③ 학생정서행동발달검사 후 고위험군 사전관리를 한다.
④ 질병과정으로부터 야기되는 장애를 최소한 줄이는 정신사회재활을 한다.
⑤ 대학생들에게 정신건강교육을 한다.

4. 대상자와 간호사 관계형성에 필요한 핵심적인 요인은 진실성과 존중성, 구체성, (①), (②)이고, 대상자와의 관계를 수립하고 유지하며 종결짓는 것은 간호사의 책임이다.

5. 대상자와의 관계는 상호작용 전단계, 초기단계, ( ), 종결단계로 발전한다. 따라서 대상자와 간호사 관계가 치료적으로 유용한지와 건강한 것인지 하는 것은 인간관계의 결과나 대상자가 경험하는 증상의 완화를 통해 간단히 평가할 수 있다.

정답

1. ⑤ 2. ③ 3. ④ 4. (① 공감성) (② 윤리의식과 책임감) 5. 활동단계

>> 참고문헌

- 김경희 외(2015). 정신건강간호학. 퍼시픽북스.
- 김성재 외(2023). 정신간호총론(제9판), 수문사.
- 김선아(2011), RN-BSN 자율학습 모듈 의사소통론, 9-14p, 연세대학교 간호대학
- 김성재(2006), 간호학생에게 적용한 행위기법 중심의 자기이해 프로그램의 효과, 한국간호교육학회지, 12(2), 187-195p, 한국간호교육학회
- 김수지 외(2012), 원리 및 실무중심의 정신간호학, 수문사.
- 김은자 외(2016), 최신 지역사회정신건강간호학, 퍼시픽북스.
- 김청송(2016), 사례중심의 이상심리학, 싸이북스.
- 대한신경정신의학회(2017). 신경정신의학. 아이엠이즈컴퍼니.
- 대한신경정신의학편(2013). 신경정신의학. 중앙문화사.
- 도복늠 등(2016), 인간관계와 커뮤니케이션. 서울: 정담미디어.
- 도복늠 외(2015), 최신 정신건강간호학 개론. 정담미디어.
- 도복늠 외(2015), 지역사회정신간호학. 정담미디어
- 민성길 외(2015). 최신정신의학(6판). 일조각.
- 박영숙 외(2009), 자기이해를 강화한 의사소통 간호교육의 효과, 정신간호학회지, 18(3), 361-368p, 한국간호과학회
- 보건복지부(2019), 정신건강사업안내
- 보건복지부(2016), 정신보건법 전면개정 법(2016.5.19)관련자료
- 이경순 외(2003), 인간관계와 의사소통, 41-76p, 현문사
- 양수 외(2017). 정신건강간호학(제5판). 현문사.
- 임숙빈 외(2015), 정신간호총론(제7판), 수문사
- 임숙빈, 김덕희, 김현숙, 박광희, 박영숙, 배정이, 손행미, 장선주(2018). 재미있게 배우고 경험하는 의사소통의 실제. 서울: 현문사.
- 장선주(2018). 재미있게 배우고 경험하는 의사소통의 실제. 서울: 현문사.
- 정민영, 배정이(2019). 간호대학생의 의사소통 관련 교육요구도. 정신간호학회지, 28(1), 91-101.
- 한금선 등(2022). 의사소통과 인간관계론. 서울: 고문사.
- 한금선 외(2014). 정신건강간호학. 수문사.
- 허명륜, 임숙빈(2019). 환자 돌봄 의사소통 측정 도구 개발. Journal of Korean Academy of Nursing, 49(1), 80-91.
- American Psychiatric Association(2013). Diagnostic and Statistical Manual of Mental Disorder 5thed., American Psychiatric Publishing.
- APA 저, 권준수 외 역 (2023). DSM-5-TR 정신질환의 진단 및 통계편람(제5판 수정판). 서울: 학지사.
- Margaret J. Halter(2014). Vacarolis' foundations of Psychiatric mental health nursing: a clinical approach(7th ed). Elseier.
- Mary C. Townsend(2015). Psychiatric Mental Health Nursing: Concepts of care in Evidence-Based practice(8th ed). FA. davis company.
- Varcarolis E. M.(2013). Essentials of Psychiatric Mental Health Nursing(2nd ed). Canada: E.I. Saunders.

- 참고사이트

- Internet Mental Health: http://www.mentalhealth.com.
- National Institute if Mental Health: http://www.nimh.nih.gov.

제 2 절 치료적 인간관계 및 의사소통

학습목표

- 치료적 인간관계를 설명한다.
- 치료적 인간관계의 장애요인을 사정한다.
- 치료적 관계형성을 위한 간호사의 자질을 습득한다.
- 치료적 신뢰형성의 단계를 나열한다.
- 치료자로서 간호사 자신의 자기인식 정도를 평가한다.
- 라포형성의 개념을 치료적 관계에 활용한다.
- 공감을 치료적 관계에 활용한다.
- 치료적 인간관계의 단계별 간호사의 역할을 설명한다.
- 의사소통을 정의한다.
- 의사소통의 구성요소를 열거한다.
- 언어적 · 비언어적 의사소통을 확인한다.
- 치료적 의사소통의 중요성을 확인한다.
- 기타 다양한 치료적 의사소통기법을 활용한다.
- 경청기법을 활용한다.
- 반영기법을 활용한다.
- 침묵기법을 활용한다.
- 명료화기법을 활용한다.
- 치료적 의사소통의 방해요인을 기술한다.
- 비치료적인 의사소통기법을 나열한다.

주요용어

- 경청 listening
- 공감 empathy
- 긍정적인 존중 positive regard
- 침묵 silence
- 명료화 clarification
- 반영 reflection
- 직면 confronting
- 비언어적 의사소통 non verbal communication
- 비치료적 의사소통 non–therapeutic communication
- 수용 acceptance
- 신뢰감 trust
- 심리적 일치 rapport
- 언어적 의사소통 verbal communication
- 언어화 verbalization
- 의사소통 communication
- 인간관계 interpersonal relationship
- 존경 respect
- 주장적 의사소통 assertive communication
- 치료적 의사소통 therapeutic communication
- 치료적 인간관계 therapeutic interpersonal relationship
- 침묵 silence

1. 인간관계의 중요성

인간(人間)이란 단어의 의미는 '사람 사이'라는 뜻으로, 이 용어에는 아리스토텔레스가 '인간은 사회적 동물이다.'라고 말한 것처럼 사람은 혼자서는 살아갈 수가 없음을 내포하고 있다. 효과적이고도 생산적인 인간관계는 개인의 생존과 발달뿐만 아니라 가정생활의 발달에도 매우 중요한 역할을 한다. 특히, 산업사회의 발달은 가치관과 가족형태의 변화를 가져와 생산적인 인간관계가 요구된다. 결혼과 가정생활의 발달을 위해 정서적 · 사회적 욕구를 충족시키는 가족 간의 효과적 인간관계의 경험이 함께 필요하다.

인간관계는 사람들 간의 역동적, 지속적인 상호작용의 복합적인 양상으로 인간은 반복적이고 지속적으로 상호작용 동안의 문제들을 해결하며 함께 살아가는 과정이다.

Sullivan에 의하면 정신질환은 주로 인간관계에 대한 그릇된 경험에서 일어나는 것이기 때문에 이에 대한 치료는 보다 건설적이고 치료적인 대인관계의 확립을 통해 가능한 것이다. 또한 Patterson은 상담 그 자체를 일종의 인간관계로 보고, 효과적인 상담은 효과적인 인간관계의 원리에 입각해야 한다고 강조하였다.

2. 치료적 인간관계

치료적 인간관계란 두 개인 간의 상호학습 경험이며, 대상자를 위해서는 교정적 정서 경험을 제공하는 관계로서 대상자가 실제적, 잠재적 건강문제에 대처하여 나갈 수 있도록 도와주기 위한 특별한 조력관계이다. 특히 간호사-환자관계(nurse-patient relationship)란 사랑, 성장, 자유를 얻을 수 있는 서로 관련된 두 사람의 상호성장이라고 할 수 있다. Rogers는 조력관계(helping relationship)에 대하여 '적어도 한 사람이 상대방의 성장, 발달, 성숙, 생에 대한 대처능력의 증진을 북돋아주려고 하는 의도가 포함된 관계'라고 정의하였다.

일반적으로 치료적 관계의 목적은 대상자의 성장을 가져오는 것이며, 여기에는 다음과 같은 것이 포함된다.

- 자기실현, 자기수용, 자존심의 강화
- 명백한 인간 정체감 및 통합성의 증진
- 사랑을 주고받을 수 있는 능력을 지니고 친밀하고도 상호의존적인 대인관계를 형성할 수 있는 능력
- 욕구를 만족시키고 현실적으로 목표를 성취할 수 있는 기능의 향상 및 능력의 증진

3. 치료적 관계의 구성요소

전문적인 관계인 치료적인 관계는 간호사-대상자 관계를 강화할 수 있고, 그것을 증진시키는 것은 간호사의 역할이다. 이 요인들은 간호사의 치료적 관계 형성을 통해 의사소통을 촉진시키고 관계를 강화시킨다.

1) 신뢰

간호사와 대상자의 관계는 신뢰를 요구한다. 신뢰는 대상자가 간호사에게 확신이 있을 때 그리고 간호사의 존재가 진실성과 확실성을 보일 때 형성된다. 신뢰는 대상자가 간호사의 말과 행동에 일관성이 있으며, 자신들의 말에 신뢰할 수 있다고 믿을 때 발전한다. 간호사가 대상자의 신뢰형성을 돕기 위해 보여 줄 수 있는 행동으로는 온정을 갖고 돌봄, 흥미, 이해, 일관성, 정직함, 약속을 지키는 것, 대상자의 말을 적극적으로 듣는 것 등을 포함한다(Box 4-2-1).

Box 4-2-1 신뢰형성에 도움이 되는 행동

간호사가 다음의 행동들을 보여 줄 때 간호사와 대상자 간의 신뢰가 형성된다.

- 돌봄
- 관심
- 무언의 제안
- 정직함
- 개방성
- 이해
- 접근가능성
- 객관성
- 일관성
- 경청
- 존중
- 인간으로서의 대상자치료
- 약속지키기

2) 공감

공감은 외적 행동을 볼 수 있는 능력과 대상자의 관점에서 상황을 이해하는 능력으로, 간호사가 정확한 인식이나 이해로 대상자가 느끼고 인지하는 것을 탐험하기 위한 것이다.

공감은 치료적 관계에서 가장 중요한 요소 중의 하나이다. 대상자가 자신을 동일시 할 수 있게 간호사가 돕는 부분에서 정확한 감정이입의 지각은 숨겨지거나 거부당할 수 있다. 감정이 드러나고 탐색되면 대상자는 알지 못했던 자신의 내면을 잘 표현하는 것을 배운다. 이것은 개인의 동일시에 대한 접근과 긍정적인 자기개념의 증진에 기여한다.

3) 수용

대상자의 분노표출과 행동화에 대해 부정적으로 반응하지 않고 판단을 피하는 것을 수용이라고 한다. 이것은 부적절한 행동을 받아들이는 것을 의미하는 것이 아니라 사람의 존재가치의 수용을 말한다.

4) 존중

대상자는 인간으로서 고유한 가치를 지니고 있다. 간호사는 대상자의 행동, 배경, 삶의 방법과 상관없이 그를 존중해야 한다. 무조건적 · 무비판적 태도는 긍정

적 존중이며 존경을 나타낸다. 간호사가 대상자의 이름을 불러주는 것, 시간을 함께 보내는 것, 열린 마음으로 들어주고 대답하는 것을 통해 존중과 존경을 전달하게 된다. 간호사는 간호계획을 설정할 때 대상자의 생각을 고려함으로써 대상자가 존중 받고 있고 간호사가 믿고 있다는 것을 느낄 수 있게 한다. 그리고 언어적, 비언어적 의사소통기술을 통해 대상자가 의미 있고 긍정적인 기여를 하는 능력을 갖게 할 수 있다.

5) 자기인식과 치료적 이용

(1) 자기이해

대상자를 이해하려고 시작하기 전에 간호사는 먼저 자신을 이해할 수 있어야 한다. 자기인식은 누군가의 가치나 믿음, 생각, 기분, 태도, 동기화, 선입견, 강점, 한계 그리고 이러한 것들이 어떻게 다른 것들에 영향을 미치는지에 대한 이해를 개발하는 과정이다.

(2) 가치

가치는 개인이 삶을 살아가는 데 있어서 옳고 그름을 인식하는 행동기준으로 성실, 정직, 진실성, 투명성, 질서정연 등이 포함된다. 개인적인 가치관에 대한 통찰력을 얻기 위해서는 가치를 명료화하는 과정이 도움이 된다.

(3) 신념

신념이란 자신이 옳다고 믿고 있는 사고를 말한다.

① 비이성적 신념

객관적인 존재의 모순된 근거에도 불구하고 사실로서 개개인이 보유하고 있는 이상을 비이성적 신념이라고 하며, 때때로 "눈 먼 신념"이라고 불리기도 한다. 망상은 비이성적인 신념의 한 형태로 나타날 수 있다.

예 알코올중독자는 원할 경우 자신이 알코올을 섭취해도 된다고 믿는다.

② 고정관념

지나치게 간소화한 것 또는 차별화되지 않은 문제의 개념을 설명하고 있는 사회적으로 공유하는 신념을 말한다.

예 모든 알코올중독자들은 사회의 밑바닥에 있는 부랑자이다.

(4) 태도

태도는 개인의 세계를 구성하는 지식체를 참조할 수 있는 하나의 틀이다. 긍정적인 정신태도는 긍정적 조언과 판단을 경험할 때, 부정적인 정신태도는 부정적 판단과 언급, 비난 등을 경험하며 나타난다.

예 정신질환으로 인하여 따라오는 일반적인 오명은 부정적인 태도이다.
관련신념: "정신질환이 있는 모든 사람들은 위험하다."

4. 관계유형

1) 사회적 관계

사회적 관계는 우정, 사회화, 동료관계 혹은 과제수행을 목적으로 형성되는 관계이므로 매우 단순한 관계이다. 피상적인 관계로서 사회적 상호작용을 하는 기간에만 역할을 한다. 이러한 관계는 간호사－대상자 상호작용에서 매우 제한적으로 수용이 된다.

2) 친밀한 관계

건전한 친밀관계는 두 개인이 정서적으로 서로 협력하는 관계를 말한다. 두 사람은 상호 개인적으로 느끼는 욕구와 관련이 되어 있다. 친밀한 관계는 간호사－대상자 관계에서는 적절하지 않다.

3) 치료적 관계

치료적 관계는 대상자의 욕구, 경험, 느낌과 생각에 초점이 맞추어 있기 때문에 사회적 또는 친밀한 관계와는 다르다. 간호사와 대상자는 경계가 있고 결과를 평가할 수 있다. 간호사는 대상자와 상호작용하기 위해 의사소통기술, 개인적 강점 그리고 인간의 행동에 대한 이해가 필요하다. 간호사는 치료적 관계가 사회적 또는 친밀한 관계로 진행되는 것을 주의해야 한다.

치료적 관계의 목적은 대상자의 성장을 가져오는 것이며, 구체적으로 ① 대상자의 자기인식, 자기수용, 자존심의 강화 ② 정체감과 자기통합의 증진 ③ 사랑을 주고받을 수 있는 능력, 친밀하고도 상호의존적인 대인관계를 형성할 수 있는 능력 ④ 자아기능 향상 ⑤ 욕구를 충족하고 현실적으로 목표를 성취할 수 있는 능력 등이 포함된다. 그러므로 간호사와 대상자의 치료적 관계는 각각의 인격에 기반을 두면서 이루어지고 상호존중하며 문화적인 차이점을 수용하면서 이루어진다. 대상자가 지닌 가치관을 존중하면서 자아정체감을 잘 정의내릴 수 있도록 돕는다. 치료적 관계는 간호사와 대상자 상호간에 학습경험이 되는데, 특히 대상자는 교정적인 정서경험(corrective emotional experience)을 하게 된다.

5. 치료적 관계형성을 위한 간호사의 자질과 태도

Peplau(1991)는 정신간호사의 다양한 여러 가지 역할을 통해 대상자의 문제를 해결하기 위한 목표지향적인 관계인 치료적 관계를 소개하고 있다.

간호사는 문제해결을 위해 처음에는 낯선 사람으로 대상자를 있는 그대로 수용하며, 정보제공자, 교육자, 지도자 때로는 어머니나 형제 등의 대리인, 상담자, 임상기술전문가, 지지자, 옹호자 등 다양한 역할을 통해 목표지향적인 관계인 치료적 관계를 할 수 있다고 하였다.

간호사의 자질과 촉진적 의사소통기술은 치료적인 효과에 영향을 미치는 요인으로, 간호사는 치료적인 관계를 위한 바람직한 역할과 태도에 대해 알고 있어야 한다.

치료적 관계를 위해서 간호사는 다음과 같은 사전준비를 하는 것이 필요하다.

- 자신에 대한 이해를 돕기 위해 가치명료화, 신념과 태도에 관한 집단모임에 참여한다.
- 자기통찰을 위해 자신의 생각, 감정을 일기로 적는다.
- 대상자와의 관계에 대해서 동료들로부터 피드백을 받는다.
- 자기성장에 대한 집단요법에 참여하고 지속적인 변화관리계획을 세운다.
- 자신의 강점을 강화하고 약점을 보완하기 위해 노력한다.

치료적인 관계에서 간호사의 바람직한 역할과 태도는 다음과 같다.

- 대상자와의 관계에서 신중하고 예의 있는 태도를 취한다.
- 대상자들의 요구와 관심을 우선적으로 생각할 수 있는 인도주의적인 태도를 가진다.
- 대상자들이 스스로 자신들을 돌보려는 노력을 할 때 칭찬하고 격려한다.
- 대상자들의 특정한 건강 상황에 대한 반응을 이해하고 수용한다.
- 대상자와의 약속을 이행하려고 노력한다.
- 대상자들을 위하여 필요한 간호기술을 익히려고 노력한다.

치료적인 관계에서 간호사의 바람직하지 못한 역할과 태도는 다음과 같다.

- 대상자를 과잉보호한다.
- 대상자로 하여금 변화하도록 설교하거나 압력을 가한다.
- 대상자를 있는 그대로 보지 못하고 '착한 사람', '게으른 사람'으로 낙인을 찍는다.
- 대상자들의 합당한 요구를 들어주는 일을 지연시킨다.
- 대상자가 통제가 되지 않을 때 억제대를 사용하거나 격리시키는 방법으로 대상자를 무력하게 한다.
- 대상자에게 상해를 줄 수 있는 처벌을 한다.
- 대상자의 민족, 종교, 믿음 등에 대해 편견을 갖는다.

- 대상자와의 관계를 통해 간호사 자신의 만족이나 욕구를 추구한다.

6. 심리적 일치 형성

Peplau는 정신간호사는 상담기법에 대한 일반적인 지식을 가지는 것이 필수적이라고 제안하였다. 치료 또는 '도움'관계는 인간관계기술을 적용하고, 성격발달과 인간행동이론의 지식을 기반으로 한다.

Sullivan은 정서적인 문제가 대인관계의 어려움에서 기인한다고 믿었다. 이러한 Peplau와 Sullivan과 같은 대인관계이론가는 정서적 치료에서 관계 발달의 중요성을 강조하였다. 만족스러운 간호사-대상자 관계를 통해서 개인은 그들의 삶의 다른 측면까지 만족스러운 대인관계를 달성하는 능력을 일반화하는 것을 배운다.

1) 신뢰

에릭슨은 신뢰는 초기 발달과업이라고 하였다. 초기 과업이 달성되지 않은 경우에는 관계 발전이 어려워진다. 간호사는 자존감을 갖고 신뢰적인 분위기를 전달해야 한다.

신뢰성은 따뜻함과 더불어 간호중재를 통해 증명된다. 이러한 개입은 간단하고 구체적으로 시작하고 생리적 및 심리적 안전과 보안에 대한 환자의 기본적인 요구를 충족하게 된다. 신뢰는 치료관계의 기초이다. 정신간호사는 신뢰감을 전달할 수 있어야 한다.

2) 존경

치료적 관계에서 Carl Rogers는 존중을 '무조건적인 긍정적 관계'라고 하였다. 무조건적인 존중이란 조건과 이유가 없이 대상자를 있는 그대로 수용하고 대상자를 가치 있는 인간으로 대하는 것이다.

대상자는 자신이 고유한 개인으로 수용되고 있다는 인식을 가질 때 자기가치와 자기존중의 감정이 상승될 수 있다. 간호사들은 이런 존중의 행동들을 전할 수 있다.

- 간호사가 먼저 자신의 이름과 역할을 소개한다.
- 대상자의 이름을 부를 때는 항상 이름 뒤에 '님'을 붙인다.
- 대상자 본인이 불리고 싶은 호칭에 대하여 물어본다. 특별한 문제가 없는 한 대상자가 불리고 싶은 호칭으로 바꾸어 부른다.
- 대상자를 위해 편안하고 사적인 공간을 마련한다.
- 대상자에게 질문에 답하거나 생각할 수 있는 충분한 시간을 제공한다.
- 대상자와 치료적 의사소통을 하는 동안이나 신체검사 또는 치료를 받을 때 사생활을 보호한다.
- 대상자에게 진실이 논의하기 어려운 것일지라도 항상 정직해야 한다.
- 대상자가 정보노출을 꺼리는 부분을 수용한다.
- 대상자가 받아들일 수 없는 행동을 보이더라도 대상자의 행동 뒤에 숨은 동기를 이해하려고 노력한다.

3) 진실성

진실성의 개념은 간호사의 솔직, 진솔, 성실, 일관성 있게 대상자와의 상호작용에서 진심을 나타낸다. 진실성을 느낄 때 느낀 감정과 표현된 것들 사이에 조화가 발생한다.

진실성이 있는 간호사는 속으로 생각하고 느끼는 것과 겉으로 드러나는 언행이 같다. 즉, 적절한 언어적, 비언어적 의사소통을 정확히 구사할 수 있어야 한다.

간호사가 대상자에게 진실하고 솔직한 태도를 유지할 때 대상자도 자신의 생각과 느낌을 자유롭게 표현할 수 있다.

4) 심리적 일치 형성

친분을 쌓는 것과 교감을 확립하는 것은 관계 발전의 기본 작업이다. 교감은 환자의 수용을 바탕으로 간호사 모두의 부분에 특별한 감정을 암시하는 따뜻함, 우정, 공통 관심사, 신뢰의 감각 그리고 개인적 판단을 피하는 태도, 신뢰를 쌓고 구축하는 것이 아닌 건강 관련 주제를 토론하여 수행된다(Travelbe, 1971).

7. 치료적 관계의 단계

1) 치료적 관계의 단계

자기인식에 근본을 둔 자기자신감을 가진 간호사는 대상자와 적절한 치료적 관계를 확립할 준비가 되어 있다. 치료적 관계는 간호과정을 수행하는 수단으로 관계의 단계는 상호적용 전단계, 오리엔테이션단계, 활동단계, 종결단계로 나눌 수 있다(표 4-2-1).

(1) 상호적용 전 단계

간호사가 대상자를 만나기 전에 자신의 감정을 탐색하는 단계이다. 대상자에 대한 편견, 두려움, 불안 등을 확인하는 단계이다.

대상자와의 첫 만남을 준비하는 단계로서 환자기록, 보호자, 다른 보건의료팀원들로부터 대상자의 정보를 얻는다. 이 정보를 통하여 초기사정이 시작된다.

(2) 오리엔테이션단계(초기단계)

오리엔테이션단계의 목적은 간호사-환자 관계 내에서 신뢰감과 안전감을 발달시키는 것이다. 간호사는 환자의 병력과 문제에 대한 인식을 주의 깊게 경청하고 환자를 이해하며 주요 주제를 파악하기 시작한다. 즉, 이 단계에서는 간호사와 대상자는 서로 알게 된다. 이 단계 동안 간호사는 환자의 기대에 대해 논의하고, 관계의 목적과 경계를 설명하며, 관계의 발전을 촉진하게 된다.

표 4-2-1 치료적 관계의 단계와 목표

단계	목표
상호적용 전단계	자기탐색
오리엔테이션단계	신뢰형성 중재에 대한 계약 맺기
활동단계	대상자의 행동변화 촉진
종결단계	목표달성평가 치료적 관계 종결확인

라포가 형성되기 전까지는 도입 시 불편해 하거나 약간의 불안을 느낄 수 있으므로 많은 상호작용이 필요하다.

간호사와 대상자 사이에 형성되는 신뢰는 안전한 관계 내에서 환자에 대한 문제를 사정하고, 간호사와 대상자 모두의 기대와 책임을 기술하는 중재계약을 맺는다. 또한 대상자의 강점과 한계점을 파악한다.

(3) 활동단계

이 단계에서는 대상자가 문제 상황과 관계를 확인하고 탐구하면서 치료적 작업이 이루어진다.

활동단계가 되면 환자는 간호사에 대한 신뢰를 충분히 형성하여 안전한 치료적 관계 속에서 확인된 문제를 탐색하게 된다. 간호사는 비 판단 적이어야 하며, 조언을 주는 것은 자제해야 한다.

간호사의 도움과 지도를 통해 대상자는 그녀가 아이들과 소통하는 방법을 탐구할 수 있고 그녀의 의사소통은 불평과 비판을 포함하고 있다는 것을 발견할 수 있다. 간호사는 대상자가 나중에 효과적인 의사소통을 할 방법을 모색하는 것을 도와줄 수 있다.

Box 4-2-2 활동단계의 구체적인 작업

- 관계를 유지한다.
- 더 많은 데이터를 수집한다.
- 현실인식을 탐색한다.
- 긍정적인 대처기전을 개발한다.
- 긍정적인 자기개념을 증진시킨다.
- 감정의 언어화를 유도한다.
- 행동저항을 확인하고 분석한다.
- 진행상황을 평가하고 적절하게 목표를 재설정한다.
- 새로운 행동을 연습하기 위해 대상자에게 기회를 제공한다.
- 독립심을 증진시킨다.

(4) 종결단계

종결단계는 간호사-대상자 관계의 마지막 단계이며, 이 단계에서는 서로 동의했던 목표를 성취하거나 문제가 해결될 때 종결된다. 종결은 대상자와 간호사 모두에게 어려운 단계이다. 치료의 종결이 관계의 종결로 이어지게 하는 것이 주된 과업이다.

대상자가 종결단계를 손실로 느끼는 경우 화를 내거나 문제가 해결되지 않은 것 같은 행동으로 헤어짐을 막으려고 한다. 간호사는 대상자의 화난 감정을 인정하고 종료에 대한 정상적인 반응이라고 대상자에게 말해야 한다. 간호사는 대상자의 지연시키는 행동을 파악하고 대상자가 문제를 해결하기 위해 새롭게 배운 행동과 기술에 초점을 맞춘다.

간호사가 대상자에게 함께 보낸 시간이 즐거웠고 대상자를 기억할 것이라고 얘기해 주는 것은 적절하지만 치료관계 밖에서 대상자를 만나는 것은 부적절한 것이다.

2) 치료적 관계를 방해하는 행동

부적절한 경계와 불명확한 의사소통 등으로 대상자로 하여금 오해와 잘못된 신념을 형성하게 하여 치료에 방해를 줄 수가 있으므로 간호사는 이 점을 유의하여야 한다.

(1) 환자-간호사 관계의 부적절한 경계

모든 간호사는 치료적 관계의 위험요소가 되는 행동을 삼가야 한다. 전문 직업인으로서의 간호사는 대상자와의 관계에서 감정을 객관적으로 유지할 수 있어야 한다. 지나치게 동정적이거나 지나치게 냉담한 태도를 피해야 하는 것이다. 가끔 대상자는 친밀하다는 이유로 성적인 접촉을 시도하는 등 간호사와 사적인 관계를 형성하는 경우가 있다. 그런 경우에는 과감하고 단호하게 간호사와 대상자의 치료적 관계에 대해 직면시켜야 한다.

경계는 국경이나 한계를 나타내며 그것은 허용한계의 범위를 결정한다. 많은 유형의 경계가 존재하는데 아래 예를 포함한다(Box 4-2-3).

Box 4-2-3 간호사-환자관계의 남용가능성 경고와 신호

- 비밀을 대상자와 공유할 때
- 특정 대상자를 담당하기 위해 대상자 배정을 바꿀 때
- 다른 대상자보다 특정 대상자에게 특별한 관심을 보이거나 특별한 대우를 할 때
- 종결 후에도 대상자의 선물을 받거나 계속 연락을 주고받을 때
- 상품이나 물건을 팔거나 거래한다.
- 간호사는 개인적인 문제 또는 정보를 공개한다.
- 부적절한 감동이나 신체적인 접촉이 있을때
- 특정 대상자와 상담하기위해 옷 스타일을 바꿀 때
- 일대일 시간이나 가정방문을 확장한다.
- 대상자와 업무 시간 외에 시간을 함께 보낼 때
- 퇴근 후에 대상자를 자주 생각할 때
- 만약에 다른 사람이 환자의 간호사의 간호에 대한 질문을 한다면 방어한다.
- 기관 정책을 무시한다.

(2) 물리적 경계

물리적 경계는 볼 수 있는 물리적 자산으로서 토지를 경계 짓는 울타리 같은 것이다. 간호사실과 환자의 병실을 경계 짓는 것은 간호사실 출입문이 될 수 있다. 또한 행동화가 심한 대상자를 병실에서 근접면담을 할 때 병실 문을 열어두고 문 쪽에 간호사가 서서 대화하는 경우처럼 대화의 방향과 위치, 거리 유지 등이 이것에 포함된다.

(3) 사회적 경계

이것은 문화 안에서 설정되며, 사회적인 상황에서 개인이 어떤 방법으로 행동할지 예상되는 것이다. 간호사와 환자 사이의 관계에서 간호사는 도움을 주는 간호전문가, 환자는 회복을 위해 전문가의 제언과 교육 등의 도움을 받는 사람으로 구분할 수 있다.

(4) 개인적 경계

이것은 개인 스스로가 정의한 경계이다. 이것은 물리적 거리의 경계, 즉 개인이 타인이 그들의 물리적 공간에 들어오는 것을 허용할 것인가와 감정적 경계, 즉 개인이 얼마나 많이 그들의 가장 개인적이고 친밀한 자아

를 타인에게 노출할 것인가를 포함한다.

(5) 전문적 경계

이러한 경계는 환자와의 적절한 직업적인 관계를 위한 기대를 예상하고 제한한다.

그들이 잘 의도했는지 아닌지 간에 치료적인 행동을 다른 어떤 행동으로부터 분리하는 것은 환자에게 치료의 이점을 교육할 수 있게 한다.

3) 동정심과 의존성

환자는 간호사에게 과도한 의존성을 나타낸다. 이 감정들은 그들이 다음 유형의 행동들을 시작할 때 치료적 관계를 방해할 수 있다. 간호사가 그들의 과거나 현재로부터의 감정을 상기시키게 하는 문제를 환자의 감정에서 확인한다.

4) 불수용과 회피하기

(1) 전이의 이해

전이와 역전이는 치료적 관계의 단계 동안 흔히 일어나는 공통적인 현상이다. 전이는 대상자가 간호사에게 과거의 사람으로부터 형성된 감정이 옮겨졌을 때 일어난다. 간호사의 외모나 개인적 성격이 대상자로부터 과거의 사람을 떠오르게 하는 경우 나타날 수 있다. 전이는 치료적 상호작용이 방해받을 수 있다. 분노와 적대감의 감정표현을 했을 때에 간호사를 향한 분노는 비협력적이고 저항적인 치료에서 명백하게 나타난다. 전이는 또한 간호사에게 보살핌이나 과도한 의존으로 압도적인 영향의 형식을 가진다. 대상자는 간호사에 대해 비현실적인 기대를 형성하게 되고 자신의 과대한 요구를 충족하지 못할 때 대상자는 더 화가 나고 적대적이게 된다.

간호사는 현재로부터 분리하고 환자가 전이를 인정하고 현재의 간호사-환자관계로 새롭고 더욱 적절한 의미를 재형성하도록 돕는다.

(2) 역전이의 이해

역전이는 대상자에 대한 간호사의 행동 및 정서 반응이다. 이 반응은 간호사의 과거에서 중요했던 인물에 대한 해소되지 못한 느낌과 관련이 있다. 혹은 대상자의 전이 감정에 대한 반응으로 나타날 수도 있다. 간호사는 대상자가 과다한 의존 시 전능감을 느낄 수 있고, 이러한 느낌은 치료적 관계에 방해가 될 수 있다.

8. 의사소통의 정의 및 중요성

의사소통(communication)이란 두 사람이 메시지를 주고받는 하나의 과정이다. 언어적 의사소통은 단어로 구성되는 말을 통하여 상대방에게 말하고 듣는 것을 말하며, 단어는 송신자가 수신자에게 전달하고자 하는 메시지를 반영하고 있다. 의사소통은 송신자와 수신자 사이의 상호작용을 말한다. 치료적 의사소통을 통해 서로 다른 것, 듣는 것, 상호작용 안의 창조적 의미가 관계를 통해 인정된다.

치료적 관계의 목표는 간호사와 대상자 간의 의사소통을 통해서 이루어진다. 간호사는 환자와 의사소통을 할 때 치료적 · 비치료적 의사소통기술을 이해하고 사용해야 한다. 그 이유는 간호사는 신체적 중재와 의사소통의 치료적 도구가 되기 때문이다. 치료적 의사소통은 목표 지향적이며, 간호사와 대상자 간의 대화에 초점을 두고 대상자의 요구에 맞추어져 있다. 그 과정은 원하는 건강관리 결과와 관련된 생각, 느낌, 태도의 교환이 포함된다.

1) 치료적 의사소통의 목표

치료적 의사소통은 사람과 사람 사이의 상호작용으로 간호사와 대상자 사이의 유용한 변화정보를 촉진하는 특별한 요구를 확인할 수 있다.

치료적 의사소통기술의 능숙한 사용은 간호사의 이해와 대상자의 경험을 공감하는 데 도움을 준다.

2) 가치, 태도 및 신념

가치, 태도 그리고 신념을 배우는 방법은 생각하는 것을 통해서이다. 일반적으로 어린아이들은 태도와 신념의 가치체계를 채택하는데, 이것은 그들의 부모로부터 동일시함으로써 이루어진다. 가치, 태도 그리고 신념은 우수한 방법의 의사소통결과의 방법이다.

3) 치료적 관계 수립

효과적인 치료적 의사소통을 하려면 간호사 또한 반드시 프라이버시의 검토와 경계를 존중하고, 촉진의 사용, 적극적 경청과 관찰을 가져야 한다.

- 단시간에 대상자의 중요한 사실을 인지(대상자의 중심목표)
- 대상자의 문제에 대한 지각을 말하는 것을 평가
- 자신에 대한 느낌을 포함
- 대상자의 감정표현을 촉진함
- 대상자와 가족에게 필요한 자가 간호기술을 가르침
- 대상자의 요구를 인지함
- 대상자의 요구와 태도에 대한 계획적인 중재도구
- 대상자에게 맞는 행동계획과 사회에 맞는 해결책의 확인 안내

9. 언어적, 비언어적 의사소통의 이해

1) 언어적 의사소통

말로써 수용, 공감, 직면, 경청, 반영하기 등의 치료적 의사소통기술을 사용할 수도 있고 비 치료적 의사소통기술인 판단, 일시적 안심, 거절 등을 사용할 수도 있다.

2) 비언어적 행위

비언어적 행위는 언어 외에 모든 물리적 방법의 의사소통이다. 머리를 끄덕이는 것, 자리를 내어주는 것, 주먹을 쥐는 것, 팔을 잡아주는 것, 손가락을 돌리는 것, 힘겹게 호흡하는 것, 식은땀을 흘리는 것 등이 모두 비언어적 의사소통이다.

때때로 비언어적 메시지가 언어적 메시지보다 강한 경우 언어를 능가하기 때문에 통제하기 어렵다. 비언어적 의사소통을 통제하는 방법이 없기 때문에 우리는 언어적 행위를 더욱 신뢰하는 경향이 있다. 비언어적 행위는 타인에 의해서 통역되고 지각되고 해석되고 있다. 비언어적 메시지가 언어적인 것보다 존경과 이해를 돕는 안내서로써 제공된다.

(1) 언어적 단서

언어적 단서는 간호사의 의사소통에서 중요하다. 그것은 언어적, 비언어적 의사소통을 강화시키거나 감소시킬 수 있다.

① 음률

간호사의 음률은 대상자의 언어양상과 비슷해야 한다. 생기 있는 대상자에게는 천천히 대화하면 관심과 이해부족으로 느낀다. 너무 빠르게 말을 하면 '나는 당신을 경청하기에 시간이 없다'는 관심부족으로 느끼게 된다. 간호사의 말의 속도는 대상자의 감정에 맞추어 느리게 혹은 빠르게 조절해야 한다.

② 음조

개인의 음조는 음률과 같이 조절되어야 한다. 비언어적 행위가 감정의 표현과 일치되어야만 이해될 수 있다. 간호사의 음조는 대상자가 커뮤니케이션하고자 하는 것에 따라 변화되어야 하고 과장되어서는 안 된다.

(2) 환경조성

환자에게 관심과 흥미개방을 촉진하는 커뮤니케이션의 첫 단계는 이야기할 수 있는 적당한 장소와 시간이다. 올바른 환경은 환자가 노출하기 편안하고 공유할 수 있도록 조성한다.

① 사적인 분위기 조성

사적인 분위기는 관계를 조성하고 도와주는 것을 촉진한다. 환자는 타인이 엿듣는 경우에는 심각한 문제를 의논하려고 하지 않는다. 개방된 장소이거나 다른 사람이 있는 병실에서 환자로 하여금 노출시키도록 하는 것은 적절하지 못하다.

② 산만한 외적 환경조절

이야기할 수 있는 사적인 장소 주위의 산만한 것을 없애도록 한다. 단독병상, 옥상, 복도 모퉁이 등은 타인의

방해를 방지할 수 있다. 전화벨이 울리지 않는다면 사무실도 좋다. 간호사가 계속 시계와 차트를 보면서 앉아 있는 것은 대상자로 하여금 불안하게 만든다.

③ 침묵

지속적인 소음은 주위 산만을 일으킬 수도 있다. 지속적인 숨소리, 기계소리, 다른 기구 작동소리 등은 배경소리가 된다. 개인의 통증호소 등은 의사소통에 방해가 된다. 조용한 환경조성이 필요하다.

④ 공간관리

일반적으로 안전감을 주기 때문에 작은 방이 큰 방보다 좋다. 의자도 둘이서 잠깐 동안 대화하기 위하여 중요하다. 의자는 폭신하고 안락하며 서로 마주볼 수 있는 공간을 제공해 준다. 의자의 거리는 120~180cm 정도로 한다. 이 거리는 친밀감을 주며 너무 가까워서 위협을 주지는 않는다. 중간에 책상이나 테이블은 없는 것이 좋다. 대상자가 침상에 있다면 눈접촉할 수 있는 높이를 유지한다.

(3) 신체적 단서

간호사는 대상자의 비언어적 반응 혹은 신체적 단서를 볼 수 있어야 한다. 언어적 비언어적 행위를 일치시키기 위하여 간호사는 존경, 이해, 자기노출을 나타내는 신체적 단서를 인식해야 한다.

① 눈 접촉

환자가 말할 때에 직접 보는 것은 '환자를 이해하려고 하며 나는 듣고 있으니 나에게 말해 주세요.'하는 의미를 나타낸다. 눈 접촉은 자주하며 길게 할 경우에 격려도 되지만 지속적 접촉은 대상자로 하여금 불편하게 만든다. 그러므로 눈 접촉은 대상자를 더 많이 이해한다는 것을 도우며 즐거운 경험으로 생각한다.

② 얼굴표정

대상자는 간호사의 얼굴표정에 대단히 민감하다. 우리는 타인의 인상을 형성하는 데 있어서 안면표정을 이

표 4-2-2 치료적 관계형성단계

Phase	Sample conversation	Communication skill
Orientation phase (오리엔테이션단계)	간호사: "안녕하세요, 오○○님, 저는 김○○이구요, K대학의 4학년 간호 학생입니다. 저는 다음 주 월요일 6시에 올 예정입니다. 나는 시간마다 여기에서 당신의 치료목적을 이루는 것을 지지하고 도와주는 것을 원합니다."	신뢰감 형성: 관계의 경계에 대한 배치 그리고 6주의 종결에 대한 첫 번째 언급
	간호사: "오○○님, 우리는 6월 1일부터 7월 15일까지 매주 월요일마다 11시에 2번 회의실에서 만날 것입니다. 우리는 그 시간을 당신의 쌍둥이 여동생 죽음 후의 상실에 대한 감정을 얘기하는 데 사용할 것입니다."	구체적인 시간, 날짜, 장소 그리고 만남의 기간 설립(형식적인 계약으로 쓰거나 또는 비형식적인 계약으로 진술할 수 있음)
	간호사: "오○○님, 우리가 나눈 대화 중 일부를 임상의 회의에서 강사, 동료, 직원들과 공유하는 것은 중요한 일입니다. 나는 당신의 부인이나 아이들에 대한 어떠한 정보도 당신의 허락 없이는 공유하지 않을 것입니다. 만약 내가 느끼기에 조금이라도 도움이 되는 정보라면 당신의 부인과 공유해도 되는지 당신에게 먼저 물어볼 것입니다."	비밀유지
Working phase (활동단계)	환자: "간호사님, 나는 나의 자매 □□이 너무 그리워요." 간호사: "오○○님, 당신의 여동생 없이 시간을 보낸 지 얼마나 됐나요?"	자료수집
	환자: "나의 쌍둥이 없이 나는 반쪽이 없는 사람이에요." 간호사: "오○○님, 당신이 가진 장점을 봐요."	자기존중감 증진
	환자: "오, 왜 나에 대해 얘기하나요? 나는 나의 쌍둥이 없인 아무 것도 아니에요." 간호사: "오○○님, 당신은 당신의 권리를 가진 사람이에요. 나는 함께 얘기하면 당신이 가진 장점을 확인할 수 있을거라 믿어요. 저와 함께 시도해 주시겠어요?"	저항극복
Termination phase (종결단계)	간호사: "음, 오○○님, 당신도 알다시피 나는 당신과 함께 만날 시간이 1주일밖에 남지 않았어요." 환자: "나는 당신이 그리울 거에요. 당신이 여기 온 후로 내 기분이 나아졌어요." 간호사: "나 또한 오○○님, 당신이 그리울 거에요."	동반자관계와 돌봄의 관계를 증명한 환자와 함께 종결의 경험 공유하기

용하기 때문에 이 단서는 대화할 때에 정서표현이 된다. 간호사의 상반되는 표현은 이해부족을 나타내며 상호작용에 둔감하다는 것을 보여 주므로 역효과를 낸다.

③ 자세와 위치

자세는 이해와 존경을 교류하는 데 사용된다. 성실하게 관심을 표현하는 자세는 대상자에게 머리는 약간 앞으로 기울게 하고 상체는 앞으로 향하게 한다. 적당하게 끄덕거리는 움직임과 자세는 대상자를 격려하고 대화에 주의를 기울인다는 것을 알도록 한다.

대상자와 대면하여 앉을 때는 직각으로 앉지 말고 관심과 존경심으로 부드러운 자세로 대화한다. 당신의 팔짱을 끼거나 다리로 버티고 서거나 하여 폐쇄적 마음을 나타내는 자세는 피한다.

④ 접촉

접촉은 간호사–대상자 간의 관계를 조성하는 일차적 방법이다. 신체적 접촉은 언어보다 개방적 관계를 촉진시켜 주고 편안함을 준다. 손을 머리, 어깨, 팔에 놓으면 따뜻함, 불안감소, 긴장감소 등을 느끼며 힘을 부여하는 용기를 갖게 해 주고 상호작용을 촉진시켜 준다.

Knapp는 접촉의 5가지의 유형을 구분하였다.

- **기능적:** 전문적. 이러한 접촉은 개인적인 것이 개입되지 않은 것이며, 업무와 관련된 것이다. 과업을 완수하기 위해 사용된다.
- **사회적:** 예의. 악수 등으로 공손한 접촉은 안부인사로 사용된다. 상대방의 확인과 수용을 전달한다.
- **친교, 온정:** 이 접촉은 인사로 포옹이나 친한 친구와 어깨동무를 하거나 좋은 친구와 친척들에게 몇몇 사람들은 등을 탁 치는 행동을 포함한다.
- **사랑, 친밀감:** 친밀 접촉은 사랑하는 사람 또는 가까운 친척 사이에 꽉 안아주거나 키스를 포함한다.
- **성적 자극:** 흥분접촉은 사랑하는 사람 사이에서 사용된다.

접촉은 위안과 치료가 될 수 있지만 그것은 친밀하고 개인적인 공간을 침범할 수도 있다. 정신질환을 가진 일부 대상자들은 개인적인 경계의 개념이나 접촉이 언제 적합하고 적합하지 않은 때를 아는 것에 어려움을 가진다. 이러한 부분을 고려하여 정신과 병동과 외래에서는 대상자가 다른 대상자나 직원과의 접촉이 제한되어 있다.

10. 치료적 의사소통기술

1) 적극적 경청과 관찰하기

발신자의 동시 메시지를 수신하려면 간호사가 적극 청취하고 적극적인 관찰을 사용해야 한다. 활동적인 청취는 다른 내부 정신활동을 삼가고 대상자의 말에만 독점적으로 집중하는 것을 말한다. 활동적인 관찰은 대상자와 의사소통하는 동안에 말하는 사람의 비언어적 행동의 의미를 관찰한다.

페플라우(1952)는 치료적 상호작용의 첫 단계로 관찰을 사용하였다. 간호사는 환자의 행동을 관찰하고 행동을 자세하게 설명해 주는 것은 그들을 치료적으로 안내할 수 있다. 간호사는 또한 이러한 세부사항을 기록한다. 환자의 자신의 대인관계기술에 대한 통찰력을 발전시키기 위해서는 얻은 정보를 분석하여 동작과 관련된 기본적인 요구 사항을 결정하고, 정보의 조각을 연결한다.

적극적인 청취와 관찰이 간호사에게 도와주는 것

- 환자에게 가장 중요한 사건을 인식한다.
- 환자에게 묻는 추가적인 질문이 무엇인지 안다.
- 환자에게 그 또는 그녀의 완전한 지각을 묘사하기 위해 추가적인 치료적 의사소통기술을 안내한다.
- 결론을 건너뛰는 대신 환자의 사건의 지각을 이해한다.
- 객관적으로 메시지를 해석하고 반응한다.

2) 구체적인 메시지를 사용하기

환자에게 말을 할 때, 간호사는 환자가 메시지를 이해할 수 있도록 가능한 한 분명한 단어를 사용해야 한다. 사람은 불안이 높을수록 인지처리기술의 능력이 떨어지게 된다. 그러므로 정확한 정보 교환을 위해서는 구체적인 메시지가 중요하다. 구체적인 메시지에 있어서 단어는 명백하고 해석이 필요하지 않다. 말하는 사람은 대명사 대신 명사를 쓰는데, 예를 들면 "어떠한 건강증상이 오늘 당신을 병원에 오게 하였나요?" 또는 "최근 우울증치료약을 복용한 것은 언제입니까?" 구체적인 질문은 분명하고 직접적이며 이해하기 쉽다. 그들은 보다 정확한 답변을 유도하고 다시 돌아갈 것을 피하고 치료적 상호작용의 흐름을 방해하는 불분명한 질문을 다시 질문한다.

대조적으로, 추상적 메시지는 종종 해석하기 어려운 언어의 모양을 포함하는 단어의 명확하지 않은 패턴이다. 불안한 환자, 인지장애 또는 다른 정신장애 대상자, 다른 문화권의 사람들은 메시지를 구체적으로 이해하고 추상적인 답변을 하는 데 어렵다. 이러한 경우 간호사는 진술과 질문을 명백하고 구체적으로 해야 한다.

3) 치료적 의사소통기술 사용하기

간호사는 환자와의 상호작용을 위해 많은 치료적 의사소통기술을 사용할 수 있다.

(1) 경청기술 사용하기

> 간호사: "당신의 딸의 자동차사고를 들었을 때 기분이 어땠나요?"
> 대상자: "딸뿐만 아니라 부상당한 누구든지 안전하길 바랬습니다."

경청기술을 사용하는 것, 개방적 질문을 하는 것 그리고 대상자 대화에 기초하는 것은 간호사가 주제 또는 사건 그리고 고객 경험의 이해의 완벽한 서술을 유지하는 것을 도와준다.

(2) 질문하기

간호사들은 종종 그들이 대상자들이 말하는 것이 무엇인지 이해할 수 있다고 믿지만, 항상 그렇지는 않다. 환자들의 생각과 의사소통은 어쩌면 명확하지 않을 수 있으므로 간호사는 절대 추측해서는 안 된다. 간호사가 의사소통의 내용에 대해 확신할 수 없다면 설명을 요청할 수 있다. 설명요청은 대상자가 전달하려는 의도가 무엇인지에 대한 간호사의 이해에 더 확신을 갖도록 하는 최고의 정확한 자료수집이다.

간호사 역시 부분에 따라 정보를 명확 시 하기 위해 질문하는 것이 필요하다.

4) 문제해결과정에 참여하기

대상자가 문제해결과정에 참여할 때, 해결가능성은 커지게 된다. 대상자가 스스로 문제를 해결하도록 도와주는 간호사는 그들이 대처전략을 세우고 자기존중감을 성립 · 발전시키도록 도우며, 대상자 스스로 변화할 수 있다는 믿음을 갖도록 도와주게 된다. 대상자가 문제를 해결할 방법을 찾기 힘들 때, 다른 관점을 가진 사람들과 작업하면서 문제해결이 지연될 경우 문제해결과정이 사용된다.

- 문제파악하기
- 가능한 모든 해결책을 자유롭게 제시하기
- 최선의 대안 선택하기
- 선택된 대안 이행하기
- 상황을 평가하기
- 결과에 만족하지 않으면 다른 대안을 선택하고 과정을 계속하기

- 치료적 의사소통에서 문제파악은 대상자를 관련시킨다.
- 간호사는 대상자의 문제해결능력을 촉진시키는 것이 중요하다.
  - 간호사는 대상자의 선택을 지지하고 선택한 대안을 이행하도록 돕는 것이 필요하다. 효과적인 문제해결은 대상자가 자신의 문제를 가능한 독립적으로 해결하도록 도움을 주는 것이다.

간호사: "당신이 인상을 찌푸리는 것을 보았습니다. 무슨 일 있으신가요?"(관찰하기, 폭 넓은 개방)
대상자: "저는 남편이 직장에서 돌아와 소리 지르지 않고 아이들에게 좀 더 관심을 가질 수 있도록 노력 했었는데, 거의 성공하지 못했습니다."
간호사: "효력이 없었다는 노력은 무엇인가요?"(표현 격려하기)
대상자: "수술 전에 저는 남편이 아이들의 숙제를 돕도록 하였어요. 남편이 수학에 재능이 있거든요. 그리고 나서 가족과 함께 TV를 보려는데 아이들은 만화를 보고 싶어 했고, 그는 역사, 자연과학 또는 여행에 관한 것들을 보려 하더군요."
간호사: "어떻게 남편이 아이들에게 관심을 가질 수 있도록 할까요?"(정보를 찾기)
대상자: "제 말은… 그는 항상 아이들과 더 좋은 시간을 보내고 싶다고는 하지만 그렇지 않단 거죠. 선생님은 그가 어떻게 아이들과 좋은 시간을 보내고 싶은지 결정하는 게 낫다는 뜻인가요?"
간호사: "바로 이게 출발점인 듯합니다. 아마 남편이 방문하게 될 때 당신과 남편은 그 문제를 논의할 수 있고, 무엇이 당신 모두에게 효과가 있을지 결정할 수 있을 겁니다."(행동계획 만들기)

5) 주장적 의사소통하기

주장적 의사소통은 긍정, 부정적인 생각과 느낌을 개방적이면서 솔직하고 직접적인 방법으로 표현할 수 있는 능력이다(Hopkins, 2008). 그것은 쌍방의 권리를 인식하는 것이고, 갈등을 해결하고, 문제를 풀어가고, 몇몇 사람들이 표현하기 어려운 생각이나 감정을 표현하는 다양함이나 상황에 유용하다. 타인의 요청에 대한 거절과 좌절의 감정을 표현하지 못하는 경우 권위자를 대하는 데 어려움이 있는 대상자에게 도움이 될 수 있다.

간호사는 개인적 직업적인 상황에서 주장적 의사소통을 사용할 수 있다. 대상자가 단호한 의사소통을 배우고 연습하는 것을 도울 수 있고, 다른 간호사나 의료팀의 구성원과 소통 시에도 사용할 수 있다.

주장적 의사소통은 "나"에 초점을 맞추어 말하도록 한다. 예를 들어, 같은 병동 간호사 중 한 명이 항상 조금 늦게 오는데, 급히 와서는 인수인계보고를 방해한다. 이 상황에서 동료들이 나타낼 수 있는 반응의 4가지가 있다(표 4-2-3).

주장적인 의사소통은 연습이 필요하다. 미리 해 보는 "리허설" 진술 혹은 응답은 특히 감정의 표현 혹은 갈등의 토론이 어려운 경우에 종종 도움이 될 것이다.

표 4-2-4는 언어적 치료적 의사소통의 기술과 예문을 근거를 제시하여 요약하였다.

표 4-2-3 주장적 의사소통의 비교

의사소통	대 화
공격적	며칠 간은 아무소리 안하다가 한 간호사가 펄쩍펄쩍 뛰고 소리를 지르면서 "당신은 항상 늦군요! 너무 무례합니다! 왜 당신은 다른 사람처럼 제 시간에 오지 못하죠?"라고 말한 후 자리를 박차고 나가고 모두가 불편한 상황이 되는 것이다.
수동공격적	한 동료가 다른 간호사에게 말하기를 "우리와 함께하는 그녀가 너무 좋아요! 우린 행복하지 않은가요."라고 말하면 모두에게 어색한 침묵이 흐를 것이다.
수동적	한 간호사가 그 당시에는 아무 얘기도 안했는데 나중에 동료에게 "그녀는 항상 늦어. 그녀가 잘못하고 있단 걸 말해야겠어. 그러기 위해서선 내가 할 일이 많겠군."이라고 말을 한다. 그러나 지각하는 간호사에게 어떠한 말도 하지 않는다.
주장적	인수인계 후에 한 간호사가 말을 한다. "당신이 늦으면, 보고에 방해가 되고, 전 이미 상의한 내용들을 다시 반복하고 싶지 않습니다." 이 간호사는 선동적이거나 비난하는 말없이 차분하게 특정 상황에 대한 자신의 느낌을 전달하게 된다. 단호한 의사소통을 사용해서 상황이 변한다고 보장할 수 없지만, 말하는 이가 솔직한 감정을 표현하고 여전히 다른 이를 존중한다는 개방적이고 직접적인 표현을 할 수 있도록 한다. 이는 말하는 이가 감정을 표현하는 데 만족을 하고, 이 문제를 어떻게 해결할지에 대한 논의로 이끌 수 있을 것이다.

표 4-2-4 치료적 의사소통기술

치료적 의사소통기술	예(예문)	근거(이유)
수용하기 수용하는 것을 가르친다.	"네" 고개끄덕임	수용하는 반응은 간호사가 생각의 흐름을 듣고 따라간다는 것을 가르킨다. 이것은 동의하는 것이 아니라 판단하지 않는다는 것이다. 또한 얼굴표정, 목소리의 톤 등의 기타 등은 수용함이나 그들이 하지 않는 말을 전달한다.
유도하기 환자가 먼저 앞서서 화제를 얘기하기를 허락하는 것	"얘기하고 싶은 것이 있나요?" "어디서부터 시작했으면 좋겠어요?"	폭넓은 시작은 환자가 분명하게 대화를 주도하게 한다. 말하기를 주저하는 환자들에게 폭넓은 시작은 그 혹은 그녀가 첫발을 내딛을 수 있게끔 자극한다.
명확히 하기 말의 뜻을 일치하기 위하여 서로의 의사소통 간 이해를 탐색하는 것	"당신의 의견과 나의 생각이 같은지 아닌지 말해 주세요." "~한 의미로 말씀하신 건가요?"	의미있는 언어적 의사소통을 위하여 두 참여자가 사용하고 있는 언어의 일치는 기본적이다. 때때로 단어, 문장 또는 은어들은 다른 의미를 가지며 쉽게 오해가 될 수도 있다.
비교하는 것을 격려하기 알려져 있는 공통점이나 다른 점을 물어보는 것	"이것은 어떤 것 같아요?" "비슷한 경험을 한 적이 있으신가요?"	생각, 경험 또는 관계를 비교하는 것은 많이 반복되는 주제를 이끌어낸다. 환자들은 이러한 비교로부터 혜택을 입게 되는데, 왜냐하면 그와 그녀는 효과적이였던 과거의 대처전략들을 상기시키거나 그 또는 그녀가 비슷한 상황에서 살아남았었다는 것을 기억할 수 있다.
설명을 장려하기 그 혹은 그녀가 받아들인 것을 말로 표현하게끔 환자에게 요청하는 것	"당신이 불안할 때 제게 말해 주세요." "무슨 일이에요?" "그 목소리가 무슨 말을 하는 것 같아요?"	환자를 이해하기 위해 간호사는 그 또는 그녀의 관점에서 봐야 한다. 환자에게 충분히 생각을 설명하기 위해 장려하는 것은 환자가 느끼고 있는 긴장을 완화할 수 있으며, 그 또는 그녀는 유해하거나 두려움을 안겨주는 생각에 대하여 조치를 취할 가능성이 적다.
감정표현 격려하기 환자가 그나 그녀의 경험의 질을 평가하도록 요청하는 것	"당신의 감정은 어떻죠?" "이것이 당신의 고통을 느끼게 합니까?"	간호사는 환자가 자신의 가치관에 비추어 사람들과 사건들을 고려하도록 요청한다. 이렇게 하면 환자를 격려하는 것은 다른 사람의 의견을 받아들이기 보다는 그 또는 그녀를 스스로 평가하게 한다.
탐색하기 사물이나 어떠한 생각 이상으로 파고들어 생각하는 것	"그것에 관해서 더 말해 주세요" "좀 더 충분히 묘사해 주실 수 있으세요?" "어떤 종류의 일이죠?"	환자가 피상적인 주제를 다룰 때, 탐색하는 것은 더욱 충분히 문제를 검토하는 데 도움이 된다. 깊이 있게 탐색한다면 어떠한 문제나 걱정거리라도 잘 이해할 수 있다. 만약 환자가 주제 탐색에 대한 반기를 들더라도 간호사는 그 또는 그녀의 생각을 존중해야 한다.
초점 맞추기 어떠한 하나의 초점에 맞추어 집중하는 것	"당신이 고민하고 있는 모든 것들 중에 가장 골치 아픈 것은 무엇이죠?" "이러한 점은 가치있죠?"	간호사는 환자를 그 또는 그녀의 에너지를 한 지점에 집중시켜야 한다. 이것은 다양한 요소 혹은 문제들이 환자를 압도하는 것을 예방한다. 또한 이것은 환자가 한 주제에서 다른 주제로 건너뛸 때 유용한 기술이다.
행동계획을 공식화하기 미래의 상황에서 환자가 할 수 있는 행동의 종류를 고려하도록 요청하는 것	"다음에 또 이런 일이 생기면 그때는 어떻게 하실거에요?" "당신의 분노를 쉽게 진정시키려면 어떠한 행동을 해야 할까요?"	이것은 환자가 미래의 비슷한 상황에서 그 또는 그녀가 할 수 있는 행동을 미리 계획하는 데 매우 도움이 된다. 명확한 계획은 환자가 유사한 상황에서 좀 더 효과적으로 대처할 수 있는 확률을 높인다.
주도하기 지속적으로 격려해 주는 것	"계속 해 보세요." "그리고 또요?" "그것에 대해 말해 주세요."	전반적 주도는 간호사가 상호작용에 대한 주도권을 가져오는 것 없이 환자의 말을 듣고 따르는 것을 말한다. 그들은 또한 그녀와 그가 혹시나 불편한 주제에 머뭇거리더라도 계속 할 수 있게 촉진한다.
정보제공하기 환자가 요구하는 것들을 이용할 수 있게 만들기	"제 이름은…" "면회 시간은…" "여기에 내가 있는 목적은…"	사실들을 환자에게 알리는 것은 증가하고 있다. 그들에게 화제에 대한 지식 또는 환자가 무엇을 기대하는지를 알 수 있게 한다. 간호사는 자료 제공자로서 역할을 한다. 정보를 주는 것은 또한 환자와 함께 신뢰를 형성한다.
인식을 심어주기 안다는 표시를 보이기, 의식(관심)을 나타내는 것	"안녕하세요(좋은 아침입니다), S님…" "당신은 당신이 해야 할 것들의 목록을 끝냈네요." "나는 당신이 머리를 빗질한 것을 알아차렸어요."	환자의 이름을 부르며 인사하는 것, 변화의 의식(관심)을 나타내는 것 또는 환자의 노력들에 주목하는 것으로 인사하는 것은 모든 보기 좋은 모습을 만들고 간호사는 한 사람으로서, 한 개인으로서 환자를 인식한다. 그러한 인식은 가치의 개념, 즉, "좋거나 나쁜" 존재를 마음에 담고 있지 않는다.
관찰하기 간호사가 인지하는 것을 말로 표현하는 것	"당신은 긴장한 것 같아요." "당신은 언제부터 불편감이 있었나요?" "나는 당신이 당신의 입술을 깨문다는 것을 알아챘습니다."	때때로 환자들은 말로 표현하거나 그들 자신을 이해하지 못할 수 있다. 또는 환자는 말할 준비가 되지 않았을지도 모른다.

표 4-2-4 치료적 의사소통기술(계속)

치료적 의사소통기술	예(예문)	근거(이유)
자기 제공하기 자기자신을 이용할 수 있게 만들기	"나는 잠깐 동안 당신과 함께 앉아있을 것입니다." "나는 당신과 함께 여기에 머무를 것입니다." "나는 당신이 생각하는 것에 흥미를 느낍니다."	간호사는 그들에게 존재, 흥미 그리고 이해의 갈망을 제공할 수 있다. 그것은 중요하고 이러한 제공은 무조건적이다. 즉, 환자는 간호사의 주목을 얻기 위해 말로 응답하지 않아도 된다.
사건나열하기 제 시간에 사건들의 관계를 명확하게 하는 것	"무엇이 이끄는 것처럼 보이나요?" "이것은 전에 일어난 것인가요, 후에 일어난 것 인가요?" "이것이 언제 발생했습니까?"	적절하게 연속적인 사건들을 두는 것은 간호사와 환자 둘 다 그들에게 긴 안목에서 보도록 돕는다. 환자는 원인과 결과, 행동과 결과들에 대한 통찰력을 얻을지도 모르고 또는 환자는 어쩌면 관련되지 않은 어떤 것들을 볼 수 있을지도 모른다. 간호사는 반복되는 양식들(패턴들) 또는 환자의 행동 또는 관계들에서 정보를 얻을지도 모른다.
현실감 제공하기 현실의 숙고를 제공하는 것	"나는 그 방에서 아무도 볼 수 없었어요." "저 소리는 자동차가 폭발음을 내는 것이었다." "당신의 엄마는 여기에 없습니다. 나는 간호사입니다."	환자가 현실을 잘못 이해(해석)하는 것이 분명할 때 간호사는 무엇이 현실인지 보여 줄 수 있다. 간호사는 그들에게 지각 또는 사실들을 침착하고 차분하게 표현함으로써, 환자와 논쟁을 벌이는 방식 또는 그들의 경험(체험)을 하찮게 만들어서는 안 된다. 그 의도는 환자를 위해 생각의 대안(대체)방식을 나타내기 위해서인 것으로 고려되고, 환자에게 잘못된 "설득"을 하지 않도록 한다.
반영하기 직접적인 환자 행동들, 생각들 그리고 환자 원래의 느낌들	환자: "당신은 내가 의사에게 말해야 한다고 생각합니까?" 간호사: "당신은 해야 한다고 생각합니까?" 환자: "나의 남동생(형, 오빠)은 내 돈 모두를 쓰고 나서 더 많은 것을 요청하는 뻔뻔스러움을 가지고 있어요." 간호사: "이것은 당신을 화가 나도록 하게 합니까?"	반영은 환자들이 그들 자신의 감정들을 인식하고 받아들이는 것을 북돋운다. 간호사가 환자의 관점(견해)을 가치가 있고 자신의 생각을 가질 수 있는 권리라고 말해 주는 것은 환자들이 결정하고 독립적으로 생각할 수 있도록 해준다.
다시말하기 표현된 주된 생각을 반복하는 것	환자: "나는 잠을 잘 수가 없어요. 나는 밤새도록 자지 않고 깨어 있어요." 간호사: "당신은 수면 시 어려움을 가지고 있군요." 환자: "나는 정말로 몹시 화가 났고, 속상했어요." 간호사: "당신은 정말로 몹시 화가 나고 속상하셨군요."	간호사는 환자가 사용했던 같은 단어들을 대략 또는 거의 반복한다. 이 다시말함은 환자의 생각이 효과적으로 전해지는 것을 알 수 있게 한다. 이것이 계속되면 환자를 격려할 수 있다. 또는 만약에 환자가 오해를 해 왔다면, 환자들은 그 생각들을 명확하게 할 수 있다.
정보확인하기 의미가 없거나 모호한 것을 확실하도록 찾는 것	"제가 잘 따르는지 확실히 모르겠어요." "제가 정확히 들은 건가요?"	간호사는 환자와의 상호작용을 통해 설명을 찾아야 한다. 간호사가 너무 추정하기를 피하는 걸 도울 수 있게 해서 이것이 아닐 때 발생하는 것을 이해하는 것이다. 이것은 아이디어와 감정, 생각을 좀 더 명확하고 분명히 표현하도록 환자를 도와준다.
침묵하기 이야기를 계속하거나 마음의 평정을 되찾도록, 단어로 감정, 생각을 넣도록 환자를 위한 시간을 제공하는 언어적 의사소통의 부재	간호사는 시선을 마주침과 흥미전달이 지속되고 유지되어야 한다고 말한다.	침묵을 기대하고 흥미있어 하면 종종 대상자를 말하도록 장려한다. 침묵은 대상자에게 즉각적인 주제의 상호작용을 하거나 가장 중요한 이슈들에 집중하도록 생각을 구조화할 시간을 준다. 많은 비언어적인 행동이 침묵동안 일어난다. 그리고 간호사는 그 혹은 그녀의 비언어적인 행동을 알고 환자에 대해 알고 있어야 할 필요가 있다.
협력제안하기 그 혹은 그녀의 유익을 위해 대상자와 함께 일하고 공유함을 제공하는 것	"어쩌면 당신의 불안을 위해 당신과 내가 논의하거나 방아쇠를 발견할 수 있어요." "당신의 방으로 갑시다. 그리고 제가 당신이 찾고 있는 것을 찾도록 도와줄께요."	간호사는 만족스런 관계를 갖출 능력을 향상시키고 감정적으로 발전, 성장하고 다른 사람들과 살면서 환자가 문제를 동일시하는 관계를 제공하기 위해 노력한다. 간호사는 환자를 위한 것보다 환자와 같이 하도록 제안한다.
요약하기 사라졌던 이전 것을 정리하고 조직화하는 것	"제가 확실히 짚고 갔나요?" "당신이 말하기를…" "지난 시간동안 당신과 내가 논의했던…"	요약은 두 참가자의 이해와 의식을 높이도록 하고 논쟁의 중요한 요점을 가져오도록 노력한다. 이것은 적절한 상호작용의 관점을 체계화하고 불필요한 것을 생략한다.

표 4-2-4 치료적 의사소통기술(계속)

치료적 의사소통기술	예(예문)	근거(이유)
감정을 해석하기 그 또는 그녀가 오직 간접적으로 표현한 것을 환자의 감정에 언어화하도록 찾는 것	환자: "나는 죽은 목숨이다." 간호사: "당신이 죽은 느낌이 든다는 건가요?" 환자: "나는 바다의 출구야" 간호사: "당신은 외롭거나 절망스러운 느낌인 것 같아요."	종종 대상자가 말하는 것은, 문자 그대로 일어날 때, 현실로부터 멀리 제거되거나 의미를 잃은 것 같다. 이해하기 위해 간호사는 환자가 자신을 이런 방식으로 표현하는 느낌이라는 것에 집중해야 한다.
언어화하기 환자가 암시하거나 힌트준 것을 말하는 것	환자: "나는 당신이나 아무에게도 이야기하고 싶지 않아요. 이건 시간낭비에요." 간호사: "당신은 아무도 이해하지 못한다고 느낍니까?"	논의가 덜 명확한 것을 간접적으로 말하거나 함축한 환자의 뜻을 단어에 넣는 것이다. 간호사는 가능한 한 감정없이 둔하거나 무딘 것 없이 직접 해야 한다. 환자가 직접적으로 의사소통하는 데 어려움이 있을지도 모른다. 간호사는 오직 상당히 분명한 것을 표현하도록 주의해야 한다. 그렇지 않으면, 간호사가 환자의 의사소통을 해석하거나 결론을 넘어갈지도 모른다.
의심을 말하기 환자의 지각의 현실성에 대해 불확실하게 표현하는 것	"이상하지 않아요?" "정말이야?" "믿기 어려운데."	현실의 왜곡에 대응하는 또 다른 방법은 의심을 표현하는 것이다. 이러한 표현은 다른 사람들이 반드시 같은 방식으로 사건을 인식하지 않는 것을 알게 하기 위해 환자를 허용하거나 또는 동일한 결론을 만들어낸다. 이것은 환자가 그 혹은 그녀의 시각을 바꾸는 것을 의미하지 않지만 적어도 간호사는 환자가 다시 생각하거나 어떤 일이 일어났는지 재평가하도록 권유할 수 있다. 간호사는 동의하거나 동의하지 않을 수도 있지만, 그 혹은 그녀는 잘못된 인식과 왜곡은 지적없이 통과하게 허락하지 않는다.
동의하기 환자와 의견이 일치하도록 나타내는 것	"제 생각에 당신이 해야 하기를…" "…하지 않을래요?" "저는 동의해요."	인정은 환자가 아닌 "잘못된"보다는 "옳은"이라고 나타낸다. 이것은 간호사와 합의 때문에 환자에게 "권리"라는 인상을 준다. 의견과 결론들은 배타적으로 환자의 것이어야 한다. 간호사가 환자에게 동의할 때, "잘못"된 게 없이 그나 그녀의 마음을 바꿀 수 있는 환자에 대한 기회가 없다.
감정표현을 경시하기 환자의 불편의 정도를 잘못 판단하는 것	환자: "나는 죽지 못해 살고 있어… 난 내가 죽길 원해." 간호사: "모두 펌프에서 내려가요" 혹은 "나는 나 자신의 방법을 느꼈었어요."	간호사가 "모두" 또는 간호사 자신의 감정까지 표현한 것에 강렬하고 압도적인 감정을 환자에게 동일시하려고 노력할 때, 간호사는 불편함이 일시적이고 온화하고 자기제한적이고 매우 중요하지 않다는 것을 암시한다. 환자는 그 혹은 그녀의 염려와 느낌에 초점을 맞추며, 타인의 문제점이나 감정을 듣는 것은 도움이 되지 않는다.

11. 비 치료적 의사소통기술

간호사들은 피해야 할 많은 비 치료적 의사소통기법이 있다. 차단된 의사소통반응은 계속해서 그것의 상호작용을 더 어렵게 만든다. "다 잘 될 거야" 또는 "어쩌면 내일은 더 나은 하루가 될 것이다"와 같은 반응은 아마도 대상자를 위로하기 위한 것이라고 생각한다. 이러한 반응은 의사소통과정을 방해할 수 있다. "왜"라는 질문을 요청하는 것은(정보를 얻기 위한 노력) 간호사로부터 부정적인 판단을 전해 대상자에 의해 비판적으로 여겨질 수도 있다. 이런 반응들은 사회적 상호작용에서 일반적이며 이러한 유형의 언급을 피하기 위해 간호사는 연습을 해야 한다.

12. 치료적 의사소통의 방해요인

1) 메시지전달자의 문제

불일치 혹은 이중 수준의 메시지는 수신자를 딜레마에 빠지게 하며 어떤 수준의 것에 반응을 해야 할지 모르게 되어 수신자는 좌절과 분노와 혼돈을 느끼게 된다. 간호사의 엄격하고 융통성 없는 접근은 대상자의 자연스러운 표현방법과 상호작용의 방향과 흐름을 방해한다. 그러나 간호사가 지나치게 허용적인 것은 상호관계 방향과 부족과 관련이 있고, 이때 대상자는 간호사의 행동을 무관심으로 이해할 수 있다.

표 4-2-5 비 치료적 기술

비 치료적 기술	예 문	근 거
충고하기 대상자에게 무엇을 하라고 말하는 것	"나는 네가 …해야 한다고 생각한다." "…하는 게 어때?"	충고를 주는 것은 간호사만이 대상자를 위한 최선의 방법을 알고 있다는 것을 함축한다.
외부근원의 실존을 나타내기 생각, 감각 및 행동의 근원을 다른 사람 또는 외부 영향으로 돌리기	"넌 왜 그런 말을 하는 거니?" "왜 그런 일을 한거니?" "네가 예언자였다는 것을 누가 말했니?"	간호사는 "무슨 일이십니까?" 또는 "어떤 사건이 당신을 그 결론에 이르게 했습니까?" 등을 물을 수 있다. 그러나 질문에 "무엇이 당신을 그렇게 생각하도록 만들었습니까?"는 대상자는 특정한 방식으로 생각하도록 강요되었다는 것을 함축한다.
해석하기 의식이 없는 것이 무엇이고 의식을 만드는 것을 묻기; 대상자에게 그 또는 그녀의 경험의 의미를 말하기	"진짜로 의미하는 것은 …이다." "무의식적으로 당신이 말하는 것은…"	대상자의 생각과 감각은 그 또는 그녀의 자신이며, 숨겨진 의미가 간호사에 의해 해석되지 않기 위함이다. 그 대상자만이 감정의 존재를 확인하거나 식별할 수 있다.
돌려서 말하기 주제를 바꾸기	대상자: "나는 죽고 싶다." 간호사: "어제 저녁에 방문자가 있었나요?"	간호사는 상호작용을 위해 대상자로부터 떨어져서 주도권을 잡는다. 이것은 보통 간호사가 불편해하기 때문에 일어나며, 응답하는 방법을 알지 못하거나 또는 이야기거리를 가지고 있다면 그 또는 그녀는 오히려 토의를 할 것이다.
틀에 박힌 논평하기 의미 없는 상투적인 표현 또는 진부한 대답	"그것은 너를 위한 일이야." "힘을 내세요." "긍정적인 태도를 가지면 머지않아 모든 게 좋아질 겁니다."	사회적인 대화는 많은 진부한 표현과 의미없는 수다를 포함한다. 이런 논평은 간호사와 대상자 관계에는 가치있지 않다. 이런 자동 응답들은 간호사의 사려와 생각깊음이 부족하다.
엄밀히 조사하기 대상자에게 계속적으로 질문함	"나에게 이 문제에 대해서 말하세요. 당신은 내가 알아내야 한다는 것을 알고 있습니다." "저에게 당신의 생활사를 말씀해 보십시오."	엄밀히 조사하는 것은 대상자에게 익숙하거나 또는 침범당하는 느낌을 가지게는 경향이 있다. 대상자는 그들이 선택에 대한 것이나 쟁점에 대해서 말하지 않을 권리가 있다. 간호사에 의해 면밀히 조사되고 밀쳐지는 것은 그 대상자가 말하기 위해 격려되지는 않을 것이다.
일시적 안심시키기 불안하거나 또는 불편함을 느낄 다른 이유가 없다고 말함	"나는 그것에 대해서 걱정하지 않는다." "모두 잘 될 거 에요." "너는 잘 따라오고 있다."	암시하는 것에 의해 대상자의 불안을 떨쳐버리게 시도하는 것은 대상자의 감정의 가치를 완전히 낮춰보는 데 관련된 것을 변명하기에 충분하지 않다. 동반되는 사실 없이 애매한 안심시키는 말은 대상자에게 무의미하다.
거절하기 대상자의 언동이나 생각에 대해 숙고하거나 거부함	"…에 대해 의논할 것 없다." "나는 …에 대해 듣는 것을 원하지 않는다."	간호사가 어떤 화제든지 거절할 때, 그 또는 그녀는 탐구로부터 그것을 고립시킨다. 차례로, 대상자는 그 또는 그녀의 아이디어와 함께 거부되었다고 느낄지도 모른다.
논리적 설명을 요구하기 대상자에게 행동, 감정, 사건, 생각의 이유를 제공하기 위해 대상자에게 묻기	"왜 그렇게 생각하십니까?" "왜 당신은 그런 방법을 생각하게 되었습니까?"	대상자에게 그 일이 일어나거나 발생한 것을 묘사하도록 요청하는 것과 그 일이 일어난 이유를 설명하기를 요구하는 것에는 차이가 있다. 보통, "왜"라는 질문은 겁을 주는 것이다. 게다가, 그 대상자는 "왜"라는 이유를 알고 있을 가능성이 낮으며 그 자신 또는 그녀 자신이 설명하도록 노력하는 것은 방어적이 될 수 있다.
시험하기 대상자의 병식 정도를 평가함	"당신은 이 병원의 종류가 어떤 것인지 아십니까?" "당신은 아직 그런 생각을 하십니까?"	질문의 이 유형은 그 또는 그녀의 문제를 알아내기 위해 노력하는 것이 강요될 수 있다. 그 또는 그녀의 잘 알지 못하는 그 대상자의 응답은 간호사를 필요로 할지도 모른다. 그러나 그 대상자에게 도움이 되지는 않는다.
부정 사용하기 문제의 존재에 대해서 인정하기를 거부함	대상자: "나는 아무 것도 아니다." 간호사: "물론 당신도 중요한 것이고 다른 누군가도 중요하다." 대상자: "나는 죽는다." 간호사: "어리석게 굴지 마세요."	그 간호사가 그들의 뒤에 숨겨진 의미나 감정을 찾으려는 시도없이 그 또는 그녀의 언급을 묵살함에 의해서 대상자의 감정이나 상황의 심각성을 거부한다.

표 4-2-6 일치형과 불일치형 커뮤니케이션의 비교

일치하는 커뮤니케이션 (congruent communication)		불일치하는 커뮤니케이션 (Incongruent communication)	
언어적 수준	비언어적 수준	언어적 수준	비언어적 수준
"만나게 되어서 정말 기쁩니다."	쳐다보면서 다정한 목소리의 어조	"만나게 되어서 정말 기쁩니다."	냉정하고 거리감을 느끼게 하는 목소리, 시선 접촉이 적고 무표정

2) 메시지문제

비능률적인 메시지는 간호사-대상자의 관계를 적게는 교란시키거나 크게는 목적을 방해한다. 부적절한 메시지는 타이밍의 실패, 수용자의 상투적인 문구, 중요한 정보의 간과 등이 포함된다. 불충분한 메시지는 충분한 정보가 부족하다.

3) 수신자문제

수신자가 비언어적 암시(단서)를 놓치게 되고 내용에만 반응하고 정서의 메시지를 무시한다. 신체적, 정신적인 불편 때문에 다른 생각에 몰두하거나 송신자의 메시지를 선택적으로 부주의하게 되고 생리적 청각장애로 인하여 경청의 문제가 생긴다.

4) 피드백문제

메시지의 이해를 확인하기 위하여 수용자가 피드백의 사용에서 실패하였을 때 또 다른 심각한 오류가 생긴다. 피드백은 마지막 단계이지만 앞의 오류를 교정하고 커뮤니케이션의 특성을 명료화하는 데 유용하다.

5) 상황문제

소란스럽거나 추운 상황은 커뮤니케이션을 교란시킬 수 있다. 정신사회적 상황 혹은 대화자 간의 과거관계, 즉 불신이나 숨겨진 미움이 있을 수 있다.

13. 치료적 의사소통기술 적용

1) 사정단계

표 4-2-7 일반적 외형이나 운동 행동을 판단하는 특별한 용어들

자동행동	손가락을 두드리거나 머리를 꼬거나 발을 치는 등의 불안을 나타내는 목적 없이 반복되는 행동들
정신운동지체	일반적으로 느린 행동들
납굴증	자세나 모습을 유지하는 것이 어색하거나 불편한 것

표 4-2-8 감정을 평가하는 데 주로 쓰이는 용어들

정동의 둔마	얼굴표정에 자신의 기분을 거의 나타내지 않거나 잘 나타내지 않는 것
광범위한 정동	자신의 감정을 얼굴에 모두 나타내는 것
무미건조한 행동	포커페이스, 얼굴표정에 아무 것도 드러내지 않는 것
부적합한 정동	상황에 맞지 않는 부적절한 기분상태를 나타내는 것 상황에 상관없이 바보스러움을 나타냄
제한된 감정	심각하거나 우울함의 한 가지 표정만 드러내는 것

(1) 관찰

대화를 격려하면서 관찰한 것을 서술한다.

예 "안절부절해 보인다. 나는 당신이 결정하는 일에 문제가 있다는 것을 보았다."

(2) 현실인식

무엇이 사실인지 아닌지에 대한 견해를 제공한다.

예 "나에게는 당신과 나의 목소리 외에는 아무 소리도 들리지 않는다."

"이것을 당신 자신이 결정해야 할 것이다."

(3) 암시된 것을 말로 표현

상징적으로 암시하는 말을 하였다고 판단되면 그 말이 무엇을 의미하는지 질문한다.

예 "바위를 진 것 같다고 하셨는데, 그 바위는 무엇을 의미합니까?"

(4) 지각의 서술을 격려

상황에 대한 대상자의 견해를 요청한다.

예 "지금 당신에게 무슨 일이 일어나고 있다고 생각하

십니까?"
"어떤 상황이 당신을 불안하게 합니까?"

(5) 사건의 배열

사건 사이의 관계를 질문한다.

예 "언제 이것을 하셨습니까?"
"그 다음에는 무슨 일이 있었습니까? 그리고 그 다음에는?"

(6) 서로 비교하도록 격려

느낌, 행동, 사건들 사이의 유사점과 차이점을 질문한다.

예 "지난번과 비교해서 어떻습니까?"
"오늘 반응한 방법은 무엇입니까?"

(7) 주제 확인

사고, 느낌, 행동에서 되풀이되는 양상을 확인하도록 요청한다.

예 "당신의 아내와 다툴 때마다 당신은 어떻게 합니까?"
"여자들에 대한 당신의 주요 느낌은 무엇입니까?"

(8) 요약

중요한 점과 결론을 재검토한다.

예 "지금까지 '…'에 대하여 이야기했습니다."

(9) 초점 맞추기

의미와 중요성이 명확해질 때까지 그 주제를 추적한다.

예 "이 느낌에 대하여 더 이야기해 보세요."
"당신을 괴롭히는 것이 무엇입니까?"

(10) 해석

어떤 것에 대한 의미와 중요성을 위하여 간호사의 견해를 말한다.

예 "이것이 당신에게 대단히 중요한 것이라고 내게 들립니다."

(11) 평가를 격려

'어떤 것이 의미와 중요성이 있나?'에 대하여 대상자의 견해를 요청한다.

예 "이 모든 것들이 당신에게 어떤 의미를 줍니까?"
"이 행동들을 변화시키는 것이 당신에게 얼마나 중요합니까?"

(12) 탐색

한 주제나 생각으로 더 깊이 파고든다.

예 "그것에 대해 더 말씀해 주세요."
"그것을 좀 더 충분히 말씀해 주시겠습니까?"

2) 간호계획단계

(1) 협력제의

문제해결을 위하여 대상자에게 도움을 준다.

예 "해답을 얻기 위하여 우리가 함께 해 봅시다."

(2) 목표달성의 격려

필요한 변화의 형태를 대상자가 결정하도록 요청한다.

예 "변화가 필요한 것이 무엇이라고 생각합니까?"

(3) 선택의 고려

변화를 위한 가능한 모든 선택을 고려하도록 요청한다.

예 "그것을 하면 어떤 위험이 있을 것이라고 생각하십니까?"
"만약 당신이 그렇게 하면 어떤 일이 일어납니까?"

(4) 계획의 격려

필요한 각 단계별 활동을 요청한다.

예 "당신의 계획을 실행하기 위하여 정확하게 무엇을 해야 하나요?"
"그 외에 무엇을 더 해야 할까요?"

3) 수행단계

(1) 새로운 행동의 시행

연습: 무엇을 말하며 무엇을 할 것인가를 말로 서술한다.

표 4-2-9 사고과정과 내용에 관련되어 일반적으로 쓰이는 용어들(미국정신의학회, 2000)

용어	설명
우회적 사고	환자는 불필요한 사항들을 초과하여 답변한다.
망상, 오해	현실에 근거하지 않은 잘못된 관념, 생각을 가지고 있다.
사고비약	관련 없는 내용이나 문장에 결함이 있는 생각들을 말한다.
관계망상	일반적인 사건, 개인적인 사항들에 대한 환자의 부정확한 해석 또는 뉴스의 연설을 듣고 메시지를 믿는 것과 같이 개인적인 의미를 가지고 있었다.
느슨한 연관	생각들 사이에 연관관계가 적거나 거의 없는 한 생각에서 다른 생각으로의 산발적인 생각이다.
별로 관계가 없는 생각	주제에서 방황하며 요청된 정보를 제공하지 않는다.
사고의 두절	문장 또는 사고의 과정의 가운데에 돌연적으로 멈춘다. 생각을 계속하는 것을 때때로 할 수 없다.
사고전파	망상적인 믿음은 다른 사람이 환자가 무엇을 생각하고 있는지를 알 수 있다는 것이다.
사고 끼워 넣기	다른 사람이 환자의 머리에 아이디어 또는 생각들을 밀어 넣고 있다는 망상적인 믿음 즉, 생각은 환자의 그것들이 아니다.
사고후퇴	다른 사람이 환자의 생각을 가져가고 있고 환자가 그것을 멈추게 하는 것에 힘이 없다는 망상적인 믿음이다.

예 "토요일에 당신이 무슨 말을 할 것인가를 정확하게 이야기해 보겠어요."

역할놀이: 특별한 역할놀이를 간호사와 함께 연습한다.

예 "내가 당신의 아내 역할을 할 테니 나에게 무슨 말을 하길 원합니까?"

(2) 타해나 자살의 평가

간호사는 우울하거나 희망을 잃은 환자가 자살의 생각 또는 죽음을 초래하는 계획을 가지고 있는지 아닌지를 확인해야 한다. 간호사는 직접적으로 환자에게 물어본다.

예 "당신은 자살할 생각이 있습니까?" 또는 "당신은 자살에 대한 어떤 생각을 합니까?"

(3) 지지적 직면

변화에 어려움을 인식하나 행동을 추진한다.

예 "당신은 또다시 공격적인 어조로 후려치고 있습니다."

예 "보다 주장적으로 노력해 보세요."

(4) 피드백을 줌

특정한 행동을 지적하고 반응을 인정해 준다.

예 "당신이 말하려는 ○○를 나는 느꼈다."

예 "당신이 말할 때 분노를 전하고 있다고 생각합니다."

4) 평가단계

(1) 간호과정의 반복

간호과정에 무슨 일이 있었으며, 성공에 대한 결론 계획을 변화시키려는 생각들을 하여 각 단계를 반복하여 평가한다.

(2) 평가의 격려

대상자가 자신의 행동을 평가하도록 격려한다.

예 "당신이 노력했을 때 어떻게 잘 되었습니까?"

(3) 자살사정질문 목록

- 사고: "당신은 자살에 대해 생각하고 있습니까?"
- 계획: "당신은 자살계획이 있습니까?"
- 방법: "당신은 어떻게 자살할 계획입니까?"
- 접근: "당신은 어떻게 이 계획을 실행합니까?
- 당신이 계획을 수행하기 위한 방법을 가지고 있습니까?"
- 장소: "어디에서 당신은 자살할 것입니까?"
- 때: "언제 당신은 자살을 계획했습니까?"
- 시점: "어떤 날 또는 시각에 당신은 자살할 계획입니까?"

(4) 기억평가

- 현재 대통령의 이름은 무엇입니까?
- 그 전에 대통령은 누구였습니까?
- 당신은 지금 어떤 도시에서 삽니까?
- 우리나라의 수도는 어디입니까?
- 당신의 주민등록번호는 무엇입니까?

(5) 집중력평가

- 단어를 거꾸로 한자씩 읽으시오.
- 숫자 100에서 거꾸로 7을 빼고, 다시 7을 빼어 보세요.
- "당신의 오른손으로 종이를 가져가시오. 그것을 반으로 접으시오. 그리고 마루에 그것을 두시오."와 같은 세 영역의 일을 수행해라(간호사는 한꺼번에 설명을 주어야 한다).

(6) 추상적 사고평가

"적당한 시기의 바느질 한 번이 나중에 아홉 번하는 것을 덜 수 있다."와 같은 평범한 속담을 해석하라고 요청함으로써 평가할 수 있다.

만약 환자가 정확하게 속담을 설명한다면 환자의 추상적 사고능력은 손상되지 않은 상태이다.

(7) 환자의 지적기능평가

"사과와 오렌지의 유사점은 무엇인가요?"

"신문과 텔레비전은 무엇을 공통점으로 가지고 있나요?"

(8) 판단력과 통찰력의 평가

"만약에 당신이 길에서 우표와 주소가 있는 편지봉투를 발견한다면 무엇을 하겠습니까?"

(9) 자기개념평가

"당신이 문제가 있을 때 어떻게 해야 하는가? 어떻게 그것을 해결하는가? 일반적으로 분노하거나 실망에 대처하기 위해 어떤 노력을 하는가?"

(10) 역할과 관계평가

"가족들과 가깝다고 느끼는가?"

"특정한 다른 사람들과 관계를 가지거나 원하는가?"

14. 요약

- 치료적 인간관계의 목적은 대상자의 성장을 가져오는 것으로 자기실현 · 자기수용 · 자존심리강화 · 명백한 인간정체감 및 통합성의 증진, 사랑을 주고받을 수 있는 능력으로 상호의존적인 대인관계를 형성하고 욕구를 만족시키고 현실적으로 목표를 성취할 수 있는 기능의 향상 및 능력의 증진이다.
- 치료적 구성요소는 신뢰 · 공감 · 수용 · 존중 · 자기인식과 치료적 이용이다.
- 치료적 관계는 4단계로, 상호작용 전 단계, 오리엔테이션단계, 활동단계, 종결단계이다.
- 치료적 의사소통기능과 비 치료적 의사소통기술을 구분하여 이해한다.

 풀어보기

맞는 것은 ○, 틀린 것은 × 하시오.

1. Empathy가 Sympathy와 다른 점은 문제해결 욕구까지 가지는 것이다. (　　　)
2. 공감의 결여는 '치료자 측 의사소통 방해요소'이다. (　　　)
3. 치료적 상호작용단계에서 '행동의 변화'가 일어나야 하는 단계는 Working phase이다. (　　　)
4. 전이 감정은 치료자가 대상자를 자신의 과거의 특별한 인물처럼 느끼는 것이다. (　　　)
5. 건전한 친밀관계는 두 개인이 정서적으로 서로 협력하는 관계를 말한다. (　　　)
6. 웃으면서 슬프다고 말하는 대상자에게는 '직면'의 치료적 의사소통을 사용해야 한다. (　　　)
7. 퇴원하기 싫은 환자가 짐을 느리게 싸는 것은 '수동공격적 의사소통'의 예이다. (　　　)
8. '침묵하기'의 의사소통기술은 대상자에게 생각하고 결정할 시간을 주는 것이다. (　　　)
9. '충고하기'는 치료적 의사소통기술이다. (　　　)
10. 단어를 거꾸로 한 자씩 읽게 하는 것은 기억력 평가이다. (　　　)

정답

1. × 2. ○ 3. ○ 4. × 5. ○ 6. ○ 7. ○ 8. ○ 9. × 10. ×

>> 참고문헌

- 김성재 외(2016). 정신건강간호학, 정담미디어.
- 김수지 외(2009). 원리 및 실무중심의 정신간호학. 수문사.
- 김은자 외(2012). 간호상담. 정담미디어.
- 도복늠 외(2015). 최신정신건강간호학 개론. 정담미디어.
- 박현숙 외(2016). 실무중심의 정신건강간호학, 하권. 현문사.
- 이광자 외(2007). 의사소통과 간호. 신광출판사
- 임숙빈 외(2017). 정신간호총론(제7판 수정판), 수문사.
- 정순영 외(2022). 인간관계와 의사소통. 다온출판사
- Barnlund, D. C.(1968). International communication, Survey and studies. Boston, Houghton Mifflin Co.
- Barry, G.(1965). Communication and language. N. J. Responsive environment.
- Berne, E.(1964). Games people, play. N. Y. Grove Press Inc.
- Deutchmann, P. J.(1973). The sign-situation classification of human communication. Journal of communication, (2).
- Fortinash, Haloday, Worret.(2000). Psychiatric Mental Health Nursing. Lippincott.
- Givens, D. B.(2010c). The nonverbal dictionary. Center for Nonverbal Studies. Retrieved July 13, 2010.
- Hall, E. T.(1966). The hidden dimension. Garden City, NY: Doubleday.
- Harris, T.(1969). I am OK-You are OK: A practical guide to transactional analysis. New York, Harperd Row.
- Hays, J. S., & Larson, K. H.(1963). Interacting with patients. New York: Macmillan.
- Hughey, J. D.(1990). speech communication. stillwater, OK: Oklahoma Satate University.
- Johnson, W.(1963). The fateful process of mr. A talking to mr. B. Haward Business Review, 31.
- Jungwood, D.(1973). Everybody wins, Transactional Analysis Applied to organizations. Reading Mass, Addison-Wesdy publishing Co.
- Khan, A.(2009). principles for personal growth. Bellevue, WA: YouMe Works.
- Knapp, M. L., & Hall, J. A.(2001). Nonverbal communication in human interaction(5th ed.). Belmont, CA: Wansworth.
- Lasswell, H.(1948). The structure and function of communication in society.
- Reece, M., & Whitman, R.(1962). Expressive movements, warmth, and verbal reinforcement. Journal of A abnormal and Social Psychology, 64, 234-236
- Rosnow, R. L. and Robinson, E. J.(1967). Experiments in persuation. N. M. Academic Press.
- Schramm, W.(1971). Nature of communication between humans, in wilbur Schramm and Donald Roberts(des). The process and effects of mass communication. urbana, Ill, University of Illinois Press.Siman, M.(2005). Facial expression: A visual reference for artists. New York: Watson-Guptill.
- Stuart and Sundeen(2005). The Principles and Practice of Psychiatric Nursing. Mosby.

- 참고사이트

- http://web.archive.org/web/20060619132216/members.aol.com/nonverbal3/eyecon.htm
- http://www.ata.org/pi/therapy.html
- http://www.enursescribe.com/Peplau.htm
- http://www.nanb.nb.ca/PDF/practice/Standards_for_the_therapeutic_Nurse-Client_Relationship_English.pdf

제 3 절 정신간호과정

학습목표

- 간호과정의 5단계(간호사정, 간호진단, 간호계획, 간호중재, 간호평가)를 정의할 수 있다.
- 간호진단 사용의 장점을 기술할 수 있다.
- NANDA가 승인한 간호진단목록에 대한 사용법에 대해 설명할 수 있다.
- 심리검사의 종류를 알 수 있다.
- 정신간호진단분류체계를 알 수 있다.

주요용어

- 간호사정 nursing assessment
- 간호진단 nursing diagnosis
- 간호계획 nursing planning
- 간호중재 nursing intervention
- 간호평가 nursing evaluation
- 다면적 인성검사 minnesota multiphasic personality inventory, MMPI
- 성격유형검사 myers–briggs type indicator, MBTI
- 정신간호과정 psychiatric nursing process

1. 간호과정

간호과정은 간호사가 대상자의 건강상태를 최고의 상태로 유지시켜 주기 위해 대상자와 상호작용을 통해 체계적이고 개별화된 방식으로 간호문제를 해결하는 과정이다.

간호과정의 단계는 사정, 진단, 계획, 중재, 평가의 다섯 가지의 단계로 이루어진다. 개인, 가족, 지역사회 등 여러 상황 속에서 적용될 수 있으며, 간호사로 하여금 조직적, 체계적으로 대상자의 간호에 대한 올바른 판단과 창의성을 발휘하도록 이끈다.

1) 간호사정

간호사정은 자료수집 시 정신적 · 신체적 · 사회적 · 문화적 · 영적 · 지적인 환자의 건강상태를 고려하고 자료의 수집 시 1차적 자료 출처는 대상자와 면담, 관찰 그리고 2차적 자료 출처는 환자의 가족, 친척, 친구, 기타 건강관리요원으로부터 얻는 정보와 신체상태사정, 정신상태평가, 환자의 의무기록지, 카덱스, 간호회진, 근무교대 시 간호사의 인계, 관련문헌 등에서 얻은 자료를 통해 환자의 정보를 수집한다.

처음 사정 시 간호사는 광범위하며 치료적이어야 한다는 것을 인식하고 자료수집기간 동안 대상자의 개별성을 인정하고 타당한 자료를 수집하기 위해 노력해야 한다.

다음은 대상자를 면접할 때 알아야 할 지침들이다.

- 환자와 정보제공자는 개별면담을 원칙으로 한다.
- 면담의 이유, 특성, 소요되는 시간을 설명한다.
- 면담 시 대상자의 프라이버시와 신체적 안녕을 유지하고 방해되는 요인을 없앤다.
- 면담 시 자료를 수집을 위해 간호력을 이용한다.
- 긍정적인 간호사: 환자와 신뢰관계를 촉진하기 위해 민감성을 가지고 면담을 유도한다.
- 대상자의 현재 문제, 생활상황에 대해 물어본다.
- 얻어진 정보는 대상자의 치료를 하는 데 이용될 것이라고 알려 준다.
- 언어적, 비언어적 의사소통과 기분상태변화를 관

찰하고, 특히 대답하기 어려운 질문이 있는지 알아본다.

- 구체적이며 간단한 방법으로 질문한다. 첫 면담 시 깊은 복잡한 문제들을 알아보는 것은 좋지 않다.
- 가능한 목적지향적 개방형 질문을 한다.
- 관찰과 사정내용의 기록은 각 기관의 지침에 준한다.
- 일반적 내용에서 특수한 내용으로 진행하고 대상자가 자신을 자연스럽게 표현할 기회를 준다.
- 환자의 호소가 일상생활과 상관성, 유발인자가 될 수 있는지 알아본다.
- 환자의 말에 대한 올바른 판단을 위해 제삼자의 객관적인 설명을 듣는다.
- 환자에게 간호사가 자기편이고 도와주려고 한다는 신뢰를 주기 위해 관심을 가지고 솔직하게 말해준다.
- 환자는 자신과 자신의 문제를 어떻게 생각하고 있고 지금까지 어떤 치료와 민간요법을 받았는지 알아본다.
- 간호사 자신의 가치에 준해서 환자에게 강요하지 않는다.

(1) 개념틀

여러 가지 모형이 있는데, Maslow의 욕구계층이론과 Selye의 스트레스이론은 개인의 요구와 적응자원, 간호사가 이들의 요구를 만족시키고 적응하는 과정을 촉진시킬 수 있는 방법에 초점을 두는 간호사정의 틀이 될 수 있다. 그리고 북미간호진단협회(North American Nursing Diagnosis Association, NANDA)의 통합적 인간틀은 건강과 인간에 초점을 둔 이론틀로 인간을 대상으로 한 총체적 사정 시 도움이 된다.

(2) 방법

대상자 간호 시 사정방법은 대상자의 문제와 요구 특성에 의해 결정된다. 사정은 목적, 목표, 방법에 따라 여러 가지 방법으로 진행된다.

① 문제확인

위기나 응급상황 시 간호사정은 문제확인이 중요하다. 간단명료하게 문제를 진술하고 문제의 본질, 심각성 정도, 원인에 대한 가정을 세우고 동시에 치료적 중재를 하기 시작한다. 위기사정은 대상자와 가족의 급성기 상태를 감소시키기 위한 간단한 파악만 하고 추후 광범위한 자료를 수집하는 것이 필요하다.

② 문제의 명료화(문제명료화 질문)

- 현재 문제발생의 원인이 되는 질환의 특성과 심각성
- 문제를 처음 알게 된 시간, 맥락, 상황
- 문제가 가장 크게 그리고 적게 방해받고 있는 상황
- 문제와 관계된 특이한 공포와 그로 인한 대상자 생활양식의 변화

③ 총체적 사정

- 의사, 간호사 등 건강전문요원에 의해 이루어진다.
- 일반적 입원의 경우에는 입원 후 24시간 이내에 총체적 사정을 해야 한다.
- 생물학적 영역: 건강력, 신체검진으로 신체의 계통적 관찰, 특히 신경계 검진사항과 임상검사소견, 중독성 약물관련사정
- 심리적 영역: 정신건강문제에 대한 반응, MSE 소견(전반적 기술, 사고, 감정상태, 경험, 지각과 인지), 이상행동, 자아개념, 스트레스와 대처양상, 폭력행위(자살, 자해, 타살, 타해)관련 사고 등
- 사회적 영역: 사회적 기능상태, 사회적 지지망, 직업 유무, 경제 정도, 법적 문제, 삶의 질 등
- 문화적 영역: 다양한 문화적 요소, 삶과 죽음, 환자 개개인의 건강과 질병에 대한 신념, 역할과 관계 등
- 영적 영역: 인생의 의미와 목적, 절대자, 종교적이고 믿음을 바탕으로 한 종교적인 네트워크 활동 등

(3) 고려할 점

사정 과정 동안 우선시되는 순위는 연령, 문화적 배경, 신체건강상태 등 대상자의 특정 요구에 따라 다양하다. 정신간호분야의 사정은 대상자의 정신 · 사회 · 문

화적 · 영적 · 지적 측면을 강조한다 할지라도 이들 측면은 생리적 적응과정과 서로 분리될 수 없어 생물학적 측면에 대한 자료수집도 또한 중요하다.

(4) 사정도구

간호사가 사정도구를 이용하는 것은 다양한 접근 방법과 관점을 사용해 대상자에 대한 자료를 수집할 수 있기 때문이다. 총체적 사정을 위한 몇 가지 도구를 동시에 사용할 수 있다. 다른 분야 정신건강전문요원이 자료를 수집한 것을 이용하여 대상자가 자주 반복적인 면접 질문을 받는 불편함을 감소시킬 수 있다. 객관적 사정도구로 특히 심리검사를 많이 사용한다.

2) 간호진단

간호사정을 통한 자료수집에 대한 평가와 해석을 하며 의미있는 수집된 자료는 추론을 통하여 내려진 대상자의 문제에 대한 진술이다. 간호사는 간호사정자료를 기본 바탕으로 하여 적절한 간호진단을 내려야 한다. 간호진단은 실무평가 시 간호의 근거를 제공하며, 인간이 간호를 받을 권리를 인정한다는 것을 명시한 미국간호협회의 간호실무표준에도 반영되고 있다.

표 4-3-1 심리검사의 종류

구분	내용
지능검사 (Intelligence Test)	웩슬러 지능검사는 지능측정 시 가장 많이 이용되고 여러 영역의 지적 영역을 측정하여 언어성 지능(verbal intelligence quotient), 동작성 지능(perfomance intelligence quotient), 전체 지능(full intelligence quotient)등 세 개의 지수를 산출할 수 있다.
인성검사 (MMPI:Minnesota Multiphasic Personality Inventory)	1940년 Hathaway와 Mckinley가 정신의학분야와 일반의료분야에서 환자들의 임상진단에 관한 정보를 제공해 주려는 목적으로 제작되었다. 그래서 척도는 경험적 접근방식으로 분석되고 구성되었다. 원문항에서 임상사례, 교과서, 다른 검사들을 검토하여 임상진단과 관련된다고 생각되는 504개의 문항을 채택한다. 이를 정상 성인집단과 준거집단(예를 들어, 우울장애 집단)에게 실시하여 두 집단을 변별해 주는 문항 등을 선정하여 임상척도를 구성한다. 임상척도는 Hs(건강염려증), D(우울증), Hy(히스테리), Pd(반사회성), Pa(편집증), Pt(강박증), Sc(정신분열증), Ma(경조증)이다.
MBTI (Myers-Briggs Type Indicator)	심리유형검사로, 네 가지 분리된 지표 (index)로 구성되어 있다. 네가지 지표와 선택의 방향은 아래와 같다. • E I: 외향성(E)과 내향성(I)이고 인식과 판단이 주로 외부세계(E)로 향하는가 또는 주로 내부세계(I)로 향하는가?이다. • S N: 감각적 인식(S), 직관적 인식(N)이고 인식하려고 할 때 어떤 종류의 인식을 선호하는가? • T F: 사고적 판단(T), 감정적 판단(F), 의사결정을 내릴 때 어떤 종류의 판단을 더 신뢰하는가? • J P: 판단(J), 인식(P), 외부세계에 대처해 나갈 때(T 또는 F를 통해) 판단(J)적 태도를 취하는가 또는(S 또는 N를 통한) 인식(P)적 태도를 취하는가?
로샤검사 (Rorschach Test)	개인의 지각과 성격이 관계가 있다는 전제로서 비교적 추상적이고 비구성적인 잉크반점을 조작화, 구조화하는 방법은 자기의 심리적 기능의 기본적 측면을 반영하는 것이다. 약 24.2×16.9cm의 크기로 된 10매의 대칭형 Ink-Blot Card를 진단검사 도구로 사용한다.
주제통각검사 (Thematic Apperception Test)	개인이 갖고 있는 요구-압력(need-press)관계의 분석을 통해서 인성을 진단하는 데 유용한 검사. Rorschach 검사가 개인의 personality의 구성 내지 구조를 밝히는 것인데 비하여 TAT는 personality의 내용을 규명하는 데 유용한 방법이다.
문장완성검사 (Sentence Completion Test)	기본적 형식은 완성되지 않은 문장을 완성하는 것이다. D. Rapaport와 그의 동료들의 연구에 의해 단어연상법이 투사법으로서의 성격진단의 유효한 방법으로 확립되었다(대표적 검사는 WUSCT:Washington University Sentence Completion Test).
그림투사검사 (Draw Diagnosis Test)	• 집-나무-사람그림검사(HTP) • 동적 집-나무-사람그림검사(KHTP) • 인물화검사(DAP: draw-a-person test) • 빗속의 사람그림검사 • 가족그림검사(DAF) • 동적 가족화검사(KFD) • 동적 학교그림검사(KSD) • 풍경구성법(LMT: Landscape montage technique)

(1) 간호진단개발

1970년대에 미국의 간호계 내에서 간호진단에 대한 관심의 증가로 폭넓게 수용되었으며, 1973년 미국간호협회는 간호실무표준 안에 간호진단내용을 추가하여 간호진단이란 용어의 사용을 합법화하였다.

1973년 미국에서 간호진단에 관한 범국가적 학술모임이 조직되어 간호진단을 명명하고 수정작업을 시작하였다. 이 학술모임은 1982년에 NANDA로 개칭되었으며, 2년마다 집담회를 실시하여 진단을 개정, 발달시키는 작업이 지속되고 있다. 1984년에 간호진단분류체계인 분류 I 이 개발되었다.

(2) NANDA 분류체계

NANDA 분류체계조직의 기본틀은 인간반응양상이다.

① 9개 반응양상

교환, 의사소통, 관계, 가치, 선택, 기동, 인지, 지식, 감정이다.

② 분류 개정

◎ 분류 I 개정

1992년 NANDA의 제10차 모임에서 분류 I 을 개정하였고, 관련되는 요인을 모두 위험요인으로 수정하였으며, 아이오와대학 간호진단 연구팀과 공동작업을 통하여 간호진단－간호중재－간호결과 분류체계(NANDA－NIC－NOC Taxonomy)의 연계를 도모하였다.

◎ 분류 II 발표

2003년에는 분류 II 를 발표하였다. 2009년 개정판 분류 II 에는 건강증진, 영양, 배설, 및 교환, 활동, 휴식, 지각, 인지, 자기지각, 역할관계, 성, 대처, 스트레스 내성, 생의 원리, 안전 · 보호 · 안위 · 성장 · 발달의 13개 영역에 201개의 간호진단명이 포함되어 있으며, 7개의 축인 진단개념, 시간, 간호단위, 연령, 건강상태, 서술어, 신체부위를 이용하여 간호진단의 적용 가능성을 높이고 적절한 간호중재가 제시될 수 있도록 구성하였다. NANDA의 간호진단 분류계체(2012－2014)는 새롭게 추가된 간호진단명이 15개 수정된 간호진단명은 11개가 있다.

NANDA의 목록은 분야별 특수한 상황이 고려되지 않고 진단에 대한 기본적인 분류체계를 발달시키는 데 초점을 두고 있어 정신간호분야에서 사용 시 불완전하고 추상적인 측면이 있다. 간호대상자가 속한 집단의 사회문화적인 차이때문에 이들 분류체계가 대상자의 문제를 모두 포괄할 수 없으므로 상황에 맞는 독특한 진단의 개발이 계속되어야 한다.

그래서 새로운 NANDA－I 간호진단(2018－2020)이 개발되었다. 새로운 간호진단, 개정된 간호진단, 진단명이 수정된 간호진단은 아래와 같다.

• 새로운 NANDA－I 간호진단

영역	진단명	
I 영역: 건강증진 Health Promotion	건강문해력 향상을 위한 준비	
II 영역: 영양 Nutrition	비효과적 청소년 식생활 의역학관계 비효과적 유아식생활의 역학관계	비효과적 영아 식생활의 역학관계 대사불균형증후군의 위험
IV 영역: 활동/휴식 Activity/Rest	에너지장 불균형	불안정한 혈압의 위험
IX 영역: 대처/스트레스 내성 Coping/Stress Tolerance	기능 이상을 유발하는 이민 전환에 대한 위험 신생아 약물중단 증후군	급성 약물 금단 증후군 급성 약물 금단 증후군의 위험
X 영역: 삶의 원칙 Life Principles	자주적 의사결정 장애 자주적 의사결정 향상을 위한 준비	자주적 의사결정 장애의 위험
XI 영역: 안전/보호 Safety/Protection	수술부위 감염의 위험 구강건조의 위험 정맥 혈전색전증의 위험	여성 생식기 손상의 위험 직업적 상해의 위험 비효과적 체온조절의 위험

• NANDA－I 에서 제외된 간호진단

제외된 진단명	새로운 진단명	이론적 근거
불균형적 성장의 위험(00113)	－	2015－2017 판에서 개정되지 않으면 제외될 예정이었다. 우리는 아동 간호사들이 이 진단의 재개념화를 고려하고, 새로운 진단으로서 NANDA－I 에 제출하기를 원한다.

제외된 진단명	새로운 진단명	이론적 근거
불이행(00079)	–	이 진단은 꽤 오래되어 1998년에 마지막으로 개정되었다. 해당 분야의 다수의 최신 문헌들과 더 이상 일관되지 않으며, 순응(compliance)보다는 이행(adherence) 개념에 초점을 둔다.
체액 균형 향상을 위한 준비(00160)	–	용어의 지속성을 지지할 근거가 충분하지 않았다.
배뇨 향상을 위한 준비 (00166)	–	용어의 지속성을 지지할 근거가 충분하지 않았다.
심혈관기능 손상의 위험 (00239)	–	다른 심혈관계 진단 용어와의 차별성이 충분하지 않았다.
비효과적 위장관 관류의 위험 (00202)	–	간호실무에 독립적으로 지정될 수가 없었다.
비효과적 신장 관류의 위험 (00203)	–	간호실무에 독립적으로 지정될 수가 없었다.
체온 불균형의 위험(00005)	비효과적 체온조절의 위험 (00274)	새로운 진단으로 변경됨. 비효과적 체온조절의 위험(00274). 이 진단의 개정은 체온조절이 관심 개념이었고, 정의와 위험 요인이 최신 진단인 비효과적 체온조절(00008)과 일관되기 때문에 이루어졌다. 따라서 진단의 명명과 정의가 바뀌었고, 기존의 코드는 제외하고 새로운 코드가 배정되었다.

• NANDA–I 간호진단에서 진단명이 수정된 간호진단

영역	이전 진단명	새로운 진단명
I 영역: 건강증진	여가활동의 부족	여가활동참여의 감소
II 영역: 영양	불충분한 모유	불충분한 모유 분비
II 영역: 영양	신생아 황달	신생아 고빌리루빈혈증
II 영역: 영양	신생아 황달의 위험	신생아 고빌리루빈혈증의 위험
XI 영역: 안전/보호	구강점막 손상	구장점막 통합성의 손상
XI 영역: 안전/보호	구강점막 손상의 위험	구장점막 통합성의 손상의 위험
XI 영역: 안전/보호	영아급사증후군의 위험	영아급사의 위험
XI 영역: 안전/보호	외상의 위험	신체적 외상의 위험
XI 영역: 안전/보호	알레르기 반응의 위험 Risk for allergy response	알레르기 반응의 위험 Risk for allergy reaction
XI 영역: 안전/보호	라텍스 알레르기 반응 Latex allergy response	라텍스 알레르기 반응 Latex allergy reaction
XI 영역: 안전/보호	라텍스 알레르기 반응의 위험 Risk for latex allergy response	라텍스 알레르기 반응의 위험 Risk for latex allergy reaction

(3) 정신간호진단분류체계

북미간호진단협회(NANDA)는 간호진단목록이 추상적이며 불완전하고 포괄적으로 사용하는 데 문제를 제기하였다. NANDA의 간호진단전문가와 ANA의 정신간호전문위원들은 개념적 분류체계를 조직하였다. 분류체계는 개인적 반응등급, 대인적/가족반응등급, 지역사회/환경반응등급이다. '정신간호현상의 ANA 분류'라고 불리는 정신간호진단분류체계(Psychiatric Nursing Diagnosis, First Edition, PND–Ⅰ)는 정신간호사집단에서 개발된 것으로, 'PND–Ⅰ'으로 명명되고, 1986년 발표되었다.

- 활동과정(activity process)
- 인지과정(cognition process)
- 생태과정(ecological process)
- 정동과정(emotional process)
- 대인과정(interpersonal process)
- 지각과정(perception process)
- 생리과정(physiological process)
- 가치화과정(valuation process)

(4) 간호진단의 과정

간호진단은 간호과정의 두 번째 단계로 간호사정단계에서 수집된 자료를 평가, 해석하며 의미를 부여하는 진단적 추론과정을 거쳐 진술된다. 이 진단적 추론과정은 패턴을 알기 위해 자료를 묶는 인지과정으로, 일반적으로 자료를 분석하고 종합하는 여섯 단계를 의미한다.

- 자료의 분류
- 자료의 부족한 점과 불일치 여부 확인
- 연관되는 자료끼리 한 데 묶음

• 적합한 기준의 설정과 비교
• 건강문제와 강점의 추론
• 관련요인의 제시

간호사정 후 간호진단진술 시 NANDA의 간호진단목록을 사용하며, 각 진단에 대한 정의(definition), 행동특성(defining characteristics), 관련요인(related or risk factors) 혹은 위험요인 등 세 부분으로 구성되어 있다. 정의는 각각 진단명에 대해 좀 더 자세한 기술을 한다. 행동특성은 특정 진단과 연관된 증상 및 징후의 묶음이다. 관련요인은 실재적 간호진단이 되게 하는 요인으로써 간호진단에 기여하는 요인이며, 위험요인은 간호진단이 발생할 수 있는 취약성 증가의 요인이다. 만약 진단이 앞으로 발생가능한 문제를 예방하도록 돕기 위하여 진술된 것이면 '실재적' 진단이라기보다는 '위험성'이 있는 것으로, 이때는 행동특성 대신 위험요인이 기술된다. 관련 혹은 위험요인은 한 가지 이상이 존재가능하다. 간호사는 필요한 자료를 수집, 분석한 후 간호진단을 진술한다. 간호진단을 진술하는 방법에는 두 가지가 있다.

① 고든의 PES 체계에 입각하여 진술하는 방법

• P(problem)는 문제 혹은 건강상태
• E(etiology)는 원인 혹은 관련/기여요인
• S(sign & symptom)는 징후와 증상 혹은 행동특성

이 PES 체계를 이용한 간호진단기술은 간호학생이나 간호과정 이용 시 숙련되지 않은 간호사가 학습을 위해 사용할 때 보다 정확한 진단을 내릴 수 있도록 도움을 준다. 그러나 이러한 방식으로 진술하는 경우 간호진단이 너무 길어질 수 있는 단점이 있다. 그래서 일반적으로 간호진단은 건강문제와 관련요인의 두 부분으로 진술한다.

② 건강문제와 관련요인

이 두 부분은 ' ~와 관련된'이라는 말로 연결된다.

예 • 관련요인이 '피해망상'이고 '타인에 대한 폭력의 위험'라는 실제적인 문제가 있을 경우
: '정신상태변화(피해망상)와 관련된 타인에 대한 폭력의 위험'라고 진술한다.
• 관련요인이 때로는 불분명하거나 알려지지 않을 수도 있는데, '불분명한 원인과 관련된'이라는 관련요인과 함께 문제를 진술하고 계속 관련요인을 찾는 노력을 해야 할 것이다.
• 간호진단이 '자살사고'라는 위험요인을 가진 '신체적 외상의 위험'이면 '자살사고 문제와 관련된 신체적 외상의 위험' 이라고 진술한다.

(5) 간호진단진술 시 오류

간호사는 간호진단을 진술시 자주 발생되는 다음의 오류를 피해야 할 것이다.

① 관련요인과 문제를 역으로 진술하는 것

◎ 간호진단을 적절치 못하게 진술한 예

• 영양불균형: 신체요구량보다 적음과 관련된 우울
• 사회적 상호작용장애와 관련된 부적절한 분노

◎ 간호진단을 적절히 진술한 예

• 우울기분과 관련된 영양 불균형: 신체 요구량보다 적음
• 부적절한 분노와 관련된 사회적 상호작용장애

② 관련요인에 반응을 재진술하는 것

관련요인과 문제가 동일한 의미로 진술된 것이므로 오류이다.

◎ 간호진단을 적절치 못하게 진술한 예

• 환경변화부적응과 관련된 환경변화 스트레스 증후군

◎ 간호진단을 적절히 진술한 예

• 변화된 환경과 관련된 환경변화 스트레스 증후군

③ 한 가지 이상의 문제를 함께 진술하는 것

다른 간호진단일지라도 관련요인은 같을 수 있다. 그러나 한 가지 이상의 문제를 동시에 진술할 수는 없기 때문에 관련요인이 같다 할지라도 간호진단은 각기 독립적으로 진술한다.

◎ 간호진단을 적절치 못하게 진술한 예

- 거듭된 실패와 관련된 만성적 자존감 저하와 무력감

◎ 간호진단을 적절히 진술한 예

- 거듭된 실패와 관련된 만성적 자존감 저하
- 거듭된 실패와 관련된 무력감

④ 진술에 간호사의 가치판단을 포함하는 것

간호사의 특정 이념이나 개인적 견해에서 나온 가치판단에 입각하여 간호진단을 진술하지 않도록 한다.

◎ 간호진단을 적절치 못하게 진술한 예

- 해결하지 못하는 슬픔과 관련된 사회적 고립

◎ 간호진단을 적절히 진술한 예

- 해결되지 않은 슬픔과 관련된 사회적 고립

⑤ 한 문제에 하나 이상의 관련요인이 있을 때 관련요인을 각기 분리하여 진술하는 것

한 가지 문제에 한 가지 이상의 관련요인이 있으므로 한 가지 건강문제에 여러 관련요인을 함께 묶어서 진술한다.

◎ 간호진단을 적절치 못하게 진술한 예

- 부적절한 지지체계와 관련된 비효과적 대처
- 성숙위기와 관련된 비효과적 대처
- 충족되지 못한 의존요구와 관련된 비효과적 대처

◎ 간호진단을 적절히 진술한 예

- 부적절한 지지체계, 성숙위기, 충족되지 못한 의존요구와 관련된 비효과적 대처

⑥ 관련요인 없이 건강문제만 진술하는 것

- 관련요인 없이 건강문제만 진술 시 관련요인은 중재를 지시해 주는 것이기 때문에 바람직하지 않다.
- 관련요인이 때때로 불분명하고 알려지지 않을 경우 '불분명한 원인과 관련된'이라는 말을 사용하여 문제를 진술하고 계속 원인을 찾는 것이 바람직하다. '불분명한 원인'을 사용하면 간호사들이 현재 제기되는 문제를 중재하고 동시에 관련요인을 찾는 노력을 하게 된다.

예 불분명한 원인과 관련된 신체적 외상의 위험

⑦ 법에 저촉되는 방식으로 진술하는 것

건강요원의 부주의나 과오 또는 대상자의 입장을 불리하게 하는 진술은 피한다.

- 불규칙적 투약과 관련된 불면증
- 미끄러운 복도 바닥과 관련된 낙상의 위험
- 아내의 빈번한 폭언과 관련된 불안

3) 간호계획

계획은 방향제시를 하여 대상자의 요구와 경험하고 있는 문제를 체계적인 구조화 작업을 통해 목적을 성취하도록 한다. 간호계획의 목적은 확인한 간호진단과 문제영역에서 최적의 기능 수준을 할 수 있도록 대상자를 돕는 것이다. 그러므로 반드시 간호계획은 간호진단에서 유도되고, 대상자의 현재 건강요구를 반영하면서 과학적 원리와 간호지식에 기초를 두고 대상자 상태에 따라 계속 변경되어야 한다.

(1) 간호계획의 구성요소

간호계획에는 간호진단의 우선순위가 무엇인지 결정, 대상자의 목표와 기대되는 결과에 대하여 수립, 간호중재확인, 간호지시의 구체화 등의 요소가 포함된다.

① 우선순위결정

간호진단의 우선순위를 잘 결정하는 간호사는 인적 · 시간적 · 물질적 자원을 더 효율적으로 사용할 수 있어서 성공적인 간호를 할 수 있게 해 준다.

(2) 간호중재의 확인

간호사는 간호계획을 작성하기 전에 적절한 간호중재로는 무엇이 있는지를 다양한 문헌검색 및 자료를 기초로 잘 숙지해야 한다. 그리고 간호중재의 확인을 위해 '표준화된 간호계획'을 사용할 수 있는데, 간호사가 표준화된 간호계획을 사용하면 간호목적과 목표가 설정되고 간호중재는 더욱 쉽게 할 수 있을 것이다. 표준화된 간호계획은 특정 간호진단에서 많이 볼 수 있는 공통 문제를 다루고 있다. 표준화된 간호계획은 시작단계의 지침

서에 불과할 뿐 결정된 계획서는 아니므로, 실제 대상자에게 적용할 때 제시된 간호계획을 철저히 분석하여 대상자에게 어느 것이 적절한가를 결정해야 한다.

(3) 간호지시의 구체화

간호지시는 누가, 무엇을, 언제 할 것인지를 진술한 것이므로, 각 간호지시에는 행위의 주체, 행위동사, 그 행위에 따른 조건이나 기준, 지시의 수행예정날짜가 포함된다. 간호실무상황에서는 제외되지만 간호학생의 경우 각 간호지시에 대한 합리적 근거의 제시가 요구된다. 합리적 근거를 기록하는 것은 의사소통과 교육적 목적을 지닌다는 점에서 중요하며, 간호학생은 강의실에서 학습한 이론을 실제와 연결시킬 수 있는 적극적인 방법이어서 권장된다.

예 간호사는 대상자를 만날 때마다 요가프로그램이 재미있다고 말하는 것을 관찰할 것이다.

예 간호사는 5월 4일 대상자를 만날 때 자살생각이 나면 직원을 찾아줄 것을 지시할 것이다.

(4) 퇴원계획

퇴원계획은 간호사가 대상자와 처음 만나는 순간 간호과정의 사정단계에서부터 시작되는 계획의 특정부분이다. 최근에는 대상자를 단기간 입원시킨 후 조기퇴원시키는 추세인 만큼 퇴원계획에 대한 중요성이 많이 강조되고 있다. 퇴원계획을 제대로 하지 않고 대상자가 조기퇴원을 하면 재입원율의 증가로 이어질 수 있기 때문이다. 퇴원계획 시 대상자의 사회적인 지지망을 포함하는 것이 중요하다. 적절한 퇴원계획은 환자가 성공적인 지역사회생활에 좋은 방향성을 제시해 준다. 그리고 재입원율을 감소시키고 대상자를 지역사회에서 성공적으로 적응시키기 위해서 긍정적인 자아상의 발달과, 건강한 생활방식을 발달시키며, 자신의 질병을 수용하도록 하는 내용이 퇴원계획 시 포함되어야 한다.

퇴원계획의 궁극적인 목적은 최적의 기능 수준을 갖게 하는 것이다. 간호사는 대상자와 그에게 의미있는 중요한 사람을 포함시켜 현실적인 계획을 설정한다.

4) 간호중재

간호중재란 특정한 결과를 얻기 위해 간호계획을 실행하는 것이다. 계획한 간호의 실제적인 시행, 즉 설정한 간호목적과 목표를 달성하기에 적절한 것으로 판단된 간호중재에 근거를 두고 계획한 간호지시를 실행하는 간호행위다.

간호중재를 성공적으로 이끄는 것은 간호사의 능력에 달려 있다. 그러므로 간호사는 계획을 수행하는 데 필요한 지적 · 대인적 · 기능적 기술을 갖추어야 한다.

(1) 간호중재의 단계

간호중재에는 수행 전 단계, 수행 단계와 수행 후 단계가 있다.

중재 전 단계는 실제 중재를 위해 준비를 하는 단계로 다음 일곱 가지 사항을 염두에 두어야 한다.

- 간호사는 계획단계의 간호중재내용을 파악한다.
- 간호계획의 타당성을 확인한다.
- 간호지시를 확인한 다음 간호지식과 기술을 분석한다.
- 간호목적과 목표, 기대되는 결과, 대상자의 책임 등을 설명 후 대상자를 준비시킨다.
- 간호계획 수행 시 필요한 자원을 확보되도록 한다.
- 간호활동에 도움이 되게 편안하며 안전한 환경을 제공한다.
- 대상자의 권리를 존중하고 간호의 실무표준을 준수한다.

중재단계에는 계획의 중재와 중재에 따른 대상자의 반응에 대한 자료를 수집하는 것이 포함된다.

중재 후 단계에서는 간호 행위를 종결시킨 후 중재한 것을 기록한다. 간호사는 간호의 연속성을 유지하기 위해 기록지에 기록하고 구두로도 의사소통한다.

(2) 간호중재의 기록

간호계획을 중재한 후 이에 대한 완전하고 정확한 기록을 해야 한다.

① 문제중심기록(Problem-oriented recording)

문제중심기록은 주관적 · 객관적 자료, 분석 · 계획 · 중재 평가양식을 따른다.

- **S(subjective data)**: 주관적 자료, 대상자의 진술 · 상호작용에서 나온 정보

  예 "아! 나 좀 가만히 내버려두라고"
  "내 가게 망하게 한 사람은 냅두고 내가 왜 여기 있어야 해요!"
  "계속 귓가에 수군수군 거리는 게 들려요."

- **O(objective data)**: 객관적 자료, 간호사가 관찰 · 측정한 것

  예 ㉠ 5월 1일, 다가가려고 하면 물건을 던지며 소리지르는 모습 보임
  ㉡ 5월 5일, 대화 도중 주변을 두리번거리고 그만하라며 짜증내는 모습 보임
  ㉢ 올란자핀정, 카바마제핀정 복용 중임
  ㉣ 5일 동안 PANSS 항목 중 흥분항목점수가 4(중증도)~6(심함)임
  ㉤ 5일 동안 PANSS 항목 중 충동조절장애 항목 점수가 4(중증도)~6(심함)임

- **A(analysis)**: 주관적, 객관적 자료에 대한 간호사의 분석

  예 ㉠ 조현병 양성 · 음성증후군 평가지표(PANSS)와 대화를 사용하여 증상의 심각도를 사정하여 변화에 대한 지표로 사용한다.
  ㉡ 분노, 불안은 자극적인 환경에서 증가한다.
  ㉢ 환자는 접촉을 위협적인 것으로 지각하여 공격적인 태도로 반응할 수 있다.
  ㉣ 환청 시 전환요법을 사용하여 망상에 몰두하지 않도록 한다.
  ㉤ 과다행동 상태에서 대상자가 타인을 해치기 위해 위험한 물건을 사용할 수 있다.
  ㉥ 적절한 분노표현 방법을 알면 폭력행동으로 이어지지 않을 확률이 커진다.
  ㉦ 어떤 경우에도 간호사는 대상자의 약물의 효과를 사정하고 대상자, 가족, 건강관리요원에게 약물투여의 제반사항에 대해 교육할 책임이 있다.

- **P(plan)**: 목적, 계획된 행위
- **I(intervention)**: 중재한 행위

  예 ㉠ 조현병 양성 · 음성증후군 평가지표(PANSS)와 대화를 사용하여 변화를 사정하였다.
  "OO님 지금 기분이 어떠세요?"
  → 2022.05.02. AM 11:00 "신경 끄세요."
  → 2022.05.02. PM 01:00 "아 진짜!! 귀찮게 하지 말라구요."

PANSS	5/2	5/3	5/4	5/5	5/6
흥분(excitement)	6	5	4	4	3
충동조절장애 (poor impulse control)	6	6	4	5	3

  ㉡ 자극이 적은 환경을 유지하였다.
  ◦ 대상자와 대화할 때 큰 소리를 내지 않고 조용한 태도를 유지하였다.

  ㉢ 환자와 접촉 시 접촉할 것이라는 것을 사전에 알렸다.
  ◦ 2022.05.08. ~진행 중 AM 09:00, PM 01:00, PM 07:00 투약 전 "약을 드릴테니 손을 내밀어 주세요."라고 말하였다.
  ◦ 2022.05.09. PM 02:00 대상자가 산책을 하고 나서 "산책 하시고 오셨으니 소지품 검사를 하기 위해 잠깐 OO님 옷좀 만져볼게요."라고 말하였다.

  ㉣ 환청이 들릴 시 음악 감상이나 텔레비전 시청 등의 전환기법을 이용하도록 격려하였다.
  ◦ 2022.05.09. PM 03:20 "제 욕을 하는 소리가 들려요"라고 환청을 호소하여 텔레비전 시청을 하도록 유도하였다.
  ◦ 2022.05.10. PM 04:00 "누군가가 계속 수군거려요"라고 환청을 호소하여 음악을 듣도록 유도하였다.

ⓜ 주위 환경에서 위험요인을 제거하고 주의 깊게 관찰하였다.

◦ 2022.05.10. AM 11:00 대상자의 병실에 있는 유리로 된 화분, 나무젓가락, 이어폰 줄 등을 치웠다.

ⓑ 대상자에게 분노표현 방법에 대해 설명을 하였다.

◦ 2022.05.12. PM 03:30 대상자에게 "~ 하면 화가 나요"와 같이 분노를 명확하게 표현하도록 교육하였다.

ⓢ 대상자의 분노를 다른 행동으로 전환하였다.

◦ 2022.05.08. PM 05:00 대상자가 화가 난다고 해서 베개를 주먹으로 두드리도록 하였다. 이후 대상자는 "이 걸 때리니 화가 좀 가라앉히네요." 라고 대답하였다.

ⓞ 처방된 약을 복용하고 있는지 확인하고 약물의 효과 및 부작용에 대해 설명하였다.

◦ 2022.05.02.~진행중 AM 09:00, PM 01:00, PM 07:00 "아~ 소리를 내면서 입을 벌려보세요.", "혀 들어 보세요." 라고 말하며 복용 여부를 확인하였다.

◦ 2022.05.03. PM 03:00 대상자에게 처방된 약물의 효과와 부작용에 대해 설명하였고 이후 대상자는 교육내용을 이해하였다고 말하였다.

- E(evaluation): 행위에 대한 평가

② 초점기록

초점기록(focus charting)은 주요 관점이 '문제'에서 '초점(focus)'으로 변화된 것이다. 그리고 DAR, 즉 자료(data), 행동(action), 반응(response)-DAR-이 SOAPIE를 대신한다.

- D(data): 자료, 진술된 초점을 지지하고 환자에 대한 관찰을 기술한 정보
- **초점(focus) 간호진단**: 환자의 현재 관심사나 행위, 환자 상태의 중대한 변화, 환자치료 시 중대한 사건
- A(action) **행동**: 초점을 말하는, 즉각적이거나 미래의 간호 행동과 요구된 어떤 변화에 따른 현재 간호계획에 대한 평가
- R(response) **반응**: 의학이나 간호의 부문에 대한 환자의 반응 서술

예 초점기록

표 4-3-2 초점기록

날 짜	시 간	핵 심	간호기록내용
8/23	2PM	경련	D: 체온: 39℃, 경련 A: 이부브로펜 시럽 10cc 투약
	6PM		R: 체온 36.7℃, 경련 없음

③ PIE 기록(PIE charting)

PIE 또는 APIE(assessment, problem, intervention, evaluation)는 간호과정의 체계적인 기록방법이다. PIE는 각 기관에서 나름대로 개발한 flow sheets를 병행하여 사용하고 기록하는 데 포함되는 요소는 다음과 같다.

- A(사정): 매일 교대번의 사정의 결과
- P(문제): 서면화된 문제 목록에서 언급된 간호진단의 명칭과 번호
- I(중재): 문제해결을 목적으로 수행된 간호행위
- E(평가): 수행된 중재의 결과, 간호중재의 효율성을 결정하기 위한 환자의 반응평가

형식	원인	연결구	문제	증상/징후
구성 요소	관련요인	~와 관련된	실제적 진단명	특성정의
진단 진술	진단에 대한 미해결된 분노	~와 관련된	불이행 (당뇨식이)	S: "약 먹는 것을 잊었어요"
				O: 체중 98kg(5kg 증가)

출처: 최순희 외(2013). 간호과정. 현문사. p115. 인용

5) 간호평가

간호평가란 간호계획 과정에서 미리 설정한 목적과 목표를 대상자의 건강상태와 체계적으로 비교해서 결정하는 것으로, 기대되는 목표가 달성되었는지, 간호진단이나 문제가 해결되었는지를 비판적으로 검토하는 과정이다. 기본적으로 건강목적을 달성하기 위해 대상자의 경과에 초점을 두고 이루어진다.

간호평가는 간호사가 관찰한 내용과 대상자의 진술정보, 그 외에 타 의료요원, 가족, 친지, 교사, 친구 등 2차적 출처를 통해서도 평가가 이루어진다.

2. 요약

- 간호과정은 간호사정, 간호진단, 간호계획, 간호중재, 간호평가의 6단계로 구성되어 있다.
- 대상자 간호 시 사정방법은 대상자의 문제와 요구 특성에 의해 결정된다.
- 지능검사에는 개인지능검사와 집단지능검사가 있다.
- 웩슬러 성인용 지능검사(WAIS): 웩슬러 지능검사는 지능측정 시 가장 많이 이용되고 여러 영역의 지적 영역을 측정하여 언어성 지능(verbal intelligence quotient), 동작성 지능(perfomance intelligence quotient), 전체 지능(full intelligence quotient) 등 세 개의 지수를 산출할 수 있다.
- 다면적 인성검사(Minnesota Multiphasic Personality Inventory, MMPI)는 정신의학분야와 일반의료분야에서 환자들의 임상진단에 관한 정보를 제공해 주려는 목적으로 제작되었다. 그래서 척도는 경험적 접근방식으로 분석되고 구성되었다. 정신장애군과 정상인군을 변별해 주는 문항들의 통계적 결과에 따라 선택을 하였다.
- MBTI(Myers–Briggs Type Indicator)는 심리유형검사로, 융의 심리유형이론을 보다 쉽게 이해하여 일상생활에 유용하게 활용할 수 있도록 개발된 것이다.
- EI 지표는 외향적인 사람인가 내향적인 사람인가를 밝히기 위해 제작되었다.
- 감각(S)–직관(N): SN 지표는 주로 감각(S)을 통해 인식하려는 경향이고 오관을 통한 관찰가능한 사실이나 사건을 더 잘 인식한다. 그러나 어떤 사람은 직관(N)을 통해 인식하려는 경향을 가지고 있다.
- 사고(T)–감정(F): TF 지표는 판단을 할 때 어떤 사람은 인정에 이끌리지 않고 주로 사고(T)를 통한 논리적인 결과를 바탕으로 하여 결정하려고 한다. 한편 어떤 사람은 주로 개인적 또는 사회적 가치를 바탕으로 한 감정(F)에 따라 결정을 하려는 경향을 가지고 있다.
- 판단(J)–인식(P): JP 지표 중 판단(J)을 선호하는 사람은 외부세계에 대처해 나갈 때 판단과정(사고나 감정)을 주로 사용하고 인식(P)을 선호하는 사람은 외부세계에 대처해 나갈 때 인식과정(감각이나 직관)을 주로 사용한다.
- 간호진단은 간호사정을 통한 자료수집에 대한 평가와 해석을 하며 의미있는 수집된 자료는 추론을 통하여 내려진 대상자의 문제에 대한 진술이다.
- 간호계획에는 간호진단의 우선순위가 무엇인지 결정, 대상자의 목표와 기대되는 결과에 대하여 수립, 간호중재확인, 간호지시의 구체화 등의 요소가 포함된다.
- 퇴원계획은 간호사가 대상자와 처음 만나는 순간 간호과정의 사정단계에서부터 시작되는 계획의 특정부분이다.
- 간호중재란 특정한 결과를 얻기 위해 간호계획을 실행하는 것이다.
- 간호평가란 간호계획 과정에서 미리 설정한 목적과 목표를 대상자의 건강상태와 체계적으로 비교하여 결정하는 것으로, 기대되는 목표가 달성되었는지, 간호진단이나 문제가 해결되었는지를 비판적으로 검토하는 과정이다.

풀어보기

1. 간호과정의 5단계는?

2. 웩슬러 성인용 지능검사란?

3. 간호과정에 대한 설명이 맞는 것은 ○, 틀린 것은 × 하시오.

① 간호과정은 모든 간호실무의 기본적인 틀이다. (   )
② 간호과정은 사정, 진단, 계획의 세 가지의 단계로 이루어진다. (   )
③ 간호과정은 평가에서 시작되고 중재는 간호과정 단계의 틀이 된다. (   )
④ 간호계획은 어떤 지점에 도달하는 방법에 대해 방향을 제시해 대상자의 요구와 경험하고 있는 문제를 체계적으로 구조화해서 목적을 성취하도록 한다. (   )
⑤ 간호중재를 결정할 때 고려할 점으로는 건강문제의 관련요인이 무엇인지, 그 관련요인을 제거하거나 최소화하기 위해 무엇을 행할 수 있는지, 목적과 목표를 달성하기 위해 대상자를 어떻게 도울 것인지 등이다. (   )
⑥ 간호평가란 계획과정에서 설정한 목적과 목표를 대상자의 건강상태와 체계적으로 비교하는 것으로 기대되는 목표가 성취되었는지, 간호진단이나 문제가 해결되었는지를 비판적으로 검토하는 과정이다. (   )

4. 심리검사에 대한 설명이 맞는 것은 ○, 틀린 것은 × 하시오.

① 다면적 인성검사(Minnesota Multiphasic Personality Inventory, MMPI)는 정신의학분야와 일반의료분야에서 환자들의 임상진단에 관한 정보를 제공해 주려는 목적으로 제작되었다. 그래서 척도는 경험적 접근방식으로 분석되고 구성되었다. 정신장애군과 정상인군을 변별해 주는 문항들의 통계적 결과에 따라 선택을 하였다. (   )
② MBTI(Myers–Briggs Type Indicator)는 심리유형검사로 융의 심리유형이론을 보다 쉽게 이해하여 일상생활에 유용하게 활용할 수 있도록 개발된 것이다. (   )

정답

1. 간호과정은 간호사정, 간호진단, 간호계획, 간호중재, 간호평가의 5단계로 구성되어 있다. 2. 지능측정으로 가장 많이 이용되며 여러 영역의 지적 영역을 측정하여, 언어성 지능(Verbal Intelligence Quotient), 동작성 지능(Perfomance Intelligence Quotient), 전체 지능(Full Intelligence Quotient) 등 세 개의 지수를 산출할 수 있다. 3. ①○ ②× ③× ④○ ⑤○ ⑥○ 4. ①○ ②○

>> 참고문헌

- 고성희, 김경희, 김현경, 김지영, 유소연, 박은영 공역(2022). 정신간호 진단과 중재, 수문사
- 고일선 역(2018). 간호진단 정의와 분류 2018-2020. 학지사메디컬.
- 박은영, 송미령, 류은정, 고 영, 오현진, 부선주 공영(2019). 간호진단, 중재 및 결과 가이드, 현문사
- 박현숙 외(2020). 실무중심의 정신건강간호학 제6판. 현문사.
- 최순희 외(2019). 간호과정의 실제, 현문사
- Marilynn E. Doenges & Mary Frances Moorhouse저, 이동숙 외 공역 (2014). 간호과정. 포널스 출판사.
- Mary Ann Boyd 박현숙 외 공역(2016). 실무중심의 정신건강간호학 제5판. 현문사.
- Ackley BJ, Ladwig GB(2003). Nursing Diagnosis Handbook. St. Louis Mosby.
- American Psychological Association.(2004). Violence in the media-Psychologists help protect children from harmful effects. Retrieved August 8, 2010, from http://www.apa.org/research/action/protect.aspx
- American Psychological Association.(2010). Controlling anger before it controls you. Retrieved August 8, 2010, from http://www.apa.org/topics/anger/control.aspx
- Carpenito-Moyet, L. J.(2008). Handbook of nursing diagnosis. philadelphia: Lippincott Williams &Wilkins.
- Johnson M. Mass M, Moorhead S.(2000). Nursing Outcomes Classification. 2nd ed. St Louis: Mosby.
- Johnson M., Bulecheck, G., McCloskey, J., Mass M, Moorhead S.(2001). nursing diagnosis, outcome &Interventions: NANDA, NOC& NIC Linkage. St Louis: Mosby, Inc.
- Judith M. Schultz, Sheila L. Videbeck(2005). Lippincott's Manual of Psychiatric nursing Care Plans(7th). Lippincott Williams &Wilkins.
- McCloskey, J. C. &Bulecheck, G. M.(2000). Nursing Interventions: Effective nursing treatment(3rd ed.). philadelphia: W. B.저, Saunders.
- NANDA International(2007). NANDA- I Nursing diagnosis: definitions &classification 2007-2008. philadelphia: NANDA International.
- NANDA International Nursing Diagnoses: definitions &classification 2018-2020. Wiley-Blackwell.
- Tammy J. Toney-B.; Jennifer M.T. (2023). Nursing Process. StatPearls[Internet]
- Zamanzadeh, V. et al (2015). Challenges associated with the implementation of the nursing process: A systematic review. Iran J Nurs Midwifery Res. 2015 Jul-Aug; 20(4), 411-419.

chapter 05

정신생물학적 치료

제 1 절 정신약물치료

학습목표

- 신경전달물질, 신경전달, 뉴런 등 약리학적 기본개념을 설명할 수 있다.
- 약물 및 증상관리의 중요성을 확인하고 적용할 수 있다.
- 약물치료와 관련된 간호를 수행할 수 있다.
- 조현병 및 기타 정신병적장애 대상자에게 약물요법을 설명하고 적용할 수 있다.
- 우울장애 대상자에게 약물요법을 설명하고 적용할 수 있다.
- 양극성장애 대상자에게 약물요법을 설명하고 적용할 수 있다.
- 기타 약물의 종류와 작용기전에 대해 설명할 수 있다.

주요용어

- 급성 근긴장이상 acute dystonia
- 도파민경로 dopamine pathway
- 세로토닌증후군 serotonin syndrome
- 신경이완제 악성증후군 neuroleptic malignant syndrome, NMS
- 신경전달 neurotransmission
- 약물이행 drug adherence
- 인지기능개선제 cognitive enhancers
- 정좌불능증 akathisia
- 중추신경자극제 stimulants
- 지연성 운동장애 tardive dyskinesia, TD
- 추체외로증상 extrapyramidal symptoms, EPS
- 항불안제 antianxiety drugs
- 항우울제 antidepressants
- 항정신병 약물 antipsychotics

2000년대 중반에 미국의 국립정신보건원(NIMH)에서 연구비를 지원해 미국 전역, 1,400여명의 조현병 환자를 대상으로 진행된 항정신병 약물의 효과에 대한 임상연구 CATIE(clinical antipsychotics trials of intervention effectiveness) 결과에 의하면 조현병 환자의 74%가 수개월 내에 투약을 중단하는 것으로 나타났다. 투약중단의 이유로는 병식부재, 인지기능장애, 음성증상, 처방의 복잡성, 부작용, 약물효과에 대한 교육부재 등으로 조사되었다. 이 대단위 연구결과들 중에서 특히 주목할 부분은 약물의 불이행 정도와 복용중단 이유가 의료인의 예상과 차이가 컸다는 점이다. 간호사는 이러한 연구결과를 토대로 대상자 입장에서 약물이행에 불편한 점을 미리 알고 사정할 수 있고, 중재하여 약물이행도를 높일 수 있다.

어떤 한 가지 이유로만으로는 약물불이행, 약물이행을 설명할 수는 없으며, 복합적이고 다차원적으로 이해되고 있다. 선행연구들에 따르면 대상자 측면, 의료인 측면, 처방내용, 질병특성 등의 측면에서 다면적으로 분석하고 있다(표 5-1-1). 따라서 간호사는 대상자의 약물이행을 위해 약의 크기, 보관방법 같은 간과하기 쉬운 부분에서부터, 정신간호에서 중점적으로 다루는 약물관련 지식과 정보전달 측면까지 다방면으로 관리해야 한다. 약물이행을 실현시킬 수 있는 핵심 의료인으로서 간호사의 역할중요성이 부각되었고, 점차 정신간호영역

표 5-1-1 약물이행의 다차원적인 측면

환 자	간호사	처방내용	질환
정신적 건강	태도	복용하는 약의 개수	증상
신체적 건강	대인관계	약 값	유병기간
사회경제적 상태	유용성	약 크기	심각도
문화적 신념	사정기술	약 맛과 향	낙인
자기효능감	의사소통기술	보관방법	
사회적 지지	전문기술	투약방법	
지식과 기술		효과와 부작용	

에서도 정신약물에 대한 이해가 우선시되고 있다.

이 절에서는 정신약물학의 필수개념인 신경전달물질에 대해서 간략하게 소개한 뒤에 정신약물에 대하여 설명하려고 한다. 정신약물을 분류하는 데 있어서, 주된 효과에 따른 분류, 작용기전이나 약물의 화학구조에 따른 분류가 있다. 여기에서는 효과에 의한 분류를 원칙으로 하고, 경우에 따라서 약물의 작용기전이나 화학구조로 구분하여 설명하기로 한다.

1. 신경전달과 신경전달물질

신경전달물질이란 시냅스 전, 후 뉴런을 매개하는 물질들이다. 1950년대에 처음으로 아세틸콜린이 밝혀졌고, 이후 지금까지 수십 개 이상 밝혀져 있다. 이들은 신경세포에서 방출되는 내인성 물질로 수용체에 결합하여 효과를 일으킨다. 여러 신경전달물질 중 정신과 질환과 약물을 이해하는 데 필수적인 몇몇 신경전달물질을 소개하겠다.

1) 도파민(dopamine, DA)

도파민은 아미노산인 티로신(Tyrosin)으로부터 합성되는 모노아민이자 카테콜아민 신경전달물질이다. 도파민 신경전달계는 보상, 의욕, 주의력, 공격성, 학습과 관계된다. 4개 경로로 나누어 설명하면 다음과 같다. 5번째 경로(e)에 대해서는 알려져 있는 바가 적다.

(1) 흑질 선조체 도파민경로 (nigrostriatal dopamine pathway)

흑질에서 기저핵 또는 선조체(striatum)로 방사되는 경로로 추체외로계를 담당하며 불수의적 운동과 관련이 있다.

(2) 중뇌변연계 도파민경로 (mesolimbic dopamine pathway)

조현병 양성증상(환각, 망상 등)뿐만 아니라 약물남용 시의 강력한 다행감, 쾌락과 관련된 행동 등과 관련이 있다.

(3) 중뇌피질 도파민경로 (mesocortical dopamine pathway)

중뇌에서 대뇌전전두피질로 방사되는 도파민경로로 인지기능과 정동증상을 담당한다.

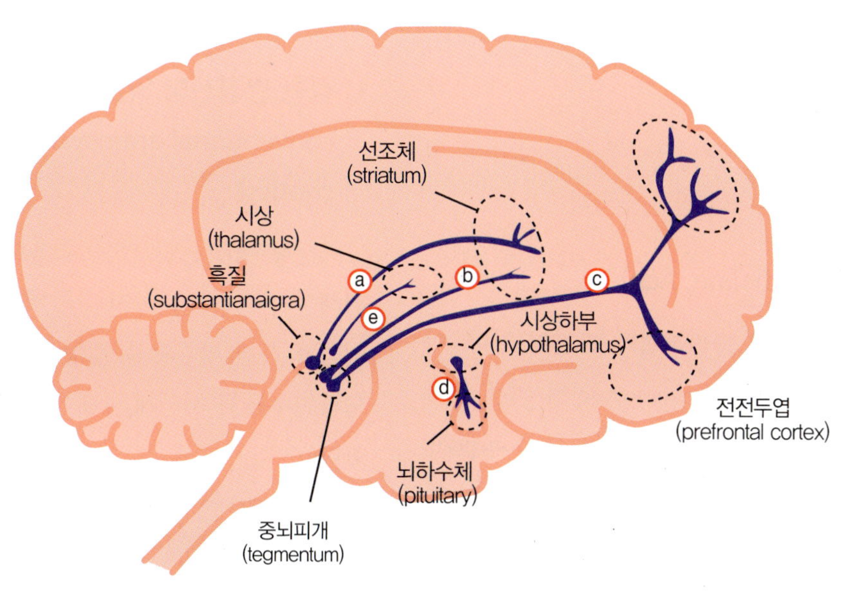

그림 5-1-1 도파민경로

(4) 결절 누두체 도파민경로 (tuberoinfundibular dopamine pathway)

시상하부에서 뇌하수체전엽으로 뻗는 도파민경로로 프로락틴 분비를 조절한다.

2) 노어에피네프린(norepinephrine, NE)

모노아민인 동시에 카테콜아민 중 하나로, 도파민으로부터 합성된다. 도파민과 마찬가지로 카테콜아민을 분해하는 효소인 COMT(catechol-o-methyl transferase)와 모노아민분해효소인 MAO(monoamine oxidase, 모노아민산화효소)에 의해 대사된다. 노어에피네프린은 각성, 주의력, 공포반응, 스트레스반응에 관여하고 있고, 감정과 관련된 신경전달물질인 노어에피네프린의 불균형으로 우울증, 양극성장애 등이 발생된다.

3) 세로토닌(serotonin: 5-hydroxytryptamine, 5-HT)

아미노산인 트립토판으로부터 합성되는 신경전달물질로, MAO에 의해 비활성물질로 대사되는 모노아민 중 하나이다. 노어에피네프린 경로와 유사하며, 수면, 섭식, 통증, 체온조절, 심혈관계반응, 성행위, 불안, 우울 등의 감정을 담당한다. 관련질환으로는 우울증, 조현병, 강박장애, 불안장애, 식이장애, 수면장애, 성장애, 충동조절장애 등이 있다.

4) 멜라토닌(melatonin)

모노아민 중 하나로, 세로토닌으로부터 합성되며, 일주기 리듬, 계절성 정동장애와 관련이 있다.

5) 아세틸콜린(acetylcholine, Ach)

각성, 기억, 학습, REM 수면조절과 관련이 있다. 아세틸콜린에스테라아제(acetylcholinesterase)에 의해 분해되는데, 인지기능개선제로 알려진 도네페질(Donepezil) 등의 약물은 바로 이 효소의 활동을 억제하는 작용을 하여 시냅스에서 아세틸콜린 신경전달물질의 농도를 높인다.

6) GABA(gamma-aminobutyric acid)

억제성 신경전달을 하며, 진정-최면-항불안제의 항불안작용과 관련이 있다. 대뇌에서 알코올의 작용은 일부 GABA에 의해 진행되는데, 알코올 금단 시 불안 및 간질 발작까지 올 수 있고, 알코올 금단증상 시 벤조디아제핀(benzodiazepine)계 약물이 필요한 것도 이러한 이유 때문이다.

7) 글루타메이트(glutamate)

대표적인 흥분성 신경전달물질로, 기억형성에 중요한 역할을 하며, 흥분성 독작용, 세포사망(글루타메이트가 과도하게 활성되면 지속적으로 칼슘이온이 세포 내로 유입되어 세포가 죽게 됨)과 관련이 있다.

8) 신경펩티드(neuropeptide)

신경계에서 발견되는 펩티드를 총칭하며, 대부분은 내분비작용을 함께 갖는다. 신경계, 내분비계, 면역계는 밀접한 상호작용을 하게 되고, 대표적인 신경펩티드로는 엔돌핀(endorphine), 바소프레신(vasopressin), 옥시토신(ocytocin), 콜레시스토키닌(cholecystokinin), 물질 P(substance P) 등이 있다.

2. 항정신병 약물(antipsychotics)

1) 정형 항정신병 약물(typical antipsychotics, conventional antipsychotics, classical antipsychotics)

비정형 항정신병 약물이 출현하면서 이와 구분하기 위해 처음 개발된 항정신병 약제인 클로르프로마진 및 이와 유사한 약물들을 정형 항정신병 약물이라고 한다. 도파민수용체 차단제, 1세대 항정신병 약물로 불리기도 한다.

우리가 기대하는 대로 약물이 체내에 들어가 중뇌-변연계 경로의 도파민 D2 수용체에 대한 길항작용만 나타낸다면 부작용 걱정을 하지 않아도 될 것이다. 그렇지만 중추신경계 약물은 총알처럼 필요한 특정 부위에만 작용하지 않고, 수용체가 있는 뇌 전역에 작용하므로(물론 말초에도 영향을 미친다) 나머지 3개의 다른 도파민경로 차단과 관련된 부작용을 고려해야 한다. 표 표 5-1-2는 정형 항정신병 약물의 투여로 차단되는 도파민경로와 예상되는 작용, 부작용에 대한 설명이다(그림 5-1-2).

클로르프로마진 100mg을 기준으로 했을 때 등가용량 40mg 이상 필요한 약물을 저역가 약물, 5mg 이하 필요한 약물을 고역가 약물이라고 정의한다.

표 5-1-2 정형 항정신병 약물 투여 시 차단되는 도파민경로

차단되는 도파민경로	작용/부작용
중뇌변연계 경로	양성증상 호전(작용)
중뇌-피질 경로	음성증상 악화(부작용) 인지기능장애(부작용)
흑질-선조체 경로	추체외로증상(부작용) • 약물로 인한 파킨슨증후군(drug induced parkinsonism) • 정좌불능증(akathisia) • 급성 근긴장이상(acute dystonia)
결절누두체 경로	프로락틴 증가(부작용)

2) 비정형 항정신병 약물(atypical antipsychotics)

비정형 항정신병 약물은 대개 세로토닌 2A(5HT2A: 5hydroxytryptamine 2A) 수용체 차단작용이 강하여 세로토닌-도파민수용체 차단제라고 불린다. 클로자핀 및 그 이후에 개발된 항정신병 약제들을 총 망라해 부르며, 도파민수용체 차단에 의한 양성증상을 커버하는 항정신병 효과뿐만 아니라 세로토닌 2A 수용체를 차단하여 중뇌-피질 도파민경로에서 도파민의 활성을 높여 음성증상 및 인지증상 호전을 가져온다. 정형 항정신병 약물에 비해 흑질-선조체 도파민경로, 결절누두체 도파민경로에서 도파민 길항작용이 적어 각각의 부작용인 추체외로증상, 고프로락틴혈증이 덜 발생한다.

또, 최근에는 아리피프라졸 같은 도파민 부분 효현제가 등장하여 도파민 뉴런 시냅스에서 너무 적지도 않고 너무 많지도 않게 딱 알맞은 적절한 정도의 작용을 하여 Goldilock으로 평가되고 있다('금발머리 소녀와 곰 세마리' 동화에서 너무 차갑지도 않고 너무 뜨겁지도 않은 딱 온도가 알맞은 수프라는 대목에서 착안해 주인공 이름을 빌어 딱 맞는 적절한 정도를 Goldilock이라 표현함).

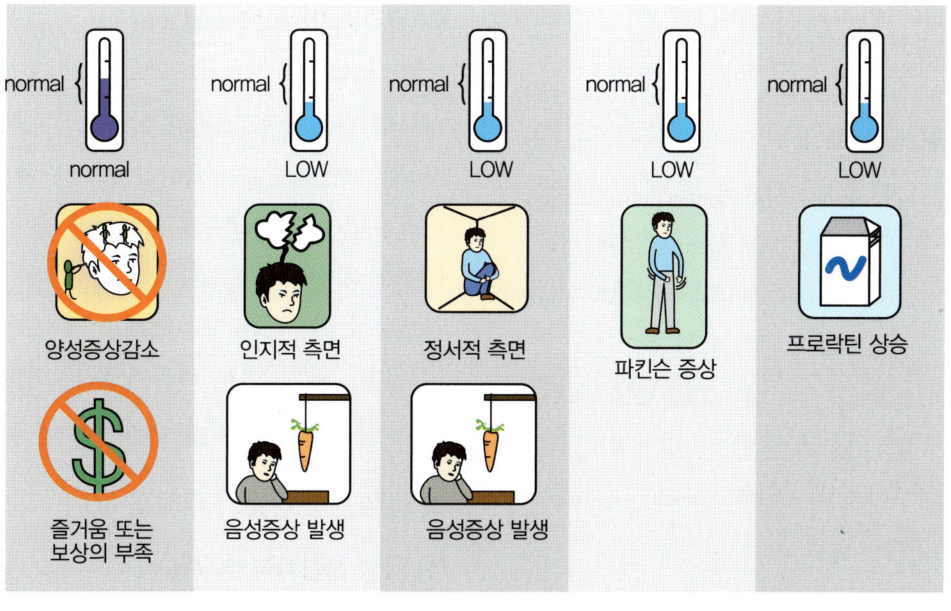

그림 5-1-2 정형 항정신병 약물 투여 시 작용 및 부작용(출처: Stahl's Essential Psychopharmacology(2000)

(1) 리스페리돈(risperidone)

비정형 약물 중 가장 정형에 가까운 약물로 정형 항정신병 약물보다는 덜하지만 EPS, 프로락틴 증가 위험이 큰 편이다. 부작용 프로파일 중에서 항콜린작용이 없고 2주마다 주사할 수 있는 장기지속형제제가 있어 약물이행도가 떨어지는 대상자에게 사용할 수 있다.

(2) 올란자핀(olanzapine)

클로자핀과 함께 체중증가와 대사증후군 위험이 높다. 근육주사제가 있어서 빠른 행동조절 필요시 사용 가능하다. 정형 항정신병 약물 중에서는 할로페리돌이 주사제제가 있다.

(3) 쿼티아핀(quetiapine)

비정형 약물 중에서도 EPS 가능성이 매우 낮은 편이고 항콜린작용이 없다. 체중증가 가능성이 있다. 수면유도효과가 있고, 섬망이나 행동문제가 있는 내과, 신경과 환자에게 소량 사용하기도 한다.

(4) 지프라시돈(ziprasidone)

체중증가가 거의 없으나 심전도상 QTc 간격 연장 위험성이 있다. EPS 가능성 있고, 소화기계 부작용이 있는 경우 식사 중 복용하여 소화기 부작용을 줄이고 흡수율을 높이게 하기도 한다.

(5) 아리피프라졸(aripiprazole)

졸림이나 체중증가, 대사부작용이 없고, 인지기능 호전을 기대할 수 있다. 정좌불능증(akathisia) 위험성이 높은 편이다. 부분적 효현제로 작용하여 양성증상뿐만 아니라 음성증상도 커버하며 부작용과 관련이 있는 흑질선조체 도파민경로와 결절누두체 도파민경로에 변화를 일으키지 않아 부작용이 적음을 알 수 있다. 아리피프라졸의 장기지속형 주사제인 메인테나(abilify maintena)가 상용화되었고, 4주마다 근육주사로 처방된다.

(6) 아미설프라이드(amisulpride)

고용량에서는 도파민 2 수용체에 길항제로 작용하고, 저용량에서는 시냅스 전 도파민 자가수용체에 작용하여 도파민 분비를 증가시키는 이중작용을 한다. 즉, 저용량에서는 음성증상을 호전시키고, 고용량에서는 양성증상을 호전시키는 독특한 약물이다.

(7) 클로자핀(clozapine)

가장 강력한 항정신병 약물이며, 추체외로계 증상(extra-pyramidal symptoms, EPS) 및 지연성 운동장애(tardive dyskinesia, TD) 가능성이 가장 낮고, TD가 생긴 경우 변경 가능한 유일한 약제로 알려져 있다. 변비, 배뇨장애와 같은 항콜린부작용이 심한 편이고, 클로자핀의 독특하고 흔한 부작용으로 침흘림(sialorrhea)이 있다. 약을 중단하는 원인이 될 수 있으므로 사전에 교육하고 밤 동안 잘 때 베개에 수건을 대고 측면으로 누워(침의 기도흡인 예방목적) 잘 수 있도록 미리 정보를 제공하는 것이 중요하다. 체중증가가 심하고, 당뇨 및 대사증후군을 일으킬 수 있으며, seizure의 역치를 낮추는 것으로 알려져 있다. 무과립구혈증이 드물지만 심각하고 치명적인 부작용으로 시작 후 18주까지 1주마다 CBC검사를 하고, 이후 정기적으로 1개월마다 CBC monitoring을 한다.

(8) 팔리페리돈(paliperidone)

리스페리돈의 유도체이자 활성 대사물로, 리스페리돈의 부작용을 일부 개선한 약물이다. 이론적 효능에 있어서는 리스페리돈과 차이가 없지만 최소농도와 최대농도의 비가 여타 항정신병 약제보다 적어 효과 및 안전성 면에서 긍정적인 평가를 받는다. 간 대사를 거치지 않아 간기능장애가 있는 환자에게도 용량조절 없이 사용할 수 있다. 장기지속형 주사제로 4주마다 근육주사하는 서스티나(paliperidone palmitate: invega sustenna)가 있다.

3) 항정신병 약물의 부작용

(1) 급성 신경학적 부작용

도파민차단작용에 의해 발생하는 것으로, 추체외로증상(extrapyramidal symptoms, EPS)과 신경이완제 악성증후군(neuroleptic malignant syndrome, NMS)이 있다. 주로 정형 항정신병 약물을 사용하는 경우 발생하지만, 비정형 항정신병 약물 투약시에도 발생한다.

◎ 추체외로증상(EPS)

- 흑질-선조체 도파민경로에서 도파민수용체 차단 결과 파킨슨증후군, 정좌불능증(akathisia), 급성 근긴장이상의 증상이 나타나게 된다.
- 파킨슨증후군은 파킨슨병과 증상이 동일하다.
- 정좌불능증은 정신증적 초조감(psychotic agitation)과 감별이 필요한데, 겉으로 발현되는 증상은 두 개가 비슷한데 비해 이에 대한 중재는 반대이기 때문이다. 정좌불능증의 경우라면 약을 줄이거나 부작용에 대한 투약을 하게 되지만, 정신증적 초조감이라면 항정신병 약물을 올려야 한다.
- 급성 근긴장이상은 불편한 정도가 아니라 대상자가 급작스러운 근긴장으로 인해 공포를 느낄 정도이고, 후두에 증상이 오는 경우 기관삽관이 필요할 정도로 호흡곤란이 올 수도 있으므로 즉각적인 대응이 필요하다.
- 추체외로증상의 임상양상 및 치료에 대한 내용을 정리하면 다음 표 5-1-3과 같다.

표 5-1-4 신경이완제 증후군과 치료

신경이완제 악성증후군(Neuroleptic Malignant Syndrome; NMS)
• 임상증상: 고열, 심한 근육 강직, 자율신경계 증상(불안정한 혈압, 발한, 빈맥), 초조, 섬망, 혼수상태 등 의식의 변화, 혈중백혈구수치 증가, creatine kinase 증가, myoglobin 증가, 급성신부전 • 치료: 우선 복용 중이던 항정신병 약물 투약을 중지하고 의사에게 즉시 알리며, 보존적 치료를 위해 처방에 따른 수액공급, 골격근이완제인 단트롤린(Dantrolene), 도파민 효현제인 브로모크립틴(bromocriptine)을 투약한다. 고온에 대한 중재를 시행한다.

◎ 신경이완제 악성증후군(NMS)

- 드물지만 발생하는 경우 치명적일 수 있어 면밀한 중재가 필요하다. 고역가약물, 고용량 투여 시, 증량을 빠르게 했을 때, 근육주사 시, 탈수 등이 위험인자로 고려된다.

(2) 지연성 운동장애(tardive dyskinesia, TD)

도파민수용체의 지나친 감수성 항진으로 인해 TD가 생기는 것으로 추측하고 있지만, TD의 원인은 아직 정확하게 밝혀지지는 않았다. 반복적이고 불수의적인 상동적 운동장애가 특징이며, 얼굴이나 몸통, 팔다리에 발생한다.

일단 진행되면 비가역적인 경우가 많아 정기적으로 불수의적 비정상동작 측정척도(abnormal involuntary movement scale, AIMS) 등의 척도를 사용하여 확인해 보

표 5-1-3 추체외로계 증상(EPS)의 임상양상과 치료

종 류	임상양상	치료
약물로 인한 파킨슨증후군	• 치료 10주 이내(대개 3~6주 정도) 발생 • 3대 증상인 진전(tremor), 경직, 서동(bradykinesia), 가면 쓴 듯한 무표정한 얼굴, 보폭이 좁게 총총 걸음 등 파킨슨병과 증상이 동일	항파킨슨약물 투여 • 항콜린제(trihexiphenidyl, benztropine)-흑질-선조체 경로에서 도파민은 아세틸콜린을 길항하는데, 항정신병 약물의 투여 결과 도파민수용체가 차단되면(disinhibition, 탈억제) 상대적으로 아세틸콜린이 우세하게 된다. 이렇게 되어 파킨슨병 증상이 나타나므로 상대적으로 우세해진 아세틸콜린을 차단하기 위해 항콜린제제를 투여하는 것이다. • Amantadine, bromocriptine과 같은 도파민 효현제 투여
정좌 불능증 (akathisia)	• 항정신병 약물 투여 수시간-수일째 발생 • 긴장되고 막연하게 불안하며 표현하기 어려운 다리가 근질근질한 느낌, 불편하고 안절부절 못하는 motor restlessness로 요약할 수 있음. 대상자는 이를 해소하기 위해 가만히 앉아있지 못하고 왔다갔다 발에 물집이 생길 정도로 움직이기도 한다.	• 베타차단제 • 벤조다이아제핀계 약물 • 항콜린제 투여 가능
급성 근긴장이상 (acute dystonia)	• 항정신병 약물 투여 수시간-수일째 발생 • 근육긴장도의 갑작스러운 증가 • 목이 돌아가고(사경, torticollis) 눈이 위로 치켜떠지기도(oculogyric crisis) 함	• 벤조다이아제핀, 항히스타민제, 항콜린제 • 급성 근긴장이상을 경험한 대상자의 공포는 대단하며, 예기불안으로 인해 약물이행에 걸림돌이 되기도 한다. 조기 중재가 필수적이며, 이와 더불어 약물에 대한 교육이 필요하다.

아야 하며, TD가 생긴 경우 비정형 항정신병 약물 중 클로자핀으로 교체한다.

(3) 비정형 항정신병 약물의 심각한 부작용

비정형 항정신병 약물의 가장 심각한 부작용으로 꼽을 수 있는 체중증가, 당뇨병 및 대사증후군이 최근에 이슈가 되고 있다. 최근 연구를 종합해 보면 클로자핀, 올란자핀, 퀘티아핀, 리스페리돈을 복용하는 경우 체중증가의 위험성이 높으며, 지프라시돈이나 아리피프라졸은 상대적으로 없거나 적은 것으로 보고된다.

(4) 기타 부작용

기타 부작용은 항히스타민 작용 때문으로 인한 진정효과(대개 부작용에는 쉽게 내성이 생기므로 시간이 지남에 따라 적응되어 문제가 되지는 않음), 항콜린성 작용 때문에 시야흐림, 입마름, 변비, 요정체가 나타날 수 있다. 또 4번째 도파민경로인 결절누두부 도파민경로 차단으로 인해 프로락틴 분비가 우세해져 유즙분비, 남성의 여성형 유방, 무월경, 성욕감퇴 등이 발생할 수 있다.

3. 기분조절제(mood stabilizers)

1) 리튬(lithium)

작용기전이 아직 정확하게 밝혀져 있지는 않으나 세포 내 전달체계에 관여하고, 신경세포의 발생, 재생, 시냅스 형성을 촉진시키는 것으로 알려져 있다. 최초의 기분조절제이면서 정신과 약물 중 간 대사를 전혀 거치지 않는 드문 약물 중 하나이다. 양극성장애의 조증삽화 및 우울삽화의 치료 및 예방, 재발성 우울장애에서 우울삽화의 방지 및 난치성 우울장애의 보조요법으로 쓰이고, 공격적 문제행동 감소를 목표증상으로 쓰기도 한다. 혈중 농도를 측정하여 급성기에는 1.0~1.5mEq/L, 유지기에는 0.6~1.2mEq/L에 맞춘다. 치료용량과 독성용량의 차이가 적어 약물농도 측정이 중요하다.

부작용에 대한 관리가 중요한 약물 중의 하나이다. 전신상태에 대해 철저히 파악해야 한다. 빠른 진전, 신성요붕증, 갑상선기능저하, 심전도 변화, 체중증가, 소화기 부작용을 일으킬 수 있다.

2) 항경련제(anticonvulsant)

원래는 뇌전증(간질) 발작의 치료 및 예방에 사용되던 약제들로서 양극성장애에 효과적인 것이 알려지면서 기분조절 목적으로 사용하게 되었다. 각각 세포막의 Na^+ 이온 채널, Ca^{++} 이온채널, K^+, Cl^-의 이온채널에 작용하며, 기분조절의 기전은 아직 명확하지는 않다. 양극성장애의 조증, 혼합, 우울 삽화의 관해 및 예방 효과를 기대한다. 발프로에이트(valproate)의 경우 간기능 및 약물농도를 정기적으로 점검할 필요가 있고, 라모트리진(lamotrigine)복용 시 입원이 필요할 정도로 심한 발진, 더 심하게는 특정 약물에 대해 예측할 수 없는 부작용이나 감염으로 인해 스티븐스-존슨 증후군은 발생할 수 있다. 독감과 유사한 증상으로 시작하고, 붉은색 또는 자주색 발진과 함께 수포가 형성되며, 결국 그 부분의 피부조직은 괴사하게 된다. 사전에 부작용을 교육하고, 면밀한 간호사정이 필수적이다.

4. 항우울제(antidepressant)

1) 삼환계 항우울제(tricyclic antidepressants, TCA)

벤젠고리가 3개 있어서 삼환계 항우울제로 명명되었다. 시냅스 전 신경말단에서 노어에피네프린과 세로토닌의 재흡수를 차단하는 효과로 항우울제로서 작용하게 된다. TCA는 노어에피네프린 재흡수차단(NRI), 세로토닌재흡수차단(SRI)이라는 2개의 작용기 외에도 원하지 않는 부작용기도 가지고 있다.

항히스타민 작용(H_1: 체중증가, 진정작용), 항콜린작용(M_1: 입마름, 변비, 배뇨곤란, 시력장애), 항알파아드레날린성 작용($\alpha1$: 기립성 저혈압 등 심혈관계 부작용)의 3가지 부작용을 유발한다.

이미프라민(imipramine), 아미트립틸린(amitriptyline), 클로미프라민(clomipramine), 노어트립틸린(nortriptyline) 등이 있다. 과량 복용 시 치명적(Na 채널 차단으로 혼수, 경련, 부정맥, 사망의 부작용을 일으킬 수 있음)일 수 있어 자살위험이 있는 경우 약 처방 및 보관에 유의해야 한다. 주요우울장애뿐만 아니라 공황장애, 범불안장애, 강박장애, 식이장애, 유뇨증 등의 질환에 사용할 수 있다.

2) 모노아민산화효소억제제 (monoamine oxidase inhibitor, MAOI)

임상에서는 엄격한 식이제한에서 비교적 자유로운 가역적 모노아민산화효소억제제인 모클로베마이드(moclobemide)만 사용하는 추세이다. 비가역적인 MAOI를 복용하는 경우 티라민이 많이 함유된 치즈, 소시지, 맥주, 레드 와인 등을 철저하게 제한해야 한다. 왜냐하면, 위장관에서 티라민을 분해하는 것도 MAO(모노아민산화효소)인데, MAOI로 인해 MAO가 억제되면 티라민이 그대로 혈중으로 유입되어 강력한 혈관수축제로 작용해 고혈압성 위기가 발생하고, 방치되는 경우 뇌혈관 손상, 두개강 내 출혈 등 내과적 응급상황이 생길 수 있다.

3) 선택적 세로토닌 재흡수억제제(selective serotonin reuptake inhibitor, SSRI)

세로토닌에 선택적으로 작용하여 세로토닌의 재흡수를 억제한다. 그림 5-1-3처럼 SSRI는 TCA와 달리 콜린성, 알파아드레날린성, 히스타민성 수용체에 작용하는 기가 없어 부작용이 적다. 심혈관 질환에서도 안전하게 사용할 수 있고, 경련 위험을 높이지 않는 것으로 알려져 있다.

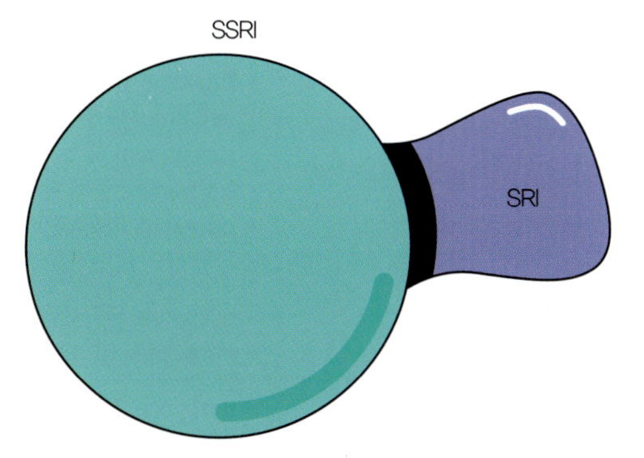

그림 5-1-3 선택적 세로토닌재흡수억제제

출처: Stahl's Essential Psychopharmacology(2000)

따라서 다른 약물에 비해 이행 정도가 높으며, 과량 복용 시에도 비교적 안전하고 세로토닌에 선택적이어서 강박장애에도 탁월한 효과를 보인다. 부작용으로 소화기계 증상(오심, 설사, 식욕저하-위장관에 있는 세로토닌수용체에 작용하기 때문), 성기능장애, 수면장애, 세로토닌증후군이 나타날 수 있다.

Box 5-1-1 모노아민산화효소억제제

모노아민이란 도파민, 세로토닌, 노어에피네프린과 같이 분자식에 아민기(-NH_2)를 한 개(mono) 가지고 있는 물질이다. 이러한 모노아민은 모노아민 산화효소(MAO)에 의해 분해되는데, 모노아민산화효소의 작용을 억제(MAOI)하게 되면 시냅스에 신경전달물질의 양이 증가하게 된다. 따라서 MAOI가 항우울 효과를 나타낼 수 있다.

4) 기타 항우울제

SSRI 이후 개발된 항우울제들로, SNRI(serotonin-norepinephrine reuptake inhibitor, 세로토닌-노어에피네프린 재흡수억제제), SARI(serotonin antagonist-reuptake inhibitor, 세로토닌 길항 재흡수억제제), NDRI(norepinephrine-dopamine reuptake inhibitor, 도파민 및 노어에피네프린 재흡수억제제), NaSSa(norepinephrine and specific serotonin antagonist) 등이 있으며, 비교적 단일한 작용을 하는 SSRI를 보완하는 장점이 있다. 이름에서 각 약제의 작용기전을 예상할 수 있다(표 5-1-5).

Box 5-1-2 세로토닌증후군

설사, 초조해하고 안절부절 못함, 자율신경계 불안정, 활력징후의 급변, 발열, 경직, 경련, 섬망, 간질중첩, 혼수, 사망에까지 이를 수 있는 SSRI의 가장 치명적인 부작용이다.

5. 항불안제(antianxiety drugs)

1) 벤조다이아제핀(benzodiazepine)

가장 널리 쓰이는 진정, 최면, 항불안제로 작용 개시가 빠르다. 따라서 불면, 초조, 급성 불안에 유용하고, 로라제팜(lorazepam)이나 미다졸람(midazolam)의 경우 근육주사, 정맥주사가 가능해 더욱 신속한 약리효과를 가져올 수 있다.

GABA-벤조다이아제핀 수용체 복합체에 약물이 결합해 염소 이온 통로의 투과성을 증가시켜 신경세포의 흥분성을 감소시켜 안정 효과를 가져온다. 불안장애의 초기치료뿐만 아니라 알코올과 교차 내성이 있으므로 알코올로 인한 금단증상 치료 목적으로 비교적 반감기가 긴 클로르다이아제폭사이드(chlordiazepoxide)를 사용한다. 또한 정좌불능증에 베타차단제 대신 사용하기도 하며, 기분장애 또는 정신병적장애에서 급성초조 증상에 사용한다. 부작용으로 낮 동안의 진정효과, 호흡저하, 탈억제, 남용 및 의존, 금단증상이 있을 수 있다.

2) 수면제

GABA 수용체에 작용하며 벤조다이아제핀에서 수면유도 효과만 특성화시키고 의존성을 줄인 약으로 이해하면 된다. 항불안이나 항경련 효과는 없고 졸피뎀(Zolpidem)이 가장 대표적인 수면제이다. 벤조다이아제핀 약물 보다 부작용은 전반적으로 덜한 편이다.

6. 인지기능개선제(cognitive enhancers)

주요신경인지장애환자의 인지기능 저하를 늦추는 약물로 아세틸콜린을 분해하는 효소인 콜린에스테라제의 작용을 억제하여 시냅스에 아세틸콜린의 농도를 높게 하는 '콜린에스테르화효소억제제'(경도-중등도 주요신경인지장애: 도네페질(donepezil), 갈란타민(galantamine), 리바스티그민(rivastigmine)과 글루타메이트수용체인 NMDA 수용체를 차단하는 'NMDA 수용체 억제제'(중등도-중증 주요신경인지장애: 메만틴, memantine) 두 종류가 있다. 알츠하이머 주요신경인지장애에 사용하며 파킨슨병, 루이소체 주요신경인지장애, 혈관성 주요신경인지장애에도 사용할 수 있다.

표 5-1-5 항우울제 종류 및 작용기전

항우울제	작용기전	약 물
TCA	시냅스 전 뉴런 말단에서 NE, 5HT 재흡수차단	• clomipramine 클로미프라민 • imipramine 이미프라민 • amitriptyline 아미트립틸린 • nortriptyline 노르트립틸린
sSRI	시냅스 전 뉴런 말단에서 5HT 재흡수차단	• fluoxetine 플루옥세틴 • sertraline 서트랄린 • escitalopram 에스시탈로프람 • fluvoxamine 플루복사민 • paroxetine 파록세틴
sNRI	5HT, NE 재흡수차단의 dual action	• venlafaxine 벤라팍신 • duloxetine 듀록세틴 • milnacipran 밀나시프란
sARI	세로토닌수용체(2A, 2C)에 대한 길항제, 약한 세로토닌재흡수차단	• trazodone 트라조돈
nDRI	도파민 및 NE 재흡수차단. 세로토닌에 작용하지 않는 유일한 항우울제. 성기능장애가 없음. 금연효과, 체중감소 보조 효과가 있음	• bupropion 부프로피온
naSSa	시냅스 전 알파2 수용체(자가수용체, 음성 되먹임) 길항으로 세로토닌과 노어에피네프린 유리 증가, 심한 졸림, 체중증가의 부작용 있음	• mirtazapine 멀타자핀

7. 중추신경자극제(stimulants)

중추신경자극제는 각성 수준을 높이고, 집중력과 자신감, 수행 능력을 증가시키면서 피로감을 줄여주는 효과가 있다. 의존성이 있지만, 적응증이 되는 환자에게서 약물 의존성의 위험은 극히 낮은 것으로 평가된다. 메틸페니데이트(methylphenidate), 덱스트로암페타민(dextroamphetamine/메타암페타민(methamphetamine), 모다피닐(modafinil) 등이 있고 이들은 시냅스 전 뉴런에서 도파민 및 노어에피네프린 방출을 촉진시킨다. 주의력결핍 과다활동장애, 기면병의 일차 치료제로 쓰이며 우울장애의 보조요법, 식욕억제효과 등을 기대한다. 복통, 불안, 짜증, 고혈압 및 심박수 증가, 부정맥 발생, 식욕감소 등의 부작용이 있다.

8. 요약

- 신경전달물질은 시냅스 전, 후 뉴런을 매개하는 내인성 물질로 세포막 수용체에 결합하여 효과를 일으킨다.
- 도파민은 아미노산인 티로신(tyrosin)으로부터 합성되는 모노아민이자 카테콜아민 신경전달물질이다.
- 중뇌변연계 도파민경로(mesolimbic dopamine pathway)는 조현병 양성증상, 약물남용 시의 강력한 다행감, 쾌락과 관련된 행동 등과 관련이 있다.
- 노어에피네프린은 각성, 주의력, 공포반응, 스트레스 반응에 관여하고 있고, 감정과 관련된 신경전달물질인 노어에피네프린의 불균형으로 우울증, 양극성장애 등이 발생된다.
- 간호사는 대상자의 질환과 처방된 약물에 대한 충분한 이해를 바탕으로 약물의 작용 및 부작용을 모니터링 해야 한다.
- 비정형 항정신병 약물은 대개 세로토닌 2A(5HT2A: 5hydroxytryptamine 2A) 수용체 차단작용이 강하여 세로토닌－도파민수용체 차단제라고 불린다.
- 조현병 환자의 약물이행 증진을 위해 장기지속형 주사제제가 처방되고 있다.

풀어보기

1. 항우울제에 대한 설명으로 옳은 것은?

① 약의 효과는 적어도 2~3일 후에 나타난다.
② MAOI(단가아민산화효소억제제)를 우선적으로 사용한다.
③ 노인에게 chlorpromazine같은 TCA를 처방한다.
④ 증상이 사라지면 내성을 우려해 바로 중단해야 한다.
⑤ TCA는 노어에피네프린, 세로토닌의 재흡수를 차단한다.

2. 직장에서 상사에게 지적을 당한 후부터 사람들이 모여 있는 곳은 가지 못하다가 불안증상이 더 심해져 혼자서는 집밖으로 나가려하지 않아 입원한 환자에게 투여하기에 적절한 약물은?

① aripiprazole ② mirtazapine ③ haloperidol ④ lorazepam ⑤ bupropion

3. 다음 중 항우울제에 대한 설명으로 옳은 것은?

① 알파2효현제는 갱년기 우울증에 효과적인 약물이다.
② 삼환계항우울제는 부작용이 거의 없어 노인에게 안전하다.
③ 항콜린성 부작용으로 추체외로계 증상이 나타난다.
④ Venlafaxine은 세로토닌 노어에피네프린 재흡수차단제이다.
⑤ 선택적 세로토닌 재흡수 차단제는 약물간 상호작용이 적다.

4. 다음중 선택적 세로토닌 재흡수 억제제로 항우울의 효과를 보이는 약물은?

① fluoxeine ② clomipramine ③ chlorpromazine ④ lorazepam ⑤ aripiprazole

5. 조현병으로 입원해 있는 22세 여자 환자가, 약물 복용 후 '앉아 있으면 일어나고 싶고, 일어나면 다시 앉고 싶어 못 참겠다. 도저히 못 참겠다'고 호소하였다. 이 부작용에 대한 명칭과 가장 적절한 치료 약물의 조합으로 옳은 것은?

① 급성 긴장곤란증 (acute dystonia) – benztropine
② 급성 긴장곤란증 (acute dystonia) – propranolol
③ 정좌불능증 (akathisia) – clozapine
④ 정좌불능증 (akathisia) – propranolol
⑤ 파킨슨증 (parkinsonism) – propranolol

6. 다음 중 비정형 항정신병 약물의 특징으로 보기 어려운 것을 고르시오.

① 음성증상에 효과적이다.
② 프로락틴 상승이 적어 무월경 부작용이 적다.
③ 추체외로계증상(extrapyramidal symptom) 발생이 적으나 지연성 운동장애(Tardive Dyskinesia) 발생이 흔하다.
④ 치료 영역이 넓다.
⑤ 체중 증가의 부작용으로 인한 대사증후군 위험이 있다.

7. 조현병에 사용되는 항정신병 약물이 작용하는 도파민 경로(pathway)와 약물이 경로에 작용해서 생기는 치료효과 및 부작용의 짝이 제대로 연결된 것을 고르시오.

① mesolimbic pathway: 음성, 인지적, 정동 증상 치료 효과
② mesocortical pathway: prolactin 분비를 증가시킴
③ nigrostriatal pathway: 추체외로 부작용 (eps)과 관련
④ tubero-infundibular pathway: 양성증상 치료 효과
⑤ mesolimbic pathway: 음성, 인지적, 정동 증상 치료 효과

정답

1. ⑤ 2. ④ 3. ④ 4. ① 5. ④ 6. ③ 7. ③

>> 참고문헌

- 김성재, 금란, 안영미, 우주현, 원미라, 위휘, 유영미, 이용미, 이종은, 이지영, 장선주, 조선희, 주세진, 차지은, 차진경, 최희승, 한달롱(2019). 정신건강간호학 9판. 학지사메디컬.
- 김용식, 안용민, 정성훈(2012). 항정신병 약물 장기지속형 주사제. 서울대학교출판문화원.
- 김용식, 안용민, 정성훈, 신영민(2009). 클로자핀 임상사용의 실제. 서울대학교출판부.
- 김지현, 박염홍, 신광범, 정영철(2018). 조현병 재발방지를 위한 약물치료 전략, 신경정신의학, 57(3), 225–229
- Bass, Deanna; Brandenburg, Dana; Danner, Christine (2015). The PocketPsychiatrist: Tools to enhance psychiatry education in family medicine. INTERNATIONAL JOURNAL OF PSYCHIATRY IN MEDICINE, 50(1), 6–16
- Bhugra, Dinesh. (2018). Dial P for psychiatry: two short essays about Alfred Hitchcock. The Lancet Psychiatry, 5(11). 880–881.
- Byerly M. J., Nakonezny P. A., Lescouflair E.(2007) Antipsychotic Medication Adherence in Schizophrenia, The Psychiatric clinics of North America, 30(3), 437–452.
- Gaines,A.D.(2009).Volume 33,Number 1 of Culture, Medicine and Psychiatry. Culture, medicine and psychiatry, 33(1).
- Gardner D. M. (2014). Competent psychopharmacology. Canadian journal of psychiatry. Revue canadienne de psychiatrie, 59(8), 406 – 411.
- James Olson(2010). Clinical Phrmacology made ridiculously simple. MedMaster Inc; 4th Ed
- Kamali M., Kelly B. D., Clarke M.(2006) A prospective evaluation of adherence to medication in first episode schizophrenia, European psychiatry, 21(1), 29–33.
- Kevin P Brazill., Stephan Warnick. Jr., Christopher White. (2018). Revisiting the canons of psychiatry: Teaching the fundamentals of CATIE, STAR*D, and STEP–BD to family medicine residents. INTERNATIONAL JOURNAL OF PSYCHIATRY IN MEDICINE, 53(5–6), 455–463.
- Khan, Shujhat; Mian, Areeb. (2019). The influence of the media in psychiatry—a force for good in trainee recruitment?. The Lancet Psychiatry, 6(12), 984–985.
- Levin, J. B., Aebi, M. E., Tatsuoka, C., Cassidy, K. A., & Sajatovic, M. (2016). Adherence to Psychotropic and Nonpsychotropic Medication Among Patients With Bipolar Disorder and General Medical Conditions. Psychiatric services (Washington, D.C.), 67(3), 342 – 345.
- Remington, G., Addington, D., Honer, W., Ismail, Z., Raedler, T., & Teehan, M. (2017). Guidelines for the Pharmacotherapy of Schizophrenia in Adults. Canadian journal of psychiatry. Revue canadienne de psychiatrie, 62(9), 604 – 616. doi:10.1177/0706743717720448
- Roche, D. Russell, V. (2021). Can precision medicine advance psychiatry?, IRISH JOURNAL OF PSYCHOLOGICAL MEDICINE, 38(3), 163–168.
- Stahl's Essential Psychopharrmacology 3rd Ed, 272–599.
- Stephen M. Stahl(2013) Stahl's essential psycho– phramacology. Neuroscientific basis and practical approach. Cambridge university press; 4th Ed
- Stochl, Jan; Ford, Tamsin ; Perez, Jesus; Jones, Peter B. (2021). The Lancet Psychiatry, 8(5), 354–356.
- van Rensburg, B.J. ; Szabo, C.P.;Poggenpoel, M; Myburgh, C. (2013). Competence of Medical Students and Residents in Psychiatry Regarding Spirituality, at a South African School of Clinical Medicine. INTERNATIONAL JOURNAL OF PSYCHIATRY IN MEDICINE, 45(2). 175–188.

제 2 절 기타 생물학적 치료법

학습목표

- 전기경련치료의 개념과 적응증 및 부작용을 설명할 수 있다.
- 전기경련치료의 과정과 간호에 대해 설명하고 적용할 수 있다.
- 광선치료의 개념과 적응증 및 부작용을 설명할 수 있다.
- 광선치료의 방법과 간호에 대해 설명하고 적용할 수 있다.
- 수면박탈요법의 적응증 및 간호에 대해 설명하고 적용할 수 있다.
- 미주신경자극치료의 적응증 및 간호에 대해 설명하고 적용할 수 있다.

주요용어

- 대발작 grandmal seizure
- 미주신경 vagus nerve

1. 전기경련치료

전기경련치료(electroconvulsive therapy, ECT)는 1938년 이탈리아의 정신과 의사인 Ugo Cerletti와 Lucio Bini에 의해 처음 소개된 치료법으로 인위적인 대발작(grandmal seizure)을 유도하기 위해 환자의 머리에 전극을 붙이고 전류를 흘려보내는 치료방법이다. 전기경련치료는 정신의학에서 적용되는 치료 중 약물치료를 제외하고는 현재 가장 널리 사용되고 있는 신체적 치료방법으로 환자와 가족은 전기경련치료로 인한 뇌 손상 두려움을 가지고 있지만 아직까지 전기경련치료가 뇌 손상을 유발한다는 근거는 없다.

1) 작용기전

최근 다양한 측면에서 연구가 이루어지고 있으나 아직까지 전기경련치료의 확실한 작용기전은 알려진 바 없으며 뇌의 여러 부위에서 전기적, 생화학적, 내분비적, 유전적인 변화를 초래한다는 것이 가장 유력한 학설이다. 많은 연구결과 중 베타 아드레날린성 β-adrenergic 수용체 감수성의 하향조절, 세로토닌(5-HT2) 수용체의 증가, 감마아미노부티르산(GABA)의 합성과 유리의 감소 등이 가장 지지받고 있다.

2) 적응증

전기경련치료는 일차적인 치료법은 아니며, 약물치료에 반응이 없거나 약물 부작용이나 내성이 있을 때, 심한 자해나 영양장애로 신속한 효과가 필요한 경우, 다른 치료로 인해 대상자의 상태가 악화되는 경우, 대상자가 원할 때 적용이 되며 심한 우울장애, 다른 치료에 저항성을 보이는 조증, 조현병 등을 포함한 정신장애의 치료에 사용된다. 성공적인 전기경련치료 후에는 재발을 막기 위해 정신약물치료를 다시 시작한다.

3) 약물과 상호작용

단가아민 산화효소 억제제(MAOIS), 삼환계 항우울제(TCAS), clozapine을 제외한 항정신병 약물은 대부분 전기경련치료 기간 동안 함께 처방해도 문제가 나타나지 않지만 benzodiazepines의 경우 항경련 효과 있으므로 중단하는 것이 좋으며, seizure 기간을 연장시키고 섬망 위험을 높일 수 있으므로 금기사항이다.

(1) 주요우울장애

전기경련치료는 자살위험이 있는 우울장애, 항우울제에 반응하지 않는 경우에 효과적이며, 정신병을 나타내거나 정신운동 지연, 수면장애, 식욕 및 활력저하 등의 자율신경계 증상 변화를 동반하는 우울 대상자에게 특히 효과적인 것으로 알려져 있다.

(2) 조증

양극성장애의 급성 조증일 때 사용될 수 있으나 우울장애보다 결과가 좋지는 않다.

(3) 조현병

조현병은 만성인 경우보다 1년 미만의 급성일 때 효과가 좋고 특히 현저한 양성증상, 정동증상(우울이나 조증), 심한 긴장증에 효과적이며, 강직성 흥분이 나타날 경우 2~3회 만으로도 효과를 볼 수 있다.

(4) 기타

중증의 기질성 정신증, 섬망, 난치성 간질, 파킨슨증후군 및 신경성 피부염, 궤양성 위장염, 식욕부진, 오심 등과 같이 정신 · 신체적 문제가 있는 경우, 삼차신경통 등 급성 고통이 있는 경우에 효과적이다. 그러나 인격장애, 물질관련장애, 성장애, 명백한 정신병리가 동반되지 않은 만성 정신병 등은 적용되지 않는다.

4) 치료 횟수

치료 횟수는 통상적으로 대상자의 문제와 치료 반응에 따라서 다양하며, 증상 완화를 유지하기 위해 계속적으로 받기도 하지만 일반적으로 한 주에 2~3회 실시하고 매일 실시할 수도 있다. 보통 주요 우울장애는 6~12회(20회까지 가능), 조증의 경우는 8~20회, 조현병은 15회 이상, 긴장증과 섬망의 경우에는 1~4회 시행한다.

5) 금기

전기경련치료의 절대 금기사항은 뇌압 상승 우려가 있는 뇌종양, 두개내 출혈, 뇌동맥류, 정맥류, 망막분리, 울혈성 심부전, 심실부정맥, 최근의 심근경색, 잠재적 고혈압 등을 말한다. 고위험 임신을 제외한 임신은 산부인과 전문의의 자문하에 모든 임신 기간 중 전기경련치료를 할 수 있다.

6) 부작용

전기경련치료 중이나 후에 저혈압, 고혈압, 서맥, 빈맥, 부정맥이 일시적으로 나타날 수 있지만 오래 지속되지 않고 사라지며, 부작용으로 오심, 두통, 근육통, 골절 등이 발생할 수 있다. 전기경련치료의 가장 큰 부작용은 기억상실과 혼돈으로 과거의 기억에 문제가 생기는 역행성 기억상실은 여러 달 지속될 수도 있으며, 간혹 영구적일 수도 있다.

일반적으로 전기경련치료는 위험률이 낮으며, 마취상태에서 시행하므로 비교적 안전한 치료방법으로 여겨지나 마취에 취약한 대상자에게는 위험할 수 있다. 전기경련치료의 사망률은 매우 드물지만 심장병 과거력이 있거나 폐 손상, 중추신경계 병력 또는 마취 후 내과적 합병증을 가진 대상자들 에게는 위험률이 증가하므로 전기경련치료 전에 반드시 철저한 검사가 선행되어야 한다.

7) 치료과정 및 간호

(1) 사정

전기경련치료 시작 전 심혈관계, 폐기능 검사, 혈액 및 소변 검사, 골격 과거력과 X선 사정 등 신체검진이 수행되어야 한다.

간호사는 다음 내용을 대상자에게 사정할 수 있다.

- 기분상태, 타인과의 상호작용수준
- 자살생각, 자살계획, 자살수단
- 전기경련치료에 대한 불안이나 공포
- 사고 상태와 의사소통 유형
- 사건에 대한 기억력
- 전기경련치료에 대한 대상자와 가족의 지식정도
- 현재 및 과거의 약물 사용
- 활력징후와 알레르기 기왕력
- 일상생활 활동 수준

(2) 진단/목표

간호진단의 선택은 치료 전, 치료 중, 치료 후의 지속적인 사정에 근거하며, 가능한 간호진단과 목표는 표 5-2-1과 같다.

(3) 계획/중재

① 치료 전 간호

- 일반적으로 치료 팀은 정신과의사, 마취과의사, 2명 이상의 간호사로 구성되며 전신마취 하에 진행되므로 마취 전 기본검사, 전기경련치료 동의서, 마취과 자문, 6~8시간 전 금식, 의치, 안경, 콘택트렌즈, 장신구 제거 등 일반적인 수술 전 간호에 해당하는 준비가 필요하며 모든 치료 장비와 물품을 점검한다.
- 복용 중인 약물 중에 경련 역치를 상승 또는 저하시키는 약물, 마취제나 근육이완제의 대사에 영향을 미치는 약물이 있다면 중단한다.
- 시행 전 대소변을 보게 하고 전극부착을 위해 젖은 머리카락은 말리도록 하며 활력징후를 측정하여 기록하며 환의나 헐렁한 옷을 입도록 한다.
- 의사의 처방에 따라 18G를 사용하여 IV route를 확보하며 치료 30분 전에 분비물 감소 및 심박동률 증가를 위해 콜린성 차단제인 아트로핀(atropine sulfate) 이나 글리코피롤레이트(glycopyrrolate)를 투여한다.
- 전기경련치료에 대한 대상자의 불안을 감소시키기 위해 대상자 곁에 있어 주면서 긍정적인 태도를 유지하고 대상자가 감정을 말로 표현하도록 격려한다.

② 치료 중 간호

- 부작용 및 합병증의 유무를 확인하고 중재하기 위해 모니터링 장비와 의료진이 충분히 있는 곳에서 시행 한다.
- 대상자는 편평한 치료대나 이동침대(stretcher) 위에 베개 없이 앙와위로 눕힌다.
- 경련 시 기도확보를 위해 mouth gag를 치아 사이에 삽입하고 경련 후 제거한다.
- 간호사와 의사는 대상자의 머리 쪽에 선다.
- 양측 이마와 오른쪽 관자놀이 또는 머리 중앙선에서 오른쪽 1인치 부위와 편측 부위로 전극이 사용되는 부위이다.
- 심폐소생술 장비를 준비한다.
- 경련 시 팔, 다리 손상을 예방하기 위해 대상자의 어깨, 발목, 팔목을 부드럽게 잡으면서 지지하고 턱을 두 손으로 지지한다.
- 전신마취로 잠이 들면 경련에 대한 근육의 반응을 최소화하기 위해 근육이완제(succinylcholine)를 정맥주사한다.
- 마취과 의사는 대상자에게 100% 산소로 호흡시키고 정신과 의사는 전극을 부착하고 전기자극을 준다.

표 5-2-1 ETC 대상자를 위한 가능한 간호진단과 목표

간호진단	목 표
전기경련치료 처치와 관련된 불안 (중등도 이상)	대상자는 전기경련치료 처치에 대한 자신의 감정을 표현하고 불안이 감소되었다고 말한다.
전기경련치료의 필요성, 부작용에 대한 지식부족	전기경련치료에 대해 설명을 들은 후 ECT의 필요성, 부작용에 대해 이야기 할 수 있다.
전기경련치료와 관련된 손상위험성	손상 없이 처치를 받는다.
의식수준의 변화와 관련된 신체적 외상의 위험(흡인)	전기경련치료의 처치 동안 흡인을 경험하지 않는다.
전기경련치료 처치 중 미주신경자극과 관련된 심박출량 감소	처치 중과 후에 혈압, 심박동 등은 기준에 변화가 없으며, 청색증, 정신상태변화 등을 보이지 않는다.
전기경련치료 부작용과 관련된 기억장애	전기경련치료 처치 후에도 현실 지남력을 유지한다.
기억상실과 관련된 자기돌봄 향상을 위한 준비	자기 돌봄 요구는 항상 충족된다.
혼돈과 기억상실로 인한 활동 지속성 장애의 위험	최상의 기능수준으로 치료적 활동에 참여한다.

- 전류가 흐르면 곧 턱과 안면근육이 순간적으로 수축한다. 10~20초간 강직기(tonic phase)가 오고 그 다음 간대기(clonic phase)를 거쳐 경련이 끝나게 된다. 치료 효과가 있으려면 최소 25초 이상 경련이 지속되어야 한다. 경련이 2분 이상 이상 지속되거나 간질중첩(status epilepticus)이 나타나는 경우에는 바비튜레이트(barbiturate)나 디아제팜(diazepam)을 주사한다. 만약 경련이 유발되지 않으면 20~40초 지난 후에 더 높은 강도의 자극을 적용한다.
- 침의 흡인을 방지하기 위해 머리를 옆으로 돌린다.
- 간호사는 전기경련치료 전 · 후에 활력징후를 측정하며 마취의는 대상자가 자발적으로 호흡할 수 있을 때까지 치료 전 과정 동안 산소를 투여하며 자발적인 호흡을 하지 않으면 심폐소생술을 한다.

③ 치료 후 간호

- 대상자가 깰 때까지 5분 간격으로 활력징후를 측정하고 그 후에는 15분 간격으로 확인하며 완전히 깨어날 때까지 집중관찰한다.
- 지남력을 평가하고 정보를 제공하며 기억장애 및 일시적인 혼돈이 있는 경우 해를 입지 않도록 잘 관찰하고 필요시 반복 설명을 해 준다. 대상자가 기억상실로 힘들어하면 간호사는 전기경련치료 그 자체나 처치 바로 전 단계의 일을 포함한 일부 내용을 제외한 나머지 기억들은 수 주 또는 늦어도 6개월 뒤에는 거의 회복할 것이라고 안심시켜 준다.
- 두통이나 구토 여부를 확인하고 활력징후 및 정신상태가 안정되고 구개반사가 회복되면 금식을 해제하고 투약 및 식사를 제공한다.
- 시행 전후 대상자 상태, 시행시간, 투여된 약물, 활력징후, 경련상태, 회복상태 등을 사정하여 기록한다.
- 치료 후 적어도 12시간 동안은 집중관찰하고 48시간 동안 계속 관찰하면서 추후 치료 약속을 지키도록 대상자를 지지한다.

2. 광선치료

광선치료(phototherapy)는 실내 채광보다 5~20배 정도 밝은 1,500~2,500Lux 이상의 인공적인 빛에 대상자를 노출시켜 치료하는 방법으로 일반적으로 2,500Lux-~10,000Lux의 광선이 사용된다. 빛은 밝으면 밝을수록 더욱 효과적이며, 노출되는 광선의 강도와 시간, 기간 등에 따라 효과는 다양하다. 자연스러운 신체생활 주기를 고려하여 오전 중에 치료를 받는 것이 좋으며 효과는 보통 4~5일 이내에 나타나며 대부분의 대상자들은 첫 1~2주 이내에 반응을 보인다.

광선치료는 내성이 없고 가정에서도 치료받을 수 있으며 일상생활에 지장을 초래하지 않아 긍정적인 치료방법이긴 하지만 지속적인 효과여부에 대해 완전히 확인된 것은 아니다.

1) 작용기전

광선치료는 빛과 어둠에 관계되는 생물학적 리듬에 바탕을 두고 있으나 정확한 기전은 알려진 바 없다. 치료효과는 피부가 아니라 시각에 의한 것으로 나타나며, 눈이 뇌에 메시지를 보내고 세로토닌, 도파민 같은 뇌신경 전달물질 체계의 역할을 이끌어 낸다고 생각하고 있다. 멜라토닌 분비의 변화에서 비롯된다는 멜라토닌 가설도 있으며, 유전적인 신경화학적 취약성으로 인해 자연 광선에 대한 적절한 노출의 부재로 계절성 정동장애를 유발시키는 것으로 나타나기도 한다.

2) 적응증

광선치료는 계절성 정동장애(seasonal affective disorder, SAD)에 효과적이며, 단독 또는 항우울제와 병용해서 사용할 수 있다. 비교적 많은 사람들에게 안전하고 효과적인 치료방법이지만 주요 우울장애, 자살충동 등 중증 대상자에게는 충분한 효과가 나타나지 않을 수 있다. 약물치료에 반응하지 않거나 비약물치료를 선호하는 대상자에게 유용하며, 약물치료와 함께 적용해 볼 수 있다.

3) 부작용

광선치료의 부작용은 일반적으로 심하지 않으며, 가장 흔한 부작용은 눈의 피로감, 두통, 불면증, 초조, 피로, 오심, 안구와 비강의 건조 등이 나타날 수 있다. 이러한 부작용들은 치료 시간을 줄이거나 빛으로부터 거리를 멀리함으로써 조정할 수 있으며, 특히 대상자가 이전에 안과 문제가 있었다면 안과 의사와 상의 후 주의 깊게 사용해야 한다.

3. 수면박탈요법

수면박탈요법(sleep deprivation therapy)은 총 36시간 또는 부분적으로 잠을 못 자게 하는 방법으로 REM(rapid eye movement) 수면만 박탈할 수도 있다. 이 시간 동안 대상자는 혼자 지내거나 집단에 속해도 되며 어떠한 활동에 참여해도 무방하다. 수면박탈은 우울장애 대상자에게서 일시적으로 증상을 호전시킬 수 있다. 하지만 밤 동안 2시간 정도의 짧은 시간이라도 잠을 자게 되면 다시 우울증이 나타나는 단점으로 인해 많이 사용되지는 않고 있다.

일반적으로 약물치료를 병행하는 것이 효과적이며, 우울장애의 단기요법, 항우울제의 효능을 증진시키기 위한 보조요법, 월경 전 불쾌장애의 치료법으로 사용될 수 있다.

1) 작용기전

수면박탈요법의 항우울 효과에 대한 생물학적 작용기전은 아직 밝혀진 바 없으나 수면박탈이 REM 수면을 차단하여 작용한다는 가설과 수면박탈에 따른 신경내분비계의 변화로 기인한다는 제안도 있다.

2) 적응증

우울장애 대상자가 수면박탈 후 가장 호전을 보였으며, 일부 연구에서는 계절성 정동장애 대상자들이 수면박탈요법에 긍정적인 반응을 보이는 것으로 나타났다.

3) 부작용

수면박탈이 조증을 유발시킬 수 있다는 제안이 있어 양극성장애 조증이 의심되거나 양극성장애의 가족력이 있는 대상자들에게는 주의해서 사용하여야 하며, 수면을 방해하는 다양한 생활사건들로 인해 조증이 발생되지 않도록 해야 한다.

4. 미주신경자극치료

미주신경 자극치료(vagus nerve stimulation, VNS)는 가장 최신의 신체적 치료법으로 피부에 이식한 전기적 장치로 미주신경을 자극하여 경련의 치료에 도움이 되는 방법이다. 미주신경 자극치료 장치는 외래에서 전신마취 하에 이식한다.

1) 작용기전

아직 미주신경자극의 정확한 기전은 밝혀진 바는 없으나 항우울제와 같이 norepinephrine, serotonin, GABA, glutamate 등과 같은 신경전달물질 체계에 작용하는 것으로 추정된다.

2) 적응증

현재 미국에서 간질 대상자의 치료법으로 인정되고 있으며, 우울과 같은 정서장애, 불안장애, 비만, 만성 통증 증후군, 중독, 수면장애 등의 치료에 효과적이다.

3) 부작용

가장 흔한 부작용은 자극으로 인한 쉰 목소리이며 기침, 두통, 호흡곤란, 목의 통증, 이식부위 불편함 등이 있다. 가끔은 절개부위 감염, 성대마비, 안면근육 마비, 심박동 변화 등이 발생한다.

5. 경두개자기장자극치료

경두개자기자극술(transcranial magnetic stimulation, TMS)은 전자기 코일에서 발생한 자기장을 머리 표면을 통해 전달하여 뇌신경세포를 자극하는 비침습적 치료방법이다. 최근 경두개자기자극술는 주요우울증, 환청이 주 증상인 조현병, 급 · 만성 통증, 기타 다양한 정신장애 및 신경질환에 효과가 있는 것으로 알려졌다.

6. 요약

- 전기경련치료는 뇌에 인위적으로 대발작을 유도하는 것으로, 작용기전은 뇌에 전기적, 생화학적, 내분비적, 유전적인 변화를 초래한다는 것이 가장 유력한 학설이다.
- 전기경련치료 적응증은 약물치료에 반응이 없거나 약물 부작용이나 내성이 있을 때 등이나 우울장애, 조증, 조현병 등을 포함한 정신장애의 치료에 사용된다.
- 전기경련치료의 일반적인 부작용은 일시적인 기억상실과 혼돈이다.
- 간호사는 전기경련치료 처치 전, 처치 중, 처치 후에 간호사정, 간호진단, 간호목표, 간호수행 등 간호과정을 적용하여 전기경련치료로 인한 문제발생 및 예방을 하여야 한다.
- 기타 생물학적 정신치료는 광선치료, 수면박탈요법, 미주신경자극치료, 경두개자기장자극치료 등이 있다.

풀어보기

1. 전기경련치료에 대한 설명으로 맞는 것은 무엇인가?

① 1952년 Cerletti와 Bini에 의해 처음 소개되었다.
② Lithium 복용 중인 양극성장애 대상자에게 효과적인 치료법이다.
③ 인위적인 소발작을 유도하기 위해 두피에 전류를 흘려보내는 방법이다.
④ 시행 전에 분비물을 억제하고 서맥을 예방하기 위해 근육이완제를 주사한다.
⑤ 뇌종양, 뇌동맥류 등 뇌압 상승의 우려가 있는 대상자에게는 시행하지 않는다.

2. 전기경련치료의 과정 및 간호에 대한 설명으로 옳은 것은 무엇인가?

① 간호사는 ECT 후에 활력징후를 측정하고 기록한다.
② 간질중첩이 나타나는 경우는 barbiturate를 주사한다.
③ 치료 후 나타날 수 있는 대상자의 기억상실은 영구적이다.
④ 혀를 보호하고 기도를 확보하기 위해 설압자를 제공한다.
⑤ 부분마취하에 시행하므로 동의서, 금식 등의 준비는 필요하지 않다.

3. 다음 중 광선치료에 가장 효과적인 질병은 무엇인가?

① 조현병 ② 인격장애 ③ 불안장애 ④ 양극성장애 ⑤ 계절성 정동장애

4. 수면박탈요법에 가장 효과적인 질병은 ( )이다.

5. 미주신경자극치료에 대한 설명으로 옳은 것은 무엇인가?

① 전기경련치료처럼 인위적인 발작을 유도하는 방법이다.
② 머리에 부착한 전기 장치로 신경을 자극하는 치료법이다.
③ 가장 흔한 부작용은 두통, 부정맥, 혼돈, 골절, 기억상실 등이 있다.
④ 간질 대상자, 불안장애, 중독, 만성 통증 증후군 등의 치료에 효과적이다.
⑤ 약물치료에 반응하지 않거나 비약물 치료를 선호하는 대상자에게 유용하다.

정답

1. ⑤ 2. ④ 3. ⑤ 4. 우울장애 5. ④

>> 참고문헌

- 김성재 외(2016). 정신건강간호학, 정담미디어.
- 김수지 외(2012). 원리 및 실무중심의 정신간호학, 수문사.
- 도복늠 외(2016). 최신정신건강간호학, 정담미디어.
- 민성길(2015). 최신정신의학(제6판), 일조각.
- 박현숙 외(2016). 실무중심의 정신건강간호학, 현문사.
- 이경희 외(2015). 정신건강간호학, 퍼시픽북스.
- 김성재 외(2023). 정신간호총론(제9판 수정판), 수문사.
- Abrams, R.(2002). Electroconvulsive therapy. New York: Oxford University Press.
- Aiken, T.d. (2004). Legal, ethical and political issues in nursing (2nd ed.). Philadelphia: F.A. Davis.
- Avery, D. H., Eder, D. N., Bolte, M.. A., Hellekson, C. J., Dunner, D. L., Vitiello, M. V., & Prinz, P. n.(2001). Dawn simulation and bright light in the treatment of SAD: A controlled study. Biological Psychiatry, 50, 205-216.
- Ben-Menachem, E.(2001). Vagus nerve stimulation, side effects, and long term safety. J Clin neurophysiol, 18:415.
- Colombo, C. et al.(2000). Total sleep deprivation combined with lithium and light therapy in the treatment of bipolar depression: replication of main effects and interaction. Psychiatry Res, 95:43.
- Folk, J. W., Kellner, C. H., Beale, M. D., Conroy, J. M., & Duc, T. A. (2000). Anesthesia for electroconvulsive therapy: A review. Journal of ECT, 16, 187.
- George, M. S., Nahas, Z., Borckardt, J. J., Anderson, B., Foust, M. J., Burns, C., et al.(2007). Brain stimulation for the treatment of psychiatric disorders. Current Opinion in Psychiatry, 20(3), 250-254.
- Rush, A. J., Sackeim, H. A., & Marangell, L. B. (2005). Effects of 12 months of vagus nerve stimulation in treatment-resistant depression: A naturalistic study . Biological Psychiatry, 58, 355-363.

chapter

06

정신사회적 치료

1절 • 정신치료
2절 • 가족치료
3절 • 인지행동치료
4절 • 환경치료
5절 • 활동치료

제 1 절 정신치료

학습목표

- 정신치료(psychotherapy)를 정의한다.
- 지지정신치료와 통찰정신치료의 차이를 설명한다.
- 여러 가지 정신치료 접근법과 각 접근법에서 사용하는 핵심기술을 설명한다.
- 집단치료의 장점에 대해 설명한다.
- 집단치료에서 간호사의 역할을 설명한다.

주요용어

- 지지정신치료 supportive psychotherapy
- 대인관계 분석치료 interpersonal psychotherapy
- 실존주의 정신치료 existential psychotherapy
- 분석적 정신치료 psychoanalytic psychotherapy
- 단기역동 정신치료 brief dynamic psychotherapy
- 인지행동치료 cognitive behavioral psychotherapy
- 정신분석 psychoanalysis
- 집단치료 group psychotherapy
- 통찰치료 insight psychotherapy
- 심리극 psychodrama

정신치료(psychotherapy)란 심리적 수단에 의해서 인격과 정서장애를 치료하는 것을 말한다. 즉, 전문적 수련을 받은 정신치료자가 언어적 의사소통을 통하여 대상자의 행동을 변화시켜서 환자로 하여금 자신의 삶을 통제할 수 있는 능력을 갖게 하는 것을 목적으로 하는 심리적인 치료방법이다.

정신치료는 각 치료자들의 인간행동에 대한 철학과 이론적인 신념에 따라 치료적 접근법이 개발되어, 정신질환 뿐 아니라 임상의 여러 전문치료에 적용되고 있다. 정신치료는 크게 정신역동적 이론(정신분석치료), 인본주의적 이론(인간중심치료), 인지적 이론(인지행동치료), 실존주의 치료 접근법으로 분류할 수 있다.

정신치료의 원칙은 대상자의 증상을 제거하거나 완화시키고, 인격의 성장과 발전을 도와서 현실에 잘 적응하도록 도와주는 방법이다.

정신치료가 적용될 수 있는 범위는 신경증적 장애, 정신병적 장애, 인격장애, 정신생리장애, 심리적 위기 등과 같은 심인성 장애와 알코올 의존 및 약물남용, 비행 등을 포함한 행동장애이다. 치료의 목표는 현재 나타난 문제를 치료하는 것이며, 환자의 불안 및 고통 완화, 인격구조의 변화, 환자의 자아강화, 정서적 또는 성숙한 대인관계 증진과 적절한 행동을 수행하는 환자의 능력을 향상시키는 것이다.

정신치료는 치료자와 치료 대상자 수에 따라 개인정신치료(individual psychotherapy)와 집단정신치료(group psychotherapy)로 구분하는 것이 일반적이며, 정신치료의 목적에 따라 대상자의 약해진 자아를 지지해 주는 지지정신치료(supportive psychotherapy)와 병식(insight)을 갖도록 하는 통찰정신치료(insight psychotherapy)로 나뉜다. 지지정신치료에는 안심, 지지, 환기, 제반응, 설득, 암시 등의 방법이 있으며, 통찰정신치료에는 정신분석치료, 대인관계 분석치료, 단기역동정신치료, 실존주의 치료 등이 있다.

1. 개인정신치료

1) 지지정신치료

지지정신치료(supportive psychotherapy)는 가장 흔히 널리 사용하는 정신치료이다. 지지정신치료는 성격의 변화가 아니라 증상의 제거와 완화가 목적인 정신치료방법으로 대상자의 약해진 자아기능을 강화하여 외적 자극과 내적 갈등을 이겨내고 해결할 수 있도록 도와준다. 지지정신치료는 정신역동적 이해를 바탕으로 하지만 대상자 문제의 무의식적 내용을 밝히기 보다는 적응적 방어기제를 강화시키고, 비적응적 방어기제는 억제시키게 도와준다. 따라서 대상자의 무의식적인 측면은 탐색하지 않으며 안심, 설득, 지지 등을 사용하여 치료한다. 지지정신치료는 주된 기법으로 사용되기도 하고, 분석적 정신치료의 보조기법으로 사용되기도 한다.

지지정신치료에서 사용되는 기법은 다음과 같다.

(1) 안심

안심(reassurance)은 가장 빈번하게 사용하는 치료기법으로, 우울해하거나, 불안한 대상자의 문제를 경청한 후 치료자의 권위를 이용해서 지지해 주고 마음을 든든하게 안심시키는 것을 말한다. 이 치료기법은 일시적이지만 통찰까지 필요 없는 가벼운 증상에는 매우 좋은 효과를 보이기도 한다.

(2) 지지

지지(supportive)는 환자가 말하는 것을 진지하게 경청해 주고 고개를 끄덕이는 등 수긍하며 이해하는 자세를 취하거나, 격려하는 기법이다. 이것은 여러 어려운 상태에서 감정적으로 고생했지만 나름대로 이겨내려고 했던 환자에게 '그처럼 어려운 처지에서 잘 견뎌냈다'고 이해하는 자세를 취하는 것을 뜻한다. 그러나 대상자를 제대로 이해하지 못한 상태에서 죄책감이 있는 대상자에게 '당신이 옳다'고 말하는 관습적인 위로는 오히려 자신을 이해해주는 사람은 없다고 느끼며 절망을 줄 수 있기 때문에 주의해야 한다.

(3) 환기

환기(ventilation)는 대상자가 말하기 힘든 문제를 남에게 털어놓게 함으로써 불안, 초조, 답답한 마음이 후련하다고 느껴질 정도로 지지하는 방법이다. 치료자는 가능하면 대상자의 이야기를 방해하지 말고 이해하고 공감한다는 자세를 가지는 것이 중요하다. 이 기법은 지금까지 혼자서 속으로 꾹 참고 힘들었던 감정을 표현하는 것만으로도 상당한 치료효과가 있다.

(4) 제반응

제반응(abreaction, 감정정화)은 해제반응이라고도 하며, 이것은 문제가 되었던 유발요인을 찾아 다시 경험해 보면서 불안을 감소시키는 지지치료방법이다. 이 방법은 무의식에 억압되어 있던 기억이 다시 살아나면서 그동안 마음속에 쌓였던 감정을 표출함으로써 지지치료의 효과를 볼 수 있다. 치료자는 이때 대상자를 사정하고, 설명, 설득, 암시를 통해 문제의 극복과 해결을 도와주게 된다. 이때 발산되는 감정은 슬픈 감정, 애도, 분노, 공포, 혐오감 등이다.

(5) 설득

설득(persuasion)은 환자의 잘못된 반응에 대하여 권유나 설명을 통하여 자기 문제를 스스로 돌아보도록 하고 직접 논리적으로 호소하거나 교육시키는 것을 말한다. 이를 통해 자아를 강화하여 증상을 완화시키고, 충동이나 욕구불만, 대상자의 잘못된 생각, 습관과 행동을 수정한다. 설득에서는 대상자의 인격을 이해하고 역동을 이해하기 보다는 대상자의 이성, 도덕, 의지에 직접 호소하는 데 역점을 두지만, 결코 야단치는 것이 아니라 합리적 사고를 갖게 해주고 더불어 격려하는 태도가 필요하다.

(6) 암시

암시(suggestion)는 치료자가 권위와 자신감을 가지고 대상자에게 증상이 호전될 것이라는 생각이나 신념을 갖게 하는 방법이다. 대상자는 치료자에게 느끼는 기대와 존경심으로 치료자의 말을 그대로 받아들이고 믿게 된다. 암시는 문제를 근본적으로 해결해주는 방법은 아니나 당장의 고통을 감소시키고 증상으로 인해 생길 수 있는 이차적 이득을 차단시키는 효과가 있다. 암시기법이 적용되는 대상자는 어린이, 지적수준이 낮은, 미숙하고 히스테리적 성격, 사고 뒤에 오는 불안상태 등에서 좋은 효과를 나타낼 수 있다.

(7) 마취합성

마취합성(narcosynthesis)은 표현하기 어려운 정신적 문제를 의식적으로 억제하여 긴장이나 증상이 심해질 때 사용하는 방법으로 아미탈 또는 펜토탈 소디움(amytal or pentothal sodium)을 투여하면 의식적인 자제(conscious control)가 사라지고 억제에서 해방되어 억압된 내용이 의식계로 나오게 된다. 이것은 해리성 장애, 초기 외상후 스트레스 장애, 급성 불안장애, 특히 최근 심리적인 충격을 받은 대상자에게 유용하다.

2) 통찰정신치료

통찰정신치료(insight psychotherapy)는 무의식을 의식화하여 병식(insight)을 갖도록 하는 과정으로 대상자가 자기 자신에 대해 어느 정도로 깨닫게 할 것인가 또는 실생활에서는 어느 정도 변화를 일으킬 것인가에 따라 여러 수준으로 구분할 수 있다. 대상자에 따라 치료의 범위와 깊이를 결정한다.

(1) 정신분석

정신분석(psychoanalysis)은 통찰정신치료 중 가장 고차원적이며, 어린 시절을 중심으로 과거의 심리적 상처가 억압되어 무의식적 갈등이 생겼을 때 나타나는 대상자의 심리적 문제를 치료하는 역동적인 방법이며, 치료의 목표는 인격의 재구조화이다. 표 6-1-1에 단기역동정신치료, 분석적 정신치료, 정신분석의 차이가 서술되어 있다.

프로이트는 히스테리 신경증 환자를 최면술로 치료하였고, 그 한계를 인식하게 된 후 자유연상이라는 기법을 사용하기 시작하였다. 그 후 치료자와 환자를 치료적 동맹의 관계로 전제하였으며, 꿈의 해석, 전이와 저항의 해석 및 훈습 등의 기법을 추가로 사용하기 시작하였다. 정신분석은 인격발달과정의 장애를 극복하기 위한 것으로 인격을 재구성하고 대상자의 자아기능을 강화시키게 된다. 치료과정에서 중요한 사람과의 관계 상황이 재현되며, 통찰이 요구된다.

정신분석치료는 대상자의 문제가 주로 어린 시절에 경험한 과거의 심리적 상처가 억압되어 무의식적 갈등이 생겼을 때 이를 역동적으로 무의식적 체험을 의식화한다. 정신분석치료의 중요한 목적은 이러한 과거의 갈등으로 인해 무의식적으로 억압된 성욕이나 공격성의 본질과 자기 문제의 핵심을 통찰하고 전체 인격구조를 다시 통합되도록 하는 것이다.

치료자는 대상자의 연상을 해석 하며 균형을 이루고 대상자를 이해하게 된다. 특히 대상자가 불안에 대처하게 될 때 자주 사용되는 방어기제를 이해하게 된다. 이러한 과정을 통해 방어기전을 긍정적으로 수정하거나 제거하는 것이다.

정신분석을 시행하는 대상자 중 과거의 경험에 대한 이해를 통해 증상 완화를 얻을 수 있는 경우, 분석 과정 중 나타나는 강력한 감정 반응을 견딜 수 있는 능력이 있거나 과거와 현재 모두에서 의미가 있는 관계가 있는 경우 효과를 기대해 볼 수 있다. 즉, 갈등의 원인이 내면적인 경우 갈등이 오이디푸스 콤플렉스와 연관되어 있는 경우이다. 질환으로 보았을 때 불안장애와 전환장애, 우울장애, 기타 사회적응장애, 알코올 또는 약물중독을 겸하지 않은 성격장애, 성 장애, 심하지 않은 정신생리장애와 회복기나 경계상태의 정신질환 등이다.

그러나 급성기 조현병과 기분장애는 치료대상에서 제외되며, 심한 정신신체 증상이 있는 사람에게서는 치료의 효과를 기대할 수 없다. 그 외 40세 이상의 성인, 반사회적 성격장애, 낮은 지능, 교정 불가능한 환경에 노출되어 있을 때, 치료시간이 충분하지 않을 때, 치료자가 알거나 생활에 관계되는 사람인 경우는 치료를 피하는 것이 바람직하다.

프로이트의 정신분석은 1910년 후반 아들러(Adler)의 개인심리학(individual psychology)과 융(Jung)의 분석심리학(analytic psychology)을 통해 수정 · 개발되며 발전하였다. 초기에는 무의식 속에 잠재된 이드(id)를 의식화하려는 노력을 치료과정으로 보았다. 그래서 인간의 공격적 욕구, 성적욕구 같은 기본욕구와 억압된 과거의 기억과 인생 초기의 경험을 치료 대상자가 깨닫고 인식할 수 있게 하였다. 이에 비해 후기에는 개인 인격구조를 이해하고 불안을 대처하기 위해 자주 사용하는 방어기전을 이해할 수 있도록 하는 자아심리학(ego psychology)을 중점으로 치료목표를 두었다.

정신분석은 소정의 훈련을 받은 정신분석가(psychoanalyst)가 진행할 수 있다. 치료 시작 전 정신장애 대상자와 치료 계약 후에 시작한다. 대개 대상자를 긴 의자(카우치, Couch)에 비스듬히 눕혀 놓고 치료자는 그 뒤편에 앉는다. 정신분석 시간은 1회당 45~55분 정도로, 매주 4~5회를 최소 3년 이상 장기적으로 실시한다.

이런 점은 정신분석치료가 사회 · 경제적 수준, 지적 수준, 정신과적 측면에서 한계가 될 수 있다. 치료과정은 치료자가 미리 계획한 질문은 하지 않고 대상자의 마음에서 떠오르는 생각을 자유롭게 표현하도록 자유연상을 시킨다.

◎ 자유연상

자유연상(free association)은 의식적인 통제를 중지하고 이완된 상태에서 마음속에 떠오르는 생각이나 느낌을 논리적으로 적절함과 관계를 판단하지 않고 머리에 떠오르는 모든 것을 솔직하게 말하는 것이다. 이런 과정을 촉진하기 위해 대상자는 소파나 안락의자에 누우며, 치료자는 대상자의 사고흐름을 방해하지 않기 위해 뒤에 앉아 시선 접촉을 피한다. 실제로 자유연상을 하며 무의식에 억압된 기억과 감정이 떠오르기 때문에 대상자가 자유연상 도중 여러 저항이 나타날 수 있다. 치료자는 첫 면접 시 이러한 부분을 강조하여 대상자에게 설명하고 중간에 "지금 당신 머리에서 무슨 생각을 하는지 말해 줄 수 있습니까?", "그것과 연관되어 머리에 떠오르는 생각은 무엇입니까?" 등의 질문을 할 수 있다. 그러므로 자유연상을 시작하기 전 치료자는 우선적으로 대상자의 과거를 파악하고 이해해야 한다. 그러한 과정을 통해 치료자는 과거의 사건들이 대상자의 감정에 어떤 영향을 미쳤는지를 파악할 수 있다. 치료자는 대상자가 표현하는 내용의 주제와 반복해서 일어나는 왜곡된 행동을 주의 깊게 듣는다. 그리고 여러 방법을 사용해서 그 부분을 명확히 하도록 도와준다.

자유연상이 진행되면서 대상자는 무의식의 내용이 의식에 나오지 못하게 억압을 할 수 있다. 억압(repression)은 너무 위협적이거나 고통스러운 의식적으로 용납할 수 없는 불쾌한 감정, 경험과 동기 등을 강하게 무의식 속으로 몰아내는 무의식적 과정이다. 이런 경우 대상자는 심한 불안을 호소할 수 있다. 치료자는 자신이 파악한 전이와 저항 그리고 정신방어기제, 무의식의 내용 등을 적절한 시기에 대상자가 이해할 수 있도록 그 의미를 해석해 준다. 그러나 감정적으로는 중립을 취해야 한다.

◎ 통 찰

치료 대상자가 억압된 감정과 사회적으로 수용이 불가능한 사고, 분노 등을 의식적으로 자각하고 있을 때 통찰(insight)이 있다고 말한다. 통찰은 이전까지는 의식에서 서로 관계없다고 여겨왔던 기억, 감정반응, 사고, 행동양상 등이 서로 밀접하게 관련되어 있다는 것을 대상자가 인정하는 것이다. 대상자가 통찰을 갖게 되면 자신의 증상과 행동의 무의식적인 의미와 근원을 이해하게 된다. 통찰을 확인하기 위해서는 대상자에게 자신의 병적 상태, 정도와 동기를 인지하는지를 파악해야 한다. 지적 통찰은 증상이나 행동의 원인과 결과에 대한 이해이고, 감정적 통찰은 그러한 증상이나 행동과 관련된 고통스럽거나 놀랍거나 분노의 감정을 이해하거나 재경험하는 것을 말한다.

◎ 전 이

전이(transference)는 치료과정 중 대상자가 치료자에게 긍정적 또는 부정적 감정을 강하게 나타내는 무의식적인 현상으로 치료초기부터 나타날 수 있다. 이 감정은 치료자에 대한 감정이 아닌 대상자가 어린시절 관계된 중요한 사람에서 나타났던 반응, 행동방식, 태도, 감정들이 분석과정 동안 치료자와의 관계로 전이되어 재현되는 것을 말한다. 즉, 과거 유아기에 부모나 부모대리자에게 경험한 사랑과 미움이 재현되는 현상이다. 정신분석과정에서 전이를 해석함으로써 해결되지 않은 유아기의 갈등을 의식화시킬 수 있으며, 신뢰와 사랑이 두드러질 때를 긍정적 전이, 증오와 불신이 생길 때를 부정적 전이라 한다. 전이의 발생에 관여하는 주요 방어기전은 전치(displacement), 투사(projection), 투사적 동일시(projective identification)가 있다.

전이 현상의 바탕은 치료자에 대한 전이감정인데, 이러한 감정은 사랑과 미움이 복합된 양가감정일 수 있으며, 과거의 중요한 대상들에 대한 환자의 다양한 감정들이 치료자를 통해 시시각각으로 나타나고 사라지며, 강화되고 약화되기도 한다.

◎ 역전이

역전이(counter transference)란 치료자가 무의식적으로 대상자를 과거 자신에게 중요한 인물로 부각시키고 느꼈던 감정을 대상자에게 동일하게 느끼는 것을 말한다. 치료자는 자신이 보이는 반응이 어떤 특정 대상자에게만 보이는 반응인지, 아니면 모든 대상자에게 보이는 반응인지를 확인해야 하며, 이러한 반응이 자신의 해결되지 못한 갈등에서 기인한 것인지, 대상자의 투사에 대한 반작용인지를 구별할 수 있어야 한다. 역전이는 정신치료의 실패요인이 될 수 있기 때문에 치료자는 역전이를 극복하거나 예방해야 한다. 치료자는 참여적 관찰자로서 환자와 현실에 기초하여 같이 문제해결을 하기 위해 노력해야 하며, 서로 믿고 협조하는 치료적 동맹 관계를 유지해야 한다.

◎ 저 항

저항(resistance)은 대상자가 치료과정 중 자신의 무의식적 갈등이나 감정의 의식화를 받아들이지 못하고 억압하려고 하는 것을 말한다. 이는 치료과정 중 대상자는 자신의 무의식이 의식화되는 것을 받아들이기 힘든 시점에 도달하게 된다. 이러한 무의식적 요소가 의식으로 나타나게 될 때 대상자 머리에 떠오르는 것을 말하지 못하게 막는 정서적 차단이 바로 저항이다.

저항은 여러가지 형태로 나타날 수 있는데 자유연상이 되지 않고 중단되거나, 치료시간에 자주 결석이나 지각을 하거나 치료환경에 대하여 트집을 잡을 수 있다. 또한 대상자는 특별한 이유 없이 주제를 바꿀 수도 있다. 이는 고통스러운 인식과 감정의 억압뿐만 아니라 회상의 이해에 대한 저항이 있기 때문이다. 대상자가 저항을 보일 때는 비난이나 처벌로 다루지 않고 호기심과 흥미를 가져야 한다. 저항은 나타나는 즉시 규명하고 해석해야 다음 단계로 치료가 진행될 수 있다. 대부분의 저항은 환자도 모르게 무의식적으로 일어나는 과정이므로 치료자의 수용적이고 무비판적인 태도는 대상자의 저항을 감소시키고 감정과 생각을 표출하는 데 효과적인 방법이 된다. 대상자는 대처방법을 스스로 배우고 결정해야하기 때문에 치료자는 대상자가 주로 이야기하도록 수동적 역할을 해야 하며, 현실의 문제와 상황을 해결하는 데 암시하고 지시하는 것은 삼가 해야 한다.

◎ 해 석

해석(interpretation)은 치료관계에서 중요한 기법으로, 대상자가 지금까지 깨닫지 못하고 이해하지 못한 무의식의 심리적 사건과 정신현상들을 관찰하고 이해할 수 있도록 돕는다.

치료자는 대상자가 표현한 사실을 구체적이고 상세하게 살펴보며 의미를 정확하게 확인하고 명료화한다. 또한 환자의 말이 모순되거나 일관성이 없을 때 이를 지적하고 설명해 보라고 하는 직면의 기법도 사용한다. 치료자는 자신이 파악한 전이와 저항, 방어기제, 무의식의 내용 등을 적절한 시기에 환자가 이해하도록 그 의미를 해석해 준다.

해석의 목적은 억압을 풀고, 무의식적 감정과 사고를 의식화하여 갈등을 처리방법을 개발하고 이차적 이득과 대상자의 저항 및 방어기전을 설명하는 것이다. 실제로 중요한 측면의 해석은 대상자의 행동과 감정에 대한 부분이며, 대상자의 문제에 대한 원인을 찾아낼 수 있지만 대상자 스스로 자기이해를 하지 않는다면 치료자의 해석은 아무 소용이 없게 된다.

그러므로 치료자는 대상자의 불안정도, 현실에서의 충격정도, 부정적 전이 등을 고려하여 적절한 시기에 해석해야 한다. 치료자는 해석을 진행하면서 옳고 그름을 판단하지 않고 충고나 암시, 지시를 최소화해야 한다.

◎ 꿈의 분석

꿈은 무의식을 이해하는 중요한 현상이며, 프로이트는 전통적인 정신분석에서 꿈의 해석을 시도하였다. 꿈은 대상자의 내재된 욕구의 만족이나 갈등의 해결을 나타낸다. 꿈에 나타나는 것은 대상자의 마음속의 갈등으로 꿈은 갈등이 자극하게 되어 꿈 자체가 가지고 있는 뜻을 파악하지 못하고 꿈에 투사된 대상자의 스스로의 문제와 갈등만을 보기 쉽다.

프로이트는 이드(id)가 각성상태보다 꿈을 꾸는 동안 더 자유롭고 언어의 상징과 광범위한 기억을 사용하는 것으로 생각하였다. 그러므로 꿈 분석(dream analysis)은 꿈과 관련한 자유연상을 포함하고, 이를 통해 치료자는 내면의 상징과 무의식의 의미를 알 수 있다. 꿈은 인간의 의식이 도달하기 어려운 미지의 세계로, 뜻을 파악하는 것이 쉽지 않아 치료자가 엉뚱하게 해석할 수 있기 때문에 주의해야 한다.

◎ 실 행

실행(working through)은 치료의 마지막 단계이다. 분석이 진행되면서 대상자가 통찰을 얻은 후 현실적 차원에서 무의식의 갈등을 극복하는 실행이 뒤따르게 된다. 통찰력과 이해를 새로운 행동으로 옮기면서 대상자와 치료자의 치료목표가 성취되고 전이가 잘 되었다는 것에 합의되면 치료는 종결된다.

이 시점을 통해 대상자는 고통 받던 행동양상과 감정에 대해 잘 이해하게 되어 더 많은 정서적 에너지로 세계를 인식하고 새로운 시각을 가지게 된다. 그동안의 후회, 무력감과 행동화하는 기간이 있지만, 결국 고통이 사라지게 된다. 이 단계에서 대상자가 치료를 종결할 준비가 되어 있지 않거나 치료자와의 관계 지속을 무의식적으로 나타내는 경우, 대상자의 증상이 갑자기 악화될 수 있고 지금까지 억압된 기억이 떠오르며 감추고 있었던 소망을 나타내기도 한다. 종결단계에서는 치료가 끝난 후에 일어날 일에 대하여 예상하고 대상자의 생각과 환상을 철저히 분석해야 한다.

실행의 마지막 단계는 통찰력과 이해를 새로운 행동으로 옮기는 것이다. 대상자가 덜 분노하고, 덜 두려워하며, 덜 상처를 입는다는 것을 스스로 느낄 때 기꺼이 새로운 행동을 하려고 변화하려 할 것이다. 대상자는 자율적으로 바뀌고, 더 많은 대안을 알게 된다. 감정은 더욱 생생해지고 의식적으로 더 많은 경험을 하게 된다.

정신분석을 통해 교정적 정서 체험을 하게 된다. 이는 유아 시절 성장발달과정에서부터 다른 행동방식을 인지하게 된다. 가족구성원, 또래, 이웃 집단은 다른 행동과 감정방식을 가진 모델이었다는 것을 인식하게 된다. 청소년들은 특히 초기 발달 단계를 재작업하고 초기 감정과 신념, 태도를 수정해 준다. 이러한 정서적 학습이 정신치료에서도 일어난다. 치료자들은 인생의 초기에 인격이 고정되기 때문에 약간의 수정만이 가능하다고 생각하였다. 그러나 지금은 중년기와 노년기의 대상자도 변화가 가능한 잠재력을 가지고 있다고 생각하므로 어느 연령층에서나 가능하다고 본다.

정서적 재교육과정은 시간이 흐름에 따라 대상자의 감정이 더욱 일치하고 더 큰 행동 선택이 이용 가능하도록 내재화된다. 정신요법은 대상자의 생을 통해 지속되는 학습과정, 노력하는 과정, 적응하는 과정이 된다.

(2) 분석적 정신치료

분석적 정신치료(psychoanalytic psychotherapy)는 알프래드 아들러(Alfred Adler), 칼융(Carl Jung) 등에 의해 발전되었다. 정신분석이론을 토대로 정립되어 정신분석치료와 비슷하나, 유아기의 갈등이나 무의식에 큰 비중을 두지 않고 증상완화에 치료적 목적을 두며, 부수적으로 왜곡된 인격구조의 변화나 방어기전의 부분적 재구성과 현재의 대인관계에 대한 통찰 및 대인관계의 개선을 목표로 하는 정신치료이다.

정신분석과 다른 점은 좀 더 심한 정신병리를 가진 환

자를 대상으로 현재의 대인관계에 대한 문제를 더 많이 다루며, 현재 문제 'here and now'에 대한 해석이 많은 부분을 차지한다. 주당 치료시간은 2회 내지 4회를 하며, 의식적인 경험을 말로 표현하는 명료화(clarification)와 환자의 주관적인 경험과 연관된 표현이나 비언어적 행동의 의미를 지적하는 직면(confrontation) 등의 방법을 정신분석보다 많이 사용한다. 정신분석적 정신치료의 목표는 증상완화에 있으며, 인격구조와 자아방어기전의 수정도 가능하지만, 정신분석의 중요한 갈등의 완전한 해결보다는 성격의 부분적인 변형을 목표로 하기 때문에 제한적이다.

이 치료는 다음 4가지의 장점 때문에 널리 사용되고 있다. 첫째, 정신분석보다 시간과 돈이 덜 든다는 것이며, 둘째 치료자 양성이 정신분석보다 수월하여 수적으로 월등히 더 많은 치료자를 확보할 수 있다는 것이다. 셋째, 정신분석에서는 쉽사리 손을 대지 못하는 정신질환들, 예컨대 정신분열병, 조울병, 경계성 정신병 등을 치료할 수 있다. 넷째, 약물치료, 집단치료, 가족치료, 환경조정, 지지치료 같은 기타의 치료법을 동시에 사용할 수 있는 융통성이 있다. 분석적 정신치료는 의자에 누워 자유연상하기보다는 서로 마주보는 상태에서 면담과 토론 등 다른 여러 정신치료기법을 자유롭게 활용하며, 카우치(Couch)는 사용하지 않는다.

치료횟수는 주당 1~4회, 치료기간은 6개월에서 3년 동안 실시하는 것이 보통이다. 치료과정은 의식상태에 대한 철저한 탐색으로 시작된다. 대상자의 현재와의 갈등, 현재의 대인관계상의 역동적 패턴에 초점을 맞추는 것이다. 즉, 다른 사람과의 인간관계나 대상자 자신과 자신의 관계에서 발생하는 문제의 무의식적 요인을 분석하는 것이다.

적응증은 신경증, 인격장애, 정신질환 전반에 걸쳐 실시할 수 있고, 병전 사회적응력이 뛰어나고 대인관계가 원만하거나 유발인자가 확실한 급격한 발병일수록 예후는 좋은 편이다.

(3) 단기역동정신치료

단기역동정신치료(brief dynamic psychotherapy)는 말란(Malan, 만(Mann), 사이프니어스(Sifneous) 등에 의해 제시되었으며, 정신분석이론에 기초를 두고 있다. 대상자의 성격적인 문제는 크게 건드리지 않으며, 치료의 목표가 제한되어 있고, 그 목표는 현재 일어나는 사태에 한정하며, 치료자가 적극적 역할을 하고, 대상자의 의존이나 퇴행은 수용하지 않는다.

단기역동정신치료는 치료의 횟수를 극히 제한하여 치료자와 대상자가 처음부터 몇 번의 정신치료를 실시할

표 6-1-1 단기역동정신치료, 분석적 정신치료, 정신분석의 차이

구 분	단기역동정신치료	분석적 정신치료	정신분석
치료목표	성격적인 문제는 다루지 않으며, 현재 일어난 상황이나 위기에 초점을 둠. 치료목표는 특정 증상의 제거	중요한 갈등의 완전한 해결보다는 자신의 무의식을 이해하고, 현재의 사건을 분석하여 대인관계를 개선하게 함.	억압되어 무의식속에 숨어있는 요소들을 의식화시켜 인격 전체의 구조 속으로 통합시키도록 함. 인격의 변화
초점	"지금 그리고 여기" 현재 일어난 상황	분열과 같은 방어기제들이 환자의 일상생활과 대인관계에 어떻게 연결되는가를 해석	어린 시절의 욕망과 이로 인한 갈등해결
치료자 역할	적극적, 참여적 관찰자로 대상자의 의존, 퇴행을 수용하지 않음.	적극적 참여적 관찰자로 환자 적응에 필요한 근거자료를 주거나, 제한설정, 자아를 보강해줌.	환자의 연상을 경청하고 적절한 시기에 해석. 객관성과 중립성을 유지
치료기법	전이현상을 갈등과 연관하여 직면시키면서 진행	자유연상, 방어와 전이의 분석 도전과 직면, 카우치 사용하지 않음.	자유연상, 전이, 해석, 통찰 카우치의 사용
적응증	적응장애, 신경증적 특징을 갖고 있는 성격장애	정신분석과 동일, 자아강도는 분석을 받기에 적절하지만 어떤 이유로 인해 정신분석을 받을 수 없었던 대상자	불안장애, 전환장애, 우울장애, 심하지 않은 정신생리장애 등
치료기간	1~20회	주당 2~3회/ 평균 1~6년	주당 4~5회/ 평균 3~6년

것인지 횟수를 정해 놓고 시작한다. 1회당 면담 시간은 50분 정도이며, 면담 횟수는 10~20회이고, 치료기간도 2~3개월에서 5~6개월로 비교적 짧게 제한된다. 미리 면담 횟수를 제한하는 이유는 환자가 치료자에게 지나치게 의존하는 현상을 줄이고 환자 및 치료자 모두에게 능동적인 역할을 기대하고 치료과정을 촉진하는 것이다.

치료자는 '지금 그리고 여기'를 주제로 현재 일어난 상황이나 위기를 다룰 수 있도록 초점을 맞추어 단기간 도와주며, 기능을 잘하는 대상자의 비교적 제한된 문제에 초점을 맞추어 시행한다. 전이의 해석이 치료과정 동안 중요한 과제이며, 주된 문제점과 대인관계의 양상을 전이현상을 매개로 연결시키는 것이 치료자의 중요한 과제이다.

치료자는 처음 한 두 시간의 면담으로 환자의 갈등 원인을 어느 정도 파악해야 하며, 치료자의 능동성이 정신분석이나 정신분석적 정신치료보다 강조된다.

치료자는 대상자와 치료적 동맹관계를 형성하고, 대상자의 갈등원인을 파악하며, 대상자가 인식하지 못하는 무의식의 영역들을 인식시킨다. 치료자는 면담횟수 및 종결을 정하며 치료목표를 상호 결정하는데, 모든 결정은 대상자가 하도록 하며, 어떤 형태로도 치료자가 결정하지 않는다.

치료의 속도가 매우 빠른 관계로 대상자의 불안을 유발할 가능성이 높은데, 이 때문에 치료자의 공감적 태도가 중요하다. 치료과정은, 치료 초기에는 약물 사용으로 우울, 불안 등을 일시적으로 제거하면서 우선 대상자가 자신의 생각과 느낌을 이야기하도록 한 다음 대상자에게 무슨 일이 있어 왔는가를 파악하려고 치료자는 노력한다. 다음 단계로, 치료자가 대상자에게 파악된 문제를 알려주며, 마지막으로 대상자는 치료자가 제시해 준 사항을 토대로 이해한 후 자신의 인생 방향을 재조정하게 된다.

(4) 대인관계 분석치료

대인관계 분석치료(interpersonal psychotherapy)는 성적 갈등보다 사회적 경험이나 대인관계경험에 초점을 두고 있다. 1940년대 후반, 설리반(H. S. Sullivan), 프롬(E. Fromm), 호나이(K. Horney) 등 신프로이트학파(Neo Freudian School) 또는 문화학파(Cultural School)는 성격발달에서 성적 갈등의 중요성을 덜 인정하고 인격 구성을 좌우하는 데는 사회문화적 요소가 더 중요한 영향을 미친다고 주장하였다. 설리반은 사회 · 심리적 측면에서 성격발달을 다루었으며, 특히 개인의 인간관계경험을 중요시하였다.

설리반은 어린시절의 경험이 성인이 된 후의 정신건강에 영향을 준다고 보았으며, 영아가 양육자의 불안을 인지했을 때 처음으로 불안을 느낀다고 보았다. 이 초기 불안은 후에 주변의 중요한 사람들로부터 받는 비난과 연관된다. 설리반이 말한 자기체계는 비난과 칭찬을 받는 상황에서 발달한다. 사람은 실제적 혹은 잠재적인 불안을 피하거나 감소시키기 위해 자신의 행동에 다양한 형태의 보호 수단과 감시적 통제를 가한다. 예를 들면, 부모의 요구에 순응하여 처벌을 피할 수 있다는 것을 배운다. 이러한 안전수단은 개인으로 하여금 허용하는 행동과 금지하는 행동에 대한 자기체계를 형성한다.

비난은 중요한 사람들에게서 받는 거절의 위협을 내포한 것으로 불안을 일으킨다. 불안하고 괴로운 경험은 자기체계를 더욱 긴장시켜 성격의 나머지 부분과 분리시킨다. 이 점은 억압에 대한 정신분석학적 개념과 유사하다. 어린아이가 비난만 받는다면 부정적인 자기체계가 발달할 것이다. 설리반은 사람들은 자신의 내부에 있는 어떤 특성을 다른 사람에게서도 발견한다고 역설하였다. 따라서 자신을 신뢰하지 못하는 사람은 다른 사람도 의심스러워한다. 결국 자신에 대한 자긍심이 부족하여 생긴 고통뿐만 아니라 다른 사람과의 바람직한 대인관계를 형성하는 것까지도 어렵다. 이런 경우 자기개념을 수정하는 도움이 필요한데, 이 과정이 곧 치료라 할 수 있다.

대인관계이론에서는 인간의 행동이 두 가지 복합적인 욕구, 즉 만족과 안전을 추구하는 충동에 의해 기초가 이루어진다고 보았다. 만족은 인간의 기본적인 욕구로 배고픔, 수면, 성욕, 외로움 등이 포함된다. 안전은 가정, 사회, 문화 전체와 대인관계의 원인에서 비롯되는 감정적인 요소이다. 설리반은 어떤 행동은 허용하고 어떤 행동은 금지하는 개인의 자기체계가 만족과 안전에 대한 욕구충족 능력을 저해할 때 병적 상태에 놓인다고 말하였다. 설리반은 치료자와 환자는 치료 상황에서 협력자의 관계로 보고 치료자를 참여 관찰자라고 표현했다, 치료자의 역할은 대상자를 적극적으로 끌어들이고 신뢰감을 형성하여 공감하는 것이다. 비판하지 않으며 포용적인 치료자의 태도는 대상자가 털어놓고 이야기할 수 있도록 격려한다. 치료자는 자신의 믿음과 가치를 지니고 생각과 느낌이 있는 진실한 인간으로서 환자와 상호작용을 한다. 또한 자신의 관점을 대상자와 나누고 자기 능력을 최대한 활용하여 관계를 형성해 나간다. 치료과정은 대인관계의 경험을 교정하는 것이다. 이 치료관계 자체가 인간관계의 모형을 제공하는 의미가 있다. 치료자는 대상자가 신뢰감을 형성할 수 있도록 적극적으로 용기를 북돋아 주어야 하며, 대상자와 관계된 자신의 느낌과 반응을 나눌 수 있어야 한다.

(5) 실존주의 정신치료

실존주의 정신치료(existential psychotherapy)는 인간의 삶의 문제를 실존주의적 입장에서 접근하여 대상자가 자신의 삶에 대한 진정한 의미와 가치를 발견하게 돕는 치료법이다. 실존주의 정신치료는 사르트르(J. P. Sartre), 하이데거(M. Heidegger), 키에르케고르(S. Kierkegaard) 등 실존주의 철학과 부버(M. Buber)의 나와 너 관계(I thou relationship) 이론의 영향을 받았다. 실존주의 치료는 '지금 바로 여기(here and now)'에서 일어난 경험을 중요시하는 데 초점을 둔다.

① 합리적-정서적 치료

합리적-정서적 치료(rational-emotive therapy)는 1950년대에 미국의 임상심리학자인 엘리스(A. Ellis)에 의해 발전된 심리치료 및 상담의 한 방법이다. 정서적인 문제는 비논리적 신념체계 또는 비합리적 가치관에서 기인하는 것이므로 비합리적인 것을 합리적인 것으로 대치할 때 정서적인 문제들이 해소될 수 있다고 하는 기본원리에 입각하고 있다. 몇 가지 보편적인 비합리적인 생각의 예를 들면, '우리는 모든 사람에 의하여 사랑을 받고 인정을 받아야만 한다'는 생각이나, '인간은 완전해야만 한다거나 실수를 했을 때는 반드시 벌을 받아야만 한다는 것' 등을 들 수 있겠다. '반드시' 혹은 '당연히' 그렇게 되어야만 한다 등의 비합리적인 생각에서 벗어나서 보다 합리적이고 논리적인 사고에 입각하여 행동하도록 돕는다. 궁극적인 치료의 목적은 근본적인 인격과 인생관의 변화를 촉진시키는 데 있으며, 이를 위해 지각적-인지적, 감정적-환기적 그리고 행동적-재교육적 등 여러 가지 형태의 방법을 다각적으로 활용한다.

② 의미치료

의미치료(logotherapy)는 1905년에 출생한 오스트리아의 정신의학자인 프랭클(V. E. Frankl)이 개발하였으며, 핵심 주제는 '의미 추구의 의지'이다. 프랭클은 인간을 자유와 책임이 있는 존재로 파악했으며, 신경증은 실존적 공허(existential vacuum)나 의미에의 의지(will to meaning)가 좌절되어 생긴다고 보았다. 또한 인간의 병든 심신 유기체의 현상인 정신병이나 신경증에 반발하는 힘도 몸에 있다고 보았다. 이 반발력을 매개로 하여 인생의 의미나 가치의 문제에 접근하는 것이 의미치료의 기본이다. 의미치료의 기본원칙은 인생에는 의미가 있음을 믿으며, 의미를 발견하려는 의지가 있고 의미를 추구하려는 자유가 있다고 본다. 따라서 의미치료는 인간의 자유 의지와 책임감에 호소하고 인생의 의미나 가치를 분석해가면서 한편으로는 인간이 본래 가지고 있는 반발력을 불러 일으켜 환자의 인격적 태도를 변경시키는 방법을 통해서 병을 치료하려는 것이며, 또한 불치병에 대해서는 위로를 주고자 하는 것이다.

기법으로 역설적 의도(paradoxical intention)와 탈숙고(dereflexion)를 제시한다. 의미치료는 신경증의 단기치료로 효과가 있으며, 특히 예기불안이 문제가 되는 불안장애, 강박장애에 효과가 있다.

③ 현실치료

현실치료(reality therapy)는 1950년대에 정신과 의사인 글래서(W. Glasser)가 주장한 것으로, 인간의 '뇌의 기능'을 설명하는 통제이론을 현실치료의 이론적 배경으로 삼았다. 글래서는 인간에게는 건강을 증진시키고 성장을 지속시키는 힘이 있다고 보았으며, 인간은 성공적인 정체감을 통해 만족스럽고 즐거워지기를 바라며, 책임질 수 있는 행동을 하고 싶어 하고, 의미 있는 인간관계를 맺고 싶어하는 긍정적인 존재라고 보았다.

모든 사람은 일생을 통해 정체감에 대한 욕구가 있다. 정체감은 독자성 · 독립성 · 탁월성의 욕구로 구성되며 모든 문화에서 동일하게 나타난다. 정체감은 타인과의 유대관계 속에서 그리고 자아상의 내부에서 자신을 성공적으로 보는가 또는 실패적으로 간주하는가에 따라 성공적인 정체감, 실패적 정체감으로 표현된다. 또한 인간에게는 다섯 가지 기본적 욕구 즉, 생리 · 생존의 욕구, 소속 · 사랑의 욕구, 힘에 대한 욕구, 자유에 대한 욕구, 즐거움에 대한 욕구가 있다. 이 다섯 가지 욕구가 대인관계 과정에서 충족되면 성공적인 정체감을 경험한다.

현실치료는 상담 분위기 조성과 대상자를 행동변화로 인도하는 과정으로 구성되어 있다. 이들 두 과정을 조화롭게 하여 대상자의 삶을 스스로 평가하고 바람직하게 방향 선택을 결심하도록 함께 작업한다.

④ 게슈탈트 치료

게슈탈트 치료(gestalt therapy)는 이론을 정립한 펄스(F. Perls)에 의해 사용되었다. 게슈탈트 이론은 현재, 즉 현재의 자기표현, 자기탐색, 자아의식을 강조한다. 대상자와 치료자는 매일의 문제에 초점을 맞추고 그것을 해결하고자 한다.

게슈탈트 심리학자에 의하면 개체는 대상을 생각할 때 산만한 부분들의 집합이 아니라 하나의 의미 있는 전체 즉, '게슈탈트'로 만들어 지각한다고 말한다. 어떤 대상이나 상황을 지각할 때 관심 있는 부분, 즉 어느 한순간 관심의 초점이 되는 부분을 '전경(foreground)'이라 하고, 관심 밖으로 물러나는 부분을 '배경(background)'이라 한다. 게슈탈트를 형성한다는 말은 개체가 어느 한순간 가장 중요한 욕구나 감정을 지각하여 전경으로 떠올린다는 말과 같은 뜻이다.

건강한 개체인 경우 자신에게 중요한 게슈탈트를 선명하고 강하게 형성하여 전경으로 떠올릴 수 있는데, 그렇지 못한 개체는 전경을 배경에서 명확히 구분하지 못하고 행동목표가 불분명하고 매사에 의사결정을 하지 못하고 혼란스러워 한다.

게슈탈트 치료 기법은 욕구와 감정자각, 신체자각, 과장하기, 반대로 하기, 언어적 접근, 빈 의자 기법, 머무르기 등으로 구성되어 있다.

⑤ 내담자 중심치료

내담자 중심치료(client centered therapy)는 로저스(C. Rogers)에 의해 창안되었다. 치료는 인간이 자신의 삶에서 불행을 초래하는 요인을 이해할 능력과 자기 방향 설정, 건설적인 변화를 일으킬 능력이 있다는 것을 가정한다. 치료의 궁극적인 목적은 충분히 기능하는 인간으로의 성장이며, 이러한 목적을 달성하기 위해서는 치료자의 진실성과 무조건적인 긍정적 관심, 공감적 이해, 무비판적 경청과 수용이 필요하다. 따라서 치료자의 기법, 지식, 이론보다 내담자와의 인간적 관계를 강조하며 내담자는 이 관계를 통해 자신의 성장 잠재력을 개발하고 자신이 되기로 선택한 인간의 모습에 가까워질 수 있다고 하였다.

(6) 인지행동치료

인지행동치료(cognitive behavioral therapy)는 행동치료에서 개발되어 온 다양한 기법에 인지적 기법을 도입하여 인지적 문제와 행동상의 문제를 함께 다루는 치료법으로, 대체로 개인의 인지적 문제의 수정을 통해 행동상의 변화를 꾀하게 된다. 그리고 그 과정에서는 행동치료를 뒷받침하는 기본적 학습이론인 고전적 조건화와 조작적 조건화이론을 기본으로 하는 행동주의 원리를 토대로 한다.

인지행동치료는 다음 3절에서 자세하게 설명하였다.

2. 집단정신치료

집단정신치료(group psychotherapy)는 한 사람 이상의 치료자가 두 사람 이상의 집단을 대상으로 실시하는 치료방법이다.

집단치료는 개인정신치료와 마찬가지로 대상자의 정신적 고통 경감, 문제해결과 완화 그리고 내재된 갈등을 집단 속에서 표현하게 하여 자신감과 통찰력(병식, insight)을 갖게 하여 사회생활이나 대인관계의 긍정적 개선을 도모할 수 있다.

1) 집단의 정의와 구조

집단이란 어떠한 관련된 목표를 가진 두 사람 이상의 모임으로 집단원들은 의욕을 가지고 참여하여 역동적으로 상호작용하며 일정기간 지속적으로 모이게 되는 특성이 있다.

집단의 구성요소에는 집단구조, 집단규모, 기간, 의사소통, 역할, 권력, 규범 등이 포함된다.

정신역동적 집단치료의 구성원 수는 일곱 명 정도가 좋은데 탈락자를 예상하여 12명 정도의 집단이 바람직하고, 강의 중심인 교육집단은 그 이상이어도 가능하다. 집단구성은 성, 연령, 교육, 경제수준과 증상이 비슷한 동질성 집단(homogenous group)과 상호 차이를 보이는 이질성 집단(heterogenous group)으로 대별되지만, 치료자의 경험에 따라서 이들 차이를 적절히 안배하는 경우가 많다.

집단활동의 시간은 60~70분씩, 때로는 60~120분씩 일주일에 1~2회 이상으로, 전체 기간은 집단의 치료방법이나 목표에 따라 다양하나, 보통 1~2년으로 한다.

얄롬(Yalom)은 집단의 치료적 요소를 표 6-1-2와 같이 제시하였다. 치료적 요소는 지도자들과 구성원들이 치유력을 가지고 치료적인 변화를 촉진시키는 것으로 확인한 집단 경험의 측면 들이다. 예를 들어, 집단구성원들이 삶의 경험, 감정 그리고 걱정들을 공유하기 시작하면서 그들은 처음으로 그들이 “세상에서 혼자”가 아님을 인식하게 되며, 그것은 그들이 진정으로 다른 사람과 연결되어 있음을 느끼도록 한다. 얄롬은 이 요인을 보편성-다른 사람들도 나와 같은 방식으로 느낀다거나 같은 경험을 가지고 있다는 환자의 인지-이라고 한다. 보편성을 인식하는 것은 안도감을 제공한다. 지도자는 초기단계에서 희망을 서서히 주입시키는 것, 정보를 전달하는 것과 같은 몇 가지 치료법상의 행동들을 실제로 보

표 6-1-2 얄롬(Yalom)의 집단치료적 요소

요소	정의
정보를 나눔	정보와 충고를 주고받는 것
희망 고취	집단구성원의 희망을 증가시키는 것
보편성	타인도 같은 생각, 감정, 문제를 경험한다는 것과 혼자만의 문제가 아님을 인식
이타성	자신도 타인을 돕는 입장임을 경험하고, 타인에게 의미 있는 존재로서의 가치 경험
교정적 재경험	과거에 가족에게서 경험한 학습경험을 변화시킬 수 있는 능력을 경험
상호작용 개발	사회적 상호작용의 인식을 증가시키고 사회적 기술을 습득
모방행위	집단에서 타인의 행위를 모방할 수 있는 기회
대인관계 학습	인간관계의 책임과 복잡성에 대한 이해를 증진시키고 인간관계의 장애를 감소시킴
실존적 요소	자신의 존재 의미로 집단원을 도울 수 있는 집단의 능력
감정정화	이전에 표현하지 못한 감정을 표현할 수 있는 기회
응집력	집단의 일원이라는 점에서 애착을 느끼고 나보다 우리라는 동료의식 형성

여 주어야 한다. 다른 유형의 치료법과 같이 집단에 대한 사람들의 반응은 과거의 경험과 참여도에 따라서 매우 차이가 있다.

2) 집단 발달단계와 집단역동

개인치료와 대조적으로 집단정신치료는 실질적인 생활 장면이나 일상적인 사회관계와 더 유사하므로, 지속적인 현실적 의미가 포함되는 과정을 부여한다. 두 사람 혹은 그 이상의 사람들이 함께 모여 활동하고 집단이 유지되면, 필연적으로 여러 형태의 집단역동이 발생하게 된다. 집단역동은 집단 내 각 참여자들 사이의 복합적이고 상호작용적인 힘, 움직임, 변화 등을 지칭한다. 집단역동을 통해 집단활동이 지속적으로 변화하며 발달하게 되는 것이다. 한 집단이 어떤 특성을 가지고 변화하고 발달해 가는지는 그 집단의 내부에서 발생하거나 외부로부터 작용하는 여러 가지 영향요인에 의하여 결정된다. 이 복합적인 영향요인들의 상호작용에 따라 집단이 특정 방향으로 변화해 나가는 과정을 집단발달단계라고 한다. 간호사는 집단활동 혹은 집단치료 시에 집단의 역동적 과정에 대하여 이해함으로써 집단을 보다 성숙하고 바람직한 방향으로 발달시키도록 해야 한다.

집단은 집단의 전체 목표를 추구하며 구성원이 모두 변화하는 과정을 겪는다. 모든 집단은 개인치료적인 관계에서 확인되는 단계와 비슷한 성장 단계를 경험한다. 각각의 단계에서, 집단의 지도자들은 긍정적인 상호작용, 성장 그리고 변화를 지지하며 분명한 역할과 대처해야 할 도전이 있다. 얄롬(Yalom)과 터크만(Tuckman)의 집단발달단계 이론은 표 6-1-3에 제시하였다.

오리엔테이션단계에서는 집단이 형성된다. 이 단계는 집단의 목적을 구체적으로 제시하고 구성원들은 서로를 알아가는 단계로 집단 지도자의 역할은 상호존중, 비밀유지 그리고 신뢰의 분위기를 만드는 것이다. 집단형성 초기에 구성원들은 서로에게 아직 신뢰를 형성하지 못했기 때문에 매우 조용하거나 고압적으로 보이기도 한다. 치료적인 상호작용은 구성원들이 지도자에게 말하는 것보다는 서로에게 직접적으로 말하도록 하거나, 집단 지도자가 구성원들에게 존경심을 보이고 의미있는 상호작용을 위한 기초적인 규칙들에 대해 언급할 때 지지받는다.

작업단계에서 집단 지도자의 역할은 집단의 목적과 일치하는 문제해결에 대해 집중하도록 하는 것이다. 집단구성원들이 집단 내에서 안전하다고 느끼기 시작할 때 갈등이 표출될 것이며, 그것은 집단의 성장에 있어서 긍정적인 기회가 된다. 그러므로 지도자가 갈등의 해결을 안내하고 지지하는 것이 중요하다. 갈등의 해결을 통해 집단의 구성원들은 자신들의 문제해결능력에 확신을 갖게 되고, 성장하고 변화하려는 개인들의 노력을 서로가 더욱 지지하게 된다. 이러한 공동 작업은 통찰력의 발달이라는 결과를 가져오며, 집단 과업이 완성되면 집단의 결집이 뒤따라오게 된다.

마지막 단계에서, 집단 지도자의 역할은 구성원들이 자신이 이뤄낸 진전을 되돌아보고 최종 목표를 확인하

표 6-1-3 얄롬과 터크만의 집단발달단계

얄롬 단계	터크만 단계	정의	과업활동	상호 개인 활동
초기확인기(오리엔테이션기)	형성기	오리엔테이션에 관심을 갖는 집단구성원	그것에 관한 과업과 경계를 인식하는 것	검증관계;인식된 상호경계;지도자, 다른 집단구성원, 기존 설정된 기준과의 의존적 관계
갈등기	격정기	과업과 집단 영향에 저항하는 집단구성원	과업에 감정적으로 반응	집단 내 갈등
응집력기	규범기	구성원에 의해 극복되는 집단의 저항	과업 위주의 친밀한 개인 의견을 표현	새로운 역할 채택, 새로운 기준이 집단감정에 개입, 응집력 개발
활동기	성취기	행해진 창조적 문제해결, 해결책이 나타남	과업의 완성으로 집단 에너지를 모으는 것	집단의 상호 개인 구조가 과업을 성취하기 위한 도구가 됨;역할은 탄력적이고 기능적임

도록 하는 것이다. 구성원들은 집단의 종료에 대해 상실감이나 분노감을 경험할 것이다. 종종 이러한 감정들은 집단의 다른 구성원이나 지도자에게 향할 수 있다. 성공적인 집단의 종료를 위해 그러한 감정을 개방적으로 다루는 것이 중요하다.

집단역동은 집단역할과 기능에 따라 다양하고 집단의 효율성에도 영향을 미친다. 집단구성원 각자가 집단 내에서 수행하는 역할은 전체 집단 목표를 달성하는 기능과 구성원의 내적 욕구를 만족시키는 기능에 영향을 미치므로 중요하다. 사람들은 각각 다른 사람들과 상호작용하는 고유한 방식을 갖고 있는데 집단 내에서도 자연히 그 방식에 따라 기능하게 된다.

역할수행이란 구성원이 집단 내에서 책임과 의무를 다해야 한다는 준거이므로 역할은 집단 내 목표성취를 추구하는 행위이자 책임인 것이다. 집단역할에 대하여 벤과 시츠(Benne & Sheats)는 세 가지 기능의 역할로 분류하였다. 첫 번째는 집단의 목적수행과 관계되어 집단의 주의를 집중시키는 일을 수행하는 과업기능(task functions) 역할, 두 번째는 집단의 결속을 유지하는 일을 수행하는 유지기능(maintenance functions) 역할, 세 번째는 집단의 기능을 강화하거나 방해하는 역할을 하는 개인역할기능(individual role functions) 역할이다.

3) 집단정신치료의 적응증

정신과 임상에서 가장 많이 사용되는 방법은 표현형식의 집단으로, 환자 유형은 대인관계에 어려움이 많은 환자가 효과적이다. 부끄러움이 많거나 고독한 환자, 지나치게 치료자에게 의존심이 많은 환자, 공포증 환자, 권위인물에 대한 지나친 공포심을 가진 환자, 형제간의 관계가 좋지 않거나 아예 혼자인 환자, 자기중심적이기 때문에 대인관계가 어려운 환자, 성적 혼란이 있는 사춘기의 여자아이, 문제 부부끼리의 모임 등에 적용할 수 있다. 아동에게서 집단치료는 매우 효과적인데 부적절감이나 형제간의 경쟁, 사회부적응이 ㅁ문제가 되는 아동에게서 효과가 있다.

집단정신치료에서 집단을 분열시키거나 지배하고 착취하는 경향이 있고 다른 대상자에게 해로운 방식으로 병적인 과정을 자극하므로 급성 정신증 환자, 공격적인 망상증 환자, 조현병 환자, 조증 환자, 자살하려고 하거나 심하게 우울한 환자, 잠재적이거나 표면적인 성도착 환자, 반사회적 인격, 강박적 충동이나 환각적 사고가 동반되는 갱년기 환자는 집단정신치료에서 제외된다.

4) 집단치료과정

집단 모임 시간은 기능이 좋은 환자는 60~120분 정도가 좋으며, 집단치료를 받도록 추천을 받아 적합한 사람을 선정한다. 필요하면 개인 치료도 병행하면서 하며, 비밀이 노출될까봐 두려우면 이야기를 하지 않아도 된다. 치료자는 첫 모임 전에 모든 환자를 개별적으로 만나보며 집단치료의 개요와 환자의 역할을 설명한다. 치료자는 첫 모임에서 집단의 개요, 목적을 설명하고, 환자들끼리 인사를 나누게 하며, 규칙을 정하고, 자연스럽게 집단이 진행되게 한다.

치료단계는 치료 전 단계, 초기단계(참여단계), 활동단계, 작업단계, 종결단계로 나누어진다.

(1) 치료전 단계

구성원 선정과 치료목표 정하기, 치료기간, 횟수, 치료시간, 규칙 등을 정한다. 집단치료 계획서를 작성하며, 여기에는 목표, 집단과 관련된 전문가, 이론적 기틀, 구성원의 범주, 모임시간, 장소, 구성원 수, 집단형성 기간, 기대되는 구성원의 행동과 지도자의 행동을 기록한다.

(2) 초기단계(참여단계)

리더가 집단 내 저항, 대인 갈등, 일부 구성원에게 맡겨진 역할, 경쟁 정도, 구성원들의 이해 정도와 과제 수행 정도 등을 사정하는 것이 도움이 된다. 치료자는 분위기를 형성하고 유지하며 참여과정을 촉진하고 집단원들의 기대를 파악함으로써 점진적으로 서로 신뢰감을 키우고 적절한 행동의 변화를 형성하게 할 수 있다. 얄롬은 초기단계를 세분하여 오리엔테이션 단계(orientation stage), 갈등 단계(conflict stage), 응집 단계(cohesive stage)의 세 단계로 구분하였고, 터크만은 이를 형성 단계(forming stage), 격동 단계(storming stage), 정착 단계(norming stage)로 분류하였다.

(3) 활동단계

집단정신치료의 가장 핵심적인 부분으로, 집단원들은 서로를 신뢰하고 솔직하게 자신을 공개한다. 치료자는 집단원이 자신감을 갖고 문제를 해결해 가도록 도와준다. 이 단계에서는 집단원이 사기가 높아지고 분명한 소속감을 갖게 된다. 규칙을 알게 되고 자신의 언행에 책임을 지려고 하며 서로 도우려는 경향이 나타난다. 이때 치료자는 집단원이 행동으로 실천할 수 있는 용기를 준다. 치료자는 집단 밖에서 집단의 경험을 말하지 않도록 적절한 주의를 준다. 이 단계에서 집단치료의 치료적인 요소들이 나타나게 되는데, 얄롬은 개인이 집단 내 대인관계 상호작용을 통해 달성할 수 있는 치료적 요소를 표 6-1-2와 같이 11가지로 설명하였다.

(5) 종결단계

종결단계는 집단의 목표가 성취되고 문제가 해결되어 집단 모임이 끝나고 헤어지는 시기이다. 마지막 종결단계에서 집단의 상실 또는 종결, 애도, 분리, 고독, 한계점들과 같은 것을 다루게 된다. 이러한 문제들은 모든 집단과정에서 항상 나타나는 문제들이며, 때로는 의식하지 못하는 수준에서 일어난다. 종결부분에서는 앞으로의 행동방향에 대하여 주의를 기울이고, 집단에서 경험한 것을 일상생활에 적용할 수 있도록 하고 자신을 더 깊이 이해하고 타인을 수용하면서 성숙하게 절제하며 살아가도록 노력하는 계기가 되게 한다.

이 시기에 리더십을 발휘하는 행동은 집단이나 종결하는 구성원들에 대한 평가를 격려하고, 집단에서 일어났던 중요한 사건들을 회상하게 되고, 구성원들이 서로에게 피드백을 주도록 격려하는 것이다.

(8) 집단치료과정 영향을 주는 물리적 조건

① 좌석

치료자는 각 모임 때마다 자리를 바꾸어야 한다. 그러므로 구성원들이 다른 좌석을 차지할 수 있게 되고, 대상자가 가구와 융합될 수 있는 안락한 활동범위를 차지하지 못하도록 한다.

② 크기

집단치료의 크기는 작게는 4~5명, 많게는 15명 정도 가능하지만 상호작용을 위한 가장 적당한 크기는 7~10명이 좋다. 일반적으로 7명이 이상적이고, 5명 이하는 적절하지 않다고 알려졌으며, 4명 이하는 집단치료를 하기 어렵다.

③ 모임 횟수

집단치료 모임은 규칙적으로 이루어지며 시작시간과 종료시간은 계획대로 지킨다. 치료는 하루에 한 번에서 한 달 또는 일 년에 한 번까지 다양하지만, 외래환자나 장기간 치료를 요하는 집단에서는 일주일에 한두 번, 단기간 입원한 환자는 매일 모임을 해야 한다. 치료자는 변경되지 않는 한 동일한 사람이 매일 그 집단을 지도해야 한다. 집단치료를 관찰할 때는 한쪽에서만 볼 수 있는 원웨이미러(one way mirror)를 이용하거나 폐쇄회로 텔레비전(CCTV)을 통해서 간접적으로 관찰해야 한다.

④ 모임 시간

집단치료는 60~90분을 하는데, 20~30분은 준비하는 데 필요하고, 적어도 60분은 모임의 주요 주제를 실행하는 데 필요하며, 모임 끝에는 과정에 대한 논평이나 치료자의 논평을 위한 시간이 필요하다. 구성원들이 마음을 열고 대화하는 시점은 약 45분 정도 경과할 때이며, 모임은 정각에 시작해 정각에 끝나야 한다. 시간은 기능수준에 따라 20~40분에서 60~120분까지 다양하다.

⑤ 환경 및 목표 설정

집단치료 장소는 구성원들이 편안하게 느낄 수 있는 환경이어야 하며, 치료자는 집단이 이용할 물리적 공간, 즉 집단치료실을 확보해야 하며, 집단치료실은 안락하고 프라이버시가 보장되며 조용해야 한다. 모일 때에는 항상 같은 치료실을 사용하며, 치료실은 문이 달린 편안한 방이 좋고, 집단의 상호성을 증진시키기 위해 의자는 원을 그리며 배열되는 것이 좋다. 또 집단치료에 필요한 칠판, 스크린, 안락의자, 낮은 테이블 등이 갖추어져야 하고, 방해를 받지 않아야 하며, 보통 테이블은 없는 것이 상호작용을 증진하는 데 도움이 된다.

5) 집단치료의 장 · 단점

집단치료는 장기상호작용 외래환자 집단으로부터 일시적인 급성 위기 집단에 이르기까지 임상장면, 치료기간, 목표 등에 따라 다양하다. 일반적으로 집단치료에 참여하는 대상자는 어느 정도의 능력이 있어야 하며, 집단치료로부터 이득을 얻으려고 하는 최소한의 사회적 욕구가 있어야 한다. 집단치료의 장점은 한 명의 치료자가 짧은 시간에 많은 대상자를 동시에 치료할 수 있고, 치료비도 비용면에서 효과적이다. 다른 구성원들의 문제를 청취함으로써 차별감을 감소시키고 감정과 문제를 공유하도록 한다. 또한 개인치료에 비해 여러 집단구성원으로부터 즉각적인 피드백을 받게 되고, 구성원의 심리적, 정서적, 행동적 반응을 구성원과 치료자가 함께 관찰할 수 있는 기회가 된다.

그 외에 집단치료의 장점은 다음과 같다. 첫째, 집단치료에서는 구성원 상호 간에 동등한 느낌을 가지게 하므로 편안한 마음으로 문제를 노출하면서 조정하게 된다. 둘째, 구성원으로 하여금 어떤 외적인 비난이나 징벌에 대한 두려움 없이 새로운 행동에 대하여 현실검증을 해 볼 수 있는 기회를 제공해 준다. 셋째, 집단치료에서는 구성원들 간에 서로의 관심사나 감정들을 터놓고 이야기할 수 있기 때문에 쉽게 소속감과 동료의식을 발전시켜, 자신만이 유일하게 그러한 문제를 가지고 있지 않음을 인식하며 자신이나 타인을 보다 더 이해할 수 있게 된다. 넷째, 연령, 흥미, 성장 배경, 사회 · 경제적 지위 및 문제 형태 등에서 구성원들을 통해 폭넓고 다양한 성격의 소유자들과 관계할 수 있는 기회를 가지게 되어 개인치료에서는 불가능한 여러 가지 학습경험을 풍부히 할 수 있다. 다섯째, 구성원 상호 간에 치료자의 역할을 감당하게 되어 지도성의 측면에서 유리하다. 여섯째, 집단치료에서는 구성원이 한편으로는 계속 참여하면서도 다른 한편으로는 물러서서 관망할 수도 있다. 일곱째, 집단정신치료는 구성원으로 하여금 개인정신치료에 응할 수 있도록 도와준다.

집단치료의 단점은 집단 내에서 나눈 토의내용이 집단 외부에서 반복될 때 구성원은 사적 침해를 받을 수 있다. 이러한 행동은 비밀을 방해하고 집단 속에서 정직하게 참여하는 것을 방해한다. 또 구성원 중에는 자신을 집단에 노출시키는 데 어려움을 경험하게 되거나 집단 속에서 자신을 효과적으로 전달하는 기술이 결여되어 있다고 생각할 수도 있다.

6) 집단정신치료의 유형

(1) 정신분석적 집단치료

정신분석적 집단치료는 정신분석적 기법들을 이용하여 8～11명의 대상자들을 집단으로 치료하는 것이다. 집단 정신분석은 무의식적 심리과정과 동기에 대한 이해를 촉진하고, 생의 초기 기억을 탐색함으로써 현재의 문제행동을 해결하는 것을 치료의 초점으로 삼는다. 치료자는 집단 내에서 직접적인 지시나 지도를 피하고, 오히려 집단구성원들이 스스로 결정하도록 하며 각 참여자들의 특징적인 행동 양식의 의미를 해석해 준다. 치료자는 대상자의 감정표현을 수용하고, 비판적인 태도를 취하면서 저항을 감소시키며, 대상자의 생각과 감정을 더 적극적으로 잘 표출할 수 있게 한다. 한편 집단구성원들은 자신의 문제와 꿈, 환상에 대해 자유롭게 이야기하며 다른 구성원들에 대한 통찰을 함께 이야기한다.

(2) 심리극

비엔나의 정신과 의사였던 모레노(J. L. Moreno)가 창안한 심리극(psychodrama)은 대상자가 자신의 삶이라는 대본을 가지고 스스로 주인공이 되어 즉흥적으로 연기하는 방법이다. 감독(director)이라고 하는 리더가 있고 집단을 청중(audience), 연기하는 공간을 무대(stage)라 한다.

감독은 치료자로서 관중의 반응을 살펴가며 주인공이 무대 위에서 역할을 맡아서 연기를 할 때에 대상자는 물론 관중의 변화까지도 관찰하고 분석해야 한다. 또한 극에 참여하고 있는 집단 전체에게 그날 무대에서 이루어지게 될 상황, 치료목적, 역할, 시간의 제한 등을 설명해 주며 주인공이 자발적으로 무대 하단에 등장하여 점점 상단에 올라와서 연기를 할 수 있도록 유도해 주어야 한다.

심리극의 단계는 준비단계(warm−up), 실연(enactment), 나눔(sharing)의 단계로 진행한다. 준비단계를 통해 주인공을 선정한다. 주인공은 주로 청중 가운데서 자신이 처해 있는 주제를 연기해 보겠다고 동의한 사람일 수도 있지만, 리더가 대상자에게 주인공이 되어보도록 권할 수도 있다. 주인공은 실연하고 싶은 상황을 선택하며, 흔히 가족 중에 중요한 가족원과 대화하는 데 초점이 있다. 주인공은 선택한 상황에서 자신과 관계있는 사람들의 역할을 할 보조자아(auxiliary ego), 자신의 내적 갈등을 대신하는 이중자아(double ego) 등을 선택할 수 있다.

보조자아는 주인공의 상대역이고 동시에 주인공을 이끌어 나가는 역할로, 환자의 변형된 자아의 역할도 하게

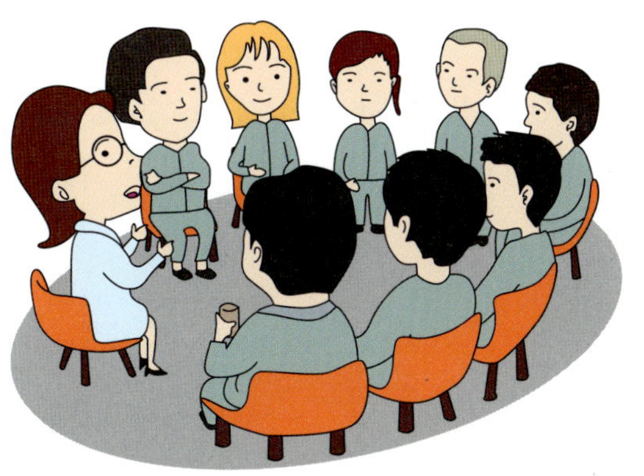

그림 6-1-1 집단치료

된다. 또한 환상적인 역할도 해야 하며, 주인공과 밀접한 관계가 되는 생활필수품이나 무생물 등의 대상물이 되어 주기도 한다. 또한 주인공의 추상적인 생각이나 개념의 대상이 되어 주기도 한다. 환자에게 거울 같은 역할을 해 주어야 하고, 환자에게 자극만 주는 것이 아니라 칭찬과 용기도 불어 넣어주어야 한다.

실연단계에서 주인공은 자신의 역할을 연기하고 자신과의 관계에서 미해결된 갈등이 있는 대상역할을 하는 보조자에게 자신의 진솔한 감정을 표현한다. 간호사는 심리극에서 흔히 역할 연기자나 토론자로 참여한다. 나눔의 단계는 주인공 및 집단원들은 서로 자신들이 관찰한 상황을 실제로 자신들이 겪은 유사한 상황과 관련지어 감정을 표현하고 피드백을 해 주지만, 충고나 제언은 하지 말아야 한다.

7) 집단치료에서 간호사의 역할

정신과에서 간호사는 대상자교육, 자기주장훈련, 지지집단, 자조집단, 부모 및 퇴원준비 집단과 같은 다양한 치료적 집단을 이끌게 된다. 치료적 집단을 이끄는 것은 많은 교육적 준비와 경험이 필요하다. 정신간호사는 집단치료에 참여하여야 하며, 집단치료에 대한 전문가적 훈련이 요구된다. 간호사가 집단심리치료자 역할을 하기 위해서는 적어도 정신간호 석사 수준을 가져야 한다. 정신간호사가 앞으로는 정신간호중재로서 집단과정을 사용해야 하는 영역이 더욱 확장되리라고 본다. 집단치료자로서 정신간호사에게 요구되는 자질은 감정이입과 진실성, 직면 등이다. 갈등관리기술이 있어야 하고 대상자가 권위에 도전하는 것을 수용할 수 있어야 한다. 정신간호사는 다른 분야의 타 직종과도 협력적인 도움을 주고받을 수 있어야 하고, 비공식적인 집단과도 만나며 병원이나 지역사회, 학교 내에서 집단과정에 대한 지식을 활용하고 적용할 수 있어야 한다.

3. 요약

- 정신치료란 정신치료자가 언어적 의사소통을 통하여 대상자의 행동을 변화시켜서 환자로 하여금 자신의 삶을 통제할 수 있는 능력을 갖게 하는 것을 목적으로 하는 심리적인 치료방법이다.
- 정신치료의 원칙은 대상자의 증상을 제거하거나 완화시키기고, 인격의 성장과 발전을 도와서 현실에 잘 적응하도록 도와주는 방법이다.
- 정신치료가 적용될 수 있는 범위는 신경증적 장애, 정신병적 장애, 인격장애, 정신생리장애, 심리적 위기 등과 같은 심인성 장애와 알코올 의존 및 약물남용, 비행 등을 포함한 행동장애이다.
- 정신치료의 목표는 현재 나타난 문제를 치료하는 것이며, 환자의 불안 및 고통 완화, 인격구조의 변화, 환자의 자아강화, 정서적 또는 성숙한 대인관계 증진과 적절한 행동을 수행하는 환자의 능력을 향상시키는 것이다.
- 지지정신치료(supportive psychotherapy)는 증상의 제거와 완화가 목적인 정신치료방법으로 자아기능을 강화하여 외적 자극과 내적 갈등을 이겨내고 해결할 수 있도록 도와주는 치료방법이다.
- 통찰정신치료(insight psychotherapy)는 무의식을 의식화하여 병식(insight)을 갖도록 하는 과정으로 정신분석치료, 대인관계 분석치료, 단기역동정신치료, 실존주의 치료 등이 있다.
- 정신분석(psychoanalysis)은 통찰정신치료 중 가장 고차원적이며, 어린시절을 중심으로 과거의 심리적 상처가 억압되어 무의식적 갈등이 생겼을 때 나타나는 대상자의 심리적 문제를 치료하는 역동적인 방법이며, 치료의 목표는 인격의 재구조화이다.
- 분석적 정신치료(psychoanalytic psychotherapy)는 정신분석이론을 토대로 정립되어 정신분석치료와 비슷하나, 유아기의 갈등이나 무의식에 큰 비중을 두지 않고 증상완화에 치료적 목적을 두며, 부수적으로 왜곡된 인격구조의 변화나 방어기전의 부분적 재구성과 현재의 대인관계에 대한 통찰 및 대인관계의 개선을 목표로 하는 정신치료이다.
- 단기역동정신치료(brief dynamic psychotherapy)는 정신분석이론에 기초를 두고 있고 대상자의 성격적인 문제는 크게 건드리지 않으며, 치료의 목표가 제한되어 있고, 그 목표는 현재 일어나는 사태에 한정하며, 치료자가 적극적 역할을 하고, 대상자의 의존이나 퇴행은 수용하지 않는다.
- 대인관계 분석치료(interpersonal psychotherapy)는 성적 갈등보다 사회적 경험이나 대인관계경험에 초점을 두고 있다.
- 실존주의 정신치료(existential psychotherapy)는 지금 바로 여기 here and now에서 일어난 경험을 중요시하는데 초점을 두며 합리적-정서적 치료, 의미치료, 현실치료, 게슈탈트 치료, 내담자 중심치료 등이 있다.
- 집단정신치료(group psychotherapy)는 한 사람 이상의 치료자가 두 사람 이상의 집단을 대상으로 실시하는 치료방법이다.
- 심리극(psychodrama)은 대상자가 자신의 삶이라는 대본을 가지고 스스로 주인공이 되어 즉흥적으로 연기하는 방법으로, 감독(director)이라고 하는 리더가 있고 집단을 청중(audience), 연기하는 공간을 무대(stage)라 한다.

풀어보기

1. 정신치료를 크게 분류하시오.

2. 단기역동치료, 분석적 정신치료, 정신분석의 특성을 비교하시오.

정답

1. 정신분석 치료, 분석적 정신치료, 단기역동정신치료, 대인관계분석치료, 실존주의 정신치료 2. 「표 6-1-1 단기역동정신치료, 분석적 정신치료, 정신분석의 차이」를 참조

>> 참고문헌

- 김성재 외(2016). 정신건강간호학, 정담미디어.
- 김은자 외(2016). 지역사회정신건강간호학, 퍼시픽북스.
- 김희숙 외(2019). 최신정신건강간호학 개론 5판. 학지사 메티컬.
- 대한신경정신의학회편(2017). 신경정신의학 제3판, (주) 아이엠이즈컴퍼니.
- 양수 외(2016). 정신건강간호학, 현문사.
- 이경희 외(2016). 정신건강간호학, 정문각.
- 임숙빈 외(2017). 정신간호총론, 수문사.
- 이근후(1988). 최신임상정신의학, 하나의학사.
- 이장호, 김정희(1993). 집단상담, 법문사.
- 이정태, 채영래 역(2016). 역동정신의학 5판. 하나의학사. 서울.

제 2 절 가족치료

학습목표

- 가족의 정신건강을 확인한다.
- 가족의 가능을 사정한다.
- 가족지지체계를 파악한다.
- 가족의 정신건강문제를 사정한다.
- 가족에게 정신건강교육을 수행한다.
- 가족치료를 설명한다.

주요용어

- 가족체계 family system
- 경계 boundaries
- 삼각관계 triangles
- 이중구속 의사소통 double bind' communications
- 희생양만들기 scapegoating

1. 가족정신건강과 가족역기능

인간이 성장하고 모든 경험을 하는 데 있어 기본 단위인 가족은 하나의 자연적인 사회체계로서 각 가족마다 독특한 규칙과 역할 분배, 권력구조를 형성하고 있을 뿐만 아니라 효과적인 의사소통방법과 문제해결방법을 발달시켜 나가고 있다. 따라서 가족체계는 가족구성원 하나하나가 서로 맺어 나가는 역동적인 관계로 특징지어지는 유기체로서 기능하다.

정신적으로 건강한 가족구성원들은 서로 조화를 이루며 생활한다. 이러한 건강한 가족은 생활 전반에 걸쳐 가족원을 지지하고 양육한다.

가족체계를 중시하는 가족치료 입장에서는 가족이 '정상적이다' 또는 '비정상적이다'라는 말은 거의 사용하지 않는다. 그렇지만 어떤 가족은 효과적이며 유능하고 융통성있게 기능하는 반면, 역기능적인 가정에서는 일시적 스트레스와 긴장에 대처하는 능력이 파괴되어 제대로 기능하지 못한다.

기능적 가족은 다음과 같은 특성이 있다.

기능적 가족은 중요한 생의 주기 과업(life cycle tasks)을 완성시키고, 대인관계에서 개방적, 공감적, 신뢰성 있는 의사소통을 한다. 가족구성원들이 상대방을 지배하거나 억누르려고 하지 않고 자기의 견해와 타인의 견해를 존중하며 찬성이나 또는 불찬성에 대한 자기의 의견을 솔직히 나타낸다. 솔선수범하여 적극적으로 함께 일하려고 하고 부모가 연합하여 권력을 쥐고 있으나 권력을 권위주의적인 방법으로 행사하지 않는다. 자녀들은 자유롭게 의견을 제시하고 협의하며 부모-자녀의 경쟁적 연합이나 방어적 권력투쟁이 없다. 또한 가족구성원들 간의 관계가 친밀하고 개인의 자주성을 존중하고 개성과 독립성을 인정해 준다. 가족구성원들 간에 경계가 있고 각자 자의식을 가지고 있으며, 자기가 느끼고 생각하는 것을 수용할 줄 안다. 가족은 또한 구성원들이 분리와 상실을 현실적으로 수용함으로써 성장과 발달, 노화와 죽음으로 인해 발생되는 변화에 적응할 줄 알고 부모는 애정표현, 사려 깊은 합리적 사고, 보살핌이 균형을 이루고 있다. 이러한 특성은 이상적인 가족을 나타내는 것으로서 대부분의 가족은 이들 요소 중 몇 가지 특성을 갖추고 있다.

역기능적 가족의 특성은 다음을 포함한다.

- 고립감을 잘 느끼고 서로 수동적이고 무력하고 억

제된 자세로 반응한다.

- 대인관계가 방어적, 적대적, 거리감이 있다.
- 부모가 권위주의적인 방법으로 권력을 행사하거나 부모 한쪽은 너무 보호적이고 한쪽은 너무 냉담하다.
- 가족구성원의 개인차를 무시하고 일방적으로 몰고 가는 경향이 있다.
- 부모-자녀 간에 경쟁적 연합이 일어나고 방어적 권력투쟁이 있다.
- 가정 내 의사소통이 유치하고 혼란스럽고 애정이 결여되어 있으며 무관심하다.
- 세월의 흐름에 따른 변화를 수용하지 못하고 가족 신화와 고정적인 관념을 가지고 있다.
- 가족들이 공공연하게 불화를 나타내고 투덜거린다.
- 가정에 지도력이 없거나 시시각각 지도력이 바뀌며 가정의 조직이 불안정하고 자기 역할을 모른다.
- 가족구성원이 말다툼, 비난, 위협을 통해 억누르려고 하기 때문에 효율적인 의사소통이 이루어지지 않는다.

가족구성원들이 독립적으로 기능하는 데 방해가 되는 특징으로는 기본적인 신체적, 정서적 욕구 충족이 되지 못한 상태이다. 가족구성원들이 개별적으로 자아를 형성하지 못하고 서로 혼동된 자아개념, 의사소통, 가족 규칙, 관계를 맺는 방식에 두려움이 있고 회유적이며 책임전가의 경향이 있다. 가족의 역기능과 정신질환은 가족의 정신건강에 영향을 줄 수 있다. 역기능적 가족에서 가족구성원의 상호작용, 의사결정 혹은 행동은 가족이나 가족구성원의 긍정적인 발달을 저해한다. 정신적으로 건강한 가족도 대처 기술이 부족한 상태에서 위기 상황을 겪은 후에는 역기능적이 될 수 있다. 가족은 가족구성원 중 정신질환이 있더라도 정신적으로 건강할 수 있으며, 가족원 중 정신질환이 없더라도 역기능적일 수 있다.

가족구성원 중 정신질환이 있는 가족의 경우 다른 가족구성원은 다음과 같은 역할을 수행한다.

- 지지 제공하기: 정신질환이 있는 가족구성원은 익숙하지 않은 지지망과 관계를 유지하는 데 어려움을 느끼므로 다른 가족구성원에게 전적으로 의존할 수 있다.
- 정보제공하기: 가족은 정신질환이 있는 가족구성원의 다년간의 치료와 간호에 대한 정보를 제공한다.
- 서비스 관리하기: 가족은 정신질환이 있는 가족구성원의 질환 진행과정을 관찰하고 관계자에게 보고한다.
- 서비스 옹호하기: 가족은 정신질환이 있는 가족구성원의 주거 서비스 이용에 필요한 경제적 지원을 한다.

독립성을 강조하는 정신간호사와 정신질환이 있는 자녀를 둔 부모 간에는 갈등이 발생할 수 있다. 정신간호사는 가족의 지나친 보호가 정신질환자가 독립적인 생활을 유지하는 데 방해가 된다고 생각하기 때문이다. 정신질환자는 가정을 떠나는 것을 두려워하며 가정을 떠나면 재발 위기에 처할 수도 있다.

정신간호사가 가족과 함께 정신질환자의 독립과 의존에 대해 대화할 때에는 객관적이고 이성적으로 접근해야 한다. 가족의 감정이 이러한 근본적인 주제를 모호하게 할 수 있으므로 정신간호사는 가족이 감정을 환기할 수 있도록 돕고 편안하게 선택할 수 있도록 도와야 한다. 결국에는 가족과 정신질환자가 분리될지라도 가족의 상황에 따라 그 시기와 과정은 달라져야 한다. 정신질환자인 자녀가 처음 집을 떠나면 부모는 매우 불안해할 수 있으므로 위로와 지지가 필요하다.

또한 가족기능에 대한 개념은 문화집단에 따라서도 차이가 있다. 정신간호사는 어떤 가족 형태가 문화 규범에서 벗어나거나 간호사 자신이 이론적 기반을 둔 기준이나 가치와 다르다고 해서 병적인 것으로 여겨서는 안

된다. 반대로 증상과 역기능적 형태가 실제적인 문제를 반영하는 데도 이를 문화의 탓으로 돌려서도 안된다.

2. 간호과정

1) 사정

(1) 가족사정

가족구성원 중 정신질환이 있는 가족은 특별한 요구가 있다. 가족치료에서는 환자가 나타내는 정신병리란 그 사람이 현재의 가족 상황에 대해 나타내는 반응이라고 추정하므로 환자 개인보다 가족 전체를 대상으로 해서 가족구성원들이 어떻게 상호작용하고, 어떻게 자기 사고와 감정을 서로 간에 전달하고, 그 가족 간에 어떤 동맹과 제휴를 맺어 환자의 증상을 유발시키는지를 평가하려고 한다.

캘거리 가족사정 모델(calgary family assessment model)은 가족을 사정하는 데 유용하다. 캘거리 가족사정 모델은 구조적, 발달적, 기능적 사정의 세 가지 범주를 포함하고 있다(표 6-2-1).

Jones는 가족사정이란 환자가 현재 나타내고 있는 문제와 관련된 정보와 함께 최소한 3세대에 걸친 가족 체제에 대한 설명이라고 하고, 이와 같은 평가는 치료자에게 짧은 시간에 많은 정보를 제공하는 동시에 가족구성원이 이전에는 알지 못했던 서로에 대한 정보를 알게 됨으로써 가족들에게 치료적 도움을 준다고 하였다. 그는 가족사정을 위해서는 가족구성원, 역할구조, 관계구조를 그려보는 가계도가 있어야 하고, 가족사정지침을 이용해야 한다고 하였는데 그가 제시한 가족사정지침은 표 6-2-2와 같다.

가족이 적응하고 성장하는 능력은 가족 간의 생활에서 개인 경험에 직접적 근거를 두고 있다. 가족의 적응수준은 최적상태에서 신경증적 수준에까지 이르고 있다. 최적가족, 적정가족, 중간수준가족, 문제가족으로 나누어 살펴보기로 한다.

◎ 최적가족

최적가족은 신체적 질병이 없고, 좋은 영양과 알코올, 마약, 담배, 카페인의 절제를 포함하여 높은 수준의 건강관리를 한다.

규칙적인 운동과 레크리에이션에 참여하고, 위험한 활동을 피하며, 환경에 대한 관심이 많다. 즉, 최적가

표 6-2-1 캘거리 가족사정 모델

- **구조적 사정**
  - 내부적 요인: 가족구성, 성별, 성적지향, 출생순위, 하위체계, 경계
  - 외부적 요인: 확대가족, 학교, 교회, 건강관리시스템
  - 맥락적 요인: 인종, 사회적 계급, 종교, 환경
- **발달적 사정**
  - 가족의 발달단계
  - 발달과업
- **기능적 사정**
  - 도구적 요인: 가족 일상생활
  - 표현적 요인: 의사소통 유형, 문제해결, 가족구성원의 역할, 가족 간 영향력 가족의 신념, 동맹

표 6-2-2 가족사정지침

Ⅰ. 가족구조 (가계도 사용)	1. 조부모 2. 부모 3. 자녀 4. 가족구성원 각자의 성격 5. 가족구성원 각자의 교육수준 6. 기타 가족구성원
Ⅱ. 가족의 사회적 배경	1. 출신지역 2. 사회 경제적 수준 3. 종교
Ⅲ. 현재의 문제에 대한 인식	1. 문제에 대한 각 가족구성원의 인식 2. 각 가족구성원이 원하는 변화 3. 각 가족구성원이 지각한 자기 가족의 긍정적인 면
Ⅳ. 의사소통형태	1. 누가, 누구에게, 언제, 어떤 말투로 이야기하는가? 2. 가족의 대화주제 및 가치관 3. 정서적 분위기 4. 적개심과 분노를 나타내는 양식
Ⅴ. 가족역할	1. 어느 가족구성원이 지지적인가? 비판적인가? 속죄양이 되는가? 구원자인가? 희생자인가? 2. 가족연합이나 배우자, 삼각관계, 분열이 있는가? 3. 가족구성원의 좌석배열은 어떠한가? 4. 각 가족구성원은 나머지 가족구성원 각자와 자기와의 관계에 대해 어떻게 생각하는가?
Ⅵ. 발달력	1. 일반적인 가족력－부모 각자의 가족력, 부모들의 구혼내력, 각 자녀의 출생력 및 양육력 2. 현재의 문제－문제를 가진 가족구성원, 문제를 가진 가족구성원의 초기 행동증상, 문제를 가진 가족구성원의 현재의 행동형태
Ⅶ. 치료에 대한 가족의 기대	

족은 이상적 가족이며, 가족구성원간의 상호작용과 명확하고 일치된 의사소통으로 가족구성원의 자존감이 높다. 대부분의 가족은 적정 가족과 중간 수준 가족에 해당하며, 일부 가족은 문제 가족에 속한다.

◎ 적정가족

적정가족은 정신건강문제를 가지고 있지 않으며, 개방체제에 적응하는 가족이다. 즉, 가족은 탄력적이고 개방적으로 가족원과 타인에 대한 요구를 표현한다. 또한 가족원은 서로 프라이버시를 존중하지만 일대일 상호작용과 접촉이 행해진다.

이 가족은 사회와의 접촉이 많고 긍정적이며, 사회적 접촉은 직장, 학교, 교회, 친구, 확대가족, 주치의, 지역사회 서비스 조직 등이 포함된다.

전후 관계가 명확하며, 부모는 강한 리더십을 가지고 부부로서 적절한 관계를 유지한다. 특히 이들 가족은 명확하고 직접적이며 정직하고 일치된 의사소통을 갖는다.

적정가족에서 권력이 필요할 때는 부모가 권위적이기도 하지만, 부모는 어린이에게 그들의 나이와 발달 단계에 맞게 책임을 위임하며, 명확한 역할을 가지게 된다.

가족원은 그들의 기능과 활동 수행을 알고 동의하며, 각 구성원은 가족규칙을 이해하고 존중한다. 적정가족은 가족구성원이 가족의 가치관에서 벗어날 때도 그들의 생각을 표현하고, 새로운 활동을 하는 것을 어린이와 어른들에게 고무시켜 자율성을 조장한다.

◎ 중간수준가족

흔히 중간수준가족은 정신건강문제가 있으며, 가족 중 확인된 환자는 가족 형태에 따라 신경이 민감해지고 행동이 혼란스러울 수 있다. 가족구성원은 육체적 질병이 있을 수 있고, 폐쇄적이며, 가족원은 타인이 필요하지만 상황에 따라 필요하지 않을 수도 있다.

권력은 중간수준가족에서 가장 어려운 문제 중 하나로, 가족은 사랑과 권력을 혼돈한다. 자율권의 조장은 중간수준가족에서는 발견되지 않는다. 끊임없는 권력투쟁, 가족 내 감정과 억제된 사고는 가족구성원의 창의성을 저해한다. 어린이는 어른이 되어서도 부모의 가정 안에 머무는 경향이 있거나 일찍 가정을 떠나는 경향이 있다.

중간수준가족을 특징짓는 감정적 문제는 우울, 불안, 분노이다. 심한 갈등은 분노로 표현할 수 있고 복종을 통하여 억제할 수 있다. 그 결과 가족원은 감정이입, 규칙에 대해 갈등을 겪고, 가족구성원의 자긍심은 낮아지고, 병을 가진 대상자는 매우 낮은 자긍심을 갖는다.

희망과 이타주의적 가치관은 결여되어 있으며, 변화와 상실을 인정하지만 많은 고통과 분노, 혼란을 경험한다.

중간수준가족의 건강문제에는 과도한 음주, 물질 사용 등이 있으며, 스트레스는 두통, 궤양, 비만 등 정신생리적 질병을 만들어 내기도 한다.

◎ 문제가족

가족건강 연속체의 역기능적 가족은 반사회적 무질서, 인격혼란, 정신적 혼란을 나타내는 사람을 만들어 내는 경향이 있다. 문제가족은 최적가족의 특징과는 반대 특성을 나타낸다. 가족은 개방적이고 탄력적이기보다는 고정적이고 혼란스러운 경향이 있다.

문제가족은 많은 영역의 문제를 내포하고 있다. 가족체계 영역은 최소한의 사회 연결로 고정되어 있으며, 전후 관계의 명료성은 희미하게 나타나고, 약한 부모 응집력으로 세대 간의 밀착이 일어나며, 오이디푸스 갈등이 해결되지 않은 채 남는다. 이러한 세대 간의 밀착은 삼각관계를 이룬다. 예를 들어, 어머니와 아들은 아버지에 반대하는 동맹관계를 형성하며, 종종 근친상간의 문제가 제기될 수도 있다. 어린이와 청소년은 이러한 압박이 정신적 혼란, 신체적 질병, 비행으로 나타나기도 한다.

의사소통은 명확하지 않으며, 가족구성원은 낮은 자긍심을 가지고 있기 때문에 그들은 다른 사람에게 거부당하기를 두려워하고 당황해 한다.

의사소통의 또 다른 특성은 말한 내용과 느낌 사이에 일치감이 부족하다는 점을 들 수 있다(예 언어적 · 비언어적 의사소통의 불일치).

예를 들어, 성난 목소리로 말하면서 얼굴은 웃는 것이다. 문제가족에서 발견되는 또 다른 의사소통 상의 어려움으로 개인이 침묵하거나, 무시하거나, 주제를 바꾸어 타인의 의사소통에 참여하지 못하는 대화의 회피는 이들 가족에게 보편적인 현상이다.

부모는 권력을 적절하게 행사하지 못하며 자율성을 조장하기보다는 무시한다. 사실 문제가족은 차별성에 관대하지 않다. 문제가족에서는 자존감이 낮고 타인과 감정이입이 일어나지 않으며, 외로움, 무력감, 증오가 지배적이다. 타협이 되지 않으며, 갈등이 많고 해결되지 않은 채로 존재한다. 문제가족 내에 발생한 스트레스는 보통 한 구성원에게 심각한 신체적 질병을 나타낸다.

(2) 가족생활주기

가족생활주기는 가족이 수행해야 할 정상적인 가족의 기초선을 제공한다(표 6-2-3).

인간이 출생에서 사망까지 일정한 발달단계와 단계마다 과업을 가지듯이 가족 또한 발달단계와 과업을 가지게 된다. 개인의 발달이 가족의 영향을 받을 뿐만 아니라 가족에게 영향을 주기 때문에 가족구성원의 발달은 가족 전체의 가족생활 주기 관점에서 이해할 필요가 있다.

가족생활 주기는 전체로써 가족을 강조하며, 가족구성원의 관계체계를 확장하거나, 축소, 재정비하는 과정이라고 할 수 있다.

(3) 가계도

가계도는 치료자와 대상자가 세대를 통해 내려오는 문제가 있는 감정이나 행동의 패턴을 측정하는 데 유용한 도구이다. 한 세대에서 일어난 패턴은 종종 다음세대에서도 반복된다. 가계도는 가족구성원들이 가족관계의 양상을 정확히 알고 이해하는 것을 돕는다. 가족력은 3세대의 가족구조와 관계를 포함한다(그림 6-2-1).

치료자가 가족구성 지도를 그림에 따라 가족 문제를 진단하는 데 유용하고, 가족원이 그들의 현재 구조와 역할, 가치, 과거에서부터 시작된 전체 체계를 이해하는 데 도움을 줄 수 있다.

표 6-2-3 가족생애주기단계

가족생활주기	정서적 변화	요구되는 가족의 변화
1. 성인자녀 독립기	자신에 대한 정서적, 경제적 책임 수용	• 원 가족과 자신을 분리 • 친밀한 동료 관계 성립 • 스스로 경제적 독립
2. 결혼으로 가족 생성: 결혼기	새로운 체계에 대한 적응	• 부부체계 형성 • 배우자를 받아들이기 위해 확대가족과 친구와의 관계 재정비하기
3. 아동기 가족	새로운 구성원을 가족체계에 받아들이기	• 아동을 위한 공간을 만들기 위해 결혼 체계에 적응하기 • 어린이 양육, 경제활동, 가사일에 종사 • 부모와 조부모 역할을 받아들이기 위해 확대가족과의 관계 정립
4. 청소년기 가족	자녀의 독립성과 조부모의 노쇠로 가족 경계의 유연성 증가	• 청소년이 체계 내외로 이동할 수 있도록 부모 · 자녀 관계를 전환하기 • 중년기 결혼 배우자와 직장에서의 관심거리에 초점을 맞추기 • 부모를 돌보는 것에 참여하기
5. 자녀 진수기	가족으로부터 이탈 또는 진입을 수용하기	• 부부 체계의 재협상 • 성장한 자녀와 부모 사이의 성인 대 성인 관계 발달 • 조부모를 포함하는 관계를 재정립하기 • 부모나 조부모의 신체적 제한과 죽음 다루기
6. 노년기	세대적 역할의 변화를 받아들이기	• 생리적 노쇠, 새 가족과 사회적 역할 탐색을 하면서 기능적 관심을 유지하기 • 중간세대의 중심적인 역할 지지하기 • 노인세대가 과도한 기능을 수행하지 않도록 지지하면서 노인의 지혜와 경험을 받아들이기 • 배우자, 동기, 동료 사망을 받아들이고 자신의 죽음에 대해 준비하기

출처: Carter & McGoldr. ck(1988). 김소야자 외 역(1997). 가족과 간호. 현문사. 재인용

가계도의 작성은 치료자가 우선 가계도의 이론적 근거를 설명하면서 시작한다. 즉, 치료자는 가계도를 통해 가족배경이 현재의 문제에 어떻게 영향을 미쳤는지 등의 가족의 기원에 관해 정보를 얻을 수 있는 효과적인 수단이라는 점을 가족에게 설명한다. 가계도에는 연령, 결혼일, 사망일과 각 가족구성원의 위치가 표시된다. 남성은 네모, 여성은 원으로 표시하며, 연령은 네모나 원 안에 기록한다. 수평은 결혼관계, 수직은 부모-자녀 관계를 나타낸다. 가계도는 특히 가족력, 가족구성, 가족관계 및 질병을 이해하는 데 유용하다.

가계도를 그리는 동안 다음의 몇 가지 점에 유의해야 한다.

첫째, 초기의 과제이므로 치료자는 모든 가족구성원이 참여하도록 격려해야 한다.

둘째, 치료자가 재량을 발휘하여 가계도를 그리는 경험이 가족에게 부담이 되지 않도록 해야 한다.

셋째, 치료자는 가계도를 그린 후 가족에 대한 각자의 견해와 느낌을 서로 나누도록 도와야 한다.

이외에도 가족을 사정하는 도구로는 가족관계와 외부체계와의 관계를 그림으로 나타내는 생태지도, 현재 동거하고 있는 가족구성원간의 밀착관계와 상호관계를 이해하는 데 도움이 되는 가족 밀착도, 가족 내 뿐만 아니라 가족 외부와의 상호작용을 보여줌으로써 가족의 문제를 중재할 때 누구를 중심으로 시작할 것인지, 어떻게 지지체계를 활용할 수 있을 것인지를 알려 주는 데 도움이 되는 사회지지도 등이 있다.

그림 6-2-2는 가족구조를 도표화하기 위하여 사용된 몇 가지 상징들이다.

2) 간호진단

간호사는 가족의 기능이나 적응능력을 사정하여 다음의 간호진단을 활용할 수 있다.

- 가족대처 향상을 위한 준비
- 비효과적 대처: 가족 타협
- 가족대처불능
- 가족과정 기능장애

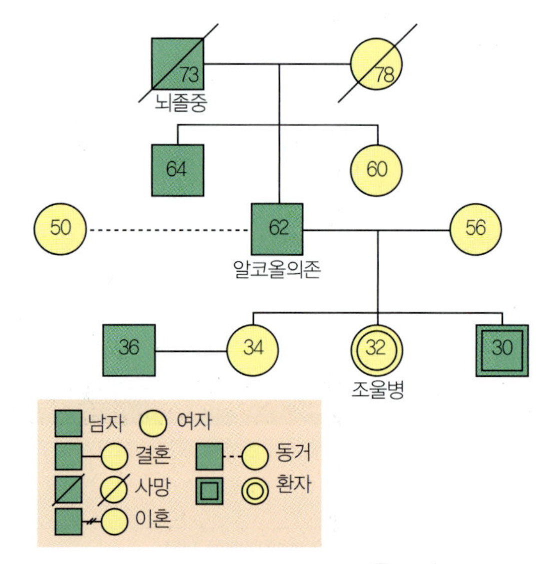

그림 6-2-2 가계도의 예

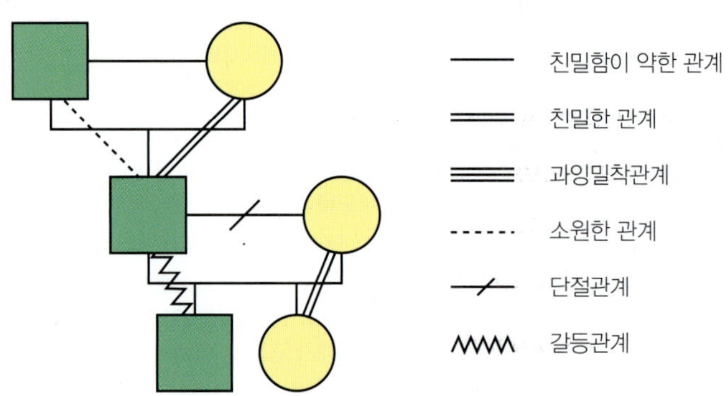

그림 6-2-1 3세대 삼각관계 유형의 가계도와 관계역동 기호

- 부모 역할 장애의 위험
- 부모역할갈등
- 돌봄제공자 역할긴장의 위험

3) 계획

최적가족과 적정가족은 정신건강상황에서 도움이 필요하지는 않지만 이들 가족에게는 네 가지 영역—기존 강점의 향상, 부모 교육, 전인적 건강 측정, 예상되는 위기교육—을 통하여 가족정신건강을 더욱 증진시킬 수 있다.

기존의 강점을 향상시키는 것은 칭찬 같은 단순한 것에서 일련의 구조화된 목표지향적 활동까지 복잡한 수준으로 나갈 수 있다. 부모기능을 성공적으로 달성했을 때 칭찬과 용기를 북돋아주는 것은 신뢰감을 심어 주고 자긍심을 높여 준다. 예상되는 위기교육은 발달과업과 발달과정상 발생할 수 있는 위기에 대해 부모와 가족에게 가르쳐준다. 출산교육과 청소년과 노인 부모에 대한 교육이 좋은 예이다. 공식적 · 비공식적인 부모역할 프로그램이 제공될 수 있으며, 영양, 운동, 스트레스관리 기법을 통한 전인적 건강관리 증진을 이룰 수 있다. 스트레스관리는 여가활동, 명상, 휴식을 포함한다.

중간수준가족은 정신건강시설을 사용하고, 지역사회 건강 환경에서 간호사와 상호작용한다. 이들 가족들은 기존의 강점을 증진시키고 부모역할 프로그램을 통해 효과를 얻을 수 있다. 간호사는 가족문제해결, 갈등관리 및 현재의 어려움과 관련된 정상적 성장과 발달에 도움을 줄 수 있다. 간호사는 문제해결과 교육적 접근 방법에 의하여 문제를 해결하지 못하면 가족치료를 적용시킨다.

문제가족은 개인, 지역사회정신건강센터 또는 정신병원에 치료사를 통한 가족치료가 필요하다. 만일 1명 이상의 가족구성원에 대한 보호가 필요할 때는 간호사, 사회사업가 또는 건강관리 전문가가 가족을 지원하기 위한 자원을 찾고 그들에게 서비스를 마련해 줄 수 있다. 이들 서비스는 교회, 복지기관, 긴급보호 서비스, 적십자사, 자원봉사기관, 호스피스, 지역사회 건강서비스센터에서 제공한다.

4) 중재

양희숙(2010)은 가족중재에서 어느 하나의 이론만으로 다양한 사례에 적용하는 것은 한계가 있다고 인식하여 통합적 가족치료를 해야 한다고 설명하였다. 특히 보우엔은 가족이론에서 가족 삼각관계를 강조한다고 하였다. 구체적 가족중재 방법으로 가족교육과 상담 치료를 제시할 수 있다. 흔히 정신질환자 가족교육은 대상자를 가장 잘 알고 있는 사람은 가족이라는 전제 아래 가족이 기존에 가졌던 대처양상과 능력을 고려하고 가족의 특성을 존중하면서 이루어져야 한다. 즉, 가족이 대상자를 돌보면서 겪게 되는 어려운 상황에 효율적으로 대처하는 데 중점을 둔다. 한편 최근 들어 가족자문이 가족치료에 대한 새로운 대안으로 제시되고 있다.

가족 정신교육은 정신과 영역의 가족자조운동의 한 부분으로, 미국의 NAMI(National Alliance for the Mentally Ill)의 Family-to-Family 프로그램에서 유래하였다. 치료자가 가족과 함께 교육프로그램을 진행하는 것은 정신질환자에 대한 가족의 이해를 돕고 정신질환 관리 및 옹호활동을 위한 관련 지식과 정보를 제공하기 위함이다.

이러한 프로그램은 대상자의 회복은 물론 가족이 행복한 삶을 추구하는 데 도움이 된다. 치료자는 교육 참가자들이 마음을 열고 적극적으로 교육에 참여하도록 유도하고 참가자들이 자신의 경험을 바탕으로 한 다양한 의견을 제시하고 토론함으로써 정보를 공유하고 사기를 북돋울 수 있는 장을 마련해야 한다.

가족정신교육 프로그램은 표 6-2-4의 내용으로 교육안을 만든다. 그러나 구체적인 교육프로그램은 가족들의 요구에 따라 다양하게 조직되어야 하며, 가족들 사이의 친분관계를 돈독히 하고 전문가들과 친교를 유지할 수 있도록 구조화해야 한다.

또한 가족과 효과적으로 상호작용하기 위하여 간호사

는 자기인식, 감정이입, 치료적 대화기술, 가족이론의 지식을 지녀야 한다. 간호사는 계속교육, 자아지향 학습, 관찰과 감독 실무를 통하여 가족생활을 이해하고 있어야 한다.

자기인식은 타인의 행동을 이해하는 데 중요하다. 인간은 다른 사람의 감정과 행동을 이해하는 데 편견을 가질 수 있다는 것을 인식해야 한다. 또 다른 중요한 특성은 감정이입이다. 간호사는 여러 가지 문제와 강점을 가진 서로 다른 가족과 상호작용하고 중재한다. 간호사는 그들의 관점에서 가족의 고통을 경험하고, 여러 관계에 도움을 주기 위하여 분석하고 중재하는 것이 필요하다. 특히 감정이입은 신뢰를 얻는 데 필수적이다.

치료적 의사소통기술 또한 필요하다. 간호사는 명확하고, 개방적이며 직접적이고 정직하며 일치된 의사소통의 역할모델로서 도움을 주며, 가족치료는 고민을 주제로 가족이 함께 이야기하도록 요구하면서 대화를 조정해 줌으로써 시작될 수 있다. 치료자는 비언어적 의사소통을 해석하고 구성원이 자신의 사고 · 감정 · 행동을 가지도록 도움을 주며 그들을 타인과 명확하게 그리고 일치된 의사소통을 하도록 하여 가족의 대화를 중재한다.

또한 간호사는 가족에게 이용 가능한 다른 치료적 기법으로 과제물, 역설적 명령(paradoxical injunctions), 가족 조각기법(family sculpture)을 적용한다. 과제는 가족구성원이 다음 주 동안 함께 하나의 레크리에이션 활동을 하도록 하거나 하루 한 끼 식사는 가족과 함께 먹는다거나, 매일 한 번씩 각 가족원을 강화하는 것을 포함한다.

표 6-2-4 정신질환자 가족교육 내용

요소	내용
교육적	정신병리와 정신건강증진에 대한 정보
기술적	의사소통, 갈등해소, 문제해결, 자기주장, 행동관리, 스트레스관리
감정적	의견을 표현하고 공유하고, 소통할 수 있는 기회
가족과정	가족들이 정신질환과 그 후유증에 대처하는 과정
사회적	공식적 및 비공식적 지지, 후원조직 이용의 증대

역설적 명령은 소위 치료적 구속(therapeutic bind)이라고도 하며 의도된 것과는 반대로 수행하도록 지시하는 것이다. 조각기법은 가족원이 장황하게 말을 늘어놓거나 계속 침묵을 지킬 때 사용하는 기법으로 모든 가족원이 직접 눈으로 볼 수 있도록 가족원을 배열해 보여 가족구조와 가족관계를 이해하는 데 도움을 준다.

치료자는 대상자 스스로 되고 싶어하는 대로 조각하고 행동에 변화를 시작하도록 지시한다.

5) 평가

가족치료의 성공적인 결과는 가족의 기능을 사정기준과 비교함으로써 평가할 수 있다. 최적가족은 개방체제 지향, 명확한 영역, 긍정적 사회와의 연결, 명확하고 일치하는 의사소통과 더불어 전후 관계의 명료성, 부모의 강한 응집력, 적절한 권력 분포, 자율성을 보인다. 또한 높은 자긍심을 보이고 온화하고 사려 깊으며 다정한 어조, 효율적인 타협과 과업수행, 희망적이고 이타주의적인 가치관을 갖는다. 가족원은 자존감을 잃는다는 두려움없이 감정이나 사고를 자유롭게 표현할 수 있다.

3. 가족치료

1) 가족치료

(1) 가족치료의 목표

제2차 세계대전으로 가족 간 정서적 유대 결여 등의 문제가 발생하면서 1950년대와 1960년대에 미국, 영국 등지에서 임상관찰을 통하여 가족치료가 본격적으로 발달하기 시작하였다. 즉, 조현병 대상자가 입원치료 후 가정에 복귀하여 재발하는 사례가 빈번함에 주목하면서 동기화되었다.

정신치료의 일반적인 목표는 대상자가 지니고 있는 문제 상황을 해결하도록 도와주는 과정이다. 가족치료에서는 개인을 그가 살아가고 있는 중요한 환경인 가족체계 내 하나의 하위체계로 보고, 그가 이 체계 안에서 어떻게 기능하고 있는지를 중심으로 문제에 접근하는 것으로서 가족치료는 개인보다 가족체계에 초점을 두고 치료하는 형태로 가족구성원들의 역기능적 의사소통 유형을 바로잡아줌으로써 가족 내 역동적인 정서문제를 찾아 개선시키려는 것이다. 즉, 가족치료는 개인을 가족체계 내에서 작용하는 복합적인 존재로 보고, 대상자의 문제를 개인의 정신 내적 문제만으로 보지 않고, 가족체계의 기능장애로 보아 가족치료의 대상은 가족 내의 특정 개인이 아니라 가족 전체 구성원 간에 성립되는 상호작용이며, 역기능적 의사소통 형태를 나타내는 가족체계 자체를 치료 대상으로 한다.

하버(Haber)는 가족치료의 일반적 목표를 첫째, 개인 문제를 가족 전체의 문제로 정의하게 한다. 둘째, 치료 대상자는 개인이 아닌 가족 전체라고 인식하게 한다. 셋째, 가족에게 가족 삼각관계 작용을 이해하도록 돕는다. 넷째, 모든 가족구성원이 자기주체성을 가지도록 도와주는 것이라고 하였다.

가족치료와 개인치료는 인격발달의 특성과 증상, 치료방법 등에서 차이가 있다. 즉, 가족치료에서는 가족구성원들의 대인관계적 생활을 관리하며, 가족구성원들의 조직화된 행동적 특성이 인격형성에 영향을 미친다고 생각하지만 개인치료에서는 사고, 공포, 갈등 등과 같은 내부 사건이 더 지배적이라고 추정한다. 증상 형성도 개인치료에서는 성격의 구성요소들 간의 갈등 때문이라고 하지만, 가족치료에서는 대상자와 역기능적 가족체계 간의 의사소통 영역에서 일어나는 갈등 때문이라고 본다.

치료에 대해서도 개인치료는 대상자에게 과거의 실패를 깨닫게 하고, 그 실패에서 일어난 증상에서 해방시키기 위해 통찰과 새로운 경험을 얻도록 돕지만, 가족치료에서는 가족들이 그들에게 일어나는 변화를 거부하여 항상성을 유지하려는 것을 변화시켜 새로운 형태의 가족관계를 맺게 한다.

가족치료는 개인치료가 효과가 없을 때, 개인치료를 했으나 재발이 잦은 경우, 대상자는 현저히 좋아지는데 다른 가족구성원에게 문제가 생길 때, 부부 갈등, 심각한 형제간 경쟁, 여러 세대에 걸친 갈등으로 가족이 어려운 문제에 부딪혔을 때, 가족들의 기본적인 기능 수행 능력이 부적절한 경우, 장애아동이 있거나 결혼 생활에 문제가 있을 때, 사춘기 자녀가족, 배우자가 병원에서 퇴원을 준비할 때 적용한다.

가족치료를 적용할 수 없는 상황은 가족의 핵심 구성원이 치료에 참여하지 않으려 하거나 참여할 수 없는 경우, 가족구성원이 심한 장애가 있어서 가족 접근이 용이하지 않은 경우, 가족 내에 균열이 너무 심하여 가족치료의 효과가 의심스러울 때, 악의적이고 파괴적인 동기가 지배적인 가족, 돌이킬 수 없을 만큼 상태가 악화되어 파경에 이른 가족, 조정이 불가능한 신체적 폭력 상태가 일어날 위험이 있는 가족, 대상자가 가족치료에서 느끼는 복잡성과 스트레스를 견뎌내지 못하는 경우, 오랫동안 별거 생활에 익숙한 부부, 위협적인 가족비밀이 있을 때, 문화나 종교적 편견이 있을 때 등이다. 한 가족 전체 또는 일부가 치료 대상이 되며, 경우에 따라 여러 가족의 집단인 집단가족치료도 시행된다.

(2) 가족체계와 경계

가족이란 하나의 자연적인 사회체계로서 각 가족마다 독특한 규칙과 역할 분배, 권력구조를 형성하고 있을 뿐만 아니라 효과적인 의사소통방법과 문제해결방법을 발달시켜 나가고 있다. 따라서 가족체계는 가족구성원 하나하나가 서로 맺어 나가는 역동적인 관계로 특징지어지는 유기체로서 기능한다. 역기능적인 가족은 가족구성원 중 어느 누구를 희생양으로 삼아 겨우 유지되는 힘든 가족관계가 될 수 있다. 역기능적인 가정에서는 일시적 스트레스와 긴장에 대처하는 능력이 파괴되어 제대로 기능하지 못하는 것으로 본다. 따라서 체계이론적 입장에서는 가족 사이에 일어나는 역동적인 관계의 과정에 그 초점을 두고 있다.

체계란 서로 관계를 맺고 상호작용에 참여하고 있는 일련의 요소들이라 정의할 수 있다. 각 요소는 상호작용을 하며, 영향을 주고받으며 전체를 이룬다. 이때 전체는 상호의존적인 각 부분의 단순한 합과는 다르다. 체계의 특징은 전체성(wholeness) 또는 통일성으로서 각 부분 사이에서 계속 일어나는 상호작용을 고려해야 하기 때문이다.

체계는 그 자체의 위계질서를 지니기 때문에 상위체계는 여러 하위체계로 구성된다. 그렇지만 모든 체계는 조직을 이루어 일종의 균형 또는 항상성을 추구해 나간다. 그리고 체계는 처음에 서로 다른 조건과 방법으로 출발하지만 최종적으로는 동일한 상태에 도달하려고 하는데이를 '동일 목적성'이라 부른다. 가족체계이론에서는 가족을 바로 이러한 체계로 보는 것이다.

가족체계의 중요한 특징을 살펴보면 모든 체계는 나름대로 구조와 기능이 있으며, 발달하는 가운데 부단한 변화의 과정을 겪는다. 이때 하위체계란 전체 체계를 유지시키기 위해 특정 기능을 수행하는 전체 체계 내의 조직화된 단위들을 의미한다. 모든 가족체계는 여러 개의 하위체계로 구성되어 있다. 남편과 아내가 한 쌍으로서 하나의 하위체계를 이루고 어머니와 자녀 또는 아버지와 아들이 하나의 하위체계를 이루며 형제자매도 또 하나의 다른 하위체계를 이룬다. 이처럼 하위체계는 세대, 성, 흥미, 역할, 기능에 따라 얼마든지 만들어질 수 있다.

가족체계 내에서 더욱 지속적이고 중요한 하위체계는 부부, 부모－자녀, 형제간의 하위체계다. 특히 남편－아내의 하위체계는 한 가정에서 가장 중요한 위치를 차지한다. 부부 하위체계에서 역기능이 일어나면 가족 전체에 영향을 미친다. 실제로 가족치료에서 많이 나타나는 사례는 부부간의 갈등으로 자녀가 속죄양이 되는 경우다. 부부 하위체계는 자녀들의 사회화 과정에서 남녀간의 친밀한 관계 또는 건전한 의사소통의 모델이 되며, 자녀들이 성장한 후 부부관계에까지 영향을 미친다.

부모－자녀의 하위체계는 자녀양육에서 지도 · 통제의 기능을 수행한다. 이를 통해 어린이들은 의사결정과 자기통제 능력을 발달시켜 나가며 권위를 가진 사람에게 대응하는 나름의 방식을 터득한다.

형제 하위체계를 통해서 어린이는 협상, 협동, 경쟁 방법을 발달시킨다. 어린이들이 배우는 이러한 대인관계기술은 가정을 떠나 학교에 들어가거나 나중에 사회생활을 할 때 중요한 의미를 가진다.

경계(boundary)는 가족 하위체계 사이의 구분을 짓는 개념으로 의사소통에 있어서 누가 어떤 방법으로 참여할 수 있는가를 규정하는 일종의 규칙이다. 가족구성원들이 혼란을 일으키지 않으면서 각자의 분화된 기능을 수행하도록 가족체계가 올바르게 기능하려면 가족체계 내에서 하위체계 간 경계가 분명하고 명확하게 규정되어 있어야 한다. 이러한 경계를 통해서 가족구성원들은 다른 하위체계와 상호작용을 이루며 정보를 교환한다. 그러므로 하위체계간의 경계선을 분명하면서도 다른 하위체계와 쉽게 접촉하고 상호작용을 할 수 있도록 개방되어야 한다.

미누친(Minuchin)은 하위체계의 경계는 분명하면서도 교류가 가능해야 함을 강조하고 있다. 예를 들어, 부모와 자녀가 서로 분명하면서 중첩되지 않은 역할과 책임을 가지고 있을 때 부모－자녀체계의 경계는 이들의 역할과 책임을 분화시키는 기능을 하는 것이다. 이때 경계가 분명하지 않으면 가족체계의 역기능이 초래된다.

(3) 가족규칙

가족은 규칙에 의해 지배되는 체계로서 가족 내에는 나름대로 규칙이 존재하며, 각 가족구성원은 이러한 규칙의 지배를 받으며 반복되는 상호작용을 통해서 서로 조직화한다. 이러한 견해는 잭슨(Jackson)이 자신의 임상 경험을 통해 처음으로 구체화시켰다. 개인의 정신 내적 스트레스를 연구했던 잭슨은 가정의 규칙은 가족들 간의 행동을 유형화시키고, 가족생활을 운영하는 원리가 된다. 가정 내에서 각자의 행동은 다른 모든 가족들의 행동과 관련을 맺고 영향을 주고받기 때문이다. 가족은 모든 생활 장면에서 반복적인 양식으로 서로 상호작용하는 반복 원리가 작용한다. 즉, 전체 체계는 서로 관계를 지배하는 비교적 소수의 규칙에 의해 움직인다. 따라서 가족치료사가 이러한 규칙을 알면 가족들이 서로 관계를 규정짓고 있는지를 알 수 있기 때문에 가족체계에 대한 귀중한 정보를 얻을 수 있다. 모든 가정은 일상생활에서 임무를 수행하기 위해 노동과 권력 등을 분담하는 규칙들을 따른다. 때때로 이러한 규칙을 분명히 제시하는 경우도 있으나 대부분 가족규칙은 은연중에 정해진 불문율에 속한다. 따라서 가족들이 맺고 있는 관계에서 반복적인 유형을 통해 추론할 수밖에 없다.

사티어(Satir)는 가족치료사가 가족들에게 그들 가정의 불문율을 일깨워 줄 필요가 있으며 특히 감정의 교환이나 가족에게 고통을 유발시키는 불문율인 경우에는 더욱 그렇다고 한다. 사티어는 역기능적인 가족은 역기능적 규칙을 따른다고 하였다. 따라서 가족들에게 성장과 성숙을 방해하는 불문율을 일깨워서 이를 수정시켜야 한다고 말한다. 시대에 뒤떨어지거나 적절하지 못하고 성장을 지연시키는 규칙을 수정하면 가족체계의 기능도 수정될 수 있다고 한다.

(4) 가족의 항상성

가족의 항상성이란 어떤 중심적인 경향을 가지고 역동적인 균형을 유지하려는 체계의 경향 또는 항상성이 깨어질 때 이를 회복하려는 작용이다. 한 가정의 항상성 유지 기제는 가족의 행동범위를 제한하는 경우가 많다. 예를 들어, 자녀들이 싸울 때 어느정도의 경계선을 벗어나지 않도록 제한한다. 이런 경우 부모는 아이들을 떼어놓거나 야단치거나 설득시키거나 중재하거나 끌어안고 진정시키거나 아니면 기분이 가라앉을 때까지 바깥으로 내보낸다. 어떤 해결책을 사용하든 이는 어느정도 체계를 기존의 균형상태로 돌아가게 하는 노력의 하나인 것이다.

2) 가족치료의 주요 이론

(1) 정신분석적 가족치료

프로이트(Freud)의 정신분석학과 대인관계이론의 영향을 받은 액커만(Ackerman)은 가족 내에는 일 방향적인 관계가 아닌 상호작용이 일어나며, 각자가 서로의 감정이나 욕구를 인지하고 교환하는 과정을 통해 갈등을 해결하며 충족하게 된다고 보았다.

정신분석적 가족치료의 주 대상은 개인이며 치료의 주목표는 개인의 개별화이다. 정신분석적 가족치료는 개인을 가족으로부터 해방시키는 것을 목표로 하며 대상자가 숨겨진 과거 사건으로부터 자유로워지면 증상이 없어진다고 보았다. 즉, 정신분석적 가족치료에서는 전체로서의 가족이 아닌 개인의 성장과 성숙에 초점을 둔다. 따라서 정신분석적 가족치료자는 가족 중에서 치료의 주 대상자를 선택하게 한다. 이와 같이 정신분석적 가족치료에서는 대상자로 하여금 무의식적인 제약에서 벗어나 현실에 기초함으로써 결과적으로 가족 모두가 건강한 개인으로서 상호작용할 수 있도록 돕는다.

가설의 주요 개념은 사회적 역할(social role)과 항상성(homeostasis)이다. 개인의 항상성은 개인을 둘러싸고 있는 체계인 가족의 항상성과 연결되어 있으며 가족의 항상성은 사회의 항상성에 영향을 받는다는 것이다. 즉, 병리란 이론적으로 단지 가족 내에 한 구성원과 관련된 것이라기보다는 전체 가족 항상성의 불균형과 관계된 것으로 이해하며 가족 내의 한 구성원의 행동이란 바로 '가족 전체의 정서적 왜곡을 증상적으로 반영한 것'이라고 여긴다. 또한 모든 인간은 가족이나 사회로부터 기대되는 역할을 알아내고 그 역할에 부응하려고 노력하면서 자신의 내적균형을 유지하고 더 나아가 자아실현을 이루어간다는 역할이론을 강조하였다. 역할갈등이라는 측면에 관심을 둠으로써 범위를 좁혀 가족 내 불평에 대하여 해결책을 찾도록 도와줄 수 있는데, 역할 유도, 역할 수정, 역할 반전의 방법이 시도된다. 또한 가족에 대한 접근에서 항상 가족구성원이 각각 자신의 역할을 어떻게 규정하는가와 다른 가족구성원에게 무엇을 기대하는가에 관심을 기울였다. 가족구성원이 모두 자기 역할을 분명히 인식할 때는 가족의 상호작용이 원만하게 진행된다.

정신분석적 가족치료는 개인 정신분석적 접근에서와

마찬가지로 경청, 감정이입, 해석, 중립성 유지 등의 기법을 사용하며 대상자의 전이현상, 저항 등을 다룬다. 이때 치료자의 태도는 비지시적이다. 그러나 개인 정신분석에서 대상자가 스스로 통찰하도록 하는 것에 비해 정신분석적 가족치료에서는 치료자가 적극적으로 가족의 이해와 통찰을 돕는다.

정신분석적 가족치료는 성장과정에서 부모로부터 상처를 받았거나 제약에서 헤어나지 못하고 있는 가족에게 효과적이며 많은 경우 언어와 지적수준이 높은 성인 대상자를 중심으로 치료를 진행한다.

액커만의 가족치료는 이중적인 목표를 지향하는데 하나는 병리적 갈등과 공포를 해소하는 것이고, 다른 하나는 적극적인 정신건강을 위한 제거와 부가의 두 가지 측면을 지닌다. 즉, 가족치료의 목적은 증상을 제거하거나 성격이 환경에 적응하도록 하는 데에만 있는 것이 아니라 오히려 새로운 삶의 방식을 창조하는 데 있다고 본다.

(2) 가족체계치료

정신분석학에서 중시되는 것은 개인의 심리적 과정의 인과관계인 것에 비해서 보웬(Bowen)은 몇 세대에 걸친 인과관계의 심리적 과정을 중시한다. 이 다세대간의 인간관계를 중시한다는 것은 개인의 정신병리를 정신적 외상의 결과로서 생각할 뿐만 아니라 다음 세대에까지 영향을 미친다고 보는 입장이다.

보웬(Bowen)의 가족치료목표는 불안수준을 감소시키고 자아분화 수준을 높이는 것이다. 문제는 개인에게 있는 것이 아니고 가족체계에 원래부터 존재하여 왔으며 개인의 변화는 다른 사람과의 관계변화를 통하여 이루어진다고 본다. 체계를 변화시키고 가족원들의 분화수준을 향상시키기 위하여 가장 중요한 것은 부부가 다른 가족을 끌어들이는 삼각관계에서 벗어나는 것이다.

보웬(Bowen)은 가족을 하나의 정서적 체계로 보고, 한 집안에 사는 핵가족과 함께 살지 않는 확대가족으로 구성된다고 하였다. 가족체계이론의 목적은 가족성원들을 미분화된 가족자아집합체로부터 분화시켜 확고한 자아를 수립하도록 하는 것이다. 그는 가족성원 중 한사람이 분화될 때 파급효과가 가족을 통하여 발생된다고 보았으며 정신분석적 개념인 '미분화된 가족자아군'이라는 용어를 체계론적인 개념인 '융합과 분화'의 용어로 대체하였다.

자아분화는 보웬(Bowen)의 가족체계이론에서 핵심개념이다. 자아분화는 정신내적이고 인간관계적 개념으로 자신과 타인의 구분, 정서과정(feeling process)과 지적과정(intellecual process)을 구분할 수 있는 능력과 확고한 자기(solid self)와 거짓자기(pseudo self)의 구분이다. 확고한 자기는 지적, 합리적이며 대안적 고려를 통해 신념, 의견, 믿음 등의 삶의 원칙을 가진다. 반면 거짓자기는 감정적 압력에 의해서 선택하며 결정과 선택에 일관성이 없고 이를 인식하지 못한다. 자아분화가 잘 이루어진 사람은 자신의 감정으로부터 분화되어 있고, 가족체계의 정서로부터 분화되어 있으며, 가족의 정서적 융합(fusion)으로부터 벗어날 수 있다. 역기능적인 가족일수록 분화(differentiation)수준이 낮으며 자아분화가 안된 경우에 나타나는 인간관계의 추구형은 너무 지나치게 친밀한 관계 유형을 추구하거나 지나치게 거리감을 두는 관계 유형을 추구하는 형태이다. 자아의 미분화는 다음 세대에 계속 전수되어 자녀는 부모보다 분화수준이 더 낮게 되어 다세대 전수과정(multigenerational transmission process)을 밟는다고 하였다. 보웬(Bowen)은 조현병의 발병에는 보통 3세대 이상에 걸친 다세대 전수과정을 필요로 한다고 하였다. 이 입장에서는 조현병뿐만 아니라 범죄행동, 알코올중독, 비만증 등의 신체질환까지 다세대 전수과정의 산물이다.

보웬의 가족체계이론은 자아의 분화 정도뿐만 아니라 자기자신이나 타인과의 관계에서 일어나는 불안이나 정서적 긴장도 강조하고 있는데 불안이나 환경의 스트레스가 낮을 때는 가족 내의 부부 감정이 안정되어 있지만 스트레스가 높아서 불안을 느끼고 심각한 수준의 불안에 이르면 두 사람 모두 당황하여 제삼자를 끌어들여

삼각관계를 형성하며, 삼각관계에서도 불안이 감소되지 않고 증대되면 계속해서 다른 사람을 끌어들여 연계적인 삼각관계(interlocking triangle)를 형성하게 된다고 주장하였다.

보웬의 가족체계이론은 가족체계의 정서적 기능수행을 기술하는 8가지 연계적 개념으로 구성되는데, 이는 다음과 같다.

- 자아분화 척도(differentiation of self scale): 지적인 기능과 정서적인 기능이 분화된 경우 사고와 감정 사이에 균형을 이루고 통제력이 있으며, 객관적이다. 그 결과 생활 스트레스에 잘 대처한다. 반면에 지적인 기능과 정서적인 기능이 분화되지 못한 사람은 감정에 따른 의사결정을 하기 쉽고 다른 사람의 정서적 반응에 따라 행동하게 된다. 즉, 자율적이지 못하고 다른 사람에게 융화되려는 경향이 높다.
- 삼각관계(triangle relation): 삼각관계란 두 사람이 자신들의 정서적인 문제에 따른 한 사람을 개입시키는 현상을 말한다. 이 현상은 자아분화의 수준이 낮고 불안정도가 심할 때 발생한다. 예를 들면, 문제가 있는 부부가 자신들의 문제를 스스로 해결하지 않고 자녀를 그들 관계에 개입시킴으로써 불안정도를 낮추려고 한다. 이러한 삼각관계는 부모 중 한 사람과 자녀 사이에 강한 애착관계를 형성한다. 가족 내의 해결되지 않은 긴장은 중복된 삼각관계를 초래하기도 한다.
- 핵가족의 정서형성과정(nuclear family process): 핵가족 내에서 반복적인 형태로 작용하는 정서적 기능에 대한 설명으로 보웬은 미분화 가족자아집합체라는 개념을 통해 가족 내의 정서적 융해를 설명하였다. 예를 들면, 원가족으로부터 충분히 분화되지 못한 부모는 자녀와의 관계에서 또 다른 융해를 형성하여 안정을 찾고자 하는데 이러한 융해는 불안정하기 때문에 여러 부적응 양상의 원인이 된다. 조현병 대상자의 가족에게서 두드러지게 나타나는 현상이다.
- 가족의 투사 과정(family projection): 미분화된 부모는 특정 자녀와 공생적 관계를 형성하여 미분화에서 오는 자신의 문제를 그 자녀에게 투사한다. 이때 부모와 밀착된 자녀가 미분화상태에 머무르게 되며 투사정도는 자아 분화수준이 낮을수록 심하다.
- 정서적 단절(emotional cutoff): 원가족의 미분화와 그에 따른 정서적 긴장을 피하기 위해 사용하는 극심한 정서적 단절의 가능성이 높은데 예를 들면 융해가 심한 가족구성원은 부모로부터 벗어나 거리를 둠으로써 문제를 해결하려 하나 결국 또 다른 가족원과의 융해가 반복된다.
- 다세대 전수과정(multigenerational transmission process): 가족의 자아분화수준 및 정서적장애가 가족 내의 한 개인에게만 나타나는 것이 아니라 여러 세대에 걸쳐 전수된다는 것이다. 미분화된 특성과 투사과정이 여러 세대에 걸쳐 전수되는 결과로 정신질환이 발생한다고 설명하였다.
- 형제순위(sibling position): 자녀의 출생순위가 성격형성과 가족역할에 영향을 미친다고 보는 것으로 이 개념은 특정 자녀가 가족의 투사과정에 선택되는 기전을 이해하는 데 도움이 된다.
- 사회적 퇴행(social regression): 사회에서의 정서적 과정이 가족의 기능에 영향을 미친다는 설명으로 만성적으로 불안한 상태가 계속되는 가족은 지적으로 행동할 수 없게 되고 그 결과 퇴행이 일어난다는 것이다. 즉, 사회적 퇴행은 불안으로 인해 문제해결능력이 저하되는 정서적 과정이다.

치료과정의 단계로는

첫째, 먼저 부모의 불안수준을 낮춤으로써 가족 내 불안수준을 낮춘다.

둘째, 핵가족 내의 부모가 자신의 불안을 조정하고 관리하는 능력을 증가시키면 자녀의 문제행동을 더 잘 다룰 수 있게 한다.

셋째, 부모의 원 가족에 대해 낮은 수준의 불안상태로 작용하는 능력을 증가시킴으로써 정서적 기능수준을 강화한다.

불안이 정서적 융합을 가져오므로 먼저 불안을 낮춤

으로써 정서적 대응성을 감소시킨 치료자는 객관적, 정서적 중립성을 유지하며 감정적으로 대응하지 않도록 가족안의 정서동요를 진정시키는 것을 배워야 한다(전이와 역전이 반응의 관리).

이는 다른 이론의 경우 치료자의 역할은 가족 속에 참여하는 것이라고 주장하는 것과는 반대되는 견해를 보이며 치료자는 코치 또는 자문역할을 강조하고 있다.

(3) 경험적 가족치료

실존주의이론을 가족문제에 적용한 치료법으로서 가족의 갈등과 행동장애를 변화시키는 데에도 실존적 만남과 인식과정, 되어가고 있는 과정으로서의 가족인식, 과거보다 '지금-여기'에서의 경험 및 실존적 재탄생을 강조하는 치료이다. 경험적 가족치료에서는 가족 문제의 근본 원인이 정서적 억압에 있다고 보며 치료자는 가족구성원들로 하여금 각자의 진정한 정서에 접촉하게 하는 경험을 제공함으로써 자발적인 자기 개방성, 표현의 자유, 개인의 성장과 가족의 결속력을 도모한다. 대표적 이론가로는 사티어(Satir), 휘터커(Whitaker) 등이 있다.

치료목표는 안정보다 성장에 초점을 두며 치료자는 가족이 화합된 결속력으로 성장 가능성을 예시하며 서로 협력하고 돕는 과정과 기술을 발휘하도록 돕는다. 즉, 증상의 감소, 사회적 적응도 중시되지만 내면의 경험과 표현행동이 일치하는 통합의 증가, 선택에 대한 보다 많은 자유, 덜 의존적인 것, 경험을 확대하는 것 등이 기본적인 가족치료의 목표이다. 또한 치료자는 가족구성원 각자가 선택할 수 있고 그 결과를 책임져야 한다는 것을 인식시키고 가족구성원 개개인과 가족체계의 관계를 증진하며 가족의 건강을 증진시키고자 한다. 또한 휘터커(Whitaker)는 가족구성원들에게 부분으로써 소속감을 가지게 하는 동시에 독립된 개인으로서의 자유를 인식하도록 하는 것이라고 하였다.

치료과정은 이론가에 따라 다소 차이가 있다. 사티어(Satir)는 인간이 과거에 자신과 다른 사람에게 가졌던 그리고 다른 사람이 자신에 대해 가졌던 기대와 열망, 지각, 감정에 대한 처리문제와 대처방식, 행동 등이 현재에도 문제로 남아있거나 충족되지 못한 부분에 초점을 두었다. 또한 미해결된 과제를 직접 체험하게 하고 '지금-여기'에서 경험하게 하면서 적절한 개입을 시도하였다. 치료자는 통찰력이나 해석을 제공하기보다는 가족구성원들이 자발성과 표현의 자유와 개인의 성장과 같은 것에 자신을 개방시키는 기회를 제공한다. 개인 간의 경험은 그 자체가 성장의 일차적 자극이 된다. 가족들이 어떻게 그들의 자원을 비효율적으로 이용하고 있는지를 알도록 돕고 가족의 성장과 목표를 방해하는 행위를 인식하도록 지적해 주기도 한다.

사티어는 가족과 증상을 좀 더 체계론적으로 사정하고 많은 성장 모델의 효과성을 입증했는데 가장 핵심적인 개념이 되는 것은 자기존중과 자기가치, 자기규칙, 의사소통 유형(생존 유형)이다. 사티어는 자기존중감을 인간의 기본욕구로 간주하고 자기존중감을 높이기 위한 치료기법을 개발했는데 치료의 궁극적 목적은 가족구성원의 자기존중감을 높이는 것이라고 볼 수 있다. 또한 가족규칙에 관한 잭슨의 개념을 근거로 하여 가족 규칙은 가족구조 내에서 필수적이며 역동적이고 영향력이 강한 행동규범으로 간주하였다. 사티어는 의사소통을 관찰함으로써 가족규칙을 발견하는 데 관심을 두었으며, 일반적으로 가족규칙들은 생활에서 지혜의 핵심이 된다.

이와 같은 가족규칙에 관심을 두고 진단하여 문제의 원인을 개인 혹은 가족구성원에서 찾으려 하지않고 증상이 표면에 나타난 문제를 중요시하지도 않는다. 따라서 치료적 접근에서도 행동을 규제하고 행동의 지침이 되며 가족구성원 간의 상호작용에 영향력이 큰 가족규칙을 변화 매개체계로 보는 것이다.

사티어는 사람들이 긴장 시 사용하는 대처 방법과 대처 형태에 관심을 가지고 관찰하였고, 그것을 역기능적 의사소통으로 보았다. 그들은 네 가지 유형으로 분류할 수 있는데, 회유형, 비난형, 초이성형 그리고 산만형으로 분류하였다.

회유형은 어떤 문화에서도 가족들이 가장 많이 사용하는 방법이다. 자기존중을 무시하고 다른 사람들과 상황에 초점을 두어 우리는 중요하지 않다고 하는 메시지를 다른 사람에게 주는 것이다. 회유하는 사람은 다른 사람과 상호작용하는 상황을 존중하지만 자신의 진정한 감정을 존중하지 않는다. 비난형은 회유형과 정반대로 다른 사람을 무시하고 자신과 상황에 초점을 두는 것으로 자기를 보호하고, 다른 사람이나 환경을 괴롭히는 것이다. 비난하기 위하여 다른 사람의 가치를 격하시키고 자신과 상황에만 가치를 둔다. 초이성형은 자신이나 다른 사람을 과소평가하는 것이다. 지나치게 합리적인 것은 상황만 중요시하며 기능에 관하여 말하고 대부분 자료와 논리를 중요시한다. 즉, 자기와 다른 사람은 무시하고 상황에 초점을 두는 것이다. 산만형은 초이성형과는 정반대로 자신, 다른 사람, 상황 모두를 무시하는 것이다. 새티어는 감정전달을 강조한 의사소통이론에 기초하여 자존감이 낮은 사람의 경우 이중 메시지가 자주 일어나므로 치료를 통해 자존감을 높이고 바람직한 일치형 의사소통을 할 수 있도록 돕는데, 이는 기능적이며 원만함, 책임감, 정직성, 친근감, 능력, 창의성 그리고 현실적인 문제를 현실적인 방법으로 해결할 수 있는 능력을 가진 사람들의 의사소통을 말한다.

(4) 구조적 가족치료

미누친(Minuchin)은 가족을 하나의 상호 관련된 체계로 보고 체계 내의 개인문제는 가족의 상호관계가 기능적이지 못한 결과로 파악하여 가족구조의 변화를 통하여 가족의 기능을 되찾고 부수적으로 개인의 문제를 해결하자는 치료자로서 자신의 위치를 확립하였다.

미누친의 치료를 구조적 가족치료라고 하는 것은 그가 가족의 문제를 파악하고 해결하려는 시도를 가족의 조직과 구조에서부터 출발하기 때문이며 구조의 개념은 체계에서 도입되었다. 가족체계 내의 구성요소들이 어떻게 상호작용을 하고 가족 균형 또는 항상성을 유지하며 가족의 피드백 기재가 어떻게 작용하고 역기능적 의사소통 유형이 어떻게 발전했는지에 관심을 가졌다.

가족구성원의 행동문제는 부적절한 가족구조에 의해서 나타나며 부모와 자녀 하위체계가 비위계적일 때 갈등이 발생한다고 보았다. 가족구조를 이해하기 위해서는 가족구성원 간에 존재하는 규칙을 이해하는 것이 필요하다. 가족체계 내에서의 규칙은 복잡하여 매개 개념인 경계선(boundary), 권력(power), 제휴(alignment) 등에 대한 이해가 필요하다.

가족의 구조가 개인에게 영향을 미침으로써 치료자는 가족의 구조를 변화시켜 가족원이 변화를 경험하게 하여 치료적 효과를 거두는 것이 구조적 가족치료의 기본이며 다음 세 가지 원리에 근거하고 있다.

첫째, 사회적 상황과 개인은 서로 영향을 미치는 상호작용을 끊임없이 반복한다. 가족 안의 개인은 적응해야 할 사회적 체계의 일원이며 그의 행동은 체계의 특성에 지배를 받으며 체계의 다른 구성원에게 긴장을 주는 데 한 몫 할 수도 있다.

둘째, 가족구조를 변화시키면 체계 구성원의 정신내적 과정과 행동을 변화시킬 수 있다.

셋째, 치료자가 대상자나 대상자 가족과 일할 때 그의 행동은 사회적 상황의 일부가 된다.

미누친은 가족구성원의 상호작용 단위를 하위체계로 보고 가족이 자신의 기능을 다하기 위해서는 하위체계 간의 경계가 명확하여 자신의 특징을 보호하면서도 다른 체계와의 교류가 가능해야 한다고 주장하면서 치료기법에 가장 중요한 것으로 명확한 경계 설정을 나타내고 있다.

치료자는 그 체계에 합류(joining)하여 체계를 변형시키며 체계 내 구성원의 지위를 변화시켜 그에 따르는 그들의 경험도 변화하게 한다. 치료자는 선택된 전략에 따라 실연(enactment)과 반복(repetition), 경계설정(boundary making), 불균형(unbalance), 역설적 개입(paradoxical intervention) 등 직접적 치료 개입을 통해 가족의 재구조화를 꾀하여 제대로 기능을 다하는 가족으로 만들어

간다.

(5) 전략적 가족치료

헤일리(Haley)는 1970년대 이후 미누친과 함께 치료 이론을 활발히 전개하는 데 구조적 가족치료보다 더욱 체계론적 견해를 가지고 가족의 문제를 해석하고 치료한다. 구조적 가족 치료와 다른 점은 치료목표가 현재 문제와 직결되어 있는 것이다. 또한 가족 의사소통의 이론에 기초를 두고 가족의 입장을 파악하여 흔히 문제해결 치료 또는 제2의 의사소통치료 라고도 불린다. 헤일리에 의하면 가족은 지배관계를 내포하는 하나의 체계로 가족은 체계가 변화할 때 바뀐다. 이 변화는 치료자라는 매개를 통해 행해진다. 치료자는 가족의 변화 중 가장 중요한 문제가 저항이라고 생각하여 세밀히 계획을 세우고 계산된 전략으로 변화를 유도한다.

전략적 가족치료의 목표는 현존하는 가족의 문제를 해결하는 것으로 헤일리는 가족의 위계질서와 경계선의 재구조화를 강조하였다. 행동으로 나타나는 결과를 중요시 여기기 때문에 마음보다는 행동에 주의를 기울이고 행동의 이유를 밝히기보다는 행동의 변화가 목적이다. 이에 문제의 원인보다 문제를 지속시키는 요인에 관심을 가지기 때문에 문제를 지속시키는 행동을 발견하여 수정하고자 한다.

치료자는 가족을 위한 교육적 모형을 제공하고 역설을 사용하여 가족이 다르게 행동하지 않을 수 없도록 한다. 그러므로 치료자의 임무는 가족의 구조를 변화시키고 가족에게 발생하는 문제를 해결하는 것으로 가족의 지도자 역할을 하여 가족에게 지시하며 실천하게 하고 긍정적인 면을 강조하고 과제를 부과하며 가족관계와 의사소통의 재조직(reframing), 재해석(reinterpretation), 가족규칙의 수정, 역설적 개입(paradoxical intervention)을 많이 사용하여 가족 문제를 해결한다.

(6) 해결중심적 단기가족치료

1980년대는 밀워키 단기가족치료센터를 중심으로 스티브 드세이저(Steve de Shazer), 너달리(Elam Nunnally), 김인수(Insoo Berg) 등이 통합된 모델로서 해결 중심적 단기가족치료를 고안하였다. 해결중심치료는 문제 원인보다 내용을 파악하고 특정 이론에 얽매이지 않으며 문제 자체보다는 해결에 초점을 두어 사람들이 어떻게 변화하고 어떻게 원하는 목표에 도달하며 어떻게 치료자가 대상자와 대화를 나누고 상호작용 속에서 문제의 해결점을 구축 하는가를 중요시하는 치료이다.

해결 중심 단기 가족치료의 기본원리는,

첫째, 대상자가 자신의 문제를 다루는 데 성공했던 경험에 일차적인 초점을 두는 것으로 대상자의 강점과 자원, 건강한 특성이나 능력에 초점을 두며 결함이나 장애는 가능한 한 다루지 않는다. 이 모델은 무엇이 잘못되었는지 보다는 무엇이 잘되었고 그것을 어떻게 활용하는가에 관심을 갖는다. 즉, 내담자가 바라는 결과를 성취하기 위해 이미 갖고 있는 자원, 지식, 믿음, 행동, 증상, 사회관계망, 환경, 개인적 특성 등을 활용하는 것이다.

둘째, 탈이론적이며 비규범적이고, 대상자의 견해를 중시한다. 즉, 대상자가 경험하는 문제에 대해 어떠한 가정도 하지않고, 대상자가 호소하는 불평에 기초하여 개별화된 해결책을 발견하고자 한다.

셋째, 복잡한 문제라고 하여 반드시 그 해결방법이 복잡할 것이라는 가정은 잘못된 것이다. 작은 변화가 또 다른 변화를 가져오며 더 나아가 큰 변화를 가져올 수 있다. 그러므로 목표는 대상자가 달성할 수 있는 작은 것으로 세우는 것이 중요하다. 치료는 파급효과를 가져온다고 믿기 때문에 치료개입은 가장 단순한 것에서 부터 시작한다.

넷째, 변화는 항상 일어나므로 치료자의 역할은 긍정적인 변화가 일어나도록 돕고 이를 해결책 구축으로 이어지게 하는 것이다.

다섯째, 과거보다는 현재와 미래의 상황에 적응하도록 돕는 데 일차적 관심을 갖는다. 그러므로 치료 면담의 과정은 과거와 문제로부터 멀어지게 하고 미래와 해결책을 지향하도록 한다.

여섯째, 이 모델은 해결방안을 발견하고 구축하는 치료과정 중 대상자와의 협동을 중시한다. 진정한 치료관계는 대상자가 치료자에게 협력한다기보다는 치료자가 대상자에게 협력할 때 이루어진다고 믿고 의식적으로 노력한다.

다시말해 치료목표는 대상자에게 중요한 것을 목표로 설정하면서 아주 작은 부분을 목표로 하고 구체적이고 행동적인 것을 목표로 한다. 인간의 삶 속에서 변화는 끊임없이 일어나고 있기 때문에 치료는 자연스럽게 일어나는 변화를 단지 확인하고 그 변화를 해결책으로 활용하는 작업이 된다. 해결중심 가족치료자들은 문제해결방안을 찾는 데 효과적인 질문을 활용하고 발전시켰다. 다음은 질문의 종류와 첫 회기 질문내용을 소개하고 있다(표 6-2-5, 그림 6-2-3).

(7) 이야기치료

이야기치료의 기본 가정은 인간의 경험은 근본적으로 불확실하다는 데 있다. 이 치료에서는 우리가 자신에 대해 말하는 이야기와 설명이 자신의 경험을 구성하고 행동을 결정한다고 보기 때문에 가족이 더욱 긍정적인 이야기를 구성하도록 하는 데 의미를 둔다. 대표적인 치료자는 화이트(Michael White), 엡스턴(David Epston) 등이다.

이야기치료의 목표는 내담자의 문제를 직접적으로 해결하는 것이 목표가 아니라 사람들이 자기문제에 관한 지식과 해결능력을 갖고 있지만 빈약한 상태에 있다고 생각하기 때문에 치료자의 역할은 문제해결과 관련하여 풍부한 이야기를 만들어 내도록 돕는 것이다. 즉, 내담자가 지역사회에서 문화적인 배경, 자신의 지식과 기술을 근거로 대화의 골격을 새롭게 만드는 것을 보는 것이 목표이다. 즉, 문제해결 접근 이상의 것으로 가족구성원이 자신들의 삶의 이야기를 다시 쓰도록 돕는 것이다. 따라서 가족치료자는 문제해결자가 아니라 가족구성원이 자신에 대한 새로운 이야기를 쓰도록 돕는 자라고 할 수 있다. 치료과정을 살펴보면 다음과 같다.

표 6-2-5 해결중심 단기치료의 해결지향적 질문

구분	내용
면담 전 변화에 관한 질문	• 대상자가 상담을 약속한 후 상담소에 오기까지 경험한 변화에 대해 알아보는 상담 전 변화에 관한 질문은 문제해결에 매우 중요한 단서를 제공할 수 있다. • 예 "저희가 경험한 바로는 처음 상담을 신청했을 때와 상담을 받으러 오기까지의 사이에 어려운 상황이 좀 나아진 사람들이 많았습니다. 혹시 그런 변화를 경험하셨습니까?"
예외 질문	• 어떠한 문제에도 예외는 있게 마련이라는 것이 해결중심치료의 기본 전제이므로 예외질문을 통해 인지하지 못했던 예외를 찾아내고 그것을 계속 강조하면서 대상자의 성공을 확대하고 강화시킨다. • 예 "최근 문제가 일어나지 않은 때는 언제였습니까?", "문제가 일어나는 때와 그렇지 않을 때의 차이점은 무엇인가요?"
기적 질문	• 기적질문은 문제 자체를 제기시키거나 감소시키지 않고 문제와 떨어져서 해결책을 상상하게 하는 것이다. • 예 "이제 좀 다른 질문을 하고자 합니다. 이번에는 상상력을 발휘해야 할 것 같군요. 오늘 만남 후에 집에 가서 잠을 잔다고 상상해 보십시오. 잠자는 동안 기적이 일어나서 아버님을 여기 오게 한 그 문제가 극적으로 해결됩니다. 아버님은 잠을 자고 있어서 기적이 일어났는지 모릅니다. 그런데 아침에 일어나서 지난 밤 기적이 일어나 모든 문제가 해결되었다는 것을 어떻게 알 수 있을까요? 아버님은 처음 무엇을 보시면 기적이 일어났다는 것을 알 수 있을까요?"
대처 질문	• 대처질문은 자신의 미래를 매우 절망적으로 보아 아무런 희망이 없다고 하는 대상자에게 주로 사용한다. • 예 "아버님은 그 어려운 상황 속에서 어떻게 지금까지 견딜 수 있었지요?", "어떻게 해서 상황이 더 나빠지지 않을 수 있었지요?"
척도 질문	• 숫자를 사용하여 내담자에게 문제의 심각성, 문제해결에 대한 희망, 자아존중감, 변화에 대한 확신, 변화하기 위한 의지, 문제가 해결된 정도 등을 표현하도록 하는 방법이다. • 예 "1부터 10까지의 척도에서 1은 문제가 가장 심각할 때이고 10은 문제가 다 해결되었다고 보는 점수라면 지금 몇 점입니까?", "무엇을 보면 "아, 이제 내가 원하는 8점이구나 하실까요?"
관계성 질문	• 대상자와 중요한 관계에 있는 사람들이 갖고 있는 생각, 의견, 지각 등에 대해 묻는 질문이다. 대상자는 자신의 입장에서 자신을 보다가 중요한 타인의 눈으로 보게 되면 이전에는 없었던 가능성을 만들어 낼 수 있다. • 예 "선생님이 제게 말씀하신 고민을 하늘나라에 계신 아버님이 들으신다면 그 분은 뭐라고 말씀하실까요?", "부인께서 보시기에 남편이 부인에게 가장 도움이 되는 것은 무엇이라고 말할 것 같습니까?"

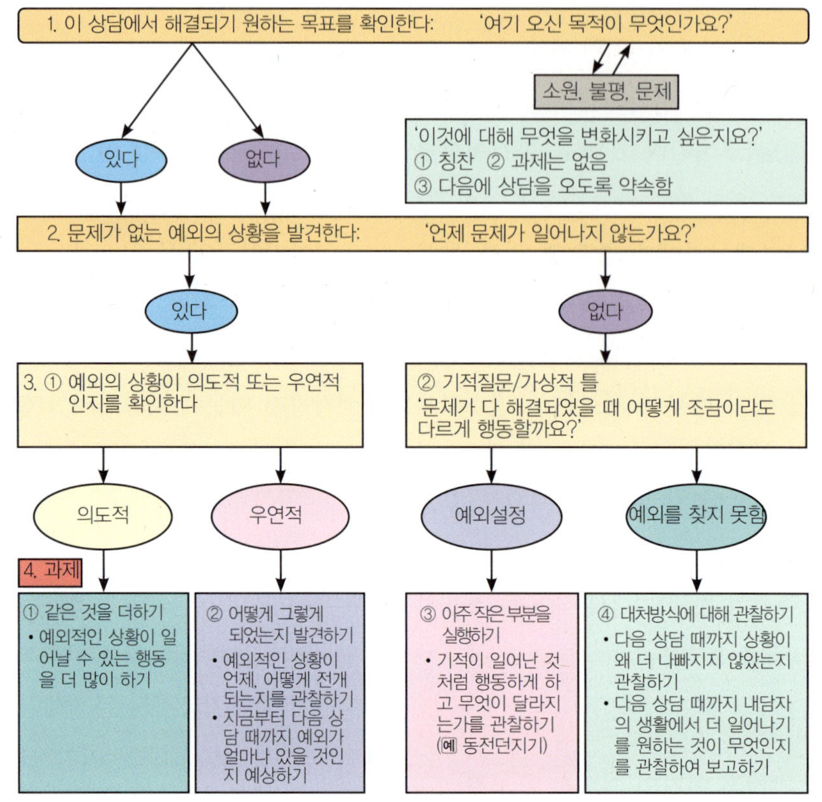

그림 6-2-3 해결중심 첫 회 상담의 도식화

출처: 정문자 외(2012). 가족치료의 이해. 재인용.

- 문제를 이야기하는 단계
- 원인보다는 결과의 영향에 초점을 두고 고통스러운 문제를 재정리하는 단계
- 예외적인 것을 발견하는 단계
- 고통스러운 것에 대하여 부분적으로 성공한 것과 효과적인 행동의 사례
- 지지를 강화하는 단계

의미를 부여하도록 격려하는 것은 사회적 통찰과 성찰에서 한 걸음 더 나아가 단순한 행동만이 아니라 사회적으로 지지받을 수 있는 행동으로 변하게 한다.

이야기치료의 관점에서 보면 이야기의 변화는 행동의 변화를 초래한다. 가족이 새로운 이야기로 무장할 때 가족구성원은 자신들의 문제에 대해 더욱 낙관적인 태도와 인내를 가지게 되고 가족구성원이 상호결속하게 된다.

이를 위해 치료자는 먼저 문제를 외재화한다. 즉, 자신들에게 문제가 있다고 생각하는 대신 문제를 그들 자신과 분리된 실체로서 서술하게 한다. 또한 치료자는 대상자가 새로운 이야기를 만들어 내도록 돕는 공동저작자가 되기도 하는데, 억압당하고 있는 내면화된 이야기로부터 가족구성원들을 해방시켜 주는 역할을 한다. 더 나아가 가족구성원들은 함께 새로운 삶의 의미를 생성하고 구성한다.

4. 요약

- 가족치료의 대상은 대상자의 정신 내적 문제만이 아니라 가족구성들사이에 역기능적 의사소통 및 상호작용이다.

표 6-2-6 가족치료의 주요이론들

종 류	주요개념	치료목표	치료자의 역할
정신분석적 가족치료 (애커만)	• 정신역동 이론+가족을 체계로 보는 체계이론을 접목 • 개인의 무의식을 정확하게 이해하기 위해서는 가족의 상호작용을 이해해야 한다. • 개인의 정신증상은 가족 구조의 장애와 밀접한 관련 • 정신역동적 개념으로 가족을 이해하려고 함 • 항상성을 강조-개인의 항상성은 가족의 항상성과 연결, 가족의 항상성은 사회의 항상성에 영향을 받음 • 역할이론-가족이나 사회로부터 기대되는 역할에 부응하려고 노력하면서 내적균형을 유지하고 자아실현을 이루어 간다.	• 주 대상은 개인 • 개인의 무의식적 갈등을 해결하는 것 • 개인이 가족으로부터 분리되어 개체화되게 하는 것	• 경청, 감정이입, 해석, 중립성 등의 기법 사용하며 전이, 저항을 다룸 • 비지시적 태도 • 적극적으로 가족의 이해와 통찰을 돕는다. • 언어와 지적수준이 높은 성인대상자를 중심으로 치료
가족체계이론 (보웬)	• 자아분화(분리되고자 하는 개별화의 힘)와 연합(연합하고자 하는 연합성의 힘) • 삼각관계-두 사람이 자신들의 정서적인 문제에 다른 한 사람을 개입시키는 현상 • 핵가족의 정서형성과정-원가족과 자아분화 안되었던 사람은 핵가족에서 강한 융합을 형성하려 함 • 가족투사과정-부모문제나 갈등을 자녀에게 전가시키는 현상 • 다세대 전수과정-가족의 자아분화 수준 및 정서장애가 여러 세대에 걸쳐 전수된다는 것 • 정서적 단절-원가족과의 미분화와 그에 따른 정서적 긴장을 피하기 위해 사용하는 극심한 정서적 분리양상	• 문제는 개인에게 있는 것이 아니라 미분화된 가족체계에 있는 것 • 탈삼각관계 과정을 통해 다세대에 걸친 삼각관계 속에 있는 개인을 해방시키는 것 • 불안을 감소시키고 자아분화를 증진시킴으로써 행동상의 문제를 해결하는 것 • 가계도 그리기-가족을 이해	• 치료자는 가족 내에서 중립적 정서적 관계 통해 개입 • 원가족으로부터 자율적 분화가 잘 이루어지고, 원가족과 좋은 정서적 접촉이 이루어지도록 돕는다. • 가계도를 사용하여 가족사에 대한 조직적 정보를 수집하고 치료에 활용한다.
구조적 가족치료 (미누친)	• 1960년대 초반 미누친이 비행청소년을 연구하고 훈련하면서 상담했던 방법이 이론적으로 발전된 것 • 어떤 가족구조를 갖느냐에 따라 가족성원들의 행동양식이 결정됨 • 가족구조에 개입함으로써 가족원들의 행동양식과 상호작용을 변화시킴 • 가족의 상호작용패턴을 가족구조의 개념으로 설명 • 가족구조-하위체계, 경계선, 위계구조(가족 내 권력을 기반으로 함) • 부모 하위체계가 자녀 하위체계보다 상위 위계구조를 갖고 있어야 함 • 역기능적 위계구조는 제휴와 연관(동맹, 연합)	• 역기능적 가족구조로 생긴 증상을 감소하고 문제를 해결하기 위해 가족구조를 변화시키는 것 • 가족체계의 상호교류규칙을 재구조화시키는 것	• 치료자는 정보와 충고를 제공하는 지도자의 역할로서 가족에 참여하여 가족구조를 찾아내고 그 구조를 변화시킨다. • 치료자는 합류하기를 통해 가족에 들어가 가족의 구조를 파악한 후 가족의 구조를 변화시킴
경험적 가족치료 (사티어, 휘태커)	• 실존주의의 영향을 받아 개개인의 감정, 욕구, 행동을 존중하고 현재의 충만함이 치료목표 • 가족문제의 근본원인이 정서적 억압에 있다고 보며 가족원 각자의 진정한 정서에 접촉하게 하는 경험을 제공 → 자기개방성, 표현의 자유, 개인의 성장과 가족의 결속력을 도모 • 이론보다는 가족과의 깊은 교류를 통해 가족을 변화시킬 수 있다는 신념을 더 중요시 함 • 경험, 만남, 직면, 직관과정, 성장, 존재, 자발성, 행동이 주요개념 • 치료자는 선택, 자유의지, 자기결정을 위한 인간의 능력을 강조	• 가족의 안정이 아닌 성장(감수성, 감정표현, 자발성, 창조성, 확실성의 성장) • 내면의 경험 및 확대 • 휘태커: 잠재력을 발휘할 수 있는 경험을 격려 • 사티어: 자아존중감을 증진, 개인의 성장이 최대 목표	• 합리적 사고보다 경험을 강조 • 적극적, 자기개방 • 진실하고 현실적인 태도 • 성장을 위해 강력하게 개입하여 강한 정서적 체험을 경험하도록 함 • 이중메시지: 일치형의 의사소통을 도움
전략적 가족치료 (헤일리)	• 가족문제를 해결하는 데 필요한 전략을 찾아내는 것이 특징 • 구조적 가족치료보다 더 체계론적 입장. 다른 점은 치료목표가 현재 문제와 직결됨(문제해결치료, 제2의 의사소통 치료) • 문제의 원인보다 문제를 지속시키는 행동을 발견, 수정 • 핵심기법은 역설적 개입(재정의, 처방, 제지)	• 현존하는 가족 문제해결 • 가족의 위계질서, 경계선의 재구조화 • 마음보다는 행동, 이유보다는 행동의 변화가 목적	• 변화에 대한 책임 • 지도자역할: 지시적 • 의사소통을 재조직, 재해석하면서 가족문제를 해결
해결중심 단기가족치료 (드 세이저 김인수 부부)	• 전략적 가족치료를 기반으로 생긴 모델(병리적인 것 강조 안 함) • 문제보다는 해결에 초점 • 목적을 강조-목표지향적 모델 • 인간에 대한 긍정적 철학, 탈이론적이고 비규범적 • 과거보다는 현재와 미래에 초점 • 가족의 견해를 중요시 함 • 문제해결방안과 새로운 행동유형을 만드는 것에 집중 • 가족의 강점, 건강한 특성, 능력, 자원 적극 활용	• 가족이 자신들에게 중요한 것을 목표로 선정 • 아주 작은 것, 구체적인 것 행동과 관련된 성취 가능한 유용한 목표 선정 • 새로운 해결책을 만드는 것	• 해결중심적 대화를 이끔 • 알지 못한다는 자세 • 해결지향적 질문 • 치료적 피드백의 메시지

표 6-2-6 가족치료의 주요이론들(계속)

종 류	주요개념	치료목표	치료자의 역할
이야기 가족치료 (화이트, 엡스턴)	• 인간은 이야기에 따라 자신의 삶을 살아가며 자신에 대해 말하는 이야기가 경험을 구성하고 행동을 결정한다. • 이야기의 변화가 행동의 변화를 가져온다. • 상반된 담론이나 대안적 담론은 항상 존재한다. • 지배적인 담론을 해체하는 것은 삶의 새로운 가능성을 높여준다. • 이야기 창조를 통해 삶의 의미를 되찾고 새로운 미래를 구성할 수 있다. • 가족구성원이 새로운 이야기라는 대안을 갖게 될 때 보다 객관적이 되고 인내심을 갖고 상호 결속하게 된다.	• 대상자가 부정적인 내면의 소리에 지나치게 집착하는 사실을 깨닫고 선택의 폭을 넓게 가지도록 한다. • 대상자와 새로운 이야기를 공동 저작할 때 가족원이 갈등에 직면하고 정직하게 연합하여 공동대처하게 한다.	• 대상자가 새롭고 신선한 언어로 자신의 삶에 대한 대안적 이야기를 개발하도록 돕는 역할 • 자신의 문제를 외재화하도록 조력(문제가 문제이다.) • 억압당하고 있는 내면화된 이야기로부터 가족원을 해방시키는 역할

- 미누친(Salvador Minuchin)의 구조적 가족이론은 가족구조의 변화를 통해 가족의 기능을 회복하는 것이다.
- 주요 용어로 경계선, 권력, 제휴가 포함된다.
- 액커만(Ackerman)의 정신분석적 가족치료이론은 가족구성원의 무의식적 구속으로부터의 자유를 통해 가족 성장을 가져온다.
- 잭슨(Jackson), 헤일리(Haley), 새티어(Satir)로 가족의사 소통이론은 잘못된 의사소통을 교정하여 가족의 성장을 나타낸다.
- Liberman, Stuart, Patterson의 행동주의적 가족치료는 학습이론 원리를 이용한 가족의 강화행동을 촉진한다.
- 보웬(Bowen)의 가족체계이론은 가족의 장애가 가족체계에 영향을 끼친다.
- 미분화된 개인은 가족의 역기능을 초래한다.
- 가족체계이론의 주요 용어는 자아의 분화, 핵가족 정서체제, 세대간의 전달과정, 가족의 투사과정, 형제자매의 위치, 정서적 차단, 사회적 퇴화 등이 있다.
- 치료목적은 각 가족구성원은 일관된 태도를 보이며 서로의 관계 속에서 고유성이 인정된다.
- 취약 가족의 유형은 위기 가족으로 만성질환자 가족/장애인 가족/ 해체 가족/ 저소득 가족/ 아동학대 가족이 포함된다.
- 간호사는 치료적 자기이용을 통해 가족중재를 한다.
- 간호사는 대상자와 치료적인 동반자관계를 유지한다.

 풀어보기

1. 다음 중 역기능적 가족의 특성을 설명한 것으로 옳은 것은?

① 중요한 생의 주기 과업을 완성시킨다
② 솔선수범하여 적극적으로 함께 일하려고 한다
③ 대인관계가 방어적, 적대적, 거리감이 있다
④ 대인관계에서 개방적, 공감적, 신뢰성 있는 의사소통을 한다.
⑤ 찬성이나 반대에 대한 자기 의견을 솔직하게 표현한다.

2. 다음 중 가족치료 주요 이론과 학자를 연결한 것으로 옳지 않은 것은?

① 가족의 상호작용–액커만(Ackerman)
② 가족체계이론–보웬(Bowen)
③ 경험적 가족치료–사티어(Satir)
④ 구조적 가족치료–볼비(Bowlby)
⑤ 전략적 가족치료–헤일리(Haley)

정답

1. ③ (나머지는 모두 기능적 가족의 특성) 2. ④ (구조적 가족치료 – 미누친(Minuchin))

>> 참고문헌

- 강지연, 신은자 (2019). 중환자실에서의 인간중심 간호와 가족 만족도 관계. 중환자간호학회지, 12(3), 1-12. 326-334.
- 김성덕 (2021). 코로나 영웅, 대한민국을 간호하다: 코로나 현장으로 달려간 간호사들과 그 가족들의 이야기. 대한간호협회. 서울.
- 김영임 (2017). 가족건강간호학. 한국방송통신대학교출판문화원,
- 김재현 (2021). 방문간호 간호조무사 교육과정 : 가족간호, 전주비전대학교 부설 평생교육원. 전주.
- 김철희, 김준경 (2017). 다문화 가족의 사례관리 모형개발에 관한 연구. 지역복지정책, 28권, 1-24.
- 박서진, 조인영, 윤지영 (2022). 간호대학생의 가족중심 아동교육을 위한 비주얼씽킹 기반 프로그램의 개발 및 효과. 한국간호교육학회 학술대회, 66—66.
- 박현숙외 (2015) 실무 중심의 정신건강간호학, 현문사
- 서유진, 이미경 (2019). 가정전문간호사의 환자,가족교육 수행정도와 저해요인. 가정간호학회지, 26(3), 329-340.
- 안양희 (2017). 가족간호학. 현문사. 서울.
- 양희숙 (2010). 삼각관계와 가족희생양의 통합적 가족모델에 대한 연구. 한세대학교 대학원 박사 논문.
- 유광수, 소은선 (2014). 치매노인 가족부양자의 간호방법에 대한 치매교육의 효과. 지역사회간호학회지, 25(2), 97-108.
- 이경희 외 (2021) 정신건강간호학, 제2판 수정판. 정문각 JMK, 서울.
- 이교민, 신소영 (2020). 당뇨병 노인 환자의 자가간호역량, 가족지지, 우울이 삶의 만족도에 미치는 영향, 노인간호학회지, 22(4),
- 이영분외 (2010) 가족치료 모델과 사례, 학지사
- 임정순, 정복례 (2018). 급성 뇌졸중 입원환자 가족 간호제공자의 부담감 영향요인. 한국간호교육학회지, 24(2), 149-159.
- 정문자외 (2008) 해결중심 가족치료, 학지사.
- 차경미 (2016). 지역사회 간호학III실습지침서 : 지역간호.가족간호: 지도자용. JMK. 서울.
- Capuzzi, D. (2021). Foundations of couples, marriage, and family counseling, 2nd ed. Hoboken, NJ : Wiley, New Jersey.
- Goldenberg, I.,& Goldenberg, H.(2007), Family therapy: An overview. Pacific Group, CA: Brooks/Cole.
- Guo, X.; Slesnick, N. (2013). Family Versus Individual Therapy: Impact On Discrepancies Between Parents-And Adolescents-Perceptions Over Time. Journal of marital and family therapy, 39(2), 182-194.
- Jewell, Tom; Lemmens, Gilbert. (2018). Multiple family therapy: forever promising? commentary on gelin et al. (2018) and cook-darzens et al. (2018), the evidence base for multiple family therapy in psychiatric and non-psychiatric conditions: a review (parts 1 and 2). Journal of family therapy, 40(3), 344-348.
- Macalister, J., Mirvahedi, S. H. (2017). Family language policies in a multilingual world : opportunities, challenges, and consequences.
- Massis, D., Alfredo, Josip, Manelli, Luca (2021). Family Firms, Family Boundary Organizations, and the Family-Related Organizational Ecosystem. Family Business Review, 34(4), 350-364.
- Singh, R. (2014). Family therapy: new branches and roots. Journal of family therapy, 36(1), 1-2.

제 3 절 인지행동치료

학습목표

- 인지행동치료의 이론적 배경(행동치료와 인지치료)을 설명할 수 있다.
- 인지행동치료의 주요 원리를 설명할 수 있다.
- 인지행동치료의 정신간호 근거기반실무(evidence-based practice, EBP)에 대해 설명할 수 있다.
- 대상자의 정신간호문제해결을 위한 간호과정에 인지행동치료를 적용할 수 있다.

주요용어

- 강화 reinforcement
- 고전적 조건형성 classical conditioning
- 무조건자극 unconditioned stimulus
- 무조건반응 unconditioned response
- 중립자극 neutral stimulus
- 조작적 조건형성 operant conditioning
- 조건자극 conditioned stimulus
- 조건반응 conditioned response
- 근거기반실무 evidence-based practice, EBP
- 보상 reward
- 인지치료 cognitive therapy
- 비합리적 신념 irrational belief
- 스키마 schema
- 자동적 사고 automatic thought
- 행동치료 behavioral therapy
- 인지행동치료 cognitive behavioral therapy, CBT

인지행동치료(cognitive behavioral therapy, CBT)는 우울증을 비롯하여 많은 정신건강문제에 통합적인 방법으로 접근하며, 생각하는 방식뿐 아니라 행동하는 방식까지 변화시키는 것을 목표로 한다. 따라서 기존의 인지치료와 행동치료의 기법을 통합하여 사용한다. 인지행동치료에서 사용하는 인지치료의 기법은 비이성적이고 부정적인 생각을 대상자로 하여금 인식하게 하고 이를 새로운 사고방식으로 대체하도록 훈련하는 방식이다. 또한 행동치료에서 비롯한 기법은 일상적인 환경에서 대상자가 더욱 긍정적인 접근을 하도록 훈련시키는 것이다.

사람들은 일상에서 어린 시절부터 습득하고 체화된 행동양식에 따라 행동하며 생활한다. 이러한 행동양식은 보통 일생동안 반복되며, 특수하거나 뜻하지 않은 상황에서 자동적으로 나타날 수도 있다. 따라서 대상자의 행동양식이 부적응적이거나 건강하지 못한 형태일 경우에 간호사는 대상자가 일상생활에서 발생하는 어려움을 극복할 수 있도록 인지행동치료를 적용할 수 있다. 대상자의 생각하는 방식과 행동하는 방식을 스스로 인식하도록 하고, 대처기술을 습득하며 스스로 적응적이고 건강한 행동을 나타낼 수 있도록 훈련한다.

1. 인지행동치료의 이론적 배경

초기 행동치료는 1950년대 고전적 학습이론과 조작적 학습이론에 기초하여 발전하였다. 1960~1970년대 행동치료의 전성기 이후 우울증치료에서 행동치료의 한계에 대한 비판이 제기되고, 인지심리학이 대두되면서 행동치료는 더 이상 관찰 가능한 행동에만 국한하지 않고 개인의 경험과 사고까지 포함하는 인지행동치료로 발전하게 되었다. 1980년대 이후 Aaron Beck과 Albert Ellis의 인지치료가 행동치료에 통합되면서 오늘날에는 인지행동치료의 역할이 더욱 확대되었다. 인지행동치료를 구성하고 있는 행동치료와 인지치료의 핵심적인 내용에 대해 살펴보고자 한다.

1) 행동치료

행동치료는 인간의 모든 행동은 과거경험에서 학습된 것으로 보고 객관적으로 관찰할 수 있는 부적응 행동을 학습이론에 근거하여 분석하고 치료하는 정신치료법이다. 내적 원인을 찾기보다는 문제행동 자체가 문제라고 가정한다. 학습 원리를 활용하여 대상자의 원치 않는 행동을 제거한다. 대표적인 학습이론인 Pavlov(1921)의 고전적 조건형성과 Skinner(1938)의 조작적 조건형성을 기초로 발전하였으며, 인간행동에 초점을 두고 교육과 강화와 같은 학습을 통해 문제행동을 적응적이고 바람직한 행동으로 변화시키는데 목적이 있다.

(1) 고전적 조건형성

고전적 조건형성에서는 2개의 자극(반응을 일으키는 사건이나 상황)을 연합하는 것을 학습하여 사건을 예측한다. 예를 들면, 번개 섬광이 발생한 후에는 천둥이 뒤따르는 것을 학습하게 된다. 따라서 번개를 보면 몸을 움츠리게 된다. 이러한 자극들은 유기체가 통제할 수 없는 것이므로 자동적으로 반응하며, 이것을 수동 반응 행동이라고 한다.

개의 입에 음식(무조건자극)을 넣어주면 개는 침을 흘리게(무조건반응) 된다. Pavlov는 학습과 관련한 실험에서 개의 입에 먹이를 넣어주기 전에 종소리(중립자극)를 들려주었다. 종소리와 먹이를 짝지어서 수차례 반복하여 개에게 제공하자, 개는 종소리가 들리면 바로 음식이 자신에게 주어진다는 것을 이해하게 되었다. 이후 개는 종소리(조건자극)만 들려도 침을 흘리기(조건반응) 시작하였다. 후속 실험에서 종소리가 아닌 불빛이나 쓰다듬기와 같은 다른 자극들에도 침을 분비하는 반응을 나타냈다. 고전적 조건형성은 무조건자극과 무조건반응 사이의 관계에서 이들과 관계가 없는 중립자극을 무조건자극과 함께 반복 노출시킬 경우에 중립자극과 무조건반응이 연합되어 새로운 조건자극과 조건반응을 형성하는 학습이론이다.

고전적 조건형성 학습이론은 인간의 불안과 공포반응을 설명하는 데에도 응용되었다. 즉, 불안과 공포반응을 인간의 생리적인 자극과 반응 사이의 관계에서 발생한 조건자극과 조건반응의 새로운 연합의 결과로 설명하는 것이다. 예를 들어, 큰소리를 듣고 놀란 아동을 큰소리와 함께 개에게 반복적으로 노출시키면 개를 보고 놀라는 행동(개공포증)이 발생한다는 것이다. 반대로, 이 아동을 개와 함께 맛있는 솜사탕과 같은 긍정적 자극에 반복적으로 노출시키면 개공포증을 제거할 수 있다는 것이다. 이와 같이 고전적 조건형성은 비자발적이며 무조건자극과 중립자극의 관계에 초점을 두고 있다. 이를 이용한 대표적인 치료기법으로 체계적 둔감법, 홍수법 등을 들 수 있다.

(2) 조작적 조건형성

개가 종소리에 침을 흘린다거나, 아이가 쥐를 보고 무서워하는 것은 고전적 조건형성의 예시이다. 반면에 코끼리를 뒷발로 걷게 하거나, 아이에게 "주세요."를 가르치는 것은 조작적 조건형성을 이용한 학습이다. 고전적 조건형성과 조작적 조건형성은 모두 연합 학습이지만, 둘 사이에 분명한 차이가 존재한다. 고전적 조건형성에서 두 가지의 자극은 자신이 통제할 수 없는 사건이며, 두 자극을 연합한 후에 나타나는 반응적 행동은 자동적인 반응이다. 이와 다르게 조작적 조건형성에서는 자신의 행동과 결과를 연합하게 되며, 보상 경험이 뒤따르는 행동은 증가하고 처벌이 뒤따르는 행동은 감소한다. 보상이나 처벌을 조절하기 위해 능동적으로 환경에 작용을 가하는 행동을 조작행동이라고 말한다.

조작적 조건형성에서는 인간이 보상과 강화에 의해 행동을 능동적으로 학습하는 과정을 설명한다. 즉, 행동의 결과가 긍정적이면 계속 수행하나 부정적이면 피하게 된다는 것이다. 이때 결과가 긍정적인 것을 보상(reward)이라고 하며 보상을 통해 어떤 행동의 발생 빈도가 증가하는 것을 강화(reinforcement)라고 한다. 강화에는 특정행동을 해서 보상을 받는 정적 강화(positive reinforcement)와 특정 행동을 해서 부정적 결과를 피하는 부적 강화(negative reinforcement)가 있다. 바람직한 행동을 유지시키거나 증대시키기 위해서는 강화를 이용하여, 바람직하지 않은 행동을 감소시키거나 없애기 위해서는 처벌(punishment), 반응손실(response cost), 고립(또는 중지 time out), 소거(extinction) 등을 이용하게 된다.

정적 강화는 원하는 자극을 제시하는 것이며 예를 들어, 강아지를 부르고 다가오면 쓰다듬어 준다거나 집을 페인트칠해 준 이에게 사례비를 지급하는 것 등이 있다. 부적 강화는 혐오자극을 제거하는 것을 말하며 예로는, 통증을 없애기 위해 진통제를 복용하거나 시끄러운 경고음을 끄기 위해 안전벨트를 착용하는 것 등이 있다. 또한, 정적 처벌은 혐오자극을 집행하는 것이며 이에 대한 예는, 짖는 개에게 물세례를 가하거나 과속에 범칙금을 발부하는 것 등이다. 부적 처벌은 보상 자극을 철회하는 것을 말하며 예로써, 말을 듣지 않는 청소년에게 운전을 금지하거나 연체 벌금을 내지 않는 이용자에게 도서관 카드를 회수하는 것 등이 있다. 조작적 조건형성을 이용한 대표적인 치료기법은 토큰경제와 혐오치료 등을 들 수 있다.

고전적 조건형성 학습 원리를 이용한 공포반응의 치료나 체계적 둔감법 등의 다양한 치료기법들은 1970년대까지 활발히 적용되었으며, 이후 조작적 조건형성 학습 원리를 이용한 치료와 통합되어 공포뿐 아니라 강박증, 우울, 성 장애 등 더 폭넓은 영역에서 치료의 효과가 입증되면서 전성기를 맞이하였다. 하지만, 자극-반응 연합주의와 행동분석만으로는 우울증을 치료하는 데 한계가 있음을 수용하고 초기 행동치료자들은 사고와 감정을 보다 더 핵심적으로 다루어야 할 필요성을 인식하게 되었다.

2) 인지치료

인지행동치료의 기반이 되는 대표적인 인지치료는 Albert Ellis(1962)의 합리적 정서행동치료(rational emotive behavior therapy, REBT)와 Aaron Beck(1970)의 인지치료이다. 인지치료는 1960년대에 미국의 심리학자 Aaron Beck에 의해 개발되었으며, 인간의 인지(기대, 판단, 사고, 신념체계, 가치관, 이미지 등)가 정서와 행동에 어떻게 영향을 미치는가에 초점을 두고 있다. 따라서 인지치료는 사건이나 상황을 이해하고 해석하는 새로운 방법을 도입하여 대상자가 좀 더 적응적이고 합리적으로 인지할 수 있도록 변화시키는 데 치료의 목적이 있다.

(1) Beck의 인지치료

인지치료자인 Beck은 우울증을 겪고 있는 대상자들에게 그들의 비이성적인 사고방식을 보여 주고, 자신과 상황 그리고 미래를 부정적으로 바라보는 시각을 뒤집는 인지치료를 개발하였다. 또한 인간의 인지를 형성하는 요소를 스키마(도식, schema)로 묘사하였으며, 스키마란 인지의 구조를 일컫는 것으로서 대개 과거 경험에 의해 형성되어 인간의 사고, 정서 및 행동을 결정짓는 역할을 한다. 만일 왜곡된 스키마가 자동적 사고(automatic thought)로 고착되는 경우 정신증상을 유발하는 주요인이 된다. 자동적 사고는 합리적인 분석 없이 상황에 대한 반응으로 빠르게 나타나며, 일반적으로 잘못된 논리를 기초로 하며 부정적이다. 이러한 사고를 인지적 오류 혹은 인지왜곡이라 일컬으며, 대표적인 예는 다음과 같다.

- 선택적 추상화(selective abstraction)
  - 정의: 상황에 대해 전반적으로 보지 못하고 긍정적인 면을 무시한 채 부정적이고 세부적인 부분에 집중하는 것
  - 예시: 받은 선물 중에서 파손된 것에만 초점을 두고 선물이 모두 형편없다고 불평한다.
- 과일반화(overgeneralization)
  - 정의: 단편적인 사건을 기반으로 결론짓는 것
  - 예시: 한 과목의 시험을 못 본 학생이 다른 과목도 못 볼 것이고, 성적이 나빠서 유급을 당할 것

이라고 말한다.

- 극대화/극소화(magnification/minimization)
  - 정의: 어떤 상황의 중요성을 과장하거나 축소하는 것
  - 예시: "동네 산을 올랐으니 에베레스트도 문제없어."라고 말한다./ "사법고시는 누구나 조금만 공부하면 통과할 수 있는 시험이다."라고 말한다.
- 개인화(personalization)
  - 정의: 어떤 불쾌한 일이라도 발생하게 되면 책임을 느끼고 스스로를 탓하는 것
  - 예시: 사장이 우리 회사 생산량이 감소했다고 했는데 나 때문에 일어난 일인가 한다.
- 이분법적 혹은 흑백논리적 사고(dichotomous thinking)
  - 정의: 극단적으로 생각하기, 혹은 매사에 성공 아니면 실패, 전부가 아니면 아무 것도 아니라고 생각하기
  - 예시: "나를 사랑하지 않는다면 차라리 죽는 것이 낫다."라고 말한다.
- 임의적 추론(arbitrary inference)
  - 정의: 다른 해석의 가능성을 생각하지 않고 뚜렷한 증거도 없이 잘못된 해석을 내리는 것
  - 예시: 친구가 나의 생일을 축하해 주지 않는 것은 나를 싫어하기 때문이라고 결론을 내린다.

(2) Ellis의 합리적 정서행동치료

Ellis는 부정적인 감정과 증상이 비합리적 신념(irrational belief)에서 비롯된다고 주장하였다. 예를 들어, 당신이 스스로를 바보같다고 믿으면, 실수할 때마다 "그래, 난 역시 바보니까"라고 생각하게 되며 슬프거나 우울해진다. 사람들이 무의식적으로 가지고 있는 비합리적인 신념의 예로는, "나는 사람들한테 인정을 받아야만 한다", "목표한 일은 꼭 이뤄야 한다", "나는 일을 할 때 완벽하게 하거나 아니면 아예 하지 않는 사람이다", "세상은 공정하고 정의로워야 한다" 등이 있다. Ellis는 합리적 정서행동치료(REBT) 모델을 적용하여 대상자의 정보처리과정의 특정한 오류와 비합리적 신념을 확인하고 인식시킴으로써 이를 재구조화하는 것을 치료의 목적으로 하였다. 비합리적 신념을 확인하기 위해 탐색, 교정, 검증, 논박 등 다양한 지시적이고 직접적 접근과 기법을 사용하였으며, 비합리적이고 부적응적인 사고들을 약화시키거나 제거하고자 하였다. 이러한 핵심적인 치료과정을 ABCDE 모델로 도식화하여 쉽게 설명하였다. ABCDE 모델의 주요 개념은 다음과 같다.

- 선행사건(activating event): 대상자의 정서적 혼란을 야기하는 어떤 사건
- 신념체계(belief system): 선행사건에 대한 개인의 사고와 믿음
- 결과(consequence) : 선행사건에 접했을 때 비합리적인 사고나 신념으로 그 상황이나 사건을 해석함으로써 느끼게 되는 정서나 행동의 결과
- 논박(dispute): 비합리적인 사고나 신념을 인식하고 수정하도록 도전하는 것
- 효과(effect): 수정된 합리적인 사고나 신념을 통한 긍정적, 적응적 정서와 행동의 결과

요약하면, 행동치료는 자극에 대한 반응인 행동에 초

표 6-3-1 ABCDE 모델 적용의 예

A: 선행사건	B: 신념체계	C: 결과	D: 논박	E: 효과
오늘 아침 일찍 친구를 위해 도서관 자리를 맡아 주었는데, 친구는 오히려 좋은 자리가 아니라며 나에게 화를 냈다.	나는 다른 사람들에게 인정받아야 한다. 그렇지 않으면 삶에 아무 의미가 없다.	거부, 슬픔, 좌절, 화	내가 한 일에 대해 칭찬을 받으면 기분이 좋지만 항상 모든 사람들을 기쁘게 하는 건 불가능하다. 따라서 내가 생각하는 것이 최선이라고 여기고 결과를 받아들일 준비를 하는 것이 중요하다.	자신감 확신

점을 두고 행동변화를 목적으로 하는 반면에 인지치료는 사고가 정서를 유발한다는 중심 원리를 바탕으로 반응을 유발하는 사고과정에 더욱 초점을 둔다는 점에서 서로 다르다. 하지만 인지행동치료는 행동치료와 인지치료를 병합하여 행동변화와 사고변화 간에 상호보완적 작용을 인정하는 하나의 통합적 모델이라고 할 수 있다(표 6-3-1 참조).

2. 인지행동치료의 주요 원리

인지행동치료란 왜곡된 사고와 신념의 기저를 이루는 역기능적 도식(스키마)을 파악하고 현실을 검증하며 생각하는 방식과 행동하는 방식을 수정하기 위해 고안된 것이다. 왜곡된 사고를 재평가하고 수정함으로써 전에는 극복할 수 없다고 생각한 문제나 상황에 대처하는 것을 학습하여, 현실적이고 적응적으로 행동하게 되면서 증상을 경감시키는 정신치료방법 중의 하나이다. 인지행동치료의 필수요소는 대상자가 자신이 믿는 것과 느끼는 것 사이의 연결을 인식할 수 있도록 돕는 것이다. 이를 위한 인지행동치료의 주요 원리는 다음과 같다.

1) 목표-지향적이며 지금-여기를 강조하는 해결중심적인 치료이다.

인지행동치료는 정신분석치료와 달리 대상자의 과거나 무의식 세계보다는 현재의 삶에 더 초점을 맞추고, 체계적이고 구조화된 방식의 훈련을 통해 대상자가 현재 겪고 있는 문제를 해결할 수 있도록 돕는 단기적인 정신치료이다.

2) 치료자와 대상자간의 협조적인 치료적 관계가 필수이다.

인지행동치료에서는 대상자의 인지에 초점을 맞추어 심리적인 문제를 이해하고 설명하며, 다양한 기법을 사용하여 인지의 변화를 촉진한다. 인지행동치료를 통해서, 대상자는 자신의 왜곡된 생각을 찾아내는 기술, 부적응적인 믿음을 수정하는 기술, 예전과는 다른 방식으로 사람들과 관계 맺는 기술, 감정을 인식하고 조절하는 기술 그리고 문제가 되는 행동을 변화시키는 기술을 익힐 수 있다. 따라서 인지행동치료가 성공하기 위해서 대상자는 치료에 적극적으로 참여하고 변화할 준비가 되어 있어야 한다. 특히 대상자와 치료자는 자신에게 도움을 줄 수 있다고 믿는 대상자-치료자 간에 신뢰를 토대로 한 치료적 관계가 되는 것이 기본이다. 치료자는 신뢰형성을 위해 적극적 경청과 요약을 사용한다.

3) 단기적 치료과정이며 시간 제한적이다.

인지행동치료는 현재의 문제에 초점을 두며 6~18회기의 비교적 짧은 단기치료과정을 대상자에게 제공한다. 만일 대상자가 인지행동치료 기술을 일상생활에 적용하거나 많은 문제해결 과정에서 유용하게 활용할 수 있게 된다면, 인지행동치료를 종결할 수 있다.

4) 대상자가 해결하기 원하는 문제에 초점을 둔 구조화된 정신치료이다.

인지행동치료는 대상자가 해결하기 원하는 문제가 무엇인지 탐색하고 복잡한 문제를 치료 가능한 단위로 단순화하고 문제해결기술을 사용하는 구조화된 절차와 치료기법을 이용한다.

5) 학습원리에 기반하며 과제가 필수이다.

인지행동치료는 문제를 해결하기 위해 학습 원리를 이용한다. 적응 행동을 학습하는 것에 치료의 목적을 두고, 대상자에게 자료수집, 학습한 기술의 적용, 새로운 반응의 강화를 위해 과제를 준다.

3. 인지행동치료의 근거기반

이제껏 다양한 정신질환과 정신건강문제를 해결하기 위해 인지행동치료를 적용하여 왔다. 최근 인지행동치료에 관한 메타분석의 연구결과에 따르면, 불안장애, 신체형장애, 폭식장애, 분노조절문제와 일반적인 스트레스에서 인지행동치료의 효과가 가장 큰 것으로 보고되었다.

1) 정신질환 관련 근거기반의 예

다양한 정신질환을 치료하기 위한 목적으로 약물치료와 인지행동치료를 병행하여 적용하여 왔으며, 인지행동치료의 정신질환에 관한 효과를 입증하는 수많은 연구결과들이 축적되어 있다. 반면에 인지행동치료를 사고장애를 가진 대상자에게 적용하는 데 제한점이 있다. 또한 인지행동치료는 대상자와 치료자 간 치료적 관계에 대한 의존도가 크다는 점, '현재와 지금'에 집중하면서 무의식적 갈등이나 과거 경험에 대해서는 다루지 않는다는 점 그리고 사고의 변화를 지속시키기 어려운 점 등의 한계가 있다. 따라서 최근에는 인지행동치료의 치료적 한계를 상호보완하고 발전시킨 결과로 변증법적 행동치료(dialectical behavioral therapy, DBT), 마음챙김에 기반한 인지행동치료(mindfulness-based CBT), 수용전념치료(acceptance and commitment therapy, ACT), 컴퓨터 또는 웹 기반 인지행동치료(computer-based CBT) 등의 치료법이 확대발전하고 있다. 정신건강간호사는 과학적 방법과 절차에 충실하며, 신뢰할 수 있는 인지행동치료의 근거를 기반으로 하여 인지행동치료의 기법들을 효과적으로 정신간호실무에 적용할 수 있어야 한다. 몇몇 정신질환에 적용된 인지행동치료의 근거를 소개하면 다음과 같다.

(1) 조현병과 기타 정신병적장애

인지행동치료는 약물치료와 병행하여 대상자의 현실적 사고를 돕는 데 효과적이다. 대상자는 인지행동치료를 통해 환청 등 증상에 대한 대처기술이나 스트레스 대처기술을 학습할 수 있으며, 조현병의 재발을 예방하는 데도 효과적인 것으로 나타났다.

(2) 우울증과 기분부전장애

인지행동치료는 약물치료와 병행하여 대상자의 부정적 사고방식을 긍정적이고 현실적 사고로 재구조화하고 우울을 악화시키는 행동을 변화시키는 데 효과적이다. 심한 상태의 우울증을 제외하고 경증이나 중등도 우울증은 인지행동치료만으로도 치료 효과가 있다는 보고가 있었다.

(3) 불안장애

인지행동치료는 대상자가 자신의 사고와 행동의 관계를 이해하고 적응적인 불안이나 공포에 대한 대처기술을 학습하는 데 효과적이다. 인지행동치료를 통해 더 현실적으로 문제를 평가하는 법을 배우고 과제를 통해 문제해결을 위한 행동을 하도록 배운다.

(4) 양극성장애

양극성장애 치료에서 인지행동치료는 약물치료의 보조치료로서 자주 사용된다. 대상자는 인지행동치료를 통해 증상에 대한 대처기술을 학습할 수 있으며, 기분의 변화가 시작되는 것을 인식할 수 있도록 돕는다.

(5) 기타 정신질환

- 강박장애(obsessive-compulsive disorder)
- 외상후 스트레스장애(post-traumatic stress disorder)
- 물질사용장애(substance use disorder)
- 중독(addiction)
- 신체증상장애(somatic symptom disorder)
- 식이장애(eating disorders)
- 불면장애(insomnia disorder)
- 인격장애(personality disorders)

2) 일반 의학적 상태와 관련된 근거기반의 예

인지행동치료는 정신질환뿐만 아니라 자살행동(suicidal behavior), 분노와 공격성(anger and aggression), 범죄행동(criminal behaviors), 일반적 스트레스(general stress), 일반 의학적 상태와 관련된 장애(distress due to general medical conditions), 만성 통증과 피로(chronic pain and fatigue), 임신이나 여성호르몬 관련 장애(distress related to pregnancy complications and female hormonal conditions), 직업스트레스(job stress), 암환자의 심리사회적 적응문제(psychosocial adjustment problems in cancer patients) 등 다양

한 신체적 질병과 심리사회적 문제를 해결하는 데 적용되고 있으며, 그 치료적 효과의 근거가 축적되고 있다.

4. 인지행동치료의 간호과정 적용

인지행동치료는 정신치료의 한 종류로 전문적인 자격을 갖춘 치료자에 의해 수행되어야 한다. 정신건강간호사는 인지행동치료를 대상자의 정신간호문제를 해결하는 데 적용하기 위해 인지행동치료의 원리와 절차 및 치료적 전략에 대해 깊이 이해하고 숙련하여야 한다. 인지행동치료의 구조화된 절차는 간호과정과 유사하며 인지행동전략은 정신간호문제를 가진 대상자의 자동적 사고와 정서, 행동 간의 인지도식을 탐색하고 수정하기 위한 간호목표와 중재로 유용하다.

1) 인지행동치료의 구조화된 절차

- 문제에 대한 객관적/주관적 자료수집
- 목표 수립
- 세부 인지 확인
- 특정 행동/대인관계기술 등의 문제확인
- 내/외적 요인 확인
- 특정 인지/행동적 기법 적용
- 과제 시행, 적절한 강화, 방해물 제거
- 치료의 효과 측정
- 재발 방지, 추수 회기, 보강책 도입

2) 인지행동치료의 기법

(1) 교육적 측면

최종적으로 대상자가 스스로 인지행동치료자가 되도록 하는 것이 인지행동치료의 기본 원리이다. 치료자는 대상자에게 인지행동치료가 무엇이며 어떠한 치료적 활동을 하는지 설명하고, 인지 과정의 구조에 관한 교육을 제공한다. 대상자와 치료자가 서로 치료목표를 공유하여 설정한다. 인지행동치료에 관한 학습을 위해 대체적으로 읽기 과제가 주어지나, 때로는 음원 또는 영상을 사용할 수도 있다. 우울증과 왜곡된 사고패턴 사이의 관계에 대한 자세한 설명은 인지행동치료의 중요한 부분이다.

(2) 인지적 기법

인지행동치료에서 사용하는 기법들은 자동적 사고(인지적 오류) 및 스키마를 인식하고 수정하는 것을 포함한다.

① 자동적 사고와 스키마 인식하기

◎ 소크라테스식 질문

소크라테스식 질문에서 치료자는 대상자에게 자신의 상황에 대해 '누가, 무엇을, 언제, 어디서, 왜, 어떻게' 만든 것인지 질문한다. 소크라테스식 질문이란 대상자의 신념이나 스키마와 관련된 언급에 논박을 하는 질문을 계속해서 던지는 방법이다. 이 질문법을 통해 대상자는 자신의 역기능적 사고에 관한 통찰력을 자극하고, 사고의 타당성을 검증하게 된다. 치료자들은 이 질문법을 사용하여 대상자들이 자신과 세상에 관한 새로운 관점을 발견하도록 돕는다.

◎ 이완기술 연습 및 행동 예행연습

이완기술 연습은 불안에 대한 자율신경 반응을 줄이기 위한 것이다. 이완기술은 심호흡, 심상, 마음챙김 명상 및 다른 연습들을 포함한다. 이러한 기술은 호흡, 불안증상 및 생각에 따른 의식적 조절에 관하여 인식을 증가시킨다. 행동 예행연습은 실제 상황에서 행동을 시도하기 전에 치료자와 미리 상황에 대응하고 가능한 결과를 모색하는 방법을 연습할 수 있는 기회이다. 예행연습은 대체적으로 역할극을 통해 수행한다. 역할극은 대상자와 치료자 간의 치료적 관계가 수립되고 부적응적인 전이가 발생할 가능성이 거의 없는 경우에만 사용해야 한다. 역할극에서 역할전환 방법을 활용하여 치료자는 대상자가 부적응 반응을 일으키는 상황에서의 대상자 역할을 맡기도 한다. 이 상황은 대상자의 자동적 사고에 대한 인식을 이끌어내기 위해 사용된다.

◎ 자동적 사고기록

이 기법은 자동적 사고를 인식하도록 가장 많이 사용

하는 방법으로, 치료 회기에서 대상자와 함께 논의하고 설명한다. 사고기록을 과제로 주어 대상자가 일상생활 중 작성하도록 한다. 대상자는 발생하는 상황과 상황에 의해 유도된 자동적 사고를 기록한다. 이를 '두 칸(two-column) 사고기록'이라고 부른다. 또한 표 6-3-2와 같이 상황과 관련된 정서적 반응의 설명을 포함하여 '세 칸(three-column) 사고기록'으로 작성하도록 할 수 있다.

② 자동적 사고와 스키마 수정하기

◎ 근거 질문하기(questioning the evidence)

이 기술은 대상자와 치료자가 특정 믿음을 뒷받침하기 위해 사용하는 근거를 검토해 보는 것이다. 왜곡된 사고를 하는 사람은 대체적으로 다양한 근거를 고려하지 못하고, 자신의 왜곡된 사고를 지지하는 근거 이외의 정보는 무시하는 경향을 가진다. 치료자와 대상자는 가설로 자동적 사고를 제시하고, 대상자는 치료자나 주위 사람들에게 근거를 질문한다. 대답하는 정보를 수집하여 근거의 적절성에 따라 정보를 구분하는 과정을 통해 대상자는 자신의 인지와 관련된 사실에 의문을 제시한다.

◎ 대안 검토(examining alternatives)

일부 대상자들은 남은 인생에서 또는 힘든 현실적 상황에서 더 이상 자신이 가진 선택지가 없다고 생각할 때, 자살을 고려한다. 왜곡된 사고를 가진 대상자들은 일반적으로 자신의 능력이나 미래를 부정적으로 평가하며, 다양한 대안을 고려하지 못한다. 치료자는 대상자가 가진 시야보다 좀 더 넓은 범위를 볼 수 있도록 도와줌으로써 대안을 만드는 방법을 배울 수 있도록 안내한다. 따라서 대상자가 자신의 강점과 대처자원에 기초한 선택을 가능하게 한다.

◎ 탈비극화(decatastrophizing) 또는 가정하기 (structured what if technique)

이 기법을 사용하여 치료자는 대상자가 부정적인 자동적 사고의 타당성을 검증하도록 돕는다. 대상자가 상황의 위험성을 과다평가하는 것은 아닌지 확인하도록 한다. 치료자는 '일어날 수 있는 최악의 상황은 무엇인가?', '그 일이 일어나면 가장 끔찍한 일은 무엇인가?', '그 일이 실제로 일어난다면 그렇게 끔찍한가?', '그런 일이 있을 때 다른 사람들은 어떻게 대처할까?'하는 식의 질문을 대상자에게 건네고, 대상자가 질문과 관련된 행동계획을 수립하도록 한다. 어느 정도 타당성이 있더라도 대상자가 현재의 위기 상황을 넘어 적응적 대처를 검토하도록 장려한다. 이러한 중재의 목적은 대상자가 자신의 인생에서 행위의 결과가 대체로 '전부 혹은 전무(all or nothing)'가 아니고, 생각보다 덜 파괴적이라는 것을 알도록 돕는 것이다.

◎ 재구성화(reframing)

재구성화는 대상자의 상황이나 행동에 관한 인식을 변화시키는 전략으로 사건이나 상황의 원인에 관하여 브레인스토밍을 하여 다양한 관점에서 생각해 보도록 하는 것이다. 이 기술은 소크라테스식 질문과 자동적 사고기록을 통해 대상자의 자기 비난 또는 다른 사람에게만 책임을 돌리는 부정적 속성을 좀 더 책임감 있는 균형 잡힌 속성으로 바꾸는 것을 목표로 한다. 대상자 자신의 왜곡된 사고를 깨닫고 좁은 시야를 넓히도록 돕는 과정이다.

◎ 역기능적 사고의 일일기록

대상자의 자동적 사고를 수정하고 확인하기 위해 인지행동치료에서 흔하게 사용되는 도구이다. 앞서 제시

표 6-3-2 세칸 사고기록 three-column chart

상황	자동적 사고	정서적 반응
여자친구와 헤어졌어요.	나는 멍청한 사람이다. 아무도 나와 결혼하는 것을 원하지 않는다.	슬픔, 우울
나는 승진에서 떨어졌다.	상사는 바보같은 사람이다. 사람들을 어떻게 관리해야 하는지 모른다. 공평하지 않은 결과이다.	화남

된 세 개의 칸에 두 개의 칸을 추가한다. 대상자는 사고와 감정의 강도를 0에서 100%로 평가한다. 네 번째 칸에서는 대상자에게 두 번째 칸에서 확인된 자동적 사고보다 훨씬 합리적인 사고를 하도록 하고, 합리적 사고의 신념 정도를 평가하도록 한다. 다섯 번째 칸에서 대상자는 자동적 사고를 수정한 결과로 발생한 정서적 반응의 변화를 기록하고, 그와 관련된 강도율을 평가한다. 대상자가 이 도구를 작성하고 확인하는 과정을 통하여, 자신의 자동적 사고를 수정하고 실제로 더 합리적인 대안을 수립하도록 한다. 표 6-3-3은 '세 칸 사고기록'의 확장으로서 '역기능적 사고의 일일기록'의 예이다.

◎ 인지적 예행연습

대상자들이 사전에 스트레스 상황에서 자신에게 발생하는 잠재적인 자동적 사고를 발견하기 위해 정신적 이미지를 사용하는 것이다. 우선, 문제 상황을 상상하거나 역할극을 시연하는 방법으로 자동적 사고를 찾아낸다. 이후 치료자와 대상자는 함께 논의하는 과정을 통해 자동적 사고의 역기능적인 인지를 확인하고 검증하여 합리적 사고로 바꾸는 작업을 진행한다. 또한 실제 상황에서 새롭게 배운 기술을 적용하도록 대상자에게 '과제'가 주어진다.

(3) 행동적 중재

인지행동치료에서는 인지와 행동 사이에 상호적인 관계가 존재한다. 인지는 행동에 의해 영향을 받고, 또한 행동은 인지에 의해 영향을 받는다. 이러한 개념을 기반으로, 인지행동치료의 기법들은 대상자가 부적응적 인지와 행동을 발견하여 검증하고 수정하도록 구조화되어 있다.

다음은 대상자가 인지에 좀 더 긍정적인 영향을 가지고, 바뀔 수 있는 적응적인 행동전략을 배우도록 돕기 위한 직접적이고 행동 중심적인 절차이다.

◎ 활동 일정

치료자는 대상자가 매시간 자신의 활동에 관하여 매일 기록하고, 각 활동을 0~10점 척도로 평가하도록 한다. 이 일정은 치료자와 공유되고 치료 중에 집중이 필요한 중요한 영역을 확인하는 데 사용한다.

◎ 평가된 작업 지정

이 중재는 대처하기 힘든 상황에 직면한 대상자에게 사용한다. 대상자가 한 번에 한 단계를 완료할 수 있도록 하위 작업을 구성한다. 각각의 하위 작업마다 목표를 설정하며, 시기 또는 일정을 함께 고려한다. 각각의 하위 작업들의 목표가 달성되었을 때, 대상자의 무력감이 줄어들고 자아존중감이 향상하는 것을 기대할 수 있다.

◎ 기분 전환

역기능적 인지를 인식하였을 때 발생한 부적응적 반응에 기여하는 우울한 반추나 침습적인 사고로 부터 대상자의 생각을 전환시키고 새 방향으로 향하게 하는 활동에 참여함으로써 이루어진다.

표 6-3-3 역기능적 사고의 일일기록

상황	자동적 사고	정서적 반응	합리적 반응	결과
여자친구와 헤어졌어요.	나는 멍청한 사람이야. 아무도 나와 결혼하는 것을 원하지 않아(95%).	슬픔, 우울(90%)	나는 멍청하지 않아. 많은 사람들이 나를 좋아해. 한 사람이 더 이상 나를 사랑하지 않는다고 해서 아무도 나를 원하지 않는다는 의미는 아니야(75%).	슬픔, 우울(50%)
나는 승진에서 떨어졌다.	상사는 바보같은 사람이야. 사람들을 어떻게 관리해야 하는지 모르고 있어. 이건 공평하지 않은 결과가 분명해(90%).	화남(95%)	나는 나보다 더 나은 지위에 맞는 경험과 교육을 가진 다른 사람들을 인정해야 해. 내 상사는 그 지위에 맞는 자격을 지니고 있으므로 공평했을 거야. 나는 더 나은 자격을 갖추어서 다음 승진을 위해 노력할거야(70%).	화남(20%) 실망(80%) 희망(80%)

◎ 기타 기법

이완 운동, 자기주장훈련, 역할모델, 사회기술훈련 그리고 우발사건관리는 인지행동치료에서 역기능적 인지를 수정하기 위해 대상자에게 사용되는 모든 유형의 행동 중재이다. 사고중지기법은 역기능적 사고패턴을 재구성하는데 사용할 수 있다.

3) 인지행동치료의 전략의 예

(1) 인지전략의 예

- 자기감시법(self-monitoring)
- 인지적 재구성법(cognitive restructuring)
- 심상만들기(imagery)
- 사고중지(thought stopping)

(2) 행동전략의 예

- 이완요법(relaxation therapy)
- 바이오피드백(biofeedback)
- 체계적 탈감작(systematic desensitization)
- 홍수법(flooding)
- 모델링(modeling)
- 형성법(shaping)
- 토큰경제(token economy)
- 역할극(role play)
- 사회기술훈련(social skills training)
- 혐오요법(aversion therapy)
- 행동계약(contingency contraction)
- 타임아웃(time out)
- 강화(reinforcement)
- 소거(extinction)
- 처벌(punishment)

(3) 정신간호과정 적용의 예

- 사례: 21세 여대생 A씨는 한 달 전부터 매사에 의욕이 없고 이유 없이 울적하거나 짜증이 나며 식욕부진과 피로가 심해서 내과를 방문하였으나 호전되지 않자 부모의 권유로 정신건강의학과 외래로 내원하였다. A씨는 최근 중간고사에서 전공 5과목 중 2과목은 A를 받았고, 2과목은 B를 받았으며, 나머지 1과목은 C를 받았다고 한다. "이번 학기는 열심히 공부한 보람도 없이 완전 망쳤어요. 아무래도 과가 적성에 맞지 않는 거 같아요. 그럼 이제 뭘 해야 하나 생각하면 가슴이 답답하기만 해요. 저는 머리도 나쁘고 잘 하는 것도 하나도 없어요. 내가 바보 같으니까 친구들도 은근히 나를 무시하고 피하는 것 같아요."라고 말하였다.

① 간호사정

- 현재 문제가 무엇인지 질문한다.
- 대상자가 해결하기 원하는 문제에 대해 정의한다.
- 문제의 결과를 확인한다.
- 선행사건을 확인한다.
- 선행사건으로 인한 정서적 문제를 확인한다.
- 인지문제를 확인한다.

② 간호목표

- 대상자는 자신의 사고와 정서 간의 관계 및 결과에 대해 이해할 수 있다.
- 대상자는 자신의 역기능적 사고방식을 인식할 수 있다.
- 대상자는 유사한 상황에서 적응적인 대처기술을 활용할 수 있다.

③ 간호계획 및 중재

- 인지연습을 할 수 있도록 지지한다(기말고사의 성적표를 받았을 때, 다른 사람으로부터 평가를 받았을 때 등).
- 일일 사고일지를 기록하는 과제를 제공한다.
- 경험한 사건에 대한 자신의 사고나 신념을 말하게 한다.
- 선행사건 후 경험한 정서나 행동에 대해 표현하도록 격려한다.
- 대상자의 사고, 정서, 및 행동 간의 관계에 대해 설명한다.

- 선행사건과 관련된 다른 가능한 모든 이유나 생각들을 대상자와 함께 찾아본다.
- 선행사건과 관련된 인지적 왜곡, 자동적 사고, 비합리적인 신념 등을 인식할 수 있도록 돕는다.

④ 간호평가

대상자 스스로 유사한 상황에서 합리적으로 사고하고 적응적인 대처기술을 활용하여 정서를 조절할 수 있는지를 지속적으로 평가한다.

5. 요약

- 대상자의 행동양식이 부적응적이거나 불건강할 경우에 간호사는 인지행동치료를 적용할 수 있으며, 이 치료방법은 행동치료에 인지치료를 통합하여 발전하였다.
- 행동치료는 인간행동에 초점을 두고 학습을 통해 문제행동을 적응적이고 바람직한 행동으로 변화시키는 방법이다.
- 인지치료의 기본개념은 자동적 사고와 스키마이며, 대상자가 상황을 적응적이고 합리적으로 인지할 수 있도록 변화시키는 치료방법이다.
- 인지행동치료의 목적은 역기능적 스키마를 파악하고 현실을 검증하며, 사고방식과 행동방식을 수정하기 위함이다.
- 인지행동치료는 단기간 내 대상자의 문제를 해결할 수 있도록 하는 구조화된 방식의 훈련과정이다.
- 자동적 사고와 스키마를 인식하기 위한 인지적 기법은 소크라테스식 질문, 이완기술 연습 및 행동 예행연습 및 자동적 사고기록이다.
- 자동적 사고와 스키마를 수정하기 위한 인지적 기법에는 근거질문하기, 대안검토, 탈비극화, 재구성화, 역기능적 사고의 일일기록 및 인지적 예행연습이 있다.
- 왜곡된 인지를 수정한 다음에는 적응적 대처행동전략을 배우도록 돕는 행동적 중재 과정을 통해 대상자가 일상생활에서 발생하는 어려움을 극복할 수 있도록 돕는다.

풀어보기

1. 인지행동치료에 대해 가장 잘 설명한 것은?

① 과거 경험이나 무의식적 갈등을 탐색하고 해결하기 위한 정신치료이다.
② 현재와 여기에서 대상자의 인지, 정서, 행동의 변화를 목표로 하는 정신치료이다.
③ 정신질환치료에서 1차적으로 선택할 수 있는 정신치료이다.
④ 인지치료와 행동치료를 연합하여 장기간의 치료과정이 요구되는 정신치료이다.
⑤ 구조화된 절차나 전략 없이 문제 중심으로 다양한 치료기법을 활용하는 정신치료이다.

2. 다음 중 정신간호문제를 해결하기 위해 인지행동치료를 적용할 때 효과적인 대상자는?

① 심각한 자살사고와 망상으로 입원 중인 우울증 환자
② 피해망상과 환청으로 공격적인 조현병 환자
③ 알츠하이머질환으로 인지기능이 저하된 치매 노인
④ 교통사고 이후 외상후 스트레스장애를 진단받은 환자
⑤ 알코올중독 진단을 받고 해독 중인 환자

3. 다음 중 대상자가 목표 행동을 연기하도록 한 후, 그 행동에 관해 치료자가 피드백을 제공하여 새로운 행동을 학습하도록 하는 기법은 무엇인가?

① 모델링
② 역할극
③ 토큰경제
④ 혐오요법
⑤ 사회기술훈련

4. 타인에게 해를 입히는 자신의 행동에 관해 죄책감을 느끼지 못하는 대상자에게 인지행동치료를 적용하려고 한다. 다음 중 가장 바람직한 방법의 전략은 무엇인가?

① 왜곡된 인지 인식 강화
② 타인과 상호작용 기회 제한
③ 행동의 결과 상상하기 연습
④ 행동 제한을 명시한 행동계약 설정
⑤ 바람직한 목표 행동 수행 시 긍정적 보상 제공

5. 다음 중 승진에 실패하여 인생이 끝났다고 말하는 대상자에게 적용할 수 있는 인지행동치료의 방법으로 가장 적절한 것은 무엇인가?

① 대상자의 이야기를 경청하고 위로한다.
② 역기능적 사고일지를 작성하도록 한다.
③ 토큰을 이용하여 올바른 행동을 강화시킨다.
④ 공감하며 자아존중감을 향상시키도록 돕는다.
⑤ 빈 의자에 앉아서 혼자 생각하는 시간을 갖게 한다.

정답

1. ② 2. ④ 3. ② 4. ⑤ 5. ②

>> 참고문헌

- 김성재 외(2019). 정신건강간호학. 서울: 학지사메디컬.
- 김혜숙 외(2013). 사회복지실천기술론. 서울: 학지사.
- 도복늠 외(2018). 최신 정신건강간호학. 서울: 정담미디어.
- 설진화(2016). 사회복지실천기술론. 경기: 양서원.
- 양수 외(2017). 정신건강간호학. 서울: 현문사.
- 윤선오 · 김현진(2016). 사회복지실천기술론. 경기: 양서원.
- 이숙 외(2019). 정신건강간호학. 서울: 신광출판사.
- 이영호(2014). 사회복지실천기술론. 경기: 공동체.
- 임숙빈 외(2017). 정신간호총론. 파주: 수문사.
- 장수미 외(2017). 사회복지실천기술론. 서울: 학지사.
- 조규판 외(2018). 마이어스의 인간행동과 심리학. 서울: 시그마프레스.

제 4 절 환경치료

학습목표

- 환경치료를 정의할 수 있다.
- 환경치료의 목표, 치료과정, 적응증 등을 설명할 수 있다.
- 환경치료를 임상현장에서 적용할 수 있다.

주요용어

- 치료적 공동체 therapeutic community
- 환경치료 milieu therapy

1. 환경치료의 정의

인간은 환경과 상호작용하며 환경 속에서 생활한다. 치료적으로 구조화된 환경은 개인의 자존감과 가치감을 발달시키며 타인과의 관계능력을 증진시켜 정신질환자의 회복을 돕는 중요한 치료적 요소이다. 환경치료의 개념은 1950년대 치료적 환경의 창시자인 Maxwell Jones에 의해 시작된 것으로 병실 환경이 환자들의 치료에 매우 중요하며 정신과 병원의 모든 환경이 물리적, 사회적, 제도적으로 치료적이어야 한다는 것이다.

환경치료(milieu therapy)에서 'milieu'는 '중간(middle)'의 의미의 불어에서 유래된 말이다. 이 용어의 의미를 영어로 번역하면 주위(surrounding) 또는 '환경(environment)'이 될 수 있다. 따라서 환경치료(milieu therapy)는 치료적 목적으로 환경을 과학적으로 계획하는 것을 의미한다. 구체적으로 환경치료의 정의는 개인의 행동변화를 유도하고 심리적 건강과 기능의 개선을 위해 대상자의 환경을 과학적으로 조직하는 것이라 할 수 있다.

2. 환경치료의 역사

환경치료의 역사적 발전과정을 살펴보면 다음과 같다.

1) 17세기 후반~19세기 초반

1700년대 후반 프랑스의 정신과 의사 Pinel은 정신질환자의 발목에 감긴 쇠사슬을 제거하고 적절한 행동과 인도주의의 이념에 근거한 자신의 새로운 정신치료방법을 기술하기 위해 도덕적 치료(moral treatment)라는 용어를 사용하였다. 이는 당시 사회에 정신질환도 치료 대상이 되어야 한다는 정신질환을 질병으로 보는 의학 중심의 모델로의 전환과 더불어 지지적인 환경이 정신질환자의 치료에 중요한 요소임을 환기시켜 주었다. 한편 1800년대 초기 영국의 Tuke는 친절, 규칙적 운동, 가족적 환경과 고객으로서의 대상자를 대하는 치료 방식에 근거한 York Retreat을 설립함으로써 치료적 환경의 중요성을 강조하였다.

2) 19세기 말~20세기 초반

이 시기에는 정신 병리와 정신분석이론의 발달과 더불어 정신질환에 대해 보다 깊게 이해하게 되었으며, 인간의 비정상적인 사고, 감정, 행동 등에 대한 근대 정신의학적 해석이 가능해져 정신질환자를 단지 수용할 뿐만 아니라 치료적 수단을 이용하여 치유하고자 하는 노력이 뒤따랐다. 1930년대 설리반(H. S. Sullivan)은 환자들에게 온정적이며 대인관계가 좋은 정신과 근무자를 선별하여 건강한 주거환경과 다양한 대인관계를 바탕으로 한 조현병 환자를 위한 치료적 병실을 운영하였다. 이 시기 Menninger 등은 치료자의 상호작용을 결정하는 정신분석 원칙에 근거하여 치료적 태도에 대하여 기술한 바 있다.

3) 1945년~1950년대

Main은 1946년 사회적 관계를 통한 신경증 환자의 재사회화 과정을 기술하기 위하여 '치료적 공동체(therapeutic community)'라는 용어를 처음 사용하였으며, Bettleheim과 Sylvester는 1948년 정신질환자를 위해 모든 환경을 활용한 치료과정을 기술하기 위해 '환경치료(milieu therapy)'라는 용어를 사용하였다. 환경치료의 창시자라 할 수 있는 영국의 Maxwell Jones는 사회환경이 일차적 치료양식이 될 수 있다는 생각에 반사회적 인격장애자의 치료를 위해 치료적 환경 중재(therapeutic community approach) 병동을 시험적으로 운영하였다. 그는 개방된 공간에서 소수의 환자와 치료진으로 구성된 공동체에서 민주적 분위기의 치료활동을 운영하였다. 존스는 병실 환경이 대상자의 치료에 매우 중요하다고 인식하여 병원 내의 반 치료적 요소(anti−therapeutic approach)를 제거하고 치료적 요소를 강화시키는 접근을 시도하였다. 예를 들어, 개방 병실(open door), 평상복 착용(no uniform), 공동체 모임(community meeting), 직원 감수성 훈련(staff sensitivity training) 등이 그 예라 할 수 있다. 한편 미국에서는 제2차 세계대전 종전 후 종군 군인과 그 가족들에게 많은 정신건강문제가 발생하였고 전문 치료자의 부족으로 이 문제를 국가가 관심을 갖게 되었으며 이를 계기로 1946년 정신보건법(National Mental Health Act)이 제정되었다. 이를 근거로 미국국립 정신보건원이 설립되어 연방정부 예산으로 정신보건 전문요원이 배출되었으며, 정신건강 분야의 연구가 활발히 진행되었다.

4) 1960년대 이후

1963년 미국의 대통령 케네디(J. F. Kennedy)는 지역사회정신건강센터법(Community Mental Health Center Act)을 제정하였다. 환경치료는 지역사회정신건강센터법과 그간 정신질환자의 치료를 정신병원 내의 수용중심에서 지역사회치료적 공동체로의 전환을 이끄는 탈수용화(deinstitutionalization) 정책과 맞물려 미국 전역으로 단시일 내에 전파되었다. 현재 환경치료는 미국 내에서 하나의 치료 형태라기보다는 병실 운영의 철학으로 항상 존재하며, 특히 물질관련장애, 인격장애 등 정신장애를 치료하는 특수병실에서 유용한 치료법으로 활용되고 있다.

5) 우리나라의 환경치료 현황

우리나라의 경우 1980년대에 이르러 정신과 병실에 환경치료의 개념을 적용하기 시작하였다. 환경치료의 개념은 대상자를 둘러싼 주변 환경의 중요성에 주목하며, 특히 대상자의 대인관계 지원에 초점을 두고 있다는 점에서 전통적인 간호활동과 잘 맞는다고 할 수 있다.

우리나라의 환경요법도 외국의 경우와 마찬가지로 환경요법을 위한 다양한 전략들이 적용되고 있는데, 예를 들면 치료를 위한 단기적 접근법 혹은 대상자의 특별한 요구에 맞추어진 환경치료프로그램(예 알코올중독 치료프로그램 등) 등을 그 예로 들 수 있다.

1990년대 들어 대형 정신병원의 구조적 모순점, 정신요양원의 대상자에 대한 비인간적 처우 등이 강도 높게 성토되는 현실에서 환경치료의 필요성을 더욱 인식하게 되었다. 우리나라의 경우 용인정신병원, 대학병원이나 종합병원의 정신과 병실 등에서 그들의 여건에 맞는 환경치료가 시도되었으며 치료적 공동체를 변형시킨 형태의 많은 프로그램이 현재까지 활발히 진행되고 있다. 1995년 정신보건법이 제정된 이후 지역사회정신보건사업이 활성화되면서 낮 · 밤 · 저녁 · 주말 병원 등과 같은 입원치료의 다양화와 중간거주 치료시설, 주간 집중 치료센터, 정신건강증진센터 사회복귀 시설 등 다양한 치료적 환경을 조성하기 위한 변화가 있었다. 이에 더불어 구 정신보건법이 2017년 정신건강증진 및 정신질환자 복지서비스 지원에 관한 법률(정신건강복지법)로 개정되면서 "정신질환자의 인간다운 삶"을 목표로, 정신건강 친화적인 환경 조성에 대한 조건이 명시됨에 따라 입원 시설 및 지역사회의 정신건강 영역에서 치료적 환경이 대폭 개선되는 계기를 마련하게 되었다.

3. 환경치료의 기본 가정

치료적 환경은 대상자와 함께 활동할 수 있는 이상적이고 역동적으로 구조화된 환경으로, 대상자로 하여금 자존감과 개인적 가치감을 발달시키도록 돕고, 타인과 관계하는 능력을 증진시키며 타인을 신뢰하는 법을 학습하도록 도와 일상생활과 직장에서 그의 역할을 되찾고 지역사회로 복귀하게 하는 데 그 목적이 있다. 최근 입원환자에 대한 정신간호의 초점은 변화되었다. Hall은 "정신과 입원시설에서의 치료는 이제 단기적이며, 생물학적 치료를 기반으로 하고 있다. 대상자들은 치료프로그램으로서의 치료적 환경에서 일어나는 사회화의 혜택으로 안정될 수 있다면 퇴원하게 된다"고 말하였다.

이처럼 환경치료는 단기치료 접근방법 혹은 외래 대상자치료프로그램에 적합하도록 전략을 수정해 왔으며, 일부 프로그램(예 아동 · 청소년, 물질남용자, 노인 대상자)은 환경치료의 개념을 특수한 요구에 맞추어 성공적으로 수정하였다.

치료적 환경에서는 대상자를 유일무이한 인간존재로서 개별적인 인격체로 대하도록 한다. 아동이나 청소년을 위한 환경치료에서는 치료적 환경의 기본 목표가 그들이 안전하게 양육될 수 있는 환경에서 그들의 정서적 신체적 발달상의 욕구를 충족시킬 수 있는 상황을 제공하는 것이며, 그들의 성장을 돕는 상황이 주어지도록 실제화하는 것이 중요하다.

Skinner(1979)는 치료적 공동체의 기초가 되는 7가지 기본적인 가정을 다음과 같이 제시하였다.

① 각 대상자에게서 건강을 실현하도록 하며 성장을 격려한다.

모든 대상자들은 그 한계뿐만 아니라 강점도 갖고 있다는 것을 인식하여야 한다. 대상자의 건강한 측면을 인식하여야 하며, 이는 일상생활의 모든 측면에서 적응적, 생산적으로 기능할 수 있도록 인격과 능력의 성장근거로써 활용되어야 한다.

② 모든 상호작용은 치료 중재를 위한 기회이다.

구조화된 환경 속에서 대인관계상의 상호작용을 회피하기는 실질적으로 불가능하다. 이상적인 상황에서는 대상자들이 의사소통 및 관계를 발전시키는 기술을 증진시킬 수 있다. 또한 대상자는 자신의 개인적인 인식에 대해 타인의 즉각적인 피드백으로부터 학습할 수 있다.

③ 대상자는 자신의 환경의 주체이다.

대상자는 소속기관의 체제와 관련하여 의사결정을 하고, 문제를 해결한다. 이러한 과정에서 전체로서의 집단에 소속되고자 하는 욕구뿐만 아니라 자율성에 대한 개인적 욕구도 충족되어야 한다.

④ 대상자는 자신의 행동의 주체이다.

치료적 공동체 내에서 각 개인은 자신의 행동에 책임을 져야 한다.

⑤ 동료의 영향력은 효과적이고 강력한 도구이다.

행동에 관한 집단 규범은 동료의 영향을 통하여 확립된다. 직접적으로 자주 피드백을 받음으로써 공동체의 다른 구성원들에게 수용될 수 있는 방식으로 행동하는 것이 매우 중요하다는 것을 깨닫게 된다.

⑥ 부적절한 행동은 발생하는 즉시 다루어 주어야 한다.

대상자들은 자신의 행동의 의미를 살펴서 그것이 다른 사람에게 어떠한 영향을 미치는지를 관찰하고, 특정 상황에서 보다 적절한 방식으로 행동하는 것에 대해 토론할 수 있다.

⑦ 제한과 처벌은 가급적 피한다.

파괴적인 행동은 집단 토론으로 대개 통제될 수 있다.

그러나 외적인 통제가 필요한 경우에는 장기간의 활동 제한이나 기타 가혹한 처벌보다는 일시적인 격리가 더 바람직하다.

4. 환경치료의 실제

1) 목적

환경치료의 목적은 병원 환경을 조정함으로써 대상자의 입원 경험의 모든 측면이 치료적이 되도록 하는 것이다. 이러한 환경에서 대상자는 적응적인 대응기술, 상호작용, 대인관계기술을 학습할 수 있게 되며 자신의 자율성을 갖게 된다.

2) 적용 원칙

환경요법의 적용 원칙은 다음과 같다.

- 대상자와 치료자 모두에 대해 기본적 존중감을 갖도록 한다.
- 최대한의 치료적 효과를 얻기 위하여 대상자와 치료자 간의 의사소통 기회를 활용하도록 한다.
- 자신의 능력을 최대한 발휘하여 행동하며 자존감을 갖도록 대상자를 격려한다.
- 사회화를 촉진한다.
- 병동 관리에 참여할 기회를 대상자에게 제공한다.
- 대상자는 자신의 행동에 책임을 갖도록 한다.
- 또래의 압력은 병동 규범과 규율을 강화하는 데 활용하도록 한다.
- 팀 접근법(team approach)을 활용하도록 한다.
- 파괴적 행동을 하는 대상자에게 집단 토론과 일시적 격리가 필요한 치료법이 될 수 있다.
- 간호사는 환경치료의 치료 목적이 달성될 수 있는 방식으로 일관성 있게 행동하여야 한다.

3) 특징

환경치료의 개념은 병원환경의 부정적, 퇴행적 영향, 독립적 사고 및 행동 능력의 감퇴, 환자의 가치보다 입원기관 가치의 우위, 사회생활에서의 행동력상실 등을 줄여 보고자 하는 바람에서 개발되었다.

이러한 부정적 영향을 저지하기 위해 권력의 분산, 개방적 의사소통, 구조화된 상호작용, 작업 활동, 지역사회와 가족의 참여, 발달학적 욕구 충족을 위한 환경의 적용 등 다양한 전략이 제시되었다. 이들 각각에 대하여 살펴보면 다음과 같다.

① 권력의 분산

환경치료적 접근법은 환자 통제를 위한 병원 내 위계적 수직관계를 없애는 것이라 할 수 있으며, 따라서 치료과정에서의 모든 참여자는 치료자든 환자든지 간에 의사 결정에서 자신의 의견을 피력할 수 있다. 이러한 과정에는 치료 단위의 모든 구성원을 포함할 수 있으며 기관의 위원회에서는 환자와 의료인의 의견을 반영하여 어떤 사안에 대한 최종 결정을 내릴 수 있다. 어떠한 치료프로그램이든 궁극적 목표는 대상자의 자율성(autonomy) 증대에 있다. 이는 다양한 치료프로그램을 통하여 단계적으로 성취될 수도 있고 주어진 특정 프로그램 내에서 점차 독립성을 개선시킴으로써 성취될 수도 있다. 대상자의 독립성 개선을 위해 치료계획을 의도적으로 조정하는 것이 대상자의 자율성을 증진시킬 수 있는 방법이 될 수 있다.

② 개방적 의사소통

비록 개방적 의사소통의 중요성이 여러 문헌에서 언급되고 있다 할지라도 많은 기관에서 아직 이를 수행하고 있지는 못하는 실정이다. 종종 개방적 의사소통은 위험감수가 필요할 수 있기 때문이다. 때로 개방적 의사소통에서의 질문과 비판은 위협적일 수 있는 반면 피드백을 허용하지 않는 폐쇄적 의사소통은 위험 부담이 적을 수 있다. 또한 문화적 규범, 개인적 방어 성향, 이미 확립된 자신의 의사소통패턴이 개방적 의사소통을 방해할 수도 있다.

치료적 환경에서 치료 결정은 종종 대상자(환자) 자신이 하기 때문에 대상자에게 효과적 결정에 필요한 충분한 정보가 주어져야 한다. 대상자와 치료자는 모두 치료 목표에 대하여 정확히 알고 있어야 하며, 이러한 분위기에서 배타적인 비밀유지보다는 상호 신뢰, 정직 그리고 개방적 의사소통의 가치가 보다 중요하게 된다.

③ 구조화된 상호작용

구조화된 상호작용은 태도치료(attitude therapy)의 개념에서 유래된 것으로 장점은 모든 의료인이 진단적 측면을 정확하게 인식함으로써 치료시간을 단축시키는 일관된 방식으로 대상자에게 접근할 수 있다는 것이다. 이 접근법의 문제는 일단 진단이 내려지면 대상자와 의료인 간의 상호작용패턴이 고착되어 버린다는 것이다. 즉, 환자 상태의 매일의 변화가 대상자–치료자 상호작용에 실시간으로 반영되지 못할 수도 있다는 것이다.

④ 작업 활동

환경치료는 입원기관보다 대상자의 이익에 초점을 두는 것이 핵심이다. 실제 환경에서의 작업과 적절한 보상은 모든 대상자에게 가장 중요한 요소이다. 다양한 요인들이 효과적 작업치료프로그램에 개입되는데 첫째 대상자는 자신이 선호하는 활동을 선택하여야 한다. 두 번째는 실제 작업상황에서 필요한 기술을 개발할 수 있도록 작업 활동들이 조정되어야 한다. 셋째는 여러 가지 미래의 직업군을 시험해 볼 수 있는 다양한 작업 활동이 제공되어야 한다.

⑤ 지역사회와 가족의 참여

보다 효과적인 투약 관리의 필요성 및 인도주의적 치료 철학의 대두와 함께 다양한 유형의 지역사회정신건강관련 기관이 생겨났다. 입원은 단지 급성 질환의 치료를 위해서만 바람직한 제도라고 생각하게 되었다. 더불어 접근성의 이유로 지역사회 내에는 다양한 정신건강증진센터가 설립되었다. 환경치료 접근법에 따라 대상자는 낮 병동, 지역사회전환시설(또는 중간거주시설; halfway house)과 같이 그들의 일상적 환경에 계속 머무를 수 있으며 치료를 받는 동안 그들의 일상생활을 그대로 지속할 수 있는 정신건강증진센터가 생겨나게 되었다.

또한 가족 중 누가 입원하게 되면 남은 가족의 참여가 필요하다. 이는 가족 간 상호작용을 개선하고 입원으로 인한 대상자(환자)의 고립을 최소화시킬 수 있는 효과적 방법이다.

⑥ 발달학적 욕구 충족을 위한 환경의 적용

개인의 잠재력을 최대한 개발하기 위해 우리는 욕구를 충족시킬 수 있는 환경적 여건을 구성하여야 한다. 다양한 욕구 충족을 위해 환경을 조정하는 것은 모든 연령층으로 또한 모든 가족원으로 환경치료를 확대하는 것을 의미하며, 이는 치료자에게 도전적 과제가 될 수 있다. 퇴행되었거나 많이 와해된 대상자는 보다 많은 구조성과 지원이 요구된다. 일부 대상자는 자율성과 책임을 증진시킬 수 있는 프로그램이 도움이 될 수 있다.

5. 환경치료에서 간호사의 역할

환경요법은 다양한 입원 환경과 외래 환경 내에서 모두 시도될 수 있다. 간호사는 병원에서 일반적으로 대상자와 24시간 내내 시간을 같이 보내는 유일한 다학제치료 팀의 구성원이며 치료적환경을 관리할 책임이 있다. 대상자 간호를 위한 간호과정은 지속적인 사정, 진단, 결과 확인, 계획, 간호수행과 환경에 대한 평가 등으로, 이는 치료 환경을 성공적으로 관리하는데 있어 필수적이다. 간호사는 대상자 관리뿐만 아니라 병동 내의 모든 활동에 관여되어 있다. 어느 기관에서든지 간호사의 제안이나 의견은 개인 대상자를 관리하는 데 중요하게 고려되고 있다. 따라서 간호사는 치료 목적에 대해 의견을 제시하고 치료계획을 주기적으로 갱신하고 수정하는 데 참여하여야 한다. 치료적 환경에서 간호사는 우선 대상자의 생리적 욕구 충족을 확인하여야 하며 대상자가 일상생활 활동을 가능한 한 독립적으로 수행할 수 있도록 격려하여야 한다. 황폐화된 사고를 하는 대상자나 혼란에 빠져 있거나 지남력을 잃은 대상자를 위해 현실감을 갖도록 하는 것은 치료적 환경에서 매우 중요하다. 커다란 바늘과 숫자가 있는 시계, 큰 글자로 인쇄된 달력, 매일의 활동과 뉴스를 제공해 주는 게시판 등은 대상자로 하여금 현실감을 갖게 해 주는 장치이다. 간호사는 대상자가 자신에게 부여된 활동 프로그램을 잘 수행할 수 있도록 지원하여야 한다. 단기 입원병동에서 간호사는 정신질환자들이 병동 생활에 잘 적응할 수 있도록 지지하여야 하며 입원 환자들에게 신환을 소개하는 등 병동 생활이 낯설지 않도록 도움을 줄 수 있다.

간호사들은 또한 정신과 입원 병동에서의 투약 관리에 대한 책임이 있다. 간호사는 대상자가 투약시간에 자발적으로 복약 할 수 있도록 대상자가 자신의 치료에 대한 책임감을 갖도록 해 주어야 하며, 필요시에는 긍정적인 피드백을 제공하여 바람직한 행동을 강화하여야 한다.

치료적 환경에서 간호의 주된 관심사는 대상자와 간호사 사이에서 형성된 신뢰를 바탕으로 한 1:1의 관계이다. 많은 정신질환자는 평생 한 번도 타인을 신뢰하여 본 적이 없는 경우도 있다. 만약 이런 신뢰가 간호사와의 관계에서 형성된다면 대상자는 이러한 신뢰감 형성을 다른 관계에도 일반화할 수 있을 것이다. 신뢰 속에서 대상자는 자신의 느낌과 감정을 표현할 수 있으며 그들의 인생에서 문제가 되는 해결되지 않은 이슈들에 대해서 토의할 수 있을 것이다.

치료적 환경에서 간호사는 받아들일 수 없는 행동들에 대한 제한 기준을 명확하게 정할 필요가 있다. 어떤 행동이 받아들여질 수 없으며 이를 위반하면 어떤 결과가 일어날지에 대해 대상자가 이해할 수 있는 말로 대상자에게 말해 주어야 한다. 이런 제한 기준은 명확히 확립하고 문서로 작성하여 모든 치료자들에게 알려야 하며 확립된 제한 기준을 위반했을 때의 결과에 대한 일관성 있는 제재 또한 치료적 환경에서 매우 중요한 요소가 될 수 있다.

정신건강 분야에서 간호사는 때로 대상자를 위해 교사의 역할을 하게 된다. 간호사는 개별 대상자의 학습준비 상태를 평가할 수 있어야 한다. 그들은 배우기를 원하는가? 그들의 불안수준은 어느 정도인가? 제공되는 정보를 이해할 수 있는 수준인가? 정신간호학에서 대상자 교육에 대한 주제로는 복약교육, 약물 부작용, 약물 복용 지속의 중요성, 스트레스관리, 의사소통방법 및 사회기술훈련 등이 포함될 수 있다. 현재 환경 요법 중재는 정신건강간호실무표준 및 범위(ANA, 2022)에서 다루어진 대로 정신건강 간호사의 가장 기초적인 기능 중의 하나로 인식되고 있다.

6. 요약

- 환경치료는 인도주의적 환경이 치료의 주요 요소임을 주창한 17세기 프랑스 정신과의사 Pinel의 도덕적 치료에서 시작되었다고 할 수 있다.
- 환경치료의 목적은 구조화된 치료적 환경 속에서 대상자가 자존감과 가치감을 회복하고 타인과의 관계증진을 도움으로서 일상생활과 지역사회 복귀에 역점을 두고 있다.
- 정신간호사는 대상자에 대한 존중, 개방적 의사소통, 사회화의 촉진, 치료계획에 대한 대상자 참여, 팀 접근법과 일관성 등과 같은 환경치료의 적용 원칙을 숙지하여야 한다.

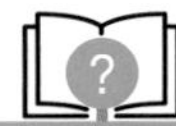

풀어보기

1. 다음 중 환경치료의 기본적 가정이 아닌 것은 어떤 것인가?

① 대상자는 자신의 행동의 주체이다.
② 대상자는 자신의 환경의 주체이며 자신만의 환경을 갖고 있다.
③ 동료들의 압력은 효과적이고 강력한 도구이다.
④ 부적절한 행동은 발생 즉시 즉각 처벌하여야 한다.

2. 다음 중 환경치료에 대한 설명으로 맞지 않는 것은?

① Maxwell Jones는 치료적 환경을 대상자를 위한 일차적 치료 양식으로 적용하였다.
② Freud는 환경치료의 중요성을 역설하였다.
③ Pinel의 '도덕적 치료'는 인도주의적 치료환경의 중요성을 강조하였다.
④ Main은 '치료적 공동체(therapeutic community)'라는 용어를 처음 사용하였다.

3. 환경치료의 적용 원칙으로 맞게 진술된 것은?

① 타인에게 공격적인 행동을 보이는 환자는 우선 격리시켜야 한다.
② 대상자는 병동에서 어떠한 잘못을 해도 책임을 지지 않아도 된다.
③ 대상자의 사회화를 촉진한다.
④ 병동의 규칙은 치료자 모임에서 결정하여 대상자에게 전달된다.

4. 다음 중 치료적 환경의 특성이 아닌 것은?

① 대상자가 거주하는 환경은 물리적, 정신적, 사회적으로 안전하여야 한다.
② 개방적 의사소통은 대상자에게 심적 부담감을 야기할 수 있으므로 가급적 폐쇄적 의사소통을 하도록 한다.
③ 모든 치료계획에 대상자를 적극 참여 시키며 자신의 문제행동에 대해 책임의식을 갖도록 한다.
④ 치료와 간호는 팀 접근법으로 이루어지며 모든 구성원은 일관성 있는 태도를 보인다.

5. 다음 중 치료적 환경조성을 위해 정신 간호사에게 필요한 역할은 어느 것인가?

① 대상자가 자신의 생각과 감정을 표현할 수 있도록 격려한다.
② 대상자의 문제를 지적함으로써 대상자가 자신의 문제를 인식하도록 돕는다.
③ 불안조성을 예방하기 위해 대상자의 치료계획을 대상자와 사전에 논의하지 않는다.
④ 대상자의 문제에 대한 원인 규명에 역점을 두도록 한다.

정답

1.④ 2.② 3.③ 4.② 5.①

>> 참고문헌

- 김성재 외(2019). 정신건강간호학(9판). 서울, 학지사메디컬
- 김성재 외(2023). 정신간호총론(제9판). 수문사.
- 김희숙 외(2019). 최신정신건강간호학 개론(5판). 서울, 학지사메디컬
- 정신건강증진 및 정신질환자 복지서비스 지원에 관한 법률[시행 2023. 6. 13.] [법률 제19464호, 2023. 6. 13., 일부개정].
- American Nurses Association (2022). Psychiatric−mental health nursing: Scope and standards of practice (3rd Edition). Silver Spring, MD: American Nurses Association.
- Bettleheim, B., & Sylvester, E. (1948). A therapeutic milieu. American Journal of Orthopsychiatry, 18, 191−206.
- Fortinash, K. M., Patricia, A., & Worret, H. (2014). Psychiatric Mental Health Nursing −Revised Reprint (5th Edition). Mosby Publications.
- Jones, M. (1953). The Therapeutic Community: A New Treatment Method in Psychiatry, Basic Books.
- Kay, J., Tasman, A., & Lieberman, J. A. (2015). Psychiatry. Vol 2. (4th Edition). NewYork: John Willey & Son's Incorporated.
- Main T. (1946). "The Hospital as a Therapeutic Institution". Bulletin of the Menninger Clinic, 10, 66−70.
- Skinner, K. (1979). The therapeutic milieu: Making it work. Journal of Psychiatric Nursing and mental health Services, 38−44.

제 5 절 활동치료

학습목표

- 활동치료를 설명하고 적용한다.

주요용어

- 독서치료 biblio therapy
- 무용동작치료 dance movement therapy
- 미술치료 art therapy
- 동물매개치료 animal assisted therapy
- 오락요법 recreational therapy
- 웃음요법 laughter therapy
- 원예치료 horticultural therapy
- 유머 humor
- 음악치료 music therapy
- 작업치료 occupational therapy
- 활동치료 activity therapy

활동치료는 대상자들에게 오락, 음악, 작업, 그림, 무용, 문학, 원예, 심리극 등과 같은 다양한 활동의 기회를 제공하여, 대상자가 자신의 에너지를 건설적인 방향으로 사용해서 치료적 효과를 가져오는 것이다. 피넬(Philippe Pinel)의 정신과 환자에 대한 인도주의적 치료 시행의 주장 등 역사적으로 정신과 환자에 대한 치료적 활동의 중요성이 인식되면서 지역사회 및 병원의 정신과 간호사는 활동요법에 대한 전반적인 이론적 지식 및 실제를 습득하여 다양한 프로그램을 진행할 수 있어야 한다.

1. 목적

활동치료의 목적은 대상자가 가진 심리적 에너지와 대상자의 문제점을 파악하여 대상자의 정신적 증상을 호전시키고, 잠재 능력을 개발하는 등 일상생활에 적응하고 건강한 사회구성원으로 기능하는 데 필요한 재활 능력을 증진시켜 사회복귀를 돕는 데 있다.

2. 효과

- 대상자의 긴장, 불안, 적개심 등 내재된 갈등을 표현할 수 있으며 이러한 과정을 통해 사회적 위축과 정서 및 행동의 퇴행을 감소시킨다.
- 대상자는 다른 사람들과의 관계를 경험하면서 대인관계기술을 향상시키고 공동체의식을 가지게 된다.
- 대상자가 집착하고 있는 환각, 망상 등에서 벗어나도록 한다.
- 대상자의 잠재능력을 개발할 수 있는 기회를 제공하여 성취감을 가질 수 있도록 하여 자존감을 증진시킨다.
- 대상자가 병원 생활에 적응할 수 있는 에너지를 가지도록 하여 치료활동에 도움을 준다.
- 의사소통을 원활하게 하도록 하고 정서를 긍정적으로 변화시킨다.

3. 종류

1) 음악치료

미국 음악치료협회(American Music Therapy Association)는 음악치료란 인간의 정신과 신체 건강을 복원 및 유지, 향상시키기 위해 음악을 사용하는 것이고, 치료적인 환경 속에서 내담자의 행동을 변화시키기 위해 음악치료사가 음악을 단계적으로 사용하는 것이라고 정의하고 있다(김세희, 2005)

음악은 자율신경계의 작용으로 신체의 순환계, 호흡기계, 근골격계, 신경계, 신진대사에 영향을 주어 대상자의 신체적, 정서적인 긴장을 이완시키며 주의를 환기시키고, 사회화와 자존감을 유지시킨다. 집단음악치료는 프로그램 안에서 구성원들이 자연스럽게 공통된 주제를 가지고 상호작용을 통해 구성원 간의 정서를 이해하고 공감함으로써 감정이입을 경험하고 친밀한 관계형성을 이루도록 하며 행동에 대한 적절하고 올바른 강화를 통해 인간행동에 대한 교훈을 받을 수 있다(최병철, 1999). 음악치료는 청각장애환자, 급성기 혼동상태 환자를 제외하고 언어사용이 어렵거나 거절하는 대상자, 치료에 비협조적인 대상자에게도 광범위하게 적용된다. 조현병 환자에게 음악활동을 적용했을 때 음악이 환자의 주의를 돌려 환청을 줄이고, 자신의 느낌을 표현하는 빈도가 늘었다는 보고가 있다(김미애, 2021). 음악치료는 대상자 수에 따라 개인 및 집단음악치료로 구분되고, 개인의 경우 치료자의 비중이 크므로 대상자를 위한 음악 활동의 의미, 치료자의 이미지(image) 등이 충분히 검토되어야 하며 치료 목표가 정확하게 파악되어야 한다. 집단의 경우는 치료자 영향은 개인보다 크지 않으나 집단 역동(group dynamic)을 어떻게 긍정적으로 사용하느냐가 중요하다. 음악 활동으로는 가창, 감상, 악기 연주가 흔하게 사용된다.

2) 미술치료

미술치료는 미술활동의 승화작용 과정을 이용하여 대상자의 갈등을 조정하고, 자기표현과 자아성장을 촉진하는 것이다. 즉 무의식을 의식화하는 과정에서 의식의 검열을 가장 덜 받고 감정을 정화시킬 수 있는 활동이다. 1912년 Kraepelin과 Jaspers는 환자들이 그린 그림을 정신병리를 이해하는 보조수단으로 이용할 수 있다고 하였고 현대 미술치료의 중요성을 부각시키는 것에는 Freud와 Jung의 역할이 크다고 할 수 있다. Naumberg는 치료사와 환자와의 치료적 관계형성, 전이와 역전이의 해결, 그림의 상징성 등을 중시하였고, Kramer는 아동미술치료에 대해 연구를 많이 했으며 그림을 통해 자아가 성숙할 수 있다고 보았다. 미술은 자신을 표현하게 하고 억제되었던 충동, 공격성, 부정적 감정들을 정화시키는 방법적인 측면으로 정신병원에서 사회적응을 위한 재활치료로 이용되었다(한국미술치료학회, 1994).

미술활동은 언어의 한계성을 벗어나 공간성이 표현되고, 신체적 활동을 통한 '창조적 에너지'를 발산할 수 있다. 이런 활동을 계속 함으로써 추상적 이미지를 구체화시키고, 자기상실, 왜곡, 방어, 억제 등의 상황에서 벗어나 명확하게 자아를 인식하고 자기실현의 기회를 가질 수 있다. 미술치료는 내향적이고, 자아가 약하고 의존적인 성격, 언어 표현이 미숙하거나 장애가 있는 대상자, 공격적 성향 대상자, 약물과 알코올중독 대상자, 자폐, 정서장애아 등에 효과적이다. 아동에서부터 노인에 이르기까지 개인이나 집단에서 활용이 가능하다. 특히, 아동, 청소년에게 유용하게 활용되고 있다.

미술활동은 그림, 조소 디자인, 서예, 공예 등 미술의 전 영역을 활용한다. 미술활동의 종류에는 집 · 나무 · 사람(HTP), 동적 HTP(K-HTP), 가족화, 빗속의 사람(PITR), 학교생활화, 풍경구성법, 신체본뜨기, 자유화, 협동화, 상상화, 난화, 콜라주, 만다라 등이 있다. K-HTP는 각각의 H,T,P그림에서 나타나지 않는 역동성과 대상자의 더 깊은 내면의 세계를 잘 반영해 준다. 협동화법은 소집단 구성원이 한 장의 종이에 협동해서 그림을 그리는 방법으로 집단체계에서 치료와 진단에 유용하며 자발성의 정도, 경험의 표현, 협동성, 그리는 내용과 위치, 그림순서 등을 관찰하여 분석한다. 신체 본뜨기 기법은 자신의 신체 부위 혹은 타인의 신체를 그리고 꾸미면서 생각, 감정, 욕구, 갈등, 소망 등을 자유롭게 표현할 수 있다. 또한 신체 이미지로부터 긍정적 또는 부정적인 자기 개념을 형성하게 되며 자아존중감이 낮은 대상자는 자신의 손과 신체 본뜨기를 통해 긍정적인 자아 개념을 형성할 수 있다. 꼴라쥬기법은 자기감정표현, 주변인들과의 소통, 타인에 대한 느낌을 수월하게 표현할 수 있으며, 드로잉 보다 표현이 쉽고, 정확한 감정 전달이 뛰어나지만, 선택할 수 있는 사진 매체가 많아야 한다. 주의할 점은 대상자의 작업에 대해 예술적인 피드백을 삼가며, 치료자는 최소한의 지시를 하고 대상자가 자유롭게 도구를 선택할 수 있도록 하며 그림 작업 당시와 작업이후의 감정 표현을 격려한다.

3) 작업치료

작업치료는 신체적, 정신적, 발달과정에서 기능이 저하된 사람에게 의미 있는 치료적 활동작업을 통해 최대한 독립적으로 일상생활을 수행하고 능동적으로 사회생활에 참여함으로써 행복한 삶을 영위할 수 있도록 돕는 것이다(대한작업치료사협회,2012). 작업치료 실행 틀(Occupational Therapy Practice Framework, OTPF)에 제시된 작업 영역의 요소는 기본적 · 개인적 일상생활활동, 수단적 일상생활활동(instrumental activities of daily living), 휴식 및 수면, 교육, 일(work), 놀이, 여가, 사회참여(social participation)가 있다(양영애 등, 2017). 작업치료는 정신과 환자들에게 환각, 사고장애 같은 질병의 증상을 감소시키고, 갈등을 부분적으로 승화시켜 표현할 수 있는 기회를 제공한다. 또한 스스로에 대한 존재 가치를 증가시켜 삶의 태도를 능동적이고 적극적으로 변화시킨다. 작업치료 참여는 모든 대상자가 포함되어야 하지만 급성기 환자, 지나치게 충동적인 환자는 환자의 안전을 위해 제외하며 참여 대상자의 개인의 특성에 맞는 활동을 계획한다. 작업치료활동은 일상생활동작 훈련시키기, 인지 · 지각능력 증진시키기, 운동기능 증진시키기, 구강운동기능 촉진시키기, 감각기능 훈련시키기, 손기능 증진시키기, 보호자교육하기, 환자와 면담하기, 정신 · 사회기술능력 향상시키기, 직업적응능력 향상시키기, 보조기 · 의수족 만들기 등으로 이루어진다(이향숙,2011). 정신과에서 이루어지는 작업치료 종류로는 봉투 접기, 지점토, 공예활동, 뜨개질, 미용, 요리, 인쇄기술, 동식물 기르기 등이 있다. 작업 활동의 범위는 광범위한 것보다 개인이 성취 가능한 범위의 활동을 선정하도록 한다.

4) 독서치료

독서치료(bibliotherapy)는 'bibilion(책 또는 문학)과 therapeia(의학적으로 돕다, 도움이 되다, 병을 고쳐주다)'라는 그리스어에서 유래되었다(Gornicki, 1981). Hebert(1991), Pardeck(1994), Rosen(1987)는 책을 읽거나 들은 후 토론이나 역할놀이, 창의적 문제해결 활동 등 구체적으로 계획된 활동을 하여서 내담자가 가지고 있는 문제를 해결해 줄 수 있는 것을 독서치료라고 정의하였다. 현대적 의미의 임상적 독서치료는 1751년 미국의 펜실베니아 병원에서 시작되었으며 정신질환 환자들을 위하여 읽기, 쓰기와 그들의 글을 출판하는 것을 포함하는 처방을 통해 치료하였다(이영식, 2006). 독서치료는 게슈탈트, 사회학습이론, 정신분석상담 등 다양한 이론들을 기초로 하고 있으며(김현희 외, 2003), 정신분석 이론은 독서치료의 원리를 동일시, 카타르시스, 통찰로 제시하고 있다. 독서치료는 치료자나 대상자가 선정한 글을 읽은 후 토론을 통해 생각과 느낌을 표현하고 대상자의 감정을 긍정적으로 변화시키고 현실에 대한 인식을 증진시키는 방법이다. 독서치료를 통해 환자는 집중력을 기르고 새로운 지식과 정보를 습득하고, 상상력을 자극하고 바람직한 태도 및 정신활동을 증진시킨다. 독서 자료는 대상자가 이해할 수 없는 수준, 장문의 글, 주요 관심사가 아닌 경우는 대상자의 집중력을 유지하기 어려울 수 있으므로 선정 시 유의해야 한다. 독서치료는 대상자와 비슷한 문제를 가지고 있는 내용의 글, 새로운 대처기술을 알려주거나 현실 적응을 증진시킬 수 있는 내용의 글이 좋다. 비전문서적, 여행, 취미, 오락, 역사, 전기문, 과학 등에 관한 책이 좋으며, 의학, 간호학, 심리학, 정신과학, 정치학, 탐정소설 등은 환자의 증상에 영향을 줄 수 있으므로 피하는 것이 좋다. 독서치료는 도서만을 이용하는 것이 아니라 영화, 녹음테이프, 슬라이드, 녹화 테이프, 시, 일기, 잡지 등 다양한 자료를 이용할 수 있으므로 범위를 넓게 가지고 자료를 선정한다. 미국에서는 시를 통한 심리적 조력 활동을 '시치료'라는 명칭으로 사용하고 있다. 시치료는 1969년 시치료학회(Association for Poetry Therapy, APT)가 창립됨으로써 공식적으로 알려졌고 1981년에 시치료학회(National Association for Poetry Therapy, NAPT)로 바뀌었다. 미국에서는 종합병원, 소년원, 교도소, 학교 상담실 등에서 시치료가 시행되고 있다. 우리나라는 1986년 원광대 부속병원에서 정신과 입원환자들을 대상으로 시치료가 시도되었다. 시치료의 기능에는 환기와 정화(ventilation and catharsis), 치료적 탐구, 지지적 정신치료, 활동적인 정서조절, 이해와 안전한 즐거움이 있다. 궁극적으로 시치료는 갈등을 해결하고 정서적 안정과 성장을 이룬다고 할 수 있다.

5) 무용동작치료

무용치료는 무용의 움직임을 통한 표현과 비언어적 의사소통을 정신치료의 통찰력과 결합시키고자 하였다(류분순,2009). 무용치료는 신체 움직임에 있어 놀이성을 강조하여 신체동작의 상징적인 연기를 통해서 정신적 변화를 추구하는 비언어적 치료방법으로 신체동작을 심리치료활동으로 사용하여 개인의 정서와 신체를 통합하는 것이다. 미국무용치료협회(ADTA)는 무용요법이란 "개인의 감정, 인식, 사회적, 물리적 통합과정을 거친 움직임을 통한 정신요법"이라고 하였다. 무용치료에서의 '예술'은 예술가에 의해서 이용되어지는 예술치료법과는 다르다. 예술로써의 무용치료법은 환자 내부에 존재하는 예술가적 기질을 일깨워주는 것이 아니라 환자가 감정적, 사회적인 역할 수행능력을 높일 수 있도록 창의적인 과정 안에 내재하고 있는 치료적 잠재력을 이용하고 심리적 성장을 위한 방식을 지적하는 것이다(류분순, 2000).

무용동작치료는 음악, 미술, 드라마 등과 함께 하는 예술치료의 한 분야로써 동작을 심리치료적으로 사용해 개인의 감정과 정신, 신체를 통합하는 것을 목적으로 하는 것이다(류분순,2000). 무용 활동을 통해 긍정적인 신체상, 긴장된 근육의 이완, 감정 및 의사표현의 증가, 집중력과 자신감을 향상시킨다. 다양한 연령층과 다양한 질병에 활용 가능하다. 무용동작치료는 장애아동에게는 필수적이며, 아동의 감각을 통합시켜 신체 지각과 운동능력을 향상시키고 신체상과 자존감을 발달시킨다(Leventhal,1981). 언어발달에 비해 신체발달은 비교적 정상적인 자폐성 아동에게 있어 적절한 치료적 접근이며, mirroring, 눈접촉, 신체 접촉, 음성적인 발성, 다양한 리듬을 이용한 움직임 등은 자폐성 아동과 접촉을 하는데 효과가 있다(Erfer,1988). 무용동작치료는 아동 및 여성, 노인, 정신과 환자, 정신지체 및 신체장애, 뇌손상장애 환자들에게 넓게 이용할 수 있다.

6) 원예치료

원예치료는 1900년대 Menninger 형제가 정신질환자를 대상으로 정원활동을 하면서 사용되었다. 원예치료는 원예에 치료를 접목한 용어로 식물 또는 식물과 관련이 있는 여러 활동을 통하여 신체, 마음, 정신의 향상을 촉진하는 동시에 단련하는 활동이다. 미국원예치료협회(AHTA)는 원예치료를 '식물과 원예활동을 이용하여 인간의 사회적 · 심리적 · 교육적 · 신체적 적응력을 향상시키고 이를 통하여 인간의 몸과 마음, 영혼의 치유를 도모하는 과정'이라고 규정하고 있다. 원예요법의 인지적 효과는 식물을 기르는 반복적 활동을 통해 긍정적인 사고를 기르며 자신감을 갖도록 한다. 정서적 효과는 자신감 및 자제력을 향상시키고 장래에 대한 희망을 갖게 하고 창의력과 자아표현을 계발시킨다. 교육적 효과로는 원예치료 과정에서 새로운 용어와 개념들을 배우게 됨에 따라 어휘력이 증가하고 대화의 폭이 넓어지게 되며 일에 대한 긍정적인 태도와 자신감을 갖게 된다. 그룹 활동에서 자신의 역할을 수행하면서 사회적 성숙도를 높일 수 있고, 원예활동을 통해 소근육 운동과 대근육 운동의 신체적 효과도 가지게 된다.

7) 동물매개치료

동물들은 오래전부터 환자의 치료 목적으로 사용되었고, 동물매개치료(Animal Assisted Therapy,AAT)는 보완대체요법의 하나로, 따뜻한 체온이 있는 동물과의 생활이나 상호작용을 통해 대상자의 인지적, 정신적, 사회적, 심리적, 신체적 발달과 적응력을 향상시켜 육체적 재활과 정신적 회복을 추구하는 것이다(이형구 외, 2000). 반려동물은 배우자 상실, 만성질환 및 만성장애 발생 및 악화시기, 은퇴후의 전환기 등과 같은 인생의 주요 사건을 대처하는 데에 도움이 된다. 반려동물은 사람들의 스트레스 해소를 위한 적절한 배출구의 역할을 하고, 위협적이지 않고 무비판적이고 무조건으로 수용하기 때문에 반려동물과의 상호작용에서는 사람들이 방어적이지 않고 솔직하게 자신의 생각과 감정을 표현할 수 있다. 사람들은 자신이 돌봐줘야 하는 반려동물을 가질 때 인지적으로 훨씬 더 활발해지고 특히 노인들에게 인지적 능력을 자극시키는데 반려동물은 매우 유익하다. 또한 반려동물을 돌보는 정보를 교환하면서 사람들과 사회적 접촉이 증가한다. 이러한 관점에서 반려동물은 인지적 촉매(cognitive catalyst)의 역할을 한다고 할 수 있다. 경쟁적인 현대사회에서 생활하고 있는 자기개방과 의사소통을 연습할 수 있는 중요한 상담역이 될 수 있다. 이러한 반려동물과의 의사소통은 대인관계에서의 의사소통기술 및 사회기술 향상에 도움이 될 수 있다. 또한 반려동물과의 대화에서 부정적인 감정도 표현할 수 있으므로 환기(ventilation)할 수 있는 기회를 가지며 반려동물과 자신을 공유하면서 자신의 삶에 대한 혼돈감, 불확실성, 불안을 감소시킬 수 있다.

8) 유머 및 웃음치료

고대 생리학에서 유머(humor)는 인간의 체내에 흐르는 혈액 · 점액 · 담즙 · 흑담즙 등 인간의 건강과 체질을 결정하는 네 종류의 체액을 의미하였다. Freud(1960)는 유머와 웃음은 무의식 속에서 억압되어 있는 성적인 충동과 공격성을 사람들이 받아들일 정도로 표현하는 기법이며 불쾌한 정서에 압도당하지 않고 어려운 상황을 극복하게 하는 일종의 방어기전으로 보았다. Levin(1977)은 심리치료에서 유머가 두 가지 역할을 한다고 제시하였는데, 즉 금지된 것들을 사회적으로 수용할 수 있는 방법으로 표현할 수 있고, 또한 스트레스가 되는 요소들에 대하여 의사소통을 할 수 있는 수단이 된다고 하였다. 웃음에 대해 밀레투스는 '웃음은 그리스어로 겔로스(Gelos)이고, 이 말의 어원은 헬레(hele)인데, 이것은 건강(health)이다'라고 하였다. 유머와 웃음은 긍정적이고 희망적인 태도를 마음에 심어준다고 하였다. 결과적으로 웃음(laughter)은 위기의 상황들과 고통의 순간들을 덜어주도록 돕는 도우미 역할을 한다고 볼 수 있다. 정신건강에서는 웃음이 정신의 조깅(internal jogging)이며 스트레스 호르몬을 감소시키며 항체 분비를 증가시켜 우리 몸의 저항력을 강하게 만든다고 하였다. 우리가 크게 웃으면 몸속에 있는 650개의 몸근육과 80개의 얼굴근육, 그리고 206개의 뼈가 움직이며, 오장육부가 다 움직인다고 한다.

웃음치료란 즐거움을 신체화하여 웃음으로 표현함으로써 신체와 정신 및 사회적 관계를 건강하게 하고 궁극적으로는 인간의 삶의 질을 높이며 행복을 찾을 수 있도록 도와주는 일련의 행동인지치료이다. 웃음치료에서의 웃음소리는 얼굴표정을 변화시키는 미소에서부터 작은 웃음소리, 온몸으로 웃음을 만들어내는 박장대소, 파안대소, 요절 복통까지 모든 종류의 웃음소리를 포함한다. 웃음운동이란 웃음치료사의 개입으로 의도된 웃음을 자아냄으로써 10초 이상 웃음소리가 지속되는 것을 의미한다. 처음 웃음운동은 최대 운동능력의 40~60% 정도로 하고, 큰 웃음의 운동시간을 20분 정도로 하여 서서히 늘려간다. 큰 웃음, 즉 박장대소나 파안대소, 요절복통의 웃음도 초기에는 2번 정도로 하다가 중기에는 3~4번, 후기에는 5~6번 이상 지속할 수 있도록 반복적으로 웃음 운동을 한다. 웃음은 세로토닌(serotonin)과 엔돌핀(endorphin)을 분비하여 행복감과 기분을 좋게 하고 억지웃음도 기분을 향상시키는 데 효과가 있다.

9) 오락요법

레크리에이션이라는 오락요법은 놀이의 모든 면과 놀이라고 생각하지 않는 많은 활동, 즉 음악, 극, 만들기 등 모든 자유스러운 활동, 인생을 더욱 더 풍요롭게 하는 창조적 활동을 포함한다. 오락요법은 음악, 연극, 운동, 게임 등의 다양한 활동을 통해 자신감을 높이고 우울을 감소시킨다. 정신과 환자가 일상을 무료하게 보내지 않고 다른 사람과 오락을 함께 함으로써 흥미를 자극하고 혈액순환을 촉진시켜 신체적 건강을 도모하고 기억력 및 주의력, 집중력을 증진시킨다. 또한 자기표현의 기회를 제공하며, 타 환자들과의 대인관계, 적절한 경쟁심, 사회성, 성취감과 협동심을 확립한다. 오락요법은 음악, 연극, 댄스, 카드, 바둑, 운동, 게임, 요리, 산책, 소풍 등 변화를 줄 수 있는 창조적 활동으로 선정하고, 승리와 패배를 경험하고 받아들일 수 있도록 계획하며 규칙이나 제한을 명확히 한다.

4. 요약

- 활동요법에는 음악치료, 미술치료, 작업치료, 독서치료, 무용동작치료, 원예치료, 동물매개치료, 유머 및 웃음치료, 오락요법 등이 있다. 이러한 활동요법은 정신과적 증상, 발달장애 및 치매, 뇌신경계 문제 등을 가진 대상자의 증상을 조절하고 신체 기능을 유지할 수 있도록 도와 삶의 질을 향상시킬 수 있다.
- 활동치료의 효과는 대상자의 긴장, 불안, 적개심 등 내재된 갈등을 표현할 수 있으며 사회적 위축과 정서 및 행동의 퇴행을 감소시키며, 대인관계기술을 향상시키고, 공동체의식을 가지게 되며, 환각, 망상 등에서 벗어나도록 한다. 또한 잠재능력을 개발할 수 있는 기회를 제공하여 성취감을 가질 수 있도록 하여 자존감을 증진시키며, 병원 생활에 적응할 수 있는 에너지를 가지도록 하여 치료활동에 도움을 주며, 의사소통을 원활하게 하도록 하고 정서를 긍정적으로 변화시킨다.

풀어보기

활동치료에 대한 설명이 맞는 것은 ○, 틀린 것은 × 하시오

1. 활동치료의 목적은 대상자가 가진 심리적 에너지와 문제점을 파악하여 정신적 증상을 호전시키는 것이다. ( )

2. 활동치료는 잠재능력 개발과는 상관없다. ( )

3. 미술치료는 내향적이고 자아가 약하고 의존적인 성격의 대상자에게 효과적이다. ( )

정답

1. ○ 2. × 3. ○

>> 참고문헌

- 권혜원(2020). 그림책을 활용한 글쓰기 문학치료가 중년기 여성의 자아존중감과 자아정체성에 미치는 영향. 나사렛대학교 재활복지대학원. 석사학위논문
- 김경희 외(2023). 정신건강간호학(제7판), 현문사.
- 김미애, 강경선(2021). 조현병 환자 대상 국내 음악치료 연구 동향 및 메타분석. 한국음악치료학회. Vol. 23, No. 1, pp.1−35
- 김소정(2023). 정서행동문제아동 미술치료과정에서 어머니의 부모상담 체험연구. 서울여자대학교 박사학위논문
- 김예슬(2022). 유방암 환자의 스트레스에 관한 애도미술치료질적 사례연구. 건국대학교 석사학위논문
- 박소현(2019). 미술치료 경험을 통한 폐쇄병동 조현병 환자의 삶에 관한 내러티브 탐구. 건국대학교 예술디자인대학원. 석사학위논문
- 박세미(2021). 국내 대학원 무용, 동작치료 커리큘럼 현황에 관한 연구. 경희대학교 석사학위논문
- 박상미(2020). 무용동작치료를 통한 발달장애 자녀 어머니 그룹의 심리적 안녕감, 양육효능감 향상 연구. 순천향대학교 석사학위논문
- 박환영(2019). 델파이 방법을 통한 국내 재활음악치료 발전방안 연구. 한국음악치료학회지. Vol. 21, No. 2, PP.23−48
- 배소정(2020). 무용동작치료가 자폐성향 지적장애인의 사회적 상호작용에 미치는 영향. 순천향대학교 석사학위논문
- 왕쉐핑(2022). 자폐스펙트럼 장애 아동의 무용동작치료(DMT) 과정과 효과구성 연구. 상명대학교 박사학위논문
- 이준철(2021). 동물매개치료가 아동의 또래애착과 학교생활적응에 미치는 영향. 원광대학교 보건·보완의학대학원. 석사학위논문.
- 이형구, 김범수, 김옥진, 김병수, 마영남(2010). 동물매개치료학개론. 서울: 동일 출판사
- 장경화(2010). 원예치료프로그램이 학습지진아의 과제수행행동과 자신감 및 자아존중감에 미치는 영향. 고신대학교 대학원. 석사학위논문.
- 장상익(2022). 정신건강분야에서 작업치료의 평가 현황조사. 인제대학교 대학원. 석사학위논문
- 조윤주(2022). 비행 및 일탈 예방이 필요한 위기 청소년을 위한 음악치료 현황 및 향후 적용방안 조사. 숙명여자대학교 음악치료대학원. 석사학위논문
- 최민희(2011). 원예치료의 치료적 요인 고찰. 단국대대학원. 박사학위논문

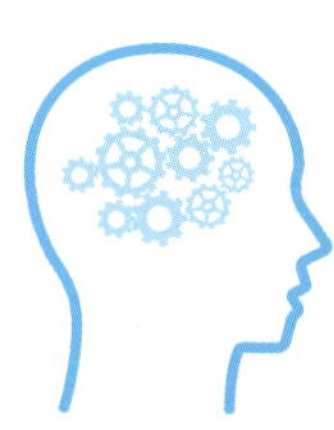

PART >> 04

환경중심 정신간호

제7장 입원환경중심 정신간호

제8장 지역사회중심 간호

chapter

07

입원환경중심 정신간호

제 1 절 입원환경관리

학습목표

- 정신과환자의 입원이 필요한 이유에 대해 설명한다.
- 정신과환자의 입원형태를 설명한다.
- 정신과환자의 입원 시 간호에 대해 설명한다.
- 정신과병동의 치료적 환경과 안전관리에 대해 설명한다.
- 정신과 병동 응급상황 대처에 대해 설명한다.

주요용어

- 개방병동 open ward
- 격리 및 강박 seclusion and restraint
- 낮 병동 day hospital
- 밤 병동 night hospital
- 이탈 elopement
- 임시 강제입원 temporary involuntary admission
- 입원환경중심 정신간호 inpatient mental health nursing
- 자살 suicide
- 자의입원 voluntary admission
- 청원입원 court commitment
- 타의입원 involuntary admission
- 폐쇄병동 closed ward
- 폭력 violence

1. 입원환경관리

입원치료는 가장 제한된 환경이 필요한 사람들에게 안전하고 구조화된 환경에서 24시간 치료를 받을 수 있도록 하는 것이다. 이러한 환경은 자살생각과 공격적이고 충동적인 행동, 약물조절과 모니터링, 위기 안정화, 약물남용의 해독 및 행동수정요법을 사용해 보호가 필요한 사람들을 위한 치료이다. 환자들은 자의적 혹은 비자의적으로 입원할 수 있고 입원기간은 정신건강관리체계의 변화로 감소하는 경향이다.

1) 입 · 퇴원 과정과 관리

(1) 입원

정신건강복지법 제 5장에 정신질환자의 보호 및 치료에 관한 규정들이 있다. 환자의 입원 시 상황에 따라 여러 가지 입원절차로 나누어진다. 정신병원의 입원절차는 다음과 같다.

① 자의입원

환자 스스로 입원할 필요성이 있다고 인식해 입원신청서에 의하여 정신의료기관에 자발적으로 입원치료를 받는 경우이다(제41조). 이 경우 정신의료기관의 장은 입원한 날로부터 2개월마다 퇴원 의사가 있는지 확인하고 환자가 퇴원 신청 시 즉시 의사는 퇴원 처방을 내고 정신의료기관의 장은 즉시 퇴원시켜야 한다.

② 보호의무자에 의한 입원

보호입원제도가 개선되었는데(2017.5.30.) 입원필요성과 자 · 타해 위험성이 모두 있는 경우 2주간 진단입원을 거쳐 서로 다른 정신의료기관의 정신과 전문의 2인의 일치된 소견이 있을 경우에만 보호의무자(2인 이상)에 의한 입원이 가능하다(제43조). 보호의무자에 의해 환자의 의지에 상관없이 강제적으로 입원하는 경우로 아래와 같은 상황에서 이루어진다. 보호의무자 2명 이상의 입원신청서와 보호의무자 확인 서류를 받아야 한다.

- 정신질환자가 정신의료기관 등에서 입원치료 또는 요양을 받을 만한 정도 또는 성질의 정신질환을 앓고 있는 경우
- 정신질환자 자신의 건강 또는 안전이나 다른 사람에게 해를 끼칠 위험이 있어 입원 등을 할 필요가 있는 경우
- 정신건강의학과 전문의가 증상의 정확한 진단을 위하여 2주간 기간을 정하여 입원할 수 있게 한다(제43조).
- 입원기간의 연장 시 서로 다른 정신의료기관에 소속된 2명 이상의 정신건강의학과전문의가 입원기간을 연장하여 치료할 필요 있다고 일치된 진단을 할 경우에 가능하도록 규정하고 있다.
- 정신질환자가 정신의료기관 등에서 입원치료 또는 요양을 받을 만한 정도 또는 성질의 정신질환을 앓고 있는 경우
- 정신질환자 자신의 건강 또는 안전이나 다른 사람에게 해를 끼칠 위험이 있어 입원 등을 할 필요가 있는 경우

③ 동의입원

정신건강복지법 개정으로 인하여 동의입원(제42조)제도가 신설되었다. 정신질환자가 보호의무자의 동의를 받아 입원신청서를 제출하는 경우로서 환자본인 및 보호의무자 1인의 동의로 입원을 신청하고 정신과 전문의 진단결과 환자치료와 보호의 필요성이 인정되는 경우 72시간의 범위에서 퇴원을 거부할 수 있다(주말 및 공휴일 제외). 퇴원을 신청한 경우에는 지체 없이 퇴원시켜야 하며 입원한 날로부터 2개월마다 퇴원을 할 의사가 있는지를 확인해야 한다.

④ 행정입원

행정입원제도가 개선되었는데(2017.5.30.) 시장 · 군수 · 구청장에 의한 행정입원제도의 활성화를 위하여 보호의무자에 의한 입원의 유형 중 하나인 시장 · 군수 · 구청장이 보호의무자가 되는 경우를 삭제하고, 자 · 타해 위험이 있는 경우 행정 입원신청 요청권자(전문의 또는 정신건강전문요원)의 신청으로 시 · 군 · 구청장 입원이다. 요청권자에 경찰관을 추가하며, 행정입원기간을 보호의무자에 의한 기간과 같이 조정하였다(제44조).

⑤ 응급입원

자 · 타해 위험이 크고 급박하며, 다른 입원유형으로 전환이 어려운 대상자의 경우 의사, 경찰관의 동의를 받아 정신의료기관에 입원의뢰(3일간 입원가능, 공휴일 제외)하는 것을 응급입원이라고 한다.

전문의 진단으로 입원치료 필요 없으면 즉시 퇴원한다. 입원치료가 필요하면 입원형태를 전환해서 입원한다.(제50조)

(2) 입원 시 간호 면담

① 병실준비

- 입원병실의 침상, 침구 및 환의 등 준비
- 간호사는 외래에서 환자를 인계받아 보호자와 함께 병동으로 안내

② 병동입실 후 안내

- 치료자는 자신을 소개하고 배정된 병실로 안내
- 환복 시에 환자 신체 상태를 육안으로 점검 환자의 인권이 최대한 보장될 수 있도록 스크린 제공
- 병동 시설물 위치와 사용방법, 병동 특성, 주치의/담당의, 전화번호, 비상구 위치 등 안내
- 환자 개인사물을 환자에게 확인 후 보호자에게 돌려보내고 보호자가 없는 경우 개인사물 내역을 목록표에 작성하고 병동 물품보관함에 보관

③ EMR 업무

- 환자 명단이 확인되면 해당 환자를 입원등록(입실확인)
- 식이등록
- 환자 이름표(침상, 병실용) 출력 해당 환자 병실과 침상에 부착
- 입원환자 및 보호자서약서 서식 출력

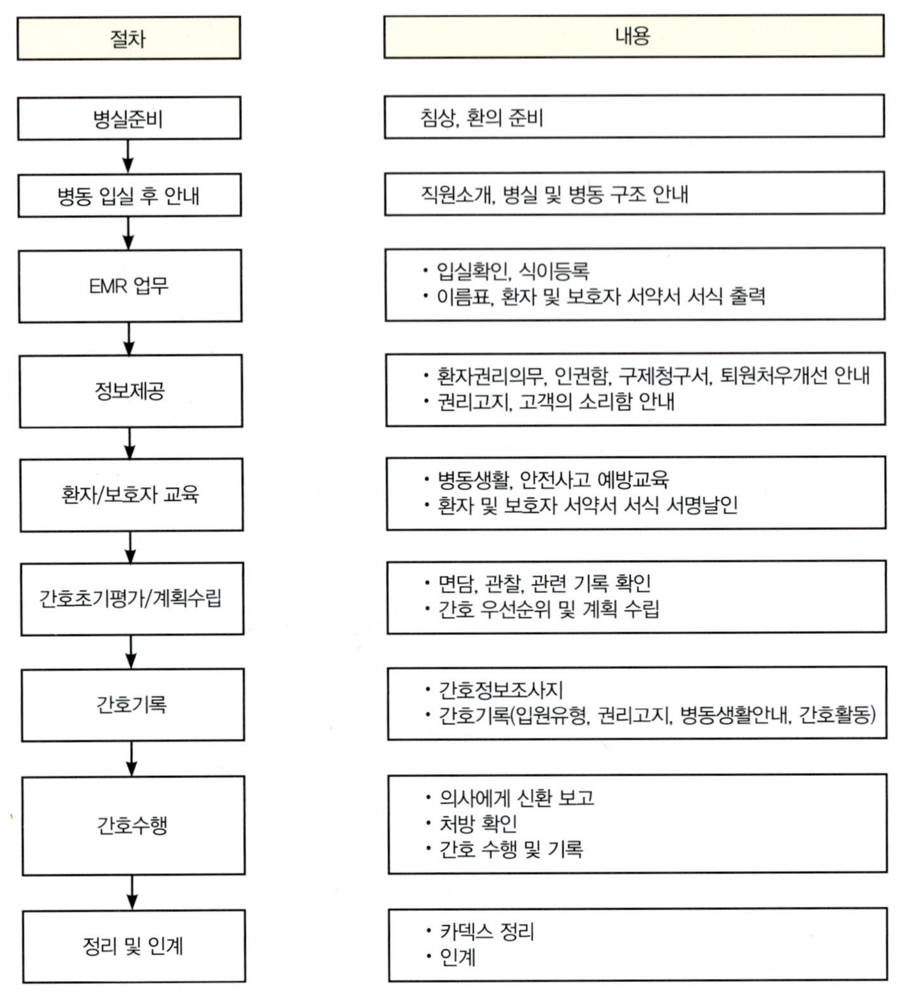

그림 7-1-1 입원간호 업무 절차

④ 정보제공

- 환자의 권리와 의무 설명
- 인권함(인신보호법 안내 및 인권위원회, 권익보호 안내서), 진정서, 구제청구서, 퇴원 등 처우개선 심사청구서, 고객의 소리함 신청 및 처리 절차 안내
- 권리고지에 대해 설명하고 안내문 제공

⑤ 환자 및 보호자 교육

- 병동생활 안내
  - 투약 및 면회시간, 개인사물 및 귀중품 관리 안내, 간식비 입금 및 사용
  - 물품구매 및 관리 안내, 전화번호, 전화사용 안내, CCTV 안내 등
  - 동반산책, 외진, 외출, 외박, 퇴원 절차 안내 등
  - 제 증명 서류 발급절차, 병동 프로그램 안내 등
  - 금연병동 운영안내 등
- 안전사고 예방교육
  - 위해도구 및 병동 내 반입금지 물품 안내
  - 자 · 타해, 무단이탈 등 정신과적 응급상황 및 사고 발생 시 대처방법
  - 격리 및 강박 절차 안내 및 협조 요청
  - 화재 발생 시 대처방법
- 기타
  - 치료 및 간호과정에 대한 설명
  - 환자 및 보호자 서약서에 서명날인 받아 원무팀

으로 스캔 보냄

⑥ 간호 초기평가 및 계획수립

- 입원환자 간호초기평가
  - 이용 가능한 모든 자료와 정보를 이용하여 입원 24시간 내에 입원초기
  - 평가 실시, 기록하며 환자와 보호자의 간호요구 파악
- 정보수집방법
  - 면담과 관찰 및 검사
  - 과거 기록 참고
  - 지참한 타 병원 기록
  - 환자의 활력징후, 신장, 체중 등 측정
  - 환자 진료와 관련된 부서의 의무기록 참고
- 초기간호계획 수립
  - 입원초기평가를 근거로 우선순위 설정, 초기간호계획 수립
  - 환자 정보 추가수집 혹은 환자의 상태변화 시 계획 수정

⑦ 간호기록

- 간호정보조사지1.2.3, 중독간호정보조사지, 소아청소년 및 발달장애 간호정보조사지를 빠짐없이 기록
- 간호기록에 입원유형, 권리고지, 병동생활안내, 간호활동(주호소, 주문제, 과거력, 현병력, 간호과정, 낙상 및 욕창 평가 등)을 기록

⑧ 간호수행

- 의사에게 신환을 보고한다.
- 처방약, 검사 등 의사 처방을 확인
- 간호수행 후 기록한다.

⑨ 정리 및 인계

- 카텍스를 정리하고 인수인계

(3) 퇴원 시 간호 업무

업무처리내용

① 퇴원의사 확인

- 퇴원은 환자와 보호자 및 주치의와 함께 상의해서 결정하고 퇴원사유 확인, 단, 자의입원의 경우 환자가 퇴원신청을 하면 정신건강복지법 제41조에 의해 지체 없이 퇴원 처리
- 보호자와 사전상의 없이 퇴원이 결정되었을 때 보호자에게 즉시 연락하고 내원하여 주치의 면담 안내(예외: 자의입원).
- 예정날짜에 보호자가 내원하면 주치의 면담 안내(퇴원예고제 실시)

② 퇴원처방(EMR)

- 의사의 퇴원지시처방 확인(퇴원지시처방 시 환자성명 앞에 [d]로 표시)
- 외래예약, 퇴원약 처방, 반납약 확인
- 진단서, 소견서, 입원확인서, 의무기록 사본 등 제증명 처방 확인

③ 미실시 처방확인(EMR)

- 반납약, 미실시 등록, 정신요법 미기록, 검사 및 처치 내역 등 확인, 처리 완료
- 간식 및 물품 신청여부 확인하고 정리

④ 확인사항(EMR)

- 퇴원 전 환자의 정신과적 증상 및 신체상태 등 전반적인 상태 확인 후 EMR에 간호진단 종료 및 간호기록
- 환자와 보호자에게 퇴원수속절차 설명
  - 퇴원 수속 절차 및 퇴원 예정시간 안내
  - 소지품 정리(지참약, 사물대장 확인), 필요 서류 확인, 퇴원 후 주거지 확인
- 사복 환복 하고 개인사물 빠짐없이 챙기도록 안내

⑤ 퇴원간호기록(EMR)

- 퇴원 시에 내원한 보호자의 관계 입력(예 부모, 형제자매 등)
- 퇴원 시 환자 상태 기록
- 퇴원교육 및 퇴원요약 정보제공 함을 기록

**()는 E M R 간호기록 소분류에 해당함 **

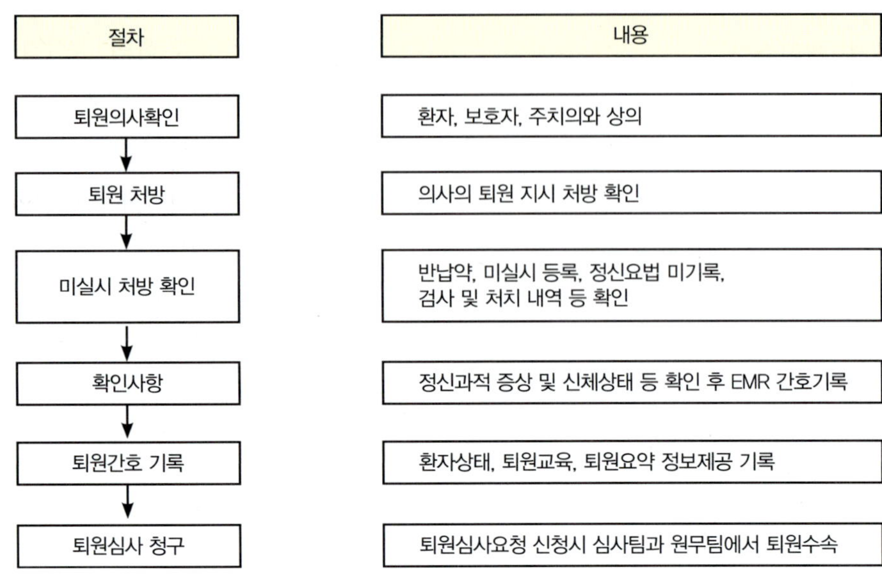

그림 7-1-2 퇴원환자 간호업무 처리절차

⑥ 퇴원심사청구(EMR)

- 모든 확인과 기록이 끝나면 퇴실관리에서 심사요청
- 병동에서 퇴원심사요청 신청시 심사팀과 원무팀에서 퇴원수속
- 심사완료시 퇴원환자 이름 앞에 [c]로 표시
- 심사완료 후 환자나 보호자에게 원무팀에서 퇴원수속과 보관금 수령
- 요청한 서류가 있을시 수령토록 설명하고 직원은 퇴원 수속증(퇴원 결정 부서/날짜/주치의/담당의/수간호사 서명) 원무팀 제출
- 퇴원수속 완료시 EMR 화면에 퇴원환자 성명 앞에 [o]로 표시
- 퇴원수속 완료 후 환자가 퇴실하면 퇴실처리

⑦ 환자 및 보호자 교육

- 환자의 개별적인 요구 파악과 환자의 이해를 최대화하기 위해 퇴원교육 및 정보제공
- 퇴원수속 완료 후 다음 외래예약일, 주치의 외래시간표 및 병원 연락처(콜센터, 응급실, 입원병동) 안내
- 퇴원약, 약물부작용 및 응급상황 시 대처방법, 재발경고 증상 설명
- 일상생활관리방법(수면, 식사, 위생 등), 지속증상 및 관리방법, 가족교육, 자조집단 등 안내
- 환자 및 보호자에게 퇴원 등 신청서에 대해 설명, 서명 받음
- 지역사회정보제공(정신건강복지센터 등) 후 퇴원사실 통지서에 서명을 받고 퇴원환자추후관리(전화방문)안내 및 동의 여부 확인

⑧ 정리 및 인계

- 카덱스 정리 및 병실 정리
- 인수인계

⑨ 기타

- 퇴원 후 거주지 없는 환자 또는 가족 관리가 어려운 환자는 사회사업팀에 ISP 의뢰(사회사업팀 면담 후 입소시설 견학, 입소여부 결정)

2) 입원의 형태

(1) 개방병동

부분 입원 형태로 입원병실을 자유롭게 출입이 가능하고 문 잠금 시설이 없어 환자의 자존감과 독립심이 유지된다.

(2) 폐쇄병동

부분 입원 형태로 환자의 안전한 환경을 유지하기 위해 문 잠금 시설이 되어 있으며 충동적이거나 공격적 언어와 행동이 빈번할 수 있다.

(3) 낮 병동

낮에만 7~8시간(6시간 이상) 치료를 받는 부분입원으로 치료프로그램이 이루어지는 곳으로 주간프로그램 센터라고 불리어지기도 한다.

(4) 밤 병동

밤에만 입원하는 형태이다. 직장생활 또는 환자와 가족 간의 문제가 있을 시 이루어지는 형태이다.

2. 입원 환자 병동 관리

안전사고 예방 및 응급상황 발생 시 대처능력을 증진시키고 보다 효율적인 간호업무를 수행하기 위함

1) 치료적 환경과 안전관리

(1) 환경적 요인

복도의 물기, 침대에서 낙상 사고, 각종 가구에 부딪혀 외상을 유발한다. 뜨거운 물, 식사 시 뜨거운 국물 등은 화상을 유발한다. 병동 복도에 소화기 매립, 화재발생 시 안전하게 대피하는 훈련 등 정규적인 교육을 받는다. 전기선은 매립하여 안전한 시설을 갖추어야 한다. 스프링쿨러와 샤워기 머리 부분은 매립 설치하는 것이 좋고 병실의 가구는 무겁고 견고해서 무기로 사용되는 것을 예방할 수 있다. 옷장의 봉과 후크, 타올걸이 그리고 샤워봉은 만약 물체가 무게의 최소 양보다 많아지면 파괴되도록 만들어 무기로 이용되지 않고 자해나 자살로 이어지는 것을 예방할 수 있다.

(2) 인적 요인

대상자를 항상 수용하고 치료하며, 규칙 설정 시 적극적이고 능동적으로 참여할 수 있도록 격려하고 지지해준다. 간호사는 항상 민감해야 하며 대상자가 최대한 강점을 살려 잠재력을 개발할 수 있도록 도와준다. 성적으로 문제가 있는 환자는 직원 간 서로 정보를 공유하여 미리 사고를 예방한다. 외부 단체 활동 시에는 인해 도주 가능성에 대비해 안전에 유의해야 한다. 인계시간이나 직원이 바쁜 틈을 타 문제를 일으킬 수 있어 항상 불규칙적으로 순회해야 한다.

2) 안정된 정서적 분위기 관리

병동은 조용하고 소음이 없게 하고 방음이 되는 창문과 문을 달아주어 편안한 환경에서 수면을 취할 수 있도록 한다.

3) 투약 시 환자관리

약물 투여 시 망상으로 인해 약을 숨기거나 뱉을 수 있어 주의하여 관찰한다. 항정신병 약물은 복용할 때 강한 자외선에 환자가 노출되어 화상을 입지 않도록 긴 옷이나 모자를 착용하도록 한다. 환자에게 처방된 약물을 안전하고 정확하게 투여하기 위한 간호업무로서 처방약물 투약간호는 절차는 다음과 같다.

처방 약물 투약 간호 업무처리내용은 다음과 같다.

① 의약품 투여 직원의 자격: 의사, 간호사

② 안전한 의약품 투여과정 및 기록

- 모든 의약품 투여는 의사의 처방에 따름
- 의사의 처방과 의약품 간 환자정보 및 투약정보를 정확하게 확인
  - 의사 처방이 기록된 처방전이나 투약리스트를 확인
  - 의약품 포장지에 라벨링 환자이름과 등록번호 확인
  - 의사처방과 의약품 간 투약정보를 정확히 대조 투약 준비

③ 투약의 5가지 기본 원칙(5R)을 준수한다.

- 정확한 환자, 정확한 약물, 정확한 용량, 정확한 시간, 정확한 경로

④ 투약하는 의약품(내복 및 주사제)에는 환자이름, 등록번호, 약품명, 용량, 투여경로, 투여시간이 포함된 라벨 부착

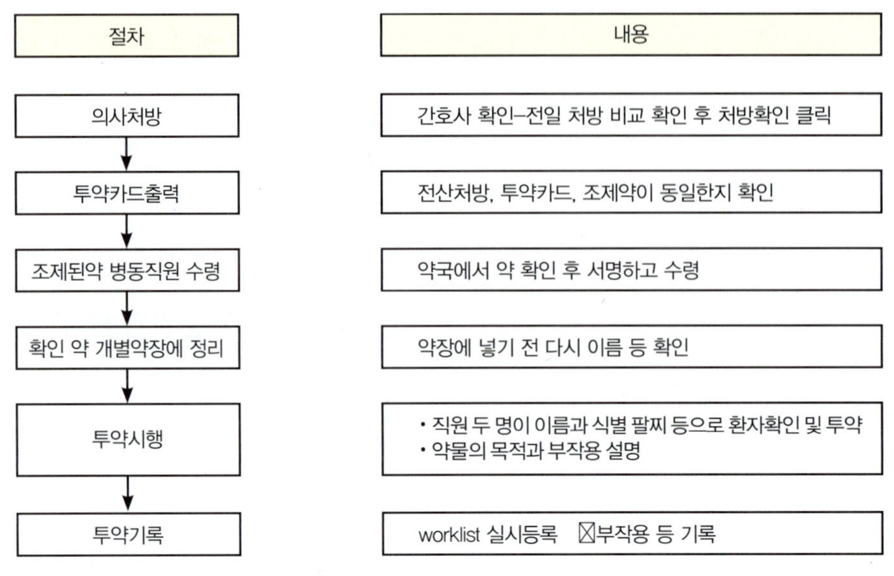

그림 7–1–3 투약 시 환자관리

⑤ 투약 전 의약품의 변색, 부유물 함유 등 이상여부 확인

⑥ 투여 시 우리센터의 환자확인 방법에 따라 환자를 확인

⑦ 정확한 투약을 위하여 투약카드의 5R을 재확인 후 투약

⑧ 환자가 약을 잘 복용하였는지 확인

⑨ EMR 기록: 의약품 투여 후 실시 등록 및 부작용 관찰 간호기록지에 기록

⑩ 마약, 향정신성의약품 투여 시 주의사항

- 마약 및 향정신성의약품 투약은 안전한 의약품투여 과정 및 기록에 따름
- 마약 및 향정신성의약품은 잠금장치가 있는 지정된 장소에 보관
- 마약 및 향정신성약물 투여 시 환자를 면밀히 관찰하고 부작용 발생 등의 이상반응 발생 시 즉시 담당의에게 보고하고 처방에 따라 조치
  - 졸음, 주의력, 집중력, 반사운동능력 등의 저하로 인한 낙상 예방
  - 강직간대발작의 빈도를 증가시킬 수 있고 약을 급격히 투여 중지 할 경우 일시적으로 발작이 증가될 수 있으니 주의 있게 관찰
  - 만성호흡부전환자에서 호흡억제 위험이 있으므로 주사제는 서서히 투약하며 환자상태를 관찰
  - 의존성 및 금단증상(경련발작, 진전, 불안, 환각, 망상, 불면 등)을 주의 깊게 관찰

4) 개인위생 시행

개인위생이 잘 안되는 우울증과 음성증상이 극심한 환자는 직원이 도와줘서 할 수 있도록 격려한다. 샤워실은 직원이 같이 동행을 하거나 2인 1조로 사용하게 해 자살사고를 미연에 예방해야 한다.

(1) 세수, 양치

기상 후 자기 전 세수 및 식사 후 양치 시행 격려함

(2) 샤워

- 샤워실 이용시간(기상시간~취침시간) 안내하며 수면과 병실관리를 위해서 너무 늦은 시간이나 이른 시간의 사용은 제한함
- 샤워실 사용시 수시로 안전유무를 확인하고 혼자서

샤워 시행이 어려운 환자는 직원이 옆에서 도움목욕을 진행함

(3) 면도

- 병동 규정에 따라 시간을 정하여 실시, 조무사는 면도 할 환자에게 개인면도기 제공
- 실시 전 면도기 숫자를 정확히 확인하고 면도 시 비누 거품을 충분히 발라 상처입지 않도록 교육함
- 면도는 자해 등의 사고 예방을 위하여 치료자가 함께 하며 사용한 면도기는 반드시 의료폐기물 전용 용기에 분리수거
- 면도기를 숨기려 하거나 자해행동을 보이는 대상자는 즉시 의사에게 보고

(4) 이 · 미용

- 사회사업과의 자원봉사자의 도움을 받아 실시
- 각 병동 내 휴게실을 이용하며 원하지 않는 환자라도 관리가 안 되어 지저분한 상태라면 필요성 설명 후 이 · 미용 시행
- 이 · 미용 실시 전 환자들에게 주의사항과 협조를 당부
- 치료팀은 환자가 이 · 미용 중 기구를 만지지 않도록 관찰하고 사고를 예방함
- 이 · 미용 후 세발을 하도록 하며 주변을 깨끗이 청소하고 정리 정돈

(5) 린넨 교환

- 린넨은 세탁된 것으로 준비
- 퇴원환자가 사용한 린넨과 환의는 세탁물로 처리
- 입원생활 중 린넨과 환의가 심하게 오염되었거나 찢어지고 훼손된 것은 환자의 요구가 없더라도 즉시 교환
- 청결유지를 위해 린넨 사용방법과 교환에 대해 교육함

5) 배설간호

정신과병동 특성 상 운동할 수 있는 공간이 부족하고 정신과약물로 인한 부작용인 변비로 불편감을 호소할 수 있다. 기상 시 공복에 냉수를 마시게 하고 프로그램에 참여하여 운동량 증가 등으로 변비를 예방할 수 있도록 한다.

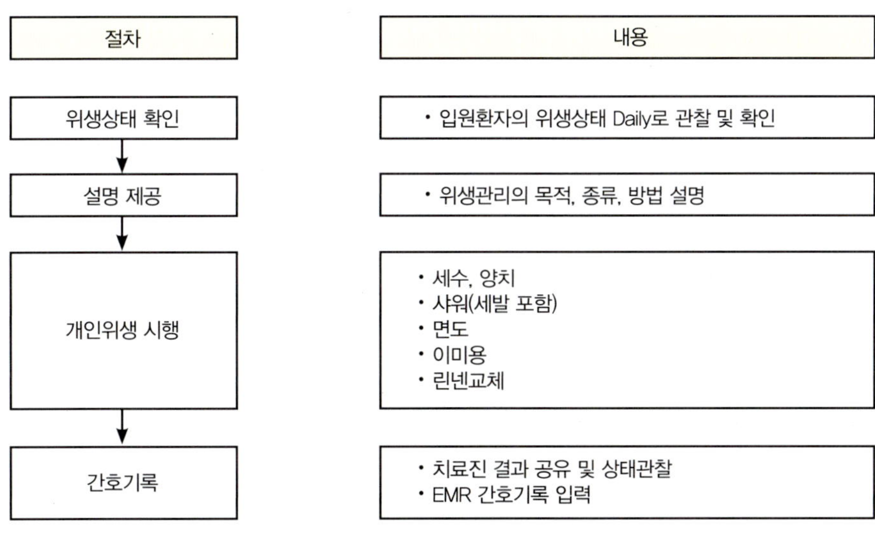

그림 7-1-4 개인위생관리 절차

6) 체중관리

항정신병 약물의 부작용, 활동량 부족, 간식섭취와 신경성 폭식증 등의 증상이 있을 때 과다한 체중증가가 나타날 수 있다. 그리고 음성증상, 피해망상, 독약망상 등으로 식사량 부족, 신경성 식욕부진 등은 체중저하와 영양문제 등이 나타난다. 따라서 하루 섭취량, 배설량을 매일 확인 후 영양불균형을 예방해야 한다.

7) 수면관리

급성기 정신과 증상이나 약물의 부작용 및 심한 환경의 변화는 불면증을 초래할 수 있다. 대상자의 수면패턴을 잘 관찰하고 수면제의 부작용을 감안하여 먼저 수면 중재를 한다.

- 기상시간과 취침시간을 규칙적으로 하도록 교육한다.
- 낮에 오후에 수면을 자제하도록 한다.
- 낮에 병동 프로그램 활동에 참여하도록 격려한다.
- 수면 전 수분 섭취를 자제한다.
- 소음이 없는 조용한 환경을 만들어준다.
- 수면 전 정서적 자극을 주지 않는다.
- 수면 전 격렬한 운동은 피한다.
- 이완요법을 실시한다.

8) 성 문제 관리

- 항정신병 약물 복용으로 인해 남성은 발기부전, 여성은 월경불순, 무월경 등을 호소한다. 이때 간호사는 약물 부작용에 대해 설명하고 증상이 안정화될 때 약물처방이 조절될 수 있음을 설명한다.
- 남 · 여 환자의 성적 문란한 행동 예방을 위해 근무 교대시간, 면회시간 등 비정규적인 순회를 하도록 한다. 팀 협업을 통해 대상자가 문제를 일으키지 않도록 예방한다. 그리고 성문제가 발생했을 때 즉각 의사에게 보고한다.

3. 정신과 입원환경 응급상황 대처

정신과 입원환경 응급상황은 환자가 신속한 치료가 되지 않을 때 자 · 타해 위험성이 있고 감정조절, 사고능력, 행동의 문제가 있는 것을 말한다.

1) 폭력

비효율적 대처능력과 충동조절 미흡, 자존감이 낮은 환자가 공격적인 행동을 보인다. 주로 급성기 정신과 질환, 금단증상 등 다양하다. 또한 폭력은 망상, 환각, 적개심 등이 있을 때 발생한다. 간호사는 환자가 폭력 행

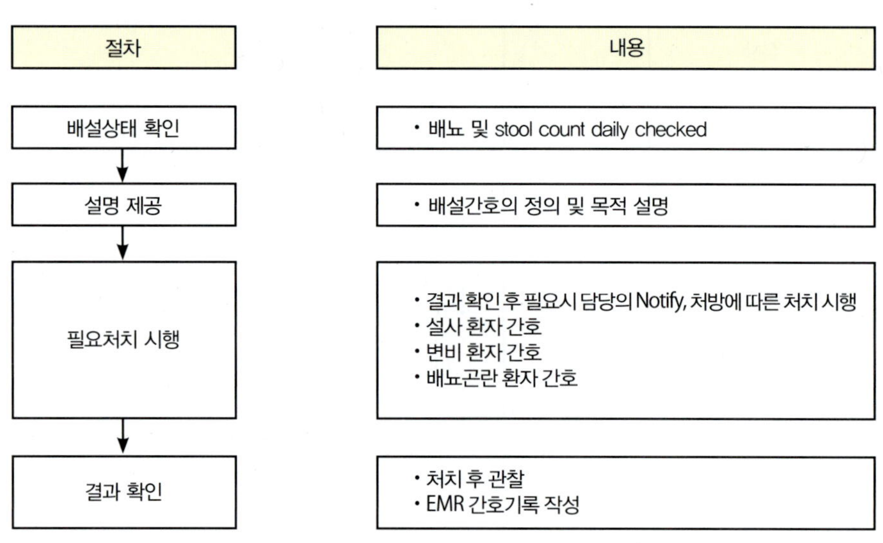

그림 7-1-5 배설간호 업무처리절차

동을 하기 전 환자의 태도, 행동, 자율신경계 증상을 잘 파악해서 도움 요청 시 항상 도와주어야 한다. 그리고 안정제 약이나 주사도 필요함을 인식시킨다.

(1) 폭력의 위험인자

- 과거 폭력 과거력 있을 경우
- 망상, 중독 유무
- 청소년기
- 사회적 불안
- 저소득 계층
- 과밀한 인구 집단
- 부모가 폭력을 하는 환경

(2) 폭력의 예방

- 폭력 행동이 나타나기 전 원인을 파악한다.
- 불안해하지 않고 차분한 태도로 대한다.
- 자극하지 않는다.
- 객관성을 유지한다.
- 공감과 경청을 한다.
- 망상, 약물중독, 알코올 중독의 증상을 파악하여 폭력에 대비한다.

2) 자살

(1) 자살의 위험 지표

- 자살에 대해서 반복적으로 표현하는 사람
- 감정조절 미흡, 불안하고 공황 상태
- 가까운 친척과 사별로 심한 죄책감이 있는 사람
- 위축된 생활을 하는 사람
- 우울증으로 인한 대인기피증이 있는 사람
- 심한 알코올 의존, 물질남용을 하는 환자
- 과거에 자살시도 병력이 있는 환자

(2) 자살예방

- 면밀히 환자 관찰을 해야 한다.
- 위험한 물건은 환자 가까이에 놓지 않는다.
- 자살 성공 시간은 이른 새벽 혹은 근무교대시간을 이용해 발생하여 직원이 자주 불규칙한 병동순회를 하는 것을 환자가 인식할 수 있도록 한다.
- 갑작스러운 환자의 상태변화를 요주의 관찰한다.
- 환자가 자기노출하게 경청하고, 정서적으로 편안하게 해 준다.
- 간호사실 약장, 물품장은 도난방지를 위해 반드시 잠금장치를 하도록 한다.
- 자살을 언어적으로 표현하는 환자는 자살이유, 구체적 자살시도 방법을 명확히 질문해 찾아낸다.

(3) 자살시도에 대한 간호중재

- 목 매달았을 때: 발견 즉시 끈을 제거 후 목 부위의 압박감과 무게를 줄인다.
- 약물로 인한 자살시도인 경우: 약물의 종류, 용량, 음독 후 시간경과, 음독 후 구토여부를 자세히 살펴본다. 음독이 발견되면 주치의에게 알리고 처방대로 환자를 간호한다.
- 자살시도가 실패한 경우 분노로 자살을 방해한 사람을 향해 공격적 행동이 있을 수 있다. 지지, 격려, 자존감이 유지되게 한다.
- 자살 후 반드시 신체검진을 통해 이상 유무를 발견해야 한다.
- 자해 목적과 망상이 심해 환자가 이물질을 삼키는 경우 의사에게 알리고 X-ray 촬영을 하고 그 결과에 따른 중재를 한다.

3) 이탈

입원하고 있는 환자가 병원의 물리적 환경으로부터 치료진의 허락 없이 이탈하는 상태를 말한다.

(1) 이탈 위험 사정

① 면밀한 행동 관찰과 면담을 통하여 이탈 위험 여부를 정확하게 사정한다.

- 병에 대한 인식 부족
- 혼자 고립된 경우
- 충동조절 안되고 공격적이며 정서적 혼란이 있을

경우

- 퇴원 연장
- 망상 혹은 환각이 심할 경우

② 이탈예방에 대한 중재

- 비정기적인 병동 순회를 통한 환자 위치 파악
- 간호사실 가까운 병실로 배치 후 집중 관찰
- 검사, 타과 진료 있을 시 이동할 때 집중적 관리
- 환자의 위치 파악
- 자주 면담해 자기노출을 하게 한다.

③ 이탈하였을 때 대처할 수 있는 방안을 수립한다.

- 환자가 다칠 우려가 심하거나 자살 우려가 있을 경우 경찰에 신고한다.
- 이탈이 있을 경우 병동 수간호사와 주치의 및 치료팀 전체가 알고 대처하도록 한다.
- 이탈 후 환자 가족에게 알리어 병원으로 귀원할 수 있도록 한다.
- 환자 귀원 후 심층 면담을 통해 문제를 발견하고 중재할 수 있도록 한다,
- 마지막 순회한 시간, 이탈 전의 환자 상태와 이탈 후의 보고상태 등을 간호기록지에 상세히 기록한다.
- 환자가 귀원하지 않을 경우 가족과 상의 후 퇴원 처리를 한다.

4) 격리 및 강박 간호

환자 행동을 관찰하여 사고를 예방하고 안전한 치료 환경을 제공하여 환자가 자 · 타해 또는 물리적 손상을 초래하는 것을 방지하기 위해 제한된 공간에서 일정시간 행동이나 신체를 제한하는 간호를 제공한다.

(1) 격리

① 격리의 목적

심한 망상이나 공격적인 행동으로 인해 자신이나 타인, 치료자에게 외상을 입힐 우려가 있을 때 심리적으로 안정을 시키고 자아경계를 분명히 해 주기 위함이다.

② 격리의 적용

- 충동조절이 안되고 신체적 조절이 문제가 있을 때 (조현병 혹은 조증이 있는 환자)
- 치료적인 환경에 문제가 되는 환자
- 외부의 자극을 민감하게 받아들여 불안해 할 때
- 환자가 원할 때
- 행동치료프로그램 시

③ 간호

- 격리 시 치료적인 의미로 하고 자아 통제가 가능하도록 돕기 위한 것이라고 설명한다.
- 자주 순회를 하여 환자의 신체적, 심리적 이상 유무를 관찰한다.
- 격리실에서 나오기 위한 절차를 설명해 준다(충동적 행동조절, 병실 생활에 순응하기 등).
- 격리 해제 시기
  - 공격적인 행동과 충동적인 감정이 조절될 때
  - 정신상태의 악화나 다른 심각한 신체적 문제 등이 생길 때

(2) 강박

① 강박을 하는 경우

- 약물 복용 후 감정, 충동적 행동이 조절되지 않는 환자
- 지나친 공격적 행동으로 다른 사람을 해칠 우려가 있어 환자 자신이 원할 경우
- 퇴행적 행동이 심한 정신병적 상태
- 피해망상이 심해 과다한 외부 자극을 감소시켜야 할 경우

② 간호

- 강박을 시행할 때 충분한 이유와 목적에 대해 환자에게 상세한 설명을 한다.
- 강박 시행 후 손목, 발목 등에 찰과상이나 신경 마비 그리고 호흡기의 문제 등을 10분마다 확인, 관찰하고 사지 중 하나를 남기고 교대로 강박한다.
- 강박 후 불편함이 있는지 확인하고 정서적으로 편

안하게 해 주고 화장실 이용 시 풀어주어 이용할 수 있도록 한다.

(3) 관계법령 및 규정: 정신건강복지법 시행규칙 제51조

① 보건복지부 격리 · 강박 시행시간 기준(2019년 4월부터 시행)

- 격리 · 강박의 1회 처방 최대 허용시간은 성인기준 격리 12시간, 강박 4시간 이하이다.
- 19세 미만 환자의 경우 성인 기준시간의 50% 이내에서(격리 6시간, 강박 2시간) 처방 될 수 있다.
- 격리 · 강박의 처방은 전문의의 평가에 의해 연장할 수 있으나 1회 최대 허용시간의 2배수의 시간을 넘기지 않도록 노력하여야 한다. 즉, 성인 기준 격리는 연속 24시간, 강박은 연속 8시간을 초과하여 시행하지 않도록 노력해야 한다.

◎ 격리·강박 시행시간 기준

구분	성인(19세이상)		미성년자(19세미만)	
	격리	강박	격리	강박
1회 최대시간	12시간	4시간	6시간	2시간
연속 최대시간	24시간	8시간	12시간	4시간

5) 정신과 약물 중독

투약 시 오류 혹은 환자가 자해, 자살을 목표로 초과되는 약물 복용 혹은 지속적 약물 복용 중 혈액 검사 상 혈중 농도가 정상 범위를 넘어 독성이 나타날 수 있다. 약물 중독 증상이 발생하면 약물의 종류, 복용한 양, 약물 복용 후 시간 경과에 따라 치료방법이 달라질 수 있다. 독성이 나타나면 먼저 구토할 수 있도록 하고 호흡부전이나 신장투석을 해야 하는 응급상태를 대비해 심폐소생술 준비와 산소 준비를 해서 응급 시 즉시 공급이 가능하도록 한다.

6) 섬망

섬망은 갑작스럽게 일어나며 인지와 주의력장애로 전체 병원 환자의 10~15%로 매우 흔하다. 신체질환의 급성 악화나 물질남용으로 인한 뇌기능의 장애로 인해 발생한다. 밤이나 이른 아침에 심해지며 환자는 우울, 악몽을 꾸며 수면에 문제가 생긴다.

(1) 원인

- 내분비장애
- 간, 신장의 장애, 간성 뇌증
- 저혈당, 전산소증
- 고열
- 알코올 금단증상
- 마약, 항정신병 약물의 복용
- 두부외상, 골절
- 수면박탈, 감각박탈

(2) 증상

- 주의집중력 손상
- 환각, 환청, 환시
- 의식수준 기복이 심함
- 사고의 장애
- 정신운동장애
- 지남력상실
- 수면 각성 주기의 장애
- 불안
- 식은 땀, 고열, 혈압이 높거나 빈맥 등의 전신증상을 동반

(3) 중재

- 의학적 치료: Ativan 주사 투여, 감염 시 항생제 사용 등 원인치료
- 정서적 지지
- 안전관리
- 옆에 있어주기
- 친밀한 물건 옆에 두기

7) 뇌전증 발작

대뇌피질에서 갑자기 병적으로 과도한 전기적 방전을

일으켜서 일어나는 중추신경계 기능의 갑작스럽고 일시적이 장애증상이다.

(1) 발작 시 상처 예방

- 발작 시 강제로 멈추려 하지 않는다.
- 환의를 느슨하게 한다.
- 질식 예방을 위해 고개를 옆으로 한다.
- 중첩간질 발작일 경우 인공호흡을 실시한다.

(2) 중재

- 혈당감소를 일으키는 원인을 확인한다.
- 운전조작, 수영, 위험한 기계조작을 하지 않도록 한다.
- 갑작스러운 발작, 차츰 발작 발생, 넘어졌는지 확인한다.
- 발작 후 불안, 수치심이 일어나지 않도록 주위에서 웅성거리지 않고 지지하고 상담을 한다.

4. 요약

- 입원치료는 가장 제한된 환경이 필요한 사람들에게 안전하고 구조화된 환경에서 24시간 치료를 받을 수 있도록 하는 것이다.
- 자의입원은 환자 스스로 입원할 필요성이 있다고 인식해 입원신청서에 의하여 정신의료기관에 자의로 입원치료를 받는 경우이다.
- 보호의무자에 의한 입원은 보호의무자에 의해 환자의 의지에 상관없이 강제적으로 입원하는 경우로 아래와 같은 상황에서 이루어진다. 보호의무자 2명 이상의 입원신청서와 보호의무자 확인 서류를 받아야 한다.
- 동의입원은 정신질환자가 보호의무자의 동의를 받아 입원신청서를 제출하는 경우로서 환자본인 및 보호의무자 1인의 동의로 입원을 신청하고 정신과 전문의 진단결과 환자치료와 보호필요성이 인정되는 경우 72시간의 범위에서 퇴원을 거부할 수 있다.
- 특별자치시장 · 특별자치도지사 · 시장 · 군수 · 구청장에 의한 입원은 정신건강의학과 전문의 또는 정신건강전문요원, 경찰관은 정신질환으로 인해 자해나 타해의 위험이 있다고 의심되는 사람을 발견하였을 때에는 2주의 범위에서 기간을 정하여 입원하게 할 수 있다.
- 응급입원은 정신질환자로 추정되는 사람으로 자신의 건강 또는 안전이나 다른 사람에게 해를 끼칠 위험이 큰 사람을 발견한 사람은 의사와 경찰관의 동의를 받아 정신의료기관에 그 사람의 응급입원을 의뢰할 수 있다.
- 개방병동은 부분 입원 형태로 입원병실을 자유롭게 출입이 가능하고 문 잠금 시설이 없어 환자의 자존감과 독립심이 유지된다.
- 폐쇄병동은 부분 입원 형태로 환자의 안전한 환경을 유지하기 위해 문 잠금 시설이 되어 있으며 충동적이거나 공격적 언어와 행동이 빈번할 수 있다.
- 낮 병동은 낮에만 7~8시간 치료를 받는 부분입원으로 치료프로그램이 이루어진다.
- 밤 병동은 밤에만 입원하는 형태이다. 환자와 가족 간의 문제가 있을 시 이루어지는 형태이다.
- 격리의 목적은 심한 망상이나 공격적인 행동으로 인해 자신이나 타인, 치료자에게 외상을 입힐 우려가 있을 때 심리적으로 안정을 시키고 자아경계를 분명히 해 주기 위함이다.
- 강박을 시행할 때 강박되는 충분한 이유와 목적에 대해 환자에게 상세한 설명을 한다.
- 강박 시행 후 손목, 발목 등에 찰과상이나 신경 마비 그리고 호흡기의 문제 등을 10분마다 확인, 관찰하고 사지 중 하나를 남기고 교대로 억제대로 묶는다.
- 섬망은 갑작스럽게 일어나며 인자와 주의력장애로 전체 병원 환자의 10~15%로 매우 흔하다. 신체질환의 급성 악화나 물질남용으로 인한 뇌기능의 장애로 인해 발생한다.
- 뇌전증 발작은 대뇌피질에서 갑자기 병적으로 과도한 전기적 방전을 일으켜서 일어나는 중추신경계 기능의 갑작스럽고 일시적이 장애증상이다.

풀어보기

1. 정신과환자의 입원이 필요한 이유는 무엇인가?

2. 자의입원에 대해서 설명하시오.

3. 입원형태에 대한 설명이 맞는 것은 ○, 틀린 것은 × 하시오.

1) 보호의무자에 의한 입원은 보호의무자에 의해 환자의 의지에 상관없이 강제적으로 입원하는 경우로 아래와 같은 상황에서 이루어진다. 보호의무자 2명 이상의 입원신청서와 보호의무자 확인 서류를 받아야 한다. (　　)

2) 개방병동은 부분 입원 형태로 입원병실을 자유롭게 출입이 가능하고 문 잠금 시설이 없지만 환자의 자존감과 독립심이 유지되지는 않는다. (　　)

4. 강박에 대한 설명이 맞는 것은 ○, 틀린 것은 × 하시오.

1) 강박을 시행할 때 충분한 이유와 목적에 대해 환자에게 상세하게 설명할 필요는 없다. (　　)

2) 강박 시행 후 손목, 발목 등에 찰과상이나 신경 마비 그리고 호흡기의 문제 등을 10분마다 확인, 관찰하고 사지 중 하나를 남기고 교대로 강박을 한다. (　　)

정답

1. 가장 제한된 환경이 필요한 사람들에게 안전하고 구조화된 환경에서 24시간 치료를 받을 수 있도록 하는 것이다. 이러한 환경은 자살생각, 공격적인 충동, 약물조절과 모니터링, 위기 안정화, 약물남용의 해독과 행동수정요법을 사용해 보호가 필요한 사람들을 위한 치료이다. 2. 환자 스스로 입원할 필요성이 있다고 인식해 입원신청서에 의하여 정신의료기관에 자의로 입원치료를 받는 경우이다. 이 경우 환자가 퇴원 신청 시 즉시 의사는 퇴원 처방을 내고 정신의료기관의 장은 즉시 퇴원시켜야 한다. 3. 1) ○, 2) ×, 4. 1) ×, 2) ○

>> 참고문헌

- 공성숙 외 역 (2019) 정신건강간호학 7판(개정판), 군자출판사
- 권소희 외 (2023) 호스피스 완화 간호, 학지사메디컬
- 김경희 외 (2023) 정신건강간호학, 현문사
- 김남초 외 (2019) 말기돌봄을 위한 호스피스 간호, 학지사메디컬
- 김분한 외 (2019) 호스피스와 간호, 포널스출판사
- 김희숙 외(2021) 인간관계와 의사소통의 이론과 실제, 학지사메디컬
- 구미옥외(2012). 국내 근거기반 임상간호실무지침 주제의 우선순위결정. 임상간호연구 18(1), 39-51.
- 김성곤편저(2003) 심리검사의 이론과 실제, 한국 가이던스
- 김영환 외(2005) 로르샤하 해석의 원리, 학지사
- 김재환 외(2006) 임상심리검사의 이해, 학지사
- 도경진 외(2019). 사례중심 근거기반 정신건강간호학,
- 이경희 외(2020). 정신건강간호학, 현문사
- 전성숙 외(2020). 원리및실무중심의 정신건강간호학, 수문사
- 정인숙 외(2022). 최신 근거기반간호, 포널스출판사
- Friedman, R. A.(2006). Violence and mental illness-How strong is the link? New England Journal of Medicine, 355(20), 2064-2066.
- Gordon, M. (2002). Manual of nursing diagnosis(10th ed). St. Louis: Mosby, Inc.
- Gorman, L. M., &Sultan, D. F.(2008). Psychological nursing for general patient care(3rd ed). Philadelphia: F. A. Davis.
- Greenberg, H. A.(2005). Impulse-control disorders not elsewhere specified. In B. J. Sadock &V. A. Sadock(Eds.), Comprehensive textbook of psychiatry(Vol. 1, 8th ed., pp. 2035-2054). Philadelphia: Lippincott Williams &Wilkins.
- Halter, M. J.(2014). Varcarolis' Foundations of Psychiatric Mental Health Nursing
- Heisl, M. J., &Duberstein, P. R.(2005). Suicide prevention in older adults. Clinical psychology: science and practice, 12(3), 242-259.
- Helfrich CD, Damschroder LJ, Hagedorn HJ, Daggett GS, Sahay A, Ritchie M et al. A critical synthesis of literature on the promoting action on research implementation in health services (PARIHS) framework. Implement Sci. 2010;5:82.
- Hong YS, Yeom CH, Lee KS. (2000). The past and present of the hospice palliative care in Korea. Korean J Hosp Palliat Care 2000;3(2):113-7.
- Jacob, R. G., &Pelham, W. E.(2005). Behavior therapy. In B. J. Sadock &V. A. Sadock(Eds.). Comprehensive textbook of psychiatry(Vol. 2, 8th ed., pp. 2498-2548). Philadelphia: Lippincott Williams &Wilkins.
- JCAHO.(2008). Sentinel event alert: Behaviors that undermine a culture of safety. Retrieved January 5, 2008: http://www.jointcomission.org.
- Jenkins HM. Improving clinical decision making in nursing. Journal of Nursing Education. 1959;24(6):242-3.
- Karen, M., Andrew, D., Michael, C., & William, S. (2010). The impact of advance care planning on end of life care in elderly patient: randomised controlled trial. BMJ. 345, c1345. Retrieved March 1, 2016, from http://168.188.11.31/93d4a3d/_Lib_Proxy_Url/www.bmj.com/content/bmj/340/b
- Kyou,Y. etal. (2023). Influence of Psychotropic Pro Re Nata Drug Use on Outcomes in Hospitalized Patients with Schizophrenia. Clin Psychopharmacol Neurosci. 2023 May 30; 21(2): 332 - 339.
- mj.c1345.full.pdf 2010 Mar, 23, 340-345. doi: 10.1136.
- Kneisl, C. R., &Trigoboff, E.(2009). Contemporary Psychiatric mental health nursing(3th ed). New • Jersey. Pearson Prentic Hall.
- Koh, K. B., Kim, D. K., Kim, S. Y., Park, J. K., &Han, M. (2008). The relation between anger management style, mood and somatic symptoms in anxiety disorders and somatoform disorders. Psychiatry Research, 160(3), 372-279.
- Leary, M. R., Twenge, J. M., &Quinlivan, E.(2006). Interpersonal rejection as a determinant of anger and aggression. Personality and Social Psychology Review, 10(2), 1111-1132.
- Lee, G. P., Bechara, A., Adolphs, R., Arena, J., Meador, K. J., Loring, D. W., et al.(1998). Clinical and Psychological effects of stereotaxic bilateral amygdalotomy for intractable aggression. Journal of Neuropsychiatry and Clinical Neurosciences, 10, 413-420.
- Macbride, A, Austin J, editors: Psychiatric mental health nursing: integrating the behavioral and biological sciences, Philadelphia, WB Saunders.
- Maslow, A. H., Frager, R., &Frdiman, J.(1970). Motivation and personality 3th. Harper &Row, Publishers, Inc. New York.
- Nijman H, Bowers L, Haglund K, Muir-Cochrane E, Simpson A, Van Der Merwe M.(2011). Door locking and exit security measures on acute psychiatric admission wards. J Psychiatr Ment Health Nurs, 18(7), 614-21.
- Sullivan, A. M(2005). Reducing Restraints: Alternatives to

Restraints on an Inpatient Psychiatric Service—Utilizing Safe and Effective Methods to Evaluate and Treat the Violent Patient. Psychiatric Quarterly volume 76, 51 – 65

- Tompsett, C. J Domoff, S., & Boxer, P. (2011). Prediction of restraints among youth in a psychiatric hospital: application of translational action research, Journal of Clinical Psychology, 67(4), 368–382
- Turgut, T., Lagace, D., lzmir, M., &Dursun, S.(2006). Assessment of violence and aggression in psychiatricsettings: Descriptive approaches. Bulletin of Clinical Psychopharmacology, 16(3), 179–194.

제 2 절 근거중심간호

학습목표

- 근거중심간호의 정의를 설명한다.
- 근거중심간호의 필요성을 설명한다.
- 근거중심간호의 단계를 설명한다.
- 실무지침서가 개발되는 목적을 설명한다.
- 호스피스간호의 정의를 설명한다.
- 죽음의 단계이론을 설명한다.

주요용어

- 근거중심간호 evidence based nursing
- 임상경로 clinical pathway
- 임상알고리즘 clinical algorism
- 호스피스간호 hospice nursing

1. 근거중심간호의 정의와 역사

근거중심실무의 시작은 영국의 역학자인 Archie Cochrane을 필두로 1992년에 코크란센터(Cochrane Center)를 창립하였다. 1993년도에 Cochrane Collaboration이 창립되었고, 2013년 전 세계적으로 14개 센터가 설치되어 있다. 주요 목적은 보건의료중재의 체계적 고찰 개발과 업데이트, 접근이 가능하게 해서 의료인이 보건의료에 대해 잘 처리된 정보화된 결정을 내리도록 돕는 것이다. 간호분야에서는 1970년대 초기 연구 활용 프로젝트로 WICHE(Western Interstate Commission for Higher Education)와 CURN(Conduct and Utilization of Research in Nursing) 프로젝트가 있었다.

국외에서는 캐나다의 온타리오간호협회(Registered Nurses' Association of Ontario, RNAO), Iowa 대학교 간호대학의 Csomay Center for Gerontological Excellence 같은 간호실무지침 개발 기관의 웹사이트나 간호분야 전문 학회를 통해서 근거기반간호실무지침에 대한 접근이 가능하다. 국내 우리나라 간호분야에서는 2012년 2월에는 한국근거기반간호학회가 창립되었다. 근거중심간호는 환자의 간호에 있어 임상적 결정을 내릴 때 활용가능한 최상의 근거를 활용하는 것이다. 논란이 있는 임상질문에 답하는 가장 타당한 최상의 연구결과를 비판적으로 평가하고 통합하는 체계적 고찰이다. 근거중심간호의 구성요소는 최상의 근거를 간호사의 임상적 전문성, 개인 · 가족 · 지역사회의 가치와 선호도와 통합하여 사용하는 것이다. 그리고 관리나 QI 결과, 환자의 사정과 평가, 가능한 자원의 활용 등에서 얻을 수 있는 임상적 전문성이고 환자의 선호도와 가치를 반영한다.

보건의료환경에서 근거가 불명확하고 증명되지 않은 간호는 정신간호대상자에 관한 정신건강간호실무에서 배제된다. 보다 안전하면서 투명한 의료제공에 대한 요구도가 높아지고 있다. 대부분 정신건강 프로그램이 정신질환자에게 근거중심실무를 제공하지 못한다는 연구가 최근에 미국에서 나왔다. 그래서 국가에서 근거중심치료에 집중해 왔는데 정신질환자를 위한 근거중심간호는 다음 사항이 포함된다.

- 적정용량의 효율적 약물치료
- 전문적인 정신치료
- 동료의 지지와 자조집단
- 가족대상 정신건강교육
- 정신사회적재활치료
- 지역사회치료원리에 입각한 사례관리

• 정신건강치료와 통합된 물질남용장애 치료
• 아동 청소년을 위한 다학제적 치료
• 치료적 위탁 간호관리

2. 근거중심간호의 필요성과 개발

근거중심간호는 과학을 기초로 하여 비용효과적이고 가장 성공적인 간호의 접근법을 알려 주며 간호사는 한정된 자원으로 최소의 비용을 들여 질적인 간호를 제공한다는 점에서 그 필요성이 있다. 간호현장에서 임상상황에 관한 질문이 있을 시 첫 번째는 경험에 의존을 하고, 두 번째는 권위에 의존을 하며, 세 번째는 자료(과학적 근거)에 의존한다. 경험에 의존할 때에는 임상현장에서 환자를 관찰하여 얻게 되는 경험과 때때로 하고 있는 실무다. 권위에 의존할 때는 잘 아는 간호사 또는 선배가 알려 준 것을 하고 오리엔테이션 시 배웠던 것과 신문이나 보도자료와 기타 자료 등을 통해서이다. 그리고 자료에 의존할 때에 학술대회, 컨퍼런스 등에서 발표된 내용들과 연구결과와 지침 등을 이용한다.

1) 근거중심간호의 필요성

근거중심실무는 의료서비스의 과학적 근거가 명확하지 않아 논란이 되고 최근 의료정보량의 많은 증가, 전통적인 정보원(특히 교과서)의 한계성, 의료서비스의 질 향상과 비용효과성에 대한 요구도의 증가로 제기되었다.

2012년부터 매년 1~2편의 실무지침이 개발되고 있으며, 병원간호사회는 개발된 실무지침을 전국 병원에 배포하여 확산 및 실무적용을 시도하고 있다. 하지만 실무지침을 개발하여 의료인에게 이용하게 하는 것만으로 실무현장에서 실무지침의 채택 및 실무적용이 보장되지 않고, 의료인의 근거기반실무지침 이행이 잘 이루어지지 않는 것은 잘 알려져 있다.

따라서 근거기반간호실무지침이 간호의 질 향상에 기여할 수 있기 위해서는 개발된 실무지침이 간호현장에서 실무적용 될 수 있도록 적극적이고 체계적인 노력이 필요한 시점이다.

2) 근거중심간호의 단계

• 1단계: 임상질문 작성
• 2단계: 근거검색
• 3단계: 비평적 분석
• 4단계: 실무적용(시범 적용)

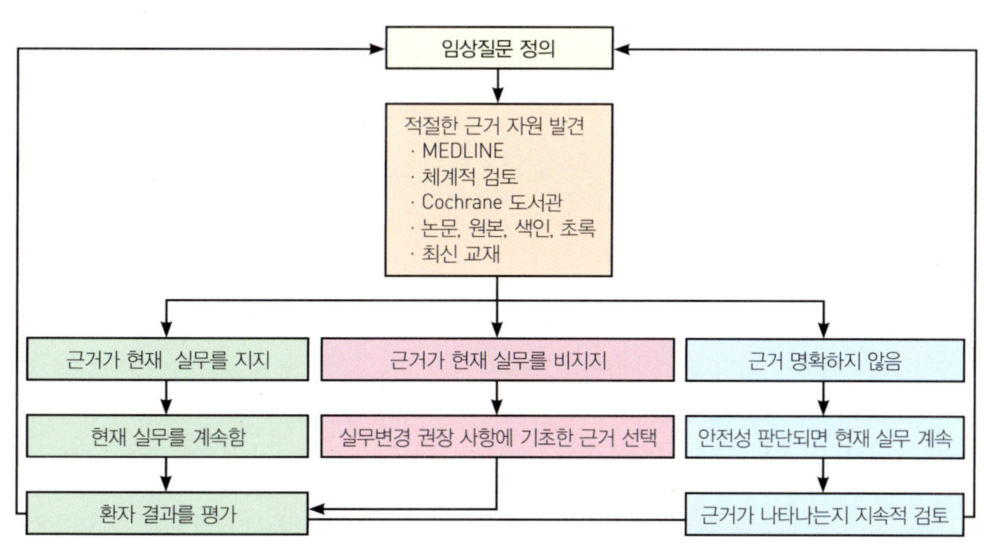

그림 7-2-1 근거중심간호 개발

출처: 양수 외(2011). 정신건강간호학. 현문사.

박경숙 외, 2021, 기관절개관 교환주기에 대한 근거기반간호 사례(한국근거기반학회, 9(1), 33-37.)

– 1단계
임상질문:
기관절개관을 장기 유지하여 일상적 관 교환이 필요한 환자에게 기관절개관을 28일마다 교환한 경우와 14일마다 교환한 경우 기관절개관 삽입부위 감염 발생률에 차이가 있는가?
- PICO
  P(Patient, Problem): 기관절개관을 장기 유지하여 일상적 관리교환이 필요한 환자
  I(Intervention): 기관절개관 교환주기 28일
  C(Comparison): 기관절개관 교환주기 14일
  O(Outcomes): 기관절개관 삽입 부위의 감염 발생률

– 2단계 근거검색
PICO를 통해 검색전략과 검색목록 도출, 주요 검색용어 선정

– 3단계 근거의 비평적 평가와 근거수준
검색된 문헌의 질 평가를 위해 연구유형별 가이드라인을 이용, 연구의 비뚤림 위험의 평가, 결과 작성

– 4단계 임상실무적용
문헌검색 결과 14일 교환주기에 대한 근거가 부족한 것을 확인하였고 본 연구의 권고안은 기관절개관 삽입 환자에게 관행적으로 하던 교환주기 14일을 본 근거기반 사례연구에 기반하여 28일주기로 교환–임상과의 협의를 통해 실무적용의 근거지침 마련을 위한 내부 검토중이다.

– 5단계 평가
최신의 근거는 모든 기관절개관 삽입환자에게 동일하게 적용할 수 없다는 한계, 기관절개관을 장기 유지 후 일상적 관 교환이 필요한 환자는 교환주기를 28일로 변경하는 것으로 제안한다.

- 5단계: 평가

근거중심간호의 단계에서 최상의 임상 질문을 만든 후 실무현장에서 나온 정보에 대한 요구에 초점을 맞추고 구조화된 질문으로 전환시킨다. 그리고 적절한 근거 자원을 찾고 문헌 검색 후 근거의 탐색전략을 수립한다. 근거를 타당성과 일반화를 위하여 비평적으로 평가하고 합성하여 근거를 실무에 적용한 것을 평가한다. 적용 결과를 실무의 변화를 위해 확산시킨다.

3. 실무지침서

근거기반 임상실무지침은 특정 임상환경에서 의료인의 의사결정을 돕기 위해 적절한 근거를 검색, 평가하는 체계적인 접근법을 사용하여 개발된 지침으로, 근거에 대한 체계적 문헌고찰과 대상자에 대한 이득과 위해 평가에 기반을 두고 엄격하게 개발된 실무 권고안에 대한 진술이다.

정신과 영역의 실무지침서는 임상적 의사결정 시 용이하고 다양한 치료적 정보를 대상자에게 제공하기 위해 개발된 정신건강관리전략이다. 실무지침서의 목적은 최상의 간호실무를 문서화하고, 간호 시 지속성의 증가,

간호결과에 대한 연구 촉진과 간호의 질적 향상, 간호의 생산성 증가와 의료비용 절감이다. 간호학생들에게 적용 시 임상실습 시 실제 겪은 경험이 무엇인지 이해하고 나아가 효과적인 실습에 영향을 미치는 요인들을 파악하는 것이 필요하다.

국내 간호계에서 간호전문직 단체나 간호분야 학회가 주축이 되어 근거기반간호실무지침을 개발한 것은 병원간호사회의 지원으로 2012년에 개발된 정맥주입요법 간호실무지침 개발이 시작이었다.

간호사나 간호연구자가 근거기반간호실무지침을 간호현장에서 실무적용하거나, 실무지침의 실무적용에 관련된 요인을 규명하는 연구를 수행하고자 할 때 기반이 되는 이론적 기틀이 필요하다. 이러한 이론적 기틀로는 긴밀한 협동을 통한 연구와 임상실무발전(advancing research and clinical practice through close collaboration, ARCC) 모델과 보건의료서비스에서 연구의 실무적용 증진 행위 틀(promoting action on research implementation in health services [PARIHS] framework, PARIHS)이 유용하게 사용될 수 있겠다. 이들 모델을 간략히 소개하면 다음과 같다. ARCC 모델은 의료기관과 임상현장에서 근거기반실무를 전 시스템에 적용하고 지속시키는 것을 안내할 수 있는 이론적 기틀이다. ARCC 모델에서 첫 단계는 근거기반실무를 전 시스템에 적용하기 위해 조직의 문화와 준비정도를 사정하는 것으로 시작한다. 이러한 사정을 통해 근거기반실무에 대한 조직의 강점과 장애요인을 확인한다. 다음으로는 근거기반실무 멘토의 핵심그룹을 양성하여야 한다. 멘토는 ARCC 모델에서 근거기반실무를 적용하고 유지하는 중심기전이다. 마지막 단계는 근거기반실무를 적용하는 것이다.

보건의료서비스에서 연구의 실무적용 증진 행위 틀(PARIHS 틀)은 1998년에 Kitson, Harvey 및 McCormack에 의해 처음 발표된 이후 틀의 발전, 정련화, 검증 작업이 계속 진행되어 왔다. PARIHS 틀은 근거의 성공적 실무적용에 대한 결정요인을 제시하며, 실무적용의 다차원적이고 복합적 특성을 명확하게 보여 주고, 맥락(환경)의 중요성을 부각시킨 첫 번째 틀이다. PARIHS 틀은 근거의 실무적용에 대한 개념틀로 널리 사용되어서 2010년에 Helfrich 등이 PARIHS 틀을 적용한 논문의 질적 합성을 위해 논문을 체계적으로 검색한 결과 33개 논문이 발간되었고, 이중 18개는 경험적 연구로서, PARIHS 틀을 기반으로 근거의 실무적용과 관련된 사례연구, 질적연구, 양적연구, 문헌고찰 연구, 연구프로토콜 개발 등의 다양한 연구가 이루어진 것으로 나타났다. PARIHS 틀에서 근거의 성공적 실무적용은 근거(evidence, E), 맥락(context, C), 촉진(facilitation, F)의 함수라고 본다(SI=f(E, C, F), SI=successful implementation, f=function (of), E=evidence, C=context, F=facilitation). 근거는 체계적으로 정리된 또는 정리되지 않은 지식으로서 연구, 임상경험, 환자와 돌봄제공자의 경험, 지역적 자료/과정자료를 내용분석하여, 근거의 실무적용 과정에서 근거, 맥락, 촉진의 역할에 대한 분석을 하였다. 분석결과 PARIHS 틀이 실무적용의 과정과 결과를 결정하는데 있어서 개인이 중요한 역할을 하고, 개인이 근거와 맥락 차원에 영향을 미친다는 것을 명확히 제시하지 못한다는 제한점을 확인하였다. 2016년에 integrated or i-PARIHS 틀이 제시되었다. i-PARIHS 틀의 핵심 개념은 촉진, 혁신(innovation), 수혜자(recipients), 맥락이고, 이중 촉진은 다른 3개 개념을 사정, 제휴, 통합하는 요소이다([SI=Facn (I+R+C), Facn=facilitation, I=innovation, R=recipients (individual and collective), C=context (inner and outer)). 혁신은 실무적용의 초점 또는 내용이고, 수혜자는 개정틀에서 새로 추가된 개념으로 실무적용 과정에 직접 관련되고, 영향을 받는 사람(개인과 집합적 팀)으로 직원, 환자 등을 말하며, 예를 들면 이들의 동기유발, 가치와 신념, 협동, 팀워크를 들 수 있다.

■ **실무지침서를 마련하기 위한 병원 질 평가기관의 표준(JCAHO)**

- 실무과정의 계획, 증진을 위해 지침의 사용
- 임상관리자의 지침의 선택과 실행과 관련된 기준을 확인

- 해당 임상관리자와 실무자는 선택된 지침을 적용하고 검토
- 임상관리자의 임상실무지침의 사용과 관련된 결과를 평가와 적당한 실무과정 향상을 위한 개선사항 확인

■ **실무지침을 평가하기 위한 질문**

- 누가 지침서를 개발하였는가? 지침서가 한 전문가 집단 혹은 다학제팀에서 만들어졌는지?
- 지침서 후원은 어디서 했는가? 지원금은 어디서 나온 것인가?
- 지침서가 만들어진 시기는? 최근의 연구결과가 반영되었는지?
- 지침서를 만들 때 방법은? 과학적 근거가 있나? 연구결과와 임상적 소견을 구분하고 있는가?
- 지침서에 제시된 치료법은 소비자인 대상자 권리를 존중하는가?
- 지침서에 제시된 치료법은 비용효과적인 면에서 저렴하고 적용이 가능한가? 다양한 영역의 실무자들이 모두 적용가능한가? 한계점은?
- 지침서는 간호사, 대상자를 포함해서 다양한 집단들에 의해 검토되었는가?
- 이 지침서는 동일한 분야의 다른 지침서와 비교해서 어떤가?

■ **ACMHA(american college of mental health administration)의 이상적인 실무지침의 특징**

- 실무지침서는 대상자, 가족구성원, 다학제팀 그리고 조직구성원들과 협력을 하여 개발해야 한다.
- 실무지침서는 교육적이고 명확해야 하며 대상자, 가족구성원 정신건강제공자와 의료비 지출하는 자 모두 이용 가능하게 해야 한다.
- 실무지침서는 다양한 선택의 도구상자이어야 하고 선택이 가능해야 한다.
- 실무지침서는 융통성이 있고 사용자가 선택하는 가치, 목표 그리고 바라는 결과를 수용해야 한다.
- 실무지침서는 개인의 환경, 문화와 성별, 성적 성향, 사회경제적 조건에 민감하게 반응해야 한다.
- 실무지침서는 현장에서 효과성, 효율성, 최상의 실무와 같은 과학적 근거에 기초를 두고 있어야 한다.
- 실무지침서는 정규적인 재검토와 갱신되어야 한다.
- 실무지침서는 예방적인 개념틀과 공중보건패러다임이 모든 실무 지침 속에 반영되어야 한다.
- 실무지침서는 간호과정과 결과를 다루어야 한다.
- 실무지침서는 질 개선을 위해 임상 결과를 생성해야 한다.

1) 임상경로(clinical pathway)

다수의 건강관리기관에서 제한된 기간 내에 표준화된 치료효과를 얻는 방법으로 주요임상경과를 구체적으로 명시한 임상경로를 만들고 있다. 임상경로는 입원환자 병동에서 사용되고, 한 환자를 위해 다학제팀의 관리계획의 축소판이라 고도의 팀간의 협조와 질적인 모니터링이 필요하다. 간호의 일관성과 효율성 증진을 위해 그 경로를 전산 시스템화하는 곳도 있다. 임상경로의 핵심요소들은 대상인구의 확정, 측정가능하고 현실적이며 환자중심으로 기술한 기대되는 치료결과, 구체적인 치료전략과 중재, 환자의 관리 활동과 목표달성의 문서화 등이다.

2) 임상알고리즘(clinical algorism)

알고리즘은 시작과 과정, 끝, 단계의 결정을 나타낼 수 있는 플로차트이다. 지침서의 전체적 권고사항을 그림으로 나타내어 전체 과정의 흐름을 파악하는 데 도움을 주고 있다. 임상 알고리즘은 치료와 투약에 주안점을 두고 치료방법, 치료순서, 선호하는 약물용량, 경과 사정 등과 같은 문제들에 한 단계별로 확인하여 더 상세한 실무지침서가 되도록 한 것이다.

4. 결과 평가

평가에는 과정평가와 결과평가가 있는데 과정 평가는

지침을 수행하는 과정에서 간호사의 이해와 지지 정도를 평가하고 이를 향상시키기 위함이다.

Box 7-2-1 결과 측정 지침의 범주

임상적 결과 지침

- 고위험 행동
- 증상
- 대응반응
- 재발
- 재입원
- 의학적 후유증
- 사망률

재정적 지침

- 치료비용
- 치료비 공제
- 입원기간
- 건강관리자원 이용률
- 장애 관련 비용

출처: 김수지 외(2009). 원리 및 실무중심의 정신간호학. 수문사. p.108

결과평가는 지침을 토대로 환자들을 대상으로 프로그램이 기대 목표달성을 평가하는 것이다. 건강관리서비스가 경제적으로 비용효율성이 있는지, 대상자의 증상, 기능, 안녕상태에 긍정적인 효과를 주는지를 평가하는 것이다. 결과 평가는 건강상태, 기능상태, 삶의 질, 질환의 회복 유무, 대응반응 유형, 치료에 대한 만족도 등과 같은 건강관리체계 내에 대상자가 있는 동안 대상자와 그 가족에게 영향을 주는 모든 것이 포함된다. 평가할 수 있는 결과에는 임상적 지침, 기능적 지침, 재정적 지침과 대상자와 가족의 만족도 지침 등이 포함된다.

결과 평가의 구체적 목표는 다음과 같다.

Box 7-2-2 결과 평가의 구체적 목표

- 간호결과의 평가
- 간호수정과 변경의 제시
- 프로그램 효과성 분석
- 간호제공자의 실무행태에 관한 정보제공
- 가장 적절한 간호수준 결정
- 대상자의 질환과 회복 경로 예측
- 질 향상 프로그램 개발 기여

5. 근거중심 정신건강간호실무

최근 정신질환의 불확실성으로 어느 때보다도 많이 이해되고 있다. 효과적인 정신치료법에 대한 새로운 근거 있는 결과들로 새로운 연구결과에 근거해 간호중재의 필요성이 대두되고 있다. 정신간호사는 자신이 제공하는 의료서비스가 질적이고 비용효율적이라는 것을 교육할 필요성이 있다. 연구는 근거중심 정신간호업무를 위해 필수적이다.

6. 정신건강간호 연구를 위한 지침

정신간호중재 시 직접적인 간호실무에 필요한 과학적 근거를 제시하지 못하고 자신만의 경험을 개인적 수준에서 자세하게 묘사한 질적연구가 대부분을 차지하고 있다. 그러므로 정신간호계의 연구자들은 기초단계 수준의 연구에서 벗어나 의문시 되는 과학적 문제를 해결할 수 있는 임상 연구나 실험연구 의제로 방향을 전환해야 할 필요성이 대두된다.

7. 호스피스간호

의학의 발전은 생명연장 기술과 첨단의료 기술이 발전되어 생명을 인공적으로 연장 · 유지할 수 있게 되면서 우리는 이제 죽음이 무엇인가에 대한 어려운 문제에 부딪히게 되었다. 이는 우리가 인위적으로 유지하고 있는 생명선을 언제 놓을 것인가에 대한 문제와 급성치료 중심의 현대적 병원에서 죽음을 맞는 사람들이 돌봄을 받기에는 부적합한 문제 등과 관련되는데, 이는 의학이 질병을 어떻게 치료하는가에 대해서는 많은 발전을 보였으나 인간을 어떻게 돌보아야 하는가에 대한 딜레마이다.

1960년대부터 영, 미 지역에서는 죽음이 의학의 실패가 아니라 인간 삶의 자연스러운 과정이라는 전제하에 호스피스 운동이 사회적 관심으로 등장하게 되었다. 이는 고도로 발달한 현대과학기술로 인해 생명본래의 가치와 신성함이 경시되는 풍조가 만연되면서 드러난 비

인간화, 비인격화현상에 대한 반응으로 전개되기 시작한 인간성 회복 운동이라 할 수 있다(Ferrel & Coyle, 2010). 우리나라는 2002년 8월 정부가 호스피스 법제화 추진을 표명하면서, 2005년부터 말기 암환자 호스피스 지원 사업을 실시하였다(보건복지부, 2006).

호스피스간호는 죽어가는 과정에 있는 환자를 한 인간으로서의 존엄성을 유지하고 신체적으로 평안하고 죽음을 긍정적으로 수용해 죽음 후의 존재에 대한 희망을 갖도록 돕는 것이다. 국내 호스피스 · 완화의료는 1963년 강릉 갈바리 의원에서 마리아의 작은 자매회 수녀들에 의해 시작된 호스피스 간호제공과 그 역사를 같이 하고 있다. 특히 2003년 한국호스피스완화간호사회가 창립되어 호스피스 완화 간호서비스의 질적인 향상을 가져올 수 있는 계기가 되었으며, 호스피스 전문 간호사 제도가 입법화되므로 석사 자격을 갖춘 전문 인력 양성이 가능하게 되었다. 호스피스 팀을 구성하는 주요 전문 인력 중 하나인 간호사는 환자의 신체적인 요구뿐만 아니라 환자와 가족의 복합적인 문제와 갈등을 이해하고 관리함과 아울러 평안한 죽음 준비와 삶의 질을 향상시킬 수 있도록 돕고 있다. 이로써 국내 호스피스 완화 간호의 수준을 높이는 계기가 되었으며 그 후 현재까지 호스피스 실무영역에서 활동하는 간호사들은 직접 환자간호와 팀 조정자 역할을 수행함으로써 호스피스 · 완화의료영역에서 중요한 역할을 수행하고 있다. 간호사가 체계적인 임종간호를 제공하면 임종환자와 가족의 죽음에 대한 불안과 우울감이 감소되고, 환자의 남은 삶에 대한 만족도 또한 높이는 것으로 알려져 있다(Karen, Andrew, Michael & William, 2010). 따라서 간호사는 임종간호를 통하여 대상자가 적극적인 자세로 죽음의 의미를 추구하고 받아들일 수 있도록 도와주어야 한다.

1) 죽음의 단계이론

(1) 퀴블러 로스의 5단계

① 부정

죽음을 앞둔 대부분의 환자가 경험하는 첫 단계가 부정이다. 자신의 병이 치유되지 않음을 알게 될 때 나타나는 이때의 부정은 부분적 부정과 반복적 부정의 형태로 나타나는 방어기제로 일시적인 정서적 현상이라고 하였다.

② 분노

환자는 자기자신에게, 주위의 가족에게, 혹은 병원직원에게 또는 신에게까지 분노를 직접적으로 표현한다. 이 분노의 단계는 가족들이나 직원들이 감당하기가 매우 어렵다.

③ 타협

이 단계는 기간이 짧고 첫째, 슬픈 현실을 대면할 수가 없고, 둘째 사람들과 신에게 노골적으로 분노를 표현하고 나면, 환자는 타협을 시도한다. 짧은 기간이지만 중요한 의미를 가지는 단계로 자신이 앞으로 베풀 선행을 약속함으로서 삶에 대한 협상을 시도한다. 이때 협상의 대상은 초자연적인 대상이다.

④ 우울

회복될 수 없는 환자가 자기 병을 더 이상 부인하지 못하게 될 때, 본인은 더 이상 웃어넘기지 못하게 된다. 초연한 자세와 무감동, 분노와 격정은 머지않아 극도의 상실감으로 바뀌며 심한 우울증에 빠진다.

⑤ 수용

환자가 시간의 여유가 있으면 자기 마음을 거쳐간 감정들을 털어놓을 여유가 생긴다. 산사람과 건강한 사람에 대한 분노를 이야기할 것이다. 혼자 있으려 하고 때로 방문객을 거부하며, 방문을 해도 이야기를 나눌 기분이 아닐 때가 많다. Kubler Ross는 사람이 죽음을 맞는 임종의 단계를 제시하면서 모든 사람이 반드시 선행 단계를 거쳐 다음 단계를 경험하는 것은 아니라고 하며 두세 단계를 한꺼번에 경험하는 사람도 있다고 하였다.

최근 호스피스 서비스에 대한 요구도는 증가하고 있으며, 호스피스 전문기관과 호스피스 전문간호사 수도 증가 추세에 있다. 호스피스간호사는 환자의 통증, 증상 관리 역할 그리고 임종간호 등의 신체적 간호와 정신적,

영적 간호역할을 하며 전인 간호를 수행한다. 또한 호스피스간호사는 윤리적 의사결정이나 환자와 가족에 대해서 총체적으로 평가하고 다학제간 협업하는 팀 활동, 사별가족 관리, 지역사회 자원을 활용해 서비스 제공 등의 다양한 역할을 하며 호스피스 팀원의 핵심 멤버로 활동하고 있다.

입원환자에게 호스피스간호 시 입원기간이 짧아지고, 통증이 관리되었고, 치유의 동기 증진, 심혈관증상의 완화, 안녕감이 증진되었다.

본질적으로 영적인 존재인 인간은 만성질환이나 말기암과 같이 죽음이라는 한계에 다다른 상황에서 영적 요구를 더 갈망하게 된다. 영적으로 편안할 때 부정적인 처지와 환경에도 불구하고 자신의 삶에 긍정적인 태도를 나타내 보이며 내적으로 조화와 평화가 이루어져 건강이 증진된다.

그러므로 절망감을 경험하는 환자에게 이를 감소시키고 평형을 유지하도록 도와주는 간호사의 영적 간호는 반드시 필요하며, 간호사의 역할은 매우 중요하다. 따라서 간호의 대상자인 인간이 총체적 존재, 임종환자를 위한 호스피스간호의 주체인 간호사 자신도 전인적이라는 사실을 인식함으로써, 간호사 자신의 영적인 이해가 더욱 증진되어야 할 것이다. 또한 정신건강은 생각과 감정 및 행동의 세 가지 인간행동의 측면이 서로 밀접하게 관계를 가지고 조절되어 균형을 이루며 자기가 속해 있는 환경에 잘 적응할 수 있도록 통합된 것으로 행복, 만족, 성취, 낙관, 희망과 결부된 안녕상태를 의미한다. 증진된 정신건강은 희망과 지각된 건강상태를 높이며, 우울을 감소시키는 효과를 가지고 있다.

8. 요약

- 근거중심간호는 환자의 간호에 있어 임상적 결정을 내릴 때 활용가능한 최상의 근거를 활용하는 것이다. 그리고 논란이 있는 임상질문에 답하는 가장 타당한 최상의 연구결과를 비판적으로 평가하고 통합하는 체계적 고찰이다.
- 근거중심간호의 단계는 1단계는 임상질문 작성, 2단계는 근거검색, 3단계는 비평적 분석, 4단계는 실무적용(시범 적용), 5단계는 평가이다.
- 호스피스간호는 죽어가는 과정에 있는 환자를 한 인간으로서의 존엄성을 유지하고 신체적으로 평안하고 죽음을 긍정적으로 수용해 죽음 후의 존재에 대한 희망을 갖도록 돕는 것이다.
- 퀴블러 로스의 죽음의 5단계는 부정, 분노, 타협, 우울, 수용이다.

풀어보기

1. 근거중심간호란?

2. 근거중심간호의 필요성은?

3. 근거중심간호에 대한 설명이 맞는 것은 ○, 틀린 것은 × 하시오.

1) 근거중심간호의 단계는 1단계는 임상질문 작성, 2단계는 근거검색, 3단계는 비평적 분석, 4단계는 실무적용 (시범 적용), 5단계는 평가이다. (　)

4. 호스피스간호의 정의는?

5. 설명이 맞는 것은 ○, 틀린 것은 × 하시오.

1) 퀴블러 로스의 죽음의 5단계는 부정, 분노, 타협, 우울, 수용이다. (　)

정답

1. 근거중심간호는 환자의 간호에 있어 임상적 결정을 내릴 때 활용가능한 최상의 근거를 활용하는 것이다 2. 근거중심실무는 의료서비스의 과학적 근거가 명확하지 않아 논란이 되고 최근 의료정보량의 많은 증가, 전통적인 정보원(특히 교과서)의 한계성, 의료서비스의 질 향상과 비용효과성에 대한 요구도의 증가로 제기되었다. 3. ○ 4. 죽어가는 과정에 있는 환자를 한 인간으로서의 존엄성을 유지하고 신체적으로 평안하고 죽음을 긍정적으로 수용해 죽음 후의 존재에 대한 희망을 갖도록 돕는 것이다. 5. ○

>> 참고문헌

- 강윤희, 양인숙(2011). 병원 간호사의 연구 활동, 근거중심간호실무 및 정보 자원의 접근성. 이화여자대학교 간호과학, 23(2), 35–46.
- 김정윤, 박경희, 박옥경, 박주희, 이윤진, 황지현(2023). 근거기반 욕창간호 실무지침 개정. 임상간호연구. 29(1), 12–23.
- 박경숙 외(2021), 기관절개관 교환주기에 대한 근거기반 간호 사례. 한국근거기반학회, 9(1), 33–37.
- 박명화(2006). 근거중심간호의 이해와 적용. 군자출판사
- 보건복지부 (2006). 국가암관리사업안내(암정복 2015). 서울: 보건복지부.
- 서주희, 은영(2023). 상급종합병원 신규간호사와 프리셉터간호사의 근거기반실무에 대한 신념, 간호실무지침에 대한 중요도와 수행도. 임상간호연구. 29(2). 149–162.
- Baumann A, Dever R. The limits of decision analysis for rapid decision making in ICU nursing. Image Journal of Nursing scholarship. 1989;21(2):69–71.
- Drake R et al: Implementing evidence–based practices in routine mental health service settings, Psychiatr Serv 52:179,2001.
- Elizabeth Kubler–Ross., &David Kessler(2004). On Grief and Grieving: Finding the Meaning of Grief Through the Five Stages of Loss. Avenue of the Americas. New York.
- Elizabeth M. Varcarolis, Verna Benner Carson, Nancy Christine Shoemaker(2006). Foundations of psychiatric Mental Health Nursing(5th). Saunders.
- Ferrel, B. R., & Coyle, N. (2010). Textbook of nursing. New York: Oxford university press.
- Field MJ, Lohr KN. Clinical practice guideline: Directions for a new program. Washington DC: National Academy Press; 1990.
- Gu MO, Cho YA, Cho MS, Eun Y, Jeong JS, Jeong IS et al. Standardization of adaptation methodologies of evidence–based nursing practice guideline. 2012 research report funded by Hospital Nurses Association.
- Harvey G, Kitson A. PARIHS revisited: From heuristic to integrated framework for the successful implementation of knowledge into practice. Implement Sci. 2016;11:33.
- Kübler–Ross, E., Living with Death and Dying, New york: The MacMillan, 1981.
- Kübler–Ross, E., On death and dying. New york: The MacMillan Co., 1969.
- Melnyk BM, Fineout–Overholt E. Evidence–based practice in nursing & health care. 3rd edition. Philadelphia: Lippicott Williams & Wilkins; 2015.
- Melnyk BM. Important information about clinical practice guidelines: Key tools for improving quality of care and patient outcomes. Worldviews Evid Based Nurs. 2015;12(1):1–2.
- Reeves, R., &Reynolds, M. (2009). What is the role of spirituality in mental health treatment? Journal of Psychosocial Nursing, 54(5), 8–9.
- Rosenberg, R. C. Kesselman, M. C.(1993). The therapeutic alliance and the psychiatric emergency room, Hosp community psychiatry, 44, 78–86.
- Sackett D., Richardson W., Rosenberg w. &Haynes R. (2000). Evidence–based medicine: How to practice and teach EBM. NEW York: Churchill Livingstone.
- Sadock, B. J., &Sadock, V. A.(2007). Synopsis of psychiatry: Behavioral sciences/clinical psychiatry(10th ed). Pailadelphia: Lippincott Williams &Wilkins.
- Smucker, C. J. (2001). Overview of nursing the spirit. In D. L., Wilt &C. J. Smucker(Eds..), Nursing the spirit: The art and science of applying spiritual care(pp.1–18).
- Start G W, Rush, AJ. Morris JA(2002): practice guidelines in mental health and addiction services: contributions form the American Colledge of Mental Health Administration, Adam policy Mental Health 30:2.1
- Stewart D, Bowers L.(2012). Inpatient verbal aggression: content, targets and patient characteristics. J Psychiatric Mental Health Nursing.doi: 10.1111/j. 1365–2850.
- Stewart D, Ross J, Watson C, James K, Bowers L.(2012). Patient characteristics and ehaviours associated with self–harm and attempted suicide in acute psychiatic wards. J Clin Nurs. Apr; 21(7–8):1004–13.
- Stuart, G. W. &Laraia, M. T.(2005). Principles and Practice of Psychiatric Nursing A Clinical Approach 5th. ed, Saunders. 119–121.
- Synder, C. R.(1994). The psychology of hope. New York, The free press.
- Tardiff, K. J.(2003). Violence. In R. E. Hales &S. C. Yudofsky(Eds.). Textbook of clinical psychiatry(4th ed., pp. 1485–1509). Washington, DC: American Psychiatric Publishing.
- The Joint Commission.(2010). The comprehensive accreditation manual for hospitals: The official handbook(January, 2010). Oakbrook Terrace, IL: Joint Commission Resources.

- Trivedi MH et al(2000). Computerizing medication algorithms and decision support systems for major psychiatric disorders, J Psychiatric Prat 6:237.
- Worthington, E. L. Forgiving. A campaign for forgiveness research from http://www.forgiving.org/

제 3 절 간호개념지도

학습목표

- 간호개념지도를 정의하고 그릴 수 있다.
- 간호개념지도의 이론적 근거를 알 수 있다.
- 간호개념지도와 비판적 사고를 통한 임상적 계획을 알 수 있다.
- 간호개념 준비단계를 알 수 있다.

주요용어

- 간호개념지도 nursing concept map

학생들이 임상실습 중 환자 데이터를 효율성 있게 조직하고 분석하며 간호계획을 세울 때 필요한 것이 간호개념지도이다. 이 지도는 실용적이며 실제적 문제를 다루고, 임상 실습 중 즉시 사용가능하고, 기록할 양이 매우 적은 것이 장점이다.

1. 간호개념지도의 정의

간호개념지도(nursing concept map)는 간호를 계획하고 조직하는 새로운 변화를 가져온 접근으로 환자가 가진 문제와 중재를 그림으로 나타낸 것으로 환자가 가지고 있는 문제 그리고 치료에 대한 착상, 즉 개념을 그린 것이다. 개념이라는 용어의 의미는 아이디어이다. 임상 간호개념지도는 간호의 우선순위와 환자자료를 명확하며 정확하게 상관성이 있는 것을 시각화함으로써 비판적 사고기술과 임상적 대처를 발전시킬 수 있는 것이다.

1) 간호개념지도의 사용

- 조직적인 환자 데이터
- 관련성 있는 자료들의 분석
- 우선순위 설정
- 이미 알고 있는 지식의 기반 위에 구축
- 이해할 수 없는 것을 확인
- 환자의 상황에 대한 전인적 견해(holistic view)를 가질 수 있게 함

간호개념지도 모형은 환자의 문제 개요를 파악하기 위해 사용되고 병태생리, 치료, 투약, 검사실 정보, 환자의 정신상태를 정리하고 간호목적과 예측되는 결과를 세우고 각 문제별로 무엇을 해야 할 것인가를 적는다.

"초안 간호개념지도"는 완벽할 필요는 없다. 마지막 틀은 임상 실습 시 무엇이 발생했는지 비판적으로 평가한 뒤에 마지막에 제출하는 간호계획이다. 목표와 결과 중재를 기록한 사본을 임상 실습을 할 때 가지고 간다.

간호과정은 간호개념지도나 다른 형태의 간호계획의 기초가 된다. 간호과정에는 간호사 정, 진단, 계획, 수행, 평가가 포함된다. 이 단계는 간호개념지도의 개발과 임상현장에서 환자를 간호하는 동안 간호계획을 사용하는 것과 연관성이 있다. 이 장에서는 기초 개요를 제시한다.

2) 간호개념지도 준비

간호개념지도를 개발하기 전 임상 자료수집을 먼저 하며 이 단계는 간호과정의 사정단계와 같다. 현재의 환자상태를 알아내기 위해 건강문제, 병력, 신체검진 자료, 약물과 치료의 기록을 면밀하게 조사해야 한다. 이

러한 사정은 간호개념지도의 기초가 되기 때문에 정확해야 하며 환자를 간호하기 전날 밤에 간단하게 환자를 만나는 기회를 가질 수 있도록 해야 한다. 심지어 간단히 자기소개를 하고 잠시 환자의 표정을 살피고 단지 5분간의 환자와의 면담에서 환자의 기분, 안위수준, 대화능력에 관한 다양한 정보를 획득할 수 있다.

(1) 1단계: 기본 골격 도해 개발

환자에게 수집된 임상 자료를 바탕으로 건강관리(health care)의 필요성의 이유에 대한 기본 골자를 바탕으로 간호지도를 완성해 간다. 초기 도해는 모든 자료를 면밀히 조사한 후에 임상적으로 받은 인상으로 구성한다.

개념틀 가운데에 대상자가 치료를 원하는 이유(보통 병원에서 의학진단)를 적는다. 그 다음에 중앙의 진단 주위로 사정에 근거해 결정했던 건강문제를 배열한다. 이것은 대상자가 건강관리를 추구하는 특별한 이유에 대한 환자의 반응을 나타낸다. 미국간호사협회(ANA)의 사회진술에 간호수행의 초점이 "건강상태에 대한 인간의 반응 이다"라고 지적하였다. 간호개념지도 도해는 인간의 반응이 대상자의 건강상태를 나타낸다는 마국간호사협회 (ANA)의 수행 정책 진술이 반영되었다. 즉, 간호는 인간의 반응에 초점을 둔 것이다.

간호개념지도 도해 중앙에 위치한 그림은 입원, 장기요양원 혹은 외래 방문 등 환자가 의료기관을 방문하는 이유를 나타낸다. 예를 들어, 환자가 원하는 간호, 즉 의학적 진단 등의 건강문제는 도표 중앙에 위치한다. 간호개념지도 도식은 수집된 자료가 바탕이 되어 철저하게 실제적인 간호문제에 초점을 둔다. 즉, 그것은 잠재적인 문제는 지나가고 간호계획단계에서 주문제영역을 인지하는 것은 가장 중요하다. 간호진단을 진술할 필요성은 없다. 처음 자료를 살펴본 다음에 대상자에 대한 일반적 인상을 쓰도록 한다.

정확한 간호진단을 내리는 것은 학생간호사들에게는 어렵기 때문에 주요 문제영역을 알아가는 것이 더 중요하다. 먼저 큰 그림의 윤곽을 그리고 나서 간호진단을 조사한다. 처음에는 어떤 것이든지 환자에게 문제가 되는 것을 찾아 쓰도록 한다. 환자에게 잘못된 것이 무엇인지 인식하는 것이 정확한 진단을 내리는 것보다 더 중요하기 때문이다.

(2) 2단계: 자료의 분석 및 분류

이 단계에서 환자와의 단기 만남과 의무기록지를 통해 수집된 자료를 분석하고 분류해야 한다. 자료분류는 의학적 진단과 간호문제/진단을 지지할 수 있는 근거를 제공해 준다.

(3) 3단계: 간호진단들의 관계 분석 및 명명

다음에, 간호진단을 분류하고 간호진단 간의 관계를 분석한다.

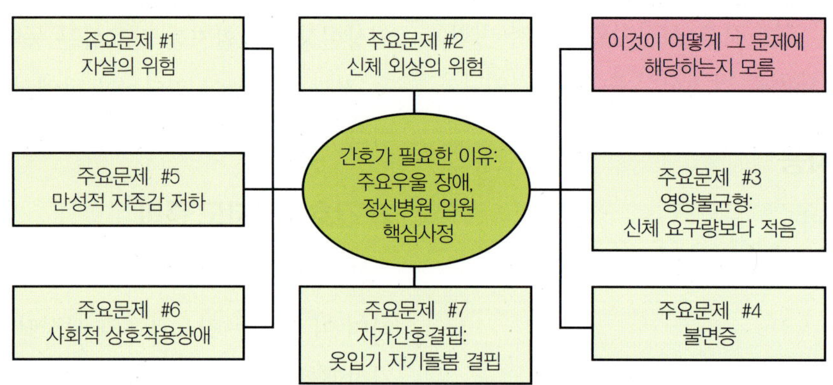

그림 7-3-1 간호개념지도

간호진단에 번호를 붙여서 간호진단의 우선순위를 결정할 필요성이 있다. 우선순위는 가장 중요한 문제라고 생각되는 것이 될 것이다.

(4) 4단계: 목표, 결과, 전략적인 간호중재의 규명

템플릿의 맨 위에 환자의 목표와 결과를 쓰고 그 다음에 각각의 진단들의 결과 달성을 위한 전략적인 간호중재를 열거할 수 있다. 일반적인 목표와 행동결과를 위한 목적들은 템플릿의 상부에 있다.

현장실습 시 간호지도, 목표, 결과 중재 리스트 초안을 가지고 다녀야 한다. 그리고 대상자와 상호작용을 통해 중재를 완성하거나 수정하게 될 것이다. 중재를 포함한 간호개념지도는 중재단계에서 사용된다. 간호중재는 사정과 관찰의 핵심적인 부분뿐만 아니라 환자 교육이나 치료적 대화와 같은 과정이나 다른 치료적 중재도 포함한다.

임상 실습 전 집담회 시에 재검토 할 간호중재를 준비하고 간호중재는 무엇을 주의 깊게 관찰해야 하는지를 포함하고 있다.

(5) 5단계: 환자 반응의 평가

이 단계는 환자의 신체적, 정신적, 사회적 반응에 대한 문서화된 평가이다.

표 7-3-1 간호문제, 목표, 결과, 전략적인 간호중재

문제 # 1: 자살의 위험 일반 목표: 환자는 자살의 위험성을 나타내지 않고 안정되게 지낸다.	
예측되는 행동 결과 목표: 환자는 자살의 위험이 감소하고 안정적으로 지낼 것이다.	
간호 전략	환자의 반응(평가)
1. 정신상태사정	1. 자살사고 감소
2. 언어적 표현 확인	2. 자살 표현 감소함
3. 환경적 자극 감소(위험한 물건, 도구 따로 보관)	3. 자살시도를 예방한다.
4. 스트레스 확인	4. 정서적 안정
5. 항정신병 약물 투여	5. 자살사고 표면화되지 않음
6. 활동 프로그램 참여시킴	6. 요리치료, 놀이치료, 탁구, 노래방, 디스코 등에 참여한다.
7. 대상자 선호하는 것 확인(책읽기, 신문보기)	7. 읽은 책이나 신문의 내용에 대해서 함께 대화를 나눈다.
8. 주위전환을 사용	8. 힘든 감정 조절
결과 목표에 따른 환자의 진행상황의 요약: 환자는 자살위험이 감소하고 안정적으로 지냈다. 정신상태사정이 필요하고 스트레스해소와 환경적 자극 감소 그리고 지속적인 활동 프로그램 참여 및 대상자 선호도에 맞게 책, 신문을 같이 읽는 것이 필요함. 전략적인 주위전환으로 힘든 감정을 조절할 수 있게 함	
문제 # 2: 신체손상위험성 일반 목표: 환자는 자살시도 감소로 신체 외상의 위험이 감소한다.	
예측되는 행동 결과 목표: 환자는 자살시도 행동이 감소하고 신체 손상위험성이 없어질 것이다.	
간호전략	환자의 반응(평가)
1. 정신상태사정	1. 자살사고 감소
2. 언어적 표현 확인	2. 자살시도 횟수 감소함
3. 환경적 자극 감소(위험한 물건, 도구 따로 보관)	3. 신체손상 줄 수 있는 자극 감소
4. 스트레스 확인	4. 정서적 안정
5. 항정신병 약물 투여	5. 자살시도 조절
6. 조용한 어조로 지시	6. 지시에 따름
7. 감정을 확인	7. 외적으로 내면의 감정을 노출시킴
8. 주위전환을 사용	8. 힘든 감정 조절

표 7-3-1 간호문제, 목표, 결과, 전략적인 간호중재(계속)

결과 목표에 따른 환자의 진행상황의 요약: 환자는 자살시도 행동이 감소하였으며, 조용한 어조로 지시하였을 때 잘 따랐다. 전략적으로 지속적인 정신상태와 감정 사정으로 자살시도로 인한 신체손상위험성을 감소시킨다.	
문제 # 3: 영양불균형: 신체 요구량 보다 적음 일반 목표: 환자는 우울사고가 감소되어 식사량이 증가한다.	
예측되는 행동 결과 목표: 환자는 음식량을 늘려 목표 체중에 도달할 것이다.	
간호전략	환자의 반응(평가)
간호전략	환자의 반응(평가)
1. 정신상태사정	1. 우울사고 감소
2. 영양과 관련된 신체 요구량 사정	2. 식사량으로 증가
3. 행동양상 확인	3. 식사시간 지키는지 확인
4. 스트레스 확인	4. 정서적 안정
5. 좋아하는 운동 확인	5. 운동량을 점차 늘려간다.
6. 조용한 어조로 지시	6. 지시에 따름
7. 감정을 확인	7. 외적으로 내면의 감정을 노출시킴
8. 주위전환을 사용	8. 힘든 감정 조절
결과 목표에 따른 환자의 진행상황의 요약: 환자는 식사거부를 하지 않고, 식사량이 증가하였고, 식사 시간을 지켰다. 조용한 어조로 지시하였을 때 잘 따랐다. 전략적으로 지속적인 정신상태와 감정 사정으로 우울사고를 감소시켜 힘든 감정조절로 영양부족을 해결할 것이다.	
문제 # 4: 불면증 일반 목표: 환자는 입원환경에 대한 불안이 없어질 것이다.	
예측되는 행동 결과 목표: 환자는 입원환경에 적응하여 수면을 잘 취할 것이다.	
간호전략	환자의 반응(평가)
1. 불안 원인 사정	1. 환경변화에 적응한다.
2. 수면양상 확인	2. 야간에 수면을 취한다.
3. 행동양상 확인	3. 분주히 돌아다니는 증상감소
4. 수면 전 따뜻한 우유 마시게 함	4. 숙면을 취한다.
5. 좋아하는 운동 확인	5. 낮에 운동량을 점차 늘려간다.
6. 프로그램 참여시킴	6. 야간수면 잘 취하게 함
7. 감정을 확인	7. 외적으로 내면의 감정을 노출시킴
8. 주위전환을 사용	8. 힘든 감정 조절
결과 목표에 따른 환자의 진행상황의 요약: 환자는 환경변화에 적응하고 낮에 활동요법 참석, 수면 전 따뜻한 우유 섭취, 불안의 감소로 야간에 수면을 잘 취할 수 있었다. 불안의 원인 사정, 지속적인 프로그램 참여와 수면양상 확인으로 수면을 잘 취할 수 있도록 한다.	
문제 # 5: 만성적 자존감 저하 일반 목표: 환자는 자존감이 높아질 것이다.	
예측되는 행동 결과 목표: 환자는 우울한 감정이 감소하며 자존감이 높아질 것이다.	
간호전략	환자의 반응(평가)
1. 정신상태사정	1. 우울이 감소함
2. 무기력 사정	2. 무기력 감소함
3. 행동양상 확인	3. 위축 증상감소
4. 스트레스 확인	4. 정서적 안정
5. 좋아하는 운동 확인	5. 낮에 운동량을 점차 늘려간다.

표 7-3-1 간호문제, 목표, 결과, 전략적인 간호중재(계속)

6. 활동 프로그램 참여시킴	6. 요리치료, 놀이치료, 탁구, 노래방, 디스코 등에 참여한다.
7. 감정을 확인	7. 외적으로 내면의 감정을 노출시킴
8. 주위전환을 사용	8. 힘든 감정 조절
결과 목표에 따른 환자의 진행상황의 요약: 환자는 우울한 감정과 무기력, 위축증상이 감소하였다. 정신상태사정, 무기력 사정, 행동양상 확인과 활동 프로그램을 통해 우울한 감정이 감소하며 자존감이 높아질 것이다.	
문제 # 6: 사회적 상호작용장애 일반 목표: 환자는 사회적 상호작용을 할 것이다.	
예측되는 행동 결과 목표: 환자는 우울한 감정이 감소하며 사회적 상호작용을 할 것이다.	
간호전략	환자의 반응(평가)
1. 정신상태사정	1. 우울이 감소함
2. 사회적 상호작용 사정	2. 사회적 상호작용 증가함
3. 행동양상 확인	3. 혼자 지내는 시간 감소
4. 스트레스 확인	4. 정서적 안정
5. 좋아하는 운동 확인	5. 낮에 운동량을 점차 늘려간다.
6. 조용한 어조로 지시	6. 감정 다스리기 훈련을 한다.
7. 감정을 확인	7. 외적으로 내면의 감정을 노출시킴
8. 주위전환을 사용	8. 힘든 감정 조절
결과 목표에 따른 환자의 진행상황의 요약: 환자는 우울한 감정이 감소하고 사회적 상호작용이 증가하고 혼자지내는 시간이 감소하였다. 낮에 운동량을 늘이고 내면의 감정을 노출시켜 사회적 상호작용이 증가할 것이다.	
문제 # 7: 자가간호결핍 일반 목표: 환자는 자가간호를 할 것이다.	
예측되는 행동 결과 목표: 환자는 우울한 감정이 감소하며 자가간호를 할 것이다.	
간호전략	환자의 반응(평가)
1. 정신상태사정	1. 우울이 감소함
2. 자가간호사정	2. 자가간호 시행함
3. 외모 확인	3. 외모 청결해짐
4. 스트레스 확인	4. 정서적 안정
5. 좋아하는 운동 확인	5. 낮에 운동량을 점차 늘려간다.
6. 조용한 어조로 지시	6. 감정 다스리기 훈련을 한다.
7. 감정을 확인	7. 외적으로 내면의 감정을 노출시킴
8. 주위전환을 사용	8. 힘든 감정 조절
결과 목표에 따른 환자의 진행상황의 요약: 환자는 우울한 감정이 감소하고 자가간호를 할 것이다. 우울이 감소하고 자가간호를 시행해 외모가 청결해질 것이다.	

2. 요약

• 간호개념지도는 간호를 계획하고 조직하는 새로운 변화를 가져온 접근으로 환자가 가진 문제와 중재를 그림으로 나타낸 것이다.

풀어보기

1. 개념지도의 정의는?

정답

1. 간호개념지도는 간호를 계획하고 조직하는 새로운 변화를 가져온 접근으로 환자가 가진 문제와 중재를 그림으로 나타낸 것으로 환자가 가지고 있는 문제 그리고 치료에 대한 착상, 즉 개념을 그린 것이다. 개념이라는 용어의 의미는 아이디어이다.

>> 참고문헌

- 곽은미, 이윤희(2023) 개념지도를 활용한 팀 기반 임상 실습교육이 간호대학생에게 미치는 효과. 산업융합연구, 21(5): 59~66
- 박영숙 외 (2013). 임상간호실습을 위한 Concept mapping, 예당출판사.
- 정여원, 민혜영(2019). 개념지도를 활용한 팀기반학습이 간호대학생의 비판적사고 성향 및 메타인지에 미치는 영향. 한국간호교육학회지. 25(3). 277−288.
- Beitz, J. M.(1998). Concept mapping navigating the learning process, Nurse Educator, 23, 35−41.
- Choi, Y. J., &Lee, K. J.(2007). Evidence−based nursing: Effects of a structured nursing program for the health promotion of Korean women with Hwa−Byung. Archives of Psychiatric Nursing, 21(1), 12−16.
- Entwistle, N.(2000). Promoting deep learning through teaching and assessment: conceptual frameworks and educational contexts. Paper Presented at the TLRP Conference. Retrieved May 30, 2002, from http://www.ed.ac.uk/etl/docs/entwistle2000.html.
- Novak, J., &Cañnas, A. J.(2008). The theory underlying concept maps and how to construct and use them (Technical report IHMC Cmap Tools 2006−01 Rev 01−2008). Pensacola, FL: Institute for Human and Machine Cognition. Retrieved from, http://cmap.ihmc.us/publications/ResearchPapers/TheoryCmaps/TheoryUnderlying ConceptMaps.htm
- Novak, J. D.(1998). Learning, Creating and Using Knowledge: Concept Maps as Facilitative Tools in Schools and Corporations. Lawrence Erlbaum Associates, Hillsdale, NJ.
- Novitsky, M. A., Julius, R. J., &Dubin, W. R(2009). Non−pharmacologic management of violence in psychiatric emergencies. Primary Psychiatry, 16(9), 49−53.
- Pilcher, J. W. (2009). Using concept maps in a nurse internship program. Journal for Nurses in Staff Development, 25(6), 299−303.
- Wilgis, M., &McConnell, J.(2008). Concept mapping: An educational strategy to improve graduate nurses' critical thinking skills during a hospital orientation program. Journal of Continuing Education in Nursing, 39(3), 119−126.
- Weillie L, Chi−Hua C, I−Chen L 3, Mei−Li L 4, Shi-ah−Lian C, Tienli L.(2012).The longitudinal effect of concept map teaching on critical thinking of nursing students. Nurse Education Today.
- http://www.jointcommission.org

chapter

08

지역사회중심 간호

제 1 절 지역사회 정신간호

학습목표

- 지역사회 정신건강사업의 개념을 이해한다.
- 지역사회 정신건강의 역사적 배경을 이해한다.
- 국내 정신건강사업의 현황을 설명한다.
- 1차, 2차, 3차 예방의 개념적 차이를 설명한다.
- 지역사회 정신건강요구를 사정한다.
- 지역사회 정신건강사업을 위한 간호의 역할을 확인한다.
- 지역사회 자원을 활용한다.

주요용어

- 1차 예방 primary prevention
- 2차 예방 secondary prevention
- 3차 예방 tertiary prevention
- 정신건강서비스 전달체계 mental health service delivery system
- 정신간호사 mental health nurse
- 정신건강전문요원 mental health professional
- 정신전문간호사 psychiatric mental health advanced practice nurse
- 지역사회정신건강 community mental health

1. 정의

지역사회 정신건강은 지역사회를 기반으로 지속적이고 포괄적이며 통합적 접근방법을 통해 지역주민의 정신건강을 목적으로 지역사회 내에서 행해지는 모든 활동을 의미한다. 지역주민의 정신건강이란 일정 지역사회 주민을 대상으로 정신건강증진, 정신질환예방과 조기발견, 치료기간의 단축, 사회복귀의 촉진, 중증정신질환자의 재활 등을 포함하고 있다.

2. 역사

1) 역사적 배경

1952년에 항정신병 약물인 chlorpromazine이 발명되면서 약물의 효과로 심각한 정신질환의 증상이 조절되면서, 정신약물학은 빠른 속도로 발전하였다. 1960년대 인도주의적 이념이 확산되면서 시설에서 쇠사슬을 사용하여 비인간적인 치료를 받던 장기수용 정신질환자에게 피넬(Phillippe Pinel)은 인도주의적 환경치료의 계기를 제공하는 등 인간의 존엄성을 유지할 수 있는 환경이 강조되었다. 정신위생 및 인권보호운동과 함께 장기입원 환자의 퇴원이 가능해지게 되면서 탈원화를 가속화시켰으나 지역사회의 역할이 준비가 되지 않은 상태에서 환자들의 탈원화는 결국 다시 재입원을 하게 되거나 노숙자, 교도소에 수감되는 부작용이 나타나게 되었다. 이에 미국정부는 만성 정신질환자를 대상으로 지역사회 지지체계를 도입하여 포괄적이고 지속적인 서비스를 제공하게 되었다.

2) 우리나라 정신건강사업의 역사

1970년대 이전에는 정신질환자에 대한 국가 차원의 지원이나 혜택이 없어 전적으로 가족이 비용을 부담하였다. 1980년대 초반까지도 정신치료를 위한 시설이 부족하였고, 높은 치료비용을 감당하기 어려운 가족들은 환자를 무허가 수용시설에 맡겼다. 무허가시설은 정신질환자에 대해서 최소한의 의료와 인권 보호도 이루어지지 않았고, 1983년 방송을 통해 무허가시설 정신질환자에 대한 실태가 알려지면서 사람들에게 큰 충격을 주었다. 이후 정신질환자의 무허가 수용시설을 정부가 지원하여 양성화시켰으며 정신 병상을 확대하는 정책이 수립되었다. 1970년대 초기에 가톨릭대학병원 정신과에서 우리나라 최초로 낮 병원을 개설하여 진료하였고, 1975년 광주 천주의성요한병원에서 아일랜드 신부와 수사들이 정신보건모형을 도입하여 Day Center(주관 생활회관)를 시작하였다. 1986년 태화복지관의 '샘솟는 집'이 사회복귀시설을 시작하였다. 1995년 정신보건법이 제정되면서 지방자치단체들이 시행하는 지역사회 정신건강운동이 확산되기 시작하였다. 정신보건법은 지역사회 중심의 정신보건정책을 주된 기초로 하여 중증 정신질환 대상자의 치료와 재활에 있어 정신의료서비스의 질 향상, 대상자의 인권보장 및 치료받을 권리, 지역사회 적응과 재활서비스의 강화 등이 주된 방향이었다. 이후 여러 차례 개정 과정을 거쳐 2013년 12월에 '정신건강증진법'으로 명칭을 변경하였고, 여기에는 정신질환에 대한 인식 개선 및 전 국민 대상 정신건강증진 등의 새로운 정책내용이 반영되었다. 2016년 정신보건법 전부개정 후 2017년 5월에 '정신건강증진 및 정신질환자 복지서비스 지원에 관한 법률'(이하 정신건강복지법') 시행령을 기점으로 '정신건강증진법'이 '정신건강복지법'으로 명칭이 변경되었다. '정신건강복지법'은 강제 입원에 대한 제도개선으로 인권보호 장치 강화, 정신질환자에 대한 차별 해소와 복지서비스 근거 마련, 전 국민에 대한 생애주기별 정신건강증진사업 근거 마련 등이 주된 내용으로 구성되었다. 정신건강복지법은 정신질환의 예방 · 치료, 정신질환자의 재활 · 복지 · 권리보장과 정신건강 친화적인 환경조성에 필요한 사항을 규정함으로써 국민의 정신건강증진 및 정신질환자의 인간다운 삶을 영위하는 데 이바지함을 목적으로 한다(정신건강복지법 제1조). 기본개념은 모든 국민은 정신질환으로부터 보호받을 권리를 가지고, 정신질환자는 인간으로서 존엄과 가치를 보장받고, 최적의 치료를 받을 권리가 있으며, 정신질환이 있다는 이유로 부당한 차별 대우를 받지 않는다는 것이다(정신건강복지법 제2조). 1995년 정신보건법 제정은 국가가 주체가 되어 입원중심의 정신보건정책에서 지역사회중심, 사회복귀와 재활위주의 정책으로 변화하는 전기가 마련되었다는 점에서 의의가 있다. 국립정신건강센터가 2023.12월에 발간한 '국가 정신건강현황 보고서 2022'에 따르면 현재 정신건강복지센터가 261개소, 정신요양시설이 59개소, 사회재활시설이 351개소, 중독관리통합지원센터가 58개소로 운영되고 있다(표 8-1-1). 우리나라의 정신건강사업 연혁은 다음 표와 같다.

표 8-1-1 정신건강증진시설 및 지역사회 재활기관 현황 (단위: 개소)

구분	기관수	주요기능
계	2,844	
정신건강복지센터	261	– 지역사회 내 정신질환예방, 정신질환자 발견 · 상담 · 정신재활훈련 및 사례관리 – 정신건강증진시설 간 연계체계 구축 등 지역사회정신건강사업 기획 · 조정 ※ 광역 17 / 기초 244
정신 의료기관1)	2,109	– 정신질환자 진료, 지역사회정신건강증진사업 지원 – 정신질환자 진료
정신요양시설	59	– 만성 정신질환자 요양 · 보호
정신재활시설	351	– 병원 또는 시설에서 치료 · 요양후 사회복귀촉진을 위한 훈련 실시
중독관리통합지원센터	58	– 중독 예방, 중독자 상담 · 재활훈련
자살예방센터	6	독립 자살예방센터만 포함(정신건강복지센터 부설 자살예방센터(48개소)는 미포함

출처: 정신건강현황 보고서 2022, 국립정신건강센터(2022년 12.31일 기준)

〈우리나라 정신건강 사업 연혁〉

1984. 보건사회부 정신질환 종합대책 수립(무허가시설 양성화 시작)
1985. 정신요양시설 47개소 운영 지원
1995. 정신보건법 제정
1996. 경기도 지역사회정신보건사업 실시
1997. 정신보건법 시행, 중앙 및 지방정신보건심의위원회 구성
보건국 정신보건과 신설
정신보건법안 제1차 개정(정신요양병원제도 폐지)
1998. 정신보건발전 5개년 계획 수립
모델형 정신건강증진센터 운영사업 4개소 시작
2000. 모델형 정신건강증진센터 운영사업 16개소로 확대
알코올상담센터 시범사업 4개소 시작
2002. 아동 · 청소년정신보건사업 16개소 시작
2004. 정신건강증진센터 운영지원 총 88개소(모델형 23, 기본형65) 확대
아동 · 청소년정신보건사업 24개소로 확대, 알코올상담센터 17개소 운영 지원
2005. 자살 등 위기 상담전화 운영
2006. 생명사랑 및 자살예방사업 추진
지방정신보건사업지원단 구성 운영, 정신과전문의 등 정신보건지도자 교육, 훈련
2007. 5개 국립정신병원의 정신의료기관 및 정신보건전문요원 수련기관 상시지도 체계 마련
2013. 응급실 기반 자살시도자 관리사업(전국 25응급의료기관)
지역사회기반 노인자살예방사업
2016. 국립정신건강센터 설립 및 국립정신병원 내 정신건강사업과 신설
정신건강복지법 전부 개정
2017. 정신건강증진 및 정신질환자 복지서비스 지원에 관한 법률 시행
응급실 기반 자살시도자 사후관리 사업 확대(27개소 → 42개소)
2018. 자살예방정책과 신설
입원적합성심사위원회 운영
2019. 국립정신건강센터 내 국가트라우마사업부 신설
2020. 정신건강정책관 승격, 정신건강정책과, 자살예방정책과 통합
2021. 한국생명존중희망재단 법인 설립허가
2022. 광역, 기초정신건강복지센터 시범평가 실시
중독관리통합지원센터 확충(50개소 → 58개소)
청년중독관리사업 실시(8개소)

3. 지역사회정신건강사업의 목표

국가정신건강증진사업의 방향은 '마음이 건강한 사회, 함께 사는 나라'를 비전으로 국민 정신건강증진, 정신의료 서비스/인프라 선진화, 중증 정신질환자의 사회통합, 약물중독, 이용장애 등에 대한 대응 강화, 자살로부터 안전한 사회구현 등을 목표로 하고 있다. 지역사회정신건강사업의 기본 원칙은 전체 국민을 대상으로 한 정신건강 증진과 예방, 환경조성을 강조, 지역사회 인프라 강화–정보시스템–협력체계 구축을 통한 서비스 접근 확보, 국가 정신건강 증진사업의 리더십 강화, 정확한 정보와 근거를 기반으로 정신건강정책 사업을 수행하는 것이다.

지역사회정신건강사업의 목표는 예방적 접근(1,2,3차 예방)에 중점을 두고 있다(표 8–1–2).

1차 예방은 정신건강을 유지 및 증진하여 정신장애의 발병률을 감소시키거나 새로운 대상자가 발생하지 않도록 정신질환을 예방하는 것이 목적이다. 즉, 지역사회 사람들이 병에 걸리기 전에 위험요인을 변화시킴으로써 정신장애를 예방하고, 질병발생률을 낮추는 것이다. 1차 예방의 핵심요소는 건강증진과 질병예방이다. 건강증진은 건강한 사람들의 안녕을 유지, 증진하는 것이며, 질병예방은 정신질환의 잠재적인 위험으로부터 보호하고, 문제대처방안을 증진시킴으로써 질병의 발생을 예방한다. 활동으로 우울증예방교육, 의사소통기술훈련, 스트레스관리, 정신건강교육, 위기관리, 사회적지지, 편견 및 낙인 감소 등이 있다.

2차 예방은 정신장애자의 수를 감소시킴으로써 장애

표 8–1–2 정신건강의 예방

차원	목표	대상 및 활동
1차 예방	정신건강 유지 및 증진, 정신질환예방 건강증진: 건강한 사람들의 안녕을 유지, 증진 질병예방: 정신질환의 잠재적인 위험으로부터 보호	대상: 전체 인구집단 중에서 정신질환이 발생할 수 있는 위험이 높은 취약계층에 사업의 초점을 둔다. 예 실직, 이혼, 상실 등의 상황위기를 경험하고 있는 고위험집단 등 활동: 우울증 예방교육, 의사소통기술훈련, 스트레스관리, 정신건강교육 환경조성, 위기관리, 사회적 지지, 편견 및 낙인 감소 등
2차 예방	정신질환의 조기발견, 조기치료, 정신질환자의 만성화를 예방	조기진단과 조기치료, 정신과적 응급서비스, 입원치료, 위기중재 등
3차 예방	질병으로 인한 부적응적 기능을 최소화, 재활	대상: 정신질환자를 대상으로 불편, 장애를 극복할 수 있도록 재활을 돕는다. 교육 및 재학습 등으로 환자가 가지고 있는 잠재적 기능을 최대한 회복할 수 있도록 한다. 활동: 만성 정신질환자의 재활과 지속적 사례관리, 사회복귀를 위한 사회적응훈련, 약물 및 증상관리, 생활기술훈련, 사회적 지지망 이용, 직업재활 등

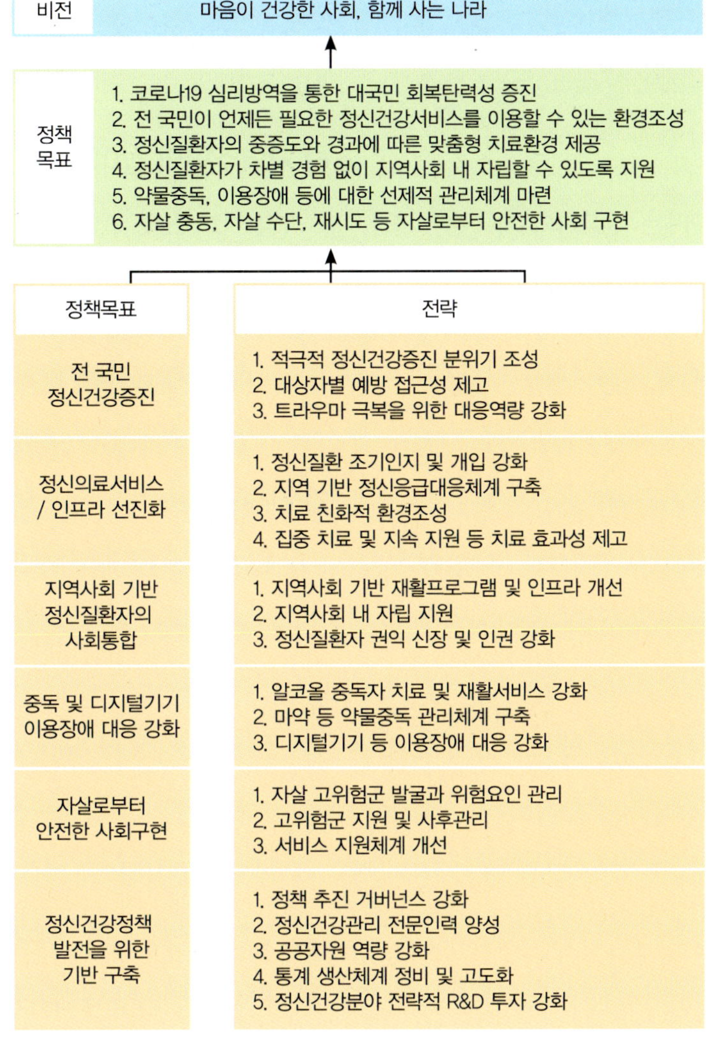

그림 8-1-1 국가정신건강정책 비전과 추진전략(2023년 정신건강사업 안내. 보건복지부)

의 유병률을 감소시키기 위한 것으로 정신질환의 조기발견 및 조기치료를 통해 만성화를 예방하는 것이 목적이다. 현존하는 정신건강문제를 조기에 확인하고 치료로 연계함으로써 정신질환의 유병 기간을 감소시키고 질병의 만성화를 예방하는 것이다. 활동으로는 조기진단과 조기치료, 위기중재, 응급전화 등이 있다.

3차 예방은 장애의 심각성을 감소시키고 재발을 예방하는 활동으로 정신질환으로 인한 정신건강문제와 정신질환자의 부적응적 기능을 최소화하는 것이 목적이다. 정신질환자를 대상으로 그들이 가지고 있는 잠재적 기능을 최대한 발휘하도록 돕고, 불편 및 장애를 극복하여 회복에 이를 수 있도록 재활을 돕는다. 활동으로는 만성 정신질환자의 재활과 지속적 사례관리, 사회복귀를 위한 사회적응훈련, 약물 및 증상관리, 생활기술훈련, 사회적지지망 이용, 직업재활 등이 있다.

4. 정신건강사업의 원리

1) 지역주민의 정신건강에 대한 책임

정신건강복지센터(community mental health center)는 지역사회에서 정신건강서비스를 제공하는 중심기관으로, 센터가 설치된 일정지역 내에 있는 전체 인구의 정신건강을 책임지는 것을 말한다. 정신건강복지센터는 지역주민들의 정신건강서비스에 대한 욕구를 확인하고, 이를 최대한 충족할 수 있는 계획을 수립하여야 한다.

2) 접근성

정신건강서비스를 이용하려는 대상자와 가족은 자신의 집과 가까운 곳에서 서비스를 이용할 수 있도록 하여 익숙한 생활권에서 스트레스를 최소화하며 사회에 적응할 수 있도록 해야 한다. 집과 지역사회를 단절시키지 않고 연계하는 것이 중요하다.

3) 포괄적 서비스

가장 기본적인 사례관리, 자문, 상담, 교육, 입원 및 치료 연계, 재활서비스뿐만 아니라 최근에는 사회의 변화와 요구에 맞추어 응급실 기반 자살시도자 사후관리사업, 아동 · 청소년정신보건사업, 지역사회기반 노인자살예방사업, 생명사랑 및 자살예방사업 등과 같은 다양한 서비스를 포함하여 관리한다.

4) 다학제적 팀치료 접근

지역사회 정신건강사업을 진행하면서 다양한 인력들이 함께 참여하며, 전문가 인력으로는 정신건강의학과 의사, 간호사, 사회복지사, 임상심리사, 작업치료사 등이 있다. 다양한 분야의 인력들이 협력하여 하나의 팀으로 팀 접근 관리를 하게 된다.

5) 치료의 연속성

정신질환의 경우 자발적인 치료가 어려울 뿐 아니라 병원 치료 후 재발을 하지 않도록 지역에서 지속적인 관리가 필요하다. 따라서 치료의 지속성을 위해서는 정신건강을 위한 전달체계가 구축되어야 하여 입원이나 재발 시 조기 치료와 중재를 위한 2차 예방활동과 재발을 예방하고, 재활을 돕기 위한 3차 예방활동 등을 통해 지역사회에서 자립할 수 있도록 돕는다. 대상자에게 가장 필요한 서비스를 받을 수 있도록 돕고, 과거와 현재의 치료를 연계하고, 대상자의 요구와 병적 상태에 따라 1, 2, 3차 예방 활동을 적절히 변화시켜 서비스를 받을 수 있도록 한다.

6) 지역주민의 참여

지역 지도자 및 주민의 욕구를 파악하고, 지역 자원과 지역주민의 자원봉사를 끌어내어 함께 참여하는 과정이 필요하다. 이런 활동 등을 통해 주민들의 정신건강 개념을 파악하고 정신질환에 대한 편견 해소와 인식 개선을 할 수 있도록 한다.

7) 간접서비스

정신건강과 관련하여 편견을 해소하기 위해 대상자에게 영향을 미칠 수 있는 교사, 종교지도자, 경찰, 공중보건간호사 등을 대상으로 교육하거나 대중매체 등을 통해 주민에게 집단교육을 실시함으로써 대상자 및 대중의 정신건강증진을 도모하게 한다.

8) 평가와 연구

서비스의 제공이 지역주민의 요구와 일치하는지, 계획에 맞게 서비스가 제공되었는지, 서비스의 효과는 어떠한지 등을 평가하여 과학적이고 효율적으로 정신건강서비스를 제공할 수 있도록 프로그램을 개발하고 계획하도록 한다.

9) 예방

정신건강증진을 위해 적극적인 예방인 1차 예방, 진단과 조기치료의 2차 예방, 재활 개념의 3차 예방이 이루어 져야 한다.

10) 자문

정신건강 및 정신건강사업과 관련된 내용에 대해 지역에서 자문이 있을 경우에는 정신건강전문가로서 자신의 전문적 지식과 경험을 바탕으로 적극적인 조언과 자문 등을 제공해 주어야 한다.

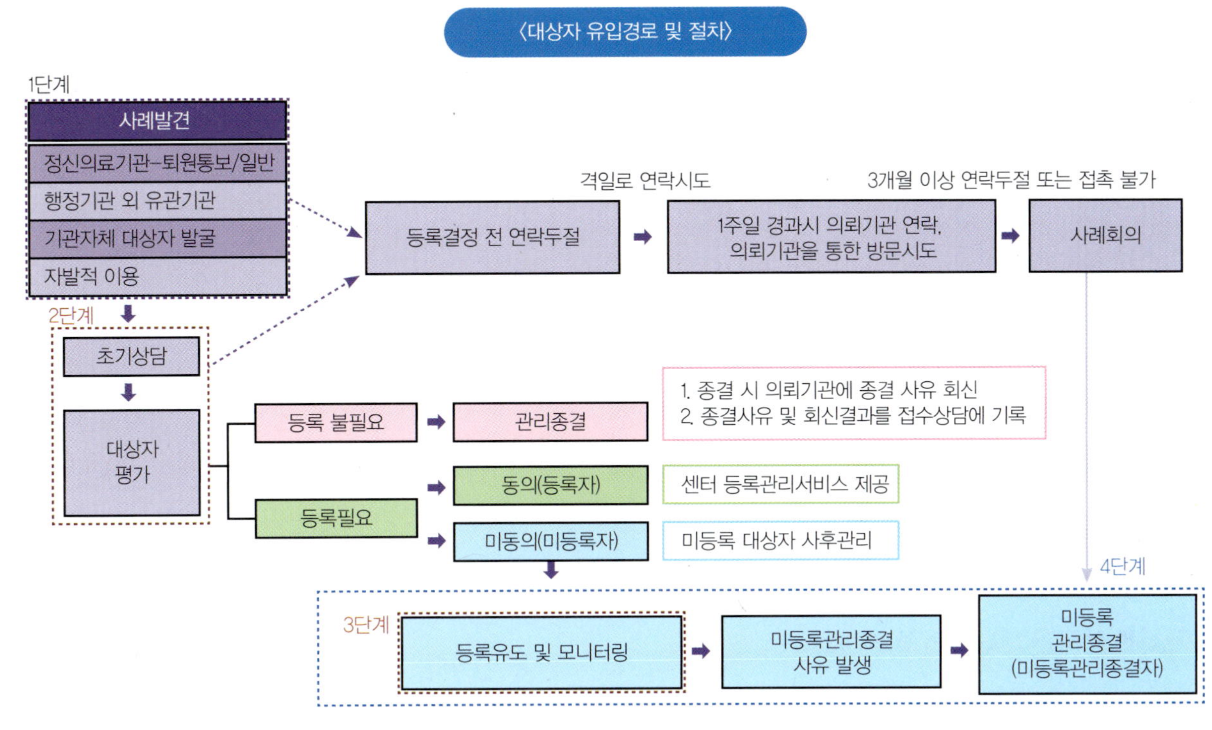

그림 8-1-2 정신건강서비스 전달체계

11) 정신건강과 사회복지서비스 연결

정신질환자의 사회복귀를 위해 의료서비스 이외에 사회적, 직업적, 재활서비스 및 주거서비스 등 사회복지정책 및 사회보장제도를 이용할 수 있도록 연결하는 서비스가 이루어져야 한다.

5. 정신건강서비스 전달체계

우리나라 중증정신질환자 사례관리를 위해 대상자를 유입하는 경로와 절차는 그림 8-1-2와 같다. 초발정신질환자를 중심으로 지역사회 내에서 조기발견 및 조기치료 등 조기 개입을 통해 치료의 효과성을 높이고 정신질환의 중증화 및 만성화를 예방하기 위한 정신질환자 조기발견 사업을 시행한다. 이를 위해서는 학교(교육성, Wee센터), 복지기관(복지관, 자활센터, 지역아동센터 등), 병무청, 주민센터, 보건소 등 협력기관의 긴밀한 네트워크가 필요하다. 사례발견 대상자에 대해서는 포괄적 사정을 통해 정신건강복지센터 등록서비스가 필요하다고 판단되는 경우 등록하여 정신질환자에 대한 체계적 모니터링을 실시하고 사례관리 대상 서비스 수요에 맞춘 정신건강 지원체계를 강화해 나간다. 서비스가 필요하나 등록을 거부하는 미등록자에 대해서도 지속적으로 접촉을 시도하여 정신증 증상, 치료 여부 등을 파악하고, 등록유도 및 미동록 상황에서도 필요한 서비스를 연계해주어야 한다.

6. 지역사회 정신건강사업의 과제 및 발전방향

1) 지역사회정신건강사업의 과제

- 보건소의 일반적 보건서비스 체계나 사회복지관 등의 일반적 복지서비스 체계는 다학제적, 포괄적인 책임 있는 지역사회정신건강서비스 체계를 구축하기에 한계가 있다. 의료서비스와 복지서비스의 연계는 우리나라 지역정신건강서비스의 발전과제라 할 수 있다.
- 정신병원, 정신요양시설 등에서 탈원화될 만성 중증 정신질환자들을 지역에서 수용할 수 있도록 재활서비스가 준비되어야 한다. 또한 가족 및 사회적

지지체계가 부족한 정신질환자에 대해 지지체계를 수립 및 지지모임을 갖도록 하는 제도적 장치가 요구된다.

- 정신건강사업의 주축이 되어야 할 지역사회정신건강전문가의 역할이 충분히 정의되지 못하였으며, 인력 간 협조체계가 잘 구축되지 않고 대부분의 인력이 계약직 신분으로 인건비가 열악하고, 직업적 발전과 승진할 기회가 거의 없어 고급의 전문직들이 사명감과 동기화를 갖기에 매우 어렵다.
- 자살인구의 증가, 성폭력과 충동조절장애, 중독관련 문제 등 사회적인 문제가 증가하고 있으며, 이들 문제에 대한 대책도 강구되어야 한다.

2) 지역사회정신건강사업의 발전 방향

- 지역사회정신건강은 지역사회 주민의 적극적인 참여와 협조가 필수이므로 편견을 해소하기 위한 홍보와 교육이 지속적으로 필요하다.
- 입원기간의 단축 등으로 지역사회내에서 입원을 대체할 수 있는 시설과 서비스가 부족하므로 더 많은 확충이 이루어져야 한다.
- 지역사회정신건강의 개념을 갖춘 전문 인력이 충분하게 양성되고 이들이 활동인력으로 활용될 수 있도록 근무여건이 향상되어야 한다.
- 공공과 민간의 원활한 협력체계 구축이 필요하다. 지역 내 모든 정신건강자원이 유기적으로 연결되고 합리적으로 동원되어야 한다. 또한 대민접촉을 많이 하는 직종인 의료인, 교사, 종교인, 경찰, 소방공무원 등에게 정신건강교육 및 필요시 자문하는 체계가 요구된다.

7. 간호

1) 정신건강간호사(정신건강전문요원)의 자격과 역할

(1) 자격

- 정신건강전문요원은 정신질환자 및 국민의 정신건강증진을 위하여 간호사, 사회복지사, 임상심리사 등 다양한 영역의 전문가 양성 필요에 따라 정신건강전문요원 수련기관을 지정하여 양성하고 있다. 정신전문건강요원의 자격으로는 복건복지부령이 정하는 수련기관에서 수련을 받은 사람에게 자격을 줄 수 있으며, 정신건강전문요원은 정신건강간호사, 정신건강임상심리사, 정신건강사회복지사로 구분되어 있고 2022년 4월부터 정신건강작업치료사도 포함되었다. 이 중 정신건강간호사는 1, 2급으로 구분되어 있다. 정신건강간호사 2급은 보건복지부장관이 지정한 정신건강간호인력 수련기관에서 1년간 수련과정을 거쳐 보건복지부장관에 의해 자격증이 주어진다. 정신건강간호사 1급은 2급 자격 취득 후에 정신건강분야의 임상실무경력 5년 이상 있거나, 간호대학에서 5년 이상 정신간호분야의 전임강사 이상의 직에 있었던 자 또는 간호학 석사학위 이상 소지자로 보건복지부장관이 지정한 1급 정신건강간호인력 수련기관에서 3년 이상 수련을 마쳐야 한다.
- 정신전문간호사는 3년 이상의 정신간호실무경력이 있는 간호사가 석사과정의 간호교육기관에 입학하여 정신간호 이론지식 및 실습을 실시하고 졸업 후 보건복지부장관이 실시하는 정신전문간호사 자격시험에 합격하여야 정신전문간호사 자격증이 주어지며, 동시에 정신건강간호사 2급 자격도 받게 된다.

(2) 역할

정신건강전문요원은 정신보건법 시행령에서 규정하고 있는 업무로는 사회복귀시설 운영, 정신질환자의 사회복귀 촉진을 위한 생활훈련 및 작업훈련, 정신질환자와 그 가족에 대한 교육지도 및 상담, 진단 및 보호의 신청, 정신질환예방활동과 정신건강에 관한 조사, 연구, 기타 정신질환자의 사회적응 및 직업재활을 위하여 보건복지부장관이 정하는 활동이 정신건강전문인력의 업무이다. 정신건강간호사는 이외에도 정신질환자의 병력에 대한 자료수집, 병세에 대한 판단 분류 및 그에 따른 환자관리활동, 정신질환자에 대한 간호활동이 있다.

정신전문간호사의 역할은 아직 법제화되지 않고 있으나 모든 분야의 정신질환자를 대상으로 정신치료 등의 일차간호뿐만 아니라 환자가족 교육, 자문역할, 상담, 교육, 연구자의 역할을 수행하고 있다.

2) 간호과정

(1) 사정

① 지역사회 사정

지역사회 사정, 지역사회정신보건기관 사정, 지역사회 정신간호 요구사정이 먼저 이루어져야 한다. 지역사회 정신간호 요구사정을 위해서는 지역사회 내의 자원뿐만 아니라 지역사회의 취약점도 파악한다. 지역의 역사를 파악함으로써 주민들의 특성과 문제점을 확인할 수 있다. 5년마다 실시되는 인구센서스 등을 이용해 지역사회의 사회적 단위를 확인하고, 사업을 수행하기 위해 그 대상과 내용의 범위를 제한할 수 있다. 적합한 교통망을 이용할 수 있는지를 파악함으로써 서비스를 얼마나 용이하게 이용할 수 있는지 사정해야 한다. 지역사회에서 이용할 수 있는 프로그램과 서비스 기관의 수와 유형에 대한 분석이 필요하다. 여기에는 건강과 관련된 시설과 이용 가능한 프로그램 수와 형태를 분석하는 것도 필요하다. 사회적 참여는 사회적, 정치적 기관, 교회, 오락시설 등을 통해 이루어질 수 있다. 또한 사회화의 중요한 부분은 다양한 교육기관에서 이루어지기 때문에 지역사회 내에 있는 초등학교, 중, 고등학교, 특수학교, 대학교 등의 기관을 파악하여 교육프로그램을 통하여 사회화 업무를 수행해야 한다.

② 개인 및 가족사정

개인이나 가족의 실제적, 잠재적 건강상태를 파악하고, 포괄적이고 체계적으로 자료를 수집하여 의미있는 자료를 조직하는 과정이다. 개인력이나 정신상태검진(mental status examination, MSE)으로 이루어진 정신과적 면담을 시행한다. 개인력에는 일반적 배경, 주호소, 현병력, 의학적 질병력, 발달력, 가족력 등과 함께 대상자의 장점과 약점뿐만 아니라 대상자와 관련된 중요한 인물들의 관계에 대해서도 사정한다. 정신상태검진에서 사정해야 할 영역으로는 외모, 전반적 태도와 행동, 사고과정과 내용, 지각, 기분과 정서, 의식과 인지능력, 충동조절, 판단력 및 병식 등이다. 미처 발견되지 못한 대상자의 신체질병이 있을 수 있으므로 간단한 신체사정과 함께 가족 또는 사회집단에서의 기능, 작업수행능력, 독립적 생활유지능력, 의식주, 자가간호능력 등에

표 8-1-3 지역사회 간호진단 문제

진단	지역사회 특성
인구의 노화와 고령화	• 독거노인, 만성 퇴행성 질환자 증가, 건강관리능력 저하 • 사회와 격리된 노인이나 경제적 어려움이 있는 노인 증가 • 일상생활활동 수행 능력의 부족, 가족이나 이웃과 교류가 적음, 사회시설 이용이 어려움, 타인에 대한 심리적, 신체적 의존도가 높은 사람이 증가
지역사회 내 상호작용 부족	• 이웃끼리 무관심, 주민의 교류와 접촉 빈도가 낮음, 거동이 불편, 삶의 의욕이 낮고 경제적 어려움, 핵가족, 지식수준이 낮고 지역사회 정보교류 참여율이 낮음
지역사회 지지체계 부족	• 지역사회 경제수준 낮음, 기관 이용이나 자원 등에 대한 정보 부족, 아플 때 도움을 청할 재원과 인력 부족, 자원봉사자 부족, 생활보호 대상에서 제외된 사람이 많음, 지지체계가 실제적인 도움이 되지 못함
비효율적 건강관리	• 보건의료자원의 부족, 취약 인구층 증가, 경제적, 환경적 수준 낮음, 지식 결여 및 금연, 금주, 운동, 스트레스관리 및 정상 수면유지 등의 어려움, 건강검진 중요성에 대한 인식 부족, 건강에 대한 동기 결여, 교육수준이 낮음, 건강행위와 관련된 시설 부족
가족의 부적절한 대처	• 스트레스 상태의 가족이 증가, 가족구성원의 높은 불안, 주부의 심한 역할 편중, 가족구성원 간의 부적절한 역할 분배, 자녀에 대한 희생적 의식, 자기 역할에 대한 인식 부족, 가족구성원 간의 성차별, 가족상호 간 지지 부족, 가족 이외의 지지자원 부족, 건강문제발생 시 민간요법 병행, 가족 중 만성질환자가 있거나 일정한 수입이 없는 경우

대한 기능도 사정이 이루어져야 한다. 지역사회환경에서 가족은 밀접하게 연결되어 있으므로, 대상자의 상태를 이해하기 위해서는 대상자 가족을 이해하는 것도 중요하다. 가족사정으로는 가족의 구조, 사회적 배경, 현재 문제에 대한 인식, 의사소통의 형태나 가족의 역할, 치료에 대한 가족의 기대 등을 확인할 수 있다.

(2) 지역사회 간호진단

지역사회 정신간호사정단계에서 건강문제를 도출하여 지역사회 정신간호진단을 하게 된다. 정확한 진단은 지역사회 정신간호사가 책임있는 간호를 위해 어떤 중재를 선택할 것인가를 결정하는 데 기초가 된다. 현재 우리나라 지역사회 간호현상에 적합한 표준화된 간호진단 분류체계가 미흡한 상태이다. 우리나라에서 도출된 지역사회 간호진단의 예로는 인구의 노령화와 고령화, 지역사회 내의 상호작용 부족, 지역사회 지지체계 부족, 비효율적 건강관리, 가족의 부적절한 대처, 건강증진행위의 불이행 등이 있다(표 8-1-3). 개인 및 가족에 대한 간호진단은 북미간호진단협회(The North American Nursing Diagnosis Association, NANDA)에 의해 공인된 간호진단목록을 사용할 수 있다. 여기에는 스트레스나 질환에 대해 개인, 가족 및 지역사회의 반응에 대한 임상적 판단이 가능하며 간호진단의 예로는 불안, 비효과적 대처, 타인에 대한 폭력의 위험 등이 있다.

(3) 간호계획과 중재

정신질환자 개인에게 간호사는 정신질환자의 강점과 잠재력을 개발하고 사회기술훈련을 통한 재활, 환경적 지지 등에 중점을 두어 계획을 세우게 된다(표 8-1-4). 계획은 사정자료를 기준으로 목표를 가지고 있어야 하며, 대상자와 함께 어느 수준까지 기능회복을 목표로 할 것인지를 결정해야 한다. 행동은 단기간에 변화되지 않기 때문에 대상자가 준비되지 않은 상태에서 행동변화를 강요하지 않아야 한다.

가족의 지지는 대상자의 성공적 재활과 회복을 위해 꼭 필요하다. 간호사는 가족들이 경험하는 스트레스에 대한 대처와 역량강화 및 가족교육 등을 실시할 수 있다.

지역사회 차원에서는 정신건강교육, 사회적 지지망과 정책적 활동 참여 등이 있다. 정신질환에 대한 편견을 해소하기 위해 교육하고, 예산이나 자원 배정뿐만 아니라 정신건강서비스 정책에 영향을 끼칠 수 있도록 적극 참여해야 한다.

(4) 평가

대상자와 가족에 대한 영향과 지역사회서비스 체계의 효율성 등에 대해 평가할 수 있다.

대상자 및 가족에 대한 평가는 기대되는 결과 달성에 중점을 둔다. 또한 중재의 결과에 대해 주관적, 객관적 도구를 모두 사용한다. 예로 입원일수의 감소, 응급실

표 8-1-4 간호계획 및 중재

계획	중재
잠재력과 강점 개발	• 대상자의 강점과 잠재력을 개발하기 위해 일상생활 기술, 대인관계, 대처자원 개발, 대상자의 욕구를 반영하는 중재 • 대상자의 자아개념을 변화시키고 자존감이 증진되는 결과를 기대할 수 있음
사회기술훈련	• 지식의 습득을 돕고 지역사회 내에서 살아가는 데 필요한 기술 제공 • 일상생활훈련, 대화기술, 친구사귀기, 데이트하기, 문제해결능력, 투약관리, 옷입기, 자기주장하기 등의 중재
질병관리	• 대상자와 가족에게 질병의 증상과 징후, 질병의 경과, 재발의 조기 경고 증상, 약물의 효과와 부작용, 치료적 전략, 치료 이행에 대한 문제, 기대되는 치료 결과 등을 교육하여 치료와 재활의 주요 자원으로 활용
환경적 지지	• 결손 및 증상 정도가 심한 경우 주위 환경을 바꾸는 환경적 수행을 사용 • 환경적 지지 중재로는 재활센터, 주거서비스, 직업알선, 사례관리 등이 포함

방문 횟수 감소, 직업유지, 위기상황에서 지지해 줄 사람의 수 증가 등이 포함될 수 있다.

지역사회에서 제공된 프로그램에 대한 평가로는 투입된 노력(인적, 물적 소비량)에 대해 효율적으로(최소비용으로 최대의 효과) 목표가 달성이 되었는지, 또한 계획에 따라 진행되었는지에 대한 과정뿐만 아니라 평가를 통해 재계획을 결정할 수 있다.

8. 요약

- 지역사회 정신간호는 지역사회 주민의 정신질환예방 및 정신건강증진을 위해 지역사회를 기반으로 지속적, 포괄적, 통합적 접근방법으로 지역사회 내에서 행해지는 모든 활동을 말한다.
- 지역사회 정신간호가 발전하게 된 역사적 사건으로는 정신약물학의 발전, 1960년대 인도주의적 이념 및 인간의 존엄성 유지가 가능한 환경을 강조하면서 발전하게 되었다.
- 우리나라 지역사회 정신간호는 1995년 정신보건법이 제정되면서 지역사회 정신건강사업이 확산되었고, 정신보건법은 정신건강증진법을 거쳐 정신건강복지법으로 바뀌면서 국민의 정신건강증진과 정신질환자의 인간다운 삶을 추구하고 있다.
- 지역사회 정신건강사업의 목표는 예방적 접근을 중점으로 하며, 1차 예방, 2차 예방, 3차 예방이 있다.
- 정신건강사업의 원리는 지역주민의 정신건강에 대한 책임, 접근성, 포괄적 서비스, 다학제적 팀 접근, 치료의 연속성, 지역주민의 참여, 간접서비스, 평가와 연구, 예방, 자문, 정신건강과 사회복지서비스 연결 등이 있다.
- 정신건강전문요원으로는 간호사, 사회복지사, 임상심리사가 있으며 자격과 역할에 따라 간호사는 정신간호사, 정신건강간호사, 정신전문간호사로 구분되어 있다.

풀어보기

1. 지역사회정신건강에 대한 설명으로 틀린 것은?

① 정신질환자와 가족이 대상이다.
② 정신질환자의 직업적 재활활동은 포함되지 않는다.
③ 정신질환자의 빠른 선별과 병원 치료가 주 목적이다.
④ 지역사회를 기반으로 지속적, 포괄적, 통합적 접근방법을 사용하여 활동한다.

2. 1차 예방에 대한 설명으로 옳은 것은?

① 핵심 요소는 재발방지이다.
② 활동으로 직업재활, 약물교육, 스트레스관리 등이 있다.
③ 정신건강을 유지 및 증진하여 정신질환을 예방하는 것이 목적이다.
④ 정신건강문제를 조기에 확인하고 치료함으로써 정신질환의 유병 기간을 감소시킨다.

3. 2차 예방에 대한 설명은?

① 정신질환의 조기발견과 조기치료로 만성화를 예방하는 것이 목적이다.
② 활동으로는 재활과 사례관리, 사회적응훈련, 약물 및 증상관리 등이 있다.
③ 전체 인구집단 중에서 질환 발생 가능성이 높은 취약계층을 대상으로 한다.
④ 질병에 대한 위험요인을 변화시킴으로써 정신장애를 예방하고, 질병 발생률을 낮춘다.

4. 3차 예방에 대한 설명이 아닌 것은?

① 활동으로는 조기진단과 조기치료, 위기중재, 응급전화 등이 있다.
② 정신질환자의 불편이나 장애를 극복할 수 있도록 재활을 돕는다.
③ 정신질환자를 대상으로 그들이 가지고 있는 잠재적 기능을 최대한 발휘하도록 돕는다.
④ 정신질환으로 인한 정신건강문제와 정신질환자의 부적응적 기능을 최소화하는 것이 목적이다.

5. 정신건강사업을 실시하는 기본 원리에 대해 간략하게 답하시오.

정답

1. ④, 2. ③, 3. ①, 4. ①, 5. 1) 지역주민의 정신건강에 대한 책임 – 센터가 관장하는 지역 주민에 대해 정신건강을 책임지게 된다. 2) 접근성 – 가장 가까운 곳에서 필요한 서비스를 받을 수 있게 한다. 3) 포괄적 서비스 – 상담, 교육, 치료연계, 재활서비스뿐만 아니라 사례관리 등과 같은 다양한 서비스를 포함한다. 4) 다학제적 팀치료 접근 – 다양한 분야의 인력들이 협력하여 하나의 팀으로 대상자를 관리한다. 5) 치료의 연속성 – 과거와 현재의 치료를 연계 및 병적상태에 따라 다양한 서비스를 받을 수 있도록 한다. 6) 지역주민의 참여 – 지역주민이 함께 참여하는 과정을 통해 정신질환에 대한 편견해소와 인식을 개선한다. 7) 간접서비스 – 대상자에게 영향을 미칠 수 있는 교사, 지도자나 대중매체 등을 통해 집단교육을 실시한다. 8) 평가와 연구 – 서비스 제공의 효과 등을 평가하여 과학적이고 효율적으로 서비스를 제공할 수 있도록 계획한다. 9) 예방 – 정신건강증진을 위해 1차, 2차, 3차 예방이 이루어져야 한다. 10) 자문 – 정신건강과 관련된 문제에 대해 전문적 지식과 경험을 바탕으로 조언과 자문, 논의를 해야 한다. 11) 정신건강과 사회복지서비스 연결 – 정신질환자의 사회복귀를 위해 사회복지정책 및 사회보장제도를 이용할 수 있도록 연결한다.

>> 참고문헌

- 공성숙 외(2021). 정신건강간호학. 서울: 군자출판사
- 국가인권위원회(2018). 정신장애인의 지역사회 거주 · 치료 실태조사 보고서. 국가인권위원회
- 김수진 외(2020). 정신건강간호학. 현문사
- 김은자 외(2016). 최신 지역사회정신건강간호학. 퍼시픽북스
- 김희숙 외(2019). 최신 정신건강간호학. 서울: 학지사메디컬
- 민성길 외(2023). 최신정신의학 제 7판. 일조각
- 박은영 외(2019). 간호진단, 중재 및 결과가이드. 현문사
- 법률 제16377호. 정신건강증진 및 정신질환자 복지서비스 지원에 관한 법률
- 보건복지부(2022). 2022년 정신건강사업안내. 보건복지부
- Anthony W. A.(2002). A Recovery-oriented Service system: Setting some system level standards. Psychiatric Rehabilitation, 24(2), 159-168.
- Fortinash K. M. & Holoday-Worret P. A.(2007). Psychiatric Nursing Care Plan, 5th ed. St Louis, Mosby.
- Stuart G. W. & Laraia M. T.(2005). Principles and Practice of Psychiatric Nursing, 8th ed. St Louis, Mosby.
- Towndend , M. C.(2006). Psychiatric Mental Health Nursing: Concepts of care in evidence-based practice, Davis Company.
- Varcarolis E. M.,Carson V. B. & Shoemaker N. C.(2006). Foundation of Psychiatric Mental Health Nursing, 5th ed. Saunders Elsvier.

제 2 절 위기중재

학습목표

- 위기의 정의를 설명한다.
- 위기의 특성을 설명한다.
- 위기의 종류를 설명한다.
- 대상자에게 위기중재를 수행한다.
- 자살의 단서를 파악한다.
- 자살의 정신역동을 설명한다.
- 자살의 위험요인을 확인한다.
- 자살예방 간호중재를 적용한다.
- 자살시도자에게 필요한 간호를 수행한다.
- 자살자 유가족에게 필요한 간호를 수행한다.
- 공격행위 징후를 사정한다.
- 공격행위시 대처방안을 적용한다.

주요용어

- 공격성 aggression
- 분노 anger
- 사회적 위기 social crisis
- 상황위기 situational crisis
- 성숙위기 maturational crisis
- 아노미자살 anomie suicide
- 위기개입 crisis involvement
- 이기적 자살 egoistic suicide
- 이타적 자살 altruistic suicide
- 자살 suicide
- 자살단서 suicide clues
- 자살시도 suicide attempts
- 자살위협 suicide threats

1. 위기

1) 정의 및 특성

(1) 정의

위기(危機, crisis)는 스트레스 사건이나 지각된 위협으로부터 발생하는 불안으로, 개인의 정상적인 심리적 항상성의 붕괴로 정의한다(Roberts, 2005).

스트레스 사건이나 개인의 안녕을 위협하는 것에 대해 평소의 대응기전으로 해결되지 못하고 위협으로 인지될 때 유발되는 내적 불균형이라고 할 수 있다. 이러한 불균형은 개인에게 불안과 긴장을 높여 기능 저하를 나타내기 때문에 결과적으로 문제해결능력이 저하되어 효과적으로 문제를 대처하기가 어려워진다. 위기는 인격의 붕괴를 가져오기도 하지만, 동시에 개인의 성장과 발달의 기회가 될 수도 있다. 위기는 '위험'과 '기회'를 내포하고 있다. 위기에 대해 '위험'은 개인의 안정 상태에 혼란을 가져오고 그 결과 자포자기나 정신적 충격과 장애를 가질 수도 있고, '기회'는 지금껏 사용했던 문제해결방법이 효과가 없다는 것을 인지하여 새로운 대처방법이나 문제해결방법을 탐색하고 학습할 수 있는 전환점이 될 수 있다. 위기는 스트레스와 혼용되어 사용되기도 하나 한 개인이 스트레스 상황을 해결할 수 없을 때 위기가 된다. 스트레스는 발병에 병리적 가능성이 있으나 위기는 성장 촉진 가능성도 지니고 있어 스트레스와 위기에 차이가 있다. 위기는 응급과도 구별되는데 응급은 즉각적인 도움이 필요한 위급한 상황으로 모든 응급상태는 위기라고 할 수 있으나 모든 위기가 급한 응급상태는 아니다.

(2) 위기의 특성

- 위험이나 위협을 주는 사건에 의해 위기는 유발된다.
- 위기는 긴장과 불안이 고조되므로 효율적인 문제해결

능력이 상실된다. 따라서 심한 정서적 고통을 경험하게 되고, 보통 불안, 분노, 우울 등이 나타난다.

- 위기의 기간은 시간적으로 제한되어 있다. 위기 기간은 위험 사건의 심각성, 개인의 특정한 반응, 상황적 지지, 대처능력에 따라 차이가 있으나 일반적으로 1주에서 4~6주 안에 긍정적 혹은 부정적으로 해결되기 때문에 단기적으로 집중 개입이 필요하다.
- 위기는 도움에 개방되어 있고, 변화가능성이 증가한다. 위기상태는 불안정하고 변화하기 쉬운 상태이며, 외부에 도움을 구하고 수용하려는 의지가 증가한다. 다른 사람의 영향을 받기 쉬운 시기이므로 사소한 도움이라도 유용할 수 있기 때문에 중재의 효과가 극대화될 수 있다.
- 위기를 적절히 대처하지 못하면 미래의 위기 해결에 실패할 가능성이 높고, 기능 수준의 저하를 가져올 수 있다. 위기를 극복하기 위해 문제해결능력을 증대시킬 경우 앞으로 발생 될 위기에 보다 잘 대처할 수 있게 된다.
- 위기 시 병적인 행동이나 증상이 보일 수 있으나 진행 과정이나 구조적인 면에서 일반적인 병리현상과는 다르다. 따라서 위기는 증상이라고 보기보다는 반응양식으로 볼 수 있다. 위기중재는 과거의 무의식적 갈등에 초점을 두지 않고 현재의 문제 해결에 초점을 둔다.

2) 위기의 종류

위기는 상실, 전환, 도전의 기간에 나타난다. 상실로는 죽음, 이혼, 퇴직, 신체 상실 등이 포함되고, 전환에는 이사, 입학, 결혼, 출산 등이 있으며, 도전에는 승진, 자기개발 등이 여기에 포함된다. 한 가지의 위기가 오는 경우도 있고, 동시에 여러 가지 스트레스 사건으로 인해 다양한 위기가 올 수도 있다. 위기의 종류에는 성숙/발달위기와 상황위기, 사회적 위기(재난)로 구분할 수 있다.

(1) 성숙위기(발달위기)

성장에서 죽음에 이르기까지 삶의 주기의 각 단계에서 전환기동안에 역할변화에 요구되는 발달적 사건으로 점차로 일어나는 예상 가능한 삶의 사건이다. 이러한 성숙위기에는 새로운 역할을 받아들일 때 접촉하는 사람들에 의해 영향을 받는다. 타인으로부터 저항이 많으면 많을수록 그 사람은 변화하는 데 많은 스트레스를 받게 되고, 새로운 역할에 대한 대인관계의 자원은 역할의 변화를 성취하기 위해 새로운 행동을 시도할 때 도움을 받는다. 즉, 새로운 역할에 저항하거나 수용하는 정도에 따라 달라지며, 저항을 크게 받을수록 변화에 어려움이 있다. 성숙위기는 청소년기, 결혼, 부모기, 중년기, 은퇴기 등 삶의 전환기간에 나타난다.

(2) 상황위기

예상치 못한 특수한 외적 사건이 개인의 생리적, 사회적, 심리적 평형상태를 위협할 때 발생한다. 상황위기로는 직업의 변화나 상실, 의미 있는 사람의 상실, 원치 않은 임신, 이혼, 신체적, 정신적질환 등이 포함된다. 상황위기는 개인의 삶에 장애요인이 될 수도 있고 성숙 및 변화의 요인이 될 수도 있다.

(3) 사회적 위기(재난)

재난은 자연적 혹은 인위적인 원인으로 인해 광범위한 환경적 변화를 포함한 대량파괴나 인명손실 등 예상치 못한 위기를 말한다. 지진, 화재, 태풍, 가뭄, 극한의 더위와 추위 등의 기후문제를 자연재해로 구분할 수 있다. 전쟁이나 폭동, 대규모 산업재해, 정전 등의 인재는 국가재난으로 구분되며 이 외에도 폭력범죄(강간, 살인, 학대 등)가 사회적 위기에 포함된다. 최근에 이러한 다양한 사회적 위기(재난)이 늘어나고 있는 상황이다.

3) 위기의 단계

(1) 1단계

스트레스를 촉진하는 유발사건이나 자아개념을 위협하는 갈등 등 문제를 직면하게 되면 불안이 증가된다. 첫 단계에서는 불안을 감소시키기 위해 개인의 익숙한 방어기제나 문제해결기술 등을 사용하여 문제해결을 시도하게 된다.

(2) 2단계

개인에게 익숙한 방어기제나 문제해결기술 등으로 불안이 해결되지 못하고 1단계 대처기전의 실패로 위협이 계속되면 불안과 왜곡증상이 증가된다. 사건이 위협적으로 지각되고 불안이 더욱 증가되며, 위험하고 혼란스런 감정을 느끼게 된다. 극도의 불편한 감정을 해결하고 정상적인 균형을 회복하기 위해 시행과 착오를 반복하게 된다.

(3) 3단계

시행과 착오를 반복해도 불안이 해결되지 못하면, 불안은 급속도로 상승하게 된다. 증가된 불안과 혼란이 인지적, 신체적, 행동적, 사회적으로 표출된다. 내적, 외적 자원을 동원하여 새로운 대처방법을 시도하거나 예전의 방법으로 해결할 수 있는지 확인하기 위해 위협을 재정리한다. 전문가의 도움을 구하기도 한다. 이 시기에 새로운 해결방법이나 예전의 해결방법으로 적용했을 때 효과가 있으면 위기는 해결되나 어느 수준에서도 해결이 되지 않을 때는 4단계로 넘어간다.

(4) 4단계

만약 문제가 해결되지 않고 새로운 대처기술이 비효율적이라면 불안은 더욱 심해져 심각한 문제가 나타나게 된다. 이 단계는 위기의 실제적인 단계로, 계속적인 대처기전의 실패로 위기가 그대로 남아있을 경우 불안이 심해져 공황 수준까지 이르며, 인지적, 정서적, 행동적 왜곡이 나타나게 된다. 개인 내적 자원과 지지체계가 부적절한 상황으로 극도의 불안, 주의력결핍, 충동적, 비생산적 행동이 나타난다.

4) 위기의 중재

(1) 목적

위기 이전의 상태로 돌아가거나 보다 건설적인 극복기술을 개발하여 적응 수준의 향상을 도모하는 것이다.

(2) 위기(스트레스)사건의 균형요인

위기는 불균형상태이기 때문에 균형상태로 회복하는데 영향을 미치는 세 가지 중요한 균형요인이 필요하다. 개인의 사건에 대한 지각이 왜곡되지 않고 현실적이며, 적절한 상황적 지지와 새로 시도된 대처기전이 적절하면 불안이 완화되며 위기가 해결된다(그림 8-2-1).

- **사건에 대한 지각**: 환경으로부터 정보를 수집하고 처리하는데 있어서 사람에 따라 작은 사건도 위협적이라고 받아들이기도 하고, 위협적인 사건이라고 하더라도 신중하게 현실을 파악하기도 한다. 따라서 사건의 지각하는 방법에서 현실적으로 인지하는지, 혹은 왜곡적으로 인지하는지에 따라 달라질 수 있다.
- **상황적 지지**: 위기에 처한 대상자를 돕기 위해서 간호사를 포함한 여러 건강전문가가 돕게 된다. 개인을 지지해 줄 수 있는 인적 자원으로 가족이 있으며, 환경적 자원뿐만 아니라 위기중재를 돕기 위해 동원되는 건강전문가가 포함된다.
- **대처기전**: 대처기전은 경험이나 모델링, 문화적 반응 등을 통해 습득되는데, 과거에 사용한 적절한 대처 경험이나 유용한 대처기전은 위기 사건을 대처하는 능력을 강화할 수 있다.

(3) 중재 원칙

- 즉각적인 중재의 중요성을 인식해야 하며, 중재는 4~6주 안에 단기적으로 이루어져야 한다.
- 현재 문제에만 초점을 두고 즉각적인 위기 해결을 다루어야 한다.
- 신체적 문제를 우선으로 중재해야 하며, 초기의 중재는 더 나은 예후를 위해 중요하다.
- 위기중재의 목적은 위기 전 단계의 기능을 유지하는 것이다.
- 위기중재는 대상자의 행위와 다른 사람의 존재, 즉 지지체계에 달려 있다.
- 위기 동안은 외적인 중재에 더 개방되어 있어 문제

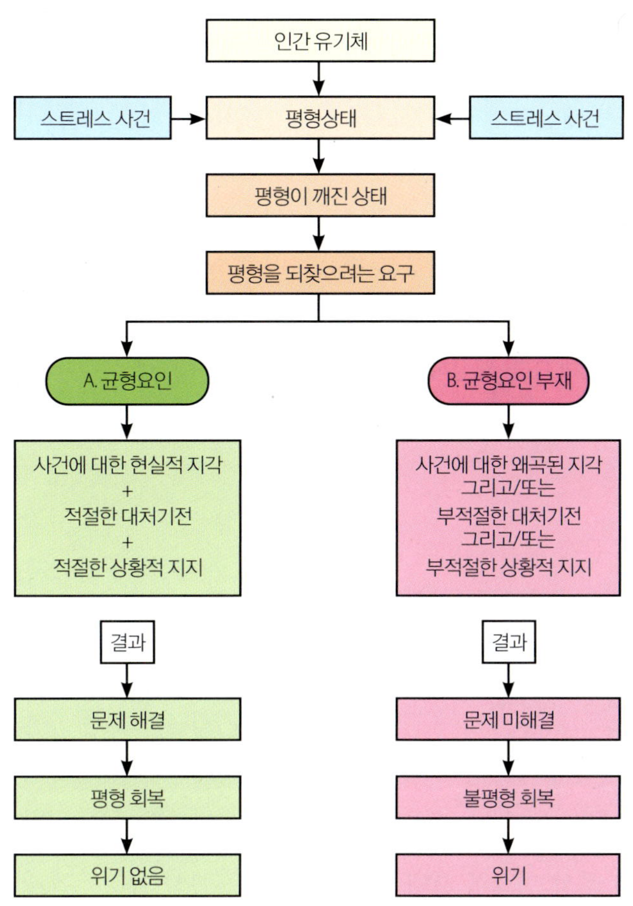

그림 8-2-1 스트레스사건에서의 균형요인 효과

를 수정하기 위한 해결 방법을 배울 수 있다.

- 적응적 대처기전을 강화하고, 위기 문제와 인생과의 통합을 시도하도록 격려한다.
- 현재의 불균형 상태는 위기 상황으로 인해 일시적으로 압도되어 기능이 어려운 것으로 보고, 일반적으로는 평소에 정신적으로 건강하다고 전제한다.
- 대상자가 현실적인 목적을 세우고 현 상황에 초점을 둔 중재를 계획하도록 격려하고, 필요하면 환자와 함께 있어 준다.

5) 간호과정

(1) 위기 사정

사정 단계는 위기중재에서 가장 중요한 단계이다. 대상자가 위기 상황에 처해있는 정도를 평가한다. 대상자가 불안이 높고 명확한 사고를 할 수 없으며 문제 해결을 하지 못하는 경우 우선 자신의 현재 상황에 대해 천천히 이야기하도록 한다. 감정을 말로 표현하게 하며, 현재 문제에 초점을 둔다.

- **촉발사건을 확인한다**: 촉발사건을 확인하기 위해 자존감, 역할성취정도, 의존성, 생물학적 욕구 등을 사정하고 이러한 욕구를 위협하는 사건들을 탐색한다.
- **증상과 행동특성을 확인한다**: 위기를 경험하는 사람들에게 나타나는 증상을 확인한다. 심리적으로 분노, 무감동, 지루함, 무력감, 초조, 집중력 저하, 자살사고, 절망감, 불안정성, 무감각 등이 있고, 신체적으로 과식 또는 소식, 두통, 피로, 성적욕구의 감소, 요통, 약물남용, 집중력 저하 등이 나타난다.

- **사건에 대한 지각을 확인한다**: 촉발사건에 대한 대상자의 지각과 인지는 매우 중요하며, 사건이 대상자에게 어떤 의미인지, 위기가 대상자에게 미치는 중요성을 사정한다.
- **지지체계와 대처기전을 확인한다**: 대상자의 강점과 이전의 대처기전을 사정하고 필요하다면 새로운 적응적 대처기전과 위기상황을 해결하기 위한 협조자나 협조기관을 탐색하여 지지체계를 사정하는 것은 중요하다.

(2) 간호진단

위기중재의 간호 진단으로는 문제 해결 능력의 변화, 사회적 상호작용의 장애, 비효과적 역할수행, 개인의 비효율적인 대처, 가족의 비효율적 대처, 적응장애, 건강유지능력 변화, 수면장애, 무력감, 자존감 저하, 불안, 공포, 부모 역할 갈등 등이 있다.

(3) 간호계획과 수행

위기중재의 목표는 일반적인 정신 치료와 달리 정서적 평형을 회복하여 개인이 위기 이전의 기능 수준으로 돌아갈 수 있도록 돕는 것이다. 일반적으로 과거 문제는 다루지 않고 지금 여기(here and now)에 근거한 문제 해결을 원칙으로 한다. 위기 중재자는 문제 해결을 위해 적극적으로 참여하여 위기 상황을 분석하고, 대상자가 감정을 표현하도록 격려하는 것이 필요하다. 자신의 감정을 표현하고, 비판 없이 감정을 수용할 수 있도록 하여 긴장을 감소시킬 수 있다. 대상자가 적절한 결정을 내릴 수 있도록 필요한 정보와 지지를 제공하고, 고립되고 위축된 대상자가 주변에 도움을 요청할 수 있도록 방법을 제시해 준다. 병리적 측면이 아닌 건강한 측면을 강조하여 대상자의 대처 방법, 강점과 잠재력, 문제 해결 능력에 초점을 두어, 건강한 대처기전을 적용할 수 있도록 탐색하고 지지한다.

중재자는 상황을 명확하게 인식하고 문제 해결을 위한 계획을 세울 수 있어야 하며, 평온함과 공감 능력을 사용해야 한다. 대상자를 비판하지 말고 필요시 지시적인 역할도 하는 등 적극적인 태도가 필요하다. 중재자는 대상자를 성장가능한 존재로 받아들여야 한다.

위기중재의 형태는 다양하다.

전화상담은 위기 상황에서 손쉽게 상담할 수 있고 낯선 사람과 만날 때 느끼는 어색함이 없으며, 자신을 알리지 않고도 상담이 가능하다는 익명성이 큰 장점이다. 경제적 부담도 없고 약속 없이도 어떤 종류의 도움이라도 즉각 상담이 이루어진다.

대면상담은 즉각적인 문제 해결에 초점을 맞추고 5~6회까지 지속하며 개인, 집단, 가족을 포함한다.

가정방문은 직접 관찰을 통해 자료를 더 수집해야 할 경우 시행한다. 필요시 대상자가 오기를 기다리는 것보다 직접 방문하기도 한다. 특히 자살확률이 높거나 잠재적 위기 가능성이 높은 경우 방문한다.

위기집단 모임은 구성원들이 위기 이전의 기능 수준을 되찾고 문제해결능력을 높일 수 있도록 돕기 위한 것이다. 대인관계의 어려움이나 사회적으로 고립된 사람에게는 개인치료보다 위기집단 모임이 효과적이다. 구성원이 다른 구성원들과 사회적 접촉을 통해 고립을 예방하고, 다른 사람들의 감정을 표현하는 것을 보면서 자신과 비슷한 감정과 문제를 가지고 있다는 것을 깨닫게 된다. 구성원들이 서로 문제에 대처하고 해결하는 방법을 제안하게 되고 서로를 도움으로써 자존감을 회복시킬 수 있다. 이외에도 응급실 위기중재, 이동 위기서비스 등이 있다.

(4) 간호평가

위기중재의 마지막 단계로 위기중재로 인한 긍정적인 해결 여부를 평가하는 것이다. 다음의 내용이 포함된다.

- 건설적인 대처기전을 사용하여 위기 전의 기능수준으로 회복되었는가?
- 대상자의 불안 수준 및 증상은 조절되었는가?
- 대상자의 요구 수준이 충족되었는가?
- 적절한 지지체계와 대처 자원의 도움을 받을 수 있는가?

- 필요한 추가 치료프로그램을 의뢰하였는가?

2. 자살

1) 정의

자살(suicide)은 라틴어 sui(자기자신)와 caedo(죽이다)가 어원이며, 그 원인이 무엇이든 행위자가 자유의지로 자신을 살해하는 의도적인 행동을 말한다. 즉, "자신의 목숨을 스스로 끊는 행위", "의도적으로 자신을 죽이는 행위" 법적으로 "온전한 마음과 도덕적 책임을 질 수 있는 사람이 자신을 파괴하는 행위"로 정의된다. 우리나라는 현재 OECD 국가 중 자살률 1위로 가장 큰 사회적 문제가 되고 있다.

자살은 대체적으로 예방이 가능하다. 자살완수자의 45%가 자살하기 한달 전에 일차진료를 방문하였고, 20%는 정신건강전문가를 방문하였다고 보고하고 있다. 이렇듯 지역사회에서 자살 요인을 감소시키고 예방할 수 있도록 자원을 동원하는 것이 중요하며, 건강관리자들은 자살에 대한 정보를 지역에 알릴 필요가 있다. 자살은 정신과적 응급의 가장 흔한 경우로 자살 생각, 자살 위협, 의도적이지 않아도 점차적으로 죽음에 이르게 되는 만성 자살, 자살 시도, 자살 행동을 모두 포함하는 연속적인 개념으로 이해되어야 한다.

자살 행동(suicide behavior)은 3가지 범주로 나누어 확인할 수 있다.

- 자살 위협(suicide threats): 자살할 생각이 있음을 표현하는 언어적, 비언어적 경고로 자신이 오래 살지 못할 것 같다고 말하거나 아끼는 물건을 나누어 주거나 유서를 작성하는 등의 행위를 말한다.
- 자살 시도(suicide attempts): 저지되지 않으면 죽음에 이를 수 있는 자기 파멸 행동이다.
- 자살 수행(completed suicide): 경고신호를 놓치거나 무시된 후 발생된다. 실제 죽으려고 의도하지 않았던 사람도 자살 시도 후 바로 발견되지 않으면 자살에 이르게 된다.

2) 원인 및 역동

(1) 요인

① 생물학적 요인

자살은 가족적인 경향이 있어 자살자가 있는 가족에서 자살률이 높다. 가족의 자살력이 있는 사람은 자살 고위험군으로 자살 자체가 유전된다기보다 자살 위험이 높은 심리적, 정신적 질환의 유전성이 강하기 때문이라고 할 수 있다. 우울장애는 전전두엽의 세로토닌계 활성의 감소, 시상하부-뇌하수체-부신축(HPA)의 과활성, 스트레스 지속으로 인한 노르아드레날린 결핍, 이러한 신경생화학적 변화가 절망감, 무기력감, 자살생각, 충동적 자살 시도를 초래하는 것으로 보인다.

② 심리적 요인

정신분석에서 프로이트(Freud)는 자살을 '자기 자신에게 향하는 공격성의 결과'라고 하였다. 무어(Moor)는 죽고 싶어서가 아니라 견딜 수 없는 고통에서 벗어나기 위한 행동이며, 아론 백(Aron Beck)은 절망감이 자살 의도 저변에 있다고 하였다.

대처방식과 문제해결능력이 높은 사람은 문제를 스스로 결정하여 해결하거나 도움을 청하는 등 충격적인 사건이나 어려운 상황을 쉽게 극복한다. 그러나 문제해결 능력의 부족, 자신감 부족, 좌절과 어려움, 인내심이 약한 사람은 당황하고 무기력해진다. 특히 충동적이고 분노 조절이 어려운 사람은 쉽게 깊은 좌절과 절망에 빠져 충동적으로 자살 행동을 할 가능성이 높아진다. 미래에 대해 부정적이거나 염세적인 성격, 충동적이고 폭력적인 성격, 남의 비판에 너무 민감하고 자존심이 강한 자애적 성격 등에서도 자살 성향이 높게 나타난다.

③ 사회문화적 요인

뒤르껭(Durkheim)은 개인이 속한 사회집단이 따뜻하게 받아주지 않을 때 자살 동기가 생긴다고 보았다. 특히 개인이 사회집단과 결속에서 끊길 때 사회 · 심리적 고립 현상인 아노미(anomie)를 경험하며, 자살을 이기적 자살(egoistic suicide), 이타적 자살(altruistic suicide), 아노미 자살(anomic suicide: 무통제적자살)로 구분하였다. 이기적 자살은 사회와의 융화가 부족하여 과도한 개인화를 보일 경우로 개인과 사회의 결합력이 약할 때 발생한다. 반대로 이타적 자살은 과도한 집단화 결과로 사회를 위해 자신을 희생한다는 생각이 강할 때 발생하는 것이다. 아노미 자살은 사회정세의 변화나 도덕적 통제의 결여로 발생하는 자살이다. 개인이 속해있는 사회집단에서 떨어져 나와 생기는 사회적 고립 현상을 아노미라고 하며 이것이 현대 사회에서 자살을 이해하는 데 가장 중요한 요인임을 강조하였다. 종교집단이나 지역사회 집단에 참여하는 것은 사회적지지 체계를 만드는 것이므로 자살예방에 중요한 영향을 미친다.

생활사건 중에서는 상황적 요인이 자살의 중요한 요인이 된다. 개인이 당면한 충격적 사건이나 어쩔 수 없이 일어난 생활변화(예 사망, 성폭행, 입시 실패 등의 충격적 사건), 대인관계의 어려움, 배우자와의 불화, 이혼 등, 직장에서의 스트레스와 극심한 피로, 실직이나 파산 같은 경제적 위기에서 자살이 증가한다. 특히 경기침체로 인한 실직과 빈곤, 사별 이혼, 조기 상실감, 사회적지지 감소는 자살과 관련된 중요한 위험 요소이다.

(2) 정신역동

- 양가감정: 자기보존과 자기파괴 사이의 갈등, 자살이 죽음과 동일시되지 않고 살고자 하는 욕구와 공존한다.
- 절망과 무기력: 자신의 무력감과 자존감 저하로 현재 상황을 변화시킬 수 없으며 도움을 받지 못하고 희망이 없다고 생각한다.
- 죄책감: 능력에 맞지 않는 책임감을 느끼고 이를 감당하지 못할 경우 죄책감을 느낀다.
- 공격성: 자신에게 향하는 공격성이며, 때로는 타인을 조정하려는 수단이 될 수 있다.

(3) 특징

- 자살자는 자살을 주어진 상황에서 최선의 문제해결 방식으로 선택한다는 것이다.
- 자살은 예방이 가능하다.
- 자살의 목적은 의식의 단절이다. 즉, 삶의 고통과 압력에서 완전히 벗어나는 완벽한 해결책이라고 생각한다.
- 참을 수 없는 심리적 고통에서 도피하고자 자살을 선택한다.
- 스트레스요인은 심리적 욕구의 좌절에서 기인하며, 수치감, 두려움, 분노, 절망, 무기력감, 외로움 등의 특성이 나타난다.
- 자살에 공통되는 정서는 절망과 무기력감이다. 자살자는 자기가 할 수 있는 일이 아무 것도 없으며, 자기를 도와줄 사람도 없다고 여긴다.
- 자살자는 살고자 하는 욕망과 자살충동이 자살하는 순간까지 갈등상태로 존재하며, 견딜 수 없는 고통으로 인해 삶을 끝내버리고 싶은 욕망과 구원의 희망을 동시에 가지고 있다.
- 자살자는 인지적 위축으로 의식의 범위가 지나치게 좁아져 있어 다른 대안을 찾지 못하고 흑백논리를 가지고 있으며, 융통성있는 생각이 어렵다.
- 자살자의 약 80% 이상이 자신의 자살의도를 주위에 알리며, 자살자에게 자살은 하나의 대처양식이다.

3) 간호

(1) 사정

자살의 위험을 정확히 사정하는 것은 대상자의 자살행동 가능성을 확인하고, 행동의 의미를 파악하며 자살하려는 대상자를 위한 간호계획을 세우는 데 중요하다. 특히 자살 사고와 계획에 대한 직접적인 질문이 자살 행동을 제지할 수 있다. 자살 가능성이 의심되는 환자에게는 그 생각에 대해 직접 그리고 구체적으로 자세히 질문해야 한다. "자살을 생각하거나 시도해 본 적이 있습니까?" 또는 "죽고 싶은 생각이 있습니까?" 등의 질문을 할 수 있다. 자살 가능성을 사정하기 위한 다양한 도구들이 개발되어 있다(표 8-2-1).

자살에 대한 위험요인으로 특정 정신장애와 관련되어 있다. 특히 주요우울장애와 양극성장애를 포함한 기분장애는 정신장애의 자살비율의 50%를 차지한다. 그 외에 약물 또는 알코올 남용이 전체 정신장애의 자살비율의 25%를 차지하며 조현병은 10%에 해당된다(From Brendel et al. 2008)

정신건강실태조사(2022) 결과를 보면 성인의 10.7%는 평생 한 번 이상 심각하게 자살을 생각하며 2.5%는 자살을 계획하고 1.7%는 자살을 시도하였다. 또한 자살생각자의 56.8%, 자살계획자의 83.3%, 자살시도자의 71.3%가 평생 한 번 이상 정신장애를 경험한 것으로 나타났다.

정신장애를 제외한 자살의 위험 요인으로는 남성이 여성에 비해 높고, 연령이 높을수록 위험이 높다. 결혼상태에 따라 위험요인이 달라지는데 자녀가 있는 경우 뚜렷하게 자살 위험이 감소된다. 신체적 건강도 중요한 위험요인으로 자살자의 약 절반이 신체적 질병을 가지고 있었다.

① 자살단서

자살하려는 의도를 타인에게 알리는 행동 양상으로 자살 예방을 위해서는 자살을 암시하는 단서를 파악하는 것이 중요하다. 자살 단서는 언어적, 비언어적으로 표현하기도 하고 상황적으로도 단서를 파악할 수 있다(표 8-2-2).

② 자살위험 평가

자살의 중요한 심리사회적 위험 요인과 보호 요인을 확인하는 것이 중요하다(표 8-2-3). 자살위험 평가를 통해 자살 고위험군으로 판단되면 적절한 중재 방법이 제시되어야 한다.

- **자살위험시기**: 정신병동에서 근무교대 시간, 주말, 봄, 공휴일, 의미있는 기념일 등
- **건강관리체계의 도움 여부**
- **대상자의 의도**: 적대감, 격리 및 철회
- **자살계획**: 계획의 세밀함과 치밀성
- **정신상태**: 불안, 우울, 알코올이나 약물사용 등
- **지지체계 정도**: 도움을 받을 수 있는 사람, 자원 등
- **생활양식**: 대처전략, 생활방식, 이전 자살시도, 최근과 평상시의 변화

표 8-2-1 자살가능성을 사정하기 위한 도구

구분	척도
자살	자살생각척도(suicidal ideation questionnaire: RSIO)
	콜롬비아대학 자살 심각성 평가척도(The Columbia-Suicide Severity Rating Scale: C-SSRS)
	SSI(scale for suicidal idenation)
우울,자살	Beck의 무망감 척도(beck hopelessness scale: BHOP)

표 8-2-2 자살단서

	언어적 단서	비언어적 단서	상황적단서
직접적	• 더 이상은 못살겠다. 자살하겠다 • 이 약을 먹고 고통없이 죽을 거야 • 이 세상은 내가 없으면 더 좋을 거야	• 자살준비 및 자살시도 행동(약을 먹고 자해를 하거나 목맬 줄을 만드는 등) • 위험한 생활양식 • 소유물을 다른 사람에게 양도 • 유서를 쓰거나 긴 여행을 떠나는 것 같은 행동	• 극심한 스트레스 • 만성질환 • 신체적 장애 • 예후가 좋지 않은 질환 • 가족이나 의미있는 사람을 잃은 상실
간접적	• 나를 위해 기도해줘 • 내 곁엔 아무도 없어, 나는 외로워 • 네가 돌아오면 난 여기 없을거야 • 어디론가 사라지고 싶어	• 묘지를 사는 것 • 갑자기 평안해하거나 평소 기대되는 행동과는 다른 행동 • 기대되는 행동양상에서 미묘한 변화는 자살위험이 증가하고 있다는 아주 중요한 지표	

표 8-2-3 자살의 위험요인과 보호요인

위험요인	보호요인
• 의도가 있는 자살 생각 • 치명적인 자살계획 • 자살 시도 과거력 • 정신질환의 동반 및 의학적 질환의 동반 • 아동기 학대의 과거력 • 자살 가족력 • 최근 사회적 지지 부족 • 최근 발생한 스트레스 생활사건(실업, 사망, 등) • 심리적 불안(절망감, 충동성, 공격성, 굴욕감 등) • 총기류 및 기타 치명적인 물건에 접근이 가능함	• 가족에 대한 책임감 • 긍정적인 사회적지지 • 효과적인 대처방법 • 효과적인 문제해결능력 • 건강관리의 접근성 • 임신 • 종교적 신념 • 삶의 만족감 • 현실검증능력

(2) 진단

자살 행동의 심각성을 고려하여 간호진단을 한다. 자살관련 간호진단은 불안, 신체상 혼란, 가족과 개인의 비효율적 대처, 상황적 자존감 저하, 자해의 위험, 자신에 대한 폭력의 위험 등이 있다.

(3) 간호계획과 수행

간호계획을 세울 때는 상해로부터 대상자를 보호하는 것에 초점을 둔다. 또한 자살위험을 평가하면서 대상자의 요구를 충족시킬 수 있는 방법에 대해 대상자와 의논해야 한다. 간호사는 대상자를 보호할 뿐만 아니라 대상자의 자율성을 극대화하기 위한 방법도 모색해야 한다. 단 자율성을 허용할 때에는 위험이 따른다는 것을 명심해야 한다. 간호계획의 주 목표는 문제를 해결하고 효과적인 대처기전을 개발하도록 도움으로서 자살 위기를 벗어나 자살위험을 감소시키는 것이다. 목표로는 다음의 내용이 포함될 수 있다.

- 대상자는 자살 의도에서 벗어날 것이다.
- 대상자는 자살위험을 증가시킬 인간관계나 생활양식과 관련된 문제를 해결할 것이다.
- 대상자는 자살계획을 시행하지 않을 것이다.

간호사는 간호 중재를 할 때 대상자의 자살 이유를 진지하게 경청하는 것이 중요하다. 자살 이유가 비합리적이라도 무관심한 태도나 농담이나 조롱하는 태도는 위험하다. 자살을 생각하기까지 대상자가 겪었을 고통과 불행에 대해 한 인간으로 대하며 공감적인 태도를 가져야 한다. 자살 의도를 파악하고 자살계획, 죽음에 대한 환상 등에 대해 직접적으로 질문한다. 간호사는 대상자가 몇 가지 대안 중 자살이란 하나의 대안을 선택했다고 이해하고, 자살 예방에 중점을 두고 스트레스요인을 제거하며, 희망을 제공하여야 한다.

자살의 위기개입 유형은 다음과 같다.

- **위기개입**: 자살을 시도하였거나 시도할 위험이 높다고 판단되는 사람을 만나면, 응급 개입이 가능한지 확인하고, 타 전문가에게 의뢰하거나 입원 조치 등을 결정해야 한다. 정신질환의 기왕력이 있고 당장 심한 불안, 초조, 자살 충동의 언어와 행동이 보일 때에는 병의원이나 응급실을 방문하여 약물 투여 여부를 결정해야 한다.
- **단기개입**: 단기 개입의 목표는 자살 충동을 극복하고, 자살이 해결책이 아님을 분명하게 전달하며, 주위로부터 도움을 받아 위기가 해결될 수 있다는 희망을 갖게 하는 것이다. 단기 개입은 질문을 활용한 자살 생각의 언어화, 자살 동기 탐색, 자살 결심 다루기, 삶과 죽음의 대차대조표 작성, 조망 넓히기, 절망감 다루기, 현실 문제의 해결 등이 있다.
- **전화상담**: 전화상담은 자살 위기에 대응하고 긴급 위기상황이 지나갈 때까지 전화 내담자가 자기 파괴행위를 막아내는 것이 목표이다. 그러므로 걸려온 전화를 경청하며 동시에 자살가능성을 평가할

수 있어야 하며, 필요한 경우 도움을 받을 수 있는 재원에 대한 정보를 알려줌으로써 희망을 가지고 필요한 도움을 찾아갈 수 있도록 도와야 한다.

- **사이버상담**: 전화와 같이 익명성이 보장되며, 다른 방문자들의 경험과 지식을 공유할 수 있다. 그러나 개방성과 정보의 공유로 오히려 자살 공모나 자살에 대한 유해한 정보가 남용될 수 있으므로 철저한 관리방안이 마련되어야 한다. 사이버자살상담에는 한국생명의 전화에서 운영하는 라이프라인 자살예방센터(www.lifeline.or.kr), 한국자살예방협회의 사이버상담실(www.counselling.or.kr), 서울시자살예방센터에 운영하는 온라인 자살예방센터(www.suicide.or.kr)가 대표적이다.
- **입원치료**: 자살 위험이 높고 자살하겠다고 공언하며, 자살계획이 있고, 자살시도의 과거력과 자살한 가족력이 있고, 가족의 대처능력과 지지체계가 저조하며, 생활 경제적 능력이 열악하고, 심각한 정신질환이 있을 때는 입원을 하여야 한다. 입원 치료는 생명을 구할 뿐만 아니라 치료를 시작할 수 있고, 추후관리도 연결 시켜줌으로써 장차 일어날 수 있는 자살 행동을 예방할 수 있다. 입원 시 간호기록에 "자살주의"를 기록하고 집중 관찰하여야 하며, 퇴원 시에도 외래, 정신건강복지센터 및 상담기관에 의뢰하여 지속적인 관리를 받을 수 있도록 연계한다.
- **외래치료**: 지속적인 관리 시에 필요하며, 매번 자살 위험을 평가 받고 지지치료와 약물치료를 한다. 처방된 약물이 자살에 이용되지 않도록 한꺼번에 많은 양을 주지 않는다.
- **사후개입과 유가족관리**: 자살자의 유가족은 자살로 인한 충격, 부정, 분노, 죄책감, 수치심 등의 복잡한 감정과 갈등을 느낀다. 이들은 자살에 대한 납득할 만한 이유에 대해 알고 싶어 하지만 다른 사람과 이야기하는 것을 거부하고 고통과 슬픔을 표현하길 어려워한다. 또한 자살가족이라는 수치심과 낙인으로 오랫동안 비밀을 안고 폐쇄적으로 살아가기도 한다. 그러므로 자살자의 유가족 상담과 치료에서 그들의 경험, 아픔을 함께 나누고 충분한 애도 반응을 거치며 자살 사건으로 인한 가족 내의 변화를 극복하고 성장할 수 있도록 도와야 한다. 잘 수행된 유가족 상담은 다른 가족의 자살 예방을 도울 수 있다. 정신건강복지센터에서는 자살자 유가족 상담 및 자조모임 프로그램을 운영하고 있다.

(4) 평가

자살위험성이 있을 때 치료의 방법을 결정해야 하며, 지지체계가 없고 충동적 행위나 자살계획이 있을 때는 안전한 병원 환경으로 입원하여야 한다. 자살 위험성은 계속적으로 평가되어야 하며, 평가항목은 다음과 같다.

① 이전 자살시도 유무

심각한 수준의 스트레스를 경험한 적이 있었다는 뜻으로 해석할 수 있으며, 다시 스트레스가 있을 때 자살을 생각할 수 있다.

② 정신과 질환의 유무

특히 우울증은 자살과 관련성이 높다. 그러므로 우울증이 있는 사람에게 자살 징후가 보이면 더욱 주의해야 한다.

③ 충동성 유무

특히 알코올 중독 등은 술로 인해 충동성을 강화시킨다. 충동성은 돌발적인 자살 시도로 이어질 가능성이 높으므로 주의해야 한다.

④ 자살계획의 구체성

자살 방법을 구체적으로 준비했는지, 그 방법이 치명적인지를 확인하는 것이 매우 중요하다.

⑤ 지지체계

가장 일차적 지지체계는 가족과 친구 등 인적자원이다. 그리고 정신건강복지센터, 자살예방센터, 경찰, 119구급대, 종교단체 등이 있다. 이러한 자원은 자살예방에 중요한 역할을 하므로 적절한 자원을 잘 연결시키는 것이 중요하다.

3. 분노, 적대감 및 공격성 대상자 간호

분노는 인간의 정상적인 감정으로 부정적인 표현은 아니다. 분노는 개인의 감정의 일부분으로 인간의 삶의 과정에서 적절하게 다루어지고 적극적으로 표현될 때 어떤 상황에서 원하는 결과를 얻거나 문제를 긍정적으로 해결할 수 있다. 분노는 표현하지 않을 때나, 공격적으로 표현이 되었을 때 문제가 된다. 즉, 분노가 적절하게 조절되지 않을 때 폭력적인 행동으로 나타나는 것이다. 이러한 폭력적인 행동은 종종 저녁 뉴스에 보도되기도 하며 건강관리자들은 응급실에서 자주 볼 수 있는 광경이기도 하다.

1) 정의

(1) 분노

사람의 정상적인 감정인 분노는 실제 또는 지각된 어떤 요인에 대한 강하고 불편한 감정반응이다. 적절한 분노는 인간이 실망하거나 상처받고, 두려워 할 때 오히려 긍정적인 힘을 발휘하기도 한다. 분노는 의식이 명료한 우리에게 잠재적인 위협과 상처로부터 자신을 보호하기 위해 경고하는 신호이기도 하다. 이것이 부정되거나 억압될 때 신체적, 감정적 문제를 유발하고 대인관계에도 영향을 미치게 된다.

분노의 적절한 표현이 억압되었을 때 편두통, 궤양, 대장염, 관상동맥질환 등이 유발되고, 자신에게 분노를 나타낼 때 낮은 자존감이 초래되기도 한다. 또한 자신에게 부정적이며 소극적이고 공격적인 행동을 나타낼 수도 있다.

Box 8-2-1

분노는 감정의 상태이다. 사람의 정상적인 감정인 분노는 강하고 불편하고 실제 혹은 지각된 화나는 요인에 대한 감정의 반응이다. 중증도의 짜증과 강렬하고 다양한 폭력이 강력하게 나타난다. 이러한 감정의 변화는 생리적인 변화를 동반하는데 심박동수의 변화, 혈압의 변화, 에피네피린, 노어에피네피린 호르몬의 증가 등으로 나타난다(American Psychological Association, 2010).

분노는 감정의 상태이다. 사람의 정상적인 감정인 분노는 강하고 불편하고 실제 혹은 지각된 화나는 요인에 대한 감정의 반응이다. 중증도의 짜증과 강렬하고 다양한 폭력이 강력하게 나타난다. 이러한 감정의 변화는 생리적인 변화를 동반하는데 심박동수의 변화, 혈압의 변화, 에피네피린, 노어에피네피린 호르몬의 증가 등으로 나타난다(American Psychological Association, 2010).

인간에게 있어 분노는 정상적인 반응이지만 가끔 부정적인 느낌을 주는데 많은 사람들이 분노를 직접적으로 표현할 때 불편해 한다. 분노는 매우 강한 감정으로 잠재적인 위험과 상처로부터 오는 경고 신호이기도 하다. 분노상황이나 환경이 불공평하거나 부적당할 때 또는 개인적인 권리를 존중받지 못할 때, 실제적인 기대에서 벗어날 때 발생하게 된다. 만약 사람들이 자신의 분노를 잘 표현할 수 있다면 문제해결이나 갈등해소에 도움이 될 것이다. 적절하지 못한 분노의 표현은 신체적 질환과 정서적인 문제를 유발한다. 부적절한 분노의 표현은 적개심과 공격성으로 이어질 수 있다. 간호사는 이러한 분노를 적절하게 표현할 수 있도록 의사소통기술과 롤 모델을 제공하여 대상자를 도와줄 수 있다.

분노에 대한 핵심적인 내용을 살펴보면:

표 8-2-4 분노의 기능

긍정적인 기능 또는 건설적인 사용	부정적 기능 또는 파괴적 사용
자신의 방어를 위하여 힘을 동원한다.	분노에 대한 정확한 인지가 되지 않으면 부정적이고 폭력적인 행동이 나타난다.
의사소통은 갈등 해결을 촉진한다.	의사소통이 수동적이거나 공격적으로 되면 갈등이 심화되며 문제가 해결되지 않는다.
잠재적인 위협과 상처로부터 자신을 보호하기 위해 경고하는 신호이다. 이 신호는 자신에게 스트레스를 다룰 대처반응을 이끌어 낸다.	분노는 공격성과 연결이 되어 있고 분노가 파괴적으로 사람이나 상황에 나타날 때 공격성이 나타난다.
분노의 건설적인 반응은 상황과 감정을 조절할 때이다.	분노는 자신의 감정과 통제감이 과장 될 때 파괴적으로 나타난다.
분노의 건설적인 반응은 자신을 표현할 때이며 이것은 자존감을 향상시키고 상호이해와 용서를 이끌어 낸다.	분노는 자신의 감정을 나타내지 않고 자존감이 낮아질 때 적개심을 느끼고 파괴적으로 나타난다.

- 분노는 일차적인 감정반응은 아니다. 분노는 대부분 무의식적인 내면의 상처와 좌절, 두려움에 대한 반응으로 일반적으로 많이 경험하게 된다.
- 분노의 감정은 강하며 이것은 생리적 흥분 상태를 일으킨다.
- 분노의 표현은 학습된다.
- 분노의 표현은 개인이 조절할 수 있다.

(2) 공격성

공격성은 부정적인 의미를 함축하고 있으며, 분노와 서로 연관되어 있다. 공격성은 개인적으로 분노를 표현하는 하나의 방법이다. 공격성은 상대방에게 안전과 자존심을 위협하거나, 상처를 입히고자 사용하는 것으로 예상치 않게 갑자기 나타난다. 분노는 언어적인 표현을 포함하지만 신체적인 표현은 포함하지 않지만 공격적 행동은 공격적 반응을 야기하는 상황이나 사건에 대한 문제해결능력이나 행동통제 능력을 상실하는 경우 나타나게 된다.

공격성은 아무런 이유 없이 발생하지 않으며 상황과 관련이 있다. 그러므로 상황을 고려하여 사람들의 감정과 느낌을 이해하고 반응하는 것이 필요하다.

2) 요인

분노와 공격성을 설명하는 요인은 다양하다. 한 가지의 요인으로 분노와 공격성을 설명하기는 어려우므로 다양한 요인을 바탕으로 분노를 이해하고 효과적인 간호중재를 계획하는 것이 중요하다.

(1) 신경 생리학적 요인

신경전달물질의 하나인 세로토닌은 공격적인 행동을 억제하는데 가장 중요한 역할을 맡고 있다. 따라서 낮은 세로토닌 수치는 공격적인 행동을 증가한다. 도파민과 노에피네프린은 뇌에서 충동적으로 폭력적인 행동을 증가시키는 것과 연관이 있다. 대뇌 변연계와 전두엽, 측두엽의 구조적인 손상은 사람들의 공격성 조절 능력을 바꾸고 이것은 공격적인 행동을 이끌 수 있다. 또 다른 연구에서는 신경전달물질인 에피네프린과 아세티콜린 등이 공격적인 자극을 촉진하는 것으로 나타나고 있다.

(2) 사회 · 심리적인 요인

빈곤층 또는 하위문화에서는 폭력의 비율이 상대적으로 높은 것으로 나타나고 있다. 빈곤은 흔히 아동 발달에 필요한 자원의 결핍을 초래하고 가족의 불화, 소외, 사회적 차별, 좌절로 이어지게 된다. 빈곤한 환경에서는 부모의 역할기능이 저하되고 아동의 발달단계에 적절한 반응을 주지 못하거나, 그들의 행동에 모순되는 반응을 함으로써 아동들이 사회적으로 적합한 행동을 발전시키는데 결함이 생길 수 있다. 이러한 결함은 개인으로 하여금 충동적이고 쉽게 좌절하며 공격적인 행동을 하기 쉬운 사람이 되도록 할 수 있다.

(3) 환경적 요인

신체적인 과밀함으로 인해 접촉과 방어하기 위한 공간이 좁아지게 되는 경우 폭력과 연관될 수 있다. 특정 약물인 코카인, 암페타민, 환각제 등과 같은 물질과 폭력행동과의 연관성도 보고되고 있다.

(4) 모델링

롤 모델은 학습에 있어 가장 강력한 요소 중에 하나이다. 어린이들의 롤 모델은 대부분 일차적으로 돌봄을 제공하는 부모들이다. 부모나 특정한 사람이 분노를 표현하는 방법은 어린이들이 분노를 표현하는 방법이 된다. 즉, 어린이는 부모의 분노 표현 방식을 보고 영향을 받아 배우게 된다.

(5) 문화적 고려사항

간호사는 문화적으로 각기 다른 대상자를 간호하기 위해 문화적인 차이를 이해해야 한다. 예를 들어, 미국의 경우 전통적으로 여성이 분노를 공개적이며 직접적으로 표현하는 것은 남성에 대한 도전으로 받아들여졌고, 미국 원주민은 분노를 표현하는 것을 무례하게 생각하였다. 이러한 문화에서는 분노 행동이 아닌 말로써 표현하도록 도와주어야 한다. 한국의 경우에는 여성들이

한숨, 복통, 불면증, 짜증, 우울, 불안을 특징적으로 나타내는 "화병"이라는 것이 있는데 정신전문가들은 이것을 우울 또는 신체화 장애로 진단하기도 한다. 이외에도 여러 가지 문화적인 특징적 요소가 있고 간호사는 이러한 것에 대해 이해하고 간호중재를 제공해야 적합한 간호를 할 수 있다.

3) 치료

분노나 공격성이 있는 대상자의 치료는 조현병, 양극성장애와 같은 정신적 진단에 중점이 맞추어져 있다. 따라서 동반 질환을 성공적으로 관리하면 공격적인 행동 역시 잘 관리될 수 있다.

Lithium은 양극성장애를 가지고 있으며, 공격성이 있는 대상자 또는 어린이의 행동장애, 정신지체 치료에 효과가 있으며, carbamazepine(Tegretol)와 valproate(Depakote)은 조증으로 유발된 공격성이나 비정상적인 뇌전도를 보이는 대상자에게 효과적이다. 항정신병 약물 중 haloperidol과 lorazepam, benzodiazepine은 정신과적 응급상황에 있는 공격적인 대상자를 관리하기 위한 가장 일반적인 약물로 같이 병행하여 사용한다. 비전형적 약물인 risperidone, clozapine(Clozaril), olanzapine(Zyprexa)은 잠재적인 공격 행동에 효과 있다.

4) 간호과정

Box 8-2-2

분노의 중재 목표는 분노를 일으키게 하는 감정적인 느낌과 신체적인 자극을 모두 줄일 수 있어야 한다. 분노 조절을 위한 다양한 기법과 전략은 분노를 자극하는 상황에 대한 반응을 조절하기 위해 사용한다.

(1) 사정

간호사는 분노와 공격성에 관련된 증상을 알고 신속하게 사정할 수 있어야 한다. 가장 좋은 중재는 예방이다. 분노한 대상자에 대한 정확한 사정, 약물의 신중한 사용 그리고 언어적 상호작용은 종종 분노가 신체적인 공격으로 악화되는 것을 막는다. 분노와 공격성을 나타내는 핵심적이 위험 요소를 사정해야 한다. 공격의 가능성을 사정하는 데 가장 중요한 고려사항은 폭력의 과거력, 환자의 정신과적 진단, 현재의 행동이다.

간호사는 환경에서 공격성에 영향을 주는 요소들을 인지해야 한다. 직원–대상자 상호작용에서 예측 가능성이 부족할 때, 환자들은 종종 좌절감을 느끼고 공격적이 될 수 있다. 심리적 공간의 부족(사생활을 가지지 못하는 것, 충분한 휴식을 취할 수 없는 것)은 공격성을 촉발시키는 데 있어 신체적 공간의 부족보다 더 중요할 수 있다.

환경을 사정하는 것 외에, 간호사는 개개인의 대상자를 주의 깊게 사정하는 것이 필요하다. 폭력적이거나 공격적인 행동의 과거력은 공격성의 예측변수 중 하나이다. 공격성의 과거력을 가진 대상자가 분노를 어떻게 다루었는지 아는 것은 대상자를 통제하거나 대상자로 하여금 비공격적으로 분노의 감정들을 다루도록 지지하는 데 있어 중요하다. 분노하고 격분하며 아무도 자신들의 이야기를 듣지 않는다고 생각하는 대상자들은 더 적대적이거나 공격적인 태도로 행동하는 경향이 있다. 폭력의 과거력뿐만 아니라 약물남용의 과거력이 있는 대상자에서 공격적인 행동의 가능성이 증가된다. 대상자의 목소리의 변화, 크기, 음의 높이, 속도, 얼굴표정 변화 그리고 대상자의 행동변화는 공격적인 행동이 임박했다는 것을 인지할 수 있다.

간호사는 적절한 중재가 수행될 수 있도록 대상자가 공격성 주기 중 어느 단계에 있는지 알아내기 위해서 대상자의 행동을 사정해야 한다. 공격성의 다섯 단계와 단계별 징후, 증상, 행동은 표 8-2-5에 제시되어 있다. 대상자에 대한 사정은 안전한 거리에서 수행하여야 한다.

간호사는 대상자가 갇혀있거나 위협받는다는 것을 느끼지 않게 하고 직원 안전과 팀워크를 보장하기 위해 적절한 거리를 유지하면서 대상자와 접촉하도록 한다.

표 8-2-5 분노의 5단계(five-phase aggression cycle)

단계	정의	징후, 증상, 행동
경고(triggering)	환경에서의 대상자는 종종 사건과 상황을 접하게 하는데, 이때 주로 느끼는 반응은 분노와 적개심이다.	안절부절 못함, 불안, 화를 잘 냄, 근육 긴장, 빠른 호흡, 발한, 큰 목소리, 분노
단계적 확대(escalation)	대상자의 반응은 통제력의 상실에 대한 반응으로 행동 또는 움직임이 증가한다.	창백하거나 붉은 얼굴, 고함, 욕설, 꽉 쥔 주먹, 위협하는 자세, 적개심, 문제해결 또는 명확하게 생각하는 능력의 상실
위기(crisis)	정서적, 신체적 위기로 통제력을 상실한다.	정서적, 신체적 통제의 소실, 물건 던지기, 차기, 때리기, 뱉기, 물기, 상처내기, 소리지르기, 의사소통 불능
회복(recovery)	대상자는 신체적, 정신적 통제력을 회복한다.	낮은 목소리, 감소된 근육 긴장, 합리적인 의사소통, 신체적 안정
위기 후 단계(postcrisis)	대상자는 다른 사람들과 조화를 시도하고, 공격적인 사건과 그것의 선행 사건들 이전의 기능 단계로 돌아간다.	회한, 사과, 울기, 조용하고 내성적인 행동

(2) 간호진단

NANDA에서는 공격성에 대한 간호진단을 분류하고 있지 않으나 표 8-2-6과 같은 진단이 공격적인 대상자에게 적용될 수 있다.

표 8-2-6 공격적인 대상자의 행동에 따른 간호진단

행동	간호진단
경직된 자세, 꽉 쥔 주먹, 빠르고 높은 목소리, 위협적인 언어, 초조함, 두드리고 세게 치는 행동	타인에 대한 폭력 위험성
소리지르기, 다른 사람 때리기, 분노발작, 가족의 기능부전, 부정적인 롤 모델	비효과적 대처

(3) 간호계획

분노, 적개심이 있는 공격적인 대상자를 위한 간호계획에서 기대되는 결과는 다음과 같다.

- 대상자는 타인에게 해를 끼치거나 위협하지 않을 것이다.
- 대상자는 타인에게 겁을 주거나 무섭게 하는 행동을 자제할 것이다.
- 대상자는 자신의 감정과 우려를 공격성 없이 말할 것이다.
- 대상자는 치료에 순응할 것이다.

(4) 중재

분노 또는 공격적인 태도와 말은 경험이 많은 간호사조차 두렵게 할 수 있다. 이러한 행동을 나타내는 대상자는 다른 대상자, 직원, 방문객 등도 위협할 수 있다. 공격적인 사람과의 관계에서 주변 사람들이 보이는 가장 빈번한 반응은 가능한 한 그로부터 멀리 떨어지는 것이다. 그러나 정신과 현장에서는 대화 중 공격적인 대상자에게 제한을 가하는 것이 신체적 공격행동을 막기 위해 가장 효과적인 방법이다.

분노와 공격성을 보이는 대상자에 대한 중재는 공격성의 주기에서 초기에 수행될 때 가장 효과적이다.

① 환경 다루기

공격적인 행동을 줄이거나 제거하기 위한 노력을 할 때, 전체 대상자를 위한 환경을 고려하는 것이 중요하다. 카드게임하기, 영화보고 토론하기 또는 비공식적인 토론에 참여하기와 같은 활동은 대상자에게 사건들이나 이슈에 대해 말할 기회를 준다. 이러한 활동은 환자를 치료과정에 참여시키고 지루함을 최소화한다. 환자와 일대일 상호작용을 통해 대상자에 대한 간호사의 진심어린 관심과 염려, 생각, 감정을 전달하는 것이 중요하다.

대상자가 다른 사람과 갈등이나 분쟁이 있다면, 간호사는 문제 또는 갈등 해결을 위한 기회를 제공할 수 있다. 분노 감정을 적절하게 표현하는 것, 적극적인 의사소통을 사용하는 것 그리고 해결책을 협상하는 것은 대상자가 수행할 수 있는 중요한 기술이다. 이러한 기술은 대상자가 의사소통을 시도할 때 유용하게 사용될 수 있다.

또한 대상자가 정신병적이고, 과다행동적이거나 몹시

들떠 있고, 위협적인 태도가 보이면 간호사는 다른 대상자의 안전과 보안을 고려해야 한다. 그들의 감정에 대해 이야기하는 것은 도움이 되고, 잠재적으로 공격적인 대상자에 대한 관리는 필수적이다.

② 공격적인 행동 다루기

경고 단계에서 간호사는 대상자의 정서와 행동을 단계적으로 축소하기 위해서 대상자에게 비위협적이고, 차분한 태도로 접근해야 한다. 대상자의 분노나 좌절감에 대해 감정이입을 전달하는 것은 중요하다. 간호사는 대상자가 여전히 통제하에 있고 그 통제를 유지할 수 있다는 것을 말하면서, 대상자가 화난 감정을 말로 표현하도록 한다. 명확하고, 간단하며 짧은 진술의 사용은 도움이 된다. 간호사는 대상자가 자신을 표현할 수 있는 시간을 허용하고 조용한 장소에 있게 하거나 자극을 감소시키기 위해 다른 대상자를 이동시킬 수도 있다.

약물은 필요시 또는 처방이 있는 경우 제공될 수 있다. 대상자의 분노가 진정될 때, 간호사는 대상자가 진정할 수 있는 기술을 사용하도록 도울 수 있고 문제나 갈등을 해결할 수 있는 방법을 살펴본다. 걷기와 같은 신체적인 활동은 대상자가 안정적이고 차분해질 수 있도록 돕는다.

이러한 기술이 성공적이지 않고 공격적 행동의 단계가 진전된다면 간호사는 반드시 그 상황을 통제해야 한다. 간호사는 대상자에게 차분하고 분명한 목소리로 지시해야 하고 대상자가 조용한 장소에서 안정을 위한 타임아웃을 가지도록 지시할 수 있다. 간호사는 대상자에게 공격적인 행동은 받아질 수 없다는 것과 대상자의 통제력을 회복하기 위해 간호사가 옆에서 도와줄 것을 알려야 한다. 만약 대상자가 투약을 거부하는 경우 간호사는 다시 투약할 수 있게 해야 한다.

대상자의 행동이 단계적으로 확대되고 지속되나 조용한 장소로 이동도 거부한다면, 간호사는 다른 직원들의 지원을 얻어야 한다. 초기에 4~6명의 직원들은 대상자의 시야 이내에 있어야 하지만 경고단계에서 간호사가 환자와 이야기할 때처럼 가까이 있을 필요는 없다. "실력 행사의 시위(show of force)"라고 불리는 이 기술은, 대상자에게 만약 대상자 스스로 통제를 회복할 수 없다면 직원이 그 상황을 통제할 것이라는 것을 나타낸다. 간호사 외 직원의 존재는, 통제를 회복시키기 위해 대상자가 투약을 수용하고 필요한 타임아웃을 취하도록 해준다.

공격성의 위기 단계에서 간호사는 대상자, 직원 그리고 다른 대상자의 안전을 책임져야 한다. 입원 환경에서 행동적 응급상황 시에는 안전한 기술을 제공해야 하는데 이때는 반드시 적절한 훈련을 받은 직원만이 신체적으로 공격적인 대상자의 억제에 참여할 수 있다. 격리나 억제를 위한 판단은 프로토콜과 기준에 기반을 두고 있어야 한다. 간호사는 격리나 억제에 대한 필요성이 판단되면 의사의 지시를 가능한 한 빨리 받도록 한다.

4~6명의 훈련된 직원은 공격적인 대상자를 안전하게 억제해야 한다. 대상자 스스로 자신의 행동을 통제할 수 없으므로 직원이 안전을 보존하고 부상을 막기 위해 통제한다는 정보를 제공해야 한다. 필요하다면 4명의 직원들은 각각 사지를 맡고, 1명의 직원은 대상자의 머리를 보호하고, 1명의 직원은 대상자의 몸통 통제를 담당하도록 한다.

대상자가 이동차에 의해 이동되거나 격리실로 옮겨지면, 사지를 억제하고 침대 틀에 묶도록 한다. 필요하면 근육주사 투약을 할 수 있다. 간호사는 대상자를 격리하거나 억제할 때 철저하게 대상자를 사정하고 전 과정을 기록하도록 한다.

공격성의 회복 단계에서는 대상자에게 공격적인 행동으로 인한 상황이나 위험에 대해 이야기 할 기회를 제공하도록 한다. 간호사는 대상자가 안정되고 차분한 상태로 회복할 수 있도록 도움을 제공하여야 한다.

간호사는 대상자에게 공격적 행동의 재발을 방지하기 위해 필요한 내용에 대해 질문하고, 대상자 스스로 대안을 찾도록 돕는 것이 중요하다. 공격적인 행동에 노출된 대상자에게 사건과 관련된 감정을 말하게 하여 안정시키는 것 또한 필요하다. 간호사는 공격성을 일으키는 상황이나 사건에 대해 사정하고 기록해야 한다. 간호사와 해당 직원들은 공격적 행동이 어떻게 조절되었는지, 무엇이 잘 수행되었고 무엇에서 개선이 필요한지 그리고 어떻게 하면 그 상황이 더 효과적으로 진정되었을지에 대해 토론하고 임무 수행 보고 시간을 갖게 된다.

공격성의 위기 후 단계에서 대상자가 안정을 찾고 스스로 통제할 수 있게 되면 격리나 억제에서 벗어나게 된다. 간호사는 공격적인 행동에 대해 대상자에게 설교하거나 비난하지 말고 차분하고, 합리적인 태도로 유지한다. 이때 대상자에게 통제 회복과 미래의 감정이나 사건에 비공격적인 태도로 조절할 수 있을 것이라는 기대에 대한 피드백을 제공할 수 있다.

(5) 평가

대상자의 분노가 경고 단계에서 진정되어질 수 있을 때 간호는 가장 효과적이지만, 신체적으로 공격적인 행동을 조절하는 데에 격리나 억제가 필요할 수 있다. 분노, 적대감, 잠재적인 공격성을 가진 대상자를 교육할 때 목표는 의사소통을 통해 감정을 적절하고 안전하게 그리고 다른 사람에게 위협이나 손상, 재산의 파괴 없이 표현하게 하는 것이다.

간호과정의 예

간호진단: 타인에 대한 폭력의 위험	
• 근거: ① 실재적 또는 잠재적 폭력(폭행)의 행동화 ② 소유물의 파괴 ③ 살인 또는 자살성 사고 ④ 공격적인 행동 과거력 ⑤ 신경학적인 병, 망상, 환각 또는 다른 정신병적인 증상 ⑥ 불안 또는 차분하지 못함, 충동 조절의 부족 ⑦ 심리적 외상 후 스트레스장애 ⑧ 물질 사용	• 기대되는 결과: ① 타인에게 해를 입히거나 소유물을 파괴하는 것이 감소할 것이다. ② 자해, 행동화, 불안, 두려움, 분노가 감소할 것이다. ③ 행동에 대해 스스로 통제를 발휘하는 능력을 보여 줄 것이다. ④ 긴장과 공격적인 감정들을 다루는 방법들을 비파괴적인 방식으로 표현할 것이다. ⑤ 공격적인 행동, 관련장애 그리고 약물에 대한 이해를 언어화할 것이다. ⑥ 근본적인 또는 관련 정신학적 문제들을 위해 치료에 참가할 것이다. ⑦ 스트레스에 직면했을 때 행동의 내부통제를 보여 줄 것이다.
중재	근거
• 대상자와의 신뢰관계를 형성한다.	• 신뢰는 대상자의 두려움을 감소시키고 의사소통을 용이하게 할 수 있다.
• 폭력적인 행동 또는 불안을 증가시키는 요소들에 대해 파악한다. • 대상자에게 신체적인 구속을 시행하기 전 필요시(PRN) 투약을 사용한다.	• 불안이 증가되면 행동화가 선행한다. • 불안증가의 조짐에는 증가된 초조함, 목소리 크기 변화, 언어적 단서, 협박, 찌푸린 표정 또는 꽉 쥐어진 주먹을 포함한다.
• 대상자가 분노 또는 공격성을 느낀다고(언어적 혹은 비언어적) 말한다면, 이러한 감정들을 비파괴적인 방법으로 표현할 수 있게 도와준다(의사소통 기술을 사용하거나 신체적 운동을 할 수 있는 장소를 제공한다).	• 대상자는 간호사와 함께 비위협적인 환경과 행동화하기보다 비파괴적으로 감정을 표현하는 방법들을 배우는 데 있어서의 새로운 행동들을 시험적으로 사용해 볼 수 있다.
• 격리나 억제를 위한 의사의 지시와 필요시 투약과 절차들에 대해 확인한다.	• 공격적인 상황에서 간호사는 빠르게 행동할 필요가 있다.
• 공격적인 상황에서 필요하다면 다른 직원에게 도움을 청한다.	• 직원이 공격성을 대한 조절하는 것이 무엇을 기대하는지 알게 된다면 대상자의 안전을 유지, 긴장감을 완화시키는 것에 도움이 될 수 있다.
• 항상 자기자신과 상황 통제를 유지해라. 만약 당신이 상황을 처리하는 데 있어 능숙함을 느끼지 못한다면, 가능한 한 빨리 도움을 얻어라.	• 간호사는 대상자의 안전을 관리하고 다른 직원을 지휘하기 위해서 반드시 준비되어 있어야 한다. 간호사의 결정과 행동은 법적인 책임이 있다. 대상자와 직원의 안전이 가장 중요하다.
• 대상자가 자신을 통제할 수 없을 때, 간호사는 대상자에게 차분하고 확신 있는 행동을 보이되, 대상자를 위협하지 않는다.	• 간호사의 행동은 대상자에게 역할모델로서 공격성에 대해 적절한 의사소통의 기술을 제공하고, 비파괴적인 방법으로 표현하는 적합한 방법이다. 대상자와 경쟁하지 않고 대상자를 관리하고 있다는 것을 보여 주는 것은 대상자의 자존감을 낮추지 않고도 그들을 안심시킬 수 있다.
• 공격적인 상황이 정리되면 상황을 목격한 다른 대상자와 함께 상황을 토론한다.	• 대상자들은 자신이 뚜렷한 이유 없이 격리되거나 억제될 수 있는 것을 두려워한다.
• 공격적인 상황에 참여한 직원과 함께 상황에 대한 정보를 교환하고 보고한다.	• 보고는 중재의 감정적 충격을 감소시키고 중재의 필요성을 명확하며 상호간의 피드백을 제공한다.

간호과정의 예

간호진단: 비효과적인 대처

- 근거:
  ① 부정적인 롤 모델
  ② 가족의 기능부전
  ③ 소리지르기
  ④ 다른 사람 때리기
  ⑤ 분노발작
- 기대되는 결과: 대상자는 스스로 분노를 깨닫고 조절력을 상실하기 전에 책임을 질 수 있다.

중재	근거
분노한 대상자를 다루는 동안 스스로 침착한 상태를 유지한다.	간호사의 분노는 대상자의 분노를 조장하게 된다.
행동에 대해 언어적으로 제한해야 한다. 분노와 그에 따르는 행동에 대한 부적절한 표현의 결과를 분명하게 설명한다.	긍정적인 결과에 대한 일관성이 중요하다.
대상자가 무엇에 분노를 일으키는지 그것을 어떻게 다루는지에 대한 분노 느낌 일지를 쓰도록 한다.	일지 작성은 문제에 대한 객관적인 척도를 제공한다.
대상자가 분노를 표현할 때는 접촉을 피한다.	대상자가 분노를 표현할 때 접촉을 시도하면 위협으로 간주할 수 있다.
분노의 원인이 무엇인지 알아내도록 도와준다.	분노는 대상이 대상자에게 덜 위협적인 존재로 옮겨간다. 분노의 원인이 무엇인지 정의 하는 것이 가장 중요한 첫 단계이다.
대상자가 분노의 초기에 표현하는 경멸적인 발언을 무시하는 것이 필요하다.	피드백이 없는 행동은 원하지 않는 행동을 없앨 수 있다(적절한 무시도 필요하다).
대상자가 긴장을 완화하기 위해 시도하는 방법과 분노를 더 적합한 방법으로 표현할 수 있도록 도와준다(예 긴급함을 느낄 때 직원에게 도움 청하기).	대상자들은 문제를 해결하기 위한 적합한 행동방법을 찾기 위한 도움이 필요하다.
롤 모델을 통해 적합하고 적극적으로 분노를 표현하는 방법을 보여 준다(덜 "나는 당신이 내 이름을 부르는 것을 싫어한다. 나는 당신이 나에 관한 이야기를 하는 것을 들었을 때 화가 난다").	롤 모델은 가장 효과적인 학습 방법 중 하나이다.

5) 지속간호

(1) 지역사회 간호

공격적인 행동을 하는 대상자들을 위해, 정신과적 진단 상태를 효과적으로 관리하는 것이 공격성을 조절하는 데 가장 중요하다. 정기적인 추후관리 약속, 처방된 투약 준수, 지역사회 지지 프로그램의 참여는 대상자가 안정성을 얻도록 돕는다. 분노 관리 그룹을 통해 대상자들이 그들의 감정을 표현하는 것을 돕고, 문제해결과 갈등해소 기술을 배울 수 있다.

최근 입원기간이 짧아지고 빠른 퇴원을 하기 때문에, 분노 조절과 공격성에 대한 연구는 지역사회에서 더 중요해지고 있다. 지역사회 내에서는 스트레스를 주는 생활상황, 알코올과 약물 사용에 대한 용이한 접근, 치명적인 무기의 이용 가능성, 투약 불이행으로 인해 공격성이 야기될 수 있다. 공격성은 또한 서비스의 거부, 급성 정신병, 과도한 자극에 의해 촉발되기도 한다.

지역사회 내 거주하는 대상자들로부터 신체적 또는 성적인 공격, 비언어적 또는 언어적 위협을 포함하는 공격에 대한 연구를 보면 공격적이었던 대상자들은 대개 나이가 많은 조현병을 가진 남성과, 젊은 인격장애 대상자들과 관련이 있었다. 지역사회에서 근무하는 직원들이 대상자의 공격성에 대처하는 것을 돕기 위한 프로그램인 직원 행동 프로그램(assaulted staff action program, ASAP)이 있다. ASAP는 공격적인 대상자들과 지역사회 환경 내의 안전을 향상시키기 위한 프로그램이다.

(2) 자기인식

간호사는 대상자가 분노를 다루는 것을 돕기 전에, 대상자가 어떻게 분노를 다루는지에 대해 알아야 한다. 분노 감정을 두려워하는 간호사는 대상자의 분노를 회피할 수도 있는데, 이것은 대상자의 행동이 확대되도록 만드는 것이다. 만약 간호사의 반응이 화난 것이라면, 이 상황이 권력투쟁으로 확대될 수 있고, 간호사는 대상자의 분노를 의사소통을 통해 표현하게 할 기회를 잃게 된다.

위기에 처한 대상자들에게 격리와 억제를 시도하기 전에 경험을 얻는 것은 중요하다. 대상자가 공격적일 때마다 직원들이 다칠 위험이 있다. 안전 기술들에 대한 교육과 수행은 직원과 대상자 모두에게 손상을 최소화하고 피하기 위해 필수적이다. 간호사는 대상자들의 공격적인 행동을 통제하는 기술들을 사용할 때, 차분하고, 비판단적이어야 하며, 처벌을 위한 것이 아니어야 한다. 경험이 부족한 간호사들은 숙련된 간호사들이 적대적이거나 공격적인 대상자들을 다루는 것을 보면서 배울 수 있다.

의사소통기술이 대상자의 분노를 완화시키는 데 실패할 때, 대상자는 공격적으로 변하고, 간호사는 마치 자신이 실패한 것처럼 좌절감을 느끼거나 화를 낼 수도 있다. 그러나 대상자의 공격적인 행동이 반드시 간호사의 기술과 능력을 반영하는 것은 아니다. 간호사는 그들이 분노나 공격적인 충동을 조절하는 방법들을 배우도록 도와줄 수 있다.

(3) 분노, 공격성을 가진 대상자를 대할 때 고려할 점

- 간호사는 어떻게 분노 감정을 조절하는지 관찰한다. 의사소통기술, 갈등 해결방법을 관찰하고 스스로 분노 감정을 다루는 기술을 발전시킴으로써 더 효과적으로 대상자들을 간호할 수 있게 된다.
- 잠재적 공격성을 가진 대상자들의 간호나 그 상황들에 대해 경험있는 간호사와 토론한다.
- 대상자의 분노나 공격적인 행동을 사적으로나 간호사에 대한 평가로 받아들이지 않는다.

4. 요약

- 위기는 스트레스사건이나 지각된 위협으로부터 발생하는 불안으로 개인의 정상적인 심리적 항상성의 붕괴로 정의한다.
- 위기의 특성은 위험이나 위협을 주는 사건에 의해 유발되며, 긴장과 불안이 고조되므로 효율적인 문제해결능력이 상실된다.
- 위기는 일반적으로 1주에서 4~6주 안에 긍정적 혹은 부정적으로 해결되므로 단기적으로 집중 개입이 필요하다.
- 위기는 성숙위기(발달위기), 상황위기, 사회적 위기로 구분된다.
- 위기중재의 목적은 위기 이전의 상태로 돌아가거나 보다 건설적인 극복기술을 개발하여 적응 수준의 향상을 도모하는 것이다.
- 자살은 행위자가 자유의지로 자신의 목숨을 끊는 행위를 말하며, 자살위협, 자살시도, 자살수행 모두 자살행동으로 볼 수 있다.
- 자살의 정신역동으로는 양가감정, 죄책감, 공격성이 있다.
- 자살행동 대상자를 간호할 때는 상해로부터 환자를 보호하는데 우선적으로 초점을 두며, 자살위험을 평가하고, 대상자를 보호할 뿐만 아니라 대상자의 자율성을 극대화하기 위한 방법도 모색해야 한다.
- 자살환자에 대한 간호의 주 목표는 문제를 해결하고 효과적인 대처기전을 개발하도록 도움으로서 자살위기를 벗어나 자살위험을 감소시키는 것이다.

풀어보기

1. Lindeman & Caplan의 위기의 특성으로 잘 설명된 것은?
① 위기는 긴장과 불안이 고조되므로 효율적인 문제해결능력이 높아지게 된다.
② 위기의 기간은 시간적으로 제한되어 있다.
③ 위기상태는 외부의 도움을 받으려 하지 않기 때문에 불안정하고, 변화하기 어려워 중재의 효과가 나타나기 어렵다.
④ 병적인 행동이나 증상이 보일 때는 정신과적 질환진단에 따라 진단하고, 치료 시 과거의 무의식적 갈등을 해결하기 위한 활동을 한다.

2. 성숙위기에 대한 설명으로 잘못된 것은?
① 삶의 주기 각 단계에서 전환기동안에 역할변화에 요구되는 발달적 사건이다.
② 예상 가능하며 점차로 일어나는 삶의 사건이다.
③ 성숙위기에는 새로운 역할을 받아들일 때 저항을 크게 받을수록 변화가 쉽다.
④ 성숙위기는 청소년기, 결혼, 부모기, 중년기, 은퇴기 등에 나타난다.

3. 상황위기에 해당하는 것이 아닌 것은?
① 원치 않은 임신 ② 정신적질환 ③ 이혼 ④ 은퇴

4. 위기를 사정할 때 고려되어야 할 것을 모두 고르시오.
① 촉발사건 ② 증상과 행동특성 ③ 사건에 대한 지각 ④ 지지체계와 대처기전

5. 위기(스트레스)사건의 균형요인을 설명하시오.

6. 자살을 계획하는 대상자가 가지고 있는 정신역동으로 잘못 설명된 것은?
① 양가감정 ② 절망과 무기력 ③ 피해의식 ④ 공격성

7. 자살을 계획하는 사람의 특징으로 잘못 설명된 것은?
① 자살자는 자살을 주어진 상황에서 최선의 문제해결 방식으로 선택한다.
② 자살자는 살고자 하는 욕망과 자살 충동이 자살하는 순간까지 갈등상태로 존재한다.
③ 참을 수 없는 심리적 고통에서 도피하고자 자살을 선택한다.
④ 자살자는 자신의 자살의도를 주위에 알리지 않기 때문에 탐색이 중요하다.

8. 자살위험을 평가할 때 포함해야 할 내용을 모두 고르시오.
① 지지체계 ② 자살계획 ③ 정신상태 ④ 생활양식

9. 자살의 위험이 있는 대상자에게 간호중재 시 잘못된 것은?
① 대상자의 자살이유를 진지하게 경청한다.
② 대상자에게 공감적인 태도를 가진다.
③ 자살의도는 파악하나 자살계획에 대해서는 직접적인 질문은 피한다.
④ 스트레스요인을 제거하며, 희망을 제공한다.

10. 자살의 위기개입 유형이 잘못 연결된 것은?
① 위기개입 – 자살을 시도하였거나 시도할 위험이 높다고 판단되는 사람을 만나면, 응급개입을 할 수 있는지, 타 전문가에게 의뢰하거나 입원조치 등을 결정한다.
② 단기개입 – 자살위험이 높고 자살하겠다고 공언하며, 자살계획이 있고, 자살시도의 과거력과 자살한 가족력이 있을 때 실시한다.
③ 전화상담 – 자살위기에 대응하고 긴급 위기상황이 지나갈 때까지 전화 내담자가 자기 파괴행위를 막아내는 것이 목표이다.
④ 입원치료 – 생명을 구할 뿐만 아니라 치료를 시작할 수 있고, 추후관리도 연결시켜줌으로써 장차 일어날 수 있는 자살행동을 예방할 수 있다.

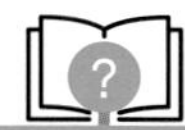

풀어보기

11. 분노, 공격적 행동에 대한 설명이다. 맞는 것은 ○, 틀린 것은 × 하시오.

① 분노는 대부분 무의식적인 내면의 상처와 좌절, 두려움에 대한 반응이다. ( )
② 공격성은 아무런 이유 없이 발생하지 않으며 상황과 관련이 있다. ( )
③ 분노나 공격적 대상자의 치료는 동반 질환의 성공적인 치료에 영향을 받는다. ( )
④ 공격적 행동은 경고, 확대, 위기, 회복, 위기 후 단계를 거친다. ( )
⑤ 분노와 공격적 대상자를 간호하는데 있어 중요한 것은 자기인식이다. ( )

정답

1. ②, 2. ③, 3. ④, 4. ①, ②, ③, ④, 5. 1) 사건에 대한 지각 – 현실적 혹은 왜곡적인 사건인지 방법, 2) 상황적 지지 – 개인을 지지해 줄 수 있는 적절한 인적 자원의 유무, 3) 대처기전 – 과거에 사용한 적절한 대처 경험이나 유용한 대처기전의 유무, 6. ③, 7. ④, 8. ①, ②, ③, ④, 9. ③, 10. ②, 11. 1) ○, 2) ○, 3) ○, 4) ○, 5) ○

>> 참고문헌

- 공성숙 외(2021). 정신건강간호학. 서울: 군자출판사
- 국가트라우마센터(2020). 재난 정신건강 서비스 지원을 위한 현장대응 지침서
- 김수진 외(2020). 정신건강간호학. 현문사
- 김은자 외(2016). 최신 지역사회정신건강간호학. 퍼시픽북스
- 김희숙 외(2019). 최신 정신건강간호학. 서울: 학지사메디컬
- 민성길 외(2023). 최신정신의학 제 7판. 일조각
- 박은영 외(2023). 간호진단, 중재 및 결과가이드. 현문사
- 보건복지부(2022). 2021년 정신건강실태조사
- 임재호(2014). 트라우마 이해와 치료방법론, 서울: 교육문학사
- 최남희 외(2008). 재난피해자 심리관리 지원체계 구축방안 연구 보고서
- Aguilera D. C & Messick M. J.(1974). Crisis Intervention. Theory and Methodology. 2nd ed. Mosby.
- Halter I. M.(2014). Varcarolis Foundations of Psychiatric Mental Health Nursing: A Clinical Approach 7th ed. Missouri: Elsevier.
- Meyer D & Wee D. F.(2005). Disaster Mental Health Services. New York: Brunner Routledge.
- Nesmith E. G.(2006). Defining “Disasters” with implocations for nursing scholarship and practice. Disaster management & Response. 4. 59–63.
- Stuart G. W. & Laraia M. T.(2005). Principles and Practice of Psychiatric Nursing. 8th ed. St Louis, Mosby.
- Townsend C. M. (2014). Essentials of Psychiatric Mental Health Nursing. Philadelphia: Davis Company
- From Brendel, R. W., Lagomasino, I. T., Perlis, R. H., & Stern, T. A. (2008). The suicidal patient. In T. A. Stern, J. R. Rosenbaum, M. Fava, J. Bieder₩–man, & S. L. Rauch (Eds.), Massachusetts General Hospital comprehensive clinical psychiatry (pp. 733–745). St. Louis, MO: Mosby.

제 3 절 정신사회재활

학습목표

- 정신사회재활의 개념 및 필요성을 인식한다.
- 정신사회재활의 패러다임의 변화과정을 이해한다.
- 정신사회재활의 단계를 설명한다.
- 정신건강증진기관 및 시설현황을 확인한다.
- 정신사회재활 시설의 종류를 확인한다.
- 일상생활기술훈련의 중요성을 확인하고 적용한다.
- 사회기술훈련의 중요성을 확인하고 적용한다.
- 정신건강교육의 중요성을 확인하고 적용한다.
- 정신사회재활 프로그램을 확인하고 적용한다.
- 직업재활의 중요성을 확인하고 적용한다.
- 정신건강증진시설의 개념을 확인하고 적용한다.
- 사례관리의 개념을 확인하고 수행한다.

주요용어

- 낙인 stigma
- 병리 pathology
- 사회체계 social system
- 사회통합 social integration
- 손상 impairment
- 장애 disability
- 재활 rehabilitation
- 적응 accommodation
- 정신건강 mental health
- 정신사회재활 psychosocial rehabilitation
- 정신장애 mental disorder
- 정신질환 mental illness
- 지역사회정신건강 모델 community mental health model
- 질병 disease
- 질환 illness
- 탈원화 deinstitutionalization
- 통찰력 insight
- 패러다임 paradigm
- 핸디캡 handicap
- 회복 recovery

1. 정신사회재활의 원리

1) 정신사회재활의 개념

정신사회재활(Psychosocial Rehabilitation, PSR)이란 정신장애를 지닌 사람들이 스스로 선택한 환경 내에서 최소한의 전문적 개입만으로도 성공적이며 만족스럽게 살 수 있도록 기능을 증진시키는 것이다. 지역사회정신건강은 정신질환에 대한 새로운 치료적 접근방법을 바탕으로 정신질환자의 전인적인 치료, 재활, 사회통합의 목적을 가지고 있다. 이는 단순히 기존의 시설중심의 치료에서 환자가 생활하는 지역사회로 치료의 장소가 변한다는 개념을 넘어서는 것으로, 궁극적으로는 환자에 대한 치료뿐만 아니라 정신질환자가 독립적인 사회인으로서 기능할 수 있도록 그를 둘러싸고 있는 지역사회를 보다 지지적인 환경으로 변화시키는 것까지를 포함한다.

또한 정신사회재활은 만성 정신질환자들이 자신들이 속한 지역사회에서 생활하고 배우고 일할 수 있는 기회에 대한 욕구로부터 시작되었다. 정신사회재활의 목표는 정신질환으로 인해 무능력한 개인이 독립적으로 생활하고 장애를 극복하며 만족한 삶을 살아갈 수 있도록 가능한 상위수준의 안녕을 유지하고 회복하기 위한 생활방식을 교육하는 것이다. 즉, 3차 예방과정으로서 정신질환자가 지역사회에서 가능한 한 최고의 삶을 영위할 수 있도록 당사자의 역량을 향상시키고 환경적인 변화를 도입하는 것을 의미한다. 정신장애를 가진 사람과 사회가 최적의 수준에서 기능하도록 하고, 장애와 불리한 조건을 최소화하는 것을 목적으로 한다.

미국재활협회(National Council on Rehabilitation)의 정의를 보면 재활이란 가능한 신체적 · 정신적 · 직업적 · 경제적 유용성을 장애로부터 최대한 회복시키는 것이다. 정신의학적 측면에서의 재활은 환자가 가능한 최상의 수준에서 기능하도록 신체적 환경, 사람과 환경과의 상호작용과 깊은 연관이 있으며, 재활은 재정착 준비단계로 볼 수 있다.

1995년 세계보건기구(WHO) 정신건강부처에서는 재활을 새로운 방식으로 생각해야 할 필요성이 있다고 언급하였다. 중대하게 보아야 할 다섯 가지 개념을 제시하였는데, 재활의 원리 및 가치와 일치하는 것이다. 즉, 내담자와 가족이 인정하는 개선, 협력을 통한 재활, 개별화에 대한 실무자들의 관용, 시간에 따라 달라지는 개인 내적인 변화에 맞추어 제공되는 재활서비스와 지원, 전체 서비스 제도 속에 통합된 한 부분으로서의 재활이 이에 속한다. WHO는 정신사회 및 정신재활에 관한 국제적인 합의점을 도출해 냈다.

즉, 정신사회재활의 원리는 심각한 정신기능장애를 가지고 있는 사람들의 잠재력 개발에 대한 신념과 개인 능력을 강화하는 것이다.

2) 정신사회재활의 필요성

오늘날 정신사회재활은 심각한 정신장애를 가진 사람들에게 도움을 제공하는 방법 중의 하나로 인정을 받으며 정신건강분야에 광범위하게 수용되고 있다. 재활은 중증정신질환자에게 남아있는 결함을 감소시키고, 사회성 장애증후군을 예방하는 데 목표를 둔다. 입원환자뿐만이 아니라 가정에 있는 많은 환자들이 사회재활 계획을 필요로 한다. 이러한 훈련들은 가정, 사회, 직장, 작업장 그리고 여가 활동에서 개인들의 대처능력을 증진시켜 준다. 지역사회에 다시 참여시키기 위해서는 관심을 가지고 돌보며 치료할 수 있는 계획들이 필요로 한다.

서구에서는 19세기부터 시작한 사회개혁운동의 성격을 가진 정신보건정책을 실행하여 탈원화를 거쳐 지역사회적 치료의 개념을 일구어왔다.

우리나라에서도 1995년 정신보건법이 재정되었고, 지역사회정신건강(community mental health model)의 목적을 달성하기 위한 접근방법으로서의 정신사회재활모델에 근거한 정신건강서비스의 확대가 이루어졌다. 따라서 정신질환자의 재활을 위해서는 남아 있는 증상을 가지고 퇴원한 정신질환자에 대해 적응(accommodation)이라는 목표를 가지고 보다 실제적인 생활의 문제에 관여하여, 지역사회 내에서 자신의 역할을 확대해 나가며 다른 사람과 정상적인 관계를 맺고 일상적인 생활에 원만하게 적응할 수 있도록 지역사회 통합 재활서비스가 제공되어야 한다. 정신사회재활모델은 동시에 정신질환자의 가족과 이웃 등의 주변 환경을 지지적으로 조성하도록 돕는 것에 초점을 두고 있다.

따라서, 우리나라에서는 「정신건강 종합대책(관계부처합동, 16.2.25.)」에서 "중증 · 만성 정신질환자 삶의 질 향상을 위한 사회복귀시설 확충 및 내실화"를 발표하였으며, 법적근거는 「정신보건법」상 보건복지부장관은 5년마다 국가 정신보건사업 계획을 수립하도록 규정(제4조의 3)하였다. WHO 권고(mental health action plan 2013~2020) 기준에 맞춰 범부처 차원의 5개년 종합대책을 수립하고, 구체적 이행을 위해 실행계획을 수립(2016~2020)하였다. 이는 국민 정신건강증진, 자살예방, 중증 정신질환자 삶의 질 향상 및 중독관리 등 정신건강에 영향을 미치는 분야가 포함된 종합대책이 수립되었다고 볼 수 있다. 「정신보건법 전면개정(16.5.19.)」 "정신건강증진 및 정신질환자 복지서비스 지원에 관한 법률"로 명칭을 변경함을 발표하였다. 「정신건강증진 및 정신질환자 복지서비스 지원에 관한 법률」 시행(2017. 5. 30.)」 법 적용 대상인 정신질환자의 정의를 '독립적으로 일상생활을 영위하는 데 중대한 제약이 있는 사람'으로 범주를 한정하였다(제3조제1항). 개정된 정신건강복지법 시행에 따라 입원환자의 회전문 현상, 입원의 장기화, 반복되는 재입원의 문제해결을 위해 정신사회재활 관리시스템구축의 필요성이 더욱 더 요구되고 있다.

3) 정신사회재활 패러다임의 변화과정

정신사회재활의 패러다임이란 사전적 의미로 한 시대의 사람들의 견해나 사고를 근본적으로 규정하고 있는 인식체계 또는 다양한 사물에 대한 이론적인 틀이나 구조를 뜻한다. 전통적인 약물치료와 정신치료를 기반으로 한 정신의학의 치료적 패러다임은 21세기 초반에 상당한 성과를 거두었다. 이는 항정신병 약물이나 항우울제 등의 개발에 따른 생물학적 치료방법의 혁신적 발전 그리고 프로이트 등에 의해서 정립된 인간심리와 정신병리에 대한 심층적 이해에 기반한 결과였다. 그러나 이러한 발전에도 불구하고 정신질환에 대한 이해와 기존의 의학패러다임에 기초한 치료적 개입은 일정한 한계를 가지고 있었다. 여전히 중증정신질환자의 증상을 완전히 치료하거나 심각성을 경감시키는 것은 대단히 어려운 과제이며, 이로 인한 다양한 증상과 기능장애는 수많은 정신질환자의 사회복귀를 어렵게 하고 있다.

90년대에 들어서면서 장기-지속형 비정형 항정신병 약물의 개발로 환자들의 비순응도를 개선시킴으로써 심각한 정신질환을 앓는 환자의 2/3 이상이 더 이상 입원이 필요하지 않고, 일을 할 수 있는 영역이 제한되기는 하나 직업을 영위할 수 있다는 회복 가능성을 제기하였다.

또한 미국에서는 발병 초기에 적극적 지역사회치료(assertive community treatment, ACT)를 통해 정신질환의 조기발견 및 중재를 가능케 함으로써 정신질환자의 지역사회 통합을 위한 인식을 확대시켰다. 이에 더하여 생존자/소비자 운동은 전문가 중심의 재활패러다임에서 당사자중심의 회복패러다임의 변화를 가져왔다. 그동안 정신질환의 회복에 대한 접근의 흐름을 살펴보면 크게 의학적패러다임과 재활패러다임 그리고 가장 최근의 회복패러다임으로 구분해 볼 수 있다.

(1) 의학적패러다임

미국을 중심으로 전통적 의학패러다임에 대한 대안적 입장이 대두되기 시작하였다. 항정신병 약물의 개발과 뇌를 연구할 수 있는 의료장비 개발로 정신질환이 뇌의 생화학적 이상 때문이라는 가정이 지지를 받게 되면서 확고한 자리매김을 하게 되었고 현재까지도 이러한 서비스가 주류를 이루고 있다. 정신의학적 접근은 정신과 전문의의 진단을 근거로 정신질환을 증상의 문제로 인식하고, 증상의 소멸 또는 완화를 문제의 해결책이며 회복으로 인식하였다.

이 의학적 모델은 정신질환이란 올바른 판단을 할 능력을 상실한 것을 의미하기 때문에 자기 결정을 할 수 없다는 가정으로부터 전문적 치료자 대 수동적인 환자 관계를 형성함으로써 많은 치료적과정과 서비스 체계를 왜곡시켜왔다.

(2) 재활패러다임

1960년대 탈시설화 운동에 이어 정신재활적 접근이 시작되면서 정신질환자의 사회적응을 위한 직업재활과 기능향상에 관심을 가지게 되었다. 그러나 이러한 접근은 재활에 책임을 지는 전문가의 관점으로 정신질환자가 겪는 주관적 · 심리적 경험에 대한 관심의 부족으로 정신질환자가 전문가로부터 기술과 자원을 제공받아야 한다는 수동적 객체로 보는 관점, 전문가의 억압적 의미를 완전히 배제하지는 못했다는 점 등이 한계로 지적되었다.

(3) 회복패러다임

회복의 사전적 의미는 "원래의 상태로 돌이키거나 원래의 상태를 되찾음"을 의미한다. 이러한 의미를 의학적으로 사용하면 질병이 없었던 이전 상태를 되찾는 "완치"의 개념으로 사용되어야 하지만 정신질환은 완치되는 병이 아니므로 회복은 의학적인 정의와 달리 1990년대부터 정신건강분야에서는 정신건강소비자들의 경험을 바탕으로 회복을 모든 개인, 심지어 정신질환을 가진 사람조차도 미래에 대한 희망을 가지고 질병과 분리하여 자신을 재정의 함으로써 지역사회 속에 만족스러운 삶을 사는 과정으로 새롭게 정의하고 있다. 최근에는 미국이나 유럽을 중심으로 전문학술지를 통해 기존에 회복이 불가능하다고 여겨졌던 많은 만성 정신질환자들이 개인적 경험을 사회에 공개하기 시작하면서 성공적인 회복사례를 통해 이들이 독립적이며 스스로 관리가능하고 개인에게 의미있는 활동과 더 나은 삶의 질을 지향한다는 관점이 대두되었고 이와 맞물려 회복패러다임이 더욱 확산되었다. 정신재활의 권위자인 Anthony(1993)는 정신질환자의 수기를 검토하여 질병에 대처하고 사회에 적응 해가는 경험에서 증상이나 기능 그 자체보다 그것과 상호작용하는 개인의 주관적인 경험이 중요함을 강조하였고 그들이 질병에 대처하고 사회에 적응해가는 과정에서 어떤 심리적 변화를 겪는지 그리고 그러한 심리적 변화가 그들의 질병과 사회적응에 어떤 영향을 주는지에 관심을 가져야함을 주장하였다. 당사자들은 그러한 심리적 변화 과정을 회복과정(recovery process) 또는 회복경험(recovery experience)이라는 용어로 설명하였다.

회복은 증상이 있더라도 자신을 있는 그대로 수용하고, 수동적인 존재가 아닌 정신질환을 가진 사람으로 살아가는 과정이다. 장애를 수용하고 사회적 권리를 누리며, 자기 결정을 통하여 지역사회에 통합될 수 있도록 의미 있는 삶을 찾아가는 과정을 강조한다.

회복 요인을 살펴보면 Resnick 등(2004)은 회복의 요인을 ① 희망과 낙관주의 ② 생활만족 ③ 역량강화 ④ 지식으로 제시하였고 그밖에 많은 질적 연구에서 희망, 치유, 역량강화, 관계형성, 자신감과 책임감에 대한 역량강화, 자아정체감과 재탄생, 자신의 질병과 구분하여 정의하는 것 등 다양한 회복 요인으로 제시하였다.

4) 정신사회재활 모델의 단계

의학 · 정신과적질환을 가진 사람의 재활치료는 병의 성질과 결과를 이해하기 위해 다음의 4단계로 진행된다.

(1) 정신병리의 단계

중추신경계의 생물학적 이상 때문에 인지, 주의력, 자율신경기능, 각성과 정보전달과정에서 결손을 보이며 이러한 상호작용에서 급성병리나 질병상태를 일으킨다고 생각한다. 현재 신경과학은 아직도 개인이 어떤 특정 정신질환에 왜 취약한지를 알아낼 만큼 뇌의 비밀을 충분히 밝혀내지 못하고 있다. 그러나 뇌의 이상을 민감하게 측정할 수 있는 도구나 기술을 개발하고 있는 중이며, 뇌기능에서의 근본적인 장애를 반영하는 손상을 평가함으로써 신뢰성 있는 진단을 내릴 수가 있다.

(2) 손상의 단계

심리적, 생리적, 해부학적 구조 또는 기능이 상실되거나 어떤 이상이 생긴 상태를 의미한다. 정신과에서 손상이란 사고장애나 지리멸렬한 말, 망상, 환각, 불안, 우울, 집중력이나 기억력상실, 주의산만, 무감동, 무쾌감증과 같은 증상을 의미한다. 정신과적 증상과 인지 · 정서적 결손 모두 병의 경과 및 치료결과 그리고 신경계의 병리적 진행과 상호 연관성을 가진다.

(3) 장애의 단계

정상이라고 생각되는 방식과 범위 내에서 역할 수행 능력이 한정되거나 부족한 상태를 의미한다. 즉, 개인이 사회적 상황에서 주어진 역할이나 과제를 해내지 못하거나 수행하는 데 한계를 보이는 것이라고 정의할 수 있다. 조현병 같은 심한 정신질환을 앓는 환자의 경우 장애는 빈약한 자기관리(몸치장, 치아, 청소, 요리 등), 사회적 위축이나 은둔, 가족구성원으로서의 불충분한 역할, 무직이나 실직 등으로 나타난다. 정신질환을 가진 환자에서 볼 수 있는 장애는 보호인자와 위험인자에 의해 영향을 받으며 이것은 증상(손상)의 발생, 악화, 호전에 영향을 미친다. 따라서 증상과 장애 사이에는 실질적인 연관성이 있다. 그러나 모든 증상(손상)이 장애를 초래하는 것은 아니다. 또 비슷한 장애가 조현병 이외의 다른 질환의 경과와 치료결과를 예측케 하는 중요한 지표가 된다.

(4) 핸디캡

장애 때문에 사회에서 다른 사람에 비해 상대적으로 불이익을 받는 것을 의미한다. 주로 낙인이나 편견에서 비롯된다. 고용주가 이전에 정신질환을 앓았던 적이 있는 사람을 직원으로 채용하기를 꺼려하는 것이 그 예이다. 또한 사회가 정신질환자의 손상이나 장애를 조정하고 보상할 만한 환경을 제공하지 못하기 때문에 생긴다. 정신질환자가 직장을 구하거나 유지하지 못하는 주된 이유는 여러 가지 영역에서 장애가 있기 때문이다. 특히 집중, 인내, 수용, 의사표현, 대인관계기술이나 능력이 부족하다. 이러한 장애는 주로 증상과 인지기능손상 때문에 생기며 결국 사회생활에서 상당한 핸디캡을 초래한다.

중증정신질환자의 재활모델 단계는 표 8-3-1과 같다. 정신질환으로 인한 손상, 장애, 핸디캡은 정신과적 증상 및 직업 · 사회적 결손과 연관성이 있다. 정신질환에서 가장 두드러진 특성은 환자마다 병의 경과와 치료결과가 서로 다르다는 이질성이다.

정신질환의 경과와 치료결과를 결정짓는 손상, 장애, 핸디캡 정도는 최소부터 최대까지 아주 다양하다. 정신병적 상태가 비슷한 환자라도 어떤 환자는 치료결과가 아주 좋아서 사회 · 직업적 기능 회복이 좋고 잔존증상도 거의 없는 반면 또 다른 환자는 상당한 손상과 장애가 잔존한다.

만성 정신질환자에서 다양한 장애 및 치료결과를 결정짓는 변수들에 대한 다면적 모델, 극복, 능력, 사회적 지지 그리고 향정신성 약물은 취약성에 가해지는 스트레스의 해로운 효과를 막거나 중화시킨다.

어떤 병에 대한 정신생물학적 취약성을 본래부터 지니고 있는 환자에게 극복기술을 압도할 만한 심한 스트레스를 주는 생활사건이나 가족 및 직장에서의 심한 긴장상태가 가해지면 정신과적인 증상이 발생된다는 것이다. 그러나 병에 대한 보호인자가 작용하면 손상, 장애, 핸디캡을 초래하는 취약성 및 스트레스원의 충격을 완화시킬 수 있다. 보호인자 중 가장 중요한 것이 극복기술과 능력이며 이것은 개인, 가족, 생활환경, 전문적인 치료에 의해 획득된다. 또 기술개발, 사회적 지지획득, 임시고용 등을 촉진하는 재활 프로그램 역시 강력한 보호인자가 된다.

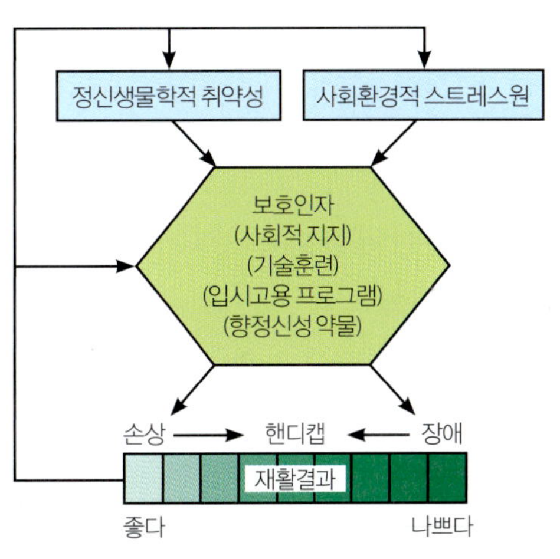

그림 8-3-1 정신과적 장애 영향을 미치는 요소

Psychiatric Rehabilitation(Special Issue), Schizophrenia Bulletin12(4), 1986에서 재인용함.

표 8-3-1 중증정신질환자에 대한 재활모델 단계

단계(Stage)	병리(Pathology)	손상(impairment)	장애(disability)	핸디캡(handicap)
정의	원인요소에 의한 중추신경계 이상이나 병소	생물학적, 심리학적, 해부학적 구조나 기능에 이상이 있거나 상실된 것(병리 때문에 초래된 결과)	정상적으로 생활하는 능력이 위축되거나 결여된 것(장애 때문에 초래된 결과)	개인이 정상적인(나이, 성별, 사회적, 문화적 요소에 따라)역할을 충분히 하지 못하도록 제한하거나 막는 등의 불이익을 받는 것(손상이나 장애 때문에 초래된 결과)
사례	정신병적 증상을 일으킬 수 있는 뇌종양이나 감염	조현병의 양성증상과 음성증상	사회기술능력의 결손	실직, 무주택
중재	실험실 검사와 방사선 검사	진단, 약물치료, 입원치료	기능적 평가, 기술훈련, 사회적 지지	정부차원의 직업재활, 정책, 지역사회 지지프로그램

2. 정신사회재활 현황

1) 정신건강증진기관 및 시설의 현황

2018년 기준 광역정신건강복지센터 16개소, 기초정신건강복지센터 227개소, 중독관리통합지원센터 50개소가 설치운영되고 있으며, 정신건강증진시설로는 정신의료기관 1,554개소, 정신재활시설 349개소, 정신요양시설 59개소가 운영되고 있다. 시 · 도 단위로 보면 정신의료기관은 서울시에 가장 많이 설치되어 있으며, 정신재활시설 또한 서울시에 가장 많이 설치되어 있다(표 8–3–2).

2) 정신사회재활 시설 유형

「정신보건법」 전면개정(16.5.19)에 따른 「정신건강증진 및 정신질환자 복지서비스 지원에 관한 법률」 시행(2017. 5. 30) 제27조(정신재활시설의 종류)는 다음과 같다.

(1) 생활시설

정신질환자 등이 생활할 수 있도록 주로 의식주 서비스를 제공하는 시설

(2) 재활훈련시설

정신질환자 등이 지역사회에서 직업 활동과 사회생활을 할 수 있도록 주로 상담 · 교육 · 취업 · 여가 · 문화 · 사회참여 등 각종 재활활동을 지원하는 시설

(3) 그 밖의 대통령령으로 정하는 시설

2018년 12월 전국 정신재활시설 현황은 다음 표 8–3–3과 같다.

3. 정신사회재활 중재 유형

1) 일상생활기술훈련

일상생활기술훈련은 중증정신질환자에게 사회복귀와 적응을 위한 치료프로그램 중 제일 기본적이고 필수적인 것이다. 특히, 병원이나 요양소 등에서 장기간 입원 또는 수용되었던 환자들은 의식주 문제해결방법과 최소한의 문화생활을 유지할 정도의 능력이 배양되지 않으면 아무리 증상이 호전되었다 하더라도 사회복귀 후 적응이 어렵다. 일상생활기능은 입원 전에도 가족에게 의

표 8–3–2 정신보건기관 · 시설현황 (단위: 개소)

구분		기관수	주요기능
계		2,255	
정신건강복지센터		243	– 지역사회 내 정신질환예방, 정신질환자 발견 · 상담 · 정신재활훈련 및 사례관리 – 정신건강증진시설 간 연계체계 구축 등 지역사회정신보건 사업 기획 · 조정 ※기초 227(국비 201, 지방비 26) 광역 16(국비 15, 지방비 1)
정신의료기관1	국 · 공립	20	– 정신질환자 진료, 지역사회정신건강증진사업 지원
정신의료기관2	민간	1,534	– 정신질환자 진료
정신요양시설		59	– 만성 정신질환자 요양 · 보호
정신재활시설		349	– 병원 또는 시설에서 치료 · 요양 후 사회복귀촉진을 위한 훈련 실시
중독관리통합지원센터		50	– 중독 예방, 중독자 상담 · 재활훈련

1) 지역별 별도 설치되어 있는 센터 현황은 서울시 외 16개 시 · 도로 구성되어 있으며, 통상적으로 정신건강증진센터에서 자살예방사업을 병행한다.

표 8–3–3 전국 정신재활시설 현황

계	서울	부산	대구	인천	광주	대전	울산	경기	강원	충북	충남	세종	전북	전남	경북	경남	제주
349	118	13	18	11	12	30	2	50	5	13	24	3	21	3	18	4	4

* 현재 정신재활시설 중 51%(179개)는 서울 · 경기 · 인천에 설치되어 있으며, 그 외 지역은 열악한 실정(2019, 보건복지부 정신건강사업안내)

존하지 않고 스스로 시행한다면 기능유지가 가능하다. 그러나 기술습득을 잘 하였더라도 계속 훈련하지 않으면 쉽게 잃어버린다.

일상생활활동(ADLs)은 독립적으로 생활하는 데 필수적인 기술로서 미국전체 정신질환자협회 회원을 대상으로 한 조사에서 만성 정신질환자의 23%가 일상생활에 도움이 필요한 것으로 나타났다.

일상생활에 있어서 필수적인 기술로서는 개인위생(세수, 양치질, 화장법 포함), 의복관리, 집안청소, 시장보기, 음식준비, 금전관리, 대중교통 이용하기 등을 일컫는다. 즉, 정신사회재활 종사자들은 다양한 방법으로 도울 수 있다. 입원시설 또는 공동생활시설 내에서도 특별교육이나 현장견학, 지역사회 이벤트(예 풍물시장 행사 등 참여) 등으로 기술들을 습득하도록 한다(그림 8-3-2).

2) 사회기술훈련

사회기술훈련은 행동치료기법 혹은 학습활동을 통하여 지역사회에서 생활하는 데 필요한 다양한 기술들을 가르치는 것을 말한다. 훈련영역으로는 자가관리(약물, 증상 등), 대인관계기술, 여가활동과 오락기술, 돈관리와 지출, 공공기관의 이용 등 지역사회에서 생활하는 데 필요한 대처방식 등이 있으며, 전형적인 기술훈련 형태로는 한 명의 치료자 혹은 보조치료자가 5~10명으로 구성된 집단상담, 치료시간은 한 회기당 45~50분 정도, 빈도는 매주 1~5회기로 다양하다. 치료자는 대상자에게 사회기술훈련을 시행할 때 목표설정과 동기강화로 참여를 적극적으로 유도해야 한다.

또한 사회기술훈련은 적극적이고 상호 반응적이고 지시적인 치료법으로서 개인과 가족 혹은 집단형태로 시행할 수가 있다. 특히 목표 설정 시에는 모든 대상자들에게 공통적으로 필요한 기술을 습득하도록 하고, 기능과 증상적인 면에서는 각 개인에게 필요한 도구적 역할에 맞추어 설정하고 시행해야 한다. 따라서 중증정신질환들이 지역사회에서 성공적으로 가능하기 위해 필요한 신체적, 정서적, 지적 측면의 기술이다. 이 기술들은 일상생활이나, 학습, 직업을 유지하는 데 필요하다.

(1) 신체적인 기술

개인위생관리, 건강관리, 집안청소, 시장보기, 요리하기, 여가시설 이용하기, 대중교통 이용하기, 주의집중, 정숙, 시간엄수, 관찰, 작업도구사용 능력, 직무능력, 특수과업 등

쇼핑(시장)하기

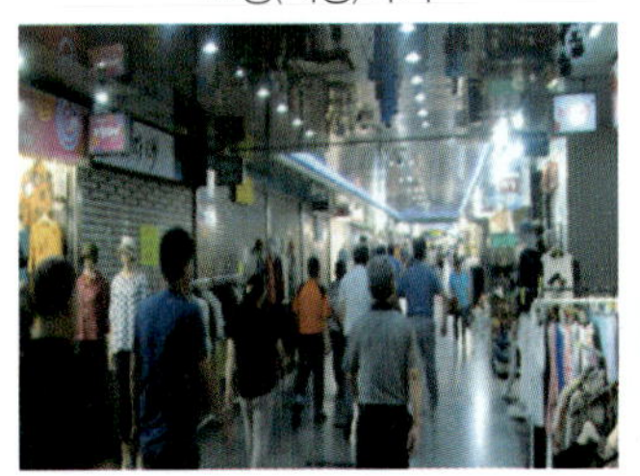

ATM 사용해 보기

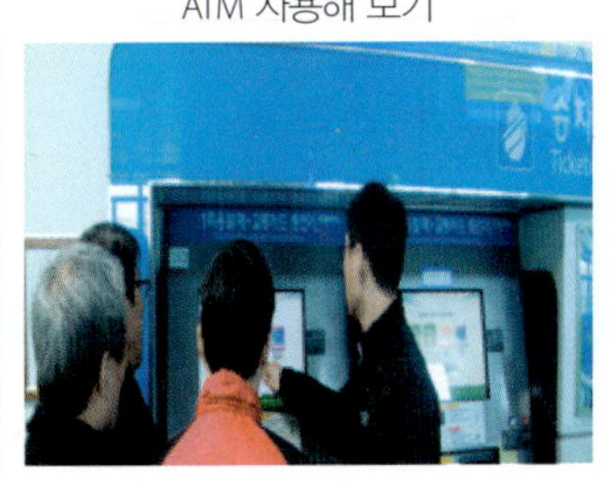

식물 가꾸기

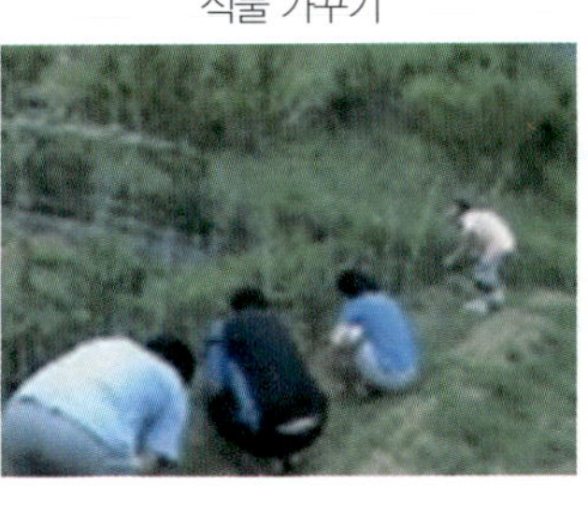

등반하기

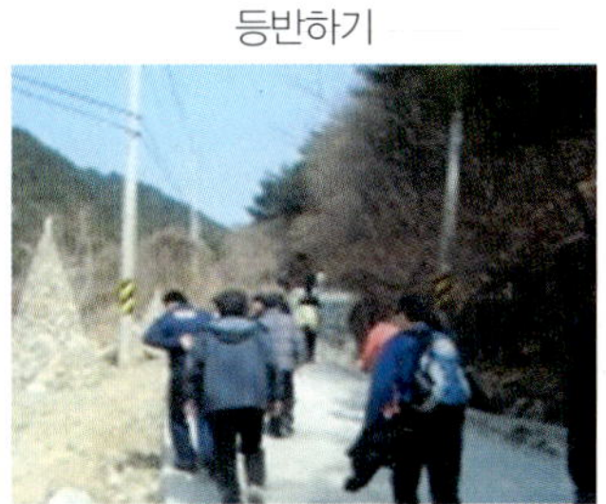

방송인(DJ)되어보기

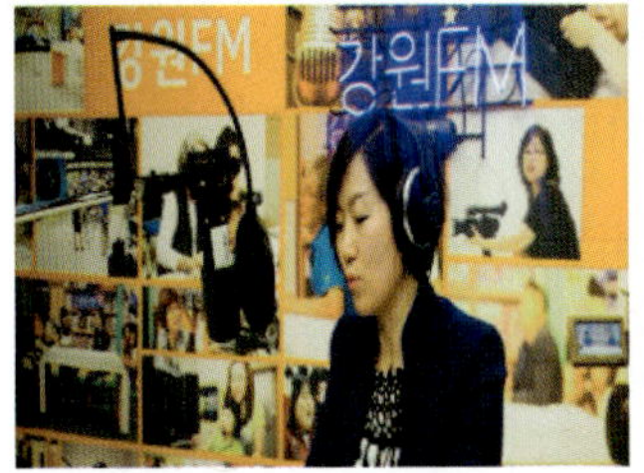

영화관 입장해 보기

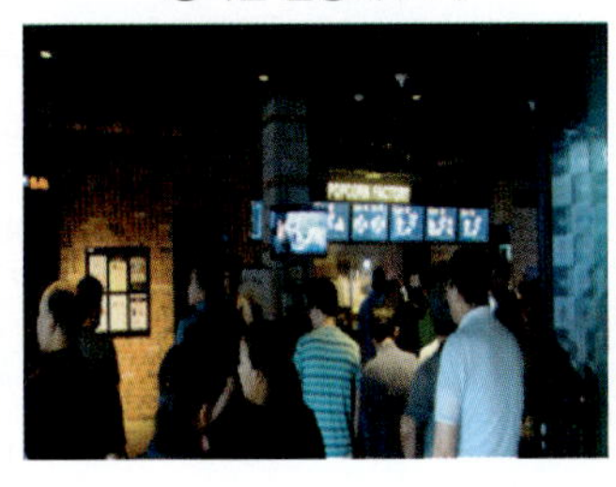

요리하기

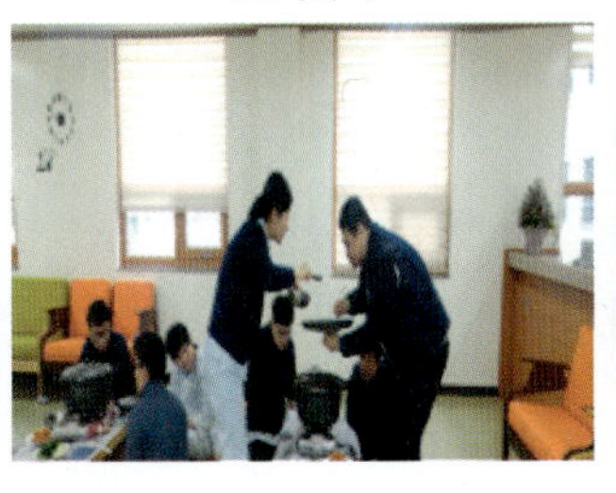

현장견학(박물관)

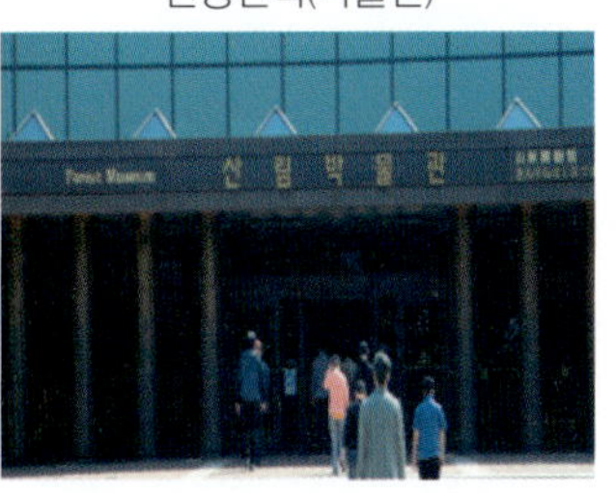

그림 8-3-2 기술훈련 활동사진

(2) 정서적 기술

인간관계, 자기조절, 선택적 보상, 의사소통기술, 문제해결, 발언하기, 질문하고 대답하기, 경청, 자기통제, 직무상 의사결정, 직무유지, 특수과업 등

(3) 지적기술

금전관리, 목표설정, 문제개발, 지역사회자원 이용, 학습활동, 읽기 및 쓰기, 산술, 취미활동, 자격취득, 구직 등

3) 정신건강교육

정신건강교육(mental health education)은 중증정신질환과 사회생활을 성공적으로 할 수 있도록 대처기술에 대해 다양한 교육적, 정신사회적 목표를 지향하고 개인, 집단, 가족구성원들에게 경험적인 학습을 하게 하는 교훈적인 프로그램이다. 따라서 환자교육과 가족교육을 통해 그들에게 힘을 부여함으로써 치료 및 재활에서 주요자원으로 활용한다. 교육의 목표는 질병의 과정 및 치료를 이해하고, 질병이 악화되기 전에 조기증상과 징후를 알고 관리하며, 스트레스를 줄이고 정신건강을 증진시키는 효과적인 생활방식의 개발이 포함된다. 중증정신질환자 스스로가 관리할 수 있는 능력을 키우도록 함이며, 가족에게는 가족정신건강교육, 가족자조모임, 전화나 가정방문 서비스 등으로 환자를 이해하고 치료와 재활에 능동적으로 협조할 수 있도록 함이다.

또한 정신건강교육은 1980년대 중반부터 정신치료에서 중요한 위치로 부상하였다. 교육은 정신치료의 고유한 특징이며, 정신치료의 중요한 요소이다(Goldman, 1988; Williams, 1989). Moller와 Wer(1989)는 만성 정신질환자와 그 가족을 위하여 정신보건교육을 실시하였다.

가족 내의 정신건강관리자는 자조 그룹에 참여하고 자신의 정서적 안정을 위해 상담을 받기도 한다. 정신간호사는 '중증정신질환자와 가족에 대한 교육 지침서'를 가족에게 제공해야 한다.

정신건강교육 모형은 5가지 기본 목적을 가진다.

첫째, 치료팀은 가족구성원과 다른 지지자와의 관계를 발전시켜야 한다. 가족구성원과 지지자는 효율적인 대처기술과 사회적인 지지가 필요하며 이들을 교육과정에 적극적으로 참여하도록 격려한다.

둘째, 잘 구조화된 교육을 통하여 가족의 요구에 대처하고 가족, 환자뿐만이 아니라 정신건강간호제공자의 접근을 구체화해야 한다. 예로 중증정신질환자에 대한 정신질환에 대한 정확한 지식, 투약, 재발 징후, 이용 가능한 치료센터, 이용 가능한 지지 그룹 등이 있다.

셋째, 재발은 지식이나 건강서비스, 기술의 부족으로 인한 것이며, 자기비판을 하게하고 사기를 떨어뜨리는 가족을 적극적으로 중재한다.

넷째, 단계적인 의사소통기술과 문제해결 기술을 향상시킨다.

다섯째, 가족들에게 지지적인 사람들과 자원을 포함한 네트워크를 개발하도록 돕는다. 거주지 지지서비스나 이동서비스, 집중적인 사례관리, 정신사회적재활, 동료지지, 24시간 위기관리서비스, 외래환자서비스 등은 중요한 자원으로 활용될 수 있다.

정신건강교육의 종류로는 증상 및 약물관리, 개인위생관리, 대인관계, 스트레스조절, 분노조절, 재발예방, 성 교육, 사회적응 훈련, 상담(전화 및 방문), 가족교육, 직업재활, 인지, 성장 프로그램 등이 있다.

(1) 증상관리

중증정신질환자에게 그들의 증상이 어떻게 하면 일상생활에 최소한의 영향을 끼칠 수 있는가를 교육하는 것이며, 그들의 질환을 더 잘 관리하게 도와주는 교육프로그램이다.

증상관리교육의 목표는 환자 자신이 증상에 대하여 숙련된 관찰자가 되도록 함이며, 치료과정에 영향력 있는 참여자가 되도록 도와준다. 환자는 증상(지속, 재발, 전구증상, 약물의 부작용, 정상범위와 기분변화)을 잘 구별하지는 못하지만 이런 증상이 기능에 영향을 주고, 전문가의 도움이 필요하다는 것을 알게 한다.

정신과적 재활과 증상관리에 있어서 정신병리 평가와 규칙적 증상 관찰은 환자의 치료계획 수립에 도움이 된다. 프로그램의 선택은 증상의 유형과 정도에 따라 달라지며, 재활치료의 효과 판정에 증상의 평가가 유용하다. 예로 사회기술훈련이 실제로 환자의 불안을 경감시켰는지 알아보는 것, 약물변경 필요성, 효과를 알아보는 데 증상관찰이 중요하며, 환자 자신의 증상 관찰 후 '위험징후'를 인식하게 교육하는 것이 중요하다.

(2) 약물관리

정신과 약물에 대한 올바른 인식과 적절한 투약방법을 알고 약을 잘 복용하도록 교육한다. 또한 약물복용의 중요성과 스스로 약물관리를 잘 할 수 있도록 교육을 제공한다. 조현병이나 조증장애 등을 치료하지 않거나 적절하게 치료하지 못한다면, 우울증 등 증상의 삽화는 더욱 빈번해지고 심해지며, 장기화되어 자살에 이를 수도 있다. 재발 위험을 줄이기 위해 환자를 교육할 경우, 이러한 양상과 급성기 치료 이후 지속적인 약물복용의 중요성을 설명해야 된다. 증상이 완화된 후에 적어도 6개월~1년간 약물복용을 지속해야 한다(의사 처방에 따른). 만일 환자가 첫 치료 후에 재발되었다면 적어도 1년 이상의 투약계획을 세워야 한다. 그 후에도 다시 재발한다면 지속적으로 약물을 복용해야 한다. 장기간의 약물치료에 관한 환자의 염려와 관심사를 평가하고 다룰 필요가 있다. 모든 교육은 대상자의 치료이행을 높이기 위하여 문화적 요소를 충분히 고려한 접근법을 개발하여 적용하여야 한다.

(3) 가족정신건강교육

가족정신건강교육은 중증정신질환자 가족을 위해 제공되는 가장 일차적이고 일반적인 간호중재이며, 정보제공과 기술습득을 위한 연습이 함께 제공되어야 한다. 간호사는 가족구성원들이 여러 어려움을 잘 극복하고 대처하도록 가족을 돕는 역할을 한다. 치료과정에서 가족을 치료적 동반자로서 참여시켜야 한다. 환자의 지지체계와 생활환경에서 중요한 부분을 차지하기도 하며, 가족중재방식은 가족 내 대처 기술을 향상시키고, 가족 내 정서적 분위기를 변화시켜 재발과 재입원 빈도를 감소시킨다. 가족은 병원치료와 재활, 약물이행, 약물부작용 관리 등 당면한 어려움을 극복하기 위한 지지에 대한 욕구가 있다. 가족구성원이 서로를 지지할 수 있도록 만남의 기회를 제공하는 것도 아주 중요하다(예 알코올중독자 가족동맹, 자녀동맹 등). 교육에는 중증정신질환 가족구성원이 포함될 수도 있고 포함되지 않을 수도 있으며 전문가의 결정과 가족구성원의 상태에 따라 달라진다.

4) 정신사회재활 프로그램

우리나라는 1995년 정신보건법을 제정하고 정신사회재활에 관한 제도와 서비스 측면에서 획기적인 변화를 가져왔다. 우선 제도적 변화와 서비스의 변화가 그것이다. 우선 제도적 변화를 살펴보면 정신과 의사 이외, 정신건강전문가로서 간호사, 임상심리사, 사회복지사를 정신건강전문요원으로 규정하고 양성하는 제도를 만들었다. 또한 정신보건법에 따라 기존의 정신의료기관에 더하여 전국에 정신건강센터와 사회복귀시설, 주거시설을 설립하였으며, 정신사회재활협회가 발족되었고 한국사회복귀시설협의회, 정신보건가족협회, 정신질환자연합회가 결성되었다. 그리고 2000년부터는 정신질환자도 장애인으로 등록이 가능하게 되어 여러 가지 사회복지 혜택을 받게 되었다.

정신사회재활 프로그램은 장기입원한 대상자들이 퇴원 후 독립적으로 생활하는 데 필요한 기술과 자원을 지원하기 위해 개발되었다. 효과적인 정신사회재활 프로그램의 모델은 다음과 같다.

(1) 주간재활센터

일부 병원에서 운영하는 정신건강증진센터, 지역사회에서 운영되는 광역 및 기초정신건강증진센터에서 역할을 담당하고 있다. 정신사회재활을 목표로 일상생활기술훈련, 증상 및 약물교육, 사회기술훈련, 여가활동, 지역사회 적응훈련, 직업재활훈련과 같이 실제적으로 지역사회활동을 잘 할 수 있도록 기회를 제공한다.

(2) 낮병원(병동)

낮병원(병동)은 주로 병원에 부속되어 있으며, 대상자는 병원에 통원하면서 신체적 · 정신적 · 심리사회적 · 치료뿐만이 아니라 사회복귀를 위한 서비스를 제공받는다. 치료방식은 급성기 증상이 약물치료로서 호전된 직후부터 시행할 수 있다. 내용은 증상 및 약물관리, 재발예방교육, 대인관계기술, 사회기술훈련, 직업기술훈련 및 재활 등에 관한 프로그램을 실시한다.

(3) 정신재활 클럽하우스

정신사회재활 측면에서 가장 급속도로 성장하고 있는 접근 방법 중의 하나로서, New York 최초의 샘솟는 집(Fountain House)이 1940년 주립병원을 퇴원한 환자들 그룹에 의해 설립되었다. 처음에는 대상자들에 의해 운영되는 프로그램으로 시작되었다가 10년 후 전문 직원을 고용하여 운영되었다. 정신전문가와 환자들 간에 계층적 구분은 없으며 정신전문가의 역할은 클럽회원들의 기술과 수행능력을 높이는 것에 있다.

'클럽하우스' 프로그램 근본 목표는 정신질환을 앓고 있는 사람을 정상적인 사회환경에 적응시켜 정신병원에 재입원하는 것을 막는 것으로, 동료끼리 서로 지지하고 의미있는 이익이 되는 작업과 재활 프로그램에 적극 참여하였다.

Fountain House는 대상자들에게 다양한 일상생활과 직장 상황을 제공함으로써 외로움과 격리감을 이겨낼 수 있도록 도와준다. Fountain House의 첫 1개월간은 주거단계이며 구성원들은 주거생활에 필요한 기술을 배운다. 이렇게 관리받는 주거생활에서 지역사회에서의 독립적인 생활로 점차적으로 단계를 이동한다(그림 8-3-3).

(4) 적극적 지역사회치료

적극적 지역사회치료(assertive community treatment, ACT) 프로그램은 중증정신질환자들을 지역사회에서 집중적으로 지지하기 위해 고안된 치료, 재활 지지서비스를 제공하는 프로그램이다. 운영목표는 대상자의 입원을 방지하고 가능한 한 높은 수준의 기능에 도달하도록 지지하는 것이다. 간호사, 사회복지사, 취업상담가, 중독상담가, 사례관리자, 정신과 의사 등 다학제간으로 이루어진 팀으로 구성되며 대상자가 지역사회에서 살아가는 데 필요한 조건을 갖추도록 포괄적인 서비스를 제공한다. 이런 유형의 프로그램은 노숙자와 같이 치료를 회피하는 사람들에게 접근하고 그들을 치료에 참여시킬 때 효과적이다. ACT는 24시간, 일주일 간 실무진들과 함께 하며 전반적인 치료계획, 지속적인 책임감을 가진 실무진들의 지속성으로 사례건수가 많지 않은 것이 특징적인 프로그램이다.

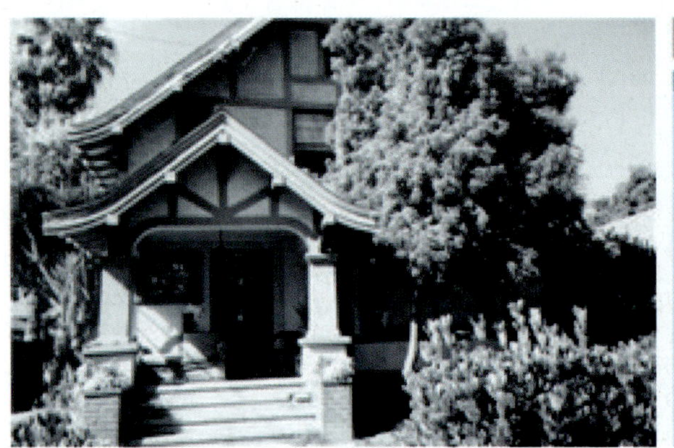

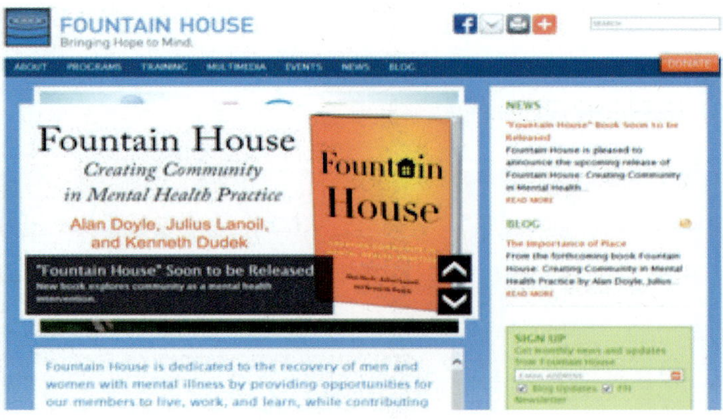

그림 8-3-3 뉴욕시 샘솟는 집(Fountain House)

(5) 소비자 운영서비스

전문요원들의 지도 및 통제에서 벗어나 대상자들이 선택적으로 치료프로그램을 운영하고 행정적 지시에 책임을 지게 하는 프로그램이다. Fountain House에서 통제시스템에 불만이 있었던 회원들 중 많은 대상자들이 그들 스스로 운영할 수 있는 프로그램을 원하게 되었다.

4. 직업재활

1) 직업재활의 변천과정

직업은 오래전부터 정신재활을 촉진시키는 중요한 도구로 인식되어 왔다. 1800년대 초반에 피넬이 주창한 도덕적 치료의 핵심적인 구성요소는 기도, 바람직한 생활태도 그리고 일하는 것이었으며 이것을 정신재활의 중요한 기본요소로 간주되었다. 주요정신질환자들에게 정신재활이 가장 필요하다고 생각하였기 때문에 내린 주요 처방은 바로 다양한 활동을 시키는 것이었다.

1800년대 후반에 대형 주립병원이 생기면서부터 작업치료프로그램은 수용위주의 치료방식에 밀려 퇴보되었다. 20세기 중반에 영국에서 행해진 연구들은 작업 프로그램이 환자의 상태를 호전시키고 정신병적 증상을 감소시키며 환자가 생산적으로 시간을 보낼 수 있도록 만든다는 결과를 보고하였다. 그 결과 작업치료프로그램은 다시 전문가들의 관심을 끌기 시작하였다. 1950년대 향정신병약이 개발되면서부터 약물치료를 통해 정신병적 증상을 조절할 수 있었기 때문에 많은 환자들이 재활치료를 포함한 다양한 치료를 받을 수 있게 되었다. 1967년도에 미국의 모든 정신병원 중 절반 정도가 작업치료프로그램을 시행하고 있으며, 퇴원한 환자의 72%가 입원해 있는 동안 어떤 형태든지 작업치료를 받은 적이 있다고 보고하였다. 작업치료의 중요성이 다시 인식된 후에 일어난 가장 커다란 변화 중의 하나는 다양한 치료방법이 개발된 것이다. 비치료적인 작업이 아니라 신체장애자들의 작업 재활 프로그램과 비슷하게 평가, 훈련, 지도, 직장배치와 같은 포괄적인 치료 시스템으로 바뀌었다. 직업재활은 지원취업운동(support employment movement)이 시작되면서부터 부흥기로 접어들었다.

International Lab Office(1979)의 보고에 따르면 정신질환은 세계의 가장 심각한 사회적문제이며, 국민건강의 문제로 인간의 삶에 많은 영향을 끼치며 어떤 다른 장애상태보다 인간의 자원을 낭비하게 된다고 한다.

이들에 대한 재활 치료적 접근에 있어서 증상으로 인한 손상, 인지능력 손상은 사회적, 직업적 능력을 감소시키므로 약물치료와 인지치료가 전통적 치료법에서와 마찬가지로 매우 중요하며 사회적, 직업적 능력부족을 채우기 위한 기술훈련 치료가 꼭 필요하다. 1974년 Margules와 Anthony 등은 연구를 통하여 정신질환으로 인하여 능력의 장애가 있는 사람들도 유용한 기술을 배울 수 있다는 결론에 도달하였다. 따라서 사회에 생존하기 위하여 대처해 나가기 위해서는 일상생활기술, 사회기술, 작업기술등의 훈련이 매우 중요하다.

정신질환자가 직업을 갖는다는 것은 그들의 삶의 질에 있어서 가장 중요한 영향을 미치는 요인 중에 하나이며, 정신질환자의 재활에 있어 가장 핵심적인 원리이며 효과이다. 일을 통해 정신질환자의 삶이 구조화되고 정신건강에 긍정적인 효과를 가져올 뿐만 아니라 자기효능감과 성취감 그리고 사회적 역할과 지위 획득이 가능하다. 이를 통해 실질적인 지역사회 참여가 가능하며, 궁극적으로는 회복을 촉진시키는 중요한 요소가 된다.

시대에 따른 변천과정을 요약해 보면 다음과 같다.

1950년대와 60년대에는 미국과 유럽 각국에서 정신과환자 및 지적장애자에게 지역사회에 바탕을 둔 치료를 제공해야 한다는 법률이 제정되었다. 그들이 가능한 정상적인 생활을 유지할 수 있도록 반드시 도움을 주어야 한다는 새롭고 근본적인 이념을 제시하였다. 또한 보다 체계적인 작업치료의 형태로 발전하게 되었는데, 대표적인 예로 보호작업장(sheltered workshop), 중간거주시설(halfway house), 페어웨더의 숙박모델(fairweather lodge model)을 들 수 있다.

1970년대에서 80년대 초기에는 지역사회정신건강증

진센터나 다른 재활센터에서 정신질환자에 대한 직업재활을 염두에 두지 않았으므로 이 시기에는 일시적인 암흑시대를 맞이하게 되었다. 그러나 이 시기에는 1976년 뉴욕 마운틴하우스가 설립되면서 임시취업(transitional employment)이 개발되었다. 임시취업은 보호작업장보다는 발달이 된 형태로 임시고용 혹은 과도기적고용으로 불리기도 하며, 경쟁적인 취업의 기회가 부족하고 독립취업준비가 되지 않은 정신질환자의 취업기회를 제공하기 위해 중간적인 일 환경을 개발하는 데 관심을 두었던 뉴욕 파운틴하우스(Fountain House)의 존 비어드 관장에 의해 고안된 직업재활 프로그램이다.

1980년대 후반부터 현재까지의 이 시기는 지원고용(supported employment)운동으로 인해 직업재활의 부흥기라고 생각될 수 있다. 지원고용은 1984년 미국의 발달장애인과 장애인 교육개정안에 근거하고 있다. 지원고용은 전문성을 지닌 고용전문가(job coach)들이 현장에서 직업훈련과 직무수정, 생산율에 따른 임금조정, 대인관계 지원 등 정신질환자가 독립적으로 고용주가 만족할 정도의 수준으로 직업현장적응과 생산력 향상이 보일 때까지 적극적으로 도움을 제공한다.

이러한 선 배치-후 훈련 접근법은 전통적인 선 훈련-후 배치 훈련방식을 바꾸어 놓았으며 이전에 개별 평가에 따라 제한적으로 직업을 선택했던 방식에서 벗어나 직업의 선택적 폭이 커졌을 뿐만 아니라 다양한 직업을 경험할 수 있어 독립취업보다 2배 이상 성공률이 높은 프로그램으로 평가되고 있다.

2015년 12월 전국 등록 장애인 수는 약 250만 명에 해당되며, 그중 지체장애인이 130만 명 수준으로 가장 많은 것으로 나타난다. 정신질환자의 경우는 약 10만 명 수준으로 가장 많은 것으로 나타난다.

Box 8-3-1 장애인복지법에서의 정신질환자

- 정신질환자란 정신적질환으로 인하여 살아가는 데 필요한 주요수행능력에 제한을 갖게 된 사람을 말한다.
- 우리나라에서는 1999년 장애인복지법 개정으로 정신질환자가 법정장애인의 범주에 포함되었으며 2000년도부터 장애인복지법 제29조에 의거 정신질환자로 등록이 가능해졌고, 매년 정신질환자 등록 수가 증가하고 있다. 보건복지부 장애등급 판정기준에 따르면 정신장애는 2년 이상의 성실하고, 지속적인 치료 후에도 호전의 기미가 거의 없을 정도로 장애가 고착되었을 때 장애 판정을 할 수 있으며, 장애인 등록 이후에 매 2년마다 장애 등급 판정을 시행한다.

2) 직업재활 프로그램

정신사회재활 프로그램 중 하나인 직업재활 프로그램은 중증정신질환자들에게 지역사회에서의 독립적인 생활능력을 강화시킨다. 중증정신질환자에 있어서 일할 수 있는 능력이 곧, 재활이 가능한지를 알려 주는 중요한 지표이다. 직업기술이 좋은 환자는 연속적인 직업재활 과정을 다 마치지 않고도 중간에 다시 직장을 가질 수 있지만 다양한 정신병리를 보이는 환자는 증상의 호전정도에 맞는 직업재활 과정이 필요하다. 심한 기능장애가 있는 대상자의 경우는 보호작업장이나 중간단계의 치료프로그램에서 안정적으로 생활할 수 있게 되어 직업적으로는 독립하지 못하나 잠재력을 발휘하며 살아갈 수는 있다. 직업재활 프로그램으로는 다음과 같다.

(1) 일시적 고용 프로그램

이 프로그램은 임시고용 경력을 개인에게 제공해 주며, 고용지원프로그램과 동일한 지원을 해 주고, 서비스를 제공해 준다. 빈자리(새로운 일자리)를 채우거나 staff의 역할을 수행하도록 계약을 한 서비스 프로그램이다. 개개인은 영구적으로 고용지원 고용직이 될 수 없고 사전에 정해진 기간 안에 경쟁적인 고용직으로 옮겨야 한다. 환자가 아픈 경우나 일정에 변동이 있는 경우에는 staff가 대신하는 경우도 있다.

(2) 고용지원 프로그램

이용자에 대한 장기간 상담을 통해 이용자가 원하는 직업을 연계해 주고 지속적인 지지서비스 및 사례관리를 지원해 주는 프로그램이다. 주요 내용으로는 ① 개별배치모델(이용자와 직업코치가 1:1로 작업지원) ② 기업 내 집단 고용모델(4~5명의 이용자를 동일 직무에 배치,

그룹 사례관리지원) ③ 이동작업모델(4~5명의 이용자와 직업코치가 한조로 업체를 방문하여 작업) ④ 고용훈련모델(집단 훈련 후 직업현장에 배치, 후 사례관리 지원)이다.

가장 심한 중증장애를 지닌 환자들이 노동인력으로서의 역할을 유지할 수 있게 해 주는 가장 성공적인 방법으로 입증되었다.

(3) 클럽하우스-미국

Clubhouse 회원(정신질환자)이 clubhouse 운영에 참여함으로써 회원과 직원간의 협력을 바탕으로 공동체 네트워크 형성 및 사회통합 촉진하는 프로그램이다. 또한 클럽하우스는 회원의 회복을 촉진시키기 위해 교육지원, 여가문화 지원, 아웃리치 등의 다양한 서비스를 제공한다(International Center for Clubhouse Development, ICCD).

클럽하우스는 회원들 중심의 사회생활을 하는 데 필요한 모든 것을 충족시켜 주기 위해 설립된 회관으로 회원들이 직업세계에 들어가기 위한 준비로서 매일매일 일정에 따라 해야 하는 책임이 있다.

주요 내용으로는 ① 낮 프로그램(일하는 데 필요한 기술과 능력 회복) ② 과도기적 취업프로그램(임시적 취업으로 전일제 독립취업의 전단계) ③ 저녁 · 주말프로그램(회원간 소통 및 여가 지지) ④ 주거지원 프로그램 ⑤ Reach-out 프로그램(소외된 회원 등에 대한 지원) 등이 있다.

(4) 직업 클럽

직업 클럽(job club)에는 인 하우스 클럽(in-house club)과 과정을 졸업한 후에 참여하는 postprogram graduate clubs이 있다. 인 하우스 클럽(in-house club)은 실무적인 도움을 주는 것으로 이력서의 작성, 직업탐색에 대한 도움, 인터뷰 기술을 연습할 수 있는 기회를 제공해 주며 때로는 직업의 평가 및 관심있는 분야를 찾아주는 기능도 있다. Postprogram graduate clubs에서는 새 직장에서의 공동작업자와 함께 일하는 법, 직무의 요구 사항에 적응하기, 고립감 해결, 정신질환에 대한 낙인과 노출에 대응하는 법 등 필수적으로 요구되는 2차 서비스를 제공한다.

(5) 동료집단과 자연적인 지원가능

중증정신질환자가 지속적으로 직업을 찾고, 성공적인 직장생활을 하기 위해서는 주위의 지속적인 지지가 필요하다. 이러한 지원은 보통 가족 및 친구들을 넘어서, 종교단체 또는 레크리에이션 단체, 공공 도서관, 자원봉사단체, 동료지지 단체 활동(예를 들면, 직업클럽, 일대일 봉사관계, 정기적 모임 단체, 위험에 대처하고, 지원을 위한 "warm-lines", 인터넷상의 모임) 등으로 확장된다.

5. 정신건강증진(사회복지)시설

1) 정신건강증진시설

(1) 정신건강증진시설 개념

「정신보건법」 전면개정(2016. 5. 19) 및 「정신건강증진 및 정신질환자 복지서비스 지원에 관한 법률」 시행(2017. 5. 30)에는 "정신건강복지센터"란 정신건강증진시설, 「사회복지사업법」에 따른 사회복지시설(이하 "사회복지시설"이라 한다), 학교 및 사업장과 연계체계를 구축하여 지역사회에서의 정신건강증진사업 및 제33조부터 제38조까지의 규정에 따른 정신질환자 복지서비스 지원사업(이하 "정신건강증진사업등"이라 한다)을 하는 다음 각 목의 기관 또는 단체를 말한다.

가. 제15조제1항부터 제3항까지의 규정에 따라 국가 또는 지방자치단체가 설치 · 운영하는 기관

나. 제15조제6항에 따라 국가 또는 지방자치단체로부터 위탁받아 정신건강증진사업을 수행하는 기관 또는 단체

"정신건강증진시설"이란 정신의료기관, 정신요양시설 및 정신재활시설을 말한다.

중증정신질환자에게 사회복귀란 인간에게 맞는 권리,

자격, 권위의 회복을 말하며 사회복귀대책이란 정신질환자가 지역사회에 융합해 사회생활을 안정적으로 영위하여 자립할 수 있도록 지원하는 대책을 말한다.

우리나라 "정신건강증진사업"이란 「정신건강증진 및 정신질환자 복지서비스 지원에 관한 법률」 제3조 제2항에서 정신건강 관련 교육 · 상담, 정신질환의 예방 · 치료, 정신질환의 재활, 정신건강에 영향을 미치는 사회복지 · 교육 · 주거 · 근로 환경의 개선 등을 통하여 국민의 정신건강을 증진시키는 사업이라 정의하고 있고, 정신건강증진 및 정신질환자 복지서비스 지원에 관한 법률」 제15조(정신건강복지센터의 설치 및 운영) 법적 근거에 따르고 있다.

2018년 12월 정신재활시설은 전국에 349개소(2019. 보건복지부 정신건강사업안내)로 확대되었으며 대부분 직업재활을 필수사업으로 규정하여 실시하고 있다. 2000년 장애인 영역의 확대로 정신장애가 장애인 범주에 포함되면서 등록장애인의 경우 처음으로 장애인고용공단 및 장애인 복지관으로부터 지원고용이 가능해지게 되었다. 그 이후 장애인고용공단의 정신질환자 직무개발연구가 시작되었고 정신질환자들을 위한 직업능력사업이 지금까지 지속적으로 확대되고 있다.

또한 최근에는 사회적 기업육성법에 의한 사회적 기업을 통해 정신질환자의 직업재활을 실현하고 있다. 사회적 기업육성법 제2조에 의하면 "사회적 기업은 취약계층에게 사회서비스 또는 일자리를 제공하여 지역주민의 삶의 질을 높이는 등의 사회적 목적을 추구하면서 재화 및 서비스의 생산 · 판매 등 영업활동을 하는 기업"이라고 정의하고 있고, 사회적 기업은 처음에 프로그램의 일환으로 시작되었다가 지금은 전문적인 기술훈련을 통해 제과점, 카페, 택배, 청소대행업체 등의 다양한 업종으로 확대되고 있으며, 정신질환자를 고용한 사회적 기업의 수도 점차 늘어나고 있는 추세이다.

더불어 2011년과 2012년 공동모금회의 지원을 받아 사회복귀시설 연합으로 진행했던 정신질환자 동료지원서비스는 2013년 서울시 정신건강증진센터와 장애인고용개발원이 정신질환자 직업영역 개발 사업으로 동료지원활동을 채택하는 등의 성과를 보여 매년 동료지원가를 배출하고 있으며, 동료지원가로 배출된 인력들은 정신재활시설에 배치되어 활동 중이다.

2019년 최근에 들어 정신질환자의 범죄에 따른 사회적 이슈로 지역사회에서 더불어 살아갈 수 있도록 사회적응을 돕기 위한 정신건강증진시설(사회복귀) 설치 및 확충 필요성이 대두되고 있다.

2016년 보건복지부 정신건강 종합대책에 따르면 국민정신건강에 관한 핵심가치 및 방향과 전략이 제시되었다(그림 8-3-4, 표 8-3-4).

정신질환자들의 사회복귀를 위해 정신건강증진시설

표 8-3-4 정신건강 패러다임의 변화

	지금까지(AS-IS)	앞으로(TO-BE)
정신건강 증진	• 중증 정신질환자관리 중심 • 정신건강증진사업의 구체성 부족	• 국민 정신건강증진 서비스 제공 • 생애주기별 조기발견 · 개입 지원
중증정신 질환관리	• 초발 · 급성 환자의 만성화 • 의료기관 입원 위주의 관리	• 초기 집중 치료로 만성화 방지 • 지역사회 통합으로 삶의 질 향상
중독관리	• 중독에 관대한 문화 • 부처별 분절적 중독예방 · 관리	• 중독의 적극적 예방 • 범부처 중독예방 · 관리
자살예방	• 보건의료중심 자살예방 정책 • 위험군 대상 제한적 자살예방	• 보건 · 복지 · 사회 · 문화 등 통합적 자살예방

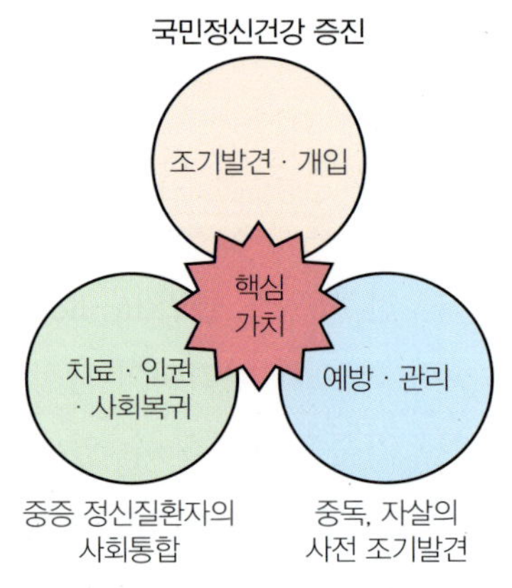

그림 8-3-4 정신건강 핵심가치

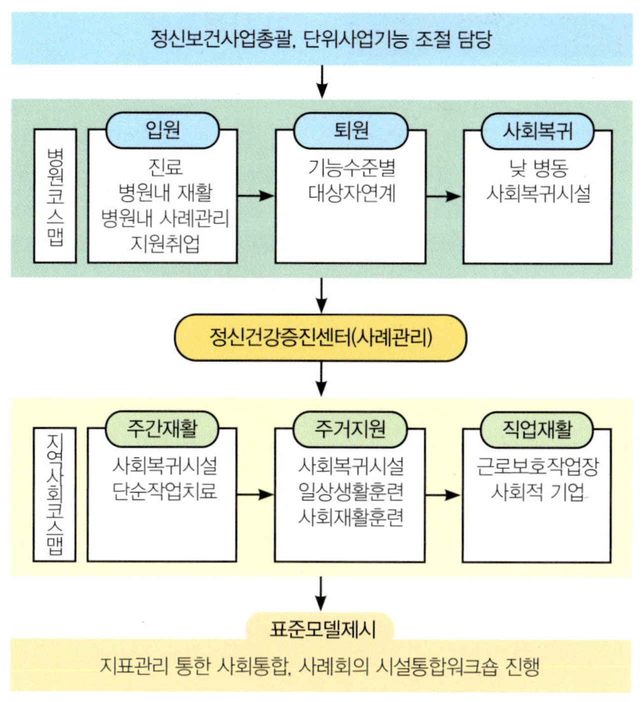

그림 8-3-5 사회복귀 지역협력모델 구축

의 필요성이 요구되고 있다. 지역 협력모델 구축을 통한 정신질환자의 사회복귀지원을 강화하기 위해 유기적인 협력체계를 유지하고, 사회복귀서비스 인프라 확충, 체계적인 통합 재활시스템 활용 전파, 표준 지표관리를 통해 사회통합, 단위사업기능을 조절 담당하는 네트워크 표준 모델을 그림 8-3-5와 같이 제시하고 있다.

(2) 정신재활시설의 구체적 종류 및 사업 (제19조 관련)

종류	세부유형	주요사업
1. 생활시설		가정에서 생활하기 어려운 정신질환자 등에게 주거, 생활지도, 교육, 직업재활훈련 등의 서비스를 제공하며, 가정으로의 복귀, 재활, 자립 및 사회적응을 지원하는 시설
2. 재활훈련 시설	가. 주간 재활시설	정신질환자 등에게 직업 · 기술지도, 직업훈련, 사회적응훈련, 취업지원 등의 서비스를 제공하는 시설
	나. 공동 생활가정	완전한 독립생활은 어려우나 어느 정도 자립능력을 갖춘 정신질환자 등이 공동으로 생활하며 독립생활을 위한 자립역량을 함양하는 시설
	다. 지역사회 전환시설	지역 내 정신질환자 등에게 일시 보호 서비스 또는 단기 보호 서비스를 제공하고, 퇴원했거나 퇴원계획이 있는 정신질환자등의 안정적인 사회복귀를 위한 기능을 수행하며, 이를 위한 주거제공, 생활훈련, 사회적응훈련 등의 서비스를 제공하는 시설
	라. 직업 재활시설	정신질환자 등이 특별히 준비된 작업환경애서 직업적응, 직무기능향상 등 직업재활훈련을 받거나 직업생활을 할 수 있도록 지원하며, 일정한 기간이 지난 후 직업능력을 갖추면 고용시장에 참여할 수 있도록 지원하는 시설
	마. 아동 · 청소년 정신건강 지원시설	정신질환 아동 · 청소년을 대상으로 한 상담, 교육 및 정보제공 등을 지원하는 시설

종류	주요사업
3. 중독자재활시설	알코올 중도, 약물 중독 또는 게임 중독 등으로 인한 정신질환자등을 치유하거나 재활을 돕는 시설
4. 생산품판매시설	정신질환자 등이 생산한 생산품을 판매하거나 유통을 대행하고, 정신질환자 등이 생산한 생산품이나 서비스에 관한 상담, 홍보, 마케팅, 판로개척, 정보제공 등을 지원하는 시설

종류	주요사업
5. 종합시설	제1호부터 제4호까지의 정신재활시설 중 2개 이상의 정신재활시설이 결합되어 정신질환자 등에게 생활지원, 주거지원, 재활훈련 등의 기능을 복합적 · 종합적으로 제공하는 시설

2019년 정신건강사업안내 p.212

(3) 사회복귀훈련

정신재활시설의 장은 입소 · 이용자가 일상생활을 관리하고 사회생활에 적응하며, 입소 · 이용자의 정신질환 치유에 도움을 주기 위하여 다음의 사회재활활동 및 직업재활활동을 실시하여야 한다.

① 사회재활활동

정신질환자의 일상생활 관리, 사회 적응능력 향상 또는 대인관계 증진을 위한 개별 또는 집단활동으로서 다음의 활동을 말한다.

- 사회기술 및 일상생활기술을 증진하기 위한 활동
- 약물 및 증상관리를 포함한 정신건강을 증진하기 위한 활동
- 스트레스관리 및 긴장 완화를 위한 교육 및 체험활동
- 여가 및 문화 활동
- 정규학교 및 지역사회 평생교육에 참여하는 활동

② 직업재활활동

어느 정도 작업능력이 있는 정신질환자의 작업능력향상과 직업재활을 위하여 정신재활시절 내 · 외부에서 실시하는 활동으로서 다음의 활동을 말한다.

- 단순 반복적인 작업훈련을 포함하는 보호작업
- 고용 촉진을 위한 지역사회 자원 연계를 통한 작업훈련
- 취업 알선 및 취업지도 활동
- 취업자의 직업 유지 및 관리활동
- 정신재활시설 내 · 외부에서 물품을 생산하거나 생산품을 판매하는 활동과 관련된 제반사항

2) 사례관리

탈수용화 운동으로 정신병원에서 강제로 퇴원당한 많은 환자들은 재입원 기준이 더욱 엄격해짐에 따라 자신의 의사와는 상관없이 사회에서 생활할 수밖에 없게 되었고 그만큼 사회서비스를 필요로 하게 되었다. 그러나 대부분의 환자들은 사회보장제도나 필요한 사회서비스를 스스로 이용할 줄 모른다. 따라서 이론적으로는 그들이 공공서비스 기관을 많이 이용해야 하지만 현실은 오히려 정반대이다.

사례관리는 지역사회를 중심으로 한 통합적 보호체계에 대한 필요성, 탈시설화 등과 같은 복지환경의 변화와 함께 대상자의 욕구가 점점 다양해지고 복합적인 특성을 지님에 따라 등장한 서비스방법으로 개별사회사업을 모태로 하고 있다. 사례관리의 정의에 대해 Moxley(1989)는 사례관리를 복합적 욕구를 지닌 사람들의 기능화와 복지를 위해 공식적, 비공식적 지원과 활동의 네트워크를 조직하고 조정하며 유지하는 것이라 하였다. 또한 사례관리는 생태 체계적 관점을 기반으로 만성적이고 복합적인 문제를 개인 및 가족과 함께 일하면서 그들과 자원제공자들의 기능을 향상시켜 환경 속에서 자신들에게 필요한 서비스와 자원을 스스로 획득하고, 사회적 기능을 원활히 수행할 수 있도록 돕는 통합적인 접근방법이라고 하였다.

즉, 사례관리란 다양하고 복합적인 욕구를 가진 대상자들의 욕구를 개별적 접근을 통해 충족시키고 사회적 기능을 향상시키기 위하여 고안된 서비스 전달방식이다. 사례관리의 기능은 적극적으로 사례를 발견하여 포괄적이고 개별화된 사정과 계획을 통해 서비스를 조정하고 직접서비스를 제공하고 모니터링 및 평가하는 것이다.

우리나라의 사례관리는 적극적 사례 관리 모델(ACT)을 지향한다. ACT는 1970년대 말 미국 위스콘신 주에서 최초로 시도된 정신질환자 사회재활 프로그램으로 전문가 1인당 사례관리 부담률이 15명 이내인 통합된

전문가 팀을 구성하여 방문을 통해 삶의 현장으로 찾아가 24시간 서비스를 제공하고 있으며, 그 결과 집중적 사례관리서비스를 제공한다면 입원기간을 50%를 줄일 수 있고, 정신질환자의 삶의 질, 만족도, 치료의 지속성에 효과가 있다고 결론하였다.

또한 정신건강에서 사례 관리의 발달은 1960년대 미국에서 정신질환자들이 입원 기관에서 지역사회로 나오게 되면서부터 시작되었다. 지역사회정신건강증진센터가 퇴원한 정신질환자를 적절히 추후 지도하는 데 실패하였고, 정신질환자는 적절한 지원(주거, 수입, 직장, 정서적 지원)을 받지 못하였다. 정신질환자를 위한 서비스의 통합된 네트워크의 부재가 사례 관리를 부상시키게 한 원인이 되었다. 이로 인해 사례관리는 미국 국립정신건강연구소(NIMH)의 지역사회 프로그램의 핵심이 되었다.

사례관리를 위해서는 전문가와 전문가 사이에, 기관과 기관 사이에 협조가 필수적이므로 사례관리자는 다른 전문가들을 존중하고 상호 유기적인 협조관계를 위해서 노력해야 하며, 2인 이상이 사례관리를 할 경우에는 책임사례관리자를 명시할 필요가 있다. 또한 사례관리가 처음에는 단순히 서비스를 연계해 주는 기능을 목적으로 시작되었지만, 점차적으로 사례관리자의 치료적 기능을 포함하는 대상자의 직접적인 관계까지 중요시되었다. 실제로 사례관리 개입의 내용들은 대상자의 일상생활 전반에 걸친 것으로 많은 인력이 소요된다. 다양한 영역과 전문수준이 다른 다양한 전문인력들이 필요할 뿐만 아니라 자원봉사자, 가족, 친척 등 조력자의 도움을 필요로 한다. 또 이러한 사회망 이외에도 지역사회 내에 있는 여러 자원들을 개발하는 시스템 차원의 개입이 사례관리자에게는 요구된다.

6. 요약

- 지역사회정신건강은 정신질환에 대한 새로운 치료적 접근방법을 바탕으로 정신질환자의 전인적인 치료, 재활, 사회통합의 목적을 갖고 있다.
- 정신사회재활은 만성 정신질환자들이 자신들이 속한 지역사회에서 생활하고 배우고 일할 수 있는 기회에 대한 욕구로부터 시작되었다.
- 미국재활협회(National Council on Rehabilitation)의 정의를 보면 재활이란 가능한 신체적 · 정신적 · 직업적 · 경제적 유용성을 장애로부터 최대한 회복시키는 것이다, 정신의학적 측면에서의 재활은 환자가 가능한 최상의 수준에서 기능하도록 신체적 환경, 사람과 환경과의 상호작용과 깊은 연관이 있으며, 재활은 재정착 준비 단계로 볼 수 있다.
- 정신사회재활의 패러다임이란 사전적 의미로 한 시대의 사람들의 견해나 사고를 근본적으로 규정하고 있는 인식체계 또는 다양한 사물에 대한 이론적인 틀이나 구조를 뜻한다. 전통적인 약물치료와 정신치료를 기반으로 한 정신의학의 치료적 패러다임은 21세기 초반에 상당한 성과를 거두었다.
- 미국에서는 발병 초기에 적극적 지역사회치료(assertive community treatment, ACT)를 통해 정신질환의 조기발견 및 중재를 가능케 함으로써 정신질환자의 지역사회 통합을 위한 인식을 확대시켰다.
- 정신사회재활 모델의 단계는 의학 · 정신과적질환을 가진 사람의 재활치료는 병의 성질과 결과를 이해하기 위해 다음의 4단계로 진행된다.

  정신병리의 단계 → 손상의 단계 → 장애의 단계 → 핸디캡

- 정신건강증진기관 및 시설의 현황은 2018년 기준 광역정신건강복지센터 16개소, 기초정신건강복지센터 227개소, 중독관리통합지원센터 50개소가 설치운영되고 있으며, 정신건강증진시설로는 정신의료기관 1,554개소, 정신재활시설 349개소, 정신요양시설 59개소가 운영되고 있다. 시 · 도 단위로 보면 정신의료기관은 서울시에 가장 많이 설치되어 있으며, 정신재활시설 또한 서울시에 가장 많이 설치되어 있다.
- 일상생활기술훈련은 중증정신질환자에게 사회복귀와

적응을 위한 치료프로그램 중 제일 기본적이고 필수적인 것이다.

- 사회기술훈련은 행동치료기법 혹은 학습활동을 통하여 지역사회에서 생활하는 데 필요한 다양한 기술들을 가르치는 것을 말한다. 또한 사회기술훈련은 적극적이고 상호 반응적이고 지시적인 치료법으로서 개인과 가족 혹은 집단형태로 시행할 수가 있다.
- 정신건강교육(mental health education)은 중증정신질환과 사회생활을 성공적으로 할 수 있도록 대처기술에 대해 다양한 교육적, 정신사회적 목표를 지향하고 개인, 집단, 가족구성원들에게 경험적인 학습을 하게 하는 교훈적인 프로그램이다. 따라서 환자교육과 가족교육을 통해 그들에게 힘을 부여함으로써 치료 및 재활에서 주요자원으로 활용한다.
- 정신사회재활 프로그램 중 하나인 직업재활 프로그램은 중증정신질환자들에게 지역사회에서의 독립적인 생활능력을 강화시킨다. 중증정신질환자에 있어서 일할 수 있는 능력이 재활이 가능한지를 알려 주는 중요한 지표이다.
- 2019년 최근에 들어 정신질환자의 범죄에 따른 사회적 이슈로 지역사회에서 더불어 살아갈 수 있도록 사회적응을 돕기 위한 정신건강증진시설(사회복귀) 설치 및 확충 필요성이 대두되고 있다.
- 사례관리란 다양하고 복합적인 욕구를 가진 대상자들의 욕구를 개별적 접근을 통해 충족시키고 사회적 기능을 향상시키기 위하여 고안된 서비스 전달방식이다. 사례관리의 기능은 적극적으로 사례를 발견하여 포괄적이고 개별화된 사정과 계획을 통해 서비스를 조정하고 직접서비스를 제공하고 모니터링 및 평가하는 것이다.

풀어보기

1. **정신사회적재활을 위해 간호사가 갖추어야 하는 간호기술 및 요법이 아닌 것은?**
   ① 일상생활기술훈련 ② 증상 및 약물관리 ③ 정신분석요법 ④ 사례관리 ⑤ 사회생활기술

2. **조현병 환자에게 정신사회적재활로 알맞은 것은?**
   ① 증상치료에만 초점을 둔다.
   ② 대상자의 요구보다는 치료자의 독단적인 판단에 따라 행한다.
   ③ 직업에만 초점을 두고 증상은 무시해도 된다.
   ④ 증상을 조절하면서 사회적, 직업적 적응을 돕는다.
   ⑤ 작업현장에서 바로 일하도록 한다.

3. **주간재활의 치료요법에 대한 설명이다. 옳은 것은?**
   ① 대상자들의 다양한 감정을 억제하고 일관된 규칙과 규제를 보여 줄 수 있는 기회가 된다.
   ② 자발성이 없는 환자는 참여해도 분위기를 흐리므로 굳이 권하지 않는다.
   ③ 활동요법을 통해 환자 상태를 개선하고 황폐화를 예방할 수 있도록 사회적 접촉을 증가시키는 기회가 되어야 한다.
   ④ 환자들 사이의 경쟁심을 유발하여 적극적으로 참여할 수 있는 징벌적 보상체계가 주어져야 한다.
   ⑤ 우울증이 있는 대상자에게 음악요법을 시행할 때 환자의 기분과 반대되는 밝고 명쾌한 음악으로 시작하는 것이 좋다.

4. **3일 전 퇴원한 조현병 환자가 정신건강증진센터에 등록을 하였다. 정신건강간호사가 환자에게 통합적 · 지속적 · 포괄적 관리를 제공하는 관리체계는 무엇인가?**
   ① 위기관리
   ② 직업재활관리
   ③ 사례관리
   ④ 일상생활관리
   ⑤ 종합관리

5. **(①)은 주로 병원에 부속되어 있으며, 대상자는 병원에 통근하면서 신체적 · 정신과적 · 심리사회적 치료뿐만이 아니라 사회복귀를 위한 서비스를 제공받는다. 치료방식은 급성기증상이 약물치료로서 호전된 직후부터 시행할 수 있다. 내용은 증상 및 약물관리, 재발예방교육, 대인관계기술, (②), 직업기술훈련 및 재활 등에 관한 프로그램을 실시한다.**

정답

1. ③, 2. ④, 3. ③, 4. ③, 5. ① 낮병원(병동), ② 사회기술훈련

>> 참고문헌

- 강석임(2013). 정신장애인의 회복과정 영향요인. 가톨릭 대학교 대학원. 문학박사학위논문. 경기
- 권의정(2006). 정신보건센터 서비스 효과성 분석. 연세대학교 보건대학원. 석사학위논문. 서울
- 김경희 외(2015). 정신건강간호학. 퍼시픽북스.
- 김미영(2010). 정신장애인의 회복모형 연구. 이화여자대학교 사회복지전문대학원. 박사학위논문. 서울
- 김옥경, & 백현희. (2020). 정신장애인의 직업재활에 대한 체계적 고찰. 대한작업치료학회지, 28(2), 99-114.
- 김은자 외(2016), 최신 지역사회정신건강간호학, 퍼시픽북스
- 김이영(2004). 통합정신재활서비스와 재활성과 및 삶의 질에 관한 연구. 계명대학교 대학원 박사학위논문. 대구
- 김현숙(2007). 만성 정신질환자의 정신사회재활모형 구축. 대한간호학회지 37(4):490-500
- 대한신경정신의학편(2013). 신경정신의학. 중앙문화사.
- 도경진 외(2019). 정신건강간호학(사례중심 · 근거기반). 정문각.
- 도복늠 외(2015). 지역사회정신간호학. 정담미디어
- 민성길 외(2015). 최신정신의학(6판). 일조각.
- 박병선(2012). 정신사회재활서비스 사정 및 성과평가 척도 개발 연구. 경북대학교 대학원. 문학박사학위논문. 대구
- 보건복지부(2019). 정신건강사업안내
- 세계보건기구(전지혜, 박지영, 양원태 번역) WHO세계장애 보고서. 한국장애인재단
- 양수 외(2017). 정신건강간호학(제5판). 현문사.
- 이화여자대학교 산학협력단(2010). 서울시 정신장애인사회복귀서비스 정책개선방안 연구
- 정은화. (2022). 정신장애인 직업재활 평가도구에 대한 고찰. 재활치료과학, 11(4), 41-53.
- 조윤화 외(2014). 정신장애인 지역사회통합 지원방안 연구. 한국장애인개발원
- 최희철(2015). 한국정신장애인 직업재활의 현황과 발전방안. 임상사회사업연구
- 한금선 외(2014). 정신건강간호학. 수문사
- 황태연, 이금진(2002). 정신장애인을 위한 직업재활 프로그램. 한국장애인고용촉진공단 고용개발원
- American Psychiatric Association(2013). Diagnostic and Statistical Manual of Mental Disorder 5thed., American Psychiatric Publishing.
- APA 저, 권준수 외 역 (2023). DSM-5-TR 정신질환의 진단 및 통계편람(제5판 수정판). 서울: 학지사.
- International Center for Clubhouse Development(2010). International Center for Clubhouse Development Annual Report 2010. New York ; Author.
- Margaret J. Halter(2014). Vacarolis' foundations of Psychiatric mental health nursing: a clinical approach(7th ed). Elseier.
- Mary C. Townsend(2015). Psychiatric Mental Health Nursing: Concepts of care in Evidence-Based practice(8th ed). FA. davis company.
- Rachel Hurst(2005). Disabled Peoples' International: Europe and the social model of disability.
- Turner, D. T., McGlanaghy, E., Cuijpers, P., Van Der Gaag, M., Karyotaki, E., & MacBeth, A. (2018). A meta-analysis of social skills training and related interventions for psychosis. Schizophrenia bulletin, 44(3), 475-491
- Yildiz, M. (2021). Psychosocial rehabilitation interventions in the treatment of schizophrenia and bipolar disorder. Archives of Neuropsychiatry, 58(Suppl 1), S77.
- Varcarolis E. M.(2013). Essentials of Psychiatric Mental Health Nursing(2nd ed). Canada: E.I. Saunders.

제 4 절 학대 및 폭력대상자 간호

학습목표

- 학대와 폭력행동의 정의, 개념을 정의한다.
- 가정폭력의 개념을 정의한다.
- 가정폭력 및 학대의 유형(아동, 배우자, 노인학대)을 열거하고 각각의 사정, 징후 및 중재를 설명한다.
- 가정폭력 가해자의 특성을 설명한다.
- 가정폭력 피해자의 특성을 설명한다.
- 가정폭력의 예방 및 대처방안을 설명한다.
- 강간, 성폭행 및 테이트 폭력의 역동, 사정, 치료 및 중재방안에 대하여 설명한다.
- 지역사회 폭력의 특성 및 쟁점에 대하여 설명한다.

주요용어

- 가정폭력 family violence
- 강간 rape
- 관계 폭력 relationship violence
- 노인학대 elderly abuse
- 배우자학대 partner abuse
- 성폭행 sexual assault
- 세대 간 전달 intergenerational transmission
- 신체적 학대 physical abuse
- 아동학대 child abuse
- 유기 abandon
- 자기태만 self–neglect
- 재정적 학대 economic abuse
- 정신사회적 학대 psychosocial abuse
- 지역사회 폭력 community violence
- 태만 neglect

1. 학대 및 폭력의 정의

폭력이나 학대는 가족, 배우자, 직장 동료 등과 같은 개인이나 집단 간에 서로 영향력이나 완력을 행사하는 일련의 행동 유형으로 이해될 수 있다. 폭력이나 학대는 일회성으로 일어날 수도 있으나 수개월이나 수년에 걸쳐 지속적으로 발생하면서 점차 심각한 양상을 띠게 되기도 한다. 심각한 경우 폭력과 학대는 개인의 건강과 안영에 치명적 영향을 주기도 하며 모든 형태의 폭력과 학대의 근원은 우리 사회 속에 뿌리 내리고 있는 불평등의 원인이 되기도 한다.

폭력과 학대는 타인에게 권력과 통제력을 행사하고자 하는 것이며, 이는 종종 가해자와 피해자 양자 간에 힘의 불균형에서 비롯된다고 볼 수 있다. 그러나 폭력과 학대는 개인이 선택한 것으로 따라서 예방이 가능하다.

일반적으로 폭력과 학대는 다음과 같은 9가지 형태로 나타난다.

- **신체적 폭력 및 학대**: 고통이나 상해를 유발하기 위해 가해자가 자신의 힘이나 무기를 사용하여 피해자를 무력화시키는 행위로 구타, 폭행, 총기 등을 이용한 손상이나 살해 유발
- **성적 폭력 및 학대**: 상대방의 의지에 반한 또는 동의가 없는 상태에서 강행된 성적 접촉이나 시도
- **정서적 폭력 및 학대**: 상대방에게 무가치감이나 스스로를 보잘것없다고 느끼도록 하는 행동으로 말을 안하거나 어떤 문제에 대한 비난, 소유물 파괴, 조롱하기, 협박 등의 행동
- **심리적 폭력 및 학대**: 상대방을 통제하기 위해 협박을 하거나 두려움을 야기 시키는 행동으로 폭력, 유기 등에 대한 지속적 협박, 스토킹, 사회적으로 고립시키기, 전화사용 금지 등 상대방의 활동을 부적절하게 통제하거나 법적문서에 대한 서명을 안해 주거나 도움을 요청하는 법률적 조언 등을 해 주지

않아 심리적 불안을 야기 시킴.

- **영적 폭력 및 학대**: 상대방의 종교적 자유를 억압하고 대신 다른 종교를 믿도록 강요하거나 상대방의 종교나 믿음을 조롱하거나 웃음꺼리로 만듬.
- **문화적 폭력 및 학대**: 일부 나라에서 엿 볼수 있는 여성에 대한 명예 범죄(honour crime), 여성 할례(female circumcision), 여성의 성노예화, 강간 결혼(rape-marriage) 등
- **언어적 폭력 및 학대**: 상대방의 과거의 실수를 끄집어내어 거론하거나 상대방에 대한 불심감을 표현하거나 또는 거짓말하기, 노리기, 모욕주기, 중요한 정보를 제공하지 않기, 상대방에게 가까운 사람의 죽음에 대하여 아무렇지 않게 말하기 등.
- **경제적 학대**: 상대방의 취업교육 프로그램 참가를 불허하거나 집 밖 노동현장에 참여하도록 강요, 입학 거부, 직업선택에의 개입, 상대방의 돈이나 자산을 맘대로 사취, 사기행각을 벌이거나 허락 없이 상대방의 연금 등을 탈취하거나 은행 계좌 접속을 저지, 허락 없이 개인소지품이나 기물을 내다 팔거나 상대방의 집에서 대가없이 기거하는 등의 행동.
- **주의의무태만**: 스스로 자신을 돌볼 수 없는 사람을 돌보지 않거나 외부에 방치함. 의식주를 제공하지 않거나 필요한 약물이나 처치를 제공하지 않거나 아픈데도 병원을 방문하지 않는 등의 행동.

2. 가정폭력

가정 폭력은 가정에서 가족원을 대상으로 이상에서 기술한 다양한 형태의 폭력 및 학대가 이루어지는 것을 의미한다. 특히 가정 폭력은 미성년 자녀가 이를 목격할 수 있다는 점에서 보다 심각하게 받아들여야 하며 가정 폭력은 연령, 성별, 종교, 경제상태, 지리적 위치 등과 관계없이 누구에게서 발생할 수 있다.

학대와 폭력 피해자는 의학적 처치가 필요한 신체적 외상을 가지고 있을 뿐 아니라 다양한 심리적 손상을 경험할 수 있다. 어떤 피해자들은 불안초조하며 눈에 띄게 와해되어 있을 수 있으며, 또 다른 피해자들은 고립된 상태로 무감각해 보이며 주변사람들로부터 고립될 수 있다. 종종 가정 폭력은 수개월 심지어는 수년간 노출되지 않을 수도 있는데, 이는 피해자가 가해자를 두려워하여 자신의 분노와 원한을 억압하고 이를 타인에게 말하지 않기 때문이다. 특히 아동 성학대의 경우에는 오랜 기간 외부에 노출되지 않는 경우가 많다. 아동들은 특히 그들이 자신이 무언가 잘못하였다고 생각하며 학대를 조장하였거나 학대를 받을만한 일을 하였다고 믿으며 계속하여 죄책감과 수치심에 사로잡힌다. 그들은 결석을 자주하고 대학 진학률이 낮으며 청소년기와 성인기에 이르기까지 이 문제를 계속 안고 가게 된다. 성인이 되어서도 그들은 학대를 멈추기 위해 스스로 어떠한 노력도 기울이지 않았다는 것 때문에 항상 죄책감과 수치심을 느끼게 된다. 학대와 폭력 피해자들은 사기가 저하되어 있고 굴욕감과 인간으로서의 존엄성을 잃게 된다. 자존감은 매우 낮으며 자신은 사랑받을 수 없는 존재라고 느낀다. 학대 피해자들은 우울, 자살행동, 결혼생활 및 성생활에서의 기능부전을 흔히 보인다.

학대 피해자와 생존자는 대인관계에 문제가 있을 수 있다. 그들은 타인을 신뢰하는 것이 어렵다. 대인관계에서 학대 피해자의 정서반응은 변덕스러우며 공황, 불안, 두려움과 같은 극심한 정서 반응을 보일 수 있다.

간호사는 특히 안전과 자신의 신체의 통제에 대한 학대 환자의 욕구에 민감하여야 한다. 간호사는 이들의 개인적 공간을 보호하고 이들의 불안 정도를 사정하고 어떤 이유에서든 이들과의 신체 접촉 전에는 허락을 구하여야 한다. 이는 간호사가 처음부터 대상자의 학대 과거력을 모를 수 있기 때문이며 따라서 병원 환경에서 모든 대상자에게 이와 같은 방식으로 접근하여야 한다.

1) 관련 이론

가정폭력을 설명하는 대부분의 이론은 심리학, 사회학 또는 문화와 관련된 것들이다. 연구자들에 의하면 가정폭력을 설명하는 대부분의 이론들은 단지 부분적 설

명에 그치거나 불완전한 설명만을 할 뿐이라는 것이다. 우리는 대인관계적, 제도적, 구조적 폭력을 통합하여 포괄적 설명을 제시하여 줄 수 있는 이론을 원하나 가정폭력은 매우 복합적인 현상이다. 따라서 가정폭력을 설명하여 줄 수 있는 단일이론은 없으며 오히려 가정폭력은 신경생물학적, 사회적, 문화적, 심리적 이론의 상호작용으로 설명되어질 수 있다고 본다.

(1) 사회학습이론

사회학습이론 또는 폭력의 세대간 전달이론(intergenerational violence theory)은 모델링, 동일시, 상호작용에 근거하고 있다. 학습이론은 가정에서 학대현장을 목격하였거나 학대를 당한 아이는 폭력을 이용가능한 스트레스 대응방안으로 이해하고 폭력을 하나의 행동규범으로 내면화하게 된다는 것이다. 만약 가정이나 사회에서 폭력행동을 관대하게 다루면 사람들은 타인에 대한 완력과 통제력을 강화받게 된다. 세대 간 학대는 배우자학대, 아동학대, 노인학대의 한 관련요인으로 볼 수 있다.

(2) 사회문화적 요인

가정폭력 및 학대 관련 상관변수는 빈곤, 실직, 열악한 지역사회환경, 인구과밀 주거환경, 사회적 고립 가정 등을 들 수 있다. 고전적 이론인 '좌절–공격' 가설(frustration–aggression hypothesis)은 사회적 상황에 대한 반응에서 좌절감이 높을 때 이 좌절감은 공격성을 불러일으키게 된다고 보았다. 그러나 비록 이러한 요인들이 가정폭력과 상관관계가 있다 할지라도 이런 상황이 모두 가정폭력을 야기시키는 것은 아니다. 즉, 모든 좌절된 사람들이 폭력으로 좌절에 대응하는 것은 아니다. 일부는 좌절감에 대한 대응으로 절망, 우울, 감내 또는 상황을 변화시키고자 시도한다.

사회과학자, 행동과학자들이 제시한 가부장제이론(patriarchal theory)은 우리의 정치 경제구조에서의 남성우위가 여성과 남성의 차별적 상태를 야기시켰다고 보았으며, 이러한 차별이 폭력 유발의 한 요인으로 보았다. 더욱이 많은 문화권에서 여성은 남성의 재산 또는 소속물로 여겨졌으며, 남성에게 복종하여야 하는 무기력한 존재로 인식되어 왔다.

(3) 심리적 요인

심리적 이론은 학대를 행하는 가해자의 성격적 특성에 역점을 두고 있다. 가해자는 자신의 폭력행동을 통제하지 못한다. 가해자가 자신의 폭력행동을 통제하지 못하는 이유는 그들이 정신적 문제가 있거나 약물이나 알코올에 중독되어 있는 상태이기 때문이다. 따라서 대부분의 정신장애자가 폭력적 행동을 보이는 것은 아니다.

마찬가지로 약물 남용은 합법적이든 불법적이든 가정폭력과 공존할 수 있으나 약물을 남용하는 모든 사람이 가정폭력에 연루되어 있는 것은 아니며 가정폭력의 모든 경우에서 약물남용 문제가 있는 것은 아니다. 그러나 이 두 가지 요인이 함께 공존할 때 그것은 비로소 문제가 된다.

일부 가해자는 그들이 물리적으로 자신의 분노와 공격성을 조절할 수 없었다고 주장한다. 그러나 이러한 "통제감의 상실(loss of control)"이 자신의 폭력행동을 정당화시켜주는 것은 아니다. 흔히 가해자는 어디서(가정에서), 언제(주위에 사람이 없을 때), 어떻게(눈에 띄지 않게) 폭력을 휘두를지를 계획하고 있다. 폭력행동의 또 다른 심리적 요인으로는 낮은 자존감, 문제해결기술의 부족, 충동조절장애, 과민성, 자기애(narcissism) 및 미성숙한 인격 등을 들 수 있다.

2) 폭력 가정의 특징

가정폭력은 배우자 구타, 아동에 대한 유기 및 신체적, 정서적, 성적 학대, 노인학대, 결혼 강간 등을 들 수 있다. 많은 경우에 가족들은 결코 타인으로부터의 학대나 폭력은 허용하지 않으나 가족이나 친족으로 부터의 학대나 폭력은 감내하는 경향이 있다. 폭력 가정에서는 정상적으로는 사랑과 보호의 안식처라 할 수 있는 가정이 가장 위험한 곳이 될 수 있다. 여러 연구에서는 학대 유형과 관계없이 폭력 가정의 4가지 특성을 확인하였는 데 이는 사회적 고립, 힘과 구속력의 남용, 알코올 및 약물남용 그리고 폭력의 다세대 간 전달이었다(Box 8-4-1).

Box 8-4-1 폭력 가족의 특징

- 사회적 고립
- 힘과 구속력의 남용
- 알코올 및 기타 약물남용
- 다세대 간 전달과정

(1) 사회적 고립

폭력 가정의 특징 중 하나는 사회적 고립이다. 이들 가족원은 그들끼리만 지내며 집에 누구를 초대하는 일도 없고 집에서 일어난 일을 다른 사람에게 말하지도 않는다. 종종 가해자는 발설하면 더 큰 위험이 따를 것이라고 피해자를 위협하기도 한다. 가해자는 가족 이외의 사람에게 학대사실이 알려지면 부모, 형제자매 또는 애완동물이 죽게 될 수도 있다고 피해자에게 말하기도 한다. 따라서 피해자나 학대 피해 아동은 두려움 때문에 학대사실을 발설하지 못하며 타인이 가족 일을 간섭하지 못하게 한다.

(2) 힘과 구속력의 남용

가해자는 학대 가족은 항상 피해자(아동, 배우자 또는 노부모 등)에게 힘과 구속력을 갖게 된다. 가해자는 신체적 완력뿐만 아니라 경제적, 사회적 구속력까지도 갖게 된다. 가해자는 가정생활에 대한 결정권을 가지고 있고 돈을 자유롭게 쓰며 집밖에서 많은 시간을 보낸다. 가해자는 종종 위협과 정서적 조정으로 피해자를 비난하고 무력하게 하며 피해자가 독립심을 보이거나 자신에게 복종하지 않는다는 것을 감지하게 되면 학대나 폭력의 수위를 높이게 된다.

(3) 알코올과 기타 약물남용력

약물남용, 특히 알코올남용은 가정폭력과 밀접하게 연관되어 있다. 그러나 이것이 원인-결과 관계를 의미하는 것은 아니며 알코올이 학대를 조장한다고 볼 수는 없다. 오히려 학대성향을 가진 사람이 알코올이나 약물을 남용할 소지가 더 높다고 볼 수 있다. 가정 폭력 피해자 중 2/3가 알코올이 폭력에 연루되었다고 보고하고 있으며, 배우자가 알코올을 남용하는 여성은 배우자에게 폭행당할 확률이 3.6배나 더 높은 것으로 나타났다. 비록 알코올이 직접적으로 학대의 원인이 되지는 않는다 할지라도 많은 연구자들은 알코올이 억제력을 감퇴시켜 보다 강력하고 빈번한 폭력행동을 조장할 수 있다고 믿고 있다. 알코올은 또한 면식범에 의한 강간, 데이트 강간(date rape)의 한 요인으로 인식되고 있다. 미국에서는 강간범이나 성폭행범의 40% 정도가 범행시점에 음주하였다고 보고하고 있다. 덧붙여 데이트 강간의 피해자를 억제하기 위해 불법약물인 Flunitrazepam(Rohypnol)의 남용이 급증하고 있다.

(4) 세대 간 전달과정

세대 간 전달과정은 폭력 양상이 역할 모델과 사회 학습을 통하여 한 세대로부터 다음 세대로 이어지고 있음을 의미한다. 즉, 폭력의 세대 간 전달은 가정폭력이 학습의 결과로 나타난 행동양상임을 시사하고 있다. 예를 들어, 부모들 간의 폭력을 보고 자란 아이는 폭력이 갈등 해결의 방법이며 친밀한 관계에서 발생할 수 있는 행동으로 인식하게 된다. 통계적으로 가해 남성의 1/3 정도는 아내 구타나 아동을 학대하는 폭력적인 가정 출신일 가능성이 높다고 보고 있다. 폭력 가정에서 자란 여성은 자신의 대인관계에서 폭력 발생을 예상하거나 수용할 확률이 50% 이상 높은 것으로 나타났다. 그러나 가정폭력에 노출된 사람이 모두 폭력적인 성인이 되는 것은 아니다. 따라서 폭력행동의 영속성을 설명해 줄 수 있는 단일요인은 없다.

3) 가정폭력의 유형

(1) 아동폭력

아동학대는 일반적으로 아동에게 의도적으로 손상을 주는 행위를 뜻한다. 여기에는 신체적 학대, 직무 유기나 태만, 적절한 신체적, 정서적 돌봄이나 감독을 하지 않음, 성적폭행, 고문을 가하거나 불구를 만드는 것 등을 들 수 있다. 미국의 경우 모든 주는 아동학대를 규정하고 발생 시 특별한 보고절차를 갖고 있으며, 이를 위해서비스 전달체계를 가동하고 있다. 비록 미국 50개 주의 법이 서로 유사하기는 하나 또한 상당한 차이도 존재한다. 이러한 이유로 미국 전역에서의 아동학대의 유형, 빈도, 중증도는 파악하기가 어렵다.

미국에서는 2006년도 아동학대 피해아동이 905,000명이었다. 아동학대 피해자 중 64%는 태만(방치), 16%는 신체적 학대, 8.8%는 성적 학대, 6.6%는 심리적, 정서적 학대, 2.2%는 아동에게 필요한 의료적 치료를 제공하지 않는 경우였다. 1,530명의 아동들이 학대로 사망하였으며, 이들 중 75%는 4세 이하였고 44%는 1세 이하였다.

여아학대의 가해자는 아버지, 계부, 아저씨, 손위 형제, 어머니의 동거인 등이었으며 보고된 사례 중 75% 정도가 부친-딸 간의 근친상간이었다. 미국 여성 중 150만 명 정도가 아동기 때 성적 학대를 받았다고 하며 피해 아동의 1/3정도는 9세 이전에 추행을 당했다고 한다. 성적 학대에 대한 정확한 통계는 파악하기 어려운데 이는 수치와 당혹감으로 대부분의 경우가 보고되지 않기 때문이다. 아동기 성적 학대 피해여성은 우울, 자살시도, 결혼생활에서의 문제가 발생하며 알코올중독자와 결혼할 위험이 높았다고 한다.

한편 우리나라 피해아동 발견율은 5.02%로 2020년 대비 1% 상승하였으며 가해자는 부모가 82.1%를 차지하였으며 재 학대 사례는 전체 아동학대 사례 중 14.7%를 차지하였다. 우리나라 아동 학대의 현황을 살펴보면 신체학대가 2014년 1453건에서 2020년 3807건으로, 정서학대가 2014년 1,582건에서 2020년 8732건으로, 성적 학대가 2014년 308건에서 2020년 695건으로, 방임이 2013년 1,778건에서 2020년 2737건으로 각각 큰 폭으로 증가하였다. 이는 전체적으로 아동학대의 건수가 증가한 것도 있지만 국민들의 의식수준의 변화에 따른 학대 보고율의 증가를 감안하여 수면위로 떠오른 학대 건수가 많아진 것을 감안한다하더라도 아동학대가 점차 증가하고 있는 심각한 사회문제임을 방증하는 것이라 할 수 있다. 특히 우리나라 아동학대의 문제점으로는 우선 학대방지를 위한 국가적인 지원이 없으며, 아동학대 발견을 위한 신고제도 및 학대자에 대한 법적인 규정도 마련되어 있지 않아서 사례를 발견하더라도 학대자가 이를 거부하였을 때 학대가족에 대한 적극적 개입이 선진외국과 비교하여 매우 저조한 실정이다.

① 아동학대의 유형

아동에 대한 학대 유형 및 학대 형태를 살펴보면 다음과 같다. 가장 흔한 신체적 학대는 영아가 운다거나 기저귀를 더럽혔다고 아이를 때리는 것과 같은 비이성적으로 심한 신체적 처벌에서 종종 비롯된다. 아동에 대한 의도적 폭행으로는 화상 입히기, 깨물기, 찌르기, 베기, 사지를 비틀기, 끓는 물로 데이기 등을 들 수 있다. 피해자는 또한 부모가 의료인에게 이유를 설명하지 못하는 오래된 상처의 흔적(예 상처, 방치된 골절, 여러 개의 멍 등)을 갖고 있다. 성적 학대는 18세 미만의 아동에 대한 성인의 강제적 성적 행동을 뜻한다. 예를 들어, 직접적으로 또는 도구를 활용한 근친상간, 강간, 수간, 구강-성기 접촉, 비비기, 애무하기, 아동의 면전에서 성인의 성기 노출 등과 같은 추행 등을 들 수 있다. 성적 학대는 일회적으로 일어날 수도 있고 장기간에 걸쳐 수회 일어날 수도 있다. 성적 학대의 두 번째 유형은 미성년자를 대상으로 포르노를 제작하여 판매하거나 미성년자를 외설적인 활동에 참여하도록 강요하는 것과 같은 성적 착취를 들 수 있다. 태만은 아동의 안녕을 위해 필요한 신체적, 정서적, 교육적 욕구를 악의적으로 또는 방심하여 제공하지 않는 것을 의미한다. 태만에 의한 아동학대는 가장 만연한 형태로 필요시 의료서비스를 제공하지 않거나, 유기, 부적절한 감독, 아동의 안전을 무시하거나, 정서적으로 처벌적, 학대, 착취적으로 대하거나, 아동이 있는 상태에서의 배우자학대, 결석을 하도록 하거나, 학교에 등록을 안하는 것 등을 들 수 있다. 심리적 학대는 비난하기, 소리지르기, 별명 부르기, 빈정대기 등과 같은 언어폭력, 싸움, 혼란 등으로 인한 끊임없는 가정 불화, 정서적 박탈이나 애정, 양육, 수용, 사랑, 안전, 자존과 같은 정상적 체험의 박탈 등을 들 수 있다. 정서적 학대는 또한 다른 유형의 학대(예 신체적, 성적 학대 등)를 동반하게 된다. 부모의 알코올중독, 약물남용, 매춘 행위 노출 또한 이 범주에 속할 수 있다.

② 임상적 징후

자신의 아동을 학대하는 부모는 종종 양육지식과 기술이 부족한 경우이다. 이들은 아이가 무엇을 원하는지 알지 못할 수 있으며 자신이 정서적으로 경제적으로 아이의 요구를 충족시켜주지 못한다는 사실 때문에 화가 나고 좌절할 수 있다. 비록 교육 부족과 빈곤이 아동학대와 태만을 야기할 수 있다 할지라도 그것으로 전부 이 문제가 설명될 수는 없다. 학대와 폭력의 많은 경우가 부족함이 없는 가정, 교육수준이 높은 부모, 경제적으로 안정된 가정에서 일어나고 있기 때문이다.

자신의 아동을 학대하는 부모는 종종 정서적으로 미숙하며 요구가 많고 아이의 욕구와 마찬가지로 자신의 욕구 충족이 어려운 사람들이다. 배우자학대에서와 같이 가해자는 자신의 아이들을 자신에게 소속된 소유물로 보는 경향이 있으며, 아이들을 권리와 감정을 가진 한 인간으로 보지 못한다. 어떤 경우에 부모들은 자신의 불행하였던 유년기를 보상받기 위해 아이를 갖기를 원하였다고 한다. 그러나 아이가 커가면서 생기는 엄청난 정서적, 신체적, 경제적 요구는 이들의 비현실적인 기대를 져 버리게 된다. 부모의 비현실적 욕구가 충족되지 않았을 때 이들은 자신의 부모가 했던 것과 동일한 방식을 사용하고자 한다. 자신이 양육되었던 것과 같은 방식으로 자신의 아이를 양육하고자 하는 성인들의 이러한 경향은 동일한 방식으로 가정폭력의 주기를 영속화시키게 된다. 최근에는 아동학대 피해 경험이 청년기 사회적 고립을 유발하는 중요한 요인이 될 수 있음이 보고된 바 있다.

③ 사정

정확한 사정을 위해서는 폭력이나 학대에 대한 확인이 가장 중요하다. Box 8-4-2는 학대나 태만을 의심할 수 있는 징후들을 기술한 것이다. 화상이나 더운 물에 데인 것은 담뱃불 자국과 같은 확인 가능한 형태를 띠고 있으며, 열기화상 또한 "stocking and glove"와 같은 특징적인 흉터를 남기게 된다. 심각한 두개골 골절을 당한 영아의 부모는 아이가 침대에서 굴러 떨어졌다고 말하는데 아이는 너무 어려 침대에서 구를 수도 없고 20인치의 침대높이에 비해 외상이 너무 심하다는 것을 알 수 있다. 멍은 흔히 발견할 수 있는 징후인데, 이는 벨트 버클이나 이빨 자국과 같은 모양을 띠고 있다.

Box 8-4-2 학대아동의 경고 신호

- 특별한 사고 없이 발견된 골절, 화상, 열상과 같은 심각한 신체 손상
- 심각한 손상에 대한 치료의 지연
- 부모는 아기가 침대에서 떨어져 생긴 손상이라고 주장하나 shaken baby syndrome과 같이 손상의 심각성과 부모의 원인 주장이 맞지 않는 경우
- 아동과 부모의 간호사정 중 아이의 발병력에 대한 잦은 변경이나 앞뒤가 맞지 않는 말
- 2개월 된 영아의 대퇴골 골절이나 2세된 유아의 상완 탈구와 같이 연령이나 발달단계에서 흔히 일어나지 않는 손상
- 잦은 비뇨기계 감염, 성기의 부종이나 멍, 항문이나 질의 파열 등
- 피부의 상처, 방치된 골절과 같이 오래된 외상이나 부모가 이유를 설명하지 못하는 다발성 멍

성적 학대를 받은 아동은 비뇨기계 감염, 성기의 멍, 홍반, 부종, 질 또는 항문 파열, 타박상 등을 보인다. 이들 피해아동의 정서적 반응은 매우 다양하다. 종종 이들은 맞지 않게 성적 문제에 대한 지식을 많이 알고 있는 것처럼 행동하고 말한다. 때때로 이들은 놀라고 불안해하며 성인에게 매달리거나 반면에 성인의 관심을 전적으로 거부하기도 한다. 중요한 것은 아이의 행동이 발달단계에서 볼 때 정상을 벗어났다는 것을 파악하는 것이다. 특별한 이유 없이 식사를 거부하거나 또래에게 공격적으로 행동하는 것 등은 이러한 학대를 암시하는 것이라 할 수 있다. 그러나 이런 경우에서도 간호사는 학대가 일어났다는 확신을 가지고 속단하여서는 안 된다. 간호사는 정확하고 철저한 사정자료를 가지고 주의 깊

게 판단하여야 하며, 학대 피해 의심 아동이라는 결론을 내렸을 때는 관계 부처에 보고할 의무가 있다. 미국의 경우 이 경우 의무보고법으로 불리는 관련법이 제정되어 있으며, 간호사는 관련 부서에 학대 피해 의심 아동을 보고하여야 한다. 학대신고 전화는 전화번호부나 앱을 통하여 알 수 있다. 보고자는 본인이 원한다면 익명으로 할 수도 있다. 피해아동에게 더 큰 상처를 주지 않는 방식으로 질문하여야 한다. 따라서 일반간호사는 피해아동을 조사하지 않는 것이 상례이며 이 경우 전문 간호사가 개입하는 것이 필요하다.

아동학대에는 많은 요인들이 연루되어 있다. 종종 학대가정은 약물남용 문제가 내재되어 있으며 편부모, 십대부모, 부모의 정신질환, 취약아(예 저체중아, 원하지 않았던 아이 등), 신체적, 정신적 장애가 있는 아동 등이 아동학대의 표적이 될 수 있다. 자신이 아동기 때 학대를 당한 경험이 있거나 배우자로부터 학대받고 있는 어머니 또한 자신의 아이를 학대하는 경향이 있다. 사회적 위험요인 또한 학대의 중요한 원인이 될 수 있는 데 빈곤은 일관되게 보고되는 아동학대의 한 위험요인이다.

④ 치료와 중재

학대아동 치료의 첫 번째 관건은 아동의 안전과 안녕을 보전하여 주는 것이다. 아동은 학대가 발생한 가정으로부터 격리되어야 하며, 정신과적인 평가를 통하여 정신적 문제가 심한 경우 치료를 시작하여야 한다. 치료자와 아동 간의 신뢰 관계는 학대아동을 치료하는 데 결정적 요소이다. 학대의 심각성과 학대 기간, 아동의 반응에 따라 치료는 장기화될 수 있다. 학대 피해아동의 장기 치료에는 정신과학, 사회복지, 심리학과 같은 다학제적 접근이 필요하다. 매우 어린 아이들은 놀이 요법을 통하여 의사소통을 할 수 있는데, 아이들은 피해 사실이나 자신의 느낌을 직접적으로 말하기보다는 장난감이나 인형으로 더 잘 표현할 수 있기 때문이다. 가족의 문제를 해결하기 위해 가족치료가 도움이 될 수 있으며 부모는 정신치료나 약물남용 치료가 필요할 수도 있다. 만약 아동이 가정으로 복귀할 수 없다면 단기 또는 장기 양육시설서비스가 필요할 수 있다.

(2) 배우자폭력

배우자폭력이란 한 쪽 배우자(또는 성적 파트너)에 의한 상대방의 학대나 착취를 의미한다. 통상 이들의 관계는 법적인 배우자일수도 있고 성적 파트너 또는 이성 친구 간일 수도 있다. 학대는 정서적, 심리적, 신체적, 성적인 것 또는 이들의 혼합 형태(가장 흔한 형태)가 될 수 있다. 심리적 학대(정서적 학대)는 말을 안 하거나 무시하는 것과 같은 보다 민감한 형태부터 별명 부르기, 무시하기. 소리지르기, 놀리기, 상대방의 소유물을 파괴하거나 위협하기 등이 포함될 수 있다. 신체적 학대는 밀치거나 구타하기, 목조르기 등 다양하며 이로 인하여 피해자는 다리나 늑골의 골절, 장출혈, 뇌손상, 심지어 살해를 당하기도 한다. 성적 학대는 유두를 깨물거나 음모뽑기, 손바닥으로 때리거나 가격하기, 강간과 같은 성적 관계 시의 폭행을 뜻한다.

배우자폭력 피해자 중 90~95%는 여성이며 미국의 경우 3명 중 1명은 적어도 생애에 1회 배우자에게 맞는 것으로 보고되고 있다. 미국의 경우 연간 53,000만 명의 여성이 배우자(또는 이성 파트너)로부터 심각한 폭행을 당하는 것으로 나타났다. 미국에서 일어나는 타살 중 8%는 배우자에 의한 것이며 10명의 여성 피살자 중 3명은 남편, 전남편, 남자친구 또는 전 남자친구에 의해 살해당하였다고 한다. 모든 배우자에 의한 살해 중 남성 피해자는 25%, 여성 피해자는 75%인 것으로 나타났다. 대략 324,000명의 미국 여성이 임신 중 폭행을 경험하였다. 임신 중 폭행은 장기적인 신체적, 정신적 문제뿐만 아니라 사산, 유산과 같은 문제를 유발할 수 있다. 이 시기 배우자폭력의 증가는 질투, 소유욕, 자신을 위해 임신한 여성의 신체적, 정신적 유용성 저하 등을 들 수 있다.

배우자폭력은 이성관계에서와 같은 비율로 동성 관계에서도 발생하며 연간 50,000명의 레즈비언 여성과 500,000명의 게이 남성 간에도 발생하고 있다. 비록 동성 간 구타가 그 유병율에서 이성 간 구타와 유사하다 할지라도 피해자에 대한 보호는 매우 미흡한데 미국 내 7개 주가 동성 간 결혼을 가정폭력의 규정에서 제외시키고 있다. 동성 가해자는 피해자를 학대하기 위해 무기를 사용하기도 한다. 이들은 무기로 피해자가 친구, 가족, 고용주 또는 지역사회에 자신의 동성애 사실을 발설하지 못하도록 위협한다.

우리나라의 경우 배우자로부터의 신체적/성적 폭력 피해율은 여성 5.9%, 남성 1.3%이었으며 4개 유형 폭력(신체적/성적/경제적/정서적 폭력) 피해율은 여성 10.9%, 남성 6.6%였고, 5개 유형 폭력(신체적/성적/경제적/정서적 폭력 및 통제) 피해율은 여성 28.9%, 남성 26.0%로 나타났다. 이와 같은 학대는 미혼인 이성관계, 동성배우자 또는 남편을 학대하는 아내의 경우에서도 발생할 수 있다.

① 임상적 징후

배우자 폭력의 가해자는 주로 남성으로 이들 남편들은 종종 아내가 자신의 소유물이라고 생각하며 만약 아내가 취업을 한다거나 집을 떠나겠다는 등의 어떤 독립성을 보이면 점차 더 폭력적이 되어버린다. 전형적으로 가해자는 문제해결 기술과 사회기술이 낮을 뿐 아니라 낮은 자존감과 강한 부적절감을 갖고 있다. 그는 정서적으로 미성숙하며 요구가 많고 비이성적으로 질투와 소유욕이 심하다. 그는 심지어 아내가 아이들에게 관심을 주는 것조차도 질투하며 이 경우 아내와 아이 모두를 학대할 수도 있다. 가족을 학대, 폭행하며 가해자는 권력과 지배력, 해방감 등을 느끼게 된다. 따라서 폭력행동이란 그에게 종종 보상행위이며 자존감을 높이는 행위가 될 수 있다.

의존심은 학대받는 아내에게서 가장 보편적으로 엿볼 수 있는 속성이다. 이들 피해 여성은 가해남성에게 개인적, 경제적으로 의존하고 있으며, 자신이 남편이 없이는 살 수 없다고 생각한다. 피해여성들은 또한 자존감이 낮으며 일부는 폭력적 결혼생활을 인내하는 것이 성공적인 인생을 사는 것이라고 생각한다. 이들 중 일부 여성은 자신이 집을 벗어나려고 하면 가해자가 자신을 살해할거라며 두려워 하는데, 이는 현실적인 것으로 미국의 경우 배우자나 남자친구에게 살해당한 여성 중 65%가 이러한 상황을 피하려고 한 경우라고 한다.

② 학대와 폭력의 주기

학대와 폭력의 주기는 왜 피해여성들이 학대여성들이 이러한 관계를 청산하지 못하는지 설명해 주고 있다. 전형적 패턴을 살펴보면 구타나 폭력 후에 가해자는 후회, 사과, 다시는 그러지 않겠다는 약속을 하게 된다. 그는 아내에게 사랑을 고백하고 심지어 선물이나 꽃을 보내는 등의 낭만적 행동을 보이기도 한다. 후회와 회개를 보이는 이 시기를 밀월기(honeymoon period)라고 부른다. 피해여성은 남편의 약속을 믿으며 폭력을 일종의 사고로 생각한다. 밀월기가 지난 후 긴장기(tension-building phase)가 시작된다. 이 시기에 가해자인 남편은 논쟁, 냉정한 침묵, 불만을 보이게 된다. 긴장은 다시 폭력행동으로 이어지게 되며 가해자는 또 다시 후회, 회개, 변화에 대한 약속을 늘어놓게 된다. 이러한 주기는 지속적으로 반복되며 매번 피해자는 폭력이 더 이상 일어나지 않을 것이라고 기대한다. 처음에는 밀월기가 수 주 혹은 수개월 지속될 수 있으며 피해여성은 그들의 부부 관계가 개선되었고 남편의 행동이 변화되었다고 믿게 된다. 그러나 시간이 지남에 따라 폭력행동은 더 빈번해지며 후회의 기간도 짧아지게 되고 폭력수위와 상해의 중증도는 더 악화되게 된다. 결국 폭력은 일상사가 되어버려 매주 수차례 심지어는 매일 일어나게 된다.

폭력의 주기가 배우자폭력의 가장 흔한 패턴이기는 하나 이것이 모든 상황에 적용되는 것은 아니다. 많은 생존자들은 폭력 주기의 단지 하나 또는 두 개의 주기만을 보고하기도 한다. 예를 들어, 밀월기 없이 주기적인 폭력행동만 있거나 또는 긴장감이 고조되는 시기가 없는 경우도 있다.

③ 사정

대부분의 피해여성들이 직접적 도움을 구하지 않기 때문에 간호사는 여러 상황에서 피해여성을 확인하도록 하여야 한다. 간호사는 응급실, 클리닉, 소아과 진료실 등에서 피해여성을 만날 수 있다. 일부 피해여성은 학대와는 전혀 관계가 없는 다른 질병 치료를 원할 수도 있다. 도움이 필요한 피해여성을 확인하는 것이야 말로 보건복지서비스 분야의 가장 우선순위의 업무이다. 일반간호사가 이러한 문제를 단독으로 해결하기는 어렵지만 학대피해여성 치료 전문가에게 이들을 의뢰할 수는 있다. 표 8-4-1은 배우자학대 피해여성을 돌보는 기법을 간략히 소개하고 있다.

많은 병원, 진료소, 외래 등에서는 모든 건강력 수집과 초기 면담의 한 부분으로 안전에 대한 이슈를 여성에게 질문하여야 한다. 이 주제는 섬세하고 민감한 사안이며 피해여성들이 대부분 학대 사실을 인정하기 어렵기 때문에 간호사는 적절한 질문으로 문제를 탐색할 수 있어야 하는데 Box 8-4-3은 SAFE를 첫 자로 활용한 질문의 예시를 보여 주고 있다(stress/safety, afraid/abused, friends/family, and emergency plan). 처음 두 범주는 학대 사실을 파악하기 위해 준비된 것이다. 만약 학대가 의심된다면 간호사는 다른 2가지 범주의 질문도 하여야 한다. 간호사는 대상자와 단 둘이 있을 때 이러한 질문을 하여야 하며 필요하다면 질문을 바꿀 수도 있다.

Box 8-4-3 SAFE questions

stress/safety
- 부부관계에서 당신은 어떤 스트레스를 받고 있습니까?
- 부부관계에서 당신은 안전하다고 느낍니까?
- 내가 당신의 안전에 대해 신경을 써야 합니까?

afraid/abused
- 부부관계에서 당신이 두려움을 느꼈던 상황이 있었습니까?
- 당신의 배우자는 당신이나 당신의 아이를 위협하거나 학대한 적이 있었습니까?
- 당신은 배우자에 의해 신체적으로 상해를 받았거나 위협을 받은 적이 있습니까?
- 당신은 지금 그와 같은 관계에 놓여 있습니까?
- 당신의 배우자는 당신이 원하지 않는 성관계를 당신에게 강요한 적이 있습니까?
- 결혼한 사람들은 종종 싸움을 하는데 당신과 배우자는 언제 어떤 상황에서 싸움을 합니까?

friends/family
- 당신의 친구는 당신이 학대받고 있다는 사실을 알고 있습니까?
- 당신의 부모나 형제자매들은 이러한 사실을 알고 있습니까?
- 당신 자신이 그들에게 학대사실을 말할 수 있고 그들은 당신을 도울 수 있을 것이라고 생각합니까?

emergency plan
- 응급 시에 당신이 가서 필요한 도움을 요청할 수 있는 안전한 장소가 있습니까?
- 만약 지금 당신이 위험에 처했다면 쉼터를 파악하는 데 도움이 필요합니까?
- 당신은 응급계획을 확립하기 위해 간호사나 사회사업가 또는 상담가에게 상의를 할 수 있습니까?

④ 치료와 중재

미국의 모든 주에서는 경찰이 가정폭력자를 구금할 수 있다. 때로 가해자는 석방 시 보복을 할 수 있으며 따

표 8-4-1 배우자학대 피해자를 치료할 때 해야 할 일과해서는 안되는 일

해서는 안 되는 일	해야 할 일
• 어떻게 해야 한다고 피해자에게 말하지 않는다. • 혐오, 불신, 분노를 표출하지 않는다. • 환자의 동의 없이 환자가 말한 내용을 누설하지 않는다. • 환자에게 설교를 하거나 치료자가 환자를 의심한다는 느낌을 주지 않도록 한다. • 폭력의 영향을 최소화시키지 않도록 한다. • 가해자에 대한 분노를 표출하지 않도록 한다. • 환자가 학대의 책임이 있다는 느낌을 주지 않도록 한다. • 부부 상담을 권장하지 않도록 한다. • 환자에게 책임을 지우고 모든 일을 하도록 해서는 안 된다.	• 피해자를 신뢰한다. • 환자의 비밀유지를 지켜주도록 한다. • 경청하고 "당신이 상처를 받아 마음이 아프다"고 말해 준다. • "나는 당신의 안전에 대하여 신경 쓰고 있다"고 말해 준다. • "당신은 안전과 존경받을 권리가 있다고 말해 준다." • "학대는 네 잘못이 아니라고 말해 준다." • "지지집단과 개인면담을 권장한다. • 지역사회 자원을 확인하고 환자가 안전을 위한 계획을 하도록 격려한다. • 환자가 쉼터, 경찰 또는 다른 지지단체와 접촉하도록 돕는다. • 피해자의 결정을 존중하고 수용한다. • 안전을 위한 계획을 격려한다.

라서 피해여성은 경찰을 부르는 것을 두려워 한다. 어떤 연구에서는 가해자를 구금하는 것이 단기적으로는 폭행을 줄일 수 있으나 장기적으로는 폭력을 증가시킬 수 있다고 보고하고 있다. 피해여성은 가해자의 접근을 법적으로 금하는 제한명령(restraining order)을 국가로부터 받을 수 있으나 제한법령은 단지 제한적인 보호조치가 될 뿐이다. 일부 가해자는 이 명령을 무시하고 경찰이 나타나기 전에 여성을 살해하거나 또는 더 큰 상처를 입힐 수 있다. 이와 같은 보호 명령은 옹호, 쉼터 또는 의료인에게 보고하는 것과 같은 또 다른 중재와 함께 하였을 때 보다 효과적일 수 있다. 나이가 젊을수록, 학대 전문 의사의 도움을 받은 경우, 이 전에 학대상황을 벗어나려고 시도하였던 경우, 제한 명령을 받은 경우의 여성이 학대를 벗어나는 데 보다 성공적이었다고 한다.

학대 피해자가 가해자와의 관계에서 벗어난 후에 조차도 문제는 지속될 수 있다. 원하지 않는 대화나 접촉을 일방적으로 반복하여 시도하려는 스토킹(stalking)은 또 다른 문제이다. 미국의 경우 여성의 25%, 남성의 10%가 스토킹의 희생자로 보고되고 있으며, 피해자의 80%는 여성이었다.

매 맞는 아내의 쉼터는 학대여성과 이들의 자녀를 위해 일시적인 주거와 음식물을 제공한다. 그러나 많은 경우에 쉼터는 만원이며 대기자가 많고 그들이 제공하는 안전은 일시적이다. 학대관계에서 벗어난 여성은 재정적 지원이 없으며 직업기술이나 직업경험도 제한적이다. 피해여성은 신체손상에 덧붙여 정서적, 심리적 문제나 외상 후 스트레스장애(PTSD)로 개인정신치료, 카운슬링, 집단요법, 지지요법, 자조집단 참여 등이 필요하다.

(3) 노인학대

노인학대는 가족 또는 돌보아주는 사람이 노인을 학대하는 것을 뜻한다. 여기에는 신체적, 성적 학대, 유기, 자기유기, 경제적 착취, 필요한 의료서비스 제공 거부 등이 포함될 수 있다. 노인학대의 가해자 중 60%는 배우자이며 20%는 성인 자녀, 20%는 형제자매, 손 자녀 또는 동거인에 의해 이루어진다. 대부분의 노인학대 피해자는 75세 이상이며 60~65%는 여성이다. 노인학대는 노인이 다양한 만성적 정신적, 신체적 건강문제가 생길 때, 의식주나 의료서비스, 일상생활 활동을 타인에게 의존하여야 할 때 일어나게 된다. 가해자는 항상 노인을 돌보는 위치에 있는 사람 또는 노인이 의존하고 있는 사람이다. 대부분의 경우 부부 중 한쪽이 다른 쪽을 돌보아야 하는 상황에서 발생하며 이런 유형의 배우자 학대는 장애로 인하여 한쪽 배우자가 자신을 돌볼 수 없게 된 이후 수년에 걸쳐 일어난다. 가해자가 성인 자녀일 경우 아들이 딸보다 2배정도 많다. 정신장애나 약물남용 문제 또한 노인학대를 악화시킨다. 노인들은 학대 사실을 보고하기 어려운데 이는 학대가 항상 자신을 보호해 주는 가족원에 의해 일어나기 때문이다. 피해자는 또한 종종 가해자로부터의 지원이 끊어지거나 시설로 보내질 것을 두려워한다. 시설에 거주하는 노인 학대 발생률에 대한 정확한 조사는 이루어진 바 없으나 요양시설에서도 노인 학대가 일상적으로 일어난다고 보고된바 있다.

우리나라의 경우 보건복지부 전국 노인 학대 실태조사에 따르면 2021년 말 전체 노인 학대 신고건수가 19,391건으로 전년 대비(16,973건) 14.2% 증가하였다. 학대 경험자는 전체 노인의 9.9%이나 학대 경험 신고율은 1.9%에 불과하다는 보고에 따르면 실제는 더 많은 노인학대가 이루어지고 있음을 알 수 있다. 노인 학대는 여러 유형이 중복하여 발생하며 유형별로 정서적 학대 43.6%, 신체적 학대 41.3%, 방임 6.5%, 성적학대 2.4%, 경제적 학대 3.8%, 유기 0.4% 순으로 나타났다. 학대 발생 장소는 가정이 가장 많았으며 그 외 생활 시설, 병원, 공공장소 등에서 다양하게 발생하였다.

① 임상적 징후

피해자는 멍이나 골절이 있거나, 필요한 안경이나 보청기를 갖고 있지 않거나, 음식물이나 투약이 거부당하거나, 침대나 의자에 억제당해 있을 수 있다. 가해자는 노인의 음식물 구입비나 약값을 자신의 유흥비로 써버리기도 한다. 가해자는 급 · 만성 질환이 있는 노인의 치료를 중단할 수도 있다. 자기태만(self-neglect)은 노인 자신이 스스로를 돌보지 않는 것을 뜻한다(Box 8-4-4 참조).

② 사정

노인과 그들을 돌보는 사람과의 관계에 대한 주의 깊은 평가가 노인 학대를 파악하는 데 필수적이다. 종종 노인의 병적 상태가 만성질환과 관련된 것인지 학대로 인한 것인지는 구분하기 어려운 경우도 있다. 학대의 여러 잠정적 지표는 보다 심도 깊은 사정과 주의 깊은 평가를 요구한다(Box 8-4-4). 그러나 이러한 징후들이 반드시 학대나 유기를 의미하는 것은 아니다.

만약 신체적 손상이 감추어져 있거나 방치되어 있고 신체손상 발생 상황이 설명과 맞지 않을 때 간호사는 학대를 의심하여야 한다. 이러한 손상에는 칼에 베인 상처, 열상, 바늘로 찌른 상처, 타박상, 채찍자국, 화상 등을 들 수 있다. 화상은 담뱃불, 뜨거운 물, 산성약품이나 부식제, 끈, 옷, 쇠사슬로 묶느라고 생긴 손목이나 발목의 마찰로 야기된 화상 등을 들 수 있다. 신체적 유기의 징후는 대소변 냄새, 발진, 염증, 이, 부적절한 의복 착용 등을 들 수 있다. 질병과 관련이 없는 탈수 또는 영양불량 또한 학대를 강하게 암시하여 주는 징후이다.

정서적, 심리적 학대의 징후로는 간호사와 말하기를 주저하거나 무엇가를 두려워하거나 의기소침하고 우울, 무력감을 보이는 것 등이라 할 수 있다. 노인은 또한 뚜

Box 8-4-4 노인학대의 지표

신체적 학대
- 자주 발생하며 원인이 불분명한 신체 여러 부위의 외상이 발견됨
- 외상에 대한 치료를 거부하거나 또는 외상의 존재 자체를 부정함
- 약물 오용을 시사하는 지남력장애나 약에 취한 듯한 모습을 보임
- 가족이나 부양인과 함께 있을 때 신경이 날카로워짐

Box 8-4-4 노인학대의 지표(계속)

정신사회적 학대
- 노인의 일반적 기분상태나 이상적 행동을 보이지 않음
- 이전의 친구나 가족으로부터 소외되어 있음
- 집밖의 다른 사람과의 접촉이 갑자기 줄어듦
- 무력감
- 공개적 대화를 꺼려함
- 분노나 불안 초조를 보임
- 철회나 우울증을 보임

재정적 학대
- 지불하지 않은 계산서가 관찰됨
- 평균 이하의 생활수준을 보임
- 자신의 재산이나 소유물을 갑자기 팔거나 처분함
- 부적절하거나 평상시와 다른 은행 거래
- 노인이 소지한 체크의 서명이 노인의 서명과 다름
- 노인이 자신의 결정을 할 수 없을 때의 위임장이나 유서의 갑작스러운 변경
- 다른 곳에 두지 않은 귀중품의 갑작스러운 분실
- 쉽게 구입할 수 있는 옷이나 TV 또는 개인용품의 부족
- 부양인이 지불하지 않으면서도 노인의 의료비 지출에 대하여 부양인이 지나치게 걱정하는 경우

유기 또는 태만
- 불결한 개인위생
- 필요한 의약품이나 치료를 받지 않음
- 불결한 냄새 또는 노인의 생활환경에서 관찰되는 건강 상의 위험요인
- 피부 발진, 종기 또는 이가 발견됨
- 방치된 건강상의 문제 또는 질병과 관련이 없는 영양불량 또는 탈수 상태
- 의복, 담요, 가구, TV와 같은 생활용품의 부족

자기태만
- 저축, 재산탕진 또는 채무지불을 하지 않으면서도 돈을 거저 주는 등 자신의 재산관리를 하지 못함
- 개인위생 등 자기관리, 쇼핑, 가정관리와 같은 자신의 일상생활을 관리하지 못함
- 배회, 필요한 치료의 거부, 고립, 물질 남용 등이 관찰됨
- 필요한 진료예약시간을 지키지 못함
- 혼돈, 기억상실, 무반응
- 용변시설의 부족이나 동물이나 해충의 침입을 받을 수 있는 생활환경

부양인으로 부터의 경고 징후
- 노인이 자신을 위한 말을 할 기회를 갖지 못하거나 부양인이 없는 상태에서는 방문객이나 어느 누구도 만날 수 없음
- 노인에 대한 무관심한 태도 또는 분노를 보임
- 자신의 질병이나 활동 제한 등을 노인 탓으로 돌림
- 방어적 태도를 보임
- 노인의 능력, 문제 등에 대해 상충되는 말을 함
- 이전의 학대력 또는 약물남용력이 있는 경우

렷한 이유 없이 분노나 불안 초조를 보일 수 있다. 노인들은 학대 사실이 밝혀졌을 때 조차도 문제를 부인할 수 있다.

자기태만의 징후로는 금전 관리(저금, 계산서 지불 등)를 하지 못하거나 일상생활 활동(개인위생, 쇼핑, 음식 준비, 세탁 등)을 수행하지 못하거나 지적 기능의 변화(혼돈, 지남력장애, 부적절한 반응, 기억상실, 고립 등) 등을 들 수 있다. 자기태만의 또 다른 징후로는 영양불량, 탈수, 신체의 발진이나 염증, 대소변 냄새, 병원 예약을 지키지 못하는 것 등을 들 수 있다. 자기태만을 진단하기 위해서 노인이 매일의 일상생활을 관리하지 못하는지, 자신을 돌보지 못하는지를 평가하여야 한다. 자기태만은 노인이 자신의 재산을 관리하지 못한다는 가족의 진술에 근거하여 진단내릴 수는 없다. 예를 들어, 노인이 가족들이 원하지 않는 방식으로 자선단체나 투자회사에 큰돈을 지불하였다고 해서 재산 관리를 못한다고 할 수는 없다.

재정적 착취나 경제적 학대는 수많은 미지불 계산서(노인이 충분한 돈을 가지고 있음에도 불구하고), 평소와 다른 금융거래, 노인이 아닌 타인이 서명한 수표, 타인에 의한 유언장의 내용 변경 등을 들 수 있다. 학대 피해 노인은 옷, 개인용품, TV등과 같이 자신이 구매할 수 있는 개인용품이 부족할 수 있다. 이들 노인은 귀중품을 분실하였다고 말하거나 친구나 친척과 교류가 없다고 말할 수도 있다.

간호사는 또한 노인 부양자에 의한 학대징후를 파악하여야 한다. 이들은 노인의 요실금, 식사공급의 어려움, 고가의 의료비용 등 노인을 돌보는 것이 얼마나 힘든 일인가에 대해 불만을 호소할 수 있다. 이들은 노인에 대해 분노와 무관심을 보이거나 간호사가 노인과 단독으로 만나는 것을 방해할 수도 있다. 노인학대는 노인을 돌보는 사람이 가정폭력이나 알코올 및 약물남용력이 있을 때 발생가능성이 더 높다.

미국 내 50개 주는 성인 보호 서비스를 관장하는 법을 집행하고 있다. 이 법은 대부분의 주에서 시행되는 데 불구 노인, 기본적 욕구를 전적으로 타인에게 의존하여야 하는 성인을 대상으로 하는 법으로 피해자를 위한 서비스뿐만 아니라 학대를 규정, 보고 및 조사하는 체계를 부여하고 있다. 그러나 노인이나 의존적 성인 대상 학대 보고는 모든 주에서 강제적인 것은 아니다.

③ 치료와 중재

노인학대는 노인 부양인에게 노인케어가 신체적, 정신적으로 부담이 될 때 생길 수 있다. 부양인의 스트레스를 완화시켜주고 부족한 자원을 제공하는 것이 학대상황을 수정하고 부양인과 노인 간의 관계를 정상적으로 유지할 수 있는 데 도움이 될 수 있다. 어떤 경우에는 태만이나 학대가 의도적일 수 있으며 노인의 재산 취득과 같은 재정적 이득을 위하여 시도되는 경우도 있다, 이러한 상황에서는 노인과 부양인을 떼어 놓는 것이 필요할 수 있다.

대부분의 병원과 지역사회 학대 노인 보호 센터는 학대가 의심되는 노인의 간호중재를 위한 간호사 및 의료인의 행동지침을 기술한 프로토콜을 비치하고 있다. 무엇보다도 항상 가장 중요한 것은 피해 노인의 즉각적인 신체적 안전의 보장이다. 미국의 경우 환자의 방치, 학대, 주의 의무 태만, 부당 치료 등 임상에서의 문제를 다루어 줄 수 있는 다양한 성인보호서비스(adult protective service, APS)가 제공되고 있다. 이러한 서비스는 자발적인 것으로 환자는 이러한 서비스를 받아들일 수도 거부할 수도 있다. APS는 다음과 같은 중재를 제공한다.

- 적절한 주거서비스의 제공(예 응급실서비스, 재활서비스 등)
- 의료서비스의 제공
- 개인적 욕구의 충족(예 음식물, 돌봄서비스 제공 등)
- 서비스 조정의 제공(예 케어매니저서비스, 적절한 서비스 기관으로의 후송 등)
- 환자 옹호자로서의 역할 수행
- 필요시 법적 중재의 수행

3. 강간과 성폭행

강간은 성적 수단을 통하여 표출된 피해자에게 굴욕을 주는 폭력 범죄이다. 강간은 위협이나 위협의 두려움으로 또는 약물이나 중독에 의해 여성의 의지를 제압하거나 여성의 의지에 반한 여성의 동의가 없는 상태에서 이루어진 성적 관계를 뜻한다. 또한 여성이 정신적 결함이 있거나 미성년자이기 때문에 이성적 판 단을 할 수 없는 경우에서의 성관계도 강간으로 규정한다. 강간범죄는 외음부의 경미한 침투만 있어도 이루어지며 범죄 규정에 반드시 발기와 사정을 필요로 하지 않는다.

강간은 낯선 사람, 면식인에 의한 또는 기혼 부부 간, 동성 부부사이에서 모두 일어날 수 있으며 강간의 60% 정도가 면식범에 의해 일어나는 것으로 보고되고 있다. 소위 데이트 강간(면식범에 의한 강간)은 첫 번째 데이트에서 또는 파티가 끝나고 집에 데려다주는 길에 일어날 수 있으며 대부분 두 사람은 서로 알고 있는 사이이다. 이러한 강간은 대학 캠퍼스 근처에서 흔히 일어나며 데이트 폭력은 음주와 연관이 깊은 것으로 보고되고 있다.

강간은 가장 보고되지 않는 범죄 중 하나로 경찰 신고는 2.6%에 불과한 것으로 보고되고 있다. 또한 성추행 피해율은 3.9%, 불법 촬영 피해율은 0.3%, 촬영물이나 허위 영상 유포 피해율도 0.3%로 나타났다. 이와 같은 낮은 보고율은 피해자의 수치심, 죄책감, 차후의 보복에 대한 두려움, 법에 대한 불신 등에 기인할 수 있다. 강간 피해자의 연령은 다양하다. 보고된 피해자의 연령은 15개월에서 82세로 다양하며 가장 빈도가 높은 연령층은 16~24세였다. 18세 이하 대상 강간은 전체 강간의 61%를 차지하고 있다. 특히 최근 꾸준히 증가추세에 있는 데이트 성폭행은 우리사회의 또 다른 사회문제 중 하나로 자리 잡고 있다. 우리나라의 데이트 성폭력 신고건수는 2019년 1만 9940건으로 이는 2017년 (1만 4136건) 보다 41.1% 증가한 수준이다. 이중 폭행, 상해가 71.0%, 경범 등 기타가 16.9%, 체포, 감금, 협박이 10.8%, 성폭력 0.8% 순이었으며 데이트 폭력 끝에 살인을 저지른 경우도 0.3%이었다.

강간은 여성의 집 안에서 또는 집 근처에서 이웃에 의해 일어날 수 있으며 대부분의 강간은 계획적인 것이다. 낯선 사람에 의한 강간은 강간의 43%, 남편이나 남자친구에 의한 강간은 19%, 기타 근친에 의한 강간은 38%로 보고되고 있다. 강간의 10% 정도는 임신으로 이어진다. 남성 강간은 특히 보고되지 않는 범죄로 이는 게이나 낯선 사람에 의해 일어나는데 교도소나 병원 같은 곳에서는 더욱 빈번하게 발생한다. 남성 간의 강간은 특히 폭력적이며 완력과 구속력의 역동성이 이성 간의 강간에서와 동일하다고 볼 수 있다.

그러나 우리나라의 경우 외국에 비해 신고율이 매우 낮으므로 실제 피해자는 더 많을 것이라고 추측된다. 특히 우리나라의 경우 성폭력 피해자 중 여성이 97%, 남성이 3%로 여성 피해자가 월등히 높은 것으로 보고되고 있다. 우리나라가 이렇게 성폭력이 많은 원인을 알아보면 첫 번째로 이중적인 성문화를 들 수 있다. 유교적 뿌리를 내리고 있는 우리 문화는 남성은 주도적이어야 하는 가학적이고 일방적으로 성을 요구하는 반면에 여성은 수동적인 성, 다시말하면 정숙하고 순종적이어야 한다는 인식으로 인하여 성폭력이 암암리에 이루어지고 있다. 두 번째로는 성의 상품화로 인한 성의 왜곡이 원인이 될 수 있는데, 각종 미인대회가 그 본질을 왜곡하고 지나치게 성을 왜곡하여 폭력적인 성관계를 미화하거나 부추기는 경향이 있다고 할 수 있다. 세 번째로는 그동안 많이 개선되었다고는 하나 성교육의 부재도 한몫을 한다고 볼 수 있다.

1) 강간의 역동성

대부분의 강간범은 25~44세의 남성이다. 미국의 경우 인종별로 보면 51%는 백인이며 백인 여성을 강간하고자 하며 47%는 African American으로 African American 여성을 강간하려고 한다. 나머지 2%는 여러 인종으로 구성되어 있다. 강간의 34%는 알코올이 연관되어 있으며 강간은 종종 다른 범죄와 함께 일어난다. 구금된 강간범의 75%는 강간, 폭행, 강도, 타살과 같은 범죄력을 가지고 있었다.

최근의 연구에서는 남성 강간범을 4군으로 범주화하고 있다.

- 희생자의 고통에 의해 성적 흥분을 느끼는 성적 가학증자
- 욕구 충족의 대상으로 피해자를 충동적으로 강간하는 약탈자
- 여성은 자발적으로 성적관계를 원하지 않으며 성에 대한 환상에 사로잡혀 있다고 생각하는 부적절한 남성
- 피해자에게 분노 감정을 전치시키는 남성

여성학 이론에서는 여성(과 아이)이 합법적으로 남성의 소유물이었던 시대로 되돌아가서 보면 여성은 역사적으로 공격 표출을 위한 대상으로 여겨져 왔다고 한다. 1982년에 처음으로 기혼남성이 아내를 강간하는 것이 유죄라는 인식을 갖게 되면서 여성이 결혼생활에서 성관계를 거부할 수 없다는 생각에 종지부를 찍게 되었다.

강간당한 여성은 종종 생명에 위협을 느끼기 때문에 우선 살고자 하는 동기를 갖게 된다. 가해자에게 저항할 수도 있으며 또 다른 상황에서는 가해자에 대한 강력한 저항이 더 심각한 신체적 손상과 심지어 죽음에 이르게 할 수도 있다. 가해자가 총이나 칼과 같은 무기를 가지고 있는 경우 피해자는 더 복종하게 된다. 보다 폭력적 강간범은 여성의 몸 위에 배변이나 배뇨를 할 수 있으며 여성의 질이나 직장 안에 이물질을 삽입할 수도 있다. 이 경우 피해자의 신체적, 정신적 손상은 보다 심각할 수 있다. 관련된 내과적 문제로는 급성 상해, 성병, 임신, 여러 가지 신체적 문제 등을 들 수 있다. 횡단적 조사연구에서 강간 피해 여성은 강간 경험이 없는 여성보다 스스로를 보다 덜 건강하다고 평가하였으며, 2배 이상 병원방문 수가 많았고 의료비를 2배 이상 많이 지출하였다고 한다. 더불어 성폭행 중 경험하는 폭력의 수준이 차후의 의료서비스 요구에 대한 강력한 예측요인인 것으로 밝혀졌다. 많은 강간 피해자는 두려움, 무력감, 충격, 불신, 죄책감, 당혹감, 굴욕감 등을 갖게 된다. 이들은 또한 강간 장소를 피하거나, 이전에 즐기던 활동을 포기하거나, 우울, 불안, PTSD, 성기능부전, 불면증, 기억장애를 호소하거나, 자살을 생각할 수도 있다.

그러나 최근까지 강간 피해자의 권리는 무시되어 왔다. 예를 들어, 강간 피해자가 해당 부서에 강간 사실을 보고하였을 때 이들은 남성 직원으로부터 의혹과 당혹스러운 질문을 받기도 하였으며, 법원은 피해자의 권리를 보호하는 데 소극적인 경우도 있었다. 비록 강간 피해자의 치료와 가해자의 처벌이 지난 20년에 걸쳐 많이 개선되었다 할지라도 아직도 많은 사람들은 여성이 강간을 유발하였으며, 따라서 여성은 부분적으로 강간에 책임이 있다고 믿고 있다. Box 8-4-5는 강간에 대한 보편적인 편견과 몰이해를 보여 주고 있다.

Box 8-4-5 강간에 대한 일반적 편견

- 강간은 성관계를 갖는 것을 의미한다.
- 여성이 강간에 복종할 때는 사실상 강간이 일어나기를 원하는 것이다.
- 선정적으로 옷을 입고 있는 여성은 강간해 주기를 원하는 것이다.
- 일부 여성은 거친 성관계를 좋아해놓고 나중에 이를 강간이라고 한다.
- 일단 남성이 여성에 의해 흥분되면 자신의 행동을 멈출 수 없다.
- 밤에 혼자 걷는 것은 강간을 자초하는 것이다.
- 강간은 결혼한 부부 사이에는 일어날 수 없다.
- 강간은 일부 여성에게는 매우 흥분되는 일이다.
- 강간은 단지 이성 간에서만 일어난다.
- 만약 여성이 성적 절정감을 느꼈다면 이 관계를 강간이라고 할 수는 없다.
- 강간은 항상 낯선 사람 간에 일어난다.
- 강간은 일종의 열정으로 인한 범죄이다.
- 강간은 자발적으로 일어난다.

2) 사정

증거 보전을 위해 피해 여성이 샤워를 하거나 이를 닦거나 질 세척을 하기 전에 옷을 갈아 입거나 음료수를 마시기 전에 신체검진이 이루어져야 한다. 이것은 가능하지 않을 수 있는데, 여성이 병원을 방문하기 전에 이런 일들을 모두 하고 오기 때문이다. 구강 성관계가 없었다면 양치질을 하거나 음료수를 마시는 것은 허용될 수 있다.

여성의 신체 상태를 사정하기 위하여 간호사는 피해 여성에게 일어난 일을 말해 보도록 하여야 한다. 만약 여성이 대답을 잘 하지 못한다면 간호사는 부드럽게 사정에 필요한 질문을 할 수 있다. 대부분의 응급실에는 강간 치료 kit와 강간 치료 프로토콜이 준비되어 있다. 의사는 이 단계에서 일차적 책무를 갖게 된다.

3) 치료와 중재

강간 피해자가 즉각적인 지원을 받고 가족, 간호사, 의사, 자신의 말을 신뢰하는 법 집행인에게 자신의 두려움과 분노를 표현할 수 있다면 최상이다. 강간과 피해자의 욕구에 대한 교육은 의료인, 법 집행관, 일반 시민에게 지속적으로 실시하여야 한다.

Box 8-4-6은 관계 폭력의 경고 징후를 보여 주고 있다. 데이트 강간에 대하여 학생들을 교육하기 위해 New York 주립대학(at Buffalo)에서 사용한 이들 징후는 데이트 폭력을 할 수 있는 남성의 특성을 여성에게 잘 일깨워 준다. 여기에는 여성에 대한 부정적 표현, 거친 행동, 폭음, 질투 표출, 무시하기, 분노 표현, 위협하기 등이 포함되어 있다.

강간 치료 센터(한 곳에서 정신과, 부인과, 신체외상 서비스를 함께 제공할 수 있는 응급서비스 센터)는 피해자에게 가장 도움이 될 수 있다. 응급상황에서 간호사는 피해자에게 정서적 지지를 해 줄 수 있는 중요한 위치에 있다. 간호사는 피해 여성에게 자신의 페이스를 유지하도록 하며 검사나 면담 절차 시 조급하게 대해서는 안 된다.

피해자에게 가능한 한 많은 선택권을 주는 것이 중요하다. 이를 위한 방법으로는 필요시 누구를 부를 것인지에 대한 결정을 스스로 하거나 다음에 할 일, 그녀가 하고 싶은 일 등을 스스로 결정할 수 있게 해 주는 것이다. 가해자에 대한 증언, 소송 여부에 대한 결정은 피해자의 몫이다. 증거자료를 위해 사진 촬영을 하거나 머리카락, 손톱 샘플을 수집하기 전에 피해자는 동의서에 서명을 하여야 한다.

클라미디아, 임질과 같은 성병 예방을 위한 예방적 치료 또한 제공되어야 하며, 이렇게 하는 것이 보다 비용 효과적이라 할 수 있다. 왜냐하면 대부분의 강간 피해 여성이 자신의 성병 이환여부를 알아보기 위해 다시 병원을 방문하는 것은 쉽지 않기 때문이다. HIV 검사는 일정 기간을 두고 반복 검사하여야 하는데, 이는 양성 반응이 즉시 나타나지 않기 때문이다. HIV 결과가 나올 때까지 강간 피해여성은 안전한 성관계를 갖도록 교육하여야 한다. Ovral과 같은 약물이 임신을 막기 위해 투여될 수 있으며 일부 여성은 임신검사가 양성으로 나올 때까지 또는 다음 월경이 없을 때까지 기다려 볼 수도 있다.

강간 위기 센터, 여성 옹호 집단, 기타 지역사회 자원이 응급실에서부터 장기치료가 필요한 피해자를 위해 상담자나 자원봉사자를 제공할 수도 있다. 이들은 정서적 지지를 제공하고 치료과정 동안 피해여성을 옹호하며 전적으로 피해자 편에서 활동하게 된다. 이러한 무조건적인 지원이 피해 여성의 회복에 결정적이라 할 수 있다.

치료는 항상 지지적이며 피해자의 통제력을 복구하고, 무력감, 의존, 또 다른 강간을 불러 일으킬 수 있는 성폭행에 대한 집착을 완화시키고, 신뢰를 회복하고, 일상생활 기능을 개선하며, 적절한 사회적 지원을 연계하여 주고, 죄책감, 수치, 분노를 관리하여 주는 것이라 할 수 있다. 다른 강간 피해 여성과 함께하는 집단요법은 특히 효과적 치료가 될 수 있다. 일부 강간 생존자는 외상 후 스트레스 증후군(PTSD)과 같은 장기적 문제를 보일 수 있으며 개인 치료나 집단 치료가 필요할 수 있다.

Box 8-4-6 관계 폭력의 경고 신호

- 정서적으로 당신을 학대한다.
- 당신이 누구와 사귀어야 하며, 어떻게 옷을 입어야 하며, 인생의 작은 일들을 어떻게 통제하여야 하는지를 일일이 말해준다.
- 일반적으로 여성에 대하여 부정적으로 말을 한다.
- 이유 없이 질투한다.
- 폭음을 하거나, 약물을 복용하거나 또는 당신에게도 술을 마시라고 권한다.
- 당신이 원치 않을 때도 당신을 만지거나 또는 너무 가깝게 서있는 것과 같이 개인 공간을 침해하는 위협적 방식으로 행동한다.
- 화를 내지 않고는 성적, 정서적 좌절을 관리하지 못한다.
- 평등한 존재로 당신을 대우하지 않는다. 자기 자신을 당신보다 더 똑똑하고 사회적으로 우월하다고 생각한다.
- 거칠게 행동함으로써 자신의 남성성을 과시하려고 한다.
- 당신이 자신의 삶이나 자신에게 변화를 시도하려고 할 때 화를 내거나 위협을 한다.
- 감정적 기복이 심하다. 1분간은 매우 친절했다가 그 다음은 잔인하게 돌변한다.
- 술을 마시지 않거나 자신과 성관계를 원치 않는다고 당신을 호되게 꾸짖는다.
- 공격적으로 당신을 움켜쥐거나 밀치거나 한다.

4) 자기인식에 대한 이슈

간호사는 때때로 학대나 폭력에 대하여 여성 환자에게 질문하는 것을 꺼리는데, 이는 자신이 학대에 대한 편견을 가지고 있기 때문일 수 있다. 이들은 학대에 대한 질문이 환자를 불쾌하게 한다고 믿거나 잘못된 중재가 상황을 더 악화시킬 수 있다고 생각할 수 있다. 심지어 일부 간호사는 학대를 받는 여성은 학대받을만하기 때문이라거나 학대를 즐기고 있다고 생각하거나 또는 부부사이의 학대는 극히 사적인 문제라고 생각하기도 한다. 일부 간호사는 또한 학대나 폭력은 사회적, 법적 문제이지 건강상의 문제는 아니라고 생각할 수 있다.

간호사가 가정폭력이나 강간사건을 경청하는 것은 어려운 일일 수도 있다. 간호사는 이때 두려움이나 감정적 격변을 느낄 수도 있다. 피해자가간호사의 반응을 볼 수 있기 때문에 이러한 느낌을 갖고 피해자의 문제에 집중하는 것은 매우 어려운 일이 될 수 있다. 그것이 얼마나 어렵고 혼란스러운 것이든지 간에 간호사는 피해자의 이야기에 귀 기울일 준비가 되어 있어야 하며, "그것은 엄청나게 두려운 일이었군요!" 또는 "당신 자신의 인생이 두렵다는 말로 들리는군요!"와 같은 말로 피해자의 느낌을 지지하고 확인하여야 한다. 간호사는 폭력 상황과는 관계없이 존엄과 가치를 가진 한 인간으로서 피해자에게 수용과 존경심을 보여 주어야 한다. 피해자는 종종 자기비하감과 죄책감을 가지고 있다. 피해자는 자신에게 일어난 일을 수용하고 직면하는 것을 배워야 하는데 만약 간호사가 피해자의 이야기를 모두 들은 후에도 피해자를 수용하여 준다면 피해자는 보다 쉽게 자기 자신을 수용할 수 있게 될 것이다. 비록 때로는 이러한 수용이 고통스럽다 할지라도 이것은 치유를 위해 필수적인 것이다. 간호사는 자신이 피해자의 상황을 수정하거나 변화시킬 수 없다는 것을 기억하여야 한다. 간호사의 역할은 경청하고 피해자를 수용하고 지원하는 일이다. 학대나 폭력을 당한 적이 있는 간호사는 학대나 폭력 피해자를 돌보기 전에 우선 자신의 문제를 극복하기 위해 전문가의 도움을 받아야 한다. 이를 통하여 간호사는 보다 효과적으로 피해자를 도울 수 있게 될 것이다.

4. 지역사회 폭력

세계화와 더불어 국가 간 경계가 허물어지며 다양한 종족이 혼재하여 생활하는 현대사회에서 상호 이해관계에서 비롯된 갈등과 몰이해, 문화적 배타성, 집단 이기주의, 총기소지 허용 등과 같은 법적, 사회적, 문화적 제도의 차이는 다양한 지역사회 폭력의 근원이 되고 있다. 특히 근간에 이르러 전 유럽을 들끓게 하였던 전쟁, 내전과 이로 인해 비롯된 난민상태, 인종청소 문제는 인간이 얼마나 폭력적일 수 있는지를 보여 주는 한 예가 될 것이다. 특히 학교나 지역사회에서 발생한 폭력 현장의 목격은 아동들에게 지울 수 없는 상처를 남겨 정상적 인격 형성과 성장 후의 사회적응에 문제를 일으킬 수 있으며 그 후유증이 평생 지속되는 경우도 있다. 학교 및 지역사회 폭력의 실태 및 현황, 피해자의 임상 징후, 치료 및 중재를 살펴보면 다음과 같다.

1) 실태 및 현황

미국 교육통계센터(National Center for Education Statistics), 사법부(Bureau of Justice Statistics)는 함께 학교 범죄와 안전에 대한 연간 보고서를 제출한 바 있는데 모든 학교 중 86%가 1개 이상의 심각한 폭력 사고, 절도 또는 학교 소유물에 대한 범죄를 보고하였으며, 학생 1,000명당 46건의 범죄가 발생하였다고 보고한 바 있다. 고등학생(9~12학년) 중에서는 14%가 학교 기물을 파손시켰다고 하며 13%는 등교 시 무기 소지, 4%는 학교에서 음주, 5%는 학교에서 마리화나를 복용하였다고 보고하였다.

학교폭력 근절을 위해 질병통제센터(Center for Disease Control)는 문제해결기술, 분노 관리, 사회기술훈련을 위한 교과과정 개발을 위해 학교와 협력하고 있다. 덧붙여 청소년 멘토링 프로그램과 함께 가정에서의 갈등관리, 부모-자녀 관계 증진을 위한 양육 프로그램이 학교폭력을 낮추는 데 효과적이라고 보았다.

타인을 괴롭히는 행동(bullying)은 학교에서 일어나는 또 다른 문제로 여기에는 언어공격, 구타에서 골절에 이르기까지 다양한 신체적 공격, 표적 학생을 타인으로부터 소외, 무시하거나, 원치 않는 이메일, 문자 메시지, 인터넷 영상 등을 보내는 cyber-bullying 등 다양하다. 미국 학생 중 1/3 정도가 피해자 또는 가해자로서 bullying을 경험하였다고 보고하고 있다. 16% 이상은 종종 bullying을 당한다고 하며 8%는 적어도 매주 1회 정도는 bullying을 당한다고 한다. Bullying을 당하는 아이는 외톨이로 친구사귀기가 어렵다고 하며 이들은 또한 학교성적이 낮고 음주나 흡연할 가능성이 높다고 한다. 특별한 신체적 건강문제가 있는 아동은 bullying을 당할 가능성이 더 높으며 만성적인 정서적, 행동적 문제나 또는 발달 장애가 있는 아동 또한 bullying의 피해자가 될 가능성이 높다. 일종의 통과의식인 신입생 환영행사(hazing)는 고등학교와 대학교에서 흔히 하는 행사로 43%는 여기에서 굴욕적 행동을 당하였고 30%는 불법행동에 해당하는 괴롭힘을 당하였다고 보고하고 있다.

우리나라 또한 학교폭력이 중요한 사회적 문제로 자리 잡고 있으며, 정부는 날로 증가하고 있는 학교폭력을 근절하기 위하여 지난 2012년 기존의 학교폭력 예방 및 대책에 관한 법률을 전면적으로 개정하여 시행하고 있다. 그러나 이러한 정부의 노력에도 불구하고 학교폭력은 매년 증가하고 있는데, 실제 2022년 교육부에서 진행한 1차 학교폭력 실태조사 자료에 의하면 학력 폭력 피해 응답율은 1.7%로 이중 언어폭력은 41.8%, 직접적인 신체 폭행 14.6%, 집단 따돌림 13.3% 순으로 이는 전년 대비 증가한 수치이다. 학교 별로는 초등학교 3.8%, 중학교 0.9%, 고등학교 0.3%로 나타나 모든 학교 유형에서 2021년 1차 조사 때 보다 학교 폭력이 증가하는 양상을 보였다.

2) 임상 징후

지역사회 폭력에의 노출은 특히 아동이나 청소년에게 심각한 영향을 미치게 된다. 아동은 폭력 현장을 보게 되었을 때 조차도 스트레스 관련 증상을 보이게 된다. 더욱이 폭력 현장 목격은 차후에 공격성, 우울, 관계, 성취에서의 문제, 알코올 및 약물남용과 같은 문제를 일으킬 수 있다. 즉각적인 후유증으로는 등교를 두려워하고 부모 곁을 떠나려하지 않는다. 지역사회에서 발생한 테러 또한 성인들조차 출근을 하거나 집밖을 나가거나 대중교통을 이용하거나 항공기를 이용하는 것을 꺼리게 되었다. 미국 9. 11 테러 1년 후 뉴욕 시 거주자 10명 중 1명이 스트레스와 우울증을 호소하였으며, 뉴욕 시에서만 532,240건의 추가적인 PTSD 사례가 보고되었다. 기존 우울증과 불안장애 환자들에게서도 높은 재발율이 보고되었다.

특히 학교 폭력 피해자는 지속적으로 학교 폭력에 노출될 경우 우울, 불안, 공포, 낮은 자존감, 분노, 죄책감, 수치심 등의 정서적 문제와 함께 자살행동, 물질 남용과 같은 행동 문제, 성 문제, 피해의 반복 양상, 폭력의 대물림과 같은 대인 관계 상의 후유증을 보이게 된다. 가해 청소년은 과도하게 공격적, 파괴적, 충동적이며 피해자에 대한 공감 능력이 부족한 것으로 나타났다. 학교 폭력에 대한 적절한 관리와 교육이 이루어지지 않을 경우 가해 청소년 또한 정신적 스트레스와 성격장애, 학교 및 사회 부적응 등의 장애를 보일 수 있다. 학교 폭력의 두드러진 특징 중 하나는 가해와 피해가 명확하게 구분되지 않는 경우가 있다는 것이다. 즉 가해 행동으로 가해 청소년이 다른 청소년들로부터 따돌림을 당하기도 하고, 지속적으로 피해를 당한 피해 청소년이 가해자로 돌변하기도 한다는 것이다. 이와 같이 가해자의 특성과 피해자의 특성을 동시에 지니고 있는 경우를 가해 피해자(bully–victim)라고 한다.

3) 치료와 중재

조기 중재와 조기 치료는 폭력 피해자를 도울 수 있는 결정적 요소이다. 예를 들어, 학교나 직장에서의 총기난사 사건 후 목격자의 공포를 중재하기 위해 즉각적으로 면담, 적절한 치료기관으로의 의뢰, 지속적 치료를 재개하여야 한다.

특히 학교폭력과 같은 지역사회 폭력의 경우 의료인은 통제할 수 없는 많은 사회적 요인이 연루되어 있다는 점이 치료 및 중재를 어렵게 할 수 있다. 이를 위한 중재방안으로 집단상담, 행동수정 요법, 특수 교실 설치, 가족요법 등이 중재전략이 될 수 있다. 치료자는 교사, 심리상담사, 지역사회정신건강증진 센터 실무진 등 타 분야 전문가와 긴밀한 협조 관계를 유지하여야 하며 특히 보호관찰관과 같은 관련 전문가와 계속적인 교류와 책임의식을 함께 하여야 한다.

한편 의료현장에서 이들을 직접 대면하는 간호사의 역할은 매우 중요하다. 간호사는 학대나 폭력 피해자들에게 자존감을 증진시켜주는 것이 필요하다. 이를 위하여 피해자라기보다는 생존자로 대상자를 바라보는 시각의 전환이 필요하다. 이러한 관점의 전환은 대상자가 자신을 무가치하고 무력한 피해자에서 생존자로 스스로를 바라보는 시각을 재구성하는 데 도움이 된다. 생존자로 자신을 규정함으로써 대상자는 호된 시련을 극복한 강한 존재로서 자신을 바라보게 된다. 이것은 피해자로 자신을 바라보는 것보다 훨씬 더 힘을 북돋아 주는 이미지(empowering image)이다.

마지막으로 지역사회 폭력 피해자를 위한 사회적 지원의 확립이 필요하다. 우선 대상자는 지역사회의 지지활동이나 지원자를 발견하는 것이 필요하다. 간호사는 대상자가 지역사회 지원 기관을 알 수 있도록 도와주어야 한다. 지역사회 지원 기관 목록에는 대상자가 자해사고나 충동을 느낄 때 전화할 수 있는 지역 위기 전화 상담, 대상자가 고독이나 우울을 느낄 때 전화할 수 있는 친구나 가족의 전화번호 등이 포함되어야 한다. 대상자에게는 또한 집밖에서 기분 전환할 수 있는 지역 사회활동이나 지원 단체에 대한 정보가 주어져야 한다. 대상자는 의료인에 대한 의존을 낮추기 위해 지역사회 지원 체계를 확립하는 것이 필요하다. 지역사회 지원 단체는 지역 정신건강증진 서비스 센터 등에 전화하여 확인할 수 있으며 online이든 offline이든지 간에 다양한 지원 단체를 인터넷에서 확인할 수 있다. 학대나 트라우마 생존자를 위한 장기 치료목표를 달성하는 데는 수년이 걸릴 수 있다. 이 과정을 통하여 대상자는 자신을 보호하고 스트레스와 감정 관리 기술을 배우며, 일상생활 수행에 점진적인 개선을 보이게 된다. 비록 대상자가 자신의 기분과 감정을 관리하는 법을 배운다 할지라도 트라우마와 학대의 영향은 장기적이 되며 평생 지속될 수도 있다.

5. 요약

- 간호사는 학대나 폭력 피해가 의심되는 대상자가 있는 경우 이를 즉시 관계 기관에 보고하여야 할 의무가 있다.
- 가정 폭력은 신체적 폭력, 정신적 폭력, 경제적 폭력, 성 폭력, 방임 및 유기 등으로 분류할 수 있다.
- 폭력가정의 특징은 사회적 고립, 힘과 구속력의 남용, 알코올 및 기타 약물남용을 보이며 폭력경향이 다

세대로 전달된다는 것이다.

- 폭력주기이론은 폭력 발생과정을 긴장 형성 단계, 폭발단계 및 밀월단계로 설명하고 있다.
- 가정폭력의 첫 번째 중재는 피해자의 안전을 보전하는 것으로 폭력이 발생한 가정으로부터 우선 피해자를 격리시킨 후 필요시 정신과적 평가와 치료를 시작하여야 한다.
- 폭력 가해자는 자존감 저하, 투사, 충동적, 타인에 대한 불신, 미성숙하며 자기도취적인 인격적 특징을 갖고 있다.
- 간호사는 폭력 피해자의 진술에 대해 무비판적 태도와 적극적 경청, 감정이입, 문제해결을 지지하고 폭력위기센터에 의뢰하는 등 필요한 원조를 제공하여야 한다.

 풀어보기

1. 다음 중 가정 폭력 피해자의 특성으로 맞는 것은?

① 대상자는 의존적이고 무기력하다.
② 대상자는 충동적이며 자제력이 부족하다.
③ 대상자는 자기중심적이며 타인의 상황에 대한 이해가 부족하다.
④ 대상자는 자아도취적이며 자신의 미래에 대해 낙천적이다.

2. 다음 중 학대부모의 특징으로 맞는 것은?

① 주로 여성
② 불완전한 대응기술을 가진 부모
③ 아동의 행동에 대하여 현실적 기대치를 가지고 있는 부모
④ 약물을 남용하지 않는 부모

3. 함께 살고 있는 아들에 의해 응급실에 실려 온 노인이 여기저기 멍이 들어 있고 왼쪽 팔을 움직이지 못하였다. 다음 중 간호사가 우선해야 할 일은 무엇인가?

① 우선 아들과 격리시킨 후 신체손상에 대하여 환자에게 물어본다.
② 학대 상황의 가능성을 염두에 두고 경찰을 부른다.
③ 병원 사회사업과에 의뢰를 한다.
④ 환자에게 가정폭력의 목격자로 다른 가족원을 부르도록 한다.

4. 폭력과 학대의 특징으로 옳은 것은?

① 가해자는 자존감이 높으며 사회적으로 성공한 사람인 경우가 많다.
② 가해자는 자신의 폭력 행동이 폭력 상황에서 정당하였다고 주장한다.
③ 폭력과 학대는 우발적으로 발생하는 일회적 사건이라 할 수 있다.
④ 폭력 피해자들은 정서적, 심리적으로 전혀 문제가 없다.

5. 다음 중 간호사가 강간 피해자에게 우선적으로 시행하여야 하는 간호로 옳은 것은 무엇인가?

① 신체적 손상을 확인하고 필요한 의학적 치료를 받도록 의뢰한다.
② 피해자가 자신의 감정을 말로 표현하도록 하면서 자살 위험 정도를 사정한다.
③ 강간피해자 자조모임에 참여하도록 필요한 정보를 제공한다.
④ 간호사-피해자 간 신뢰 관계를 형성할 수 있도록 한다.

정답

1. ①, 2. ②, 3. ①, 4. ②, 5. ④

>> 참고문헌

- 건강한 삶 (2022). 학교 폭력 가해 · 피해 유형 별 특성 분석. Available at: http://psb2331.tistory.com/199.
- 교육부(2022). 2022년 1차 학교폭력실태조사, 교육부.
- 보건복지부, 중앙노인보호전문기관(2021). 2021 노인학대 현황보고서, 보건복지부.
- 보건복지부(2021). 2021 아동학대 연차보고서, 보건복지부.
- 신예림 외 (2023). 아동학대 및 학교폭력 피해 경험과 청년기 사회적 고립의 관계에서 사회성 기술의 매개효과. 학교사회복지, 61, 25–50.
- 여성가족부(2019). 2019년 가정폭력 실태조사 연구, 여성가족부.
- 여성가족부(2022). 2022년 성폭력 안전실태조사, 여성가족부.
- 이미호, 김현실(2016). 대학생 데이트 성추행 및 성폭력에 관한 연구. 대구한의대학교 대학원 석사학위 논문.
- 통계청 통계플러스(2020). 데이트 폭력의 현실–새롭게 읽기, 통계청.
- 청소년폭력예방재단 학교폭력문제연구소(2014.03.20.). 학교폭력 예방의 이론과 실제. 서울: 학지사
- 한국청소년상담원(2008).우리나라 성폭력에 대하여. 서울: 한국청소년상담원. Available at: http://tip.daum.net/question
- Bureau of Justice Statistics (2017). Available at: http://www.ojp.usdoj.gov/bjs.
- Centers for Disease Control and Prevention (CDC). (2018). Available at: http://www.cdc.gov/cdc.html.
- Childhelp. (2018). National child abuse statistics. Retrieved January 10, 2019, from http://www.childhelp.org/resources/learning–center/statistics.
- Child Welfare Information Gateway. (2018). Child abuse and neglect. Retrieved January 10, 2019, from http://www.childwelfare.gov/can/index.cfm.
- DiGrande, L., Perrin, M. A., Thorpe, L. E., Thjalji, L., Murphy, J., Wu, D., et al. (2008). Posttraumatic stress symptoms, PTSD, and risk factors among lower Manhattan residents 2–3 years after the September 11, 2001 terrorist attacks. Journal of Traumatic Stress, 21(3), 264–273.
- Dyer, C. B., Heisler, C. J., Hill, C. A., & Kim, L. C. (2005). Community approaches to elder abuse. Clinics in Geriatric Medicine, 21(2), 429–447.
- Goldstein, M. Z. (2005). Elder abuse, neglect, and exploitation. in B. J. Sadock & V. A. Sadock (Eds.), Comprehensive textbook of psychiatry (Vol. 2, 8th ed., pp. 3828–3834). Philadelphia: Lippincott Williams & Wilkins.
- Kim, H. S., & Kim, H. S. (2008). Juvenile Delinquency & Youth Crime. N.Y: Nova Publishers.
- Koepsell, J. K., Kernic, M. K., & Holt, V. L. (2006). Factors that influence battered woman to leave their abusive relationships. Violence and Victims, 21(2), 131–147.
- Lipkins, S. (2006). How parents, teachers, and coaches can stop the violence, harassment, and humiliation. San Francisco: Guilford Press.
- Marin Institute. (2008). Fact Sheet: Violence and alcohol. Retrieved January 5, 2009, from http://www.marininstitute.org/.
- McCloskey, L. A., Williams, C. M., Lichter, E., Gerber, M., Ganz, M. L., & Sege, R. (2006). Assessing intimate partner violence in health care settings leads to womem's receipt of interventions and improved health. Publi Health Reports, 121(14), 435–444.
- McGuinness, T. M. (2007). Dispelling the myths of bullying. Journal of Psychosocial Nursing, 45(10), 19–22.
- Minnesota Advocates for Human Rights (MAHR).(2008). Stop violence against women: evolution of theories of violence. Retrieved August 14, 2009, from www.stopvaw.org/Evolution_of_Theories_of_Violence.html.
- National Council on Alcoholism & Drug Abuse (NCADA). (2019). Family violence and substance abuse. Retrieved May 1, 2020, from www.ncada–stl.org–tml.
- Sadock, B.J.,& Sadock, V.A.(2021). Kaplan & Sadock's synopsis of psychiatry (12th ed.). Philadelphia: Lippincott Williams & Wilkins.

제 5 절 사회적 취약집단 환자간호

학습목표

- 노숙자의 정의, 역학, 간호사의 역할을 설명한다.
- 재소자의 정의, 역학, 간호사의 역할을 설명한다.
- 에이즈의 정의, 역학, 간호사의 역할을 설명한다.

주요용어

- 인체면역결핍바이러스 human immunodeficiency virus, HIV
- 후천성면역결핍증후군 acquired immuno-deficiency syndrome, AIDS

1. 노숙자간호

1) 발생 현황 및 지원

우리나라는 1997년 국제통화기금(IMF)관리를 받게 되면서 경제적 불황으로 실직형 노숙자의 문제가 급증하게 되면서 기존 '부랑인'으로 관리하던 방법에서 변화가 필요해졌다. 이에 「노숙인 등의 복지 및 자립지원에 관한 법률」(시행 2012.6.8.)을 제정하게 되었다. 우리나라 "노숙인 등"에 대한 정의는 18세 이상의 사람으로 상당한 기간 동안 일정한 주거 없이 생활하는 사람, 노숙인시설을 이용하거나 상당한 기간 동안 노숙인시설에서 생활하는 사람, 상당한 기간 동안 주거로서의 적절성이 현저히 낮은 곳에서 생활하는 사람 중 어느 하나에 해당되는 경우이다.

노숙은 단순히 밖에서 잠을 잔다는 문제의 의미를 넘어 대상자의 삶에 지대한 영향을 미치게 되고, 그들이 속한 가족과 사회에도 심각한 문제를 야기할 수 있다. 실제로 노숙자들의 경우 위생 상태 및 영양상태가 불량하고 흡연, 음주, 불규칙한 수면 등 불건강 행위 실천율이 높아 신체적 건강이 위험한 상태이며, 심리적 건강상태도 심각한 수준인 것으로 보고되고 있다. 즉, 과도한 스트레스나 무기력, 의기소침, 자존감 저하, 절망감과 체념 등의 불안정한 정서는 그들의 심리적 건강을 위협하여 자살 경향, 분노, 우울, 신체화 증상, PTSD, 공격성, 알코올, 약물남용 등의 문제를 초래하게 된다. 복합적인 문제를 가진 노숙자들이 건강한 사회 구성원으로서 활동하기 위해서는 간호사가 신체 · 정신 · 심리적 전반에 대한 지역사회 간호활동을 수행하여 노숙자들이 효율적인 방법으로 대처할 수 있도록 노력해야 한다.

노숙자(homelessness)라는 개념은 국가마다 환경 및 문화적 특성이 달라서 명확하게 정의하기가 어렵다. 미국은 노숙자를 고정된 적절한 주거시설이 없이 일시적인 주거지로 임시 보호시설, 길거리, 공원, 차안, 버려진 건물 등과 같이 일반적인 잠자리로 적합하지 않은 장소를 이용하는 사람이라고 하였고, 일본은 실질적으로 거리에서 잠을 자는 사람만을 의미하고 있다. 노숙자 문제를 해결하기 위해 미국 국립정신보건원(NIMH)은 노숙자 문제해결을 위한 중재방안으로 정신질환 노숙자를 위한 아웃리치 프로그램 실시를 제안하였고, 영국은 2002년 홈리스법을 제정하여 노숙자를 관리하였다.

우리나라 노숙인 관리 법령에서는 국가와 지방자치단체의 책임으로 노숙 등을 예방하고, 노숙인 등의 권익을 보장하며, 보호와 재활 및 자활 지원을 위한 정책을 마련하여 사회복귀 및 복지를 향상시킬 것을 명시하고 있다. 또한 노숙인 등의 권리와 책임으로 국가와 지방자치단체로부터 적절한 주거와 보호 등을 제공 받을 수 있으며, 스스로 생활 수준을 향상시키기 위해 성실히 노력하고, 응급상황이 발생 시 노숙인 관련 업무 종사자의 응급조치에 응할 것을 제시하고 있다.

우리나라는 노숙인 등의 복지 및 자립지원 종합계획에 보건복지부장관, 국토교통부 장관, 고용노동부장관, 여성가족부장관, 질병관리청, 시 · 도지사가 참여해서 5개년으로 계획하고 실시하고 있다. 노숙인 실태조사는 2016년도에 처음으로 정기 실태조사를 실시하였고, 2021년 조사결과에서 노숙인 수는 2016년 대비 21% 감소한 8,950명으로 나타났다. 조사 세부 내용으로 거리 노숙 계기는 실직(42.4%), 사업 실패(17.5%), 이혼 및 가족해체(8.9%) 순으로 나타났다. 주관적 건강상태는 '자신의 건강상태가 좋거나 매우 좋다'로 답한 비율이 2016년 대비 10%가 상승하였다. 질병유병 상태는 대사성질환(37.6%), 정신질환(22.5%), 관절질환(15.1%), 치과질환(11.8%) 순이었다. 장애상태는 지적장애와 정신장애가 많았다. 소득은 수입원이 기초생활보장 생계급여가 61.5%로 가장 많았고, 거리노숙인의 경우 장소는 거리 · 광장(66.6%), 지하공간(17.7%), 공원 · 녹지(10.0%), 건물 내부(4.3%) 순으로 나타났다. 코로나19로 인한 일상생활의 어려움은 일자리 구하기 어려움이 가장 높았다.

보건복지부는 2021년 실태조사 결과를 반영한 정책 추진 방향으로 노인, 여성 및 청년 노숙인 등의 특성을 고려한 노숙인 복지서비스 제공 확대, 노숙인 복지서비스 운영 관리를 2022년도에 지방자치단체로 이양, 지방자치단체의 관심과 지원 확대, 노숙 초기 단계에 조기개입, 거리 노숙인의 의료 이용 접근성 개선, 거리노숙인특화 자활사업을 통해 노숙인 공동작업장, 자활기업 근로 등 일자리 지원을 제시하고 있다. 이러한 정책 사업 추진을 위한 노숙인복지시설에는 노숙인일시보호시설, 노숙인자활시설, 노숙인재활시설, 노숙인요양시설, 노숙인급식시설, 노숙인진료시설, 쪽방상담소가 있다. 거리노숙인에게는 일시 잠자리 제공, 무료급식, 국가 예방접종(64세 이상 인플루엔자, 폐렴구균), 코로나19 백신 접종, 결핵검진 서비스 등을 제공하고 있으며, 특히 입소시설 노숙인에 대해서는 직업상담 및 훈련, 취업 연계, 3개월 이상 거주자 매입임대주택 지원 사업을 실시하고 있다.

2) 간호과정

(1) 사정

간호사는 쉼터에서는 입소 전에 결핵 검사를 하여 전염성 질환을 사전에 예방하고 있으며, 간호사는 두부 외상이나 뇌 손상 등의 과거력을 포함한 신경계 증상 및 정신상태검사(MSE)를 시행할 수 있다. 쉼터에서 생활하는 노숙자는 고립된 감정 상태로 인해 쉼터 직원 이외의 사람에게 자신의 정보를 공개하지 않으려 하며, 노숙자에 대한 정신건강 사정에서는 쉼터의 특성상 사생활 보호가 어려운 점이 있어 정신건강 사정으로 인한 낙인의 우려가 있으므로 대상자 사정시 주의해야 한다.

(2) 간호진단

간호사는 노숙자들이 보이는 이상행동에 대한 이해가 있어야 한다. 예를 들면 노숙자들이 흔히 보이는 계절에 맞지 않는 옷을 많이 껴입는 행동이 옷을 도둑맞지 않기 위한 행동일 수도 있기 때문이며 노숙 생활에 대한 적응 행동일 수 있기 때문이다. 노숙자를 대상으로 한 간호진단은 다음과 같다.

- 가족과정 기능장애
- 감염의 위험
- 상해의 위험
- 사회적 고립
- 비효과적 대처
- 만성적 자존감 저하
- 자기통제감 결핍과 관련된 무력감

(3) 계획

간호사는 대상자가 지속적인 무력감 및 사회적 고립으로 지속적이고 책임 있는 활동을 유지하기 어려울 수도 있으므로 대상자에게 적합하고 성취 가능한 목표를 수립하도록 한다. 대상자 간호계획은 대상자 기능수준, 대상자 욕구, 대상자의 정신질환 증상 유무와 특성, 지역사회 연계자원 등에 대해 파악해야 한다. 간호사는 대상자의 일시적인 노숙을 실패로 보지 말고 대상자 중심의 성취 정도를 결과로 평가할 수 있어야 한다.

(4) 수행

정신질환이 있는 노숙자들은 치료자를 신뢰하지 않을 수 있으므로 간호사는 대상자에게 비위협적인 방식으로 신뢰관계를 형성해야 하며, 대상자와의 치료적 관계형성은 대상자가 간호사의 일관성 있고 공감적인 태도를 통해 이루어진다. 노숙자가 정신질환을 가진 경우 정신과 약물이 진정효과를 나타내기 때문에 특별한 투약관리가 필요하다. 거리에서 생활할 경우 신체 안전에 위협이 되는 상황이 있을 수 있으며, 약물이 나쁜 의도로 금전적인 가치로 유통되거나 임의로 약물을 조절해서 복용하지 않도록 주의해야 한다. 간호사는 대상자에게 복용하는 약물에 대한 교육을 실시해야 한다. 또한 길거리에서 생활하는 대상자는 개인위생불량 및 비위생적인 음식섭취로 인한 감염, 결핵, 호흡기계 관련 질병문제, 성병질환 등의 발생 위험에 대해서도 교육해야 한다. 노숙자 사례관리에는 건강교육, 위기중재, 교통수단 지원, 경제활동관련 교육 등을 포함해야 한다.

(5) 평가

대상자 평가에서는 대상자의 목표 도달 활동 수행 정도, 대상자 병식 인지 정도, 증상 완화 정도 등을 확인해야 한다. 그리고 제공된 간호가 대상자에게 어느 정도로 포괄적이며, 융통성 있으며, 개별적이고, 유익한가를 측정해야 한다.

2. 재소자 대상자 간호

1) 재소자 문제 현황 및 지지체계

우리나라는 교도소가 실질적으로 교정으로 운영된 것은 일제 치하 이후이며, 1990년대 후반 경제 위기로 인해 범죄자 수가 크게 늘어나 교정시설 확충이 필요했으나 경제적 위기로 인해 교정시설 확충에 어려움이 있어 2000년 1월 「민영교도소 등의 설치 · 운영에 관한 법률」을 제정해 민영교도소 도입이 검토하였고, 2010년 12월 국내 유일의 민영교도소인 소망교도소를 개소하여 현재까지 운영하고 있다.

우리나라는 1980년 사회보장법의 제정으로 범죄를 저지른 사람 중 정신질환으로 인해 형사책임 능력의 손상이 있다고 인정되는 사람들은 형벌 위주의 처우보다 치료에 중점을 두는 치료감호 처분을 받도록 하였다. 1995년 12월 「정신보건법」이 제정된 이후 정신질환자가 범죄를 저질렀을 때의 법적인 측면과 치료적인 관심이 더욱 높아졌으며, 「정신보건법」을 2017년 5월 「정신건강증진 및 정신질환자 복지서비스 지원에 관한 법률」로 변경하여 시행하고 있다.

교정시설은 수용자 치료를 위해 필요한 의료인력과 의원급 이상의 의료시설을 갖추고 있으며, 최근에는 수용자의 치료를 위해 원격의료시스템을 구축하여 외부의료시설에 가지 않고도 협력의료시설 의사 진료를 받을 수 있도록 운영하고 있다. 2022년 교정시설 수용자의 병명별 환자는 고혈압(37.5%), 당뇨(20.6%), 정신질환(20.5%), 기타(20.1%) 순으로 나타났다. 이중 수용자 정신질환 병명은 2015년 이후 꾸준하게 증가하고 있다.

우리나라는 2013년부터 국립정신건강센터에서 보호관찰대상자를 위한 정신건강증진사업을 실시하고 있다. 서비스 전달체계는 보호관찰소에서 정신보건서비스에 대한 의뢰를 받으면 정신건강평가와 전문가(의사, 간호사, 사회복지사)들로 구성된 위원회에서 사례회의를 통해서 전문치료여부를 평가하고 연계한다. 이러한 보호관찰자들을 위한 정신건강사업은 대상자와 보호관찰소 직원들의 정신건강에 대한 이해를 높이고, 효과적인 서비스를 제공할 수 있는 기틀이 마련되었다. 또한, 정신질환 범죄자에 대한 현황조사를 통해서 현재 보호관찰 대상자 중증정신질환을 가지고 있는 고위험군에 대한 이해를 높였다고 볼 수 있다. 하지만 이러한 사업은 한정된 지역에서만 이뤄지고 있고, 프로그램의 만족도 외에 재범이나 범죄위험이 얼마나 낮아졌는지에 대한 효과성에 대한 연구가 없는 실정이다. 또한 실제로 정신질환 범죄자의 재범을 막으려는 적극적 치료보다는 현황조사나 욕구조사와 같이 연구에 그친 한계를 가지고 있다(한우재,2019).

최근 급증하고 있는 마약류 사용은 복합적인 사회 문제적 성격을 가지고 있으며, 사용되고 있는 마약류의 종류가 매우 다양하고 각각의 마약류마다 그 사용자에게 미치는 영향도 여러 가지이므로 그들을 처우하고 감시하는 시스템도 다양할 필요가 있다. 마약류 사용사범에 대한 교정처우는 시설 내 수용에서 비롯되는 일반 수용자에 대한 기본적인 처우 외에도 약물검사 · 약물치료, 심리극 · 심리치료, 개별상담, 가족상담, 집단상담, 각종 시청각 교육 및 토론, 명상 · 단전호흡 등의 이완훈련 등 특수화된 처우 프로그램을 포괄한다. 영국에서는 정부가 마약류 중독 내지 마약류 범죄와 관련하여 광범위한 자문단을 구성하고 있는데 대표적으로 '약물남용 자문위원회(the Advisory Council on the Misuse of Drugs)'가 있다. 우리나라는 1996년에 공주치료감호소에 마약병동을 개설하였고, 2004년 1월에 국립감호정신병원으로 병원명칭을 개칭하였다. 2004년에는 약물중독재활센터를 개관하였고, 2006년에 국립법무병원으로 병원 명칭을 변경하였다. 범법정신질환자들이 치료감호를 받게 되면서 정신질환의 호전은 있으나 장기입원으로 인한 기능저하, 가족의 관심 저하, 직업사회적인 기능의 저하 등을 초래하는 문제점도 있다. 구치소나 교도소에서 범법정신질환자로 판결이 나면 법무부 산하 국립범무병원에서 입원치료가 시행되고 있는 현시점에서 정신간호사가 범법정신질환자의 정신건강관리와 간호중재를 제공하는 것은 필수적이다. 그리고 이들이 퇴원한 후 지역사회 내에서 사회적응을 위한 사회 프로그램이 적은 현실적인 문제를 감안할 때 지역사회 정신간호사의 역할은 매우 중요하다.

2) 간호과정

(1) 간호사정

정신건강문제를 가진 재소자들은 자살이나 공격적인 행동 등 즉각적인 위험상황의 발생빈도가 높고, 재소자들의 정신건강문제는 구금생활 이전부터 존재했거나 구금생활 중 겪은 정신적 문제가 출소 후 사회생활까지 영향을 미칠 수 있다. 교도소에서 정신전문가의 개입을 필요로 하는 정신건강문제는 주로 우울증, 분노, 정신증, 불안증, 적응문제, 약물남용 등 심각성의 정도가 매우 다양하다. 이로 인한 정신증상으로는 불안, 분노, 충동성, 의심, 환각, 사고장애 등이 있다. 물질 및 약물남용과 관련된 문제도 재소자들의 재활을 어렵게 한다. 약물로 인한 고조된 흥분은 증오심, 공격성, 불쾌감, 기억상실, 환각, 망상, 폭력, 범죄, 인격의 황폐화 등을 야기시킬 수 있고 결국은 자살과 사망에 이를 수 있다. 약물해독과정이 교도소에서 이루어지고 있으나 적절한 시기에 이루어지지 않아 재소자들이 위험에 처하는 경우도 있다. 여성재소자들의 경우는 자녀 등 가족들에 대한 걱정이 있으며, 가족과의 단절에 대한 두려움을 가지고 있다.

(2) 간호진단

재소자를 대상으로 한 간호진단은 다음과 같다.

- 불안/공포
- 만성적 자존감 저하
- 자신에 대한 폭력의 위험
- 타인에 대한 폭력의 위험
- 비효과적 대처
- 성기능 장애
- 감염의 위험

(3) 계획과 중재

교도소에는 다양한 배경을 가진 범죄자들이 입소한다. 대상자가 가진 문제해결을 위해 간호사는 재소자와 치료적 관계를 형성해야 한다. 간호사는 상호작용 전

단계에서 성폭력범, 방화범, 약물중독, 살인자 등의 간호 대상자에 대한 불안, 공포, 부정적 인식과 관련된 자신의 감정을 탐색해야 한다. 간호사는 대상자와 신뢰관계를 통해 대상자와 공감을 형성해야 하지만 공감을 위한 간호사의 자기노출 방법은 재소자들이 간호사의 개인 정보를 악용할 수 있으므로 주의해야 한다. 또한 대상자와의 신체 접촉 특히 성별이 다른 경우 신체접촉은 주의해야 한다. 간호사는 대상자의 과거 범죄력, 반사회적 · 경계성 인격장애, 폭력적인 성향 등으로 대상자에 대한 역전이 감정이 생길 수 있다. 재소자는 자신의 삶을 꾸려나갈 수 있는 자격이 박탈 · 유보된 상황이므로 재소자가 자기 자신에 대한 낙인감을 가질 수 있으므로 간호사는 재소자들의 슬픔, 분노, 무력감을 다루어야 한다. 간호사는 재소자의 특성상 보일 수 있는 공격적인 행동, 자살시도, 환각, 망상, 이상행동 등을 해결하기 위해 위기중재를 적절히 수행해야 하며, 신체건강 측면에서 영양상태 불량, 물질남용, 흡연 등의 문제를 가지고 있으므로 간호사의 건강교육은 매우 중요하다.

(4) 평가

대상자 간호에 대한 평가는 간호사 · 의사 · 다른 건강전문가, 교정 직원 등 전체 치료팀과 함께 이루어져야 하며, 치료계획 수정은 평가 과정 중에 지속적으로 이루어질 수 있다. 재소자 정신간호과정의 평가는 간호사와 대상자와의 신뢰관계 수준, 재소자 교육 프로그램 내용에서 신체 건강관리정보, 전염성질환관리(HIV/AIDS, 성병, 결핵), 스트레스 관리, 물질 · 약물남용 등에 대해 평가한다.

3) 간호사 역할

우리나라는 법무부 시행규칙에 의하면 교정시설 내 간호사의 의료행위에 대해 규정하고 있다. 내용은 외상 등 흔히 볼 수 있는 상처치료, 응급을 요하는 수용자에 대한 응급처치, 부상과 질병의 악화방지를 위한 처치, 환자 요양지도 및 관리, 의료행위에 따른 의약품 투여 등에 대해 규정하고 있다. 교정간호사는 정신건강전문가로서 재판 과정에서 정신병 발병을 방지하기 위한 노력을 하여야 하며, 교도소에서 석방된 후 외래치료율을 높일 수 있도록 노력해야 할 것이다.

3. 에이즈 대상자 간호

1) 에이즈 발생 및 지원

전 세계적으로 신규 인간 면역결핍 바이러스(Human Immunodeficiency Virus, HIV) 감염자 수는 꾸준히 감소하고 있으며 HIV/AIDS는 불치병의 관점보다 만성질환으로 관리되고 있다. 우리나라는 1985년에 처음으로 HIV 감염인이 발견되었고 세계적인 변화 추세와는 다르게 HIV 감염인은 2020년 17,403명, 2021년 18,173명, 2022년 19,001명으로 꾸준히 증가하고 있고, 감염경로는 성접촉이 가장 많았다.

우리나라는 질병관리본부에서 국내 에이즈와 관련된 사업을 총괄하고 있으며, 보건소에서는 역학조사, 정기면담, 진료비와 생계지원 등을 실시하는 등 HIV 감염인들을 관리하고 있다. 이외에 대한에이즈예방협회, 한국에이즈퇴치연맹, 구세군 레드리본 등 민간단체에서 에이즈 관련 사업을 실시하고 있다. 질병관리본부는 관리정책으로 첫째, 에이즈가 당뇨 · 고혈압과 같이 만성 질환화되어 조기발견으로 적절하게 치료 · 관리하면 건강인과 같은 일상생활 유지가 가능하므로 조기검진과 치료가 중요하다고 제시하고 있다. 둘째, 질병관리본부는 에이즈의 조기 발견 · 치료를 위해 익명검사(보건소), 진료비 100% 지원, 감염인 일자리 창출 등을 실시한다. 셋째, 익명 검사는 자발적인 에이즈 검사 활성화를 위한 것으로, '후천성면역결핍증예방법'이 개정('08.3.21)되어 익명 검사가 법제화되었고, 전국 보건소 및 에이즈 검진상담소 등에서 무료익명검사를 실시하고 있다. 넷째, 감염인의 조기 치료를 돕기 위해 감염인 진료비를 어느 기관을 이용하든지 100% 지원하고 있으며, 전문상담간호사를 통해 감염인 건강 상담을 실시하고 있다. 질병관리본부에서는 '2030년 에이즈 유행 종식'을 위해 HIV/AIDS 예방관리대책을 수립 · 시행 하고 있고, 이러한

HIV/AIDS 예방관리로 인해 감염인의 기대 수명이 길어졌고 감염인의 삶의 질 향상이 중요한 과제가 되었다. HIV감염인의 권리보장을 위한 방안으로 법정 장애범주에 포함될 수 있도록 학계와 시민단체에서 꾸준하게 제안하고 있으며, 국가인권위원회(2019)는 국립재활원으로부터 입원을 거부당한 HIV감염인을 장애인차별금지법 상의 장애인으로 해석 · 적용하기도 하였다.

에이즈 환자 간호 시 간호사는 자신이 HIV에 감염될 것에 대한 위협감과 도덕적 측면에서 에이즈는 질병에 대한 책임이 환자 자신에게 있으며 부정적인 성생활에서 발병한 것이라고 판단하기 때문에 심리적 거부반응이 있을 수 있다. 에이즈 대상자 간호를 위해 간호사는 자신이 갖고 있는 부정적 태도를 긍정적으로 전환시키기 위해 에이즈 환자들과의 대화, 집단모임, 접촉 등을 통해 대상자를 이해하게 되고 긍정적인 태도를 가질 수 있게 된다.

2) 간호과정

(1) 간호사정

HIV 감염자들은 생명을 위협하는 만성적이며 고통스럽고 비용이 많이 드는 질병으로 인해 미래에 대해 긍정적으로 계획을 세우기 어렵다. HIV 감염자들은 감염된 것에 대한 자기비난, 외모손상, 낙인, 우울 등이 있을 수 있다. 또한 전염에 대한 불합리한 두려움, 수치심, 비난, 신체적 친밀감과 관련된 부분에도 어려움이 있을 수 있다. 질병경과에 따른 신체사정도 필요하다. 성생활의 변화, 영양과 관련된 식생활의 변화, 흡연, 알코올, 약물 중단, 전염의 위험성으로 애완동물 포기 등 생활방식에도 변화가 요구된다. 직장생활과 관련한 분야에서는 감염과 관련된 신체상태, 낙인으로 인한 불안과 상실감, 질병 치료와 관련된 불규칙한 근무형태에 대한 사정을 한다. 가족과의 관계에서는 두려움, 낙인, 대처불능, 무시 등을 사정한다. 친구관계에서는 두려움, 낙인, 무시, AIDS로 죽어가는 친구에 대한 두려움 등을 사정한다. 자신이나 가족의 건강관리 비용, 고용상실, 사회적 지원과 서비스 이용에 드는 비용, 주거, 음식, 생활필수품에 드는 비용 등 경제상태에 대해서도 사정한다.

(2) 간호진단

HIV 바이러스 감염 대상자를 위한 간호진단에서는 모든 사회 · 심리 · 신경학적 요인을 고려해야 한다. 질병 경과에 따라 간호진단은 변화할 수 있다.

- 절망감
- 불안
- 사회적 고립
- 안위 손상
- 감염의 위험
- 비효과적 역할수행
- 가족과정 기능장애
- 자아정체감 혼란
- 자기돌봄 향상을 위한 준비
- 영적 고뇌

(3) 간호계획과 중재

HIV 환자의 건강관리를 위해 사회적 지지체계를 포함하는 건강관리팀 접근법이 필요하다. 의사나 전문간호사는 의학적 치료를 위한 약물처방 및 기타 생리적, 심리적 질병에 대한 예방적 투약을 한다. 작업요법, 신체요법은 환자의 변화되는 신체활동수준과 인지기능에 적응하도록 돕기 위해 필요하다. 사회복지사는 환자와 가족들이 지역사회 자원을 찾을 수 있도록 연계한다. 관련기관에서는 환자가 자신의 활동 범위 및 우선순위를 적절히 조절할 수 있도록 도와주고, 지지와 상담을 실시한다.

(4) 간호평가

HIV 환자에 대한 간호평가는 질병과 관련된 스트레스원에 대한 환자의 부적응 반응의 감소에 중점을 둔다. 간호사의 사정과 상담기술, 대처기술 교육, 지지 서비스 기관에 대한 의뢰 등에 대해 평가한다. 간호사는 HIV 대상자 간호로 발생할 수 있는 스트레스에 대처하기 위해 주기적인 자가평가를 실시하도록 한다.

3) 에이즈대상자를 위한 간호사의 역할

(1) 교육

에이즈 질환에 대한 교육은 일반집단이나 고위험집단을 대상으로 학교, 직장, 교회, 약물치료기관, 성병관리기관 등에서 실시할 수 있다. 교육은 일반대중은 물론이고 HIV 감염의 위험이 높은 군, 즉 한 사람 이상의 성상대자를 가진 사람, 충동적인 성행위를 할 수 있는 젊은이들, 군인, 유흥가 종사자, 성지식이나 에이즈관련 지식이 적절하지 못한 사람 등에게 필요하다.

(2) 상담

HIV 감염자들은 심리적으로 피해의식이 강하며 사회적으로 배척당하는 것에 대해 분노를 느낀다. 그들이 적절히 지지받지 못한다고 느끼면 사회적 적대감이 생겨 자신들의 감염상태를 숨기고 HIV 전파를 시도하게 된다. HIV 감염자의 전파 행위를 차단시키려면 감염자의 성행위 변화를 위한 지지적인 상담과 감시가 있어야 한다. 대부분의 에이즈 관련 환자들은 가족관계가 취약하거나 가족으로부터 지지받지 못하고 거부된 상태에 처할 수 있기 때문에 감염자 자신과 가족에게 지지적 상담이 계속적으로 이루어져야 한다.

간호사는 상담이 대상자에게 도움이 될 것이라는 믿음을 가져야 한다. 간호사는 대상자 중심의 상담을 실시하여 대상자가 간호사를 신뢰할 수 있는 지지적인 분위기를 조성한다. 대상자의 에이즈감염 위험 행동을 낮출 수 있도록 해야 하며, 건강문제에 대해 효율적으로 대처할 수 있는 방법, 호스피스간호의 가능성, 죽음에 대한 준비 등을 논의해야 한다. 대상자의 죽음은 간호사에게도 스트레스로 작용한다. 상담 시 유의사항은 상담자로서의 간호사 자신의 한계를 솔직히 인정하고 정확한 상담을 실시한다. 상담내용에 대한 비밀보장을 유지한다. 대상자와 상담자 간의 적당한 거리 유지, 긍정적이고 희망적인 메시지를 전달한다. 대부분의 사람들은 자신의 장례식과 관련된 결정을 내리기를 원하고 사후 편지, 비디오테이프 등을 준비하기도 한다. 환자와 가족을 위해서는 불안감소, 적절한 분노 표현, 갑작스런 통증호소에 대한 통증완화 방법 교육, 수면 촉진, 보다 현실적인 세계관을 위한 인지적 재구성 등을 실시한다.

(3) 치료

HIV 감염에 대해 현재까지 완치법은 없으나 약물개발로 인해 만성질환화 되어가고 있는 것이 현실이다. 약물요법은 한 가지 약제만 사용할 경우 수 주 내에 내성이 생기므로 최근에는 세 가지 이상의 약제를 동시에 복용하는 칵테일요법을 시행하고 있다. 약물요법으로 인해 바이러스 수가 감소했다 하더라도 약물을 중단하면 바이러스가 다시 나타나므로 항바이러스 억제제는 계속 복용하도록 지도해야 한다.

위험을 감소시키기 위해서는 HIV감염 전파 경로 차단이 가장 좋은 방법이다. 심각한 정신질환을 가진 환자들은 돈, 약물, 거주할 장소를 얻기 위해 성행위를 할 수 있기 때문에 HIV에 감염되기 쉽다. HIV 감염차단을 위한 중재로는 자긍심을 고양시키고, 자기주장훈련, 성행위와 HIV 예방에 관한 교육, 위험 상황에 대한 역할극 등이 있다.

HIV에 감염된 대상자는 자신의 건강 및 사회생활과 관련하여 우울과 불안을 호소할 수 있으므로 간호사는 환자를 혼자 두지 않도록 주의한다. 대상자의 우울과 불안을 조절하기 위해 HIV 감염 초기에는 진단에 대한 개방적인 대화, 분노감정, 부정에 직면하도록 하며, 진행단계에서는 정신과적 문제 치료, 대상자의 감정 표현, 희망과 관련된 대화를 가지며, 종결단계에서는 죽음의 준비, 유언 등을 작성한다.

감염자들은 기회감염이 발생할 경우 자신의 신체적, 정신적 능력에 대해 재확인해야 한다. 오랜 투병생활로 인해 지속적인 기회감염을 경험하는 대상자는 자신의 질병을 지연시키는 치료 및 활동에 대해 회의감을 가지며 자살을 고려하기도 한다. 간호사는 대상자와 삶의 의미, 새로운 약물, 자살, 친구와 가족 등 주변인들과의 관계, 미래 등에 대해 대화를 나누어야 한다. 이를 통해 대상자에게 사회 구성원으로서 활동할 수 있는 기회를 제공한다.

4. 요약

- 사회적 취약집단 대상자 관리는 노숙자관리, 재소자관리, 에이즈관리 등이 있다. 우리나라 노숙자는 1997년 국제통화기금(IMF)관리 체제하의 경제적 불황으로 실직형 노숙자의 문제가 급증하면서 사회적 문제로 인식되었다. 우리나라는 「노숙인 등의 복지 및 자립지원에 관한 법률」(시행 2012.6.8.)을 제정하여 노숙인 등이 인간다운 생활을 할 권리를 보호하고 재활 및 자립을 위한 기반을 조성하여 이들의 건전한 사회복귀와 복지증진을 돕고 있다. 2021년 조사결과에서 노숙인 수는 2016년 대비 21% 감소한 8,950명으로 나타났다. 조사 세부 내용으로 거리 노숙 계기는 실직(42.4%), 사업 실패(17.5%), 이혼 및 가족해체(8.9%) 순으로 나타났다. 보건복지부는 2021년 실태조사 결과를 반영한 정책 추진 방향으로 노인, 여성 및 청년 노숙인 등의 특성을 고려한 노숙인 복지서비스 제공 확대, 노숙인 복지서비스 운영 관리를 2022년도에 지방자치단체로 이양, 지방자치단체의 관심과 지원 확대, 노숙 초기 단계에 조기 개입, 거리 노숙인의 의료 이용 접근성 개선, 거리노숙인특화 자활사업을 통해 노숙인 공동작업장, 자활기업 근로 등 일자리 지원을 제시하고 있다.
- 우리나라 재소자 관리는 「정신건강증진 및 정신질환자 복지서비스 지원에 관한 법률」을 근거로 범법정신질환자 관리를 하고 있다. 2022년 교정시설 수용자의 병명별 환자는 고혈압(37.5%), 당뇨(20.6%), 정신질환(20.5%), 기타(20.1%) 순으로 나타났다. 이중 수용자 정신질환 병명은 2015년 이후 꾸준하게 증가하고 있다.
- 전 세계적으로 신규 인간 면역결핍 바이러스(Human Immunodeficiency Virus, HIV) 감염자 수는 꾸준히 감소하고 있으며 HIV/AIDS는 불치병의 관점보다 만성질환으로 관리되고 있다. 이에 비해 우리나라는 꾸준히 증가하는 추세를 보이고 있다. 이에 질병관리본부는 에이즈의 조기발견 · 치료를 위해 익명검사(보건소), 진료비 100% 지원, 감염인 일자리 창출 등을 실시하고 있다.

 풀어보기

1. 노숙자간호에 대한 설명이 맞는 것은 ○, 틀린 것은 × 하시오.

① 노숙자 대책의 궁극적인 목표는 자활이다. ( )

2. 재소자 대상자 간호에 대한 설명이 맞는 것은 ○, 틀린 것은 × 하시오.

① 재소자를 대상으로 한 간호진단은 비효율적 대처이다. ( )

3. 에이즈 대상자 간호에 대한 설명이 맞는 것은 ○, 틀린 것은 × 하시오.

① HIV 환자에 대한 간호평가는 질병과 관련된 스트레스원에 대한 환자의 부적응 반응의 감소에 중점을 둔다. ( )

② HIV에 감염된 대상자는 자신의 건강 및 사회생활과 관련하여 우울, 불안을 호소할 수 있으므로 간호사는 환자를 혼자 두지 않도록 한다. ( )

정답

1. 1) ○, 2. 1) ○, 3. 1) ○, 2) ○

>> 참고문헌

- 국가인권위원회 (2019). 『17진정1037600 HIV/AIDS 감염인에 대한 입원거부』 국가인권위원회 결정문
- 권후선(2021). 재소자의 범죄, 성격유형과 심리적 안녕감-자존감, 정서조절을 중심으로. 박사학위논문.
- 교정통계연보(2023). 법무부.
- 김혜원, 양혜진(2021). HIV 감염인 및 에이즈 환자에 대한 낙인 의사소통 영향요인. 한국간호교육학회지. Vol.27 No.2. 163-174
- 노숙인 등의 복지사업안내(2023). 보건복지부.
- 박성수(2010). 마약류 수용자의 처우 프로그램 효과. 한국콘텐츠학회논문지, Vol.10 No.4
- 보건복지부(2021). 『2021년 노숙인 실태조사』.
- 안성훈, 정진경(2018). 정신질환자 범죄의 예방 및 감소를 위한 지역사회 내 관리방안. 한국형사정책연구원.
- 전경자, 권영미, 주혜주, 김성재, 조경미, 박은희(2007). 외국의 에이즈 전문간호사제도 비교 연구 -미국,영국, 일본을 중심으로-, 간호행정학회지, Vol.15 No.4, 537-545.
- 전근배(2021). 에이즈예방법은 HIV 감염인을 어떻게 인식하고 대하는가?: Nunkoosing과 Haydon-Laurelut의 4가지 서비스 문화 분석 적용. 비판사회정책. 제71호, pp.329-357
- 정신건강사업안내(2023). 보건복지부
- 질병관리본부(2020). 『2020년도 감염병 관리 사업 지침』.
- 통계청(2022). 『2020-2022 HIV 통계』.
- 홍문기, 박종선(2023). 재소자들의 정신질환 병력과 교도소 규율위반행동의 관계. 한국콘텐츠학회논문지, Vol. 23 No.5
- 정상규(2008). 노숙자 문제에 관한 연구. 인권복지연구, 제4호.
- 한우재 (2019). 정신질환 범죄자를 위한 프로그램에 관한 연구 : 미국의 사례검토를 통한 한국적 정책함의에 대한 소고. 한국사회복지행정학, 21(3), 161-192

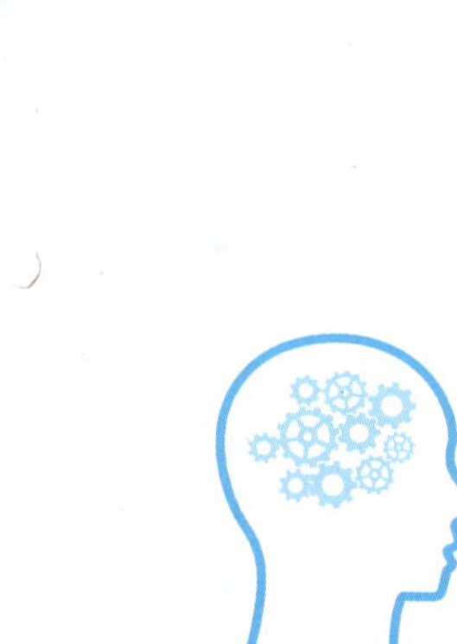

PART >> 05

정신건강간호의 실제

chapter

09

정신질환의 이해와 간호

제 1 절 신경발달장애와 간호

학습목표

- 아동 및 청소년 관련 정신장애의 관련 요인을 설명한다.
- 아동 및 청소년 관련 정신장애 대상자에게 간호과정을 적용한다.
- 지적장애의 행동특성을 설명하고 간호과정을 적용한다.
- 의사소통장애의 행동특성을 설명하고 간호과정을 적용한다.
- 자폐성장애의 행동특성을 설명한다.
- 자폐성장애의 유형을 열거하고 간호과정을 적용한다.
- 주의력결핍 과다활동장애의 행동특성을 설명하고 간호과정을 적용한다.
- 운동장애의 행동특성을 설명하고 간호과정을 적용한다.
- 틱/뚜렛장애의 행동특성을 설명하고 간호과정을 적용한다.
- 학습장애 대상자의 행동특성을 설명하고 간호과정을 설명한다.

주요용어

- 지적장애 intelectual disabilities
- 의사소통장애 communication disorders
- 언어장애 language disorder
- 말소리장애 speech sound disorder
- 아동기 발병 유창성장애(말더듬) child-onset fluency disorder(stuttering)
- 사회적(실용적)의사소통장애 social (pragmatic) communication disorder
- 자폐스펙트럼장애 autism-spectrum disorder
- 주의력결핍-과다행동장애 attention-deficit/hyperactivity disorder
- 특정 학습장애 specific learning disorder
- 운동장애 motor disorders
- 발달성 협응장애 developmental coordination disorder
- 상동증적 장애 stereotypic movement disorder
- 틱/뚜렛장애 tic/tourette disorders
- 신경발달장애 neurodevelopmental disorders

1. 신경발달장애의 개념

신경발달장애(neurodevelopmental disorders)는 발달기에 시작되는 장애들의 집합으로 초기발달단계인 학령전기에 발현하기 시작하여 개인적 · 사회적 · 학업적 또는 직업적 기능에 손상을 야기하는 발달결함이 특징이다. 발달결함의 범위는 학습 혹은 집행기능을 조절하는 것과 같은 매우 제한적인 손상부터 사회기술이나 지능처럼 전반적인 손상에 이르기까지 다양하다. 신경발달장애는 동반질환이 흔하다. 예를 들어, 자폐스펙트럼장애가 있는 사람에게서 지적장애가 자주 동반되며 주의력결핍행동장애가 많은 아이에게서 특정학습장애가 동반된다. 신경발달장애에는 DSM-5-TR(APA, 2013)에서는 지적장애, 의사소통의 장애, 자폐스펙트럼장애, 주의력결핍 과다행동증후군, 신경발달적 운동장애, 특정 학습장애로 분류하고 있다. DSM-Ⅳ-R(APA, 2000)에서 유아기, 아동기, 청소년기에 처음 진단되는 장애라는 범주에 있던 분리불안장애와 선택적 함구증은 불안장애에 반응성 애착장애는 외상 및 스트레스관련 장애에 배설장애는 독립된 범주로, 품행장애는 파괴적, 충동조절 및 품행장애로 이동하였다. 신경발달장애는 아동 청소년기에 대부분이 발생하므로 아동 청소년정신간호에 대한 역사와 원인, 관련 이론을 살펴보고자 한다.

1) 아동 · 청소년정신간호의 역사

1928년에 미국 아동정신의학의 창시자인 레오 캐너(Leo Kanner)가 존스 홉킨스 대학에서 학문으로서의 아동정신의학을 처음 소개하였으며, 1935년 미국 최초로 아동 정신과 교과서인 '아동정신의학(child psychiatry)'을 출판하였다. 1946년 미국의 정신보건법 제정에 따라 간호사를 위한 교육과 전문적인 훈련이 시작되면서 1954년 보스턴 대학에서 아동정신간호사를 교육시키기 위한 최초의 석사프로그램을 개설하였다. 1971년에는 The Advocates for Child Psychiatric Nursing Inc.이 설립되고 전국적으로 150~200명의 간호사가 가입하였다. 이것이 지금의 아동 청소년정신간호사 연합(The Advocates for Child and Adolescent Psychiatric Nurses: ACAPN)이다. 이후 1999년에는 ACAPN이 ISPN(International Society of Psychiatric – Mental health Nurses)으로 재조직화되어 지금까지 계속되고 있다. 우리나라에서는 1976년 서울대학교 병원에 아동정신분과가 생기면서 시작되어 1985년 서울대학교 어린이 병동에 독립된 아동정신과 입원병동이 개설되었다. 1993년에는 우리나라에서 최초로 아동정신전문간호사 제도를 도입하여 아이의 발달수준을 사정하고 그 수준에 따라서 치료적 놀이를 구성하고 적용하는 등 독립적 기능을 수행하였다. 1996년에는 국립서울정신병원에 아동자폐증 진료소를 열었고 서울특별시 어린이병원은 2007년 아동정신과병동을 개설하고 치료를 제공하였다.

2) 아동 · 청소년정신장애의 원인

아동 · 청소년정신장애의 원인은 신경생물학적 원인과 가족, 환경요인으로 나눌 수 있다.

(1) 신경생물학적 요인

아동 · 청소년기에 정신장애가 올 수 있는 요인으로는 중추신경계의 이상, 유전적 요인, 저체중과 주산기 손상, 뇌손상, 임신 중 영양실조, 특정 염색체 이상들이 있다.

(2) 가족, 환경적인 요인

출생후 1~2년간 양육자와의 애착관계를 형성하는 데 실패하였거나 과잉보호, 방임, 어머니의 부재나 학대 같은 양육자의 태도, 부모의 불화상태, 부부 간 이혼이나 사별로 인한 부모와의 이별, 부모의 정신과적 문제나 범죄행위, 경제적 곤란 등과 같은 가족, 환경요인이 아동 · 청소년정신건강에 영향을 미쳐 정서적, 행동적 정신병리를 일으킬 수 있다.

3) 아동 · 청소년정신장애와 관련이론

아동 · 청소년정신장애 관련 이론에는 애착이론, 가족체계 이론, 행동이론으로 나누어 설명할 수 있으며 애착이론은 부모와 아이 간에 애정적 유대가 건강한 정서적 결속의 근본이 된다는 것이다. 어려서 부모와 사별이나 부모의 이혼 등이 아동의 애착형성을 방해하고 애착장애가 생기면 성장 후 정신병리와 연관성이 높다는 이론이다. 가족체계이론은 부모관계의 질이나 부모형제의 문제, 부모의 출생순위에 따라서, 가족의 생활주기와 따라서, 부모의 불안정도 가족의 경제상태, 직업, 부모의 별거나 이혼 등과 같은 스트레스에 따라서 자녀들은 반응하고 가족내의 갈등이 역기능적인 관계나 의사소통에 결함을 가져올 수 있다는 것이다. 행동이론은 부적응적인 행동이 학습의 왜곡, 학습이 부족했기 때문으로 보고 적응적인 행동으로 변화시키기 위한 행동중재의 틀로 사용한다. 행동이론 유형에는 반응적 조건화와 조작적 조건화, 응용행동분석이론(행동과 환경자극 간에는 일정한 법칙성이 있다)과 사회적 학습이론, 회복력(환경의 위험에도 불구하고 영향을 받지 않을 수 있는 능력) 모형이 있다.

2. 신경발달장애 유형

1) 지적발달장애(intellectual developmental disorder)

지적발달장애(intellectual developmental disabilities)는 추론, 문제해결, 계획, 추상적 사고, 판단, 학업, 경험으로부터의 학습과 같은 전반적 정신기능에 결함이 나타나는 것이 특징이다. 이러한 결함은 부적응을 초래하며 의사소통, 사회적 참여, 학업적 또는 직업적 기능, 가정 또는 공동체에서의 개인적 자립과 같은 한 가지 이상의 일상생활 영역에서 독립성과 사회적 책임의 기준에 도달하는 것에 실패하게 된다. 그러므로 지속적인 지원 없이는 다양한 환경에 적응하는 데 제한을 받으며 이러한 지적결함과 적응기능 결함은 발달시기 동안에 시작된다.

(1) 행동특성

지적장애는 지적 기능의 저하로 적응행동의 장애를 보이며 지적 기능은 지능 검사상 측정된 지능이며 지적장애는 IQ 70 미만을 말한다. 적응행동은 일상생활에서 요구하는 것, 연령, 자신이 속한 문화권에서의 기대 등에 대한 개인의 수용능력으로 의사소통, 사회생활, 사회적 의무 수행, 독립적인 개인생활, 일상활동 능력 등을 말한다. 지적장애 아이의 기능을 향상시키기 위해서는 지능지수만이 아니라 적응 기능도 함께 보아야 한다. 지적장애아의 행동특성으로는 지능발달의 지연이 가장 주된 증상으로 구체적, 동작적 조작에서부터 관념적, 추상적 사고조작의 단계로 발달하는 과정에 지연이 있다. 이론적으로는 발달연령이 같은 정상아와 같은 지적 형태를 나타내고 질적인 차이가 없다고 하지만 실제로는 대부분의 지적 작업능력에서 정상아와 다르다. 지적장애는 신체적으로는 정상이나 유전성 결함에 의한 지적장애라면 외모, 사지, 두개골, 중추신경계 이상이나 기형이 있고 사지마비, 무정위운동증, 평행장애, 근육긴장의 이상 등 운동기능장애도 있다. 정신증상으로는 감정이나 의지의 미숙함, 상동행동, 침착하지 못한 행동, 과잉행동, 흥분, 고집, 주의산만, 자폐적 경향, 말더듬기, 대인공포, 함구증 등을 보인다. 이런 증상은 낮은 지적 수준 때문에 이해력이 부족해서 나타나는 것이라고 볼 수 있다. 지적장애진단 준거는 인지능력과 적응능력 두 가지를 사정하며 중증도는 지능보다 적응능력으로 결정한다. 적응기능은 개념적, 사회적, 실행적 영역의 세 영역에서의 적응수준을 포함한다. 경도, 중등도, 고도, 최고도로 구분하며 유병률은 대략 일반 인구의 1% 정도이며 연령에 따라 차이가 있다. 고도의 지적장애는 유병율이 대략 1,000명당 6명 정도이다.

(2) 원인 및 치료

원인은 유전적 요인(선천성 대사이상, 염색체 이상), 후천적 발달요인(태내기 산모감염 및 음주, 태아의 영양실조, 미성숙, 저산소증, 태내 및 영유아기 바이러스 감염과 외상), 환경적 영향(영양 및 적절한 양육의 심각한 결핍, 사회적 · 언어적 자극의 결핍, 심한 정신장애) 등이다. 지적장애의 원인중 5% 정도가 유전적 요인이라고 하면 배아기 발달 초기의 변화가 30%정도, 임신기간중 처한 환경 또는 출산과정에 생기는 것이 10% 정도이고 영아기 또는 아동기에 겪는 일반적 의학적 상태 사례는 지적장애의 5% 정도가 해당된다. 지적장애의 15–20%가 양육박탈과 사회적 자극의 박탈이나 열악한 태아기 및 주산기 간호와 부적당한 영양상태 등의 환경적 결핍에 기인한다.

치료는 원인질환의 치료, 적응기술, 사회기술, 직업기술 습득을 위한 아동교육, 공격적 · 폭력적 행동에 대한 행동치료 등을 시행하며 가족교육을 통해 지적장애아동에 대한 이해를 높이고 아동의 장래와 미래에 대한 감정을 표현할 수 있는 기회를 마련한다. ADHD 증상을 동반한 지적장애, 공격적, 자해적 행동, 우울, 상동행위에 대해서는 약물치료를 적용한다.

(3) 지적장애 치료

① 1차 예방

지적장애가 발생하는 상황을 줄이기 위하여 대중교육과 공중보건정책 향상을 위한 노력, 모자보건 제공을 위한 입법, 중추신경계질환의 근절이 중요하다. 예를 들면, 유전질환이 있는 가족에 대한 상담과 사회경제적 수준이 낮은 계층에 대한 산후관리와 보조 프로그램의 시행 등이다. 2차와 3차 예방으로는 아동에 대한 교육으로 적응기술훈련, 사회성 증진 훈련, 직업훈련 등 포괄적인 특수 프로그램이 필요하며 특히 의사소통과 삶의 질을 향상시키는 데 초점을 두고 실시하며 집단치료가 효과적이다.

② 행동치료와 인지치료, 역동적 정신치료

잘못된 생각을 없애고 갈등을 줄이기 위해 환자와 가족을 대상으로 정신치료를 하며 공격적이고 파괴적인 행동을 줄이는 데 행동치료가 유효하다. 긍정적 강화와 가벼운 벌을 줄 수 있다.

③ 가족에 대한 교육

환자에 대한 현실적인 기대를 유지시키면서 환자의 능력과 자존심을 향상시키는 데 가족교육이 중요하다. 환자의 독립을 촉진시키면서 동시에 보호하는 환경을 마련해 주고 부모 자신의 죄책감, 낙심, 분노 등의 감정을 표현할 수 있는 기회도 제공한다.

④ 약물치료

항정신병 약물로 chlorpromazine이 지능부족과 행동문제가 동반된 경우 많이 사용되었으며 haloperidol은 지능부족과 행동장애가 동반된 경우 사용되었다. 최근에는 비전형적인 항정신병 약물이 흔하게 사용된다. 양극성 정동장애와 공격적 행동에는 lithium을 사용하며 우울증을 동반하는 경우 imipramine과 SSRI 등을 사용한다. MAOI도 지능부족아의 사회성을 호전시킨다는 보고가 있으며 중추신경흥분제는 주의력결핍 과다행동증후군과 지능부족이 같이 있으면서 상동증이나 자해 행동이 없을 때 사용해 볼 수 있다.

(4) 간호과정

① 사정

지적 장애 정도에 따른 사정내용은 다음과 같다(아래 표 참조).

◎ 지적 장애아 사정

지적 장애 정도	사정내용
경도(mild): IQ 50~70	전체 지적장애아중 약 85%를 차지. 교육적인 관점에서 "교육가능군"으로 분류. 대개 초등학교 6학년까지는 학업수행이 가능하고 도와주면 직업훈련을 받을 수 있다. 대인관계를 맺는 능력이나 언어발달 상태가 학령전기에는 크게 문제가 되지 않음. 그러나 점차
경도(mild): IQ 50~70	나이가 들면서 추상적 사고능력의 결핍과 같은 인지기능이 저하되고 자기중심적인 사고를 계속 보이게 된다. 단순한 직업적 기술로 독립적 생활이 가능하나 갈등이나 스트레스하에서는 도움이 필요.
중등도(moderate): IQ 35~49	전체의 약 10%에 해당. "직업훈련군"으로 분류. 교육가능 수준은 대개 초등학교 2년 정도까지 학업을 수행. 조금 도와주면 일상생활 및 자기관리를 할 수 있고 정상인의 보호 아래 경제성 있는 작업도 할 수 있다. 익숙한 장소에 대하여는 혼자서도 여행하는 것이 가능. 자신의 부족한 점을 알고 종종 친구들로부터 거리감을 느끼며 자신의 한계에 대한 인식때문에 좌절.
고도(severe): IQ 20~35	전체 지적장애아의 약 3~4%. 이들은 적절한 의사소통이 불가능하고 운동기능의 부조화도 있어 자기 위생관리나 말하는 것도 배워야 하고 성인이 되면 철저한 감독하에 간단한 작업수행만이 가능. 학습능력은 가, 나, 다 정도 배울 수 있고 간단한 셈이 가능.
최고도(profound): IQ 20 이하	전체 지적장애아의 약 1~2%에 해당. 이들은 언어나 운동발달에 심한 장애가 동반되고 감각운동 기능에도 문제가 있어 계속적인 보호 및 간호가 필요하며 단순한 동작도 가르쳐야 한다. 독립적인 생활이 어려우며 타인의 도움이 필요. 간호사는 각 대상자의 강점과 개인적 능력에 초점을 두고 사정. 자가간호활동을 수행하는 데 있어서 독립성 수준과 관련된 지식이 적절한 간호를 제공하는 계획을 세우는데 필수적.

② 간호진단

지적장애아의 가능한 간호진단은 상해의 위험, 자기돌봄의 결핍, 언어적 의사소통의 장애, 사회적 상호작용의 장애, 발달지연의 위험, 비효과적 대처이다.

- 기대되는 결과: 신체적인 해를 입지 않는다, 자가간호욕구를 충족한다, 타인과 적절하게 상호작용한다, 불안을 잘 처리한다, 지시를 수용할 수 있다. 적합한 대처기술을 나타낸다.
- 간호계획 및 중재 평가는 다음과 같다.

간호계획 및 중재	간호평가
• 가족구성원이나 일차적 양육자가 지적장애아동의 간호에 참여한다. • 예시) 상해의 위험에 대한 간호 중재 • 안전한 환경을 조성한다. • 작은 물건들을 치워놓고 날카로운 물건은 손에 닿지 않는 곳에 둔다. • 빈번히 사용하는 물건은 닿기 쉬운 곳에 보관한다. • 침대머리와 사이드 레일(side rail)에 패드를 댄다.	• 간호행위가 손상을 충분히 예방하는가? • 자가간호 요구가 충족되었는가? • 독립적으로 요구가 충족될 수 있는가? • 욕구와 바램(wants)을 소통할 수 있는가? • 타인과 상호작용하는 방법을 배웠는가? • 건설적인 피드백을 수용하고 부적절한 행위를 중단하는가? • 다룰만한 수준으로 불안이 유지되는가?
• 신체적 공격과 행동화를 예방한다.	• 새로운 대처기술을 배우는가? • 자존감이 향상된 양상을 보이는가? • 일차적인 양육자는 현실적인 기대를 가지고 여러방법을 배우는가? • 일차적인 양육자는 다양한 자원에 관한 정보를 얻어 왔는가? • 이러한 질문들에 대해 얼마나 충족되었는지 여부를 확인하고 재사정한다.

• 전반적 발달지연

5세 미만의 아동에서 임상의 심각도 수준을 확실하게 평가할 수 없을 때 사용하기 위한 것이다. 개인이 지적 기능의 여러 영역에서 기대되는 발달 이정표에 도달하지 못할 때 진단하게 되며, 연령이 너무 어려서 체계적으로 평가하기 위한 표준화된 검사를 시행할 수 없는 개인에게 적용할 수 있다. 이 범주를 적용한 뒤에는 일정 기간이 지난후 재평가가 이루어져야 한다.

• 명시되지 않는 지적 발달장애

개인이 부수적인 감각 또는 신체적 손상(예. 언어습득, 이전의 난청, 운동능력장애, 심각한 문제해동이 있거나 동반된 정신질환이 있는 경우를 말한다. 이는 지적발당장애의 정도를 평가하는 것이 어렵거나 불가능한 경우를 진단하기 위한 것이다. 이경우는 예외적인 상황에서만 사용해야 하며, 일정기간이 지난 후에 재평가가 이루어져야 한다.

2) 의사소통장애(communication disorders)

(1) 정의

의사소통장애(communication disorder)는 언어장애, 말소리장애(speech sound disorder), 사회적(실용적) 의사소통장애, 아동기 발병 유창성장애(말더듬기)가 포함된다. 처음의 3가지 진단은 각각 언어, 발음, 사회적 의사소통의 발달과 사용의 결함이 특징이다. 소리나 음절의 반복, 자음과 모음을 길게 말하기, 깨어진 단어, 막힘, 과도한 신체적 긴장과 함께 생성되는 단어와 같은 문제를 포함한다. 다른 신경발달장애와 같이 의사소통장애도 생의 초기에 시작되며 일생동안 기능적 손상을 초래할 수 있다.

(2) 관련유형

① 언어장애(language disorder)

언어장애는 어휘, 문장구조, 담론에 대한 이해와 생성의 결함으로 수용성, 표현성 언어학습과 언어사용에 문제가 있는 것이다. 수용성은 언어의 의미를 수용하고 이해하는 능력이고 표현성은 어휘나 비언어적, 언어적 신호를 생성하는 능력과 관련된 것이다. 이러한 언어장애는 어휘수와 문법의 오류에 영향을 주고 이야기를 논리정연하게 서술하는 능력을 감소시킨다. 언어장애는 연령의 기대수준에 비해 현저히 낮고 학업, 직업과 관련 수행능력과 의사소통 능력 및 사회화를 저해한다. 언어장애의 진단은 언어에 대한 표준화된 검사를 시행하여 그 결과를 종합하여 판단하는 것이 중요하다.

② 말소리장애(speech sound disorder)

말소리를 생성하는 것은 음소(즉, 개별적 소리)를 또렷이 소리내어 구조를 조합하는 것이다. 말하기 위해서는 언어음에 대한 음성학적 지식, 조음 기관(목, 턱, 혀 그리고 입술)의 움직임과 더불어 말하기 위한 호흡과 발성을 조절하는 능력이 모두 필요하다. 발음생성에 어려움이 있는 아동들은 언어음에 대한 음성학적 지식이나 말하기 이해와 다양한 수준의 움직임을 협응하는 능력에서 어려움을 겪을 수 있다. 따라서 말소리장애는 기본적으로 이질적인 장애로서 음성학적 장애와 조음장애를 말한다. 말소리장애는 언어음의 생성이 아동의 연령과 발달단계의 기대되는 수준에 맞지 않고 이러한 결함이 신체적, 구조적, 신경학적 또는 청력손상의 결과로 발생한 것이 아닐 때 진단된다. 일반적으로 발달 중인 4세 아동들의 말은 거의 알아들을 수 있는 반면 2세 아동들의 말은 단지 50% 정도만 이해할 수 있다.

③ 아동기 발병 유창성 장애(child-onset fluency disorder: stuttering)

이 병의 필수증상은 연령에 부적절한 말의 유창성과 말속도 장애이다. 이 장애는 음이나 음절을 자주 반복하거나 길게 하는 특징이 있다. 말의 비유창성의 다른 형태는 깨어진 단어(예 한 단어 내에서 멈춤), 소리를 동반하거나 동반하지 않는 말 막힘(즉, 말의 중단 사이가 채워지거나 채워지지 않음), 돌려 말하기(즉, 문제가 있는 단어를 피하기 위한 단어 대치), 과도하게 힘주어 단어 말하기, 단음절 단어의 반복(예 "나-나-나-나는 그를 본다.")이 있다. 말의 유창성장애는 학업적, 직업적 성취나 사회적 의사소통을 방해한다. 장애의 정도는 상황에 따라 다양한데, 흔히 의사소통에 대한 특별한 압력(예 학교에서 발표하기, 구직 면접)이 있으면 더 심해진다. 유창성장애는 종종 소리내어 읽거나 노래하기 또는 무생물이나 애완동물에게 이야기할 때는 나타나지 않는다.

④ 사회적(실용적)의사소통장애(social, pragmatic communication disorder)

사회적(실용적)의사소통장애는 실용성 또는 언어 및 의사소통의 사회적 사용문제가 가장 우선적인 특징이다. 사실적인 문맥에서 언어적, 비언어적 의사소통의 사회적인 규칙을 이해하고 따르거나, 듣는 사람이나 상황적 요구에 따라 언어를 바꾸며, 대화를 나누고 이야기를 하기 위한 규칙을 따르는 데 결함을 보인다. 사회적 의사소통의 결함은 효과적인 의사소통, 사회적 참여, 사회적 관계의 발전, 학업적 성취 또는 직업적 수행에 있어 기능적 제한을 야기한다. 이러한 결함은 구조적 언어영역이나 인지적 영역의 부족한 능력으로는 잘 설명되지 않는다. 적절한 의사소통 및 언어능력을 갖게 되는 4~5세가 되면 장애를 인지할 수 있어서 진단이 가능하다.

⑤ 명시되지 않는 의사소통 장애

사회적, 직업적 또는 다른 중요한 기능 영역에서 임상적으로 현저한 고통이나 손상을 초래하는 의사소통장애의 특징적인 증상들이 두드러지지만, 의사소통장애 또는 신경발달장애 진단분류에 속한 장애 중 어느 것에도 완전한 기준을 만족하지 않는 발현징후들에 적용된다. 명시되지 않는 의사소통 장애 범주는 기준이 의사소통장애 또는 특정 신경발달장애의 기준에 맞지 않는 이유를 명시할 수 없다고 임상의가 선택한 상황들에서 사용되며, 좀 더 특정한 진단을 내리기에는 정보가 불충분한 발현 징후들을 포함한다.

(3) 치료

① 말소리장애 치료

발음에 문제가 있는 조음장애 치료에서 전통적인 방법은 잘못 발음하는 음소를 습득하게 하고 그 다음 확립단계에 초점을 두고 목표 음소를 집중적으로 훈련시킨 후 구와 문장으로 일반화시키는 것이다. 그 중 청지각을 이용한 훈련법은 목표 음소를 발음하도록 훈련하기에 앞서서 청각적으로 아동이 오류 발음을 변별하도록 한다. 근래에 강조되는 의사소통 방법은 자연스러운 환경속에서 조음 치료를 하도록 요구하고 있다.

음성장애는 원래의 음성을 가능하면 빨리 다시 찾도록 하여 생활에서의 불편함을 최소화 하도록 하기 위해 간접적인 방법을 사용해 치료하며 예를 들면 기능적 음성장애 환자가 과도한 성대접촉을 보인다면 성대 과다접촉현상 자체를 치료하기 보다는 목소리 크기를 줄이거나 말속도 감소와 같은 방법으로 치료를 한다.

② 유창성장애 치료

아동의 말더듬 치료는 말더듬의 정도와 진전상태를 고려하여 간접치료와 직접치료로 나누어 치료한다. 간접치료는 부모교육 형식을 취하거나 부모 상호작용 치료가 있다. 상호작용 치료에서는 아동과 부모와의 관계를 분석하여 유창성에 도움이 되는 행동들을 촉진시키는 방법이다. 아동이 초등학생 이상이거나 경계선적 말더듬을 지닌 초기 말더듬 단계이면 직접치료를 한다. 아동이 말더듬과 조음장애, 언어발달 지체를 동시에 보여도 직접치료를 하며 이것은 언어치료사가 직접 아동에게 유창하게 조절하는 모델을 보이고 유창성을 촉진하는 방법을 제시하는 방법이다.

유창성장애를 가진 어린이는 스트레스관리나 기분전환 기법을 익히고, 청력기능 손실 같은 신경학적 문제들을 해결함으로써 좋아질 수 있다.

(4) 간호과정

① 사정

표현성 언어장애는 지적장애, 수용성 · 표현성 혼합언어장애, 전반적 발달지연과 구별해야 하고 수용성 · 표현성 혼합언어장애는 표현성 언어장애, 말소리장애, 유창성장애와 지적장애, 전반적 발달지연과 구별해야 하며 더불어 청각장애 유무도 확인해야 한다. 말소리장애는 신경계통 검사, 구강구조 검사, 청각검사를 실시하여 신체적 이상이 있는지 먼저 확인한다.

면담을 통한 사정	평가도구를 이용한 사정
• 집안에 언어장애 내력이 없는가? • 현재 시각, 청각, 지각상의 문제는 없는가? • 아이의 언어문제는 언제부터 느껴졌나? • 초기에 아이의 언어발달은 어떠했나? • 가정에서의 언어환경은 어떠했나? • 아이가 가지고 있는 병력은 없나? • 현재 언어상태는 어떠한가?	• 언어이해검사: 그림어휘력검사, 언어이해, 인지력 검사, 아동토큰 검사 • 언어표현검사: 발음검사, 조음기관 및 기능검사, 이야기 만들기, 낱말의미 검사 • 구두 언어표집 및 쓰기 언어표집

② 간호진단

예시) 언어적 의사소통의 장애: 말소리장애

간호계획 및 중재	간호평가
• 어머니의 부정적 양육태도(화내고, 기다려주지 않고 다그치기)를 즉각 멈춘다. • 아이의 수행에 대해 격려해 준다. • 아이가 수용적인 태도를 느낄 수 있게 반응해 준다. • 말에 대한 두려움을 느끼지 않도록 상호작용을 격려한다. • 의사전달의 욕구를 늘려 타인이 알아듣지 못하면 다시 천천히 말해 준다.	• 자발적으로 언어를 통한 의사소통이 증진되었는가? • 어머니의 간섭이 줄어들었는가? • 아이는 타인과의 상호작용을 피하지 않는가? 즐기는가?

3) 자폐스펙트럼장애(autism-spectrum disorder)

(1) 정의

자폐스펙트럼장애(autism-spectrum disorder)의 필수적인 특징은 상호 간의 사회적 의사소통과 사회적 상호작용의 지속적인 손상, 제한적이고 반복적인 양식의 행동, 관심 분야 또는 활동이다. 이러한 증상들은 아동기 초기부터 나타나며 일상의 기능에 있어 제한이나 손상을 일으킨다. 기능적 손상이 명확히 나타나는 시기는 개인의 특징과 개인이 처한 환경에 따라 다르다. 핵심적인 진단적 특징은 발달시기에 분명히 나타나지만 개입, 보상, 지원을 통해 적어도 몇 가지 방면에서는 문제를 감출 수 있다. 장애의 발현 역시 자폐 상태의 심각도, 발달단계, 연령에 따라서 매우 달라서 스펙트럼이라는 용어를 사용한다. 자폐스펙트럼장애는 과거에 조기 유아자폐증, 아동기자폐, 카너자폐, 고기능자폐, 비전형적자폐, 달리 분류되지 않는 전반적 발달장애, 아동기 붕괴성장애, 아스퍼거장애로 불렸던 장애들을 포함하는 진단이다. 자폐아의 행동특성의 심각도는 사회적 의사소통의 문제와 제한적이고 반복적인 행동의 정도에 따라서 3단계로 구분하며 단계가 높아질수록 많은 지원이 필요하다.

(2) 원인

원인은 확실치 않으나 유전, 염색체 이상, 부모의 고령, 출생 전후의 뇌손상과 저체중, 태아기에 발프로에이트(valproate)의 노출 등 다양한 인자가 원인이 될 수 있다. 일란성 쌍생아의 일치율이 36~90%이며 약 15% 정도가 유전자 변이와 관련된 것으로 보고되고 있다. 증상은 생후 12~24개월 이내에 인지되고 있으며, 발달지연이 심하면 생후 12개월 이전에 알게 되고 증상이 불명확한 경우에는 24개월 이전에 발견되지 않을 수도 있다. 자폐스펙트럼장애의 유병율은 1%이다.

(3) 행동특성

자폐스펙트럼장애는 사회적 상호작용의 장애, 의사소통의 질적인 장애, 제한된 흥미나 활동으로 특성지어지는 진단군으로 발달장애를 보이는 아이들이 공통적으로 보이는 제한된 흥미나 활동뿐만 아니라 자폐스펙트럼장애에서 반드시 보이는 행동특성은 타인에게 관심을 보이지 않는 사회적 상호작용의 장애이며 이로 인해 타인과의 기본적인 의사소통, 즉 눈맞춤, 타인을 향하는 몸짓, 소리내기 등의 비언어적 의사소통조차 거의 발달하지 못한다. 나이가 들면서 엄마를 타인과 구별하고 좋아하나 일방적인 경우가 많고 상호교류는 현저히 부족하다. 의사소통 양상은 상호성 부족으로 반향어가 발달하고 자신의 의사를 전달하기 위한 정도의 간단한 언어 사용이 가능하다.

(4) 치료

자폐아의 치료는 특수교육과 행동치료, 언어치료 등

을 시행하며 자폐아의 사회적, 언어적 발달을 촉진시키고 부적응 행동(과잉행동, 상동행동, 자해행동, 공격성)을 최소화하는 것을 강조하고 있다.

부모 및 가족지원을 통하여 집에서 부모가 공동치료자로서 치료교육을 실시할 수 있도록 도와준다. 치료교육은 구조화된 환경에서 집중적이고 지속적으로 해야 하며 교육목표는 자조기술, 사회성 기술, 직업기술 획득을 강조하며 의사소통을 증진시키는 것이 중요하다. 행동치료도 자폐아는 개인 차이가 심하므로 프로그램이 개인별로 작성되어야 하며, 시설에서의 장기간의 치료는 바람직하지 않다.

약물치료는 다양한 행동문제를 교정하기 위해 보조적으로 투여되고 특히 공격성, 과잉행동, 주의력결핍, 정서불안, 상동증과 자해행동, 불면증 등에 효과적이다. 약물로는 SSRI계 약물, 기분안정제, 할로페리돌, 리스페리돈, 날트렉손, 중추신경흥분제가 효과가 있는 것으로 보고되고 있다.

미국 FDA(식약청)는 자폐스펙트럼장애와 관련된 과민성 치료를 위한 2가지 약물을 승인하였다. 이것은 리스페리돈(5~16세 아동)과 아리피프라졸(6~17세 아동 · 청소년)이다. 이 약물의 표적이 되는 행동증상은 공격성, 의도적인 자기손상, 짜증, 빠른 기분변화이다.

(5) 간호과정

① 사정

- 사회적 상호작용의 장애: 타인과 눈맞춤을 하지 않고 표정이나 자세, 사회적 제스쳐를 거의 보이지 않는 등 사회적 상호교류의 질적인 장애를 보인다. 어른이 안아주려고 해도 안기지 않고 업어주려고 해도 몸을 뻣뻣하게 접히는 경우가 많다. 혼자 놀이에 몰두하느라고 다른 사람과의 상호작용에 관심이 없다.
- 의사소통의 장애: 다른 사람에게 관심이 아예 없기때문에 타인과의 의사소통 의도가 없다. 말이 거의 없거나 있어도 반향어나 대명사 반전 등이 있으며, 의사소통의 목적으로 언어를 쓰지 않는 등 의사소통의 질적인 장애가 나타난다. 아이의 이름을 여러번 불러도 반응하지 않아 이비인후과를 방문하기도 한다. 그러나 아이가 좋아하는 특정 소리엔 민감하게 반응하여 청지각에는 문제가 없다는 것을 알 수 있다.
- 행동, 관심 및 활동의 제한: 행동이나 관심, 활동이 한정되고 반복적이며 상동적인 양상의 행동을 보인다. 자신의 몸을 빙글빙글 돌리거나 손뼉을 치고 앞뒤로 몸을 흔드는 등 판에 박은 듯한 행동을 고집하는데 이때 상동행동을 못하게 하면 심하게 떼를 부리기도 한다. 선풍기나 차바퀴, 전광판과 같이 시감각을 자극하는 여러 가지 물건을 제거하면 심하게 저항하기도 한다. 또한 몇 시간 동안 불을 켰다 껐다 하느라고 스위치에 매달려 있고 특정소리를 듣지 않으려고 귀를 막는 등 소리나 환경변화에 예민한 반응을 보이기도 한다.

② 간호진단

예시) 사회적 상호작용의 장애
언어적 의사소통의 장애
영양불균형: 먹어 보았던 음식만 먹으려고 한다.

③ 간호계획 및 중재

◎ 간호진단; 사회적 상호작용의 장애

간호계획 및 중재	간호평가
• 아이에게 가장 의미있고 중요한 사람이 전적으로 아이를 돌본다. • 모아 상호작용 촉진을 돕는 놀이자극을 제공한다. • 아이에게 수용적이고 따뜻한 접촉을 제공한다.	• 자신의 엄마를 타인과 구별하는가? • 엄마와의 분리불안을 보이는가? • 낯선 이에 대한 불안반응을 보이는가? • 엄마와의 재회 시 빠르게 진정되는가?

◎ 간호진단; 언어적 의사소통의 장애

간호계획 및 중재	간호평가
• 아이가 원하는 것을 미리 알아서 해결해 주지 않는다. • 아이가 원하는 것을 주로 어떻게 표현하는지 관찰한다. • 원하는 것을 비언어적으로 표현할 때(주로 손을 끌어감) 즉시 해결해 주어 요청하기를 늘린다.	• 도움이 필요할 때마다 요구하는 행동(손 끌어가기)이 늘어났는가? • 도움이 필요할 때마다 요구하는 시간이 빨라졌는가? • 도움을 청하는 행동을 할 때 동시에 눈접촉을 보이는가?

간호계획 및 중재	간호평가
• 자발적 요청이 충분히 늘면 해결해 주는 시간을 점차 지연시켜 눈접촉을 유도한다. • 쳐다보며 요청하는 행동이 충분히 증가할 때까지 계속한다.	

◎ 간호진단; 영양 불균형 - 먹어 보았던 음식만 먹으려고 한다.

간호계획 및 중재	간호평가
• 배가 고프도록 어떤 음식도 제공하지 않는다. • 좋아하는 음식과 싫어하는 음식을 함께 준비한다. • 좋아하는 음식을 조금만 주어 더 먹고 싶어하는 욕구를 키운다.	• 좋아하는 음식과 함께 주면 싫어하는 음식도 조금씩 먹는가? • 좋아하는 음식과 싫어하는 음식의 양을 똑같이 줘도 먹는가?
• 싫어하는 음식을 조금 억지로 먹이고 얼른 좋아하는 음식을 조금 더 많이 먹인다. • 점차 좋아하는 음식과 싫어하는 음식을 양을 반대로 조절해 나간다.	• 좋아하는 음식이 적어도 싫어하는 음식을 먹는가? • 싫어하던 음식만 주어도 거절하지 않고 먹는가?

자폐스펙트럼 장애아의 평가에서는 다음 질문들을 해 보고 효과를 재 사정할 수 있다.

- 아동이 적어도 한 명의 돌보는 사람과 신뢰감을 형성했는가?
- 자해행위를 예방하기 위해 행해진 간호행위는 대상자의 손상을 보호하는 데 효과적이었나?
- 아동은 타인과 상호작용을 시도했는가?
- 아동은 이러한 노력에 대해 긍정적인 강화를 받았는가?
- 눈 맞춤이 향상되었나?
- 아동은 자신의 욕구와 바램을 타인에게 표현할 수 있는 의사소통 수단을 가졌는가?
- 아동은 타인과 자신을 구별하는 자기인식을 할 수 있는가?
- 아동은 자신의 신체부분과 돌보는 사람의 신체부분을 명명하는가?
- 아동은 다른 사람의 접촉을 허용하는가?
- 아동은 다른 사람에게 기꺼이 접촉을 하는가?

4) 주의력결핍과잉행동장애(attention-deficit/hyperactivity disorder, ADHD)

(1) 행동특성

주의력결핍 과잉행동장애(attention-deficit/hyperactivity disorder)는 주의력결핍 또는 과잉행동-충동성이 필수증상이며 12세 이전에 이러한 증상이 나타나야 한다. 여러 기능 영역(가정, 학교, 사회 등)에 지장을 초래하며 만성적인 경과를 밟는다. 아이들은 아주 어려서부터 매우 활발하고 가만히 있지를 못하여 키우기 힘들었다고 말한다. 예를 들어, 아이는 주변 자극에 쉽게 흥분을 하고 돌아다녀서 잃어버리는 일이 많았고 이것 저것 건드려 물건이 부서지고 깨지고 쉽게 고장나서 어른으로부터 자주 야단을 맞았다. 과제를 해야 되는 시간에 돌아다니거나 놀이를 하거나 과제에 지속적으로 집중을 하지 못하며 다른 사람의 말을 경청하지 않는다. 책이나 연필을 자주 잃어버리고 계속해서 노력을 해야 하는 과제를 기피하고 싫어한다. 밤낮이 바뀌거나 작은 소리에도 놀라서 자다가 깨어 울고 다시 잠들지 못하며 지나치게 까다로워서 기르기 어려웠다고 말한다. 초등학교에 가면 수업 중 몸을 계속 움직이고 발장난을 하거나 친구들을 자극하는 등 산만하여 수업에 방해가 되며 긴 수업 시간을 괴로워한다. 지속적인 주의력이나 각성에 결함을 보인다. 수다스러운 말이나 과도한 행동으로 인해 행동제어가 어렵고 차례를 기다리지 못하고 차도로 뛰어드는 행동 같은 순간적인 행동을 한다. 특정 학습장애, 언어장애, 발달성 협응장애가 동반되는 경우가 많으며 2차적으로 정서장애와 행동장애가 흔히 동반된다. 주의력결핍과 과잉행동-충동성 중 어떤 증상이 더 우세한가에 따라서 주의력결핍 우세형과 과잉행동-충동성 우세형으로 구분하고 두 증상 비슷하게 발현되는 경우 복합형으로 진단할 수 있다.

(2) 원인

생물학적인 요인, 유전적인 것과 관련이 많다. 일란성 쌍생아가 이란성에 비하여 발생율이 높으며 환아의 형제나 부모에게서 주의력결핍 과잉행동장애가 많이 발견된다. 사회 · 심리적인 요인은 거의 발견되지 않고 있으며, 신경화학적인 요인으로 노어에피네프린이나 도파민 같은 물질의 결핍, 뇌성숙의 지연, 비정상적인 뇌파소견, 전두엽에서 뇌혈류와 당대사가 감소되어 있고 ADHD 아동의 전두엽에 이상이 발견되기도 한다. 유병율은 아동이 5%, 성인은 2.5%이다.

(3) 치료

일반적으로 증상이 경하거나 문제가 심각하지 않을 때는 약물치료 없이 환경조절이나 부모상담, 행동수정요법 등을 우선적으로 시행한다. 그러나 문제가 중한 경우에는 약물치료가 우선적일 수 있다.

① 약물치료

가장 효과적인 주의력결핍–과잉행동장애아의 약물치료는 중추신경자극제로 암페타민(amphetamine), 메칠페니데이트(methylphenidate), 페몰린(pemoline)이 있다. 치료 시작 전에 약물의 효과와 한계에 대하여 설명해주고 적절한 교육이나 행동수정 프로그램이 배려된 후에 투여하도록 한다. 약물투여는 대개 학년 말까지 지속하고 주말이나 방학은 중지하고 새 학년이 되면 4~6주간 약물치료가 다시 필요한지 여부를 재평가한다. 아동이 틱이나 뚜렛장애를 가지거나 가족력이 있으면 증상을 악화시킬 수 있어 약물선택에 조심하며 지속적으로 투여하면 성장억제가 있을 수 있으므로 정기적으로 체중 · 신장 · 혈압 등을 측정한다. 부작용은 약 20%에서 나타날 수 있으며 수면장애, 식욕부진, 오심, 복통, 두통, 목마름, 구토, 감정변화, 자극민감성, 슬픈모습, 울음, 빈맥, 혈압변화 등이며 심혈관계 작용을 제외한 나머지는 수 주 안에 감소한다.

② 부모 및 가족 상담

부모상담에서 우선 한두 가지 목표행동에 부모가 관심을 두도록 하고 완벽하기보다는 현실적이고 실현가능한 목표를 설정하게 한다. 아동과 대화 시 가능한 들어주며 비판과 칭찬을 적절하게 하고 일관성 있는 태도를 보인다. 가능한 아동이 성공을 거두도록 격려하고 지지한다. 부모에게 또래관계의 중요성을 인식시키고 적절한 행동은 긍정적 강화, 일부 행동은 무시하기, 분명하고 효과적인 지시하기, 토큰경제(token economy)나 포커칩을 이용한 행동수정요법, 타임–아웃과 같은 처벌방법을 효과적으로 사용하도록 훈련한다. 이러한 것이 ADHD 아동의 가정내 생활, 부모–자녀관계, 부모의 유능감을 호전시키며 초등학교 저학년일수록, 부모가 적극적으로 참여할수록 효과가 높다.

③ 교육적 방법

학교에서 교사들이 할 수 있는 행동치료적 접근으로 토큰경제법, 수업규칙, 긍정적 행동에 대해 관심주기, 타임–아웃, 반응대가법 적용 등이 있다. 강화물로 칭찬과 같은 긍정적 인지, 스티커 붙여주기, 알림장에 적어주기, 일상 기록지 사용 등이 있다. 그 외에 교사가 할 수 있는 것으로 개별지도, 학습 진도나 난이도의 변경, 학급 혹은 자리 재배치 등이 있다.

④ 인지행동요법, 사회기술훈련, 정신치료

인지행동요법은 구체적인 목표행동에 초점을 맞추어 비체벌적 한계 설정(예 격리나 time–out)과 같은 부정적 강화와 보상이 주어진다. 모델링이나 역할놀이, 행동적 유관 등이 인지행동요법으로 사용되는 구체적인 방법이다. 사회기술훈련은 부정적인 또래관계 감소, 친사회적인 행동의 증가를 도모하고 사회적 정보처리, 일반적인 사회적 행동들과 학업수행을 높일 수 있는 효과적인 사회기술훈련이 필요하다. 정신치료로는 우울증, 자신감 결여, 대인관계의 갈등과 같은 문제를 해결하는 데 도움이 된다.

■ 달리 명시되는 주의력결핍과잉행동장애

달리 명시되는 주의력 결핍 과잉행동장애범주는 발현징후가 주의력 결핍 과잉행동장애 또는 어떤 특징신경발달 장애의 기준에 맞지 않은 특정한 이유에 대해 의사소통하기 위해, 임상의가 선택한 상황들에서 사용된다.

■ 명시되지 않는 주의력 결핍과잉행동장애

명시되지 않는 주의력 결핍 과잉행동장애범주는 기준이 주의력 결핍 과잉행동장애 또는 어떤 특징신경발달장애의 기준에 맞지않은 특정한 이유를 명시할 수 없다고 임상의가 선택한 상황들에서 사용되며, 좀 더 특정한 진단을 내리기에는 정보가 불충분한 발현징후들을 포함한다.

(4) 간호과정

① 사정

- 면담과 의학적 검사, 행동평가 척도로 사정한다. 면담을 통해 간호사가 직접 부모와 아이를 만나서 평가하므로 자세한 정보를 얻을 수 있어 매우 중요하다. 객관적인 평가를 위해서 아이 행동 조사표(child behavior checklist: achenbach와 edelbrock, 1983)는 국내 표준화 작업을 마친 도구로 가장 많이 사용하고 있다. 사회적 자신감 20문항, 행동문제척도 118문항으로 총 138문항으로 문항수가 많지만 아이의 행동을 정확하게 평가할 수 있다는 장점이 있다.

표 9-1-1 Conners 단축평가척도(부모형)

작성일: 년 월 일 이름: 작성자:					
1. 전혀없다 2. 약간 있다 3. 상당히 보인다 4. 굉장히 심하다					
해당하는 곳에 O표 하시오.					
관찰된 행동	1	2	3	4	5
1) 차분하지 못하고 활동적이다. 2) 쉽사리 흥분하고 충동적이다. 3) 다른 아이들에게 방해가 된다. 4) 한번 시작한 일을 끝내지 못한다: 주의집중이 짧다. 5) 늘 안절부절한다. 6) 주의력이 짧고 쉽게 주의분산이 된다. 7) 요구하는 것이 있으면 즉시 들어주어야 한다. 8) 자주, 또 쉽게 울어버린다. 9) 금방 기분이 확 변한다. 10) 화를 터트리거나 감정이 격하기 쉽고 행동을 예측하기 어렵다.					

*출처(이경희 외, 2016)

- 코너스 부모용 평정 척도-개정판(conners parenting rating scale-revised, CPRS-R: Goyette, Gonners와 Ulrich, 1978)은 48문항이고 10문항의 단축형이 있다(표 9-1-1). 그 외에 코너스 단축형 증상질문지(Conners Abbreviated Symptom Questionnaire, ASQ: Goyette 등, 1978) 등이 있다.

② 간호진단

예시) 비효과적 역할 수행, 만성적 자존감 저하, 미숙한 사회적 상호작용

③ 간호계획 및 사회적 상호작용장애

◎ 간호진단; 과제 수행이 어려움

간호계획 및 중재	비효적 역할 수행
• 과제에 집중할 수 있도록 주변 환경을 조절한다.: TV끄고 창문 닫고 책상에 앉기 • 지시사항을 작은 단위로 나누어 구체적으로 제시한다. • 지시한 내용을 따라 말하게 한다. • 과제 완성 목표를 단계마다 설정하여 각 단계를 마칠 때마다 보상해 준다.	• 아이는 행동제한에 대해 받아들이는가? • 아이는 지시대로 과제를 마쳤는가? • 아이는 과제를 수행하기 위해 자신을 조절하였는가?

◎ 간호진단; 만성적 자존감 저하

간호계획 및 중재	간호평가
• 아이가 수행할 수 있는 현실적인 목표를 찾는다. • 성공하여 칭찬받을 수 있는 활동을 계획한다. • 친구들이 인정할 수 있는 성과를 낸다. • 아이의 노력에 대해 긍정적인 반응을 보여 준다.	• 아이 자신에 대해 긍정적으로 평가하는가? • 자신의 성과에 대해 친구들에게 알리며 자랑스러워 하는가? • 타인의 인정에 대해 긍정적으로 수용하는가?

◎ 간호진단; 사회적 상호작용 장애

간호계획 및 중재	간호평가
• 상호작용 시도 행동을 시범을 보이고 연습한다. • 친구들의 거절에 대한 대처행동을 훈련한다. • 친구들과의 협동놀이에 참여한다. • 친구들과 다툼, 분쟁이 있을 때 협상하는 것, 양보하는 것을 배운다. • 억울한 일을 당하여도 용서하고 수용할 수 있음을 안다.	• 적절한 상호작용 시도가 늘었나? • 친구의 거절에 대해 대처하는 기술이 다양해졌는가? • 협동 놀이에서 자신의 역할을 잘 수행하는가? • 다툼이 있을 때 협상을 시도하는가? • 화가 나더라도 용서하거나 수용하는 행동이 증가하였나?

5) 운동장애(movement disorders)

운동장애(movement disorders)에는 발달성 협응장애(developmental coordination disorder)와 상동증적 운동장애(stereotypic movemental disorder)와 틱장애(tic disorders)로 분류된다.

(1) 발달성 협응장애(developmental coordination disorders)

협응된 운동의 습득과 수행이 개인의 생활연령과 기술습득 및 사용의 기회에 기대되는 수준보다 현저하게 낮아 운동기술 수행(예 물건잡기나 가위나 식기사용, 글씨쓰기, 자전거 타기 또는 스포츠 참여)의 지연과 부정확성뿐만 아니라 서투른 동작(예 물건 떨어뜨리기 또는 물건에 부딪히기)으로도 나타난다. 이러한 운동기술 결함이 생활연령에 걸맞는 일상생활의 활동에 현저하고 지속적인 방해가 되며 학업이나 학교생활의 생산성, 직업활동, 여가, 놀이에 영향을 미친다. 이러한 증상이 초기 발달시기에 시작되며 지적장애나 시각장애, 신경학적 상태에 기인한 것이 아니어야 한다.

발달성 협응장애의 유병률은 5~11세 아동의 5~6%이다. 남성이 여성에 비하여 더 흔하며 남녀의 비율은 2:1 정도이다. 이 질병의 경과는 아동의 50~70%가 청소년기까지 지속된다. 다른 장애와 동반될 수 있으며 흔한 것은 언어장애, 특정 학습장애, 주의력결핍 과다행동장애(약 50%에서 동반됨), 자폐스펙트럼장애, 파괴적, 감정적 행동문제, 관절 과운동성 증후군 등이다. 발달성 협응장애를 다른 용어로는 아동기 실행곤란(dyspraxia), 운동기능의 특정 발달장애, 둔한 아동 증후군, 발달성 조정장애로 설명하기도 한다.

(2) 상동증적 운동장애(stereotypic movement disorders)

반복적이고 억제할 수 없는 것처럼 보이고 목적이 없는 것 같은 운동행동, 예를 들면 손을 흔들기, 손장난 하기, 몸 흔들기, 머리 흔들기, 물어뜯기, 자기 몸 때리기를 하며 이러한 반복적인 운동행동이 사회적, 학업적 또는 기타 활동을 방해하고 자해의 원인이 될 수 있다. 보통 초기 발달 시기에 발병하며 이러한 반복적 운동행동은 물질의 효과나 신경학적 상태 때문이 아니며 다른 신경발달 장애나 정신질환으로 설명되지 않는 것이다.

유병율은 지적발달장애아의 4~16%가 상동증과 자해를 보인다. 심한 지적장애가 있는 경우 위험성이 더 크다. 이러한 상동증적 운동은 생후 3년 이내에 시작된다.

(3) 틱/뚜렛장애(tic/tourette disorders)

틱이란 갑작스럽고 빠르며 반복적이고 비율동적인 동작이나 음성증상을 말한다. 뚜렛장애는 여러 가지 운동성 틱과 한 가지 또는 그 이상의 음성 틱이 질병 경과 중 일부 기간동안 나타난다. 2가지 틱이 동시에 나타날 필요는 없으며, 이 증상이 자주 악화와 완화를 반복하며 1년 이상 지속된다. 18세 이전에 발병하며 물질의 생리적 효과나 다른 의학적 상태로 인한 것은 아닌 경우이다.

뚜렛장애 이외에 지속성(만성) 운동 또는 음성 틱장애가 있다. 이것은 운동 틱과 음성 틱이 모두 나타나는 것은 아닌 점이 뚜렛장애와 차이다.

유병율은 학령기 아동 1,000명당 3~8명이다. 남성이 여성보다 흔하며 남녀비율은 2:1~4:1 정도이다. 틱은 아동기에 흔하며 대부분 일시적으로 나타난다.

틱은 전형적으로 4~6세에 시작되며 증상은 10~12세에 가장 심하며 청소년기에는 약해진다. 성인기에는 증상이 경감된다. 틱장애는 불안하거나 스트레스를 받거나 흥분할 때, 피곤할 때 혹은 목표로 하는 활동에서 조용할 때 더 심하게 나타난다. 누군가 어려운 사람이 쳐다봐도 틱을 보일 수 있으며 유전적 요인도 증상 표출과 심각성에 영향을 미친다.

① 특징 증상

눈 깜빡임이나 헛기침과 같은 특정한 틱증상이 환자들에게 흔하게 나타난다. 틱은 대개 불수의적인 것으로 경험되지만 자발적으로 억제될 수도 있다. 틱은 단순 틱이나 복합 틱으로 구분되며 단순 틱은 눈 깜박임, 어깨 움츠리기, 팔다리 뻗기가 있다. 단순 음성 틱에는 헛기침하기, 킁킁거리기, 꿀꿀거리기 등이 있고 복합 운동 틱은 대개 머리 돌리기와 어깨 움츠리기가 동시에 나타난다. 복합 틱은 성적이고 외설적인 몸짓이나 타인의 행동을 모방하기 같은 목적이 있는 행동처럼 보이기도 한다. 복합 음성 틱은 소리나 단어를 반복하기(동어반복증), 마지막에 들은 단어나 구를 반복하기(반향언어증), 사회적으로 용납되지 않는 단어를 말하기(욕설증 혹은 외설증)가 있으며 욕설증은 갑작스럽고 날카롭게 꼬집거나 꿀꿀거리듯 소리를 내는 것이며, 사람들과의 상호작용에서 사용되는 부적절한 말에서 보이는 운율은 없다(뚜렛 장애의 30%에서 욕설 틱이 나타난다).

■ 달리 명시되는 틱장애

달리 명시되는 틱장애 범주는 발현징후가 틱장애 또는 어돈 특정 신경발달 장애의 기준에 맞지 않는 특정한 이유에 대해 의사소통하기 위해 임상의가 선택한 상황들에서 사용된다. 이는 달리 명시된 틱장애를 기록하고 이어서 특정한 이유를 기록(예, "18세 이후에 발병한 경우 동반")한다.

■ 명시되지 않는 틱장애

명시되지 않는 틱장애 범주는 기준이 틱장애 또는 특정 신경발달장애의 기준에 맞지 않는 이유를 명시할 수 없다고 임상의가 선택한 상황들에서 사용되며, 좀 더 특정한 진단을 내리기에는 불충분한 발현징후들을 포함한다.

■ 달리 명시되는 신경발달장애

달리 명시되는 신경발달장애 범주는 발현징후가 어느 특정한 신경발달장애의 기준에 맞지 않는 특정한 이유에 대해 의사소통하기 위해 임상의가 선택한 상황들에서 사용된다. 이는 달리 명시되는 신경발달 장애를 기록하고, 이어서 특정한 이유(예, 태아기노출과 연관된 신경발달장애)를 기록한다. '달리 명시되는' 이라는 지정 문구를 사용해 분류될 수 있는 발현될 수 있는 징후들의 예는 다음과 같다.

태아기 알코올 노출과 연관된 신경발달장애 : 이것은 자궁내에서서 태아가 알코올에 노출된 후에 발달장애를 보이는 것이 특징이다

(4) 치료

운동장애는 치료로서 지각운동 훈련, 운동기능장애를 위한 신경 생리학적 기법, 수정된 신체교육 등이 포함된다. 학령전기 소아에는 운동능력의 발달을 주로 하는 몬테소리기법(Montessori technique)이 좋으며 부모상담 역시 필요하다.

상동증적 운동장애에 대한 치료로는 정신사회적 환경을 개선하여 정상활동을 격려하며 자극한다. 긍정적 보상, 처벌, 혐오요법, 재강화, 행동교정 등의 치료가 도움이 된다. 상동증적 행동에 도움이 되는 약물은 페노다이아진 계통의 항정신병 약물, opiate antagonist인 naltrexone, clomipramine, fluoxetine, valproic acid도 효과가 있다.

틱장애와 뚜렛장애에 대한 치료는 약물치료와 행동치료, 신경수술적 처치로 나눈다.

① 약물치료

항도파민 제재인 할로페리돌(haloperidol)과 피모자이드(pimozide)를 많이 사용하며 피모자이드가 더 효과가 있는 것으로 나타났다. 비정형 항정신병 약물로는 클로자핀(clozapine), 리스페리돈(risperidone), 설피라이드(sulpiride)가 있다.

② 행동치료

틱장애에 사용하는 행동치료로는 유관성 행동치료(contingency management), 이완훈련, 자기관찰, 습관반전(habit reversal)이 있다. 습관 반전이 틱감소에 효과가 높았다.

③ 신경수술적 치료

심한 틱장애와 동반된 다른 질환으로 인하여 고통을 받고있는 환자에게 시행하였고 치료효과는 확실하지 않다.

(5) 간호과정

① 사정

운동 틱은 초기증상이 얼굴과 목에 주로 나타나며 점차 몸통, 상지, 하지로 이동한다. 초기증상은 눈을 깜박이거나 코를 씰룩거리기, 고개 흔들기 등이며 입술빨기, 이마 찌푸리기, 무릎이나 발 흔들기 등과 같은 운동 틱을 보인다.

음성 틱은 마른 기침과 개가 짖듯이 컹컹거리는 소리, 꿀꿀거리는 소리, 코웃음 치기 등과 같은 단순 음성 틱으로 시작하여 점차 의미없는 잡다한 소리들이 늘어나고 단어나 구절로 반복하기, 반향언어증, 외설증('씨팔' 같은 성적 음담패설을 중얼거리기) 등 복합성 음성 틱으로 발전한다.

뚜렛증후군은 다양한 운동 틱과 음성 틱이 1년 이상 지속되며 운동 틱과 음성 틱이 동시에 또는 각각 나타난다. 증상이 심해지면 사회적, 직업적 적응에 문제가 생길 수 있다.

② 간호진단

예시) 만성적 자존감 저하

간호계획 및 중재	간호평가
• 무조건적인 수용과 긍정적인 존중을 제공한다. • 아동은 틱으로 인해 겪는 부담감에 대해 언어적으로 표현한다. • 틱을 조종행동으로 쓰지 않도록 관심을 두지 않는다. • 틱을 마음대로 할 수 있도록 환경을 제공해 준다.	• 틱에 대한 심리적 부담감을 언어로 표현하는가? • 틱을 조종행동으로 쓰지 않는가? • 틱을 스스로 조절할 수 있는가? • 아동은 틱의 유뮤와 상관없이 자신에 대해 긍정적인가? • 친구 앞에서 틱을 하더라도 수치스럽다고 말하지 않는가?
• 틱을 잘 참았을 때 긍정적인 피드백을 준다. • 스트레스에 대한 대처방법을 찾는다: 언어로 표현하기, 자전거 타기 등	

6) 특정학습장애(specific learning disorder)

(1) 정의

학습기술을 배우고 사용하는 데 있어서의 어려움과 이러한 어려움에 대한 적절한 개입을 제공함에도 불구하고 아래에 열거한 증상 중 적어도 한 가지 이상이 최소 6개월 이상 지속되는 장애이다.

- 첫째는 부정확하거나 느리고 힘겨운 단어 읽기(예 단어를 부정확하고 느리게 더듬 더듬 소리내어 읽기, 자주 추측하며 읽기, 단어를 소리내어 읽는 데 어려움이 있음)
- 둘째는 읽은 것의 의미를 이해하기 어려움(예 본문을 정확하게 읽을 수 있으나 읽은 내용의 순서, 관계, 추론 또는 깊은 의미를 이해하지 못함)
- 셋째는 철자법의 어려움(예 자음이나 모음을 추가하거나 생략 또는 대치하기도 함)
- 넷째는 쓰기의 어려움(예 한 문장 안에서 다양한 문법적, 구두점 오류, 문단 구성이 엉성함, 생각을 글로 표현하는 데 있어서 명료성이 부족함)
- 다섯째는 수 감각, 단순 연산값 암기 또는 연산 절차의 어려움(예 숫자의 의미, 수의 크기나 관계에 대한 빈약한 이해, 한자리 수 덧셈을 할 때 또래들처럼 단순 연산값에 대한 기억력을 이용하지 않고 손가락을 사용함, 연산을 하다가 진행이 안되거나 연산과정을 바꿔버리기도 함)
- 여섯째는 수학적 추론의 어려움(예 양적 문제를 풀기 위해 수학적 개념, 암기된 연산 값 또는 수식을 적용하는데 심각한 어려움이 있음)

(2) 원인

학습장애의 원인은 우울이나 불안 같은 정서적 문제, 품행장애와 행동적 문제, 낮은 지능, 환경적 요인 등으로 인해 학습에 어려움을 보일 수 있다. 그러나 학습장애는 비교적 정상지능을 가진 아동이 학습과 관련된 기초적 심리과정의 장애로 인하여 학습에 문제를 보이는 것을 의미한다.

즉 정상적인 지능을 가졌는데도 산술장애, 쓰기장애, 읽기장애가 지능, 연령, 교육에 비해 현저한 능력저하를 보이는 것이다. 유전적 성향, 주산기 손상, 다양한 신경학적 상태, 납중독이나 태아알코올증후군, 취약한 X증후군 등의 상태가 학습장애의 발생과 관련이 있다고 하나 이러한 과거력이 없어도 발생할 수 있다. 산술장애는 전체 학습장애의 약 20%를 차지하며 여자아이들에게 더 많다. 이로 인하여 학습장애아는 자존심이 낮고 사회생활에도 어려움이 따른다.

(3) 치료

① 약물치료

중추신경흥분제는 단기간 학업수행 수준의 향상에 긍정적인 효과를 나타낸다. 특히 주의력장애가 공존할 때 효과가 크다.

② 과제훈련

읽기, 쓰기, 수학에서 과제 분석을 통하여 복잡한 과제들을 아동이 편안하게 반응할 수 있도록 보다 단순화 시키고 단계적으로 복잡한 것을 해결하도록 하게 한다. 특히 읽기 장애는 쉬운 것부터 점차 어려운 것으로 진행되어야 한다.

③ 컴퓨터를 사용한 훈련법

특히 쓰기장애를 지닌 아동들에게 초등학교 3~4학년 때까지 컴퓨터 워드 프로세서를 이용하여 교육을 시키는 것은 매우 효과적이다.

④ 책과 테이프, 비디오를 이용한 방법

책을 읽기 전에 비디오 테이프를 보거나 녹음된 것을 미리 들려주면 책을 읽을 때 이해하기가 쉽다. 보조적인 수단으로 이를 이용할 수 있다.

⑤ 상담 및 지지

아동 및 청소년기 동안 학습장애가 있으면 자존감 문제가 악화되어 만성 스트레스가 되므로 부모교육이 반드시 수반되어야 한다.

(4) 간호과정

① 사정

아이가 보이는 결함이 무엇인지 평가하기 위하여 학습장애와 관련된 신경-생리학적 요인, 인지적 요인, 학업수행 수준, 정서적 문제, 학업적 요인들에 대한 체계적인 평가가 선행되어야 한다.

② 간호진단

예시) 만성적 자존감 저하로 인한 우울

간호계획 및 중재	간호평가
• 아이의 좌절감에 대하여 공감해 주고 격려한다. • 아이의 학습장애에 대한 정확한 정보를 제공한다. • 자신의 스트레스에 보다 효과적으로 직면하고 대처할 수 있도록 훈련한다.	• 자신의 좌절감을 언어로 표현한다. • 자신의 학습장애에 대한 정보를 충분히 가지고 있다. • 다양한 대처(운동, 음악, 레크레이션, 미술 등)로 스트레스를 해소한다.

3. 아동 및 청소년 관련 정신간호대상자 간호과정 적용

1) 아동 정신간호대상자 간호과정 적용

(1) 간호사정

아동을 사정할 때는 수용적인 태도와 배려하는 분위기를 만든다. 먼저 정상적인 성장발달에 관하여 잘 알아야 하며, 과거병력 청취, 면담, 행동관찰을 하고 심리검사를 실시한다. 놀이를 통해 아동을 사정하는 것이 효과적이며 위협적이지 않은 환경에서 함께 앉아서 놀이를 병행하며 한다. 아동의 자기자신에 대한 표현과 부모의 보고, 가족력, 학교성적, 주요사건, 최근의 일들을 고려하여 아동의 행동을 판단한다. 부모를 통해서도 병력을 청취하고 형제 자매 등을 면담하기도 한다. 가족면담에서 수집하는 정보는 알레르기나 사고, 질병, 입원, 약물치료, 약물반응 등의 정보, 주요 생활사건이나 임신 중 어머니의 건강, 분만환경 등 발달력, 가족의 연령, 결혼상태, 사망, 별거, 부모나 형제 간의 상호교류와 가계도, 정신과 병력이나 알코올중독, 물질의존, 중요한 사건을 포함한 가족병력, 학업성취정도, 식욕/수면 양상, 놀이 양상의 변화, 대소변 습관 등의 일상생활, 훈육방법, 스포츠 활동을 포함한 사회적 역할, 우정이나 애완동물과의 교류, 증상, 기간, 부모의 반응을 포함한 현재 문제의 발생 연유 등이다.

(2) 간호진단

아동과 관련된 간호진단은 가족과정 기능장애, 자해

의 위험, 사회적 상호작용장애, 언어적 의사소통 장애, 자아 정체감 혼란, 자신에 대한 폭력의 위험, 타인에 대한 폭력의 위험, 만성적 자존감 저하, 방어적 대처, 비효과적 대처, 불안 등이다.

(3) 간호목표

간호목표는 구체적이고 발달상 적절한 것이어야 하며, 부모를 참여시켜서 함께 목표를 수립하는 것이 효과적이다.

(4) 간호수행

간호수행 유형	간호수행
① 치료적 놀이	놀이란 아이에게 일과 중 가장 중요한 것이다. 놀이를 통해 말이나 글로 나타내기 어려운 것도 표현하고 긴장을 풀고 과다에너지를 줄이며 상황을 조절하고 갈등을 해소하며 근심을 줄인다. 아동은 자신의 불안, 공포, 환상, 분노, 죄책감 등을 사람이 아닌 다른 대상에게 이동시키는 과정동안 상처받은 상황이나 경험으로부터 분리될 수 있어 안전하다. 놀이치료를 통해 현실에서는 다룰 수 없는 불가항력적이었던 것들을 상징적으로 표현할 수 있고 대처하는 것을 배울 수 있다.
② 행동치료	아이들은 행동치료를 통해 자기통제를 배울 수 있어서 매우 효과적인 치료방법이다. 특히 가정이나 학교에서 일관되게 수행했을 때 그 효과가 높으므로 행동관리전략에 대하여 부모나 교사들을 훈련시켜야 한다. 아이와 부모 교사에게 과제를 주고 특정한 지지그룹에 다니도록 권하거나 연습프로그램을 실천하도록 지도한다. 가장 자주 사용되는 행동치료는 체계적 탈감작법, 긍정적 강화 및 부정적 강화로 문제 행동 소거, 적응행동을 증가시키는 조작적 조건기법, 다른 사람의 행동을 관찰 모방하도록 학습시키는 모델링, 사회성 증진 훈련이 있다.
③ 치료적 환경	간호사는 치료적 환경에서 권익체계를 유지하려면 규칙, 기대행동 그리고 수반된 결과에 대하여 명확하게 이해해야 한다. 성인에 비하여 아이는 특히 생활지도가 필요하다. 입원한 아이들은 가정과 전혀 다른 환경에 적응해야 하는데 입원 직후에는 생활지도가 곧 치료이다. 기본적인 생활습관(기상, 세면, 배설, 식사, 취침, 착 · 탈의 등)의 지도가 이루어지며 그 외에 집단활동이나 개별활동이 추가된다. 치료적 환경을 위한 중재로 부모-효율성 훈련(parent-effectiveness training)이 있다. 부모가 아이와 의사소통하고 환경을 구조화하도록 가르쳐야 한다.
④ 투약간호	아동 정신장애 치료는 약물투여와 정신치료를 병행하는 것이 좋다. 약물용량은 아이의 체중에 따라서 결정되며 투여 시 유의사항은 어린아이는 체격에 대한 간 크기의 비율이 커서 약물을 더 빨리 제거하므로 약물 효과가 빨리 없어진다는 것이다. 투약할 때는 저용량에서 시작하여 서서히 증량하고 가능한 최소용량을 유지하며 투여횟수를 적게 한다.
⑤ 상담	자아가 손상되었거나 외상을 입은 어린이는 수치심, 분노, 비난, 두려움, 신뢰 등의 문제를 다룬다. 또한 아이의 문제는 학대 및 가정폭력, 약물의존 그리고 부모의 별거나 이혼과 밀접히 연관되므로 가족을 포함하여 치료해야 한다.

2) 청소년정신간호대상자 간호과정 적용

(1) 간호사정

영역	간호사정
① 청소년 면담	청소년은 부모로부터의 독립, 기존가치관에 대한 도전, 학업성취, 열등감, 미래에 대한 기대, 친구관계, 이성문제 등이 중요한 질문 주제이다. 자살문제와 약물남용에 대하여는 구체적으로 질문한다. 청소년은 의심이 많으므로 신뢰감을 형성하기 위해 부모와 먼저 면담한 후 청소년과 면담한다. 청소년과의 면담내용은 비밀을 유지하도록 한다. 청소년들이 사용하는 용어의 뜻을 잘 알도록 노력한다.
② 부모와 가족 면담	가족이 청소년에 대하여 어떻게 생각하는지를 파악한다. 청소년의 발달에 영향을 미친 사건이나 스트레스요인을 파악하고 부부관계나 가족역동, 가족의 과거 병력 등을 조사한다. 가족과 상담할 때는 자유롭게 가족들이 의견을 표현할 수 있도록 분위기를 조성한다.
③ 생물학적 영역 사정	과거 질병력, 태내, 출생 시 상태, 성장발육, 가족력, 기질, 신체검사 결과 등의 내용이 사정된다. 신체검사 자료로는 신경학적 검사와 뇌영상검사 등이 있다.
④ 발달영역 사정	청소년의 발달능력 검사를 위해서 하는 검사는 개인 사회성 발달, 미세운동-적응발달, 언어발달, 전체 운동발달의 네 가지 발달영역으로 평가한다.
⑤ 정서 · 행동적 영역 사정	간호사는 청소년의 정서 · 행동적 문제를 사정하기 위하여 관찰과 질문을 포함하여 우선 전체적인 외양, 청결 정도, 복장, 영양상태, 얼굴표정, 태도 등 청소년의 일반적인 특성을 확인한다.
⑥ 사회 · 환경적 영역 사정	사회 · 환경 영역에서 평가되어야 하는 내용은 주양육자와의 관계, 가족, 또래관계, 학교생활 및 스트레스사건이다.
⑦ 생활습관	청소년의 평소 생활 습관으로는 수면양상이나 식욕의 변화, 체중 감소, 목욕이나 구강위생, 취미, 운동, 동아리 여가 시간을 어떻게 보내는지, 음주나 흡연 외에 약물을 사용한 적이 있는지 등을 파악한다.

(2) 간호진단

청소년에게 내릴 수 있는 간호진단은 자해의 위험, 불안, 비효과적 대처, 영양불균형, 자아 정체감 혼란, 만성적 자존감 저하, 타인에 대한 폭력의 위험 등이다.

(3) 간호수행

간호수행 유형	간호수행
① 개인중재	개인치료에서는 청소년과 신뢰관계를 형성하여 청소년이 변화하고자 하는 동기를 유발시키는 것이 중요하다. 청소년에게 유용한 치료는 인지행동적 치료이다. 청소년이 자신에 대한 부정적인 생각을 중단하고 자기조절감을 향상할 수 있도록 행동적인 치료전략이 요구되며 많이 활용되는 행동수정 기법으로는 체계적 둔감법, 긍정적 강화, 소거, 모델링, 역할극 등이 있다. 청소년이 입원 치료 시에 보편적으로 많이 사용하는 기법은 긍정적 행동에 대한 강화제나 토큰을 활용하는 것이다.
② 집단중재	청소년에게 집단중재가 효과적이며 청소년은 또래의 의견과 조언을 잘 받아들이는 성향이 있다. 집단구성원은 비슷한 연령이나 비슷한 문제를 가진 집단으로 구성한다. 집단에는 규칙이나 제한이 필요하지만 지나친 규제는 저항을 불러일으킨다. 폭력행동이나 약물복용, 성적 행동은 금지되며 집단내에서 토의된 내용은 외부에 말하지 않도록 비밀이 보장되어야 한다. 그러나 청소년 자살과 같이 심각한 문제는 부모 외의 다른 치료자와 상의한다. 청소년은 집단치료를 통해 문제행동에 직면하게 되고 역할을 습득하며 대인관계기술향상 등의 효과를 가져올 수 있다.
③ 가족중재	가족치료는 청소년의 개별적인 정서행동보다는 가족 상호작용에 초점을 두어야 한다. 가족기능의 영역 중에 정보처리 과정이나 의사결정 과정, 가족의 정서적인 분위기, 갈등관리전략 등에 중점을 두어 가족치료를 한다. 부모는 청소년의 문제를 이해하고 이들과 올바른 상호작용을 하는 방법을 알고 긍정적인 양육행동을 하도록 한다.
④ 환경요법	입원환경은 안전하고 분명하면서도 합당한 제한의 설정, 연령에 적합한 활동 및 치료프로그램, 치료진의 접근 용이성 등의 치료적 구조를 제공한다. 치료팀이 일관성 있게 청소년을 대하는 것은 아주 중요한 일이다. 또한 가족의 참여와 치료팀의 지지는 성공적인 치료에 필수적이다. 청소년에게 감금과 억제 등의 억압적인 방법은 부정적인 정서를 야기하므로 가능한 이런 방법 외에 치료적 대화, 음악감상 등의 치료적 환경을 조성하여 청소년을 진정시켜야 한다.
⑤ 약물치료	청소년은 아동과 성인의 과도기이지만 신진대사 면에서는 성인에 더 가까워 성인과 같은 방법으로 약물을 활용한다. 그러나 성인과 다른 점은 청소년은 약물의 평균 반감기가 어른보다 짧아서 어떤 경우에는 어른보다 더 많은 용량이 요구된다는 것이다. 그리고 청소년기는 자율성과 독립성을 추구하므로 약물치료에 대한 이행정도가 낮다는 것이다.
⑥ 학제간 협력과 치료의 연속성	청소년의 문제를 해결하기 위해서는 가정, 학교, 지역의 연계가 중요하고 지역내에 있는 특수교육기관, 복지단체, 아동 · 청소년정신건강 치료기관 등이 필요하다. 또한 간호사, 의사, 사회복지사, 임상심리사, 특수교사, 놀이치료사, 학습치료사, 언어치료사 등의 다양한 학제 간 협력이 필요하다.

(4) 아동 · 청소년정신간호과정 평가

간호중재에 의해 목표가 달성되었다면 다음과 같은 질문을 할 수 있다.

- 아동 · 청소년의 정서 행동적 문제는 감소되었는가?
- 아동 · 청소년의 대인관계는 향상되었는가?
- 아동 · 청소년의 자아개념은 향상되었는가?
- 아동 · 청소년의 자, 타해 위험성은 감소되었는가?
- 아동 · 청소년은 적응적 대처기전을 발전시켰는가?
- 가족의 기능은 긍정적으로 변화되었는가?
- 부모의 요구는 충족되었는가?
- 치료환경과 중재방법이 아동 · 청소년문제를 해결하는 데 효과적이었는가?
- 아동 · 청소년 문제를 해결하기 위해 지역사회 기관과의 연계가 형성되었는가?

4. 요약

- 신경발달장애(neurodevelopmental disorder)는 발달기에 시작되는 장애들의 집합으로 초기발달단계인 학령전기에 발현하기 시작하여 개인적 · 사회적 · 학업적 또는 직업적 기능에 손상을 야기하는 발달결함이 특징이다.
- 신경발달장애에는 DSM-5-TR(APA, 2013)에서는 지적장애, 의사소통의 장애, 자폐스펙트럼장애, 주의력결핍 과다행동증후군, 신경발달적 운동장애, 특정 학습장애로 분류하고 있다.
- 지적장애(intelectual disabilities)는 추론, 문제해결, 계획, 추상적 사고, 판단, 학업, 경험으로부터의 학습과 같은 전반적 정신기능에 결함이 나타나는 것이 특징이다.
- 지적장애는 지적 기능의 저하로 적응행동의 장애를 보이며 지적 기능은 지능 검사상 측정된 지능이며 지적장애는 IQ 70 미만을 말한다. 지적장애 아이의 기능을 향상시키기 위해서는 지능지수만이 아니라 적응기능도 함께 보아야 한다

- 지적장애는 경도, 중등도, 고도, 최고도로 구분하며 유병률은 대략 일반 인구의 1% 정도이며 연령에 따라 차이가 있다. 고도의 지적장애는 유병율이 대략 1,000명당 6명 정도이다.
- 지적장애의 원인은 유전적 요인(선천성 대사이상, 염색체 이상), 후천적 발달요인(태내기 산모감염 및 음주, 태아의 영양실조, 미성숙, 저산소증, 태내 및 영유아기 바이러스 감염과 외상), 환경적 영향(영양 및 적절한 양육의 심각한 결핍, 사회적 · 언어적 자극의 결핍, 심한 정신장애) 등이다.
- 지적장애의 치료는 1차 예방과 행동치료, 인지치료, 역동적 정신치료, 가족에 대한 교육, 약물치료이다.
- 지적장애의 사정은 경도(mild): IQ 50~70으로 약 85%를 차지하며 교육가능군으로 분류하고 중등도는 IQ35-49로 약 10%에 해당하며 직업훈련군으로 분류, 고도는 IQ 20-35로 약 3-4%이다.처러한 감독하에 간단한 작업수행이 가능하다. 최고도는 IQ20 이하로 약 1-2%에 해당한다. 독립적인 생활이 어렵고 타인의 도움이 필요하다.
- 지적장애아의 가능한 간호진단은 상해의 위험, 자기돌봄의 결핍, 언어적 의사소통의 장애, 사회적 상호작용의 장애, 발달지연의 위험, 비효과적 대처이다.
- 의사소통장애(communication disorder)는 언어장애, 말소리장애(speech sound disorder), 사회적(실용적) 의사소통장애, 아동기 발병 유창성장애(말더듬기)가 포함된다.
- 일반적으로 발달 중인 4세 아동들의 말은 거의 알아들을 수 있는 반면 2세 아동들의 말은 단지 50% 정도만 이해할 수 있다. 적절한 의사소통 및 언어능력을 갖게 되는 4~5세가 되면 장애를 인지할 수 있어서 진단이 가능하다.
- 간호진단은 언어적 의사소통 장애: 말소리장애로 진단을 내린다. 간호수행은 어머니의 부정적 양육태도(화내고, 기다려주지 않고 다그치기)를 즉각 멈춘다.
- 아이의 수행에 대해 격려해 준다.
- 자폐스펙트럼장애(autism-spectrum disorder)의 필수적인 특징은 상호간의 사회적 의사소통과 사회적 상호작용의 지속적인 손상, 제한적이고 반복적인 양식의 행동, 관심 분야 또는 활동이다.
- 장애의 발현 역시 자폐 상태의 심각도, 발달단계, 연령에 따라서 매우 달라서 스펙트럼이라는 용어를 사용한다.
- 자페아의 원인은 확실치 않으나 유전, 염색체 이상, 부모의 고령, 출생 전후의 뇌손상과 저체중, 태아기에 발프로에이트(valproate)의 노출 등 다양한 인자가 원인이 될 수 있다.
- 자폐아의 치료는 특수교육과 행동치료, 언어치료 등을 시행하며 자폐아의 사회적, 언어적 발달을 촉진시키고 부적응 행동(과잉행동, 상동행동, 자해행동, 공격성)을 최소화하는 것을 강조하고 있다. 부모 및 가족지원을 통하여 집에서 부모가 공동치료자로서 치료교육을 실시할 수 있도록 도와준다.
- 자폐아의 약물치료는 특히 공격성, 과잉행동, 주의력결핍, 정서불안, 상동증과 자해행동, 불면증 등에 효과적이다. 약물로는 SSRI계 약물, 기분안정제, 할로페리돌, 리스페리돈, 날트렉손, 중추신경흥분제가 효과가 있는 것으로 보고되고 있다. 미국 FDA(식약청)는 자폐스펙트럼장애와 관련된 과민성 치료를 위한 2가지 약물을 승인하였다. 이것은 리스페리돈(5~16세 아동)과 아리피프라졸(6~17세 아동 · 청소년)이다.
- 자폐아의 간호진단으로는 사회적 상호작용의 장애, 언어적 의사소통의 장애, 영양 불균형 등이 있다.
- 주의력결핍 과잉행동장애(attention-deficit/hyperactivity disorder)는 주의력결핍 또는 과잉행동-충동성이 필수 증상이며 12세 이전에 이러한 증상이 나타나야 한다.
- 주의력결핍 과잉행동장애의 원인은 생물학적인 요인, 유전적인 것과 관련이 많다. 유병율은 아동이 5%, 성인은 2.5%이다.
- 증상이 경하거나 문제가 심각하지 않을 때는 약물치

료 없이 환경조절이나 부모상담, 행동수정 요법 등을 우선적으로 시행한다. 문제가 중한 경우에는 약물치료가 우선적일 수 있다. 가장 효과적인 약물치료는 중추신경자극제로 암페타민(amphetamine), 메칠페니데이트(methylphenidate), 페몰린(pemoline)이 있다.

- 인지행동요법은 구체적인 목표행동에 초점을 맞추어 비체벌적 한계 설정(예 격리나 time-out)과 같은 부정적 강화와 보상이 주어진다. 모델링이나 역할놀이, 행동적 유관 등이 인지행동요법으로 사용되는 구체적인 방법이다.
- 간호사정은 면담과 의학적 검사, 행동평가 척도로 사정한다. 간호진단은 비효과적 역할수행, 만성적 자존감 저하, 사회적 상호작용 장애 등이 있다.
- 운동장애(movement disorders)에는 발달성 협응장애(developmental coordination disorder)와 상동증적 운동장애(stereotypic movemental disorder)와 틱장애(tic disorders)로 분류된다.
- 발달성 협응장애(developmental coordination disorders)는 협응된 운동의 습득과 수행이 개인의 생활연령과 기술습득 및 사용의 기회에 기대되는 수준보다 현저하게 낮아 운동기술 수행의 지연과 부정확성뿐만 아니라 서투른 동작으로 나타난다. 유병률은 5~11세 아동의 5~6%이다. 남성이 여성에 비하여 더 흔하며 남녀의 비율은 2:1 정도이다.
- 상동증적 운동장애(stereotypic movement disorders)는 반복적이고 억제할 수 없는 것처럼 보이고 목적이 없는 것 같은 운동행동을 하며 이러한 반복적인 운동행동이 사회적, 학업적 또는 기타 활동을 방해하고 자해의 원인이 될 수 있다, 유병율은 지적발달장애아의 4~16%가 상동증과 자해를 보인다. 이러한 상동증적 운동은 생후 3년 이내에 시작된다.
- 틱이란 갑작스럽고 빠르며 반복적이고 비율동적인 동작이나 음성증상을 말한다. 뚜렛장애는 여러 가지 운동성 틱과 한 가지 또는 그 이상의 음성 틱이 질병 경과 중 일부 기간동안 나타난다. 1년 이상 지속되며 18세 이전에 발병한다. 뚜렛장애 이외에 지속성(만성) 운동 또는 음성 틱장애가 있다.
- 틱의 유병율은 학령기 아동 1,000명당 3~8명이다. 남성이 여성보다 흔하며 남녀비율은 2:1~4:1 정도이다. 아동기에 흔하며 대부분 일시적으로 나타난다. 틱은 전형적으로 4~6세에 시작되며 증상은 10~12세에 가장 심하며 청소년기에는 약해진다.
- 눈 깜빡임이나 헛기침과 같은 특정한 틱증상이 환자들에게 흔하게 나타난다. 틱은 대개 불수의적인 것으로 경험되지만 자발적으로 억제될 수도 있다. 틱은 단순 틱이나 복합 틱으로 구분되며 단순 틱은 눈 깜박임, 어깨 움츠리기, 팔다리 뻗기가 있다. 단순 음성 틱에는 헛기침하기, 킁킁거리기, 꿀꿀거리기 등이 있고 복합 운동 틱은 대개 머리 돌리기와 어깨 움츠리기가 동시에 나타난다
- 운동장애는 치료로서 지각운동 훈련, 운동기능장애를 위한 신경 생리학적 기법, 수정된 신체교육 등이 포함된다. 상동증적 운동장애에 대한 치료로는 정신사회적 환경을 개선하여 정상활동을 격려하며 자극한다. 틱장애와 뚜렛장애에 대한 치료는 약물치료와 행동치료, 신경수술적 처치로 나눈다. 항도파민 제재인 할로페리돌(haloperidol)과 피모자이드(pimozide)를 많이 사용하며 피모자이드가 더 효과가 있는 것으로 나타났다. 비정형 항정신병 약물로는 클로자핀(clozapine), 리스페리돈(risperidone), 설피라이드(sulpiride)가 있다.
- 간호사정시 뚜렛증후군은 다양한 운동 틱과 음성 틱이 1년 이상 지속되며 운동 틱과 음성 틱이 동시에 또는 각각 나타난다. 증상이 심해지면 사회적, 직업적 적응에 문제가 생길 수 있다. 간호진단은 만성적 자존감 저하를 예로 들 수 있다.
- 특정학습장애는 학습기술을 배우고 사용하는 데 있어서의 어려움과 이러한 어려움에 대한 적절한 개입을 제공함에도 불구하고 증상 중 적어도 한 가지 이상이 최소 6개월 이상 지속되는 장애이다.

- 학습장애는 비교적 정상지능을 가진 아동이 학습과 관련된 기초적 심리과정의 장애로 인하여 학습에 문제를 보이는 것을 의미한다. 즉, 정상적인 지능을 가졌는데도 산술장애, 쓰기장애, 읽기장애가 지능, 연령, 교육에 비해 현저한 능력저하를 보이는 것이다.
- 산술장애는 전체 학습장애의 약 20%를 차지하며 여자아이들에게 더 많다. 이로 인하여 학습장애아는 자존심이 낮고 사회생활에도 어려움이 따른다.
- 치료로는 약물치료 과제훈련 컴퓨터를 사용한 훈련법 책과 테이프, 비디오를 이용한 방법 상담 및 지지가 있으며 중추신경흥분제는 단기간 학업수행 수준의 향상에 긍정적인 효과를 나타낸다. 특히 주의력장애가 공존할 때 효과가 크다.
- 간호과정에서 사정시에는 아이가 보이는 결함이 무엇인지 평가하기 위하여 학습장애와 관련된 신경-생리학적 요인, 인지적 요인, 학업수행 수준, 정서적 문제, 학업적 요인들에 대한 체계적인 평가가 선행되어야 한다.간호진단의 예시로는 자존감 저하로 인한 만성적 자존감 저하로 인한 우울 등을 들 수 있다.
- 아동 정신간호대상자 간호과정 적용에서 아동을 사정할 때는 수용적인 태도와 배려하는 분위기를 만든다. 먼저 정상적인 성장발달에 관하여 잘 알아야 하며, 과거병력 청취, 면담, 행동관찰을 하고 심리검사를 실시한다. 놀이를 통해 아동을 사정하는 것이 효과적이며 위협적이지 않은 환경에서 함께 앉아서 놀이를 병행하며 한다.
- 아동의 간호목표는 구체적이고 발달상 적절한 것이어야 하며, 부모를 참여시켜서 함께 목표를 수립하는 것이 효과적이다.
- 청소년은 부모로부터의 독립, 기존가치관에 대한 도전, 학업성취, 열등감, 미래에 대한 기대, 친구관계, 이성문제 등이 중요한 질문 주제이다. 자살문제와 약물남용에 대하여는 구체적으로 질문한다. 청소년은 의심이 많으므로 신뢰감을 형성하기 위해 부모와 먼저 면담한 후 청소년과 면담한다. 청소년과의 면담내용은 비밀을 유지하도록 한다. 청소년들이 사용하는 용어의 뜻을 잘 알도록 노력한다.
- 청소년에게 내릴 수 있는 간호진단은 자해의 위험, 불안, 비효과적 대처, 영양불균형, 자아 정체감 혼란, 만성적 자존감 저하, 타인에 대한 폭력의 위험 등이다.
- 개인치료에서는 청소년과 신뢰관계를 형성하여 청소년이 변화하고자 하는 동기를 유발시키는 것이 중요하다. 청소년에게 유용한 치료는 인지행동적 치료이다. 청소년에게 집단중재가 효과적이며 청소년은 또래의 의견과 조언을 잘 받아들이는 성향이 있다. 가족치료는 청소년의 개별적인 정서행동보다는 가족 상호작용에 초점을 두어야 한다.

풀어보기

1. 지적장애는 지능지수 IQ가 ( ) 이하를 말한다.
2. 최근에는 지적장애를 판단할 때 IQ보다는 적응지수를 중요시한다. (① 맞다 ② 틀리다)
3. 자폐스펙트럼장애는 완치가 가능하다. (① 맞다 ② 틀리다)
4. ADHD는 약물치료로 암페타민이나 메칠페니데이트를 사용한다. (① 맞다 ② 틀리다)
5. 의사소통장애는 5세가 넘으면 언어장애 전문가에게 치료를 받는 것이 좋다. (① 맞다 ② 틀리다)
6. 특정 학습장애 중 산수 계산하기는 남자에게 많다. (① 맞다 ② 틀리다)
7. 뚜렛장애는 운동 틱과 음성 틱이 동시에 나타나며 18세 이상으로 1년 이상 경과될 때를 말한다. (① 맞다 ② 틀리다)
8. 가벼운 틱은 스트레스를 주지 않고 편안하게 하면 자연적으로 없어질 수도 있다. (① 맞다 ② 틀리다)
9. 아동에게 가장 중요한 치료는 놀이치료이다. (① 맞다 ② 틀리다)
10. 청소년은 개인정신치료보다 집단정신치료가 효과적이다. (① 맞다 ② 틀리다)

정답

1. 70, 2. ①, 3. ②, 4. ①, 5. ①, 6. ②, 7. ①, 8. ①, 9. ①, 10. ①

>> 참고문헌

- 김성재 외 번역(2016). 정신건강간호학 8th eds., 정담미디어, 791-826.
- 도복늠 외(2012). 최신 정신건강간호학 각론 3판, 정담미디어, 282-303.
- 민성길(2015). 최신정신의학 제6판, 일조각, 618-657
- 양수 외 공저(2016). 정신건강간호학 제5판, 현문사.
- 이경희 외(2015). 정신건강간호학 증보판, 퍼시픽 출판사, 663-685.
- 이경희 외(2016). 정신건강 간호학 DSM-5 적용, 정문각. 398-418.
- 이미형 외(2019). 정신건강간호학 제6판. 서울:현문사. 702-709.
- 임숙빈 외 공저(2017). 정신간호총론제 7판 수정판, 수문사, 543-568.
- 홍강의(2005). 소아정신의학, 중앙문화사, 249-261, 334-342.
- American Psychiatric Association(2013). Dignostic and Statistical Manual of Mental Disorders, 5th eds. American Psychiatric Publishing.
- American Psychiatric Association(2000). Dignostic and Statistical Manual of Mental Disorders(4th ed., text revision). American Psychiatric Publishing.
- APA 저, 권준수 외 역 (2023). DSM-5-TR 정신질환의 진단 및 통계편람(제5판 수정판). 서울: 학지사.
- Berglund Melendez, A., Malmsten, M., Einberg, E. L., Clausson, E. K., & Garmy, P. (2020). Supporting students with neurodevelopment disorders in school health care—school nurses' experiences. International journal of environmental research and public health, 17 (16), 5752.
- FitzGerald, E. A., Freeman, M., Rianto, M., & DiRezze, B. (2023). Responses to infectious disease outbreaks in supported living environments for individuals with neurodevelopmental disorders: A scoping review. International Journal of Developmental Disabilities, 69(5), 644-653.
- Hoshino, K. (2023). Problems in the Development of the Sleep-Wake Rhythm Influence Neurodevelopmental Disorders in Children. Diagnostics, 13(11), 1859.
- Simon, J., Hyde, C., Saravanapandian, V., Wilson, R., Distefano, C., Besterman, A., & Jeste, S. (2022). The diagnostic journey of genetically defined neurodevelopmental disorders. Journal of neurodevelopmental disorders, 14(1), 1-10.
- Varcarolis, E.M.(2013). Essentials of Psychiatric Mental Health Nursing 2nd eds., Elsevier Sounders. 500-536.

제 2 절 조현병스펙트럼 및 기타 정신병적장애와 간호

학습목표

- 조현병의 정의를 설명한다.
- 조현병의 발생빈도와 예후를 설명한다.
- 조현병의 관련요인을 설명한다.
- 조현병 스펙트럼 및 기타 정신병적 장애의 행동특성을 설명한다.
- 조현병 환자 및 가족을 대상으로 약물 및 증상관리 교육방법을 설명한다.
- 조현병의 주요 문제중심 간호과정 적용 방법을 설명한다.

주요용어

- 긴장증 catatonia
- 납굴증 waxy flexibility
- 말비빔 word salad
- 망상 delusion
- 무과립구증 agranulocytosis
- 무어증 alogia
- 무의욕증 avolition
- 무쾌감증 anhedonia
- 사고이탈 tangentiality
- 양성증상 positive symptom
- 연상이완 associative looseness
- 와해된 언어 confused language
- 음성증상 negative symptom
- 정동둔마 flat affect
- 지리멸렬 incoherence
- 착각 illusion
- 함구증 mutism
- 환각 hallucination
- 마법적 사고 magical thinking
- 지연성 운동장애 tardive dyskinesia

1. 조현병의 정의

조현병은 정신간호 현장에서 가장 흔하게 접할 수 있는 정신질환이다. 조현병을 이해하려면 우선 아동기자폐증과 소아 조현병에 관하여 선행학습을 하는 것이 필요하며 환자가 정신병적 상태에 있다는 것을 스스로 인식하게 하고 자신에게 나타나는 다양한 정신증상들을 자가관리 할 수 있는 방법을 터득하도록 도와주는 것이 간호의 목표이다.

조현병은 DSM-5-TR에서 조현병스펙트럼 및 기타 정신병적장애로 명명을 하면서 조현병에 다섯 핵심증상 즉, 망상, 환각, 와해된 사고, 와해된 행동, 음성증상 중 하나가 있는 것으로 규정하였다(Box 9-2-1). 본 장에서는 학생들의 조현병에 관한 전반적인 이해를 돕기 위하여 영화 '뷰티풀 마인드'에 나타난 조현병에 관련된 행동특성, 원인, 재발요인, 치료, 가족의 돌봄 등 다양한 영화 속 자료를 예문으로 들면서 기술해 나가고자 한다.

Box 9-2-1 조현병의 핵심증상

- 망상(delusion)
- 환각(hallucination)
- 와해된 사고(언어)
- 극도로 와해된 비정상적 행동(긴장증 포함)
- 음성증상(감퇴된 정서표현, 무의욕증)
- 위 다섯 범주 중 하나 이상 있는 경우

출처: DSM-5-TR, 학지사, 2023.

1) 역사

조현병의 어원은 그리스어로, 정신(phren, mind)과 분열되다(schizo, split)라는 용어가 합성된 것으로 시작이 되었다. 이것은 원래 정신이 분열되고 사고연상의 이완 또는 해리라는 증상을 표현한 말이지만 이로 인해 우리나라에서는 환자들이 '정신분열병'이라고 진단을 받으면 불치병, 난치병으로 간주되어 정신질환자를 격리해야 한다는 근거 없는 편견과 낙인에 시달리게 하는 심각한 사회현상을 낳게 되었다. 이러한 낙인 현상을 해소하기 위해 2011년 '조현병'으로 병명을 수정하기에 이르렀다. 조현(調絃)은 '마음'이 '분열된' 상태를 뇌신경망의 이상에 비유한 것으로 '뇌신경망'을 '현'이라 보고 느슨해진 현을 잘 조율하면 다시 좋은 소리를 내듯이 부조화된 조현병 역시 잘 치료하고 관리하면 정상적 생활이 가능하다는 뜻으로 '조현병'이라 부르게 되었다.

조현병의 역사를 살펴보면, 1800년대 후반 크레펠린(Kraepelin)이 최초로, 인격발달단계 중 비교적 조기에 나타나는 치매와도 같은 병이라는 의미로 '조발성 치매(dementia praecox)'라고 명명하면서 청소년기에 일찍 발병하여 심한 인격의 황폐화를 가져온다고 하였다. 그 후 1900년대 초기로 오면서 브로일러(Bleuler)가 이 병은 치매가 아니라 하나의 독립된 질환이며, 마음이 분열되었다는 의미의 '조현병(schizophrenia)'이라는 용어로 다시 명명하였으며, 프로이트(Sigmund Freud)는 정신병의 기전을 신경증적 장애 이론에 입각해 해석하고자 하였고 융(Jung)은 조현병 환자의 지리멸렬한 언어표현 뒤에 숨겨진 의미에 대해 심리적으로 이해하려고 노력하였다. 슈나이더(Schneider)는 조현병을 망상, 환각 등의 '1급 증상'과 연상의 장애, 정동둔마, 자폐증, 양가감정 등의 '2급 증상'으로 구분하여 설명하였으며, 1급 핵심증상을 여덟 개 영역으로 구분하여 자세하게 설명하였다(표 9-2-1).

표 9-2-1 Schneider의 1급 증상

환각(hallucination)	• 자신의 생각이 목소리로 들리는 현상(thought echo) • 자신에 대해 서로 대화를 나누거나 논쟁을 벌이는 소리(voice arguing or discussing) • 자신에 대해 지속적으로 조언하는 소리(voice commending)
망상(delusion)	• 외부의 힘에 의해 신체적으로 영향을 받는다는 망상(somatic passivity) • 다른 사람이나 외부의 힘이 자신의 생각을 빼앗아가거나, 반대로 자기 생각이 아닌 것을 자신에게 집어넣는다는 망상(thought withdrawl, influnced thought) • 자신의 생각이 널리 전파되어 다른 사람들이 모두 알고 있다는 망상(thought broadcasting) • 정상적으로 지각한 것에 대해 지극히 개인적인 의미를 부여하여 해석하는 망상(delusional perception) • 외부로부터 자신의 의지, 감정, 충동에 영향을 받거나 강요당한다는 기타 모든 망상(delusion of being controlled)

출처: 이경희 외, 정신건강간호학, 423p, 퍼시픽, 2013

2) 임상양상

조현병의 핵심 임상증상은 양성증상과 음성증상으로 구분되는데, 그 내용은 표(9-2-2)와 같다.

Box 9-2-2 영화 Beautiful Mind: 환각

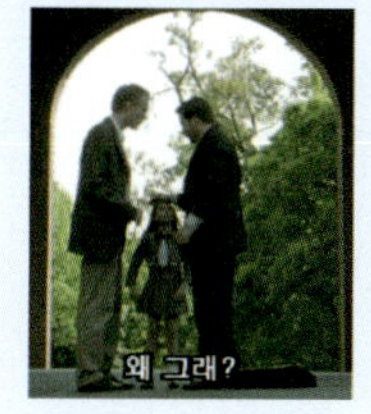

찰스 허스만은 존의 기숙사 룸메이트로 수시로 존의 곁에 나타나지만 현실에서는 존재하지 않는 인물이다. 그리고 찰스의 조카 꼬마 아가씨도 있다. 후에 존이 자신의 환시를 확인할 때 꼬마가 자라지 않음에 비로소 병식이 생긴다.

출처: DSM-5-TR, 학지사, 2023.

3) 조현병의 단계별 경과

(1) 조현병이 발생하기 전 단계

발병이 되기 전 단계로, 병전인격은 사회적으로 대인관계문제, 사회적 위축과 불안정한 언어, 초조한 행동 등을 나타낸다. 대부분의 조현병 환자들은 발병하기 전 인격은 조현성, 조현형 인격을 가지고 있었던 경우가 많다고 한다.

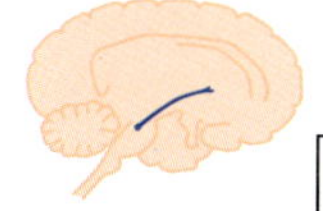
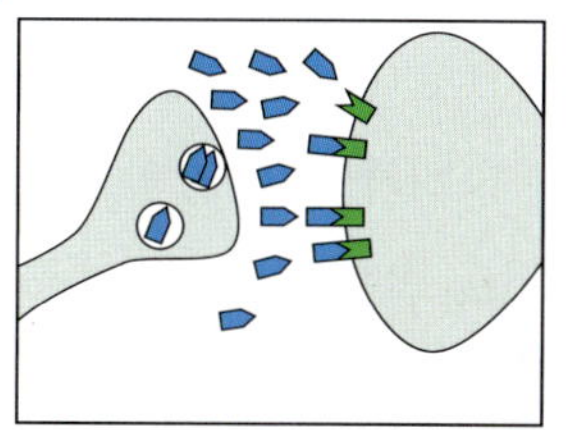
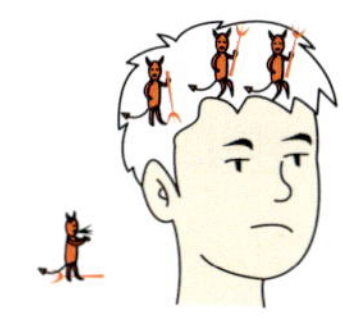

mesolimbic overactivity = 양성증상

그림 9-2-1 양성증상 발생기전

출처: Stahl S M, Essential Psychopharmacology(2000)

표 9-2-2 양성증상과 음성증상

구분		증상
양성증상 (positive symptom)	정신병적 증상	망상과 환각(환청, 환시, 환후, 환미, 환촉)이 대표적인 양성증상 그 외에 와해된 언어, 와해된 행동, 정동 불일치 등
		망상의 종류: 피해망상, 과대망상, 종교망상, 신체망상, 관계망상 조종망상
	와해된 언어	연상이완, 지리멸렬, 말비빔, 우원증, 사고이탈, 음연상, 반향언어, 음송증, 신어조작증, 사고차단, 함구증 등
	와해된 행동	긴장성 혼미, 긴장성 흥분상태, 상동증, 매너리즘, 반향행동증, 자동복종, 거부증 그 외에 불량한 위생과 의복상태, 기이한 외모, 계절에 맞지 않는 복장 사회규범을 깨뜨리는 이상한 행동 등
	정동불일치	말과 표정, 언어와 행동이 서로 일치하지 않는 것 부적절한 정동, 슬픈 맥락의 이야기를 하면서 웃거나 미소 짓는 행동 특별한 이유없이 울거나 우는 행동 등
음성증상 (negative symptom)	증상유형	정서둔마, 실어증, 무의욕증, 무쾌감증, 사회성 결여 등
	최근추세	그동안 양성증상만 더 주목을 받았는데 최근에는 새로운 비정형 항정신병물 개발로 인해 음성증상도 관심을 받고 있는 추세
	음성증상 발생기전	그림 9-2-2 참조

(2) 전구증상이 나타나는 단계

조현병은 발병하기 전 전구증상이 나타나는 경우가 흔한데, 이것은 '평소 상태에서 기능이 조금씩 변화하기 시작하는 시기부터 본격적으로 조현병이 나타나는 시기'를 말한다. 예를 들어, 다른 사람과 상호작용을 줄이고 혼자 있는 시간이 점점 길어지는 경우, 혹은 이인감이나 이상이 없음에도 불구하고 자신의 신체에 관하여 일부 환상지통 같은 것을 호소하는 것 등이 여기에 포함될 수 있다. 조현병의 전구기는 최대 5년까지 가는 경우도 있다. 전구기를 발견할 수 있다면 오히려 장기적 관리를 하기 위하여 중재의 신속한 시작을 가능하게 하는 장점이 될 수 있다.

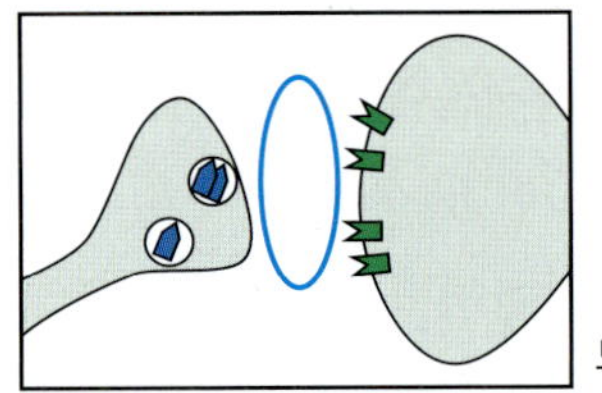

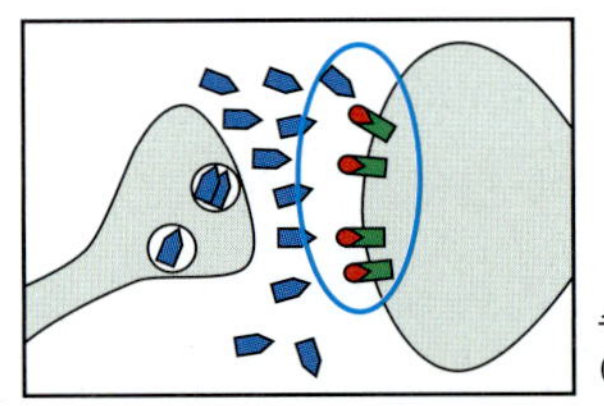

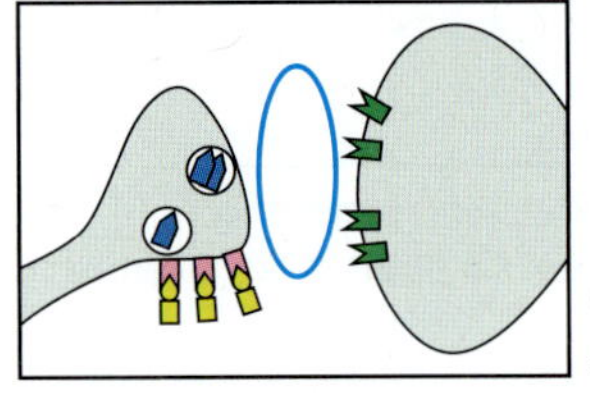

그림 9-2-2 음성증상 발생기전

출처: Stahl S M, Essential Psychopharmacology(2000)

(3) 조현병 증상이 활성화되는 단계

조현병이 본격적으로 활성화되는 시기이다. 여기서 조현병으로 진단되기 위하여 가장 필수적이면서도 핵심적인 증상은 앞에서도 반복되어 설명이 되었지만 망상, 환각, 와해된 언어, 극도로 와해된 혹은 긴장성 행동, 음성증상(줄어든 정서표현 혹은 무욕증) 등이다. 장애가 6개월 이상 지속되는 동안에는 거의 대부분 대인관계적, 학업적, 직업적 기능을 수행할 수가 없게 된다. 조현병

표 9-2-3 조현병 음성증상의 핵심증상

감퇴된 정서표현	말의 속도와 고저, 눈맞춤, 얼굴표정, 손과 머리 얼굴 동작 등의 감소
무의욕증	동기부여 되고 자기주도적이며 목적의식이 있는 활동의 감소

은 청소년기 이전에 발병했을수록 증상이 더 심각하며 유병기간도 길어진다.

(4) 조현병 증상이 남아있는 단계

조현병의 활성기가 지나가고 나면 보통 잔여기가 온다. 이 기간에는 급성증상이 없을 수 있고 있더라도 증상이 명확하지 않을 수 있다. 정서둔마와 역할기능의 장애 같은 음성증상은 남아있는 경우가 흔하다. 조현병 증상의 활성기 사이에 잔여기가 올 수도 있다.

4) 예후

조현병의 유병률은 지역, 인종, 문화와 상관없이 비교적 일정하고 남녀발생율은 거의 비슷하다고 평가되며, 발병률은 인종, 종족, 국가 및 문화, 이민자–비이민자에 따라 다르지만 대략 0.3~0.7%로 보고되고 있으며, 평생유병률은 약 1%이다. 발달 경과는 10대 청소년기에 최초로 발병하기도 하고 남성의 경우 20대 초반–중반, 여성은 20대 후반에 가장 많이 발병한다.

조현병으로 인한 사망률은 5~6% 정도가 자살로 사망하고 약 20%가 1회 이상 자살을 시도하며 더 많은 수가 상당한 자살시도를 하는데 이들 대부분은 죽으라고 하는 환청의 반응으로 나타난다. 조현병의 사회적 후유증을 살펴보면 상당한 사회적, 학업적, 직업적 기능부전으로 이어진다. 인지기술이 충분하다고 해도 교육적 진전과 고용유지가 무의욕증 또는 기타 징후들에 의해 손상이 되기 때문이다. 예후는 여자가 남자보다 더 좋은 편이며 조기에 발병할수록 유병기간이 길어 만성경과를 밟게 되므로 예후가 좋지 않다. 그러므로 조현병은 늦은 나이에 발병할수록, 급성으로 발병할수록 원인이 뚜렷할수록, 병전인격이 양호할수록 예후가 좋다. 또한 양성증상은 치료에 대한 반응률이 높은 데 비해 음성증상은 반응률이 떨어진다. 최근에는 비정형 항정신병 약물의 발달로 음성증상이나 인지기능 저하에 대한 반응도 개선되고 있다.

조현병 환자의 재발에 대해서는 '투약 불이행'을 가장 큰 원인으로 설명하고 있지만, 만성 조현병 환자 어머니를 대상으로 한 질적 연구에서는 가족의 표출감정(expressed emotion)이 조현병 증상에 직접적 원인으로 작용하지는 않더라도 일부 재발요인으로 작용할 수 있으므로, 조현병 환자 재발 예방을 위해 가족의 표출감정 조절이 중요함을 밝혔다. 여기서 표출감정은 가족이 만성 조현병이 있는 가족원에게 가질 수 있는 '적개심, 비난, 감정적 과잉 관여'를 의미한다.

2. 원인

현재로서는 조현병이 단일 원인으로 발생한다고 말할 수 없고 여러 가지 다양한 요인이 복합적으로 작용해 발병한다고 보는 것이 더 타당하다.

1) 생물학적 원인

(1) 유전적 원인

① 가족연구

유전에 관한 정확한 원인을 뒷받침하는 이론은 없지만 단일유전자가 아닌 다유전자 요인에 의한 유전성을 추정하고 있으며, 몇 가지 유전자와 연관이 있는 것 같다는 연구가 발표되고 있다. 그러나 후속연구에서 지속적으로 재확인되는 연구는 현재 없는 실정이다.

② 쌍둥이 연구

쌍둥이 연구에서 일란성 쌍둥이 연구에서 일란성 쌍둥이가 조현병일 때 다른 한쪽도 조현병이 발병할 일치율이(약 40~60%) 이란성 쌍둥이(약 10~15%)의 경우보다 약 4배 정도 높은데 이러한 점이 조현병은 유전성이 있다는 가설을 지지한다.

③ 양자 연구

조현병이 있는 친부모에게서 태어난 자녀가 조현병이 없는 양부모에게 자란 경우, 조현병이 없는 친부모에게서 태어난 자녀가 조현병이 있는 양부모에게서 자란 경우보다 조현병 환자 발생률이 더 높게 나타난다는 점에서, 조현병의 발생원인으로, 생물학적 원인 및 유전성이 있다는 데 의견일치를 보이고 있다.

(2) 신경생화학적 원인

과거에는 조현병의 원인으로 전두엽의 위축과 도파민 과잉분비설을 가장 많이 설명하였으나 현재로서는 한 가지 신경전달물질의 이상이라고 보기 어려우며 도파민, 세로토닌, 글루타메이트, GABA, 노어에피네프린 등 여러 신경전달물질의 상호작용 불균형으로 설명하는 추세이다.

① 도파민

조현병의 원인이 신경전달물질인 도파민의 과도활성화 때문이라고 보는 도파민 가설은, 정형 항정신병 약물의 주요 작용기전이 도파민 수용체 차단과 관련되어 있다는 사실로부터 도출된 가설이다. 이것은 정형 약물 개발 당시에 양성증상에만 효능이 나타난 것에 기인하지만, 이어서 비정형 항정신병 약물이 개발되면서 이러한 가설이 수정되었고, 현재는 조현병의 양성증상은 도파민경로 중 중뇌변연계(mesolimbic) 도파민경로의 과도한 활성과 관계있으며, 음성증상은 중뇌피질(mesocortical) 도파민경로의 활성 저하로 설명이 되고 있다.

중뇌변연계 도파민경로는 기쁨, 정서, 기억, 각성을 담당하는데, 이 경로가 과도하게 활성화되면 환각과 망상 같은 조현병의 양성증상이 나타나는 것이다. 반면에 중뇌피질 도파민경로는 인지, 사회적 행동, 계획, 문제해결, 동기부여, 학습의 강화와 연관이 있으며, 인지적 증상과 정동증상도 연관이 된다. 중뇌피질 도파민경로 활성이 저하되면 조현병의 음성증상이 나타난다. 그 외 흑질선조체(nigrostriatal pathway) 경로는 뇌의 흑질에서 시작되어 기저핵의 선조체에서 끝이 나는데 운동조절 기능과 관련이 있으며, 항정신병 약물을 투여하면 이 경

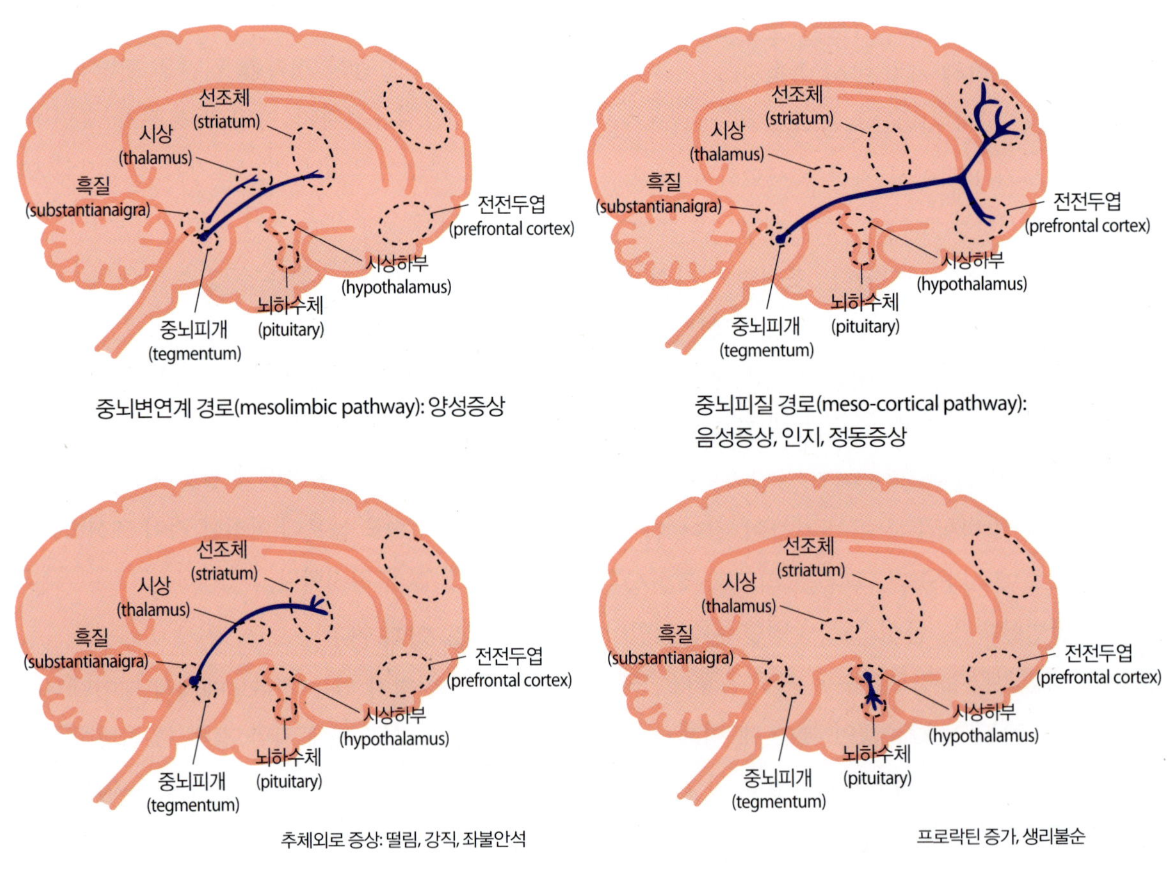

그림 9-2-3 도파민의 4가지 경로

로의 활성도가 저하되어 파킨슨 증상이나 조현병의 불수의적 신경운동 증상들이 나타나는 것과도 연관있다. 결절누두(tuberoinfundibular pathway)경로는 시상하부에서 유래하여 뇌하수체로 투사되는데 여기서는 내분비기능, 소화, 대사, 배고픔, 목마름, 체온조절, 성적 각성과 관련이 있다(그림 9-2-3).

② 세로토닌

세로토닌(serotonin, 5HT)이 조현병의 증상과 관련이 있다는 것은, 역설적으로 세로토닌 수용체 길항작용이 있는 LSD가 정신병적 증상을 유발한다는 점에서 설명이 된다. 세로토닌은 중뇌, 전두엽, 선조체 등에서 도파민 활성을 억제하고, 비정형 항정신병 약물들이 세로토닌 길항제라는 점 등에서 설명이 되고 있다. 비정형 항정신병 약물인 risperidon, clozapine, olanzapine, quetiapine, ziprasidone 등은 정형 약물에서 나타나는 부작용을 개선하여 음성증상 치료에 획기적으로 사용되고 있다.

③ 글루타메이트

글루타메이트(glutamate)는 흥분성 신경전달물질로서 펜사이클리딘(PCP)을 투여받은 정상적인 사람이 조현병과 유사한 증상 즉, 망상, 환청, 위축, 정서둔마, 인지장애 등을 보인 연구에서 착안하여, 글루타메이트와 도파민이 어떤 상호작용을 하는지에 대한 이해를 쉽게 하였다. 즉, 길항제에 의해 글루타메이트수용체가 방해받으면 조현병의 증상을 유발하고 악화시키는 것이다.

④ 노어에피네프린

조현병에서 나타나는 음성증상인 무감동증은 노어에피네프린계가 관여하는 보상체계의 장애로 볼 수 있으며, 혈장, 뇌척수액, 뇌에서 노어에피네프린 활성증가가 보고되고 있다.

(3) 신경해부학적 요인

양전자방출단층촬영술(PET) 결과에서는 조현병 환자들이 지적기능을 수행하는 동안에는 전두엽으로 가는 뇌혈류가 감소되어서 주의력 저하, 계획수립, 의사결정 등의 문제에 영향을 미치는 것으로 추정하고 있다. 또한 측두엽(관자엽)과 해마 근처에 있는 시상(thalamus)의 감각정보 조절 기능과 활동이 감소되어 있다고 하는 소견도 있다. 또한 기저신경절(basal ganglia)은 조현병 환자의 운동과 언어의 이상에 영향을 주는 것으로 생각해 볼 수 있다. 그러나 조현병은 CT검사상, 측뇌실, 제3뇌실이 확장되어 있고, 대뇌피질(전두엽)이 위축되어 있으며, 대뇌반구의 비대칭성, 소뇌 위축, 측두엽 용량 감소, 해마-편도체 부피감소 등 보고되고 있으나 조현병의 원인이라 볼 수 있는 단일한 신경해부학적 이상을 찾기는 어려워 몇 가지 이상의 신경해부구조가 관련된 것으로 추정한다. MRI검사상에서는 조현병 환자의 뇌 크기가 감소되어 있고 뇌강의 크기 감소 가능성이 있다는 것을 보여 주고 있다.

2) 심리학적 원인

과거에는 조현병이 일부는 가족에 의해, 일부는 성격결함에 의해 발생된다고 하는 가족이론이 흔하게 지지되었으나, 현대에 와서는 그것이 가족들로 하여금 조현병 환자 돌봄 부담감에 원인 제공자로서의 죄책감까지 가중시킨다고 하여 거의 수용하지 않고 있다. 그래서 연구자들도 조현병에 대해서 뇌장애 쪽으로 초점을 맞추고 있지만, 그럼에도 불구하고 조현병은 여전히 초기 발달단계에서의 미해결된 과제에 의해 영향을 받고 있고, 초기 단계에서 신뢰감 형성에 실패하였던 아이는 일생동안 갈등으로 고통을 겪고 있기도 하다.

3) 사회 • 문화 • 환경적 요인

사회문화적 요인과 환경적 요인은 조현병 발병을 자극하는 요인이 되며 진단 및 치료, 질병의 경과에 영향을 미친다. 정신분석의 입장, 분석심리학적 입장 등 조현병의 병리를 설명하고 이해하는 데는 타당성이 있지만 그 원인을 밝히기엔 충분하지 않다는 의견이 지배적이다. 또한 모자관계의 결함이 어린이의 성격 발전에 장애를 가져올 수도 있으나 이것이 반드시 조현병으로 발전한다는 확증이 없다. 한편 가족 전체의 상호관계, 특히 표출감정과 같은 가족의 부정적 태도와 의사소통의 장애는 조현병의 원인보다는 조현병 증상을 일으키는 매개 역할 및 재발요인으로 작용한다고 이해하면 되겠다.

3. 관련질환

1) 조현병

(1) 정의

조현병(schizophrenia)은 심한 생물학적 부적응적 반응으로 주요 뇌의 기능인 인지, 지각, 감정, 행동, 사회적 활동이나 대인관계 등의 어려움을 나타내는 정신질환으로 정의된다. 조현병 증상을 설명할 때 단일증상은 거의 없지만 가장 많이 사용하는 진단기준은 2013년에 새로 정립된 DSM-5-TR 기준이다.

(2) 진단기준

DSM-5-TR 진단기준에 의하면, 조현병을 진단할 때 최소 2개의 진단기준 핵심증상들이 1개월 혹은 그 이상의 기간에 걸쳐 있어야만 하며 이들 중 최소한 하나는 망상, 환각, 와해된 언어이어야 한다. 여기서 핵심증상은 망상, 환각, 와해된 언어(예 빈번한 탈선 혹은 지리멸렬), 극도로 와해된 또는 긴장성 행동, 음성증상(예 감퇴된 정서표현 혹은 무의욕증) 등이 포함된다. 다음은 장애의 발병 이래 상당 부분의 시간 동안 일, 대인관계 혹은 자기관리 같은 주요 영역의 한 가지 이상에서 기능 수준이 발병 전 성취된 수준 이하로 현저하게 저하되거나 아동기 또는 청소년기에 발병하는 경우, 기대 수준의 대인관계적 · 학문적 · 직업적 기능을 성취하지 못한다.

장애의 지속적 징후가 최소 6개월 동안 계속된다. 이러한 6개월의 기간은 DSM-5-TR 진단기준 A에 해당하는 증상(예 활성기 증상)이 있는 최소 1개월(성공적으로 치료되면 그 이하)을 포함해야 하고, 전구 증상이나 잔류 증상의 기간을 포함할 수 있다. 이러한 전구기나 잔류기 동안 장애의 징후는 단지 음성증상으로 나타나거나, 진단 기준 A에 열거된 증상의 2가지 이상이 악화된 형태(예 이상한 믿음, 흔치 않은 지각 경험)로 나타날 수 있다.

2) 기타 정신병적장애

(1) 조현형(성격) 장애

조현형 성격장애의 진단기준과 본문은 성격장애 장에서 찾아볼 수 있다. 이 장애는 조현병 스펙트럼의 부분으로 고려되기 때문에, 그리고 ICD-10의 이 부분에는 조현형 장애로 명명되어 이기빼문에 이장에서 나열되며 자세한 사항은 성격장애 장에서 알 수 있다.

(2) 망상장애

① 정의

망상이란 그 어떤 경우에도 수정하지 않는 자신만의 그릇된 믿음을 말하며, 망상장애(delusional disorder)란 DSM-5-TR에 의하면 한 개인의 사고 속에 1개월 이상의 지속기간을 가진 한 가지 이상의 망상이 존재하는 것을 의미하며, 다른 정신질환이 없는 상태에서도 안정적이고 체계화된 그릇된 신념을 가지고 있는 것을 말한다.

② 진단

망상장애는 DSM-5-TR 진단기준에 의하면 1개월 이상의 지속 기간을 가진 한 가지 이상의 망상이 존재하며 이것은 조현병의 진단기준 A에 맞지 않는 것이어야 한다. 망상의 영향이나 파생 결과를 제외하면 기능이 현저하게 손상되지 않고 행동이 명백하게 기이하거나 이상하지 않다. 조증이나 주요우울삽화가 일어나는 경우, 이들은 망상기의 지속 기간에 비해 상대적으로 짧으며, 장애가 물질의 생리적 효과나 다른 의학적 상태로 인한 것이 아니고, 신체이형장애나 강박장애와 같은 다른 정신질환으로 더 잘 설명되지 않는다.

③ 망상유형

망상장애의 망상은 현실에서 일어날 수 있는 상황이며 다양한 개인의 문화와 인종 및 사회적 배경과 관련이 있고 망상장애가 되기 위해서는 아래 나열된 망상의 유형이 한 가지 이상 나타나야 한다.

◎ 색정형

망상의 중심 주제가 또 다른 사람이 자신을 사랑하고 있다는 내용이다. 연예인처럼 유명한 사람들은 흔하게 색정형 망상의 대상이 될 수 있다. 망상은 비밀로 하는 것이 일반적이지만 일부사람들은 망상의 대상을 스토커처럼 따라 다니고 접촉을 시도하기도 하고 자신이 생각하는대로 상대방이 행동해 줄 것을 적극적으로 요청하기도 한다. 상대방이 자기를 좋아하고 있다는 사고에는 자신이 상대방을 좋아하는 생각을 무의식적으로 상대방에게 투사를 했기 때문이다.

◎ 과대형

망상의 중심 주제가 어떤 굉장한 재능이나 통찰력을 갖고 있다거나 어떤 중요한 발견을 하였다는 확신이 드는 내용이지만 확인되지 않은 내용이 대부분이다. 만일 이러한 과대망상이 종교적으로 나타난다면 자신이 신이라고 생각하기도 하고, 일반적으로는 대통령, 왕이라고 생각하는 경우도 있다.

◎ 질투형

망상의 중심 주제가 자신의 배우자나 연인이 외도를 하고 있다는 내용이다. 여기에서도 가장 많이 사용되는 방어기제는 투사라고 할 수 있는데, 사고가 비합리적이나 본인은 자신의 신념을 정당화하기 위해 증거를 찾는 행동을 한다. 가장 흔한 사례가 의처증, 의부증이 있는 배우자인데 이들은 조직적으로 배우자를 의심하고 그 증거를 찾아서 제시하려는 행동을 끊임없이 한다. 망상은 왜곡된 자신의 신념이므로 타인의 논리적인 설득에 의해 절대로 수정되지 않는다.

◎ 피해형

망상의 중심 주제가 자신이 음모, 속임수, 염탐, 추적, 독극물이나 약물 주입, 악의적 비방, 희롱, 장기목표 추구에 대한 방해 등을 악의적으로 당하고 있다는 믿음을 수반한다. 가장 흔한 피해형 망상은 자신이 다른 사람으로부터 추적, 모함, 사기, 감시를 받고 있다는 내용이다. 사법에 호소한 자신의 행동에 대한 결과가 만족스럽게 나오지 않으면 공격적 행동, 파괴적 행동을 하는 단계에 이른다.

◎ 수반형

망상의 중심 주제가 신체적 기능이나 감각을 수반하는 즉, 자신은 의학적으로 어떤 질병상태에 있다고 믿기에 이른다. 예를 들어, 자신의 위가 없다는 생각을 지속적으로 반복적으로 생각한다든가 반대로 자신은 심장이 두 개여서 더 많은 혈액량이 필요하다고 호소할 수 있다.

◎ 혼합형

어느 한 가지 망상적 주제도 두드러지지 않은 경우이다. 망상은 명확하게 나타나지만 어느 형의 망상인지 어떤 내용의 망상인지 뚜렷하게 알 수 없다.

◎ 명시되지 않는 유형

지배적 망상적 믿음이 분명히 결정될 수 없는 경우, 혹은 뚜렷한 피해 혹은 과대 요소가 없는 관계망상 같은 특정 유형에 기술되지 않은 경우 적용된다.

또한 망상장애는 다음의 경우가 명시되어야 한다.

◎ 괴이한 내용 동반형

망상이 자신의 심장을 지난밤에 도둑맞았다는 믿음과 같은, 분명히 타당해 보이지 않고, 이해 불가하며, 보통의 일상 경험에서 유래되지 않으며, 기이한 것으로 표현된다.

Box 9-2-3 영화 Beautiful Mind: 망상과 투사

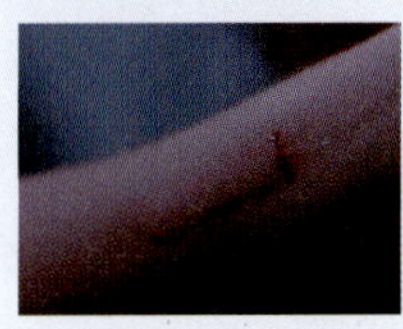

존의 팔에 라듐다이오드 이식을 하는 장면이 나온다. 환상의 인물인 윌리엄 파처는 "걱정마요. 안전해요. 동위원소는 자연붕괴 돼요. 숫자는 시간이 지나면서 바뀝니다. 이것은 비밀문서 우체통 접근 암호요. 박사님은 제가 아는 사람 중에서 암호해독이 가장 뛰어납니다."라고 말하면 존은 "그럼 이제부터 저는 스파이?"라고 말하는 장면이 나오는데 이것은 과대망상과 그렇게 되고 싶은 마음이 스파이로 투사된 모습이라고 할 수 있다.

(3) 단기정신병적장애

단기정신병적장애(brief psychotic disorder)는 갑자기 시작되고 심한 스트레스가 선행된 경우가 있을 수 있으며, 증상은 적어도 하루 이상에서 한 달 정도 나타나고 결국 발병하기 전의 상태로 돌아오는 것을 말한다. 환자는 지리멸렬한 말투, 망상, 환각, 기이한 행동, 지남력 상실 등이 나타난다. DSM-5-TR 기준에 의한 단기정신병적장애의 진단기준은 첫째, 핵심증상 즉, 망상, 환각, 와해된 언어(빈번한 탈선 혹은 지리멸렬), 극도로 와해된 또는 긴장성 행동이 하나이상 존재하고 이들 중 최소한 하나는 망상, 환각, 와해된 언어여야 한다. 둘째, 삽화지속기간이 최소 1일 이상 1개월 이내이며, 결국 병전 수준의 기능으로 완전히 복귀하는 것이 특징이며, 증상은 주요우울장애, 조현병, 긴장증, 물질관련장애에 의한 것이 아니어야 한다.

(4) 조현양상장애

조현양상장애(schizophreniform disorder)는 DSM-5-TR 기준에 의하면, 조현병 증상과 거의 같으며 사회적 기능과 직업적 기능손상이 없다는 점만이 조현병과 다른 점이다. 증상이 단기간 지속되는 것이 특징이므로 상대적으로 조현병보다는 예후가 좋은 편이다. 조현양상장애의 진단기준은 첫째, 1개월의 기간에 망상, 환각, 와해된 언어(빈번한 탈선 혹은 지리멸렬), 극도로 와해된 또는 긴장성 행동, 음성증상(감퇴된 감정표현 혹은 무의욕증)이 상당한 부분의 시간에 존재하고 이들 중 최소한 하나는 망상, 환각, 와해된 언어이어야 한다. 둘째, 장애 삽화가 1개월 이상, 6개월 이내로 지속된다. 진단이 회복까지 기다릴 수 없이 내려져야 할 경우에는 "잠정적"을 붙여 조건부 진단을 내린다. 조현정동장애와 정신병적 양상을 동반한 우울 또는 양극성장애에 의한 증상이 아니어야 한다.

(5) 조현정동장애

조현정동장애(schizoaffective disorder)는 조증이나 우울 같은 정서장애와 관련된 증상과 조현병이 함께 나타나는 경우이다. DSM-5-TR 기준에 의하면, 질환명처럼 조현병의 전형적인 증상과 더불어 주요기분장애가 함께 나타나는 것을 조현정동장애라고 하며, 이것은 우울, 조증, 혼합형 중 하나 이상이 연속적으로 조현병 증상인 환각, 와해된 언어나 행동, 강직증 등의 양성증상과 무감동, 무언증, 무의욕 등의 음성증상 중 2개 이상 증상이 일부 기간동안 동반되는 것을 말한다. 조현정동장애는 첫째, 조현병의 연속기간 동안 조현병의 DSM-5-TR 진단기준 A와 동시에 주요기분장애(주요우울 또는 조증) 삽화가 있다. 둘째, 평생의 유병기간 동안 주요기분 삽화 없이 존재하는 2주 이상의 망상이나 환각이 있다. 셋째, 주요기분삽화의 기준에 맞는 증상이 병의 활성기 및 잔류기 부분의 정체 지속기간의 대부분 동안 존재한다. 양극형과 우울형 중 하나를 명시하여야 한다.

(6) 물질/약물치료로 유발된 정신병적장애

물질투여나 약물치료 후 유발된 정신병적장애(substance/medication-induced psychotic disorder)는 DSM-5-TR 기준에 의하면, 망상이나 환각 중 하나 이상이 존재하고 병력 신체검진이나 검사소견 둘다에 증거가 있다. 진단기준 핵심증상이 물질 중독이나 물질금단 동안이나 직후에 혹은 치료약물 노출 후에 발생한다. 수반된 물질이 진단기준 핵심증상을 일으킬만한 능력이 있다. 장애가 반드시 물질로 유발된 것으로 설명되어야 하며, 정신병적 장애로 유발된 것으로 설명되어서는 안 된다.

(7) 다른 의학적 상태로 인한 정신병적장애

다른 의학적 상태로 인한 정신병적장애(psychotic disorder due to another medical condition)는 DSM-5-TR 기준에 의하면, 첫째, 뚜렷한 환각 혹은 망상이 있으며, 장애가 다른 의학적 상태의 직접적인 병태생리학적 결과라는 증거가 병력, 신체검진 또는 검사소견에 있다. 둘째, 다른 정신질환으로 더 잘 설명되지 않으며 장애가 섬망 경과 중에만 발생되지는 않는다. 셋째, 장애가 사회적, 직업적 또는 다른 중요한 기능 영역에서 임상적으로 현저한 고통이나 손상을 초래한다. APA(미국정신의학협회)에 의하면 정신병적 증상을 일으키는 의학적 상태는 뇌혈관질환, 중추신경계 감염과 외상, 편두통, 갑상선 질환, 대사장애, 난청, 체액과 수분의 불균형 간질환, 급성 간헐포피린증, 헌팅톤병, 측두엽 간질, 부신피질 신생물, 수두증, 신장질환, 전신 홍반 루푸스, 비타민 B12 결핍증 등이 있다.

(8) 긴장증

긴장증(catatonia)은 DSM-5-TR(권준수 역, 2023) 기준에 의하면 혼미, 강경증, 납굴증, 함구증, 거부증, 자세유지증, 매너리즘, 상동증, 초조, 외부자극에 의해 영향을 받지 않음, 찡그림, 반향언어증, 반향 동작증 등의 증상 중 3가지 이상이 임상양 상에서 뚜렷한 경우를 말한다.

(9) 다른 질환과 연관된 긴장증

다음 중 세 가지 혹은 그 이상이 임상양상에서 뚜렷하며, 혼미(정신운동 활동이 없음), 강경증, 납굴증, 함구증, 거부증, 자세유지증, 매너리즘, 상동증, 초조(외부자극에 영향을 받지 않음), 찡그림, 반향언어증, 반향동작증 등이 포함된다.

(10) 다른 의학적 상태로 인한 긴장성 장애

다른 의학적 상태로 인한 긴장성 장애(catatonic disorder due to another medical condition)는 다음의 다섯 가지 경우에 나타난다. 첫째, 임상양상은 혼미, 강경증, 납굴증, 함구증, 거부증, 자세 유지증, 매너리즘, 상동증, 초조, 찡그림, 반향언어증, 반향동작증과 같은 증상 중 세가지 이상이 나타난다. 둘째, 병력, 신체 검진 또는 검사소견에 장애가 다른 의학적 상태의 직접적인 병태생리학적 결과라는 증거가 있고 셋째, 장애가 다른 정신질환(예 조증삽화)으로 더 잘 설명되지 않으며 넷째, 장애가 섬망 경과 중에만 발생되지는 않으며 마지막으로, 장애가 사회적, 직업적 또는 다른 중요한 기능 영역에서 임상적으로 현저한 교통이나 손상을 초래한다.

(11) 명시되지 않은 긴장증

명시되지 않은 긴장증(unspecified catatonia)은 긴장증의 특징적인 증상들이 사회적, 직업적 또는 다른 중요한 기능 영역에서 임상적으로 현저한 고통이나 손상을 일으키지만, 기저 정신질환이나 기타 의학적 상태의 본성이 불확실하거나, 긴장증의 완전한 기준을 만족하지 않거나, 혹은 좀 더 특정한 진단을 내리기에 정보가 불충분한(예 응급실 상황) 발현 징후들에 적용된다.

(12) 달리 명시된 조현병스펙트럼 및 기타 정신병적장애

달리 명시된 조현병스펙트럼 및 기타 정신병적 장애는 지속적 환청이 다른 특징들 없이 나타나며, 상당한 중복 기분삽화를 동반한 망상이 나타난다. 또한 악화된 정신병 증후군이 나타나며 망상장애가 있는 사람과 동거하는 경우에 함께 거주하는 사람에게도 망상 증상이 동반되어 나타난다.

(13) 명시되지 않는 조현병스펙트럼 및 기타 정신병적 장애

명시되지 않는 조현병스펙트럼 및 기타 정신병적장애(other specified schizophrenia spectrum and other psychotic disorder)는 사회적, 직업적 또는 다른 중요한 기능 영역에서 임상적으로 현저한 고통이나 손상을 일으키는 조현병스펙트럼 및 기타 정신병적장애의 특징적인 증상들이 두드러지지만, 조현병스펙트럼 및 기타 정신병적장애의 진단 부류에 속한 장애 중 어느 것에도 완전한 기준을 만족하지 않는 발현 징후들에 적용된다. 명시되지 않는 조현병스펙트럼 및 기타 정신병적장애 범주는 기준이 특정 조현병스펙트럼 및 기타 정신병적장애의 기준에 맞지 않은 이유를 명시할 수 없다고 임상의가 선택한 상황들에서 사용되며, 좀 더 특정한 진단을 내리기에는 정보가 불충분한(예 응급실 상황) 발현 징후들을 포함한다.

4. 간호과정

1) 간호사정

간호과정은 대상자의 실재적, 잠재적 건강상태를 파악하는 정확한 자료와 의미 있는 자료를 조직하는 체계적이고 광범위한 과정이다. 사정하는 과정에서 신체적, 정서적, 지적, 사회적, 영적 측면을 모두 고려해야 한다. 특히 대상자들이 정신과환자들이 대부분이므로 임상병리검사, 정신상태검사, 심리검사, 사회문화적, 영적 사정 등을 모두 실시한다.

(1) 주관적 사정

대상자의 언어적, 비언어적 요구를 확인한다. 간호문제기록에서 대상자의 언어적 표현을 대화체 그대로 기록한다. 아래 예문에서 환시를 호소하는 조현병 환자 앞에 실제로는 아무도 없다.

예 S: "제 앞에서 웬 남자가 왔다 갔다 하여 숨쉬기가 답답해요. 제발 약 좀 주세요."

예 S: "저기요 뒤에서 누가 자꾸 저보고 죽으라고 해요"

(2) 객관적 사정

대상자가 가진 간호 문제를 정확하게 파악하기 위하여 다양한 검사와 사정으로 의미 있는 자료를 수집하는 단계이다. 이 단계에서는 객관적 자료를 확보해야 하므로 간호사 자신의 주관적 생각이나 의견이 반영되어서는 안 된다. 사실 그대로를 기술하고 관련 근거를 제시하여야 한다. 간호사는 현재문제가 신체적 증상에 초점이 있다면 그 근원이 신체적인 것인지 심리적 것인지를 살펴보아야 한다. 그 이유는 우울하고 불안한 환자들은 자신의 불안과 우울의 근원을 신체적인 것에서 찾으려 하기때문에 보통 내과영역에서 처음으로 발견되는 경우도 많기 때문이다.

① 신체생물학적 영역

◎ 신체검진 및 기능검사

시진, 촉진, 타진, 후진, 청진 등 오감을 이용하여 신체상의 문제 여부를 확인한다. 각종 병리검사(소변검사, 혈액검사), X-ray, CT, MRI, PET, EEG, EKG 등 신체의 기능상태를 검사한다. 그 외 다른 신체적 기능과 관련된 정보는 가족면담 시 가족으로부터 얻을 수 있다.

◎ 수분불균형 사정

수분 불균형의 문제는 정신과 환자들에게서 심각한 상태를 유발할 수 있으므로 적절한 수분 섭취를 교육하는 것이 필요하다. 환자들이 과도하게 물을 마시면 지남력이 상실되고 의식이 혼미해지며 초조해할 수 있다.

◎ 약물학적 사정

투약이 시작된 후에는 투약과 관련된 부작용을 사정할 수 있어야 한다. 예를 들면, 양성증상치료를 목적으로 정형 약물 haloperidol 약물을 투여할 때는 항정신병 효과는 좋지만, 추체외로(EPS) 부작용이 심하다는 사실을 인지하고 있어야 한다. 또한 '추체외로 부작용'에 대한 길항제로 어떤 약이 사용되며 그 약물의 작용과 부작용도 알고 있는 것이 좋다. 또한 정형 약물은 양성증상에는 효과가 좋지만 음성증상에는 효과가 없으며, 비정형 약물은 양성증상과 음성증상 모두에게 효과가 있다는 사실을 알아야 한다(표 9-2-4).

항정신병 약물의 대사는 주로 간에서 이루어진다. 지용성이던 대부분의 약물은 수용성으로 바뀌어 신장을 통해 체외로 배설되며 항정신병 약물의 반감기는 대부분 24시간 혹은 그 이상이다. 항정신병 약물을 복용하기 시작하면 효과가 나타나는 시간은 비교적 장기간이 걸릴 수도 있고 반대로 항정신병 약물을 중단했다고 해서 다음날 바로 효과가 없어지는 것도 아니다. 항정신병 약물을 선택할 때 주의 깊은 약물역가 관찰이 필요하다. 그 이유는 예를 들어, chlorpromazine 100mg은 haloperidol 2mg과 효과가 동일하다고 한다면, 용량이 적은 약물인 haloperidol이 역가가 더 높다. 역가가 중요한 이유는, 두 가지 약물을 비슷한 용량을 투여하면 절대 안 되기 때문이다.

항정신병 약물은 조현병 및 다른 정신장애 치료약물로도 사용된다. 양극성 조증에는 올란자핀(zyprexa), 아리피프라좀(abilify), 클로르프로마진(chlorpromazine), 쿠에티아핀(seroquel), 리스페리돈(risperdal), 아세나핀(saphris), 지프라시돈(geodone) 등의 약물이 치료약으로 사용되고, 진통제로 클로르프로마진(chlorpromazine), 플루페나진(flupenazine), 올란자핀(zyprexa), 지프라시돈(geodone) 등이 사용된다.

전형적인 항정신병 약물은 대다수의 환자들을 위한

표 9-2-4 항정신병 약물 일일용량 및 부작용

구분	일반명(상품명)	일일용량(mg)	부작용					기타 작용
			EPS	진정	항콜린성	체중증가	기립성저혈압	
비정형 약물(atypical drugs)	clozapine(Clozaril)	300~900	1	5	5	5	4	
	olanzapine(Zyprexa)	5~20	1	3	2	5	2	양극성조증, 진통제
	asenapine(Saphris)	10~20	1	3	1	4	3	양극성조증
	quetiapine(Seroquel)	300~400	1	3	1	4	3	양극성조증
	risperidone(Risperdal)	4~8	1	2	1	4	3	양극성조증
	aripiprazole(Abilify)	10~30	1	2	1	2	3	양극성조증
	iloperidone(Fanapt)	12~24	1	3	2	3	3	
	lurasidone(Latuda)	40~80	1	3	1	3	3	
	paliperidone(Invega)	6~12	1	2	1	2	3	
	ziprasidone(Geodon)	40~160	1	3	1	2	2	양극성조증, 진통제
정형 약물(typical drugs)	chlorpromazine(Thorazine)	40~400	3	4	3	+	4	양극성조증,진통제
	flupenazine(Prolixin)	25~10	5	2	2		2	진통제
	haloperidol(Haldol)	1~100	5	2	2		2	뚜렛장애
	thioridazine(Mellaril)	150~800	2	4	4	+	4	
	perphenazine(Trilafon)	12~64	4	2	2	+	2	
	pimoz(Orap)	1~10	4	2	3	+	2	뚜렛장애
	치오칙센(Navane)	6~30	4	2	2	+	2	
	trifluoperazine(Stelazine)	4~40	4	2	2	+	2	
	loxapine(Loxitane)	20~250	3	2	2	+	2	
	프로클로르페라진	15~150	3	2	2	+	2	진통제

12345: 숫자가 높을수록 부작용이 높음을 의미함(김성재 외, 2016) 참조
+: 체중증가가 있으나 발생률은 알려지지 않음

몇 가지의 증상 완화에 기여를 해왔지만 다른 측면으로는 효과가 없거나 부작용을 유발하여 모든 조현병 증상에 적용하기에는 무리가 있다. 특히 clozapine은 비정형 정신 약물로 처음 개발된 것이지만 무과립구증을 일으킬 가능성이 있어 항정신병 약물시험에 치료저항이 있는 환자들에게만 적용하여 2차약으로 적용하여 치료해왔다.

다른 비정형 항정신병 약물인 리스페리돈, 올란자핀, 퀘티아핀, 지프라시돈, 아리피프라졸, 클로자핀 등은 전형적인 항정신병 약물에 비해 부작용이 덜하기 때문에 이러한 약들은 1차 항정신병 약물로 많이 사용되고 있다.

작용을 살펴보면, 제1세대 정형 약물은 시상하부, 변연계, 기저핵, 뇌간, 연수에서 시냅스 후 도파민수용체를 차단하는 것이 주요 약리기전이다. 시냅스에서 신경자극의 도파민 매개 전달을 억제하는 것과 관련이 있다. 이에 비하여 제2세대 비정형 약물은 정형 약물보다 더 약한 도파민수용체 길항제이나 세로토닌, 2A형(5HT2A) 수용체에 더욱 강한 길항제로, 히스타민성, 콜린성, 아드레날린성 수용체의 기능을 방해한다. 또한 정형 약물은 도파민 중뇌변연계 신경전달회로와 연관이 있어 양성증상 조절에 효과가 있으며 비정형 약물은 중뇌피질 도파민경로와 연관이 있어 양성증상, 음성증상 모두 조절이 가능하다.

항정신병 약물의 부작용 증상은 아래 표 9-2-5과 같다.

◎ 주의사항

고혈압 환자가 평생 항고혈압제를 복용해야 하듯이 항정신병 약물도 만성 조현병 환자가 평생 친구처럼 옆

표 9-2-5 항정신병 약물 일일용량 및 부작용

구분	부작용 증상
심혈관계 부작용	• 저 역가 약물 clozapine과 quetiapine 등의 약물에서 어지럼증, 기립성 저혈압 빈맥 등이 나타날 수 있음
항콜린성 부작용	• 아세틸콜린의 기능 차단으로 의해 나타나는 항정신병 약물 부작용: 구강건조, 흐린 시야, 변비, 느린 위장관계 활동, 빈뇨 등 • 기타: 요정체, 빈뇨, 소변장애, 질건조, 안구건조증, 비충혈, 혼동, 기억력 감소
체중증가	• 여성 환자들에게 가장 예민한 부분이 체중증가 발생유무(olanzapine, clozapine) • 체중증가는 심혈관계 질환이나 뇌혈관 질환에 노출되기가 쉬우므로 주의하여야 함
무과립구증	• 혈액검사상 백혈구수치가 떨어지는 급성염증반응. 항정신병 약물을 복용하고 있는 환자에게서는 인후염과 체온증가 현상이 나타나는지 확인하여야 함 • 혈액검사도 정규적으로 시행하여야 함. 치료하지 않으면 치명적일 수 있기 때문. • 무과립구증이 나타날 확률이 가장 높은 약물: clozapine • 약물복용을 하지 않더라도 추후 한 달간은 혈액검사를 실시하여야 함
신경이완제 악성증후군	• 가장 심각한 부작용. 근육강직과 고열이 주증상이며 자율신경계 부작용으로 혈압이 불안정하거나, 발한, 빈맥, 의식수준의 변화 등이 나타남. 신경이완제 악성증후군이 나타나는 데는 반드시 항정신병 약물을 과량 복용해서 나타나는 것은 아니기 때문에 주의 깊게 살펴봐야 함. • 고역가약물은 항상 대상자의 체온을 자주 측정하고 의심되는 증상이 나타난다면 즉각 투약을 중단하고 수액공급과 체온하강을 유도하기 위한 간호중재를 실시하여야 함
광과민성	• 광선에 대한 과민반응은 저 역가 약물 복용 시에 자주 발생. 고용량을 복용한다면 눈의 망막 같은 곳에 색소성 망막염 등이 나타날 수도 있음 • Thioridazine은 하루 최대용량을 800mg 이하로 투여하는 것이 좋음 • 광선이 있는 외부활동을 나가야 할 경우에는 반드시 선크림을 바르고 창이 큰 모자, 선글라스를 착용하여야 함 • 항정신병 약물은 경련역치를 낮출 수 있으므로 즉, 적은 용량에서도 경련이 발생할 수 있으므로 약물을 복용하기 전 환자가 간질을 앓은 병력이 있는지 살펴보아야 함
추체외로 부작용	• 과거 haloperidol, flufenazine과 같은 정형 항정신병 약물을 투여할 경우에 환자에게서 추체외로(EPS) 부작용이 많이 나타났다. 추체외로 부작용이 나타났을 때는 길항제로 벤조트로핀계 약물(cogentin)을 사용 • 비정형 약물을 투여하면 추체외로증상은 감소 • 선택적으로 양성증상만 치료하고자 할 때는 정형 약물이 더 투여될 가능성이 높으므로 간호사는 환자의 추체외로 부작용이 나타나는지 환자의 상태를 잘 관찰하여야 함. ■ **근긴장이상증** • 근긴장이상증(dystonia)은 갑자기 간헐적으로 근육긴장도가 증가하는 현상 • 예를 들면 환자의 혀가 단단해진다고 하거나 목이 옆으로 돌아가거나 팔다리가 앞뒤로 뒤틀리는 현상이 나타나는 것 • 안구운동발작, 연하곤란, 천식, 폐기종, 호흡곤란 등이 나타날 수 있으므로 간호사는 항정신병 약물을 복용중인 환자를 주의 깊게 관찰하여야 함 ■ **정좌불능증** • 정좌불능증(akathisia)은 한 가지 자세로 가만히 있지 못하는 현상 • 병실복도를 왔다갔다하거나 다리를 반복적으로 흔들기도 함 • 이런 환자에게 항정신병 약물을 복용하며 더 악화될 수 있음 • 간호사는 온정적, 수용적인 자세로 지지적인 간호중재를 하여야 함 ■ **파킨슨증후군** • 파킨슨병(Parkinsonism)은 도파민계 세포가 파괴되어 나타나는 것이지만 항정신병 약물을 복용하는 환자는 약물의 작용으로 도파민 활동이 차단되어 파킨슨증후군과 유사한 증상이 나타나는 것이므로 가성파킨슨증후군이라고 한다.
지연성 운동장애	• 항정신병 약물을 오랜 기간 투여하는 환자에게서 최대 20% 정도로 나타날 수 있음 • 지연성 운동장애(tardive dyskinesia)의 가장 큰 단점은 비가역적이어서 환자의 학업적, 직업적, 사회적 기능을 수행하는 데 장애를 줄 수 있다는 점 • 두 눈을 반복해서 깜박거리기, 볼 부풀리기, 입맛을 반복적으로 다시기, 얼굴을 찡그리기 얼굴을 좌우로 흔들기, 입주변의 불수의적 운동 등이 지연성 운동장애에 포함 • 간호사는 환자에게 초기의 경미한 증상이 나타나면 즉시 알려 줄 것을 교육 • 가능한 비정형 약물을 투여하여 부작용이 나타나지 않도록 예방하는 것이 중요

에 두고 복용해야 하는 약이다. 조현병 환자가 재발하는 가장 큰 원인이 환자 스스로 약물복용을 제대로 하지 않아서이므로, 간호사는 환자의 유병기간을 줄이고 환자의 고통을 감소시키기 위하여 환자에게 약물을 제대로 복용하게 교육하고 부작용 발현을 관찰하여 신속하게 문제해결을 도와야 한다.

Box 9-2-4 영화 Beautiful Mind: 약물부작용

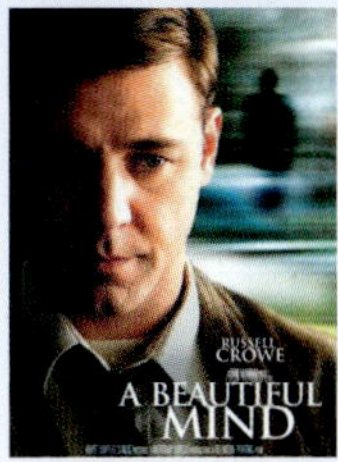

영화 장면 중, 존 내쉬 박사가 약물치료를 받으면서 부작용으로 성기능장애가 왔음을 암시하는 장면이 나오는데, 그의 아내는 존이 아무런 반응이 없자 화를 못 이겨 부엌으로 나가 유리컵을 싱크대 쪽으로 집어던진다. 만성 조현병 환자의 아내로 살아간다는 것은 너무 고통스럽고 남들은 도저히 이해할 수 없는 큰 스트레스와 부담감이 되는 것이다.

② 정신 · 심리학적 검사

◎ 정신상태검사

- **정신발달**: 영아기에는 임신 시점에서의 가정환경, 출산시 외상 유무, 부모가 원한 임신인지, 신생아의 성을 부모가 만족스러워 했는지, 옹알이, 목 가누기, 뒤집기 등을 잘했는지 사정한다. 소아기에는 몽유병, 편식, 말더듬, 잠꼬대, 공포증, 손가락 물어뜯기 등의 경험유무 등을 확인한다. 사춘기에는 자기주체성을 추구하는 시기이므로 다른 또래 청소년과의 대인관계, 이상형이나 반항심 등이 중요한 문제가 될 수 있으므로 사춘기적 신체발달과 정신적 변화에 본인과 가족의 대처방식 등을 확인한다. 성인기에는 대학생활, 군대생활, 연애경험, 결혼생활, 자녀출산 및 양육, 직업적 생활, 사회적응 등에 관한 문제를 사정하고 마지막으로 노년기에는 외로움, 빈둥지 증후군, 초조, 우울, 상실감(경제적, 신체적, 대인관계), 자식과의 갈등 등을 사정한다.
- **전반적 외모**: 전반적 모습, 발달단계와 외모가 어울리는지, 얼굴표정, 손발운동, 위생상태 및 자가간호 능력 정도 등을 확인한다.
- **표정과 행동**: 괴이한 행동, 폭력행동, 퇴행, 행동지연, 특이한 반복행동 유무, 자세의 이상유무, 주위에 관심이 있는지, 의료진에 대한 태도, 파괴적 혹은 과다행동이 관찰되는지 등에 대해 알아야 한다.
- **언어와 사고과정**: 자세가 구부러져 있는지, 시선, 얼굴표정 등이 특별히 다른 점이 있는지 등을 사정한다. 또한 언어유출이 잘되는지, 발음이 잘 되는지, 음의 고저가 적절한지, 사고지연, 사고비약 유무 등을 사정한다.
- **사고내용**: 이야기의 내용이 일관성이 있는지, 사고단절, 보속증, 신어 조작증, 반향언어, 단어나열, 망상, 과대사고 등이 있는지 살핀다.
- **감각지각상태**: 환청, 환시, 환촉, 환후, 환미 및 착각 유무 등을 관찰한다.
- **의식상태**: 의식의 상태, 주의력, 집중력 등을 관찰한다.
- **지남력**: 사람, 시간, 장소에 대한 지남력 상태를 확인한다.
- **기억력**: 기억의 등록, 보유, 회상에 대해 사정하고 단기기억상실, 해리성 기억상실, 작화증 유무를 살피며, 숫자를 따라하게 하거나 거꾸로 세게 하여 기억검사를 한다.
- **지식과 지능**: 간단한 수치의 계산력부터 확인한다.
- **판단력과 병식**: 판단력 결손은 환자의 행동을 보고 유추가 가능하다. 예를 들어, 무더운 여름 밍크코트를 입는다든지(체온조절중추인 시상하부의 손상으로 나타날 수 있음), 조현병은 정신증으로 병식이 없는 경우가 거의 대부분이지만 조현병스펙트럼 상태에 따라 다를 수 있다.

◎ 심리검사

심리검사는 환자의 환경과 인지적, 정서적으로 상호작용하는 최근의 인지, 성격 또는 정신병리적 요소까지 측정할 수 있다. 정신과에서 주로 사용되는 심리검사는 웩슬러검사, 아동용 코데-비네 검사 등의 지능검사, 벤드게슈탈트 검사, 그람켄들 검사, 웩슬러 기억척도 등의 기질적 장애검사와 MMPI 등의 성격검사 등이 있다. MMPI는 타당도척도, 허구척도, 신뢰성 교정척도가 있으며 이들은 검사태도의 측정과 성격특성의 추리를 가능하게 해 준다. 임상척도는 건강염려증 척도(Hs), 우울증 척도(D), 전환장애 척도(Hy), 정신병질적 성격척도(Pd), 남성여성척도(Mf), 편집성 척도(Pa), 정신쇄약척도(Pt), 조현병척도(Sc), 경조증척도(Ma) 및 사회적 내향성척도(Si)가 있고, 이 검사는 진단과 관계없이 행동과 성격 특성을 알아보기 위한 척도이다.

③ 사회 · 문화적 영역

가족 중에 조현병 병력이 있는지 탐색하고 지역사회 지지망 상태도 확인한다. 또한 내외적 환경적 스트레스원 유무와 평상시 스트레스에 대처하는 기술력을 확인한다. 그리고 개인, 가족뿐만 아니라 환자가 처해있는 다양한 문화적 배경을 사정하는 것도 중요하며 직업적 유지 경력의 유무와 유지기간도 사정한다.

④ 지연성 운동장애

항정신병 약물을 오랜 기간 투여하는 환자에게서 최대 20% 정도로 나타날 수 있다. 지연성 운동장애(tardive dyskinesia)의 가장 큰 단점은 비가역적이어서 환자의 학업적, 직업적, 사회적 기능을 수행하는 데 장애를 줄 수 있다는 점이다. 두 눈을 반복해서 깜박거리기, 볼 부풀리기, 입맛을 반복적으로 다시기, 얼굴을 찡그리기 얼굴을 좌우로 흔들기, 입 주변의 불수의적 운동 등이 지연성 운동장애에 포함된다. 간호사는 환자에게 초기의 경미한 증상이 나타나면 즉시 알려 줄 것을 교육하여야 한다. 가능한 비정형 약물을 투여하여 부작용이 나타나지 않도록 예방하는 것이 중요하다.

2) 간호진단

(1) NANDA-I 간호진단

조현병 대상자에게 내릴 수 있는 가능한 간호진단을 신체기능, 정신심리, 대인관계, 일상생활 수행 관련 측면에서 분류할 수 있다.

① 신체기능 관련 간호진단

- 수면양상장애
- 영양 불균형
- 체액 과다
- 성기능장애
- 변비(constipation) : 항콜린성 약물 투여 시

② 정신기능 관련 간호진단

- 언어적 의사소통장애
- 자주적 의사결정 장애
- 상황적 자존감저하
- 자아정체감 혼란
- 자신에 대한 폭력의 위험
- 타인에 대한 폭력의 위험
- 비효과적 대처
- 지식 부족

③ 대인관계 관련 간호진단

- 사회적 상호작용장애
- 비효과적 역할수행
- 가족과정 기능장애

④ 일상생활수행 관련 간호진단

- 자기돌봄 결핍: 목욕, 옷입기, 음식섭취, 용변
- 비효과적인 건강관리
- 비활동적 생활양식

(2) 조현병스펙트럼 및 기타 정신병의 장애의 의학적 진단명(DSM-5-TR)

- 조현병
- 망상장애
- 단기정신병적장애
- 조현양상장애
- 조현정동장애
- 물질/약물치료로 유발된 정신병적장애
- 다른 의학적 상태로 인한 정신병적장애
- 긴장증
- 다른 정신질환과 연관된 긴장증

- 다른 의학적 상태로 인한 긴장성장애
- 명시되지 않는 긴장증
- 달리 명시된 조현병스펙트럼 및 기타 정신병적 장애
- 명시되지 않는 조현병스펙트럼 및 기타 정신병적 장애

3) 간호계획

(1) 간호목표

간호의 목표는 궁극적으로, 간호 진단에서 내려진 진단, 즉 간호사가 해결해 주어야 할 간호 문제가 해결되는 것으로 초점을 맞추는 것이 좋다. 이러한 간호목표가 달성되기 위해서는 단기목표, 장기목표 개념이 필요하다. 장기목표는 퇴원 시점에서 대상자의 문제가 해결되는 것을 의미한다. 단기목표는 간호수행 기간이 경과함에 따라 단계적으로 간호문제가 조금씩 해결되어가는 과정이며, 단기목표가 모두 성공적으로 해결되는 시점에서는 장기목표가 자동적으로 해결되어 있게 된다.

(2) 간호계획

간호목표의 초점이 간호 문제에 맞추어져 있었다면, 간호계획은 원인에 맞춰지는 것이 좋다. 그 이유는 문제의 원인이 해결된다면 문제도 어느 정도는 해결될 것이기 때문이다. 간호사는 간호의 구체성을 위하여 포괄적인 간호계획의 개념과 구체적인 간호 지시의 개념을 이해하여야 한다.

① 간호계획

간호계획은 간호문제보다 원인에 초점이 있으므로 간호사가 수행할 수 있는 내용을 간호계획으로 수립하여야 한다. 그러므로 애초에 간호진단을 수립할 때 문제의 원인에 간호사가 수행 가능한 현실적인 내용을 기술하는 것이 필요하다.

② 간호지시

아직 우리나라에서는 간호 수가가 인정이 되지 않는 부분이지만 알게 모르게 간호기록 현장에서는 간호지시가 녹아 있음을 알 수가 있다. 예를 들어, 조현병 환자에게 chlorpromazine, 300mg, tid. #3. po.로 의사의 약물처방이 내려졌다면, 하루에 세 번 투약하라는 처방만 있지 각각 몇 시에 주라는 내용은 없다. 만일 간호사가 투약시간을 08:00, 13:00, 18:00로 정하여 매회 100mg씩 투약하고 간호기록을 한다면 그것이 바로 간호 지시를 내려 간호 수행을 한 것이 되는 것이다. 투약 시간은 통상적으로 정해져 있지만, 향후에는 대상자 개인의 특성에 따라 투약 시간이 달라져야 하므로 간호사의 독립적 업무기능인 간호지시가 많이 요구될 수 있으므로, 우리나라에서도 간호법이 하루 속히 제정되어 이러한 내용들을 반영하여야 할 것이다.

Box 9-2-5 간호지시(nursing orders) 지침

- 간호지시는 대상자에게 안전해야 한다.
- 간호지시는 다른 치료와 일관성을 유지하여야 한다.
- 간호지시는 현실적이어야 한다.
- 간호지시는 가능하면 대상자의 개인적인 목적과 가치에도 부합되어야 한다.
- 간호지시는 대상자의 자율성과 개별성을 충분히 고려하여야 한다.
- 간호지시는 누가, 무엇을 언제 할것인가에 대한 자세한 진술이므로 구체적으로 계획된 행위를 나타내어야 한다.
- 간호지시는 이용 가능한 시간 · 인적 · 물적 자원을 고려하여야 한다.
- 간호지시에 기일을 명기하고 간호지시 내린 간호사가 서명을 해야 한다.
- 간호지시는 각 상황에 맞게, 그 시점에서 내려지고 필요시마다 수정할 수 있다.

4) 간호중재

정신간호는 안전이 보장되고, 일상 활동 및 생산적인 활동을 유지할 수 있는 평범한 사회를 모델로 구조화된 환경요법에 바탕을 두고 시작될 수 있다. 치료목표는 급성기 삽화의 빈도와 정도를 경감시키고 심리사회적 기능을 최대한 향상시키는 것이다. 약물치료, 정신치료 및 사회 재활치료 등 통합적으로 시행하는 것이 원칙이다. 만성 경과를 갖는 질병이어서 대부분 장기적 치료가 필요하므로 치료자와 환자간의 신뢰감 형성, 환자 및 가

족 교육, 지지가 중요하다. 입원치료의 적응증은 아래 BOX 9-2-6과 같다.

Box 9-2-6 입원치료(inpatient therapy)의 적응증

- 행동화(acting out) 등으로 인해 자해나 타해 위험이 있을 경우
- 자신을 잘 돌보지 못할 정도의 심한 증상으로 인한 신체적 건강 위협이 있을 경우
- 병의 경과에 부정적 영향을 주는 생활환경으로부터의 격리 목적
- 정확한 진단, 지속적 관찰, 특수검사 등이 필요한 경우
- ECT, 환경치료와 같은 특수 치료가 필요할 경우

(1) 안전 간호

증상 조절에 앞서 간호중재 시 최우선 순위에 두어야 할 영역은 대상자 및 타인의 안전이다. 입원해 있는 경우 다른 대상자 및 직원의 안전 확보도 함께 고려해야 한다. 자해 및 타해 가능성을 고려하여 소지하고 있는 물품과 치료 공간에 배치되어 있는 물건에 대한 점검이 필수적이다. 안전 확보 후 급성기 및 위기 단계에서 양성증상에 대한 적극적인 조기 중재가 이루어질 수 있다. 만일의 경우에 대비하여 안전 인력확보, 비상 호출벨, 격리 및 강박 적용 유용성 등을 정기적으로 점검할 필요가 있다.

(2) 양성증상 관리

처방 약물의 이행도를 높일 수 있게 이행증진전략을 구상해 적용해야 한다. 대상자와 신뢰관계를 유지하여 환청의 수준(위로하는 단계-비난하는 내용-조정단계-지배하는 단계)을 평가하고, 환각의 내용보다는 그에 대한 근원적인 감정과 의미에 대해 탐색한다. 증상의 심각도가 높은 경우에도 짧고 잦은 접촉을 통해 간호사정하며, 명료하고 개방적인 의사소통을 하도록 한다. 대상자의 활동수준을 높여 환각 및 망상에 몰두하지 않도록 하며, 환각과 망상에 대해 논쟁하기보다는 증상으로서 실재한다는 것을 인정하고, 치료자는 경험하고 있지 않음을 분명히 한다. 급성기가 지나고 난 후 잔존하는 환청과 망상에 대해서는 인지행동치료와 같은 인지적인 접근이 가능하다. 비지시적이고 수용적이며 진정성 있고 온정적인 태도로 일관된 간호과정을 적용한다.

① 망상 환자 간호 지침

- 망상 환자에 대한 간호로 가장 우선해야 할 점은 수용적이면서도 무비판적인 자세로 경청하는 것이다.
- 아무리 망상내용이 괴이하고 비현실적인 것이라 하여도 환자에게는 나름대로 의미가 있음을 이해해야 한다.
- 망상 환자의 정신역동에는 '투사'라는 방어기제가 사용되고 있으므로 간호사는 투사와 환자의 의심하는 행동을 상호연결시켜 이해하여야 한다.
- 망상 환자는 자신이 입원을 한 새롭고 낯선 환경에서 안전여부를 탐색할 것이므로 병원은 환자에게 있어서 매우 안전한 곳임을 경험으로 느끼게 하여야 한다. 시설 등 물리적 환경과 병원규칙, 환자를 대하는 의료진의 자세 등을 통한 신뢰감을 제공하여야 하는 것이다.
- 망상에 대하여 절대 옳고 그름을 논쟁하여서는 안 된다. 그 이유는 망상은 절대 타인의 논리적 조언에 의해 바뀌어 질 수 없는 환자만의 그릇된 신념이기 때문이다.
- 환자에게 무의식적으로 억압되어 있는 느낌은 낮은 자존감, 공격성, 성에 관련된 죄책감, 징벌을 받고자 하는 욕구, 열등감 등이다.
- 간호사는 환자에게 치료적 대화 '공감하기'를 통해 내용보다는 과정과 느낌에 대해 초점을 맞추어 대화한다.
- 항정신병 약물 투여 후 증상이 호전되기 시작하면 음악요법, 그림그리기, 글쓰기, TV 시청 등의 전환요법을 사용한다.

② 환각 환자 간호지침

- 불안과 같은 환각을 촉진하는 선행요인에 대해 인식하도록 돕는다.
- 환각을 유발하는 공포, 불안 등의 선행요인에 대처

하는 방식을 교육한다.

- "그만! 그만해"라고 소리치는 중단(stop)기술을 사용하여 환각에서 빠져나올 수 있도록 교육한다.
- 환청이나 환시 등으로 괴로운 상황이 유발되면 역설적으로 더 시끄러운 음악을 듣거나 평화로운 풍경사진 같은 것을 감상하면서 마음을 안정시키는 환자만의 대처방안을 개발시키도록 돕는다.
- 운동하기, 친구와 수다떨기, 이완요법 등을 할 수 있도록 교육한다.
- 환각도 결국 환자의 생각, 느낌, 욕구를 새로운 허구대상으로 투사한 것이므로 환자의 내재된 미해결된 욕구, 잠재된 불안감, 강박감 등을 확인하여 적절한 간호중재를 수행한다.

Box 9-2-7 영화 Beautiful Mind: 병식이 생기다

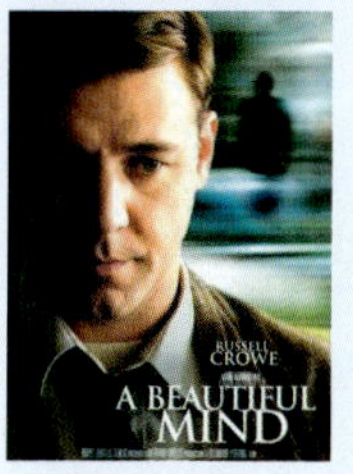

지속적인 정신치료를 받으면서 본인이 스스로 환각을 확인하는 방법도 터득하였다. 노벨물리학상을 심사하러 온 관계자가 혹시 환시가 아닌지 옆 사람에게도 그가 보이는지 확인하는 장면이 나온다. 오히려 그런 존의 모습을 보고 관계자는 존이 병식이 생겼고 현실감이 돌아온 것으로 해석하고 노벨물리학상을 선정하게 된다. 비로소 존은 수시로 따라다니는 환각들을 본인이 부정할 수 있는 능력을 가지게 되는 것이다. 그것이 비록 타인의 눈을 빌려 확인하는 것이지만……

(3) 음성 및 인지적 증상 관리

양성증상과 마찬가지로 투약 이행 간호가 중요함을 인식해야 한다. 비정형 항정신병 약물로 음성증상 및 인지적 증상의 호전을 기대할 수 있다. 그렇지만 양성 증상에 비해 호전 속도가 느린 편으로, 사회적으로 위축된 대상자에게 정신간호를 제공하는 데 있어 간호 제공자의 많은 인내가 요구된다. 가능한 개방적인 질문을 하고, 대상자가 충분히 심리적, 시간적 여유를 찾아 반응할 수 있도록 한다. 의사소통 시 단순하고 구체적인 단어를 사용하고, 대상자의 비언어적 의사소통에 주의를 기울인다. 기관에 입원해 있거나 입소한 경우에는 치료적 활동요법에 참여할 수 있도록 권하고, 대상자의 작은 긍정적 변화에 피드백 주며 증상 호전을 유도해 볼 수 있다. 또한 치료 시기별 목표나 중점을 두어야 할 내용이 다르므로 급성기와 안정 및 유지기로 구분하여 적절하게 아래 Box에 요약하였다.

Box 9-2-8 영화 Beautiful Mind: 인슐린 치료

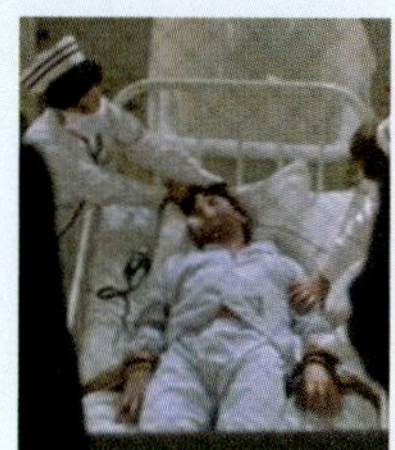

음성증상이 심한 존은 병원에서 인슐린 충격치료를 받게 되고, 그 장면을 아내가 안타깝고 슬픈 눈으로 지켜보게 된다. 그러나 현대에 와서는 인슐린치료는 사라지고 대신에 음성증상이 심한 조현병 환자나 우울증이 심한 주요우울증 환자에게 전기경련치료(electric convulsive therapy)를 실시하고 있다.

(4) 경과별 간호중재

① 급성기 및 위기중재

- 치료목표는 급성 정신병적 증상을 완화하기 위함이며, 급성기에는 약물치료가 가장 중요한 효과적 치료법이어서 반드시 항정신병 약물 처치가 필요하고 입원 치료 또한 필요한 경우가 많다. 심리사회적 치료로는 자극감소가 중점이 된다. 또한 자가간호 활동(개인위생, 수면, 영양, 운동, 건강요구) 결핍에 대한 간호중재가 필요하다. 가장 중요한 것은, 단순 명료한 의사소통과 예측 가능한 환경을 조성하여야 한다는 점이다.

② 안정기 및 유지기 중재

- 치료목표는 관해 상태의 유지 및 재발방지, 사회 직업적 기능 향상이며, 유지용량 약물치료와 다양한 정신사회적 치료를 병행하는 것이 좋다. 재발의 조기징후(불면, 불안, 불쾌, 감정기복, 집중력 저하 등) 발견이 중요하며, 약물이행 증진 간호(투약 교육, 동기강화상담, 인지행동치료, 약물이행 문제 있는 경우 장기 지속형 제제로의 전환 등)를 시행하고, 정신건강 교육(질병, 약물 관리, 가족교육, 인지행동치료)을 실시한다. 약물치료는 무엇보다

도 핵심적인 치료이고, 항정신병 약물의 부작용으로 인한 영향은 최소한으로 줄이면서, 작용을 어떻게 최대한으로 끌어올리느냐가 관건이다. 치료 원칙을 요약하면 다음과 같다.

- 비정형 항정신병 약물이 EPS 증상이 적고 음성증상, 인지기능에 더 효과적이며, 정형 항정신병 약물은 가격이 저렴하고 체중증가, 대사증후군 유발이 적은 점이 차이점이다. 안정기에는 증세 회복 이후에도 재발 방지를 위해 유지요법을 실시하며, 치료저항성(난치성) 즉, 약물 순응도가 낮은 대상자인 경우 클로자핀 및 약제 병합요법, 2주 또는 4주 간격의 장기 지속형 주사제를 고려해 보아야 한다. 4주 간격의 Depot 제제 투여에 있어 특히 첫 번째 투여 시 환자가 경험하는 주관적 느낌이 향후 치료의 성패를 좌우한다고 보고되어 있다. 직접 주사를 놓게 되는 간호사의 역할이 중요한데, 간호사가 좀 더 대상자의 입장에 서서 자기표현을 격려하면, 숨겨진 불안과 의구심이 표출될 것이고, 이때 간호사의 설명과 조언이 결정적인 역할을 할 수 있다.

Box 9-2-9 장기지속형 주사제(long-acting injectable)

예전에는 '데포(depot)'라는 용어가 사용되었는데, 원래 프랑스어에서 창고라는 의미를 지닌 단어에서 유래되었다. 현재 정신과 문헌에서는 정형 항정신병 약물의 장기 지속형 주사제를 통틀어 데포라 칭하고 있고, 리스페리돈, 할리페리돈 등 비정형 약물의 장기지속형 주사제에는 데포라는 용어를 사용하지 않고 있지만, '장기지속형 주사제(long-acting injectable)'라는 용어가 점차 표준 용어로 자리잡고 있는 상황이다.

③ 치료적 환경조성

만성 조현병 환자 간호에 있어서 유산소 운동을 포함한 다양한 운동프로그램을 시행할 수 있는 치료적 환경이 조성되어야 한다. 또한 정신질환자들의 자가간호역량, 정신건강상태와 상관관계가 있는 것으로 희망임을 설명하였는데, 이는 정신과환자에게 희망을 부여하는 치료적 대화기술, 치료적 인간관계기술을 더 많이 적용하여야함을 시사한다. 그리고 무엇보다도 만성 조현병 환자에게 문제가 되는 것이 자가간호결핍이라고 볼 수 있는데, 임상이나 지역사회에서 일하는 정신간호사들이 만성 조현병 환자를 대상으로 다양한 역량강화 프로그램을 개발하여 적용한다면 조현병 환자의 자가간호역량도 증진될 수 있을 것이다.

또한 입원환경에서는 '최소한의 제한 설정'과 환자의 '권익체계 시스템'을 활용하는 것이 필요하다. 환자의 권익체계란 치료적 환경에서 가장 중요한 개념으로, 모든 것이 환자 중심으로 입원환경이 조성되어야함을 의미한다. 이것은 환자 자치모임 제도와 환자들 스스로 상태수준을 조정할 수 있는 제도로서 의료진과 사전에 합의가 선행되어야 하고 환자 상호간에도 규칙과 기준이 정해져야 한다. 동료환자들이 일주일간 생활하는 것을 서로 관찰 후 주간 자치모임(community meeting)에서 환자

Box 9-2-10 영화 Beautiful Mind: 아내의 지지

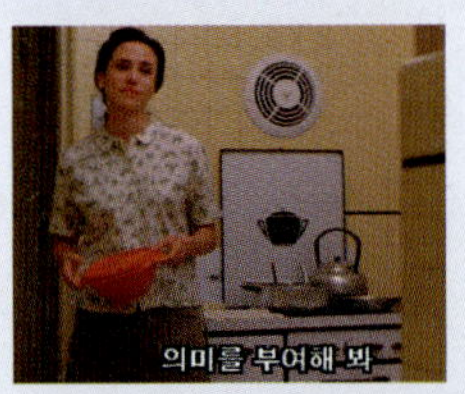

어느 날 존이 아내에게 질문을 한다. "사람들이 무엇을 하지?" 주변에 관심이 생긴 것이다. 그의 아내 엘리샤는 존에게, 인생은 여러 가지 활동을 뜻하니 의미를 부여해 보고 밖에도 나가고 이웃들과 얘기도 해 보고, 쓰레기도 버리러 나가보고, 즉, 사람들과 가까이 하는 것이 좋을 것이라는 조언을 한다. 그리고 그날 존은 쓰레기 버리러 집 앞에 나가서 사람들과 대화도 나누었다.

Box 9-2-11 영화 Beautiful Mind: 치료적(주장적) 의사소통

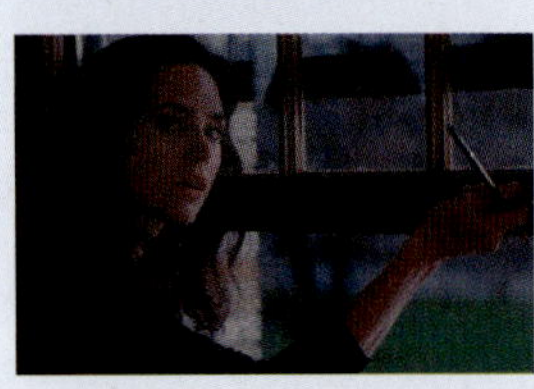

존 내쉬 박사가 첫 수업을 하는 날이다. 날씨가 너무 무더운데 창문을 열면 시끄러워서 창문을 닫고 수업을 하고 있었는데 한 여학생이 창문을 열고 밖에서 공사를 하는 사람들에게 공손하게 말을 건다. "실례합니다. 창문을 열어두면 귀가 찢어지고 닫으면 가마솥이 되는데 괜찮으시다면 45분간만 다른 곳으로 가서 먼저 작업하시면 안 될까요?"라고 말하니 일하던 사람은 그녀의 요구를 들어주는데 이것은 간단하지만 주장적 의사소통을 아주 잘한 경우이다.

의 등급을 상향하거나 하향하는 데 서로 조언을 할 수 있는데, 물론 의료진의 입회하에서 회의는 진행되며 이때 간호사는 자치회의에서 관찰된 내용을 간호수행 시에 참조할 수 있는 있는 장점이 있다. 그러나 환자권익체계 역시 정신과 환자들이 한다는 점에서 도전을 받는다.

④ 정신간호사의 역할

정신간호사의 역할은 대상자를 초기에 사정하여 대상자가 가진 문제를 도출하고 원인을 사정하여, 다양한 활동치료 중 대상자에게 적합한 것을 골라 조정해 주고, 치료적 의사소통, 사회기술훈련, 일상생활기술훈련 등을 통해 심리사회적재활을 도모하고, 약물을 투여하며, 약의 작용과 부작용을 모니터링하고, 약물 교육을 통해 대상자의 협력을 이끌어 내어 투약을 지속하게 한다.

⑤ 가족의 역할

만성 조현병 환자에게는 가족의 역할이 중요하다. 가족이 질병의 생리를 이해하고 약물의 효과와 부작용을 이해하며 가정에 거주기간 동안에 약물복용을 예방하고 표출감정을 자제한다면 환자의 재발률과 재입원율을 낮출 수 있기 때문이다.

Box 9-2-12 영화 Beautiful Mind: 가족의 지지

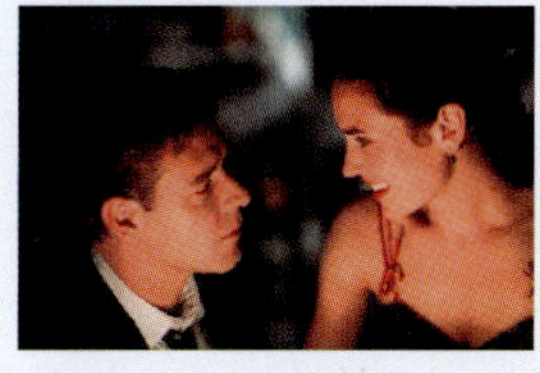

존의 아내 엘리사(젤리퍼코넬리 역)는 인내심이 많은 여자였다. 이 영화의 제목과 가장 어울리는 사람은 바로 아내였다고 해도 과언이 아니다. 존이 항정신병 약물을 복용하고부터 성기능장애 장면이 나오고 아내는 스트레스를 못 이겨 부엌 싱크대로 나와 물잔을 던지며 소리를 지른다. 투약으로 인한 부작용은 다양하지만 부부생활에 가장 큰 문제로 다가온 것이 성기능장애였던 것이다. 그것은 남편에 대한 의무감, 부담감을 가진 아내에게 내려진 가중고통이었다. 그녀에게 매번 부양에 대한 부담감, 남편의 약물부작용과 관련된 여자로서의 욕구불만 등의 위기가 찾아오지만 그때마다 그녀는 현명하게 잘 극복하고 가족으로서, 아내로서의 역할을 너무나도 아름답게 잘 수행해 나간다. 만약 여러분이 이 영화를 보게 된다면 아내 엘리사의 행동에 가장 큰 감명을 받게 될 것이다.

⑥ 간호기록

간호과정에 근거한 간호기록은 법적 근거자료로 활용될 수도 있지만 무엇보다도 근무자간 연계성 있는 간호실무를 수행하기 위해서 매우 중요하다. 정신간호학을 학습하는 간호 학생들은 뒷장에 있는 환각환자 간호 사례를 살펴본 후, 조현병 환자가 흔하게 호소하는 망상, 의사소통장애, 대인관계장애 문제에 대한 간호과정을 연습해 보는 것이 필요하다. 학생들이 이 연습을 먼저 해 보고 정신간호학 임상실습을 나간다면 사례연구 수행 시에 많은 도움이 될 것이다.

5) 간호평가

마지막 간호 과정 단계는 간호 평가 및 회환(feedback)이다. 간호사가 설정한 간혹 목표가 이루어졌는지, 수립한 간호계획대로 간호 중재를 얼마나 수행하였는지, 그래서 대상자가 얼마나 회복이 되었는지를 확인하는 단계가 간호 평가이며, 초기 목표대로 간호 결과가 나오지 않았다면 간호 과정상에서 무언가 잘못된 부분이 있음을 인식하고 새로 간호 과정을 진행하여야 한다. 간호수행에 대한 결과를 아래와 같은 질문을 적용하여 평가할 수 있다.

- 대상자는 간호사와 신뢰감을 형성했는가?
- 망상적 사고가 더 이상 관찰되지 않는가?
- 대상자는 다른 사람과 함께 활동하는 시간을 가지는가?
- 대상자는 스스로 병동 활동요법 프로그램에 참여하는가?
- 언어적 의사소통이 가능한가?
- 대상자는 약물에 대한 지식을 가지고 있는가?
- 대상자는 기본적인 일상생활을 독립적으로 수행하는가?
- 가족은 대상자를 이해하고 도움을 주고 있는가?
- 대상자는 병식이 생겼음을 말로 표현하는가?
- 대상자는 퇴원 후 계획을 현실적으로 세우는가?

간호과정 팀별 연습(Team Based Learning)

임상실습을 나가기 전에, 조현병 환자에게서 가장 흔하게 나타나는 '망상'과 '환각' 환자에 대하여 학생들이 간호과정을 적용해 보도록 연습하는 것이 필요하다. 조현병 수업이 끝난 직후, 5~6명의 간호학생들이 팀별로 모여 앉아서 상황을 먼저 탐독한 후 간호과정 적용을 실습해 보도록 TBL 방식으로 실습을 진행한다. 단 적어도 3~5일 전에는 학생들에게 환각과 망상에 관한 사전 학습자료를 요약 · 제시하여야 한다. 여기서는 한 사람의 상황에서 망상 환자 간호과정 사례를 예로 들어주고 환각환자 간호과정 적용은 학생들끼리 팀을 구성하여 연습해 볼 것을 권유한다.

Box 9-2-13 임상사례

환자는 병원에 도착하여 병원을 살펴보고 있다. 깔끔한 옷차림을 하고 있으며, 가죽 서류가방을 양팔로 꽉 부여잡고 있다. 환자는 서류가방 속의 비밀문서를 노리고 있는 외국기관원에 의해 쫓기고 있다고 말한다. 이틀 후 그는 정신과 병동에 입원하였다. 아침에 환자는 간호사에게 다가와 "의사와 간호사 모두 나를 해치려고 해요". "그것이 사실이라는 것을 당신은 알고 있죠? 당신은 내가 의미하는 것을 잘 알고 있어요"라고 말한다. 오후에는 간호사와의 대화도중 환자가 갑자기 뛰어오르고 왔다갔다 하며 손을 비비꼬기 시작하였고, 환자는 오전과 오후 각 1회 이상 구석에 있는 의자를 쏘아보고 앉아 있었다. 환자는 chlorpromazine, haloperidol 등 항정신병 약물을 복용 중인데, 3일 이후부터 환자는 안절부절못하며 침착성을 잃고 병동 여기저기를 왔다갔다 하고 있다.

망상 환자 간호과정 적용(예시)

(1) 간호사정

① 주관적 자료

- "의사와 간호사 모두 나를 해치려고 해요".
- "그것이 사실이라는 것을 당신은 알고 있죠? 당신은 내가 의미하는 것을 잘 알고 있어요"

② 객관적 자료

- 병원을 살펴보는 행동 양상을 보임
- 대화도중 뛰어오르는 갑작스러운 행동을 하고 있음
- 입원초기(chlorpromazine)을 복용하다가 현재는 haloperidol을 복용 중임
- 입원기록지에 의하면 의학적 진단명은 'R/O 조현병'임
- 환자 활력증상은 혈압 120/80, 맥박 80, 호흡 20, 체온 36.7로 관찰됨

(2) 간호진단

주변을 의심, 경계하는 행동으로 관찰되는 불안과 관련된 사고내용 장애

(3) 간호계획

- 장기목표
  - 퇴원시점에는 사고관련 장애를 호소하지 않는다.
  - 대상자는 현실에 바탕을 둔 사고를 언어로 표현한다.
- 단기목표
  - 입원 1주일 후에는 누군가 자기를 쫓고 있다는 생각을 표현하지 않는다.
  - 입원 1개월 후에는 주변을 경계하거나 타인이 자신을 해치려 한다는 피해적 사고에 의한 불안이 감소했다고 표현한다.

간호계획	근거
• 병원 내 환경이 안전하다고 믿도록 신뢰감을 형성한다. • 치료적 대화기술을 적용한다. • 망상내용이 비록 괴이하고 비현실적인 것이라 하여도 환자에게는 의미가 있음을 이해한다. • 환자의 자존감을 증진시킨다. • 환자에게 맞는 다양한 활동요법을 수행한다. • 약물 부작용에 관한 정보를 제공한다. • 환자 및 가족에게 약물증상과 일상생활 수행에 관한 자가관리교육을 실시한다.	• 신뢰감 형성은 환자의 의심과 경계적인 태도를 감소시킬 수 있다. • 치료적 대화기술은 환자 자신의 생각을 다른 사람의 생각인양 투사를 하지 않도록 도와줄 수 있다. • 환자를 무조건적으로 공감해 주고 존중해 주는 방법이다. • 망상을 호소하는 환자의 내부에서 고통을 주고 있는 낮은 자존감과 저하된 가치감을 증진시켜줄 수 있다. • 환자상황에 맞는 적절한 활동요법은 환자 개인의 주관적 불편감을 해소하는 데 도움을 줄 수 있다. • 항정신병 약물로 인한 부작용을 스스로 관찰하고 관리하는 방법을 알도록 하여 부작용에 효과적으로 대응하는 기술을 익힌다. • 퇴원 후 가정에서 약물증상관리가 적절하게 이루어지지 않으면 재발, 재입원의 가장 큰 요소가 된다.

(4) 간호중재

- 10:00, 14:00: 감정을 반영해 주고 공감해 주기. 소통기술을 적용하여 대화하고 침착하고 지시적인 접근을 함
- 11:00: 존중하는 태도를 가지고 환자의 가치감을 증진시키기 위한 치료적 대화기술과 현실중심적 대화와 활동을 격려함
- 매주 금요일 저녁 19:00: 노래방 프로그램에 참여시킴
- 하루 3회 이상 약물투여 후 부작용 유무를 관찰하고 환자에게 부작용 증상이 나타나면 의료진에게 말해 줄 것을 안내함
- 망상과 관련된 내용으로 대화를 시작할 때 감정에 초점을 맞추고 음악을 듣게 하여 관심 전환기술을 사용함
- 대상자가 논리적 사고능력을, 문제해결능력을 계속 평가하고 환자가 현실적, 비현실적 사고를 구분했을 때 긍정적 피드백을 제공함

(5) 간호평가

- 반영하기, 공감하기를 통해 치료적 의사소통을 하고 나면 고맙다는 인사를 함
- 환자는 항상 자신에게 부드럽게 대해 주는 모습이 고맙다고 함
- 머리 속이 복잡할 때 음악을 들으니 마음이 안정된다고 표현함
- 자기를 누군가 자신을 쫓아오고 있다는 피해사고를 호소하는 횟수가 하루 2회 이하로 줄어들었음

5. 요약

- 조현병의 핵심증상은 망상, 환각, 와해된 사고나 언어, 극도로 와해된 비정상증 행동(긴장증 포함), 음성증상(감퇴된 정서표현, 무의욕증) 등이다.
- 슈나이더가 말했던 조현병의 1급증상은 환각과 망상이며, 2급 증상은 연상의 장애, 정동둔마, 자폐증, 양가감정 등이 포함된다.
- 조현병의 양성증상 원인으로는 중뇌-변연계 경로에서 도파민의 과잉활동으로 보고 있다. 그러므로 조현병 양성증상 약물치료기전은 시냅스에서 도파민수용체 차단 기능을 한다.
- 조현병 음성증상의 생물학적 발생기전은 중뇌-피질 도파민경로에서 도파민 결핍, 수용체 이상, 2차적 도파민 결핍 등에 의해 발생한다.
- 조현병의 예후가 좋은 경우는 ① 늦은 나이에 발병 ② 급성으로 발병 ③ 뚜렷한 원인 ④ 병전성격 양호 ⑤ 양성증상 등이 포함된다.
- 조현병의 원인을 단일로 규정짓기는 어렵지만, 신경해부학적 원인으로는 MRI 검사에서 조현병 환자의 뇌 크기가 감소되어 있다.
- 망상장애(paranoid disorders)는 한 개인의 사고 속에 1개월 이상 한 가지 이상의 망상이 존재하는 것을 말하며 조현병의 진단기준에 맞지 않는 단일성 정신장애이다.
- 항정신병 약물의 대사는 주로 간에서 이루어지며, 지용성이던 약물은 수용성으로 바뀌어 신장을 통해 체외로 배설되며, 반감기는 대부분 24시간 이상이다. 정신과 약물이 QD로 처방되는 것은 그 이유이다.
- 정형 항정신병 약물 중 EPS(추체외로 부작용)가 가장 많이 나타나는 약물은 flupenazine(Prolixin), haloperidol(Haldol)이다.
- 비정형 항정신병 약물 중 진정효과, 항콜린성 증상, 체중증가가 모두 가장 많이 나타나는 약물은 clozapine(Clozaril)이다.
- 조현병 환자 및 가족교육에서는 약물증상관리교육이 중요하다. clozapine 같은 비정형 약물을 복용하는 환자라면 발열, 인후염, 통증 등을 호소하면 '무과립구증'을 의심하면서 혈액검사를 해 보아야 한다.
- 조현병 환자를 대상으로 간호진단을 내릴 수 있는 영역은, 신체기능, 정신기능, 대인관계능력, 일상생활 수행 능력, 약물부작용 증상 등이 포함된다.
- 조현병 급성기 및 위기중재 방법으로는 반드시 항 정신병물 투여가 필요하다. 그 이유는 급성기 증상은 약물치료가 가장 효과가 크기 때문이다.
- 망상장애 환자 간호중재는 우선 수용적인 자세로 경

청하고, 망상의 옳고 그름을 논쟁하여서는 안 되며, 감정에 초점을 두어야 하고, 안전한 환경조성으로 신뢰감을 제공한다.

- 환각환자 간호중재는 환청이나 환시 등으로 괴로운 상황이 유발되면 역설적으로 시끄러운 음악을 듣게 하거나 평화로운 풍경사진 등을 감상하면서 마음을 안정시킨다. 또한 중단(stop)기술을 사용하여 환각에서 빠져 나올 수 있도록 돕는 것이 중요하다.

풀어보기

1. 조현병의 핵심증상을 쓰시오.
2. 항정신병 약물을 투여해도 환자의 인지부분은 변화하지 않는다. 그 이유는 무엇인가?
3. 추체외로 부작용이 가장 심한 정형 약물은 무엇인가?
4. 항정신병 약물을 복용하고 있는 환자에게서 인후염, 고열 등이 나타난다면 무엇을 의심할 수 있으며 어떤 검사를 하여야 하는가?
5. 항정신병 약물을 투여하면 체중증가 부작용이 가장 많이 나타나는 약물 2가지는 무엇인가?
6. 항정신병 약물 중 양성증상을 주로 치료하는 약물이름 2가지를 기술하라.
7. 다음 중 환각환자 간호중재로 가장 옳은 방법은?
   ① 환청, 환시 증상이 나타나면 관심을 전환하기 위해 조용한 음악을 틀어준다.
   ② 환각이 나타나면 시끄러운 소리와 TV화면 등의 역설적 치료를 적용한다.
   ③ 무감동, 무의욕증, 무쾌감증 등이 나타나면 정형항정신병 약물을 투여한다.
   ④ 환청이 나타나면 환청의 목소리와 구체적으로 대화하도록 격려한다.
   ⑤ 주의집중을 위해 새롭고 복잡한 내용으로 간호중재를 수행한다.
8. 망상장애 환자의 간호중재 방법으로 옳지 못한 것은?
   ① 수용적 자세를 유지한다.
   ② 망상논쟁을 삼가한다.
   ③ 감정표현에 초점을 둔다.
   ④ 망상내용에 대해 체계적으로 논의한다.
   ⑤ 안전하고 규칙적인 환경 제공으로 신뢰감을 형성한다.

정답

1. 환각, 망상, 와해된 언어, 음성증상, 2. 선택적으로 도파민수용제를 차단하기 때문, 3. haloperidol, 4. 무과립구증, CBC, 5. clozapine, olanzapine, 6. haloperido, chlorpromazine, 7. ②, 8. ④

>> 참고문헌

- 고미애, 이선구, 이정석 (2019). 조기 발병 조현병과 후기 발병 조현병의 임상 양상에 대한 비교 연구. 대한조현병학회지, 22(2), 51–55.
- 김민아, 조용우, 이태영, 임경옥, 권준수 (2021). 범죄로 수감중인 국내 조현병 환자의 충동적 공격성과 계획적 공격성의 특성 비교. 대한조현병학회지, 24(1), 8–16.
- 김성진, 정도운, 김유나 (2018). 조현병 환자의 금연 약물 치료. 대한조현병학회지, 21(1), 21–27.
- 김성완(2021). COVID-19 유행시기의 조현병 환자 지원. 대한조현병학회지, 24(2), 45–51.
- 김소연, 공완지, 구세준, 김혜리, 박혜윤, 서은총, 이은, 안석균 (2021). 젊은 조현병 환자에서 공감경향과 마음이론기술:자기보고 조현형차원 및 실행기능과의 연관성. 재한조현병학회지, 24(1), 26–35.
- 남희정, 유승형 (2020). 조현병 관련 주요 일간지 기사에 대한 텍스트 마이닝 분석. 대한조현병학회지, 23(2), 58–64.
- 박현우, 이유상, 이상엽, 이승연, 홍경수, 권준수 (2019). 조현병 환자의 범죄에 대한 대중의 관심과 조현병 환자의 정신의료서비스 이용과의 상관관계. 대한조현병학회지, 22(2019), 34–41.
- 서새미 (2022). 조현병 환자에 대한 전두엽 기능 재활집단 프로그램이 사회생활기능 및 대인관계 기능회복에 미치는 영향. 차의과학대학교 석사논문.
- 송가현, 심민영, 권태훈, 이정현, 전진용 (2018). 조현병 환자의 삶의 질에 영향을 끼치는 정신내적 요인 탐색. 대한조현병학회지, 21(2), 67–73.
- 안정아 (2018). 조현병에 대한 미술치료 연구동향: 국내 학술지를 중심으로. 차의과대학교 석사 논문.
- 이경희 외 (2021). 정신건강간호학. 정문각JMK. 서울.
- 이선혜, 조선희 (2016). 일 정신요양시설에 거주하는 조현병 환자의 대사증후군 관련요인. 정신간호학회지, 25(1), 1–10.
- 이유선 (2018). 장기입원 의료급여 조현병 환자의 삶의 경험에 대한 사례연구. 평택대학교 사회복지학과 박사논문.
- 이정태 외 (2021), 역동 정신의학, 학지사. 2009. 서울.
- 이재운, 김정호 (2020). 입원한 조현병 환자가 지각한 건강 전문가의 지지와 자가간호 역량 간의 관계에서 기본심리 욕구의 매개효과: 자기결정성 이론을 중심으로. 정신간호학회지, 29(1), 33–42.
- An, Y, M., & You, Y, M. (2018). Effect of a Patient Illness Narrative on Knowledge about Schizophrenia, Attitudes toward Mental Illness, and Learning Satisfaction. Korean Academy of Psychiatric and Mental Health Nursing, 27(2), pp. 189–497.
- APA 저, 권준수 외 역 (2023). DSM-5-TR 정신질환의 진단 및 통계편람(제5판 수정판). 서울: 학지사.
- Chan, S, K, W., Chan, H, Y, V., Honer, W, G., Bastiampillai, T., Suen, Y, N., et. al. (2021). Predictors of Treatment-Resistant and Clozapine-Resistant Schizophrenia: A 12-Year Follow-up Study of First-Episode Schizophrenia-Spectrum Disorders. Schizophrenia Bulletin, 47(2), 485–494.
- Lee, J, W., & Park, H S. (2018). Development and Effects of an Acceptance Commitment-based Cognitive Behavioral Program for Patients with Schizophrenia. Korean Academy of Psychiatric and Mental Health Nursing, 27(4), pp. 342–354.
- Sriretnakumar, V., Zai, C, C., Wasim, S., Barsanti-Innes, B., Kennedy, J, L., So, J., Mario M., Mabelle, K. (2020). Motivated Helplessness in the Context of the Covid-19 Pandemic: Evidence for a Curvilinear Relationship Between Perceived Ability to Avoid the Virus and Anxiety. Journal of social and clinical psychology, 39(6), 0736-7236.
- Sriretnakumar, V., Zai, C. C., Wasim, S., Barsanti-Innes, B., Kennedy, J, L., So, Joyce. (2019). Copy number variant syndromes are frequent in schizophrenia: Progressing towards a CNV-schizophrenia model. SCHIZOPHRENIA RESEARCH, 209(-), 171–178.
- Tikka, D, L., Singh, A, R., Tikka, S, K. (2020). Social cognitive endophenotypes in schizophrenia: A study comparing first episode schizophrenia patients and, individuals at clinical- and familial- 'at-risk' for psychosis. SCHIZOPHRENIA RESEARCH, 215(~), 157–166.

제 3 절 양극성 및 관련장애와 간호

학습목표

- 양극성 및 관련 장애를 정의한다.
- 양극성 및 관련 장애의 역사적 관점을 설명한다.
- 양극성 및 관련 장애의 관련요인을 설명한다.
- 양극성 및 관련 장애의 행동특성을 설명한다.
- 양극성 및 관련 장애의 유형을 구분한다.
- 양극성 및 관련 장애가 있는 대상자에게 중재적 기법을 설명하고 적용한다.
- 양극성 및 관련 장애가 있는 대상자에게 간호과정을 적용한다.

주요용어

- 경조증 hypomania
- 급속 순환성 rapid cycling
- 기분순환장애 cyclothymia
- 사고비약 flight of idea
- 양극성장애 bipolar disorder
- 언어압박 pressured speech
- 유쾌한 정서 euthymic
- 인지치료 cognitive therapy
- 정신운동 초조 psychomotor agitation
- 조증 mania
- 조증삽화 maniac episode

1. 정의

양극성 장애(Bipolar disorder)는 양 극단의 기분조절이상 상태로서 기분이 지나치게 저조하거나 고양된 기분의 상태가 지속되어 현실생활의 적응에 심각한 어려움을 겪는 정신장애를 말한다.

기분(mood)이란 그 순간 사람의 내적, 주관적 감정상태를 말하는 것으로 세상을 바라보는 사람의 인식에 중요한 영향을 미치는 전반적이고 지속된 감정이며 우울, 기쁨, 고양감, 분노, 불안을 예로 들 수 있다. 감정(emotion)은 무의식적인 면보다는 의식적으로 받아들여지는 마음속의 어떤 느낌을 말하는 것으로서 행복하거나 슬프거나 불안하거나 두렵거나 또는 복합적일 수 있다. 감정이 갑자기 또는 자주 바뀐다면 그 감정은 불안정하다고 할 수 있다. 반면 정동(affect)은 외적이고 관찰가능한 경험과 관련된 감정적인 반응으로써 간호사가 대상자의 얼굴표정을 보면서 관찰자의 입장에서 보여지는 객관적 감정이다. 정동은 제한된 정동(restricted affect), 둔마된 정동(blunted affect), 무표정(flat affect) 중 하나를 표현하고 기술한다.

즐거운 일이 있을 때 즐거워하고 슬픈 일이 있을 때 슬퍼하는 것은 자연스러운 것이며, 적절히 좋은 기분은 사람에게 활력을 제공하고 일상을 행복하게 살아갈 수 있도록 도와준다. 하지만 장시간 자신의 생활에 지장을 줄 만큼 부적절하게 기분이 고조되거나 우울하다면 기분을 경험하고 표현하는 데 장애가 있다고 할 수 있다.

1) 역사적 배경

사람은 시시각각 기분의 변화를 느끼며 살아가는데, 기분과 관련된 문제는 이미 오래전부터 언급되어왔다. 기분장애의 기록은 고대의 문헌이나 시에 많이 나타나 있지만 기원전 4세기 그리스의 의사 히포크라테스(Hippocrates, 460~377 B.C.)가 우울증과 조증을 구별하여 기술하면서 의학적으로 기록되기 시작하였다. 1세기에 소아시아 카파도키아(Capadocia) 태생의 의사 아레테우스(Aretaeus)는 우울증과 조증의 증상을 기술하면서 이

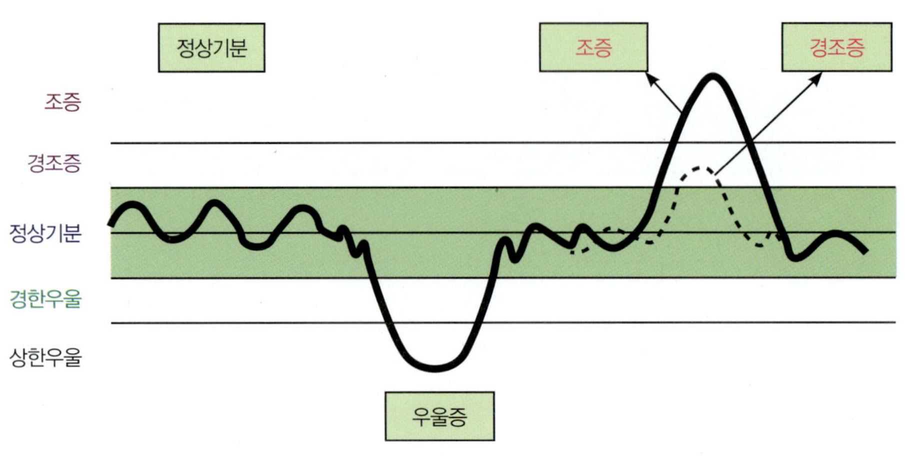

그림 9-3-1 정도에 따른 기분의 변화

두 정서상태는 서로 밀접한 관련이 있다고 주장하였다. 이 주장은 오랫동안 잊혀져 있다가 1851년 프랑스의 정신과 의사 파아르레(Falret)와 벨라제(Baillarger)에 의해 계승 발전되었다. 이들은 우울증과 조증이 같은 사람에게서 교대로 나타난다고 하였다. 그 후 1899년 독일의 정신과 의사 크레펠린(Emil Kraepelin)은 우울증과 조증은 같은 사람에게서 주기적으로 번갈아 나타나는 하나의 질병임을 주장하였고, 이를 조울증(manic-depressive)이라고 불렀다. 이를 계기로 조울증은 조현병과 함께 2대 정신병으로 간주되고 있으며, 1930년대 초기 그의 이론이 받아들여지면서 1980년대 미국정신의학회에서 양극성장애(bipolar disorder)라는 용어로 DSM-III에 포함되었다.

양극성 및 관련장애(bipolar and related disorder)는 기분과 밀접하게 관련되어 있다. DSM-IV에서는 양극성장애가 우울장애와 함께 기분장애의 한 하위유형으로 분류되었으나, 양극성장애와 우울장애는 원인과 경과, 예후 등에서 차이가 있다는 연구결과들이 반영되어 DSM-5-TR에서는 기분장애의 장이 삭제되고 양극성장애와 우울장애가 독립적인 장으로 분리되었다.

2) 역학

주요우울장애와는 다르게 양극성장애의 발병률은 남녀 상관없이 어느 민족이나 사회에서나 발생하는데, 조증삽화가 시작되는 평균 연령은 평균 20세 초반이며, 30대에 유병률이 가장 높고 재발하는 경향이 있다.

양극성장애 I 의 평생유병률은 약 1%, 양극성장애 II 형의 평생유병률은 약 0.5%이며, 기분순환장애의 평생유병률은 0.4~1.0%로 보고되고 있다. 우리나라의 경우 2021년도 정신건강실태조사 보고서에서 양극성장애 항목이 제외되면서 주요우울장애와 기분부전장애를 합친 진단군을 우울장애로 조사됨에 따라 양극성장애 유병률에 대해서는 알려진 바는 없다.

조증삽화를 경험한 대상자의 90% 이상에서 삽화가 재발하며 10년 동안 평균 4번의 조증삽화가 발생한다. 나이가 들면서 조증삽화의 간격은 줄어들어 더 자주 발생하며 증상 또한 더욱 심해진다.

양극성장애의 자살률은 매우 높아서 평생 동안 적어도 한 번 이상 자살시도를 하는 경우가 25~50%에 달하고, 20% 정도가 자살로 인해 사망하는데, 주로 우울삽화 때 자살을 시도하는 것으로 알려져 있다. 또한 알코올남용과 같은 물질관련장애, 공황발작, 사회공포증 등의 불안관련장애, 경계성 인격장애 등이 동반되는 경우가 흔하므로 물질남용과 양극성장애는 가능한 한 동시에 치료하는 것이 필요하다.

2. 원인

1) 생물학적 이론

(1) 유전학적 이론

양극성장애의 발생에서 유전적 소인이 중요한 원인으로 작용한다.

- 가족연구: 유전적 경향은 우울장애보다 양극성장애에서 더 높은데, 부모 중 한 명이 양극성장애일 때 자녀가 양극성장애일 가능성은 25%으로서, 일반인에서보다 8~18배 더 높다. 부모 모두가 양극성장애일 때 자녀가 양극성장애일 가능성은 50~75%로 증가된다.
- 쌍생아 연구: 양극성장애 I 형의 일란성 쌍생아의 일치율은 33~90%(평균 70%), 이란성 쌍생아에서는 10~20%로 매우 높게 나타난다. 일반 인구에서 양극성장애의 유병률이 1%이나 가족력이 있는 경우에는 3~8%로 증가한다.

최근에 활발하게 이루어지고 있는 유전자 연구에서 양극성장애 I 유형은 염색체 5, 11번과 X 염색체와 연관이 있을 것으로 예측하고 있다.

(2) 생화학적 이론

① 신경전달물질 가설(생체아민 가설)

생체아민 또는 화합물로 알려진 노어에피네프린(norepinephrine)과 세로토닌(serotonin), 도파민(dopamin) 등의 신경전달물질은 감정을 조절하고 배고픔과 성욕, 갈증 등의 욕구를 조절하는 것으로 알려져 있는데, 이러한 신경전달물질 조절 이상이나 신경수용체막(neuronal receptor membrane)의 변화가 기분장애와 관련이 있다고 보고되고 있다. 즉, 이러한 신경전달물질이 너무 결핍되면 우울증, 과잉 공급되면 조증이 발생한다는 것이다. 한 연구결과에서 양극성장애 환자는 뇌의 두 개의 주요한 부위에 ⅓이상 높은 신경전달물질 농도를 가지는데 이것이 뇌의 과도한 자극원인이 될 수 있다고 보고하였다. 그러나 단순히 신경전달물질의 조절 여부보다는 수용체의 비감수성 혹은 과도한 민감성 및 수용체 막의 변화가 더 근본적인 문제일 수 있다.

양극성장애나 조증에서는 노어에피네프린(norepinephrine)과 도파민(dopamin)의 수치가 증가하고 세로토닌은 두 상태 모두 낮은 상태를 유지한다. 아세틸콜린(acetylcholine)과 기분장애와의 관련 연구도 보고되고 있다. 콜린성 약물은 기분, 수면, 신경내분비 기능, 뇌파의 형태를 변화시키기 때문에 아세틸콜린은 우울증과 조증에 관련이 있는 것으로 보인다.

② 구조적, 기능적 뇌영상 연구

구조적, 기능적 뇌영상 연구에서는 양극성장애 환자들의 뇌에서 구조적, 기능적 변화를 보여 주는데, 제3뇌실의 확장과 뇌실 주변의 회백질 영상신호 증가, 전전두엽-변연계-피질하 구조의 이상, 신경세포막 화학성분의 이상소견 등이 보고되고 있으며, 특히 정서, 동기, 기억, 공포와 관련된 변연계로 뇌기능 영상검사에서 전 변연계의 변화소견이 보고되었다.

③ 신경내분비 연구

신경내분비 연구에서는 갑상선호르몬의 역할이 주목받고 있는데, 갑상선기능저하증은 우울증을, 갑상선기능항진증은 2차적 조증을 일으키며 T_4(thyroxine)와 T_3(triiodothyroine)을 투약했을 때 난치성 우울증이나 양극성장애에서 효과가 있음이 밝혀졌다.

(3) 생물학적 리듬

양극성장애는 질환 자체가 생리적 · 심리적 기능의 주기적인 변동이 특징이므로 일주기 리듬 조절 이상이 양극성장애의 발생이나 임상양상과 관련 있을 것으로 보여진다. 양극성장애 대상자들은 수면-각성 리듬에 약간의 변화만 생겨도 아주 민감하게 반응한다. 과다수면은 우울삽화를 유도하고 과소수면은 조증삽화를 유도할 수 있으며, 증상이 안정적인 대상자들도 수면박탈이 이루어지면 조증이 촉발될 위험성이 높아진다. 조증인 상태에서는 전체 수면시간과 급속안구운동(rapid eye movement, REM)시간이 감소하고 REM 대기는 증가한다. 이는 조증 때 24시간 주기의 리듬(circadian rhythm)이 지연되고 있음을 의미한다.

(4) 약물

신체적인 질병을 치료하는 데 사용되는 특정 약물들이 조증반응을 유발한다고 알려져 있다. 다발성 경화증, 전신성홍반성낭창과 같은 만성질환을 치료하는 데 주로 사용되는 스테로이드나 암페타민, 삼환계 항우울제, 고용량의 항경련제, 수면제 같은 약물들로 인하여 이차적으로 발생할 수 있다.

2) 정신사회학적 이론

(1) 정신역동 이론

최근에는 정신사회이론의 신뢰성이 감소되고 있는데, 그 이유는 조현병과 양극성장애등의 정신질환이 생물학적 원인을 가진 뇌의 질환으로 보고 있기 때문이다.

정신분석적 입장에서는 양극성장애의 조증삽화를 무의식적 상실이나 자존감 손상에 대한 방어나 보상반응으로 보고 있다. 프로이트(Sigmund Freud)는 조증이 우울장애와 핵심적 갈등은 동일하지만 에너지가 외부로 방출된 것이라고 생각하였다. 아브라함(Karl Abraham)은 발달단계에서 부모를 상실한 것과 같은 참을 수 없는 애도로 내재된 우울에 저항하는 방어 행동으로 조증을 설명하였다. 멜라니 클라인(Melani Klein)도 조증은 우울증에 대한 일종의 방어 작용으로 보았고, 대상자는 조증방어를 사용하여 과대망상이 생겨난다고 주장하였다. 즉, 여러 미숙한 방어기전들을 사용하여 과대망상, 대상의 힘을 경시하는 경향과 그 대상을 최대한 통제하려고 하고 의기양양하고 비웃는 태도를 취함으로써 우울감을 피할 수 있다는 것이다. 낮은 자존감과 자기 비하로 인한 우울을 부정하고 자기만족으로 대치하거나 성 충동과 같은 즐거운 충동 혹은 공격성과 같은 두려움을 주는 충동으로 자아가 압도된 결과로 본다.

(2) 인지 이론

인지 이론에 의하면, 생각은 강화에 의해 유지되므로 부정적인 생각은 자신에 대해 부정적인 이미지를 형성하고, 자신과 자신을 둘러싼 환경에 대한 부정적 견해를 확신하면서 우울한 감정에 빠져든다. 양극성장애의 인지 이론은 우울증의 인지 이론을 확장시킨 것으로 양극성장애에서의 우울증의 경우에도 자신과 세상에 대한 부정적인 관점을 갖게 되고, 조증인 경우 현실의 해석에 왜곡을 보이면서 비정상적인 행동을 추구하는 것으로 본다.

(3) 상호작용 이론

양극성장애는 유전적 요인, 생물학적 요인 및 사회·심리적 요인들이 복합적으로 상호작용하여 유발하는 것으로 본다. Soreff와 McInnes(2010)는 외적인 스트레스나 압력이 생화학적 소인을 촉진시키는 데 직접적인 관련이 있다고 주장하였다. 특히 첫 삽화 발현 전에 과도한 스트레스생활사건을 경험하는 경우가 빈번하였으며, 첫 번째 삽화 때 동반된 스트레스가 뇌의 생물학적 변화를 일으키고 결국 신경전달물질체계나 신경세포 내 신호체계를 변화시켜 이후에 특별한 스트레스가 없어도 재발의 위험을 증가시킨다. 몇몇 이론가들은 학대나 무시와 같은 초기 삶의 사건들은 장기간에 걸쳐 뇌의 생물학적인 부분을 변화시키고 신경전달물질의 상태와 신경세포 내 신호체계에 영향을 미친다고 하였다. 또한 과거력, 현재의 상황 및 개인의 사건에 대한 인지, 사회적 지지의 부족, 가족 간의 상호작용에서 높은 표출정서 등 여러 가지 요인들이 조증삽화 위험을 높이는 요인으로 보고 있다.

3. 관련질환

DSM-5-TR(Diagnostic and Statistical Manual of Mental Disorder, 5th edition, APA, 2013)에 의하면 양극성 및 관련장애는 다음과 같이 분류한다.

1) 제 I 형 양극성장애

제 I 형 양극성장애란 조증과 주요우울증이 교대로 혹은 조증이 반복적으로 나타나는 장애를 말한다. 일생 동안 반드시 최소한 한 번의 조증삽화가 있어야 양극성장애가 진단된다. 즉, 한 번 이상의 조증삽화가 있으면 우울증 삽화와 무관하게 제 I 형 양극성장애로 진단되며, 조증삽화를 겪는 대부분의 사람들이 한 번 이상의 주요 우울삽화를 겪는 경우가 많기 때문에 조증과 우울증이 교대로 나타나는 경우에도 제 I 형 양극성장애로 진단된다.

조증삽화의 핵심적 증상은 비정상적으로 고양된, 팽창된 또는 흥분된 기분과 목표지향적인 행동이나 에너지 수준이 비정상적으로 증가된 상태가 최소한 1주일 이상 지속되고 거의 매일 하루에 대부분 존재하며, 다음 중 3가지 이상(기분이 과민한 상태이면 네 가지 이상)이 지속되며 심각한 정도로 나타나며 평상시 행동에서 두드러진 변화가 눈에 띄게 나타난다.

- 팽창된 자존감 또는 자신감
- 수면에 대한 욕구 감소(예 단 3시간 수면으로도 휴식을 취했다고 느낌)
- 평소보다 말이 많아지거나 계속 말을 하게 됨
- 사고의 비약 또는 사고가 연달아 일어나는 주관적 경험
- 주의산만(예 중요하지 않거나 관계없는 외적 자극에 너무 쉽게 주의가 이끌림)
- 목표지향적 활동(직장이나 학교에서의 사회적 또는 성적 활동)이나 정신운동성 흥분 증가
- 고통스러운 결과를 초래할 가능성이 높은 활동에 지나치게 몰두함(예 흥청망청 물건 사기, 무분별한 성행위, 어리석은 사업 투자)

조증삽화에 빠진 사람은 자신이 병에 걸렸음을 인지하지 못하므로 치료를 받는 데 저항이 크고, 충동적으로 행동하는 경향이 있다. 이때는 행복감에 차 있고 '정상에 올라간 느낌' 또는 고양되고 즐거운 상태로써 팽창되는 생각과 넘치는 자신감, 치솟는 야망, 꺼지지 않는 에너지로 하늘을 나는 것 같은 기분을 느낀다. 그러나 들뜬 기분보다는 과민한 기분이 우세한데, 특히 개인적인 소망이 좌절되거나 물질을 사용하였을 때 나타난다. 짧은 기간 동안 기분 변동이 빠르게 나타나며, 사고의 흐름은 질주하듯이 빠르게 진행되어 한 주제에서 다른 주제로 갑작스럽게 전환되는 사고의 비약이 빈번하다. 사고의 비약이 심한 경우 앞뒤가 맞지 않고 지리멸렬하여 말로 표현하기 어려울 수 있다. 조증상태에서 망상과 환각이 나타나기도 하는데, 이때 타인을 공격하거나 자살 충동을 느끼기도 하고, 타인에게 적대적으로 신체적 위협을 가하기도 한다.

이러한 기분과 사고의 변화로 인해 흔히 파국적인 결과가 예상됨에도 불구하고 무모한 행동을 하기도 하는데, 이를 테면 부정적인 결과를 고려하지 않은 상태에서 무분별한 소비, 위험한 운전, 낯선 사람과의 무분별한 성행위 등이 이루어진다.

남성은 보통 조증삽화가 먼저 시작되고, 여성은 주요 우울삽화가 먼저 시작되는 경우가 많다. 치료하지 않은 상태에서 조증의 기간은 약 3개월이며 삽화 사이의 간격은 대개 6~9개월이다. 병이 진행될수록 삽화 사이의 간격은 짧아진다. 조증은 대개 빠르게 발병하여 수일 또는 수개월 지속된다.

제 I 형 양극성장애의 예후는 병전 직업적 기능이 나쁠 때, 알코올중독이 있을 때, 정신병적 양상이 있을 때, 우울증이 혼합될 때, 남자일 때 나쁘고 조증삽화가 짧을 때, 늦은 나이의 첫 발병, 자살의도가 없고 다른 정신과적 문제가 없을 때 예후가 좋다. 제 I 형 양극성장애의 평생 자살률은 일반사람들에 비해 15배 이상 높기 때문에 지속적인 주의가 필요하다.

2) 제 II 형 양극성장애

제 I 형 양극성장애가 주요우울상태와 동반된 조증 또는 혼합된 상태라면, 제 II 형 양극성장애는 적어도 한 번의 경조증을 동반한 주요우울상태라 할 수 있다. 경조증을 경험한 사람들의 대부분이 주요우울삽화를 경험하므로 1번 이상의 경조증과 1번 이상의 우울증을 나타낸 적이 있으면 제 II 형 양극성장애로 진단한다(단, 조증삽화는 한 번도 경험한 적이 없어야 함).

제 II 형 양극성장애는 보통 제 I 형 양극성장애보다 '경

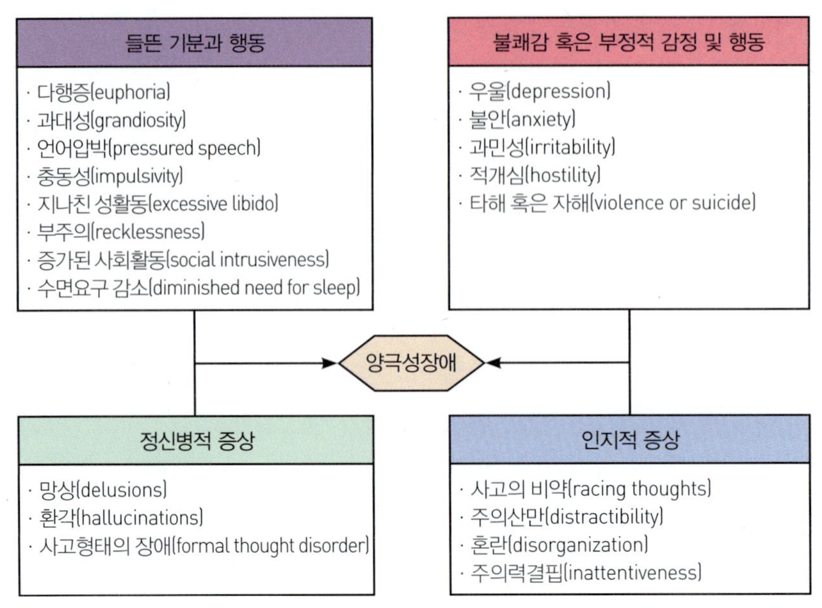

그림 9-3-2 양극성장애의 주요 행동특성

도의 상태'로 간주되는 경우가 많지만 실제로 우울 증상이 더 큰 문제가 된다. 주로 우울삽화로 시작하는데 나중에 경조증삽화가 나타나기 전까지 제Ⅱ형 양극성장애라고 알아차리기 어렵다. 여러 차례 우울삽화를 앓은 후에 단 한 번이라도 경조증삽화가 나타나면 제Ⅱ형 양극성장애로 진단내리며, 그 전까지는 주요우울장애로 진단받기 쉽다. 또한 제Ⅱ형 양극성장애 환자가 나중에 조증삽화를 겪게 되면 제Ⅰ형 양극성장애로 바뀌게 된다.

제Ⅰ형 양극성장애보다 젊은 나이에 발생하고 남성보다는 여성에게 더 흔하며, 출산 직후 삽화를 경험할 위험이 높다. 많은 시간을 우울증 상태로 지내게 되므로 우울증상으로 인한 자살이 가장 심각한 위험으로 약 10~15%에서 발생한다. 기분의 불안정성으로 인해 무단결석, 학업 수행의 실패, 직업 실패, 이혼, 물질남용, 신경성 식욕부진증, 주의력결핍과다행동장애, 공황장애, 사회공포증, 경계선 성격장애 등이 더 많이 동반되는 것으로 알려져 있다.

제Ⅱ형 양극성장애를 가진 사람들의 5~15%는 1년 동안 4번 이상의 기분삽화(경조증 또는 주요우울삽화)를 경험하는 급속 순환성(rapid cycling)으로 발전되는데, 이 경우 예후가 나쁘다. 처음 발병한지 5년이 지나면 조증상태를 나타내어 제Ⅰ형 양극성장애로 전환되는 경우가 많다.

3) 순환성장애

순환성장애란, 제Ⅱ형 양극성장애의 경미한 상태를 뜻하는 것으로 경조증과 경우울증 삽화가 교대로 최소한 2년 이상 장기적이며 지속적으로 나타나는 만성적인 기분장애를 말한다.

- 2년 동안(아동과 청소년의 경우 1년 이상) 최소한 반 이상의 기간에 경조증이나 경우울증이 나타남
- 아무런 증상이 없는 기간이 2개월 이하
- 2년 동안 주요우울삽화, 조증삽화, 혼합삽화를 한 번도 경험한 적이 없어야 함
- 주기적인 경우울증 및 경조증 때문에 생활 전반에 걸쳐 심각한 고통을 겪거나 부적응적인 증상이 초래되는 경우

순환성장애는 경조증과 경우울을 오가는 기분의 변화를 겪으며, 이러한 증상으로 인해 일상생활에서 심각한 부적응이 초래되지만 제Ⅰ형 또는 제Ⅱ형 양극성장애를 만족시키는 수준이 아닌 경우이다. 그러나 순환성장

애를 지닌 사람들은 괴팍하고 변덕스럽고 예측할 수 없는 사람들로서 기분 상승시기에는 가벼운 대화와 농담을 즐기며 콧노래를 부르고 여행계획을 세우지만 기분이 하강하게 되면 혼자 있고 싶어 하고 깊은 한숨을 쉬고, 활력을 찾아보기 힘들다.

순환성장애는 제 I 형 양극성장애보다는 주기가 짧고 불규칙한 편이며 급격한 기분변화를 보인다. 알코올이나 약물남용 병력이 있는 대상자가 5~10%로 많은 편이며 제 I 형 양극성장애나 제 II 형 양극성장애로 발전되는 비율은 15~20%이다.

4) 행동특성

(1) 조증

조증의 특성은 흥분상태로써 말을 많이 하며 기분이 유쾌하고 행동과다를 보인다. 고양된 기분과 함께 과대성, 빠른 정신운동 속도, 아이디어의 쇄도, 주의산만, 수면욕구 감소 등이 나타나며, 의기양양, 기고만장, 과도흥분 상태인 황홀감을 느낀다. 때로는 정신병리 현상을 보이고 목소리가 횡설수설하며 신어 조작증, 사고의 비약까지 보이는데, 이러한 극단적인 자기확신 상태에서는 죄의식이나 부끄러움을 느끼지 못하며 위험에도 무관심하거나 부정한다. 일상생활에서는 끊임없는 계획과 무책임한 일처리, 심한 과소비, 성적 문란, 폭력성 증가, 강한 소유욕을 보인다. 타인과의 관계에서는 피상적인 관계를 유지하며 일방적인 요구가 많아지고, 요구가 좌절되면 즉시 적개심으로 표출되어 쉽게 다툰다.

(2) 경조증

경조증상태에서는 조증에서처럼 기분이 들뜨고, 활동적이어서, 오랫동안 일이나 종교, 성행위에 몰두하게 되는데, 모든 일이든 할 수 있을 것 같은 기분이 들고, 수면 시간도 현저히 줄어든다. 자신을 매우 능력 있고 가치 있는 아이디어를 내는 사람으로 지각하여 자아도취나 자기만족이 넘치며, 이때 부적절한 소비행태를 보이거나 사회 명사에게 전화를 하는 등의 행동을 하기도 한다. 그러나 욕구가 해결되지 않을 때 급격히 과민성을 보인다. 이러한 증상이 일상적인 사회생활이나 직장생활을 방해할 만큼 심각한 정도로 나타나지는 않으며, 정신병적 양상이 없고 비교적 짧은 기간에 나타나며, 심각한 장애는 없는 것이 특징이다.

(3) 양극성 우울증

양극성 우울증은 주요우울장애의 주요우울삽화의 증상과 거의 비슷하다. 양극성 우울기에는 일반적으로 정신운동지연(psychomotor retardation)이 특징으로 나타난다. 양극성 우울은 발병과 시작이 급작스럽게 일어나기도 하고, 수 주에 걸쳐서 서서히 발병할 수도 있다. 이

표 9-3-1 양극성장애 분류

유형	주요 특징
제I형 양극성장애(bipolar I disorder)	• 조증삽화가 1번 또는 그 이상 나타나는 경우 • 조증삽화와 주요우울삽화가 교대로 나타나는 경우 • 조증삽화의 기간은 1주일 이상이어야 한다.
제II형 양극성장애(bipolar II disorder)	• 경조증삽화와 함께 최소 1번 이상의 주요우울삽화가 나타나는 경우 • 경조증삽화의 기간은 최소한 4일 이상 연이어 지속되어야 한다.
순환성장애(cyclothymia)	• 경조증과 경우울증이 2년(아동과 청소년의 경우 1년) 이상 장기적으로 순환하면서 나타나는 경우
물질/약물치료로 유발된 양극성 및 관련장애(substance/medication-induced bipolar and related disorder)	• 물질중독이나 물질금단 동안 또는 그 직후에 또는 치료약물을 투약한 후에 기분이 들뜨거나 혹은 흥미나 즐거움이 현저하게 감소되는 경우
다른 의학적 상태로 인한 양극성 및 관련장애(bipolar and related disorder due to another medical condition)	• 다른 의학적 질환의 직접적인 병리 생리적 결과로 인해 현저하게 기분이 들뜨거나, 의기양양하거나, 과민한 기분, 증가된 활동과 에너지를 보이는 경우

러한 우울증은 회복되어 증상이 없어지거나 조증으로 직접 전환될 수도 있다.

4. 간호과정

1) 사정

간호사정(nursing assessment)이란 간호과정의 첫 단계로 대상자의 일반적인 정보를 비롯하여 신체적 · 정신적 · 영적 영역을 두루 관찰하여 문제영역과 대상자의 강점 영역을 찾아내는 것이다. 정신건강간호학에서는 정신상태평가(Mental Status Examination, MSE)와 정신사회적 영역의 평가(psychosocial criteria)를 중심으로 사정한다.

우선 정신간호사는 대상자와 첫 대면 시 일반적인 정보, 외모 등을 파악하는데 일반적인 정보에는 대상자의 성명, 성별, 나이, 주민등록번호, 결혼상태, 교육정도, 직업, 종교, 경제상태, 월평균 수입, 주거형태, 의료보장 형태, 입원경로 등이 포함된다. 대상자와 처음 만나는 순간에 간호사가 처음 보게 되는 것이 전반적인 외모인데, 대상자의 체격, 옷차림새, 헤어스타일, 위생상태, 얼굴표정, 자세 등을 관찰하고 기록한다. 또한 눈맞춤을 유지하는지, 공감하면서 듣는지, 대화 시 서두르지 않고 대화에 참여하는지 등 대상자의 의사소통능력, 기분, 정서, 행동 등을 중심으로 포괄적으로 사정한다.

(1) 외모와 행동

양극성장애 대상자는 일반적으로 흥분되어 있고 행동이 부산스러우며 에너지와 활동 증가가 뚜렷하게 나타난 다. 여러 가지 자질구레한 장신구, 배지, 메달 따위로 기괴한 몸치장, 부적절하고 파격적인 의상이나 짙은 화장을 하기도 한다. 목적지향적 활동이 과도하게 증가하며, 과도한 활동 계획을 세우고, 성적, 직업적, 정치적, 종교적인 다양한 활동에 끊임없이 참여하지만 완성하지 못하는 경우가 대부분이다. 사람들과의 대인관계도 증가하는데 다른 사람의 일에 참견하거나 병실활동에 끼어들어 간섭하고 다른 환자들이나 의료진을 방해하거나 교묘하게 조정하고 거만해 보이기도 한다. 자신의 이러한 행동이 다른 사람들에게 방해가 되고 강압적이며 자기 위주라는 점을 고려하지 않는다. 지속되는 활동과 수면 욕구 감소로 거의 잠도 안자고, 식사나 휴식이 부족하게 되며 치료되지 않을 경우 신체적 탈진을 초래하여 사망할 수 있다.

(2) 정서

양극성장애의 조증상태 대상자의 행복한 기분은 타인이 쉽게 과도한 기분상태를 알아차릴 수 있을 정도로 분명하게 드러나고 성적, 직업적 관계에서도 지속적이고 과도한 의욕으로 나타날 수 있으며 통제 불능상태까지 도달할 수 있다. 다행감이 있으나 때로는 과민한 기분이

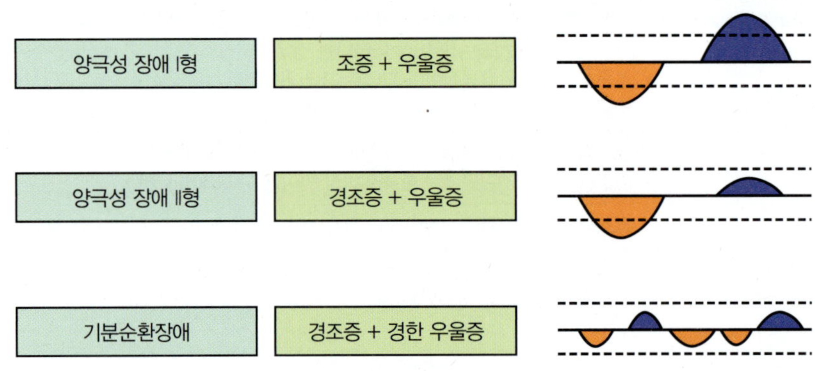

그림 9-3-3 양극성장애의 종류

나 초조, 심한 감정의 동요와 기복을 보이기도 한다. 또한 짧은 기간 동안 기분 변동이 빠르게 나타날 수 있다. 좌절에 대한 내성이 적어서 분노의 감정과 적개심을 곧바로 표현한다. 기분이 고양되어 있다가 갑자기 눈물을 흘리기도 한다.

장난이 심하고 떠들썩하게 유머와 농담을 많이 하며 경조증에서 조증으로 진행됨에 따라 사교성과 유쾌함이 적대감, 불안정, 편집증으로 대체된다.

(3) 사고 및 지각

사고내용은 자기확신과 자기과장을 주제로 하는 경우가 많다. 사고과정이 빠르고 주의가 산만하여 쉽게 주제에서 이탈한다. 대부분의 조증 환자에게서 과대망상이 보이는데 기분과 일치하는 조증망상은 대개 자신이 아주 부자이거나 특별한 능력과 힘을 가졌다고 믿는 경우가 많고 유명 인사와 특별한 관계를 맺고 있다고 믿는 경우도 많다. 이와 관련된 피해망상도 나타난다. 과장되고 기분과 일치하지 않는 망상과 환각이 나타날 수도 있다.

(4) 언어

대부분의 조증 환자는 급성 조증상태에서 불안과 긴장 속에서 정신운동 초조(psychomotor agitation)를 보이며 폭포수에서 물이 쏟아지듯이 정신없이 빠른 속도로 자기 이야기를 한다. 목소리가 커지고 말이 빨라지고 많아지고 과장과 강조가 흔하게 나타나는데, '절대로', '결코', '최고로' 등의 최상급을 나타내는 수식어를 많이 사용한다. 조증이 심해지면 연상이 이완되고 집중력이 감소하여 언어가 지지멸렬해지고, 말비빔, 신어조작증 등이 나타나는데, 이때는 조현병 환자의 언어와 구분되지 않을 수도 있다. 언어 내용은 성적으로 노골적이고 저속하며 부적절한 경우가 많다.

(5) 인지와 감각

조증 대상자는 환경 내의 사람, 소음, 행동에 의해 쉽게 주의가 산만해진다. 행복감에 도취되어 질문에 대해 부정확하게 대답하는 경우가 있지만 대체로 지남력이나 기억력은 정상을 유지한다.

발병 초기에 비교적 높은 인지기능을 유지하나 점차 기억, 집중력, 수행기능이 저하되고 학습, 직업, 장기적인 대인관계능력에 영향을 받는다. 조증에서도 조현병과 비슷한 정도의 경한 인지적 결핍이 있다는 보고가 있으며, 이는 광범위한 대뇌피질의 기능장애에 기인한 것으로 본다. 인지기능은 환자의 전반적인 기능에 영향을 미치므로 질병의 진행, 인지기능의 손실, 좋지 않은 결과를 예방하기 위해 조기 진단과 치료가 필요하다.

환각은 조증에서 흔하지 않은데 주로 착각의 형태로 나타나며, 심할 경우 과대망상과 관련된 환청을 경험하기도 한다. 예를 들면, 대상자가 "TV에서 대통령이 정상회담을 하러 나와 만나자고 하는 소리가 들려요"라고 간호사에게 말하는 것을 흔히 볼 수 있다.

(6) 충동조절

조증 대상자는 충동 조절이 어려워 공격적이거나 위협적인 경우가 흔하고 자살을 시도하거나 타인을 해치기도 한다. 요구를 거절당하거나 비판을 받으면 즉시 분노, 욕설, 노골적인 적개심으로 반응한다. 부적절한 다행감, 예민성 및 정서적 불안정은 환자가 통제력을 유지하는 데 어려움이 있음을 의미한다. 일관성 없는 제한이나 치료적이지 못한 병동환경, 치료진의 언어적, 비언어적 행동도 환자의 폭력행위를 유발할 수 있다. 공격행동의 초기 양상은 차분하게 앉아 있을 수 없어 안절부절못하고 주먹을 꽉 쥐거나 세게 치는 행동, 턱이나 얼굴근육이 팽팽해지는 것과 같은 운동성 초조가 나타난다. 또한 목소리가 크고 강하며, 자세가 위협적이며, 실재하거나 상상의 대상을 위협하거나 지나치게 요구하는 언어적 단서들이 있다.

(7) 판단력과 병식

조증 대상자는 자신의 질환에 대한 병식이 거의 없다. 판단력장애로 인해 무분별한 소비, 위험한 운전, 과도한 사업투자, 비정상적이고 난잡한 성적 행동 등을 하여 자신은 물론 가족들에게 경제적 손실을 줄 수 있다. 거짓말과 속임수가 흔히 나타나기 때문에 신뢰성이 거의 없고, 현실성이 떨어진 여러 가지 야심찬 계획을 하고 금방 실패하거나 포기해버릴 일을 벌려놓는다.

2) 간호진단

간호사정을 통해 대상자의 전 영역을 살펴보면 대상자에게서 나타나는 문제점과 우선적으로 해결해 주어야 할 내용이 무엇인지 파악하게 된다. 이렇게 수집된 자료를 바탕으로 대상자에 대한 임상적 판단을 내리는 과정을 간호진단(nursing diagnosis)이라 하며, 약속된 용어와 방법으로 기술하게 된다. 북미 간호진단협회(NANDA: North American Nursing Diagnosis Association)에서 2000년 간호진단분류체계Ⅱ를 개발하였고, 여러 차례 개정과정을 거쳐 2012년 13개 영역과 47개의 범주, 221개의 진단목록으로 확정되었다. 다음은 양극성장애 조증상태의 환자에게 적용할 수 있는 NANDA 간호진단의 예이다.

양극성장애 대상자에게 흔히 적용될 수 있는 간호진단(관련요인 기술)은 다음과 같다.

- 과다행동과 관련된 자기돌봄결핍(부적절한 옷차림, 부적절한 영양)
- 주의집중 결여와 관련된 언어적 의사소통의 장애
- 망상적 사고과정과 관련된 사회적 상호작용장애
- 미성숙한 자아와 낮은 자존감과 관련된 사회적 상호작용장애
- 정신운동 항진과 관련된 사고과정의 변화
- 비현실적 자아지각과 관련된 비효과적 대처

3) 간호계획

간호사정을 통해 대상자의 문제를 파악하여 간호진단을 내린 후 간호계획을 세운다. 간호계획이란 대상자의 문제를 해결하고 건강을 증진시키기 위한 간호중재의 방향을 정하는 것이다. 이 시기에 장기목표 및 단기목표를 설정하고 이 목표를 달성하기 위한 구체적인 간호중재를 계획한다.

간호계획의 우선순위는 양극성장애로 인한 손상위험을 최소화하고 안전을 유지하며, 부적절한 감정반응을 감소시키거나 없애고, 직업적, 정신사회적 기능의 회복, 삶의 질 향상, 병의 악화와 재발 가능성을 최소화하는 것이며, 구체적 간호목표와 기대되는 결과는 다음과 같다.

- 대상자는 다른 사람을 해치지 않는다.
- 대상자는 질병 이전의 신체건강상태를 회복한다.
- 대상자는 자신의 신체적 · 정신적 에너지를 연결하여 조정능력을 회복한다.
- 대상자는 현실에 대해 정확하게 인식할 수 있다.

장기목표는 대상자의 문제를 해결하기 위한 근본적인 목적에 가까운 진술이므로 다소 범위가 넓고 포괄적인 특징을 가진다. 예를 들면, 조증 행동으로 인한 타인 또는 자신에 대한 폭력 위험성을 간호진단으로 설정한 경우 '대상자는 타인 또는 자신에게 해를 입히지 않는다'로 기술할 수 있다. 그에 비해 단기목표는 대상자의 현재문제나 스트레스원을 반영하는 구체적이고 특정한 시간을 한정하는 진술이며, 장기목표를 달성하기 위한 구체적인 방향을 제시한다. 위의 장기목표에 대한 단기목표의 예는 '대상자는 일주일 이내 자신이 타인에게 해를 끼칠 의도가 있다는 말을 하지 않는다' '대상자는 이주일 이내 불안과 초조의 증가요인을 인식하고 간호사의 도움이 필요함을 표현할 수 있다'로 들 수 있다.

양극성장애의 간호계획은 환자의 조증 단계와 동반되는 문제에 따라 설정한다.

우선 급성기에는 환자의 신체적 안전과 치료적 안정을 취하는 것에 초점을 두게 된다. 이를 위해 약물치료, 신체적 활동 제한, 음식 및 수분섭취 격려, 4~6시간 이상의 수면시간 확보, 위장관계나 비뇨기계 문제의 완화를 위한 계획들이 설정된다. 일부의 경우 격리나 전기충격요법이 필요하기도 하다.

지속기에는 약물치료의 순응과 재발 방지를 초점으로

대인관계 및 스트레스 대응 능력, 인지기능, 고용 상태, 물질관련 문제, 사회지지체계에 관한 사정자료를 기반으로 계획을 세우게 되며, 환자와 가족을 위한 정신교육은 필수적이다. 또한 의사소통기술훈련과 문제해결능력에 대한 평가도 주요 고려사항이다.

유지기에는 재발 방지와 조증 정도와 지속기간을 경감시키는 것에 초점을 두고 약물치료, 정신치료, 지지집단, 정신교육, 주기적인 평가를 위한 계획을 한다. 양극성장애 환자에게 기대되는 결과는 충동성과 공격성에 대한 자기조절, 적절한 자가간호와 사회적 상호작용, 논리적이고 현실에 기반한 사고과정, 치료약물 복용 등이다.

4) 간호중재

(1) 대상자-간호사 관계형성

조증 대상자는 낮은 자존감과 열등감으로 인하여 쉽게 분노를 표출하게 되는데, 간호사는 대상자를 거절하거나 비판하지 않도록 주의하고 충분히 공감해 주어야 한다. 조증 대상자들의 과다행동, 주의력결핍, 사고의 비약, 판단 부족, 병식 결여 및 빠른 기분의 변화들은 병동을 혼란스럽게 하며 치료적 환경조성을 저해할 수도 있다. 말이 많고 직원이나 환우들을 조종함으로써 집단모임이나 치료를 조종하려 한다. 또한 다른 사람의 취약한 부분이나 집단의 갈등 영역을 알아내서 악용하기도 한다. 이러한 행동특성들 때문에 치료진들은 방어하게 되거나 분노 반응을 보이게 된다. 그러나 간호사가 화를 내면 치료적인 관계 유지가 어렵기 때문에 대상자의 역동을 파악하고 이해하며, 긴 토론이나 논쟁보다는 사실적이고 간결하게 요약된 설명을 하는 것이 효과적이다.

조증 대상자들을 위한 치료계획은 일관성 있게 이루어져야 한다. 대상자의 자기조절능력을 증진시키기 위한 방법으로 행동에 대한 구조적인 제한 설정은 치료계획에 있어서 필수적이다. 환자를 더욱 자극하고 흥분시킬 수 있는 경쟁적 활동에는 참여를 제한하며, 부정적 감정을 행동보다 언어로 표현하도록 격려하고, 청소, 사소한 활동, 비경쟁적 신체활동 등 과다행동을 분출할 수 있는 통로를 마련해 준다. 이 경우 반드시 치료 팀 전체가 일관성 있는 태도를 보여야 하며 상황에 적절한 제제가 이루어져야 한다.

표 9-3-2 대상자 행동에 따른 NANDA-I 간호진단

대상자 행동	NANDA-I 간호진단
• 병적인 흥분 망상적 사고, 환각, 충동성	자신에 대한 폭력의 위험, 타인에 대한 폭력의 위험
• 조증과잉 행동: 증가된 초조, 목적 없이 과도하며 행동조절 능력 저하	신체적 외상의 위험
• 자신의 욕구만을 성취하기 위한 조종행동	비효과적 대처
• 과대망상 및 피해망상, 환경에 대한 부정확한 해석	사고과정장애
• 환청과 환시, 지남력상실	감각지각장애
• 자살 제스처/위협, 자살사고	자살의 위험
• 식욕부진 또는 음식 거절 식사시간 동안 앉아있을 수 있는 능력 부족	영양 불균형: 신체 요구량 보다 적음
• 잠들기 어려움, 수면시간이 짧음. 과다활동 및 초조	수면양상 장애
• 기본적인 욕구를 충족시킬 수 없음	자기돌봄결핍
• 비난투사, 실패를 합리화함, 책임을 부인함	방어적 대처
• 부적절한 사회적 상호작용 행동들의 사용으로 만족스러운 대인관계의 어려움	사회적 상호작용장애
• 연상이완이나 사고비약, 주의집중 결여	언어적 의사소통 장애

(2) 신체적 건강과 안전

조증 대상자는 매우 바빠 식사에 집중하지 못하기 때문에 영양섭취가 어렵고 개인위생 등 자가간호에도 무관심하다. 따라서 김밥이나 샌드위치 등 들고 다니면서 먹거나 마실 수 있는 고단백질과 고칼로리 음식을 제공한다. 특히 리튬 부작용으로 입이 마르는 증상을 해소하기 위해 물을 들고 다니면서 마실 수 있는 컵이나 무설탕 사탕 등을 제공하기도 한다. 또한 과도한 활동으로 인해 수면이 박탈되므로 따뜻한 우유, 부드러운 음악, 따뜻한 목욕 등을 통해 수면을 촉진한다. 카페인을 절제하고 수면시간에 광선, 소음, 전화벨 소리 등의 자극을 최소화하여 조용한 환경 제공으로 충분히 이완할 수 있도록 한다. 옷 입기와 위생 관리에도 도움이 필요하며, 제한설정과 단호한 접근법이 신체 간호를 수행하는 데 있어 효과를 높일 수 있다.

(3) 약물치료

양극성장애치료의 일차적인 약물은 기분안정제인 리튬(lithium)으로써 우울증과 조증의 순환을 안정화시키며 항경련제인 발포릭산(valporic acid), 카바마제핀(carbamazepine)과 올란자핀(olanzapine), 리스페리돈(risperidone) 같은 2세대 항정신병제가 포함된다.

증상에 따라 리튬과 항정신병 약물을 함께 투여하는 경우 효과적이라는 보고가 알려져 있는데, 리튬이 적정 농도에 도달하여 항조증 효과를 나타내기까지 2~6주의 기간이 소요되기 때문에 대개 치료를 시작하면서 우선 항정신병 약물로 조증을 억제하고 조증이 잘 억제되면 항정신병 약물을 줄인다. 가끔 초조나 불안을 감소시키기 위한 벤조디아제핀 항불안제도 도움이 된다. 양극성장애의 우울삽화에서 리튬(lithium)과 라모트리진(lamotrigine)이 1차 약물이다. 환자의 중추신경계 과민반응으로 항우울제 사용은 경조증이나 조증을 유발하므로 추천되지 않으며, 정신증적 증상이 있는 경우는 2세대 항정신병 약물이 추가되기도 한다.

양극성장애 대상자의 30%는 리튬에 반응하지 않는데, 이때 항경련제인 카바마제핀(carbamazepine/Tegretol)이 조증치료약물로 사용될 수 있다. 카바마제핀은 운동 피

표 9-3-3 양극성장애의 간호진단 및 장단기목표의 예

간호진단: 폭력의 위험(자신 또는 타인에 대한)	
장기목표	대상자는 타인 또는 자신에게 해를 입히지 않는다.
단기목표	1. 대상자는 일주일 이내 자신이 타인에게 해를 끼칠 의도가 있다는 말을 하지 않는다. 2. 대상자는 이주일 이내 불안과 초조의 증가요인을 인식하고 간호사의 도움이 필요함을 표현할 수 있다.
간호진단: 사회적 상호작용장애	
장기목표	대상자는 자신의 욕구를 충족시키기 위해 타인을 전혀 또는 거의 조종하지 않고, 적응적 대처 기술을 사용한다.
단기목표	대상자는 일주일 이내 자신의 상호작용행동이 적절한지 부적절한지 말로 표현한다.
간호진단: 영양불균형(신체 요구량 보다 적음)	
장기목표	대상자는 영양불량의 징후나 증상을 나타내지 않는다.
단기목표	대상자는 일주일 이내에 일일 권장량을 충족하기 위해 손으로 집어먹을 수 있는 음식과 간식을 섭취한다.
간호진단: 수면양상장애	
장기목표	대상자는 퇴원 시까지 약을 먹지 않고 지속적으로 6~8시간 동안 수면을 취한다.
단기목표	대상자는 3일 이내에 수면제의 도움을 받으며 깨지 않고 4~6시간 동안 수면을 취한다.
간호진단: 사고과정 장애	
장기목표	대상자는 퇴원 시까지 망상적 사고 없이 현실에 근거한 사고를 반영한다.
단기목표	대상자는 일주일 이내에 사고가 비현실적으로 될 때 이를 인식하고 말로 표현한다.

질 내 세포막을 통과하는 Na의 유입을 제한하고 신경전달물질인 GABA의 활동을 증진시킴으로써 효과를 나타낸다. Valporaic acid, clonazepam, verapamil, neurontin 등을 사용하기도 한다. 이들 약물 역시 일정한 혈중농도를 유지해야 하며, 간기능과 혈소판 수치를 주기적으로 관찰해야 한다.

조증과 혼재성 삽화의 경우 리튬, 발포레이트, 카바마제핀 등을 사용하고 초조가 심하면 단기간 benzodiazepine을 사용하기도 한다. 치료에 잘 반응하지 않는 경우 전기경련요법도 고려할 수 있다.

리튬은 대부분 신장을 통해 배설되므로 치료를 시작하기 전에 먼저 반드시 신장기능검사를 시행해야 하며, 심전도와 전해질 및 갑상선 검사를 통하여 리튬 치료가 안전한지 평가한다. 리튬은 과다투여 할 경우 부작용 또는 독성작용이 나타나며, 치료용량이 유지되지 못할 경우 증상조절이 되지 않기 때문에 투약기간동안 혈중치를 면밀히 관찰하는 것이 매우 중요하다. 리튬의 일반적인 치료 용량 범위는 0.8~1.4mEq/L인데, 급성기에는 1.0~1.5mEq/L, 유지기에는 0.6~1.2mEq/L의 치료농도를 유지한다. 처음 1~2주 동안은 주 1회 혈중농도를 측정하고 혈중농도가 안정되면 2주에 1회 측정하며 이후에는 월 1회 혹은 2개월에 1회 정도로 혈중농도를 측정한다.

리튬의 독성 증상은 1.5mEq/L 이상인 경우 나타나기 시작하는데, 혈중 농도에 따른 증상은 표 9-3-5와 같다.

리튬은 신장에서 Na 재흡수를 감소시켜 Na 부족을 야기할 수 있으므로 간호사는 부작용을 줄이기 위하여 충분한 식사를 통하여 적정량의 염분을 섭취하도록 하고 이온 음료 등을 제공하도록 한다. 리튬 혈중농도가 2.0~2.5mEq/L 이상인 경우는 심각한 리튬 독성증상과 사망 등 치명적인 결과를 초래할 수 있으므로 약물 투여를 즉각 중단하고 응급조치가 필요하다. 환자 상태나 상황에 따라 위세척, 만니톨, 아미노필린, 투석 등 적절한 방법을 이용하여 리튬 배출을 촉진한다.

(4) 치료적 환경관리

조증의 상태에서는 대상자와 주위 사람들에게 안전한 환경을 제공하는 것이 간호의 일차적 역할이다. 대상자들의 행동을 자주 관찰하고 사정하며, 대상자는 작은 비난에도 분노와 정신운동성 초조 증상을 보이기 때문에 대상자의 행동이 주위 사람들에게 어떤 영향을 주는지도 관찰한다. 자살에 대한 가능성도 사정한다.

비도전적이고 비자극적인 안정되고 편안한 분위기를 조성하고 자극적인 소음이나 치료적 활동으로부터 멀리 떨어져 있도록 한다. 대상자가 활동하는 공간에는 위험한 물건이나 가구를 치우고 예측 가능하고 일관성 있는 환경을 제공한다.

극도의 흥분 상태에서 통제력을 상실한 경우(자해나 타해의 위험이 있는 경우)는 약물이나 제한 설정과 같은 여러 가지 치료에 효력이 없으므로 격리실에서 보호해야 한다. 격리실은 통제력을 상실한 대상자들에게 압도될 만한 환경적 자극을 줄여주고 자신이나 타인에게 상처를 주는 행위로부터 보호함으로써 편안함과 휴식을 제공한다. 그러나 법적 · 윤리적 문제가 따르므로 대상자에게 격리를 체벌로 받아들이지 않도록 충분히 설명한 다음, 동의서를 작성하고, 정해진 규정을 준수한다. 또한 15분마다 활력징후와 행동을 관찰하고 대상자의 요구에 따라 물이나 음식 제공 및 배설 간호를 제공하며 적절한 감독 없이 대상자를 방치하지 않는다.

(5) 정신사회적 치료

양극성장애는 약물치료가 필수적이나 정신치료 역시 질병의 전 기간에 걸쳐 중요한 역할을 한다. 약물 단독으로 양극성장애의 정신사회적 측면을 적절하게 해결해주지 못하며, 최근에는 정신사회적 치료가 대상자를 호전시키고 치료효과를 최대화한다는 연구들이 보고되어 정신사회적 접근법의 중요성이 강조되고 있다. 정신사회적 개인과 환자교육의 목표는 우선 질병과 치료에 대해 환자와 가족을 교육시켜 질병의 병식을 높이고 질병상태를 수용하도록 하는 것이다. 둘째로는 환자 스스로 재발의 조기 징후를 파악할 수 있는 능력을 향상시키고 스트레스 대처기법을 교육함으로써 대처능력을 향상시킨다. 다음으로 질병으로 인한 대인관계장애를 파악하고 사회 기술훈련을 통해 대인관계 능력을 향상시키는데, 이것은 장기간의 약물치료에 대한 순응도를 높이는데 도움을 준다. 현재 정신사회적 접근으로 활용되고 있는 치료법은 인지행동치료, 정신교육, 가족중심치료, 대인관계치료, 사회적리듬치료 등이 있다.

인지치료는 일상 속에서 경험하는 부정적 경험의 인지적 재구성뿐만 아니라 전구기 증상을 감지하고 완전한 기분삽화로 발전하지 않도록 환자의 인지와 행동을 수정하도록 돕는다. 조증 대상자의 사고는 과대망상적으로 자신이 영향력 있는 사람이거나 엄청난 부를 소유하고 있다고 인지한다. 이때 간호사는 대상자에게 현실을 인지하도록 하며 현실감을 높여준다. 대상자의 망상이나 믿음에 논쟁을 벌여서는 안 되나 망상적 사고를 인정해서도 안 된다. 대상자는 치료진을 조정하려는 경향이 있기 때문에 간호사는 일관성 있는 태도를 취하는 것이 매우 중요하다. 초점 맞추기, 명료화, 직면 등의 치료적 의사소통은 대상자가 자기표현을 수정하는 데 도움이 된다.

(6) 대상자와 가족교육

간호사의 교육자로서의 역할은 모든 교육 및 정보제공을 의미하며 모든 간호과정, 특히 간호중재에 대해 정보를 제공함으로써 가족기능을 향상시키고 보호자들의 양극성장애에 대한 이해도를 넓혀 치료에 도움이 되게 한다.

특히 대상자와 보호자에게 조증에 대한 설명과 질환관리방법에 대해 설명한다. 혈액검사를 포함한 약물관리와 부작용에 대해 설명하는 것은 특히 중요하다. 리튬을 투여하는 대상자는 적당한 소금과 수분섭취의 필요성에 대해 강조하고, 독성증상과 약물과민반응이 나타날 경우 즉각적으로 치료받도록 교육한다. 대상자와 보호자

표 9-3-4 기분 안정제

일반명(상품명)	일일 용량	반감기(시간)
lithium(Eskalith, Lithan)	600~1,800mg	17-36
valproic acid(Depakote, Depakine)	15~60mg/kg	6-16
carbamazepine(Tegretol)	200~1,200mg	25-65
olanzapine(Zyprexa)	5~20mg	21-54
risperidone(Risperdol)	1~6mg	20

표 9-3-5 혈중 lithium 수준과 부작용

혈중 농도	독성 또는 중독증상	중재
1.5~2.0mEq/L	• 오심, 구토, 설사, 조정력 감소, 졸음, 불분명한 언어, 근육약화	• 다음 복용을 보류하고 의사 호출 • 혈청 수치를 처방하고 며칠간 리튬 복용을 중단하거나 복용량을 줄인다.
2.0~3.0mEq/L	• 운동실조증, 초조, 복시, 이명, 어지러움증, 무도무정위 운동, 혼란, 근육섬유다발수축, 반사항진, 근육긴장과도, 간대성 근경련, 소양증, 구진, 반구발진, 사지의 움직임, 어늘한 언어, 묽은 소변 다량 배출, 실금.	• 다음 복용을 보류하고 의사 호출 • 경구의 리튬을 제거하기 위해 위세척이 필요할 수도 있다. • 생리식염수와 전해질을 포함하는 정맥주입이 수액과 전해질 기능을 돕고 신장기능 유지를 위해 사용될 수 있다.
3.0mEq/L 이상	• 심장부정맥, 저혈압, 말포혈관 축소 • 국소적 또는 전신적 발작 • 의식 혼미에서 혼수에 이르는 의식수준 변화 • 근육군의 간대성 근경련 및 근육경련	• 이전의 모든 중재 및 이온 매출과 함께 아미노필린이나 만니톨, 요소의 사용을 보강한다. • 혈액투석이 몸으로부터 리튬을 배설하는 데 도움이 될 수 있다. • 호흡기, 순환기, 갑상선, 면역체계를 모니터하고 필요에 따라 지원한다.

에게 위험 행동과 그 행동을 피하는 방법에 대해 교육하고 재발 증상과 조기치료에 대한 설명도 강조해야 한다. 양극성장애의 가족 교육에는 다음 주제들을 포함시켜야 한다.

- 양극성장애의 원인, 증상 등 병에 대한 이해
- 약물관리(리튬, 항경련제, 항정신병 약물), 약물부작용, 리튬 중독 증상, 규칙적인 혈액검사의 중요성, 증상이 없어져도 약물을 지속하도록 교육
- 자기주장훈련, 분노조절법, 증상관리법
- 위기관리, 자조집단, 개인 정신요법, 법률적 재정적 지원 등 지지 서비스

5) 평가

간호계획 시 기대했던 결과를 비교 분석함으로써 간호중재를 평가하는데, 조증 대상자에 대한 간호중재 평가기준은 다음과 같다.

- 대상자는 자신과 타인의 감정을 확인할 수 있는가?
- 대상자는 치료를 시작하기 전에 비해 정서상태가 안정되었는가?
- 대상자는 폭력이나 자해로부터 안전한 상태인가?
- 대상자는 재발 방지를 위해 지속적인 투약의 필요성을 인식하는가?
- 대상자는 약물 부작용의 증상을 알고 대처법을 이해하는가?
- 대상자는 망상이나 환각이 없고, 현실에 대해 올바르게 인지하는가?
- 대상자는 폭력적이거나 충동적인 행동을 통제할 수 있는가?
- 대상자는 치료자나 동료를 조정하려는 행동 없이 신뢰감을 형성하였는가?
- 대상자는 자신의 영향력과 능력에 대해 현실감을 가지게 되었는가?
- 대상자는 신체적 자가간호를 수행하는가?
- 대상자는 충분한 수면을 취할 수 있는가?
- 가족은 대상자의 질병과 약물의 필요성에 대해 명확하게 이해하는가?
- 대상자와 가족은 도움을 줄 수 있는 지역사회 및 지지단체나 기관을 알고 있는가?

이러한 질문에 긍정적인 반응을 보이는 것은 대상자가 자신의 삶을 조절하기 시작하고 일상생활의 참여에 동기를 부여하고 있음을 의미하는 것이다. 만일 평가에서 부적절한 반응을 보인다면 간호사는 진단을 재평가하고 대상자가 긍정적인 반응을 보일 수 있도록 간호과정의 전 과정으로 돌아가서 대상자의 증상과 반응에 대한 재해석의 시간을 가져야 한다. 이러한 평가 과정은 대상자 자신을 포함하여 가족, 친구, 이웃 그리고 정신건강 치료팀 모두의 노력이 있을 때 성공적으로 이루어질 수 있다.

5. 요약

- 기분(mood)이란 그 순간 사람의 내적, 주관적 감정상태를 말하는 것이며, 감정(emotion)은 무의식적인 면보다는 의식적으로 받아들여지는 마음속의 어떤 느낌을 말하는 것인 반면 정동(affect)은 외적이고 관찰가능한 경험과 관련된 감정적인 반응으로 표현하고 기술한다.
- 역사적으로 기원전 4세기 그리스의 의사 히포크라테스(Hippocrates, 460~377 B.C.)가 우울증과 조증을 구별하여 기술하면서 의학적으로 기록되기 시작하였고 1851년 프랑스의 정신과 의사 파아르레(Falret)와 벨라제(Baillarger)에 의해 계승 발전되었다. 1899년 독일의 정신과 의사 크레펠린(Emil Kraepelin)은 조울증(manic-depressive)이라고 불렀다. 1980년대 미국정신의학회에서 양극성장애(bipolar disorder)라는 용어로 DSM-III에 포함되었다. DSM-5-TR에서는 기분장애의 장이 삭제되고 양극성장애와 우울장애가 독립적인 장으로 분리되었다.
- 양극성장애 I 의 평생유병률은 약 1%, 양극성장애 II 형의 평생유병률은 약 0.5%이며, 기분순환 장애의 평생유병률은 0.4~1.0%로 보고되고 있다.

- 조증삽화는 재발경향이 높으며 나이가 들면서 조증삽화의 간격은 줄어들어 더 자주 발생하며 증상 또한 더욱 심해진다.
- 양극성장애의 자살률은 매우 높아서 평생동안 적어도 한 번 이상 자살시도를 하는 경우가 25~50%에 달하고, 20% 정도가 자살로 인해 사망하는데, 주로 우울삽화 때 자살을 시도하는 것으로 알려져 있다.
- 양극성장애는 유전적 소인이 중요한 원인으로 작용한다(가족연구, 쌍생아 연구).
- 양극성장애는 노어에피네프린(norepinephrine)과 도파민(dopamin) 등의 신경전달물질의 수치가 증가하고 세로토닌의 수치는 낮게 측정된다.
- 그 외 기능적 뇌영상 연구에서 뇌기능의 이상소견을 보이고, 수면-각성 리듬의 변화(총 수면시간 감소, REM 감소)를 보인다.
- 정신역동이론에서 양극성장애의 조증삽화는 내재된 우울에 저항하는 방어 행동으로 설명하였다.
- 제 1형 양극성장애는 조증과 주요우울증이 교대로 일어나거나 조증삽화가 지속되는 경우를 말한다
- 제Ⅱ형 양극성장애는 적어도 한 번의 경조증을 동반한 주요우울상태인 경우를 말한다.
- 순환성장애는 경조증과 경우울증 삽화가 교대로 최소한 2년 이상 장기적이며 지속적으로 나타나는 만성적인 기분장애를 말한다.
- 조증의 특성은 흥분상태로써 말을 많이 하며 기분이 유쾌하고 행동과다를 보이며 고양된 기분과 함께 과대성, 빠른 정신운동 속도, 아이디어의 쇄도, 주의산만, 수면욕구 감소 등이 나타나며, 의기양양, 기고만장, 과도흥분 상태인 황홀감을 느낀다. 끊임없는 계획과 무책임한 일처리, 심한 과소비, 성적 문란, 폭력성 증가, 강한 소유욕을 보인다. 피상적인 관계를 유지하며 일방적인 요구가 많아지고, 좌절되면 즉시 적개심으로 표출되어 쉽게 다툰다.
- 경조증은 조증과 유사한 증상이 일상생활을 방해할 정도로 심각하지 않고 정신병적 양상이 없으며, 비교적 짧은 기간에 나타난다.
- 정신간호사정은 정신상태평가(mental status examination, MSE)와 정신사회적 영역의 평가(psychosocial criteria)를 중심으로 사정한다.
- 조증 환자의 치료적 환경은 안전한 환경 즉, 비도전적이고 비자극적인 안정되고 편안한 분위기를 조성하는 것과 위험으로부터 보호하는 예측가능하고 일관성 있는 환경을 제공하는 것이다.
- 극도의 흥분 상태에서 통제력을 상실한 경우(자해나 타해의 위험이 있는 경우) 격리실 보호 및 억제대를 사용할 수 있다.
- 조증 대상자는 영양섭취가 어렵고 개인위생 등 자가간호에도 무관심하므로 들고 다니면서 먹거나 마실 수 있는 고단백질과 고칼로리 음식을 제공한다. 물을 들고 다니면서 마실 수 있는 컵이나 무설탕 사탕 등을 제공하고 따뜻한 우유, 부드러운 음악, 따뜻한 목욕 등을 통해 수면을 촉진한다.
- 행동에 대한 구조적인 제한 설정을 통해 경쟁적 활동에는 참여를 제한하며, 부정적 감정을 행동보다 언어로 표현하도록 격려하고, 청소, 사소한 활동, 비경쟁적 신체활동 등 과다행동을 분출할 수 있는 통로를 마련해 준다
- 양극성장애 치료의 일차적인 약물은 기분안정제인 리튬(lithium)을 사용하고 리튬에 반응하지 않을 경우 항경련제, 항정신병 약물을 사용할 수 있다.
- 양극성장애 환자의 정신사회적 치료의 목표는 환자와 가족을 교육시켜 질병의 병식을 높이고 질병 상태를 수용하도록 하고 스스로 재발의 조기 징후를 파악할 수 있는 능력을 향상시키는 것이다.
- 간호사의 교육자로서의 역할은 모든 교육 및 정보제공을 의미하며 모든 간호과정, 특히 간호중재에 대해 정보를 제공함으로써 가족기능을 향상시키고 보호자들의 양극성장애에 대한 이해도를 넓혀 치료에 도움이 되게 한다.

풀어보기

1. 양극성장애 Ⅰ에서 조증삽화시 나타날 수 있는 증상이 아닌 것은?

① 팽창된 자존심과 과대성
② 사고의 비약 또는 사고가 분주하다는 주관적 경험
③ 목적지향적 과다활동의 증가 또는 정신운동 흥분
④ 피곤함, 무력감, 낙담
⑤ 쾌락활동에 과도한 몰두

2. 양극성장애에 대한 설명으로 옳지 않은 것은?

① 양극성장애 Ⅰ은 조증과 우울증이 교대로 또는 조증이 반복적으로 나타나는 장애이다.
② 양극성장애Ⅱ는 조증의 정도가 경조증 정도로 심하지 않으며 한 번 이상의 주요 우울삽화로 특징지어진다.
③ 순환성 장애는 양극성장애 Ⅱ가 경한 상태로 경조증과 경우울 삽화가 교대로 나타난다.
④ 계속 우울증 삽화를 보이다가 한 번이라도 조증삽화가 나타나면 양극성장애Ⅰ로 진단된다.
⑤ 양극성장애Ⅰ을 경험한 사람의 10~15%가 자살을 시도한다.

3. 어떤 사람이 잠도 자지 않고 갑자기 비싼 물건을 서고 처음 보는 사람들과 성적인 이야기를 나눈다. 이 대상자에게 일차적으로 투여할 수 있는 약물은?

① lithium ② benzodiazepine ③ carbamazepine ④ fluoxetine ⑤ olanzapine

4. 조증 환자의 간호중재로 옳은 것은?

① 사회성을 길러주기 위하여 집단요법을 활용한다.
② 증상이 비슷한 사람들끼리 자조 모임을 권장한다.
③ 제한된 장소에서 적절하게 활동을 할 수 있도록 규제한다.
④ 과다한 활동을 보일 시 억제대를 사용한다.
⑤ 다양한 자극을 줄 수 있는 환경을 마련한다.

정답

1. ④, 2. ⑤, 3. ①, 4. ③

>> 참고문헌

- 강진령 역(2016). DSM-5 임상 사례집. 학지사.
- 고성희 외 공역(2013). 정신간호진단과 중재. 수문사.
- 김청송 (2015). 사례중심의 이상심리학 DSM-5.싸이북스
- 도복늠 외(2016). 최신정신건강간호학 4판. 정담 미디어.
- 대한신경정신의학회(2013). 신경정신의학 2판. 중앙문화사.
- 민성길 외(2015). 최신정신의학. 제 6판. 일조각.
- 보건복지부 국립정신건강센터(2021). 2021년도 정신건강 실태조사 보고서.
- 양수, 이경순, 이정섭, 권혜진, 오경옥, 정명시르 김경희 (2016). 정신건강간호학 제 5판. 현문사.
- 이광자 외(2009). 핵심정신건강간호. 군자출판사.
- 임숙빈 외(2017). 정신간호총론(제7판 수정판), 수문사.
- 오경자 외 공역(2014). 이상심리학 제 7판. 시그마 프레스
- 최기순 외(2011). 정신간호이론의 이해와 적용. 메디컬 코리아.
- 홍경수(2015). 양극성장애에서 생체리듬 및 주기성과 관련된 질병지표의 발굴과 이들의 유전적 소인 규명. 보건복지부.
- Alloy,L.B., Abramson,L.Y., Urosevic,S., Walshaw,P. D.,Nusslock,R., & Neeren, A.M. (2005). The psychosocialcontext of bipolar disorder: Environmental, cognitive, and developmental risk factors. ClinicalPsychologyReview,25,1043-1075
- American Psychiatric Association(2013). DSM-5 table of contents. Retrieved from http://www.psychiatry.org/dsm5.
- American Psychiatric Association(2013). Diagnostic and Statistical manual of mental disorders. 5th eddition , Washington, DC, American Psychiatric Publishing.
- APA 저, 권준수 외 역 (2023). DSM-5-TR 정신질환의 진단 및 통계편람(제5판 수정판). 서울: 학지사.
- Ashman, S.B., Monk, T.H., Kupfer, D.J., Clark, C.H., Myers, F.S., Frank, E., and Leibenluft (1999). Relationship between social rhythms and mood in patients with rapid cycling bipolar disorder. Psychiatry Res 86,1-8.
- Bora, E., Fornito, A., Yucel, M., & Pantelis, C. (2010). Voxelwise meta-analysis of gray matter abnormalities in bipolar disorder. Biological psychiatry, 67(11), 1097-1105.
- Black, D. W. & Andreasen, N. C.(2010). Introductory textbook of psychiatry(5th ed.). Washington, DC: American Psychiatric Publishing.
- Bressan, R.A., and Crippa, J.A. (2005). The role of dopamine in reward and pleasure behaviour-review of data from preclinical research. Acta Psychiatr Scand Suppl, 14-21.
- Dubovsky, S. L., Davies, R. & Dubovsky, A. M.(2003). Mood disorders. In R. E. Hales & S. C. Yudofsky(Eds.). Textbook of clinical psychiatry(4th ed., pp. 439-542). Washington, DC: American Psychiatric Publishing.
- Feighner JB, Boyer WF(1991): Perspectives in Psychiatry: Selective Serotonin Reuptake Inhibitors. vol 1, New York, NY, John Wiley & Sons, pp11-31.
- Goldberg, J. F.(2001). Bipolar disorder with comorbid substance abuse: diagnosis, Prognosis, and treatment. J Psychiatr Pract, 7:109.
- Gail, W. S.(2009). Principles and Practice of Psychiatric Nursing, 9th Ed. Mosby.
- Harvey,A.G., Schmidt, D.A., Scarna, A., Semler, C.N., and Goodwin, G.M. (2005). Sleep-related functioning in euthymic patients with bipolar disorder, patients with insomnia, and subjects without sleep problems. Am J Psychiatry 162, 50-57.
- Herdman,T.H.(2012). NANDA International Nursing Diagnosis Definitions and Classification, 2012-2014. Oxford,UL: wiley-Blackwell.
- Jeongyee Bae, Seth Wolpin, Eunjung Kim, Sowoo Lee, Sookhee Yoon, Kyungeh An(2009). Development of a user-centered health information service system for depressive symptom management. Nursing and Health Sciences, 11(2), 185-193.
- Joska, J. A., & Stein, D. J.(2008). Mood disorders. In R. E. Hales, S. C. Yudofsky, & G. O. Gabbard(Eds.), Textbook of psychiatry(5th ed., pp. 457-503). Washington, DC: American Psychiatric Publishing.
- Kelsoe,J.R.(2009).Mood disorders: genetics. In B.J. Sadock, V. A. Sadock & Ruiz(Eds.), Kaplan and Sadock's comprehensive textbook of psychiatry(19th ed., vol.pp.1653-1674). Philadelphia: Woltwers kluwer/Lippincott Williams & Wilkins.
- Loiuse Rebraca Shives (2008). Basic concepts of psychiatric-Mental Health Nursing 7th ed. Lippincott Williams & Wilkins.
- Lam, R, W., Levitt, A. J., Levitan, R, D., Enns, M. W., Morehouse, R., Michalak, E, E., et al.(2006). The Can-SAD Study; A randomized controlled trial of the effectiveness of light therapy and fluoxetine in patients with winter seasonal attective disorder. The American Journal of Psychiatry, 163, 805-812.
- Lehne, R.A.(2007). Pharmacology for nursing care(6th ed). St Louis: Saunders.
- Marcotte, D. B., Hussain, M. Z., & Solomon, D. A.(2001). Challenge of the future: The diagnosis and man-

agement of rapid−cycling bipolar disorder. Clinical Courier, 19(19), 1−8.

- Margaret J. Halter(2014).Varcarolis' foundations of Psychiatric mental health nursing: a clinic approach(7th ed).Elsevier.
- Martinez, M, Marangell, L., B., & Martinez, J. M.(2008). Psychopharmacology. In R. E. Hales, S. C. Yudofsky, & G. O. Gabbard(Eds.), Textbook of psyciatry(5th ed., pp. 1053−1131). Washington, DC; American Psychiartric Publishing.
- Marikangas,K.R., Jin,R., He, J.−P.,et al.(2011).Prevalence and correlates of bipolar spectrum disorder in the world mental health survey initiative. Archives of General Psychiatry,68(3),241−251.
- National Center for Health Statistics.(2010). Health, United States, 2009. DHS Publication No. 2010−1232, Hyattsville, MD:Author.
- National Institute of Mental Health(NIMH). (2013). Mental disorders in America: The numbers count. Bethesda, MD:National Institutes of Health from http://www.nimh.nih.gov/pubicat/numbers.cfm?output5print
- Prator, B. C.(2006). Serotonin Syndrome. Journal of Neuroscience Nursing, 38(2), 102−105.
- Schatzberg, A. F., Cole, J. O., & DeBattista, C(2010). Manual of clinical psychophamacology(7th ed.). Washington, DC: American Psychiatric Pubulishing.
- Schultz & Videbeck(2002). Manual of psychiatric nursing care plans, 6th Ed. Lippincott.
- Ska, J. A., & Stein, D. J.(2008) Mood disorder, In R, E, Hales, S, C. Yudofsky, & G. O. Gabbard(Eds.), Textbook of psychiatry(5th ed., pp. 457−503). Washington, DC: American Psychiatric Publishing.
- Soreff, S., & McInnes, L. A(2012). Biopolar affective disorder. E−medicine: Psychiatry. Retried from http://www.emedicine.medscape.com/artical/286342−ovewview
- St. John, D.(2005). Bipolar affective disorder: Diagnosis and current treatments. Clinician Reviews, 14(6), 43−50.
- Stuart and Laraia(2005). Psychiatric Nursing, 8th Ed. C. V. Mosby Co.
- Terman, M., & Terman, J. S.(2005). Light therapy for seasonal and nonseasonal: depression; Efficacy, protocal, safety, and side effects. CNS Spectrums, 10, 647−663.
- Townsend, M. C. (2015). Psychiatric mental health nursing: Concepts of care in evidence−based practice(8th ed). FA Davis.
- Thase, M. E.(2009). The new "bule light" intervention for seational affective disorder(SAD). Medscape Psychiatry & Mental Health. Retrieved September 14, 2010, from http://cme.medscape.com/viewraticle/ 550845
- U.S. Department of Health and Human Services, Substance Abuse and Mental Health Service Administration, Center for Mental Health Services.(2010). National concensus statement on mental health recovery. Retrieved September 8, 2010, from http://www.samhsa.gov
- Zahourek, R. (2000). Alterative, complementary, or Integrative Approaches to Treating Depression, Journal of American Psychiatric Nurses Association, 6(3),77−86.
- Zubieta, J.K., Huguelet,P.,Koepp,R.A., Kilbourn, M.R.,−Carr,J.M., Giordani,B.J., & Frey, K.A.(2000). High vascular monoamine transporter binding in asymptomatic bipolar Ⅰ disorder: Sex differences and cognitive correlates. american Journal of psychiatry, 157,1619−1628.http://www.kocw.net/home/cview.do?lid=be10efe9acb158e8

제 4 절 우울장애와 간호

학습목표

- 우울장애를 정의한다.
- 우울장애의 관련요인을 설명한다.
- 우울장애의 행동특성을 설명한다.
- 우울장애의 유형을 구분한다.
- 우울장애 대상자에게 중재적 기법을 설명하고 적용한다.
- 대상자의 사회적응장애에 대해 간호과정을 적용한다.
- 대상자의 자가결핍 간호에 대해 간호과정을 적용한다.
- 대상자의 폭력위험성(자해)에 대해 간호과정을 적용한다.
- 대상자의 자존감 저하에 대해 간호과정을 적용한다.
- 대상자의 비효과적인 대처에 대해 간호과정을 적용한다.
- 대상자의 절망감에 대해 간호과정을 적용한다.
- 대상자의 영양문제에 대해 간호과정을 적용한다.

주요용어

- 기분부전증 dysthymia
- 무쾌감증 anhedonia
- 반응지연 latency of response
- 산후우울증 postpartum depression
- 기분장애 mood disorder
- 월경전불쾌감장애 premenstrual dysphoric disorder
- 인지치료 cognitive therapy
- 정신행동 지연 psychomotor retardation
- 주요우울장애 major depressive disorder
- 지속성 우울장애(기분부전장애) persistent depressive disorder(dysthymia)
- 파괴적 기분조절부전장애 disruptive mood dysregulation disorder

1. 정의

슬픔(grief)이나 애도(mourning) 과정은 상실이나 실망감을 경험하면서 정상적으로 나타나는 적응과정으로 볼 수 있지만, 우울은 객관적인 현실과는 무관하게 기분이 가라앉고 슬픔이 지속적으로 나타나는 병적 기분장애이다. 우울장애는 현대인이 가장 흔히 경험하는 정신건강문제로서, 여러 가지 신체적 · 정신적 문제를 야기하고 심하면 자살에 이르게 하는 중요한 문제이다.

DSM-5-TR에 근거한 우울장애의 정의는 DSM-5-TR의 양극성 및 관련장애에서 우울장애를 분리하여 파괴적 기분조절부전장애, 주요우울장애(주요우울삽화 포함), 지속성 우울장애(지속성 우울장애), 월경전불쾌감장애, 물질/약물치료로 유발된 우울장애, 다른 의학적 상태로 의한 우울장애, 달리 명시된 우울장애, 명시되지 않는 우울장애 등을 포함하였다. 또한 아동에서 양극성 장애가 과잉 진단 및 치료될 잠재적인 우려로 인해 아동의 지속적인 과민한 기분과 극단적인 행동 통제곤란을 의미하는 파괴적 기분조절부전장애라는 새 진단이 12세 이상 아동의 우울장애에 추가되었다.

우울장애는 역사적으로도 매우 오래전부터 기록으로 전해지고 있는데 이집트, 바빌론 등 고대문명에서는 우울증이 초자연적인 원인에서 유래된다고 믿었으며, 구약성경에서 사울왕은 악령으로 인하여 우울증에 걸렸다고 기록되어 있다. 이러한 견해는 Hippocrates 시대에 이르러 정서는 뇌에서 유래된다는 주장으로 변화되기 시작하였다. Hippocrates는 우울(melancholia)은 검은 담즙의 과다 생성과 이자와 장에서 독성 물질이 분비되어 뇌에 영향을 미치기 때문이라고 믿었다. 현대의 우울증에 대한 원인론은 지그문트 프로이트(Sigmund Freud), 에밀 크레펠린(Emil Kraepelin), 아돌프 마이어(Adolf Meyer)와 같은 학자들에 의하여 형성되었다.

1) 유병률

주요우울장애(MDD)는 전 세계 인구의 4.4%가 경험하며, 고혈압, 당뇨병, 관절염, 요통 등과 같은 만성 질환들보다 개인의 사회적, 신체적 안녕을 더 손상시키는 질환으로 대두되고 있다(Disease and Injury Incidence and Prevalence Collaborators, 2018). 주요우울장애(MDD)는 미국에서도 손꼽히는 장애 중 하나이다. 최근 물질남용 및 정신건강서비스 관리국(SAMHSA)의 보고서에 따르면, 2020년 18세 이상의 8.4%의 사람들이 적어도 한번은 주요 우울삽화를 경험한 것으로 나타났다(SAMHSA, 2020).

우울장애는 시대, 사회, 민족에 상관없이 비슷한 정도로 발생하고 있는데, 특히 여성이 남성보다 2배 정도 더 많다. 이는 우울증에 중요한 영향을 미치는 세로토닌과 생리, 임신, 출산, 폐경 등으로 인한 호르몬의 변화, 육아, 가사 및 여성이 사회문화적으로 스트레스가 더 많고 적절히 해소할 수 있는 방법이 제한적이기 때문이라고 한다. 반면에 남성들은 우울증상을 상대적으로 덜 표현하거나 병원을 방문하지 않기 때문이라는 주장도 제기되고 있다. 그 외 아동 · 청소년에서는 약 4.4%가 우울장애를 경험하며, 특히 청소년 시기에는 7명 중 1명이 우울장애를 경험하는 것으로 나타났다(Bitsko et al., 2022). 성별에 따른 빈도는 사춘기 이전의 경우 남녀의 유병률이 1:1로 거의 동일하나 청소년이 되면 성인과 유사하게 남성에 비해 여성이 약 2배 많이 발생하는 것으로 알려져 있다.

2) 빈도

우울증은 다른 정신질환과 함께 나타나기도 하는데 주요우울장애 환자의 43% 이상이 하나 혹은 그 이상의 비기분성 정신장애를 함께 경험하고 있다. 또한 내과 환자의 약 1/3이 경미한 또는 중등도의 우울증상을 나타내며 25%는 우울증 발생 가능성이 있다.

2. 원인

현재까지 우울증에 대한 정확한 원인은 규명되지 않았으나, 다양한 이론들이 제시되고 있다. 가장 최근 연구에서는 화학 생물학적 불균형에 초점을 맞추며, 정신사회적 스트레스원과 대인관계문제 역시 신경전달물질의 균형이 분명하게 변화되는 뇌의 생리 화학적 변화에서 기인된 것으로 본다. 그러므로 효과적인 치료는 기분장애의 생물학적인 부분과 심리사회적 부분으로 나누어서 이루어져야 한다. 간호사는 기분장애를 경험하고 있는 대상자를 대할 때 이 두 가지 부분에 대한 기본 지식이 필요하다.

1) 생물학적 원인

(1) 유전적 요인

유전 연구에서 정서장애는 유전적인 경향이 있다고 간주되며, 특히 우울증의 가족력은 일반 인구에 비해 2배 높은 유병률을 보이고 있다고 한다.

쌍둥이 연구에서 정서장애는 유전적인 요인이 강하게 영향을 미치는 것으로 알려져 있다. 일란성 쌍생아의 경우 이란성 쌍생아보다 2~4배 이상 높은 비율을 보이고 있다.

가족 연구에서도 주요우울장애는 가족력이 있다고 보고되고 있고, 일반 인구의 1.5~3배까지 높은 유병률을 보이고 있다.

(2) 생화학적 요인

생물학적 원인을 주장하는 근거는 우울증의 생화학적 가설과 항우울제의 개발을 들 수 있다. 우울증은 신경전달물질인 노어에피네프린(norepinepherine), 세로토닌(serotonin), 도파민(dopamine)의 결핍으로 인해 발생한다는 가설이 지배적이다. 세로토닌은 수면, 식욕, 성욕의 중요한 조절자로서, 세로토닌 회로의 기능장애는 수면방해, 식욕감소, 성 욕구 감퇴, 충동조절약화, 짜증으로 나타날 수 있다. 노어에피네프린은 집중과 행동을 조절한다. 노어에피네프린은 스트레스를 유발하는 상황에서 분비되는데, 노어에피네프린의 결핍이나 불균형 혹은 사용가능한 노어에피네프린을 사용하지 못하는 경우 무관심, 반응의 감소, 혹은 정신운동성 행동의 지연으로 이어질 수 있다.

우울증은 세로토닌과 노어에피네프린뿐만 아니라 여러 가지 신경전달물질체계의 기능장애로 인하여 발생한다. 즉, 도파민, 아세틸콜린, GABA 수용체, 글루타메이트 또한 주요우울삽화 병태생리학적 주요인과 관련이 있다. 글루타메이트는 신경 섬유가 정보를 전달하는 능력을 향상시킨다. 그렇기 때문에 글루타메이트의 결핍은 기분, 집중, 지각능력을 담당하는 뇌의 부분의 정상 활동을 방해한다.

아민 가설에 따르면 우울증 기간에 상대적으로 도파민과 노어에피네프린의 활성이 낮으며, 세로토닌도 감소하는 것으로 알려져 있다. 우울증의 원인은 중추신경계의 노어에피네프린 감소로 보는데, 이는 대상자의 소변에서 노어에피네프린의 대사산물인 3-methoxy-4-hydroxyphenylycol(MHPG) 농도가 낮다는 데 기초한다.

시상하부-뇌하수체-부신피질 축(hypothalamic-pituitary-adrenal axis, HPA axis)의 활성도 증가로 인한 코티졸(cortisol) 분비의 증가는 우울증에서 가장 일관되게 보고되는 결과 중의 하나이다. 우울증에서의 코티졸 분비 증가는 시상하부에 부신피질자극호르몬 유리 호르몬(corticotropin releasing hormone, CRH)의 분비 증가에 기인하고, 이는 노어에피네프린과 세로토닌 등 신경전달물질의 이상과 관련이 있다.

우울증 대상자의 약 1/3에서 갑상선 자극호르몬 방출 호르몬(thyrotropin releasing hormone, TRH)에 의한 갑상선 자극 호르몬(thyroid stimulating hormone, TSH)의 반응이 저하되어 있음을 발견할 수 있다. 덱사메타존(dexamethasone)을 투여하면 정상인에서는 코티졸 분비가 억제되는데, 이러한 현상이 우울증 대상자에서는 관찰되지 않는다.

(3) 신경내분비 요인

신경 내분비계의 장애가 우울을 유발하거나 지속하는 것으로 간주된다. 호르몬의 변화와 기분장애에 대한 연구에서 기분장애는 갑상선, 부신피질, 부갑상선, 뇌하수체와 같은 내분비장애 대상자에게도 나타난다.

우울증 대상자는 정상적인 호르몬 억제시스템의 문제로 코티졸이 과다분비되어 혈중 코티졸 수치가 상승된다. 당질코르티코이드(glucocorticoid) 작용의 증가는 스트레스반응과 관련되는데, 우울증 대상자의 40% 정도에서 코티졸 분비가 증가된 근거가 나타나고, 노인 대상자는 더 높은 비율을 보이고 있다.

산후 호르몬의 변동은 산후우울증이나 정신증과 같은 기분장애를 촉발한다. 우울증 대상자의 5~10%정도는 갑상선기능, 특히 갑상선 자극호르몬의 증가를 보인다. 최근에는 에스트로겐(Estrogen) 관련 물질이 세로토닌에 민감하게 반응하는 수용체에 영향을 미친다는 연구도 진행되고 있다. 에스트로겐과 프로게스테론(progesterone) 등의 호르몬 불균형이 월경전불쾌감장애와 관련되어 있다.

(4) 생물학적 리듬

기분장애는 주기적으로 나타나는 것이 특징이므로 생물학적 리듬과 관련이 있다. 이는 주요우울장애에서 수면주기에 변화가 나타나는데, 총 수면량이 감소되면서 비 급속안구운동(non-REM)과 급속안구운동(REM)기간도 감소한다. 우울증 대상자는 중간에 자주 깨며 아침에 일찍 잠에서 깬다.

(5) 약물 부작용

대부분의 약은 중추신경계에 직접적인 영향을 주는데, 약물은 단독으로 혹은 다른 약물과의 상호작용으로 우울증을 유발할 수 있다. 항고혈압제인 리절핀(reserpine)이나 암페타민(amphetamine), 진정제[바비츄레이트(barbiturates)와 벤조디아제핀(benzodiazepine)], 진통제[코카인(cocaine), 이부프로펜(ibuprofen), 페닐부타존(phenylbutazone)], 알코올 등과 같은 습관성 물질의 남용은 우울증을 유발할 수 있다. 또한 스테로이드[프레드니손(prednisone), 코티손(cortisone)], 호르몬(에스트로겐, 프로게스테론 등), 항생제[엠피실린(ampicillin), 시클로세린(cycloserine), 테트라사이클린(tetracycline)], 항암제[빈크리스틴(vincristine), 지도부딘(zidovudine)] 등도 우울증을 유발할 수 있다고 보고되고 있다.

(6) 신경해부학

기분장애는 변연계(limbic system), 기저핵(basal ganglia), 시상하부(hypothalamus) 등의 병리와 관계가 있다. 변연계 부위들에서 혈류가 감소하고 포도당 대사가 감퇴되는 양상을 보인다고 보고하고 있다. 시상하부의 기능 이상이 있는 경우 우울증에서 나타나는 수면, 식욕, 성행위의 변화와 내분비, 면역계 등의 생물학적 변화와 유사한 증상이 나타난다. 그리고 기저핵장애는 우울증에서 보이는 구부정한 자세, 운동지연, 미세한 인지기능 손상 등의 소견을 보인다.

컴퓨터 단층촬영에서 뇌 측실이 확장되어 있으며, 특히 양극성장애시보다 뚜렷하게 나타난다. 자기공명영상(MRI)에서 전두엽과 미상핵이 작아지고, 양자방출단층촬영(PET)과 단일광자방출 컴퓨터단층촬영술(SPECT)에서 대뇌 대사 활동 중 특히 전두엽의 혈류량이 저하되는 것으로 나타났다. 자기공명음분광경검사(MRS)는 우울증에서 인지질막 대사에 장애를 보이고 있다.

우울증은 바이러스 감염, 영양결핍, 내분비계 장애, 빈혈, 다발성 경화증, 종양, 뇌혈관 질환 등 중추신경계 장애와 같은 내과질환 및 만성적인 허약으로 인하여 이차적으로 유발될 수도 있다.

2) 정신사회학적 원인

(1) 정신분석이론

정신분석이론(psychoanalytical theories)에 따르면 우울증의 정신역동적 요인은 우선 자신이 경험하는 상황의 변화, 중요한 사람의 죽음, 이별, 이혼, 건강상태의 변화 등을 통한 인지적 상실감에 근거하며, 이런 슬픔이나 상실감이 애도과정을 거치면서 원만히 해결되지 않고 애도과정이 지연되거나 왜곡될 경우 나타난다. 즉, 우울증은 상실 후에 생기는 명백한 죄의식, 분노, 무력감, 고립감 등이 적절히 표출되지 못한 채 해결되지 않아 공격적 성향이 내재화되어 나타난다. 우울증은 구강기에 어머니와의 관계에 문제가 있었던 사람이 실제 혹은 상징적인 대상의 상실을 경험한 경우, 그 고통을 감당하기 위한 방어기제로서 함입을 이용하여 상실한 대상에 대해 지녔던 분노나 공격성을 자기 자신에게로 향하여 나타나는 것이다.

프로이트(Freud)는 사랑하는 사람이 사망했을 때, 애도과정을 통해 죽은 이에게 투사된 리비도가 새로운 애정의 대상에게 향한다고 하였다. 죽은 이와의 애착관계에 대해 점점 더 명백한 이해가 가능하게 되어 죽은 이에 대한 긍정적 · 부정적 감정이 현실적 균형을 이루게 되고 자신의 고유한 역할, 가치관에 대해서도 명료하게 재인식하여 손상받은 자존심을 회복하게 되는데, 만약 그렇지 못하면 우울증에 빠진다고 하였다. 즉, 우울증은 상실 후에 생기는 죄의식, 분노, 무력감, 고립감 등이 적절히 표출되지 못한 채 해결되지 않으면 공격성 성향이 내재화되어 나타난다.

(2) 학습이론

Seligman(1973)이 주장한 학습된 무력감(learned helplessness)은 대상자가 자신의 환경에서 강화요인을 통제할 수 없다고 믿는 성격경향인 동시에 행동 양상으로써 이러한 부정적 기대는 절망감과 수동성을 가져오고 자신을 표현하지 못하게 만든다. Seligman은 개를 이용한 동물 실험에서, 막다른 상황에서 계속 고통을 줄 때 동물은 도망가는 것을 포기하고 '포기'상태에 빠지게 되는데, 이후 이 동물은 벗어날 수 있는 상황이 되어도 포기한다. 이는 수동적이고 부정적인 기대와 절망감 등을 포함한 학습된 무력감이 나타나는 것으로 이것이 우울증의 주요 원인이 된다고 하였다.

또한 Seligman은 인간이 자신의 삶을 통제할 수 없다고 느낄 때 우울에 빠지게 된다고 하였는데, 특히 인생 초기의 실패 경험이 매우 중요한 요인이 된다고 보았다. 이 이론에 의하면 치료는 자신감을 가지고 환경을 극복할 수 있도록 도와주는 것이며, 보상(reward) 등 긍정적인 강화(positive reinforcement)를 이용한다.

(3) 대상상실 이론

스피츠(Spitz)와 볼비(Bowlby)(1946) 등은 유아기나 아동기 때 초기 모자 간의 애착관계에서의 이별과 그에 따른 자아기능의 손상에 대해 연구결과를 토대로 우울증을 애도반응(grief reaction)으로 설명하였다. 이 이론에서는 어린시절의 상실경험과 성인기에 경험하는 이별이 우울의 유발 요인이 된다고 본다. 유아가 보통 6개월경 엄마의 모습에 대해 애착을 가지기 시작하는데, 이 유대가 깨어지면 유아는 분리불안, 슬픔, 애도의 과정을 경험한다는 것이다. 특히 이 시기의 애도 과정은 아동의 성격발달에 영향을 주어 정신질환의 유발요인이 되기도 한다.

애도의 초기 단계에서 유아는 상실된 대상에 대해 집착하게 된다. 이 시기에 유아는 대상을 찾거나 없으면 화를 내고 항의를 하게 되는데 이러한 행동은 대개 정상이다. 두 번째 단계는 해체 단계로써, 절망감과 혼란이 특징적으로 나타나는데 상실의 고통과 함께 나타난다. 이 시기에는 인생이 의미가 없고 자살을 타당하다고 여기게 되며, 사회생활의 상호관계가 불가능해지고 혼자 있는 것을 견디지 못해 늘 누군가 곁에 있어주어야만 한다. 마지막 재편성의 단계에 이르면 정상적 기능과 행동을 회복하게 된다. 이 시기에 이전 단계 또는 초기 단계의 현상들이 다시 나타나기도 해 옛날의 기억이나 상실의 아픔을 반복하여 다시 인식하게 된다. 이러한 애도의 역동적 과정과 각각의 단계에서의 증상들은 우울증과 공통적인 부분이 많다. 보통 우울증 대상자들이 다른 질환의 대상자나 일반인보다 부모와의 사별, 이별과 같은 상실 경험이 더 많다고 한다.

1946년 Rene Spitz에가 소개한 영아기 우울(anaclitic depression)은 생후 6개월~1년 사이에 엄마와 분리된 영아에게서 일어나는 박탈반응(deprivational reaction)으로서, 지나친 울음, 위축, 낙담, 혼미, 불면, 식욕상실, 정신기능 및 성장발달의 지연 등의 반응을 보인다.

(4) 인지 이론

인지 이론(cognitive theory)은 분노가 자신의 내부로 전환된 것이 우울장애라는 정신분석학적 견해와 달리, 자기자신 · 미래 · 세상에 대한 부정적 사고와 부정적인 평가가 원인이라는 견해이다. 특별히 자신에 대한 성취기준이 지나치게 높고 완벽주의적인 성향이면 사소한 실수나 실패에 자기 비난과 비하감에 빠지기 쉽고 주변 사람들의 인정이나 평가에 지나치게 의존하게 된다.

Beck 등(1979)은 부정적 생활경험, 부정적 자기평가, 세상에 대한 비관주의적 인식, 무력감 등 자신과 환경에 대한 인지에 잘못된 부정적 해석을 하는 것이 우울증의 원인이라고 본다. 특히 Beck 등(1979)은 우울을 유발하는 3가지 인지의 왜곡을 ① 환경에 대한 부정적인 시각, ② 자아에 대한 부정적인 시각, ③ 미래에 대한 부정적인 시각으로 주장하였다. 이러한 인지의 왜곡은 인지 발달을 저해하고 타인으로부터의 거절과 자신에 대한 무가치감을 유발하게 된다. 그리하여 부정적인 사고라는 터널 시야(tunnel vision) 때문에 상실과 좌절의 경험에 예민하고 성공과 즐거움의 경험을 망각하게 된다.

이 이론을 근거로 하여 우울증 대상자의 인지적 왜곡을 체계적인 방법으로 교정하고 새로운 긍정적인 인식을 가지도록 하는 것이 인지치료이다. 인지치료는 인지에 초점을 맞추어 대상자의 생각 변화를 통해 비관, 무기력, 지연, 낮은 자존감 등과 같은 부정적 생각이 변화되도록 하는 것이다.

(5) 스트레스이론

우울장애는 명확한 단일 이론이나 가설로 설명되기보다는 많은 요인들이 복합적으로 작용하는 것으로 본다. 스트레스에는 개인에게 크게 영향을 끼치는 삶의 중요한 사건과 비교적 큰 영향을 주지 않는 일상생활에서 느끼는 작은 스트레스나 자극이 있다. 정서장애를 일으킬 수 있는 스트레스원으로는 애착 상실, 주요 생활사건, 역할 변화 등이 있다.

우울장애를 일으키는 요인으로서의 스트레스이론은 여러 관점이 있는데 첫 번째, 원치 않은 생활사건들이 우울의 유발 요인이 된다는 관점이다. 페어컬(E. Paykel) 연구에 의하면, 우울증 환자의 우울 발생 전 6개월 동안에 겪은 주요 생활사건 경험이 정상인보다 3배 정도 많은 것으로 나타났다. 이 사건은 자존감 상실, 사회적으로 바라지 않던 일의 발생, 생활양식의 붕괴 등이다. 우울증 환자의 생활사건 경험 측정은 홈스(T. Holmes)와 라에(R. Rahe)의 사회재적응 평가척도(social readjustment rating scale, SRRS)를 사용할 수 있다.

두 번째, 역할 갈등(role conflict)이 우울과 관계가 있다는 관점이다. 여성들에게서 우울증이 매우 우세하게 나타남에 따라 성역할의 사회화 과정과 여성의 역할 변화에 대한 관심이 증가하고 있는데, 사회적 스트레스원을 측정하기 위해 라이펠드(F.W. Lifeld)가 개발한 척도를 보면 이웃, 직업, 재정상 문제, 가사, 부모역할, 결혼, 독신, 실직, 은퇴 등에서 오는 스트레스원이 이에 속한다.

3. 관련질환

DSM-IV에서는 우울장애(depressive disorder)와 양극성장애(bipolar disorder)를 기분장애(mood disorder)의 범주로 함께 포함하였으나, DSM-5-TR에서는 우울장애와 양극성장애를 분리하여 분류하였다. DSM-5-TR의 분류기준에서 우울장애는 다음과 같이 분류하고 있다.

Box 9-4-1 우울장애(depressive disorders)

- 파괴적 기분조절부전장애(Disruptive Mood Dysregulation Disorder)
- 주요 우울장애(Major Depressive Disorder)
- 지속성 우울장애(Persistent Depressive Disorder)
- 월경전불쾌감장애(Premenstrual Dysphoric Disorder)
- 물질/치료약물로 유발된 우울장애(Substance/Medication-Induced Depressive Disorder)
- 다른 의학적 상태로 인한 우울장애(Depressive Disorder Due to Another Medical Condition)
- 달리 명시되는 우울장애(Other Specified Depressive Disorder)
- 명시되지 않는 기분장애(Unspecified Mood Disorder)

1) 파괴적 기분조절부전장애

파괴적 기분조절부전장애의 주요 특징은 만성적이고 지속적인 과민성으로 학령기 아동들에게 흔히 나타난다. 임상 양상으로는 반복적인 분노표출과 화가 나고 짜증스러운 기분이다. 이는 아동의 가족 및 또래와의 관계, 학교에서의 수행 능력 저하 등으로 초래될 수 있다. 이러한 아동들은 좌절에 대한 극도의 낮은 내성으로 인해 학교에서 적응하는 데 어려움을 겪는다. 이들은 또래 아동들이 일반적으로 즐기는 활동에 참여하지 못하는 경우가 많으며, 친구 관계를 맺고 유지하는 데 어려움을 겪는다. 양극성장애 및 파괴적 기분조절부전장애를 가진 아동의 기능이상의 정도는 비슷한데, 두 질환 모두 이환된 개인 및 가족의 삶에 심각한 장애를 초래한다.

파괴적 기분조절부전장애는 다음의 증상이 1년 이상 지속되고, 적어도 세 가지 상황(예 집, 학교, 친구) 중 두 곳에서 관찰되며, 처음 진단 시 6세 이전과 18세 이후는 포함시키지 않는다.

(1) 심한 감정폭발이 반복적으로 말이나 행동으로 나타나는데, 자극의 강도나 기간이 상황이나 유발인자에 비해 지나치게 나타난다.
(2) 감정폭발이 발달단계수준과 부합되지 않는다.
(3) 감정폭발은 평균 일주일에 3회 이상 나타난다.
(4) 감정폭발 사이의 감정은 계속 예민하거나 분노상태에 있고 거의 매일 타인(예 부모, 선생님, 친구들)에 의하여 관찰된다.
(5) (1)~(4)가 12개월 이상 나타나되, 증상이 없는 기간이 연속 3개월을 넘지 않는다.
(6) (1)~(4)가 3가지 상황(예 집, 학교, 친구)중 적어도 2가지 이상의 상황에서 나타난다.
(7) 진단은 6세 이전 혹은 18세 이상은 제외한다.
(8) (1)~(4)가 병력상 혹은 관찰상 10세 이전에 나타난다.

2) 주요우울장애

주요우울장애(major depressive disorder, MDD)는 일

상적인 활동에서 흥미와 즐거움의 상실 또는 우울한 기분을 특징으로 한다. 주요우울장애의 핵심 증상들은 체중 변화와 자살사고를 제외하고는 거의 매일 존재해야 한다. 우울 기분이 하루 중 대부분, 거의 매일 존재하며 신체적 증상, 피로, 수면장애가 흔히 나타난다. 주요우울장애는 어느 연령대에서도 발병할 수 있지만 가족력이 있는 경우에는 낮은 연령에서 발병하기도 한다. 정신운동장애는 흔하지 않지만 심각한 경우에는 망상적 혹은 망상에 가까운 죄책감이 있다. 주요우울삽화에서의 기분은 우울하고 슬프고 희망이 없으며 실망스럽거나 의기소침하다. 취미에 대한 흥미가 감소되거나, 더 이상 관심을 갖지 않거나, 이전에는 즐겁게 했던 활동에 대해 어떤 즐거움도 느낄 수 없게 된다.

주요우울장애에 대한 DSM-5-TR의 진단기준은 다음과 같다.

- 다음 증상이 5개 이상 연속 2주 이상 지속되는 경우를 말하며, 증상 중 우울한 기분 또는 흥미나 즐거움의 상실이 포함되어야 한다.
- 거의 매일 하루의 대부분 동안 우울한 기분이 주관적으로 표현되거나 객관적으로 관찰된다. 소아와 청소년의 경우는 과민한 기분으로 나타나기도 한다.
- 거의 모든 일상 활동에서 흥미나 즐거움이 현저하게 저하된다(거의 대부분의 시간동안 주관적인 호소나 객관적으로 무감동증이 관찰된다).
- 체중조절을 하고 있지 않은 상태에서 의미 있는 체중감소나 증가(1개월 동안 체중 5% 이상의 체중 변화), 거의 매일 지속되는 식욕의 감소 혹은 증가
- 거의 매일 지속되는 불면이나 수면과다
- 거의 매일 지속되는 정신 운동성 초조 혹은 지체(주관적인 초조 혹은 지체뿐만 아니라 객관적으로도 타인에 의해 관찰가능함)
- 거의 매일 지속되는 피로 혹은 활력상실
- 거의 매일 지속되는 무가치감 또는 과도하거나 부적절한 죄책감(망상적일 수 있음)
- 거의 매일 지속되는 사고력 혹은 집중력의 저하 또는 우유부단함(주관적인 호소나 객관적으로 타인에 의해 관찰가능함)
- 반복되는 죽음에 대한 생각, 구체적인 계획은 없으나 반복되는 자살사고, 자살 기도(혹은 자살 기도에 대한 구체적인 계획)
- 임상적으로 사회적, 직업적 및 다른 중요한 기능의 영역에서 현저한 고통과 장애를 초래한다.
- 물질 또는 다른 의학적 상황에 따른 생리적인 영향과 관계가 없다.
- 이러한 증상이 조현병, 망상장애 및 기타 정신장애로 설명이 안된다.
- 조증이나 경조증이 아니다.

3) 지속성 우울장애

지속성 우울장애의 특징은 주요우울장애에 해당되는 것들보다 좀 더 완화된 경우이다. 지속성 우울장애(지속성 우울장애)의 필수 증상은 적어도 2년 동안, 아동 · 청소년의 경우에는 적어도 1년 동안, 우울한 기분이 없는 날보다 있는 날이 더 많고, 하루 대부분 지속되는 우울한 기분이 있는 것이다. 이 장애는 DSM-IV 진단기준에 따른 만성 주요우울장애와 기분부전장애를 통합한 것으로, 주요우울장애는 지속성 우울장애에 선행할 수 있고 주요우울삽화는 지속성 우울장애 기간 중 일어날 수 있다. 지속성 우울장애는 대부분 생애 초기(아동기, 청소년기, 성인기 초기)에 서서히 발생하며 만성적인 경과를 보인다.

지속성 우울장애에 대한 DSM-5-TR의 진단기준은 다음과 같다.

- 우울한 기분이 하루에 대부분, 거의 매일 주관적으로나 객관적으로 다른 사람들에 의해 관찰되며, 적어도 2년 이상 지속된다.
- 다음 중 2가지 이상의 증상이 관찰된다.
- 식욕부진 또는 과식
- 불면 또는 과수면

- 에너지 감소 또는 피로
- 낮은 자존감
- 집중력 부족 또는 결정 내리기가 어려움
- 절망감
- 2년 동안 위의 2가지 증상이 없는 기간이 2개월 이상이 아니다.
- 주요우울장애의 증상이 연속적으로 2년 동안 나타난다.
- 조증이나 경조증의 에피소드가 없고 순환성장애의 진단 범주와도 부합하지 않는다.
- 이러한 증상이 조현병, 망상장애 및 기타 정신장애로 설명이 안된다.
- 물질 또는 다른 의학적 상황에 따른 생리적인 영향과는 상관없어야 한다.
- 임상적으로 사회적, 직업적 및 다른 중요한 기능의 영역에서 현저한 고통과 장애를 초래한다.

4) 월경전불쾌감장애

월경 전 불쾌감장애의 주요한 특징은 현저히 우울한 기분, 과도한 불안, 불안정한 기분을 포함하며, 월경 전 일주일 동안에 활동에 대한 흥미가 감소되고, 월경 시작 시 짧게 나타나서 월경 후에는 적거나 없다. 주요 증상은 불안정한 기분, 과민성, 불쾌감 그리고 불안이며, 이러한 증상들은 반복적으로 월경 주기 전에 시작되고 월경 시작 또는 직후에 사라진다. 행동 및 신체증상이 동반되고, 이와 같은 증상들은 전년도 대부분의 월경 주기에 존재해야 하며 직업이나 사회생활에 악영향을 미쳐야 한다. 증상은 임상적으로 의미 있는 현저한 고통이 수반되어야 하며, 월경 전 주에 사회적 혹은 직접적으로 기능할 수 있는 능력에 현저한 손상이 있어야 한다. 사회적 기능의 손상은 부부간의 불화나 자녀들, 다른 가족 구성원 또는 친구들과의 문제 등으로 나타날 수 있다.

월경전불쾌감장애에 대한 DSM-5-TR의 진단기준은 다음과 같다.

(1) 월경전불쾌감장애는 생리주기의 대부분에서 특히 생리 시작 1주전에 다음중 적어도 5가지 증상이 나타나고, 생리 시작 후 며칠 내에 증상이 완화되며, 생리가 끝난 주에는 이러한 증상이 경미하거나 사라진다.

(2) 다음 중 한 가지 이상의 증상이 나타난다.
- 뚜렷한 정서적인 불안정성(예를 들면, 갑작스러운 슬픔 또는 눈물, 거부반응의 증가)
- 현저한 과민성 또는 화를 내거나 대인관계갈등의 증가
- 현저한 우울한 감정, 절망감 또는 자기비하적인 생각
- 현저한 불안, 긴장하거나 흥분하여 안절부절 못하는 상태

(3) 위의 5가지 증상의 기준과 병합되어 다음의 증상 중 하나 이상이 부가적으로 존재해야만 하며, 진단기준(2)의 증상과 합하여 총 5가지 증상이 나타난다.
- 일상 활동(예를 들면, 직업, 학교, 친구, 취미)에서의 흥미 감소
- 집중하기가 어렵다는 주관적인 느낌
- 무기력, 피로하기 쉽거나 뚜렷한 에너지의 감소
- 뚜렷한 식욕의 변화; 과식 또는 특정한 음식에 대한 갈망
- 과수면 또는 불면
- 압도되거나 통제 불능의 주관적 느낌
- 유방 압통 또는 울혈과 같은 신체적 증상, 관절 또는 근육통, 복부팽창의 감각 또는 체중증가

(4) 이러한 증상이 직장, 학교, 사회적 활동, 대인관계에서 임상적으로 현저한 고통과 장애를 초래한다.

(5) 이러한 증상이 주요우울장애, 공황장애, 지속성 우울장애, 인격장애 등으로 설명이 안된다.

(6) 진단기준(1)은 적어도 연속적인 2회의 주기동안 전향적인 일일평가로 확인되어야 한다.

(7) 물질 또는 다른 의학적 상황에 따른 생리적인 영향과는 상관없어야 한다.

5) 물질 또는 약물로 유발된 우울장애

물질/약물로 유발된 우울장애(substance/medication-induced depressive disorder)의 진단적 특징으로는 주요우울장애와 같은 우울장애의 증상들이 포함된다. 그러나 우울 증상은 물질(예 남용약물, 독소, 향정신성 치료약물, 기타 치료약물)의 섭취, 주입, 흡입과 연관되며, 예상되는 생리적 효과, 중독 또는 금단 기간 이상으로 지속된다. 병력, 신체 검진 또는 검사소견에 근거하여 우울장애를 유발할 수 있는 물질사용 후 1개월 이내에 발병하여야 한다. 물질/약물로 유발된 우울장애는 발병 시기, 경과 그리고 물질사용과 관련된 기타 요인을 고려하여 원발성 우울장애와 감별해야 한다. 어떤 물질에 대한 금단 상태는 상대적으로 오래 지속될 수 있으며 그에 따라 중등도의 우울 증상도 물질사용을 중단한 이후 오랜 기간 지속될 수 있다. 물질/약물로 유발된 우울장애에 대한 DSM-5-TR의 진단기준은 다음과 같다.

(1) 현저하고 지속적인 기분장애의 징후가 지배적이며, 대부분에서 우울한 기분이거나 뚜렷하게 흥미와 기쁨, 활동이 감소하는 것으로 특징지어진다.
(2) 병력, 신체검진 또는 검사결과에서 아래의 두 가지 소견이 존재해야 한다.
   - 물질중독 또는 약물 노출 후 금단증상
   - 물질 및 약물이 증상을 유발할 수 있다.
(3) 우울장애에 의해 명확히 설명되지 않는다. 독립적인 우울장애에 대한 근거는 다음과 같다.
   - 증상이 물질이나 약물의 사용 전에 나타난다.
   - 급성 금단증상 또는 심한 중독이 중단된 후에도 상당한 기간(약 1개월)동안 증상이 지속된다.
   - 비물질 또는 비 약물로 유발된 우울장애(예 비물질 또는 비약물과 관련된 에피소드의 재발 병력)의 다른 근거가 존재한다.
(4) 섬망기간 동안 독립적으로 나타나지 않는다.
(5) 임상적으로 심각한 고통 또는 사회적 직업적 또는 중요한 영역에서의 기능에 장애를 유발한다.

6) 다른 의학적 상태로 인한 우울장애

다른 의학적 상태로 인한 우울장애(depressive disorder due to another medical condition)는 필수 증상으로 현저하고 지속적인 우울 기분 또는 모든 활동이나 거의 모든 활동에서 현저하게 감소된 흥미나 즐거움이 임상양상에서 우세하고(진단기준 1), 다른 의학적 상태의 직접적인 생리적 효과와 관련된다.

다른 의학적 상태로 인한 우울장애에 대한 DSM-5-TR의 진단기준은 다음과 같다.

(1) 두드러지고 지속적인 기분장애의 징후가 지배적이며, 대부분 우울한 기분이거나 뚜렷하게 흥미와 기쁨, 활동이 감소하는 것으로 특징지어진다.
(2) 병력, 신체검진 또는 검사소견이 다른 의학적 상태의 병태 · 생리적 근거를 보인다.
(3) 다른 정신장애에 의해 설명되지 않는다(예 적응장애, 우울한 기분, 심각한 의학적 상태로서의 스트레스).
(4) 우울한 기분이 섬망기간 동안 독립적으로 나타나지 않는다.
(5) 임상적으로 심각한 고통 또는 사회적 직업적 또는 중요한 영역에서의 기능에 장애를 유발한다.

7) 달리 명시된 우울장애

임상적으로 심각한 고통으로 인해 사회적 · 직업적 또는 중요한 영역에서 기능장애를 유발하나, 우울장애진단분류기준을 충족시키지 못하는 경우를 말한다.

(1) 재발된 짧은 기간 동안의 슬픔
(2) 짧은 기간 동안의 우울 에피소드(4~13일)
(3) 불충분한 증상을 나타내는 우울 에피소드

8) 명시되지 않는 우울장애

이 범주는 사회적, 직업적 또는 다른 중요한 기능 영역에서 임상적으로 현저한 고통이나 손상을 일으키는 우울장애의 특징적인 증상들이 두드러지지만, 우울장애의 진단 부류에 속한 장애 중 어느 것에도 완전한 기준을 만족하지 않는 발현 징후들에 적용된다. 명시되지 않는 우울장애 범주는 기준이 특정 우울장애의 기준에 맞지 않은 이유를 명시할 수 없다고 임상의가 선택한 상황들에서 사용되며, 좀 더 특정한 진단을 내리기에는 정보가 불충분한(예 응급실 상황) 발현 징후들을 포함한다.

9) 행동특성

우울은 중등도에 따라 경우울증, 중등도 우울, 중증 우울의 상태로 단계적으로 분류할 수 있으며, 주요 특성을 다음과 같다.

(1) 정서

우울장애 대상자 중 우울한 감정을 표현하지 않고 부인하는 경우도 있으나, 거의 대부분의 경우 우울감을 호소한다. 슬픔, 죄책감, 수치심, 불안 등을 느끼며 혼자 울기도 한다. 하지만 우울하다기 보다는 불안하거나, 아무런 기분을 느끼지 못한다고 이야기하는 대상자들도 적지 않아 세심한 관찰이 요구된다.

(2) 사고

우울장애 대상자들은 매사에 자신감이 없고, 평소에 해오던 일상생활을 수행하기 어려워하며, 아무 일도 할 수 없는 것처럼 느낀다. 사고가 국한되고 지연되며 말투도 느려진다. 우유부단하고 양가감정과 실패나 거절에 대한 두려움으로 의사결정에 있어 매우 어려워한다.

미래도 비관적으로 느껴지며 스스로 생각해도 걱정할 필요없는 일까지도 걱정을 한다. 과거의 일을 후회하거나 다른 사람을 원망하며 타인이나 사회에 대해서도 부정적인 시각을 가지게 되는데, "아무도 나를 이해해 주지 않는다", "아무도 나를 도와주지 않는다"며 원망하고, 일이 잘못될 경우에는 모든 것을 자신의 탓으로 돌리고 가족들에게 짐만 된다며 죄책감을 느낀다. 또한 이러한 죄책감으로 인해 차라리 죽는 것이 낫다는 생각으로 자살을 기도하기도 한다.

주변사람들이 자신을 비웃거나 놀린다는 생각이 들기도 하며, 이런 증상이 발전하면 피해망상이 될 수도 있다. 자신이 몹쓸 병에 걸렸다고 생각하는 건강염려증, 신체적 이상이 있다고 생각하는 신체망상, 사실과는 달리 자신이 가진 것도 없고 곧 망할 것이라고 믿는 빈곤망상, 이 세상에 가치 있는 것은 아무 것도 없다는 허무망상 등이 생기기도 한다.

(3) 인지

사고의 진행이 억제되어 말이 느리고 생각이 잘 나지 않아, 대화가 띄엄띄엄 중단되기 때문에 점차 말수가 적어지고, 급기야는 입을 다물고 한 마디도 하지 않는 상태에까지 이르기도 한다. 대상자는 말을 들어도 무슨 말인지 이해하지 못한다. 글을 조금만 읽어도 앞에 무슨 말이 있었는지 기억이 나지 않아서 다시 읽기를 반복하며, 다 읽어도 무슨 내용인지 이해되지 않는다고 인지장애를 호소한다.

(4) 신체

우울장애 대상자들은 우울한 감정을 신체적인 증상으로 호소하는 경향이 있는데, 특히 우리나라를 포함한 동양 문화권에서는 우울증이 신체증상으로 표출되는 경향이 많다. 소화불량, 식욕저하, 두통, 쇠약감과 요통, 흉통 등 관절의 통증을 호소하기도 하고 나른하고 피곤하며 기운 없음을 호소하며, 몸이 무거워 활동하기를 싫어하기도 한다. 경우에 따라서는 기분은 괜찮은데도 몸이 여기저기 아파 내과에서 장기간 검사나 치료를 받는 경우도 있다.

우울로 호흡 곤란, 가슴이 답답함, 가슴이 두근거림, 머리가 무겁거나 두통, 현기증 등의 자율신경증상이 나타나기도 하고, 입이 마르고, 소화 불량, 트림, 설사 혹은 변비 등의 소화기계 증상도 보인다.

수면장애는 우울장애의 가장 흔한 증상 중의 하나이다. 잠들기 힘들고, 중간에 깨며, 새벽에 일찍 잠에서 깨어 다시 잠들기 힘들어 한다. 이 중에서도 새벽에 일찍 잠에서 깨어 다시 잠들기 힘들어 하는 것이 우울증의 대표적인 증상이다. 성욕도 감소하여 성생활을 기피하고 성교통을 호소하기도 하는데, 남성의 경우는 성적 불구까지 나타나 성기능장애로 병원을 찾는 경우도 있다.

반면에 수면이나 식사량이 증가하는 경우도 있는데, 하루 종일 잠만 자고 싶다거나 깨기가 싫다고 표현한다. 폭식을 하는 경우도 있으며, 체중이 심하게 증가하기도 한다.

(5) 행동

말이나 행동이 급격히 느려지거나(지연성 우울증), 반대로 사소한 일에도 지나치게 걱정을 하면서 이유없이 불안하고 초조해져 안절부절못하는 모습(초조성 우울증)을 보이기도 한다.

외부에 대한 관심이 줄어들며 아무 일에도 흥미를 느끼지 못한다. 사람 만나기도 싫어지고 바깥출입도 하지 않게 된다. 흥미있는 일도 즐거운 일도 없고 의욕이 줄어들어 만사가 귀찮다. 발병 초기에는 의무감으로 해야 할 사회생활은 겨우 수행하지만 증상이 악화되면서 집 밖의 일은 엄두도 내지 못한다. 일어나서 세수하고 식사하는 일 정도만 억지로 하게 되며, 증상이 더 심해지면 거의 반응을 보이지 않는 우울성 혼미(depressive stupor)에 빠지기도 한다.

극단적인 절망감이나 죄책감 및 자기비하로 자살을 시도하거나 자해하는 경우도 있는데 자살은 증오나 공격성의 억압이 약화되었기 때문에 유발한다고 본다. 자살시도는 여성에게서 보다 흔하지만 실제 자살로 인한 사망률은 남성이 더 높다. 우울장애 대상자가 타인을 살해하는 경우도 있는데, 대상은 대부분 가족이나 가까운 사람으로 한정되는 경향이 있다.

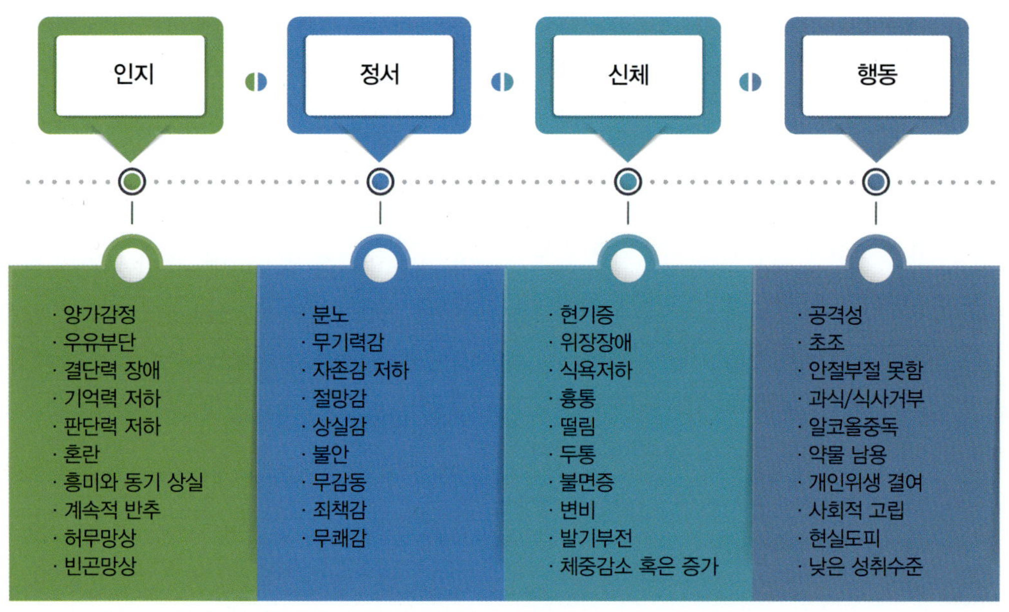

그림 9-4-1 우울관련반응

표 9-4-1 생애주기별 우울 증상

아동 · 청소년 우울증	중년 우울증	노인 우울증
등교거부, 성적저하, 짜증 및 반항, 청소년 비행 등의 행동적 특성으로 나타남	건강염려증, 죄책감, 의심, 절망감 및 공허감, 빈둥지증후군 등의 신체 · 정서적 특성으로 나타남	모호한 신체증상, 불면, 불안 등의 신체 · 정서적 특성과 집중력, 기억력 저하(가성치매) 등 인지적 변화가 나타남

10) 발달주기별 특성

우울증은 어린이부터 노인에 이르기까지 어떤 연령층에서도 나타날 수 있지만, 그 증상은 연령과 발달단계에 따라 각기 다른 특징을 보인다.

(1) 소아 우울증

어린아이들은 대개 자신의 감정을 언어로 표현하는데 익숙하지 못하기 때문에 성인에게서 나타나는 전형적인 우울 증상보다는 신체증상이나 행동변화로 표출되는 경우가 많다. 즉, 두통, 복통, 구토, 틱, 야뇨, 체중감소, 식욕부진, 수면감소 등의 신체증상이나 반항, 배회, 짜증, 공격적인 행동, 등교 거부 등의 문제 행동으로 나타난다.

신학기 초나 전학 후에 학교 가기 힘들어 하는 아이들이 종종 있다. 아침이면 머리나 배가 아프다고 하고, 일요일 밤에는 잠들지 못하기도 하지만 학교에 다녀오고 나면 언제 그랬냐는 듯이 잘 논다.

(2) 청소년 우울증

청소년기의 우울증은 어린아이일 때보다 인식하기 어려울 수 있다. 우울증과 관련된 슬픔, 외로움, 불안, 절망의 감정은 성장의 정상적인 정서적 스트레스로 인식될 수 있다. 따라서 그 증상을 사춘기의 정상적인 변화의 탓으로 돌려 많은 젊은이들이 그들이 필요로 하는 도움을 받지 못한다. 우울증은 청소년들 사이에서 자살의 주요 원인이며, 자살은 24세의 연령 집단에서 사망의 두 번째 주요 원인이다(Heron, 2019). 세계 보건기구(WHO)는 최근 우울증이 전 세계 청소년의 질병과 장애의 주요 원인이라고 보고하였다.

청소년 우울증의 일반적인 증상은 우울한 기분보다는 쉽게 짜증을 내는 것이 특징인데, 특히 가까운 가족에게 짜증을 부린다.

우울증에 시달리는 청소년은 매사에 자신감이 없고, 자포자기로 매사에 될 대로 대라는 식의 사고와 행동을 보이는데, 등교 거부, 학업성적의 저하, 친구들과 어울려 방황하거나, 음주, 무단 결석, 약물 중독, 가출, 성적문란 등 문제 행동을 보이기도 한다.

(3) 산후우울증

출산은 신체, 생리, 심리, 사회적 변화와 더불어 어머니로서 새로운 역할과 책임이 주어지는 삶의 전환기로서 매우 중요한 시기이다. 따라서 이 시기에 잘 적응하지 못할 경우, 산후 3개월이내에 정신질환에 걸릴 수 있는 위험율이 평상시에 비하여 4~5배 증가한다는 보고도 있다.

산욕기 동안 우울증의 심각도는 "우울기분(blues)"부터 중등도 우울, 정신병적 우울 또는 멜랑꼴리아까지 다양한다. 산후우울증이란 출산 후 산모에게 생기는 감정의 변화로서, 약간의 기분 변화로부터 병적인 상태에 이르기까지 근심, 침울함, 실패감, 무력감 및 무가치함을 나타내는 정서장애를 말한다. 산후우울증의 원인은 호르몬, 대사 및 심리 사회적 영향의 결합으로 보여진다.

(4) 갱년기 우울증

40~50세가 되면 여성의 경우 폐경과 더불어 갱년기 증상이 나타난다. 갱년기 우울증은 남성보다 여성들에게 더 많은데, 특히 사회활동이 적거나 평생 양보하면서 참고만 살아온 경우 갱년기 증상을 여유롭게 넘기지 못하고 우울증에 빠지기 쉽다.

갱년기 우울증의 특징은 심한 초조, 불안감으로 안절부절못하고, 충동적인 자살 기도를 보인다. 퇴행으로 어린아이 같이 행동하고 작은 일에도 화를 내어 가족들과의 불화가 심해지는 경우도 많다. 기억력이 감퇴되고, 심장이 두근거리며 가슴이 답답하고 두통, 요통, 어깨결림, 소화불량 등 신체증상을 호소한다. 또 열이 아래에서부터 위로 올라온다는 신체적 호소도 흔하다.

(5) 노년기 우울증

노년기에는 신체적 노화와 함께 뇌도 노화가 진행되어 신경전달물질의 부조화 및 호르몬의 변화로 인하여 우울증이 나타날 가능성이 높아진다. 게다가 노화 과정에서 경험하게 되는 상실, 즉 신체 기능의 저하, 배우자나 친구의 죽음, 정년퇴직으로 직장과 경제력의 상실 등 스트레스가 한꺼번에 오게 되면 우울증에 빠지기 쉽다.

노인 우울증의 증상은 젊은 성인에게서 나타나는 것과 크게 다르지 않다. 그러나 우울 증상은 종종 노화 과정과 관련된 다른 질환과 혼동된다. 노년기 우울증의 특성은 우울한 기분보다는 신체 여러 부위의 통증을 호소하는데 관절통, 두통, 복통 등 통증이 옮겨 다니면서 악화와 호전을 반복한다. 두통을 비롯해 근골격계의 다양한 신체 증상 때문에 내과를 비롯한 여러 병원에서 진찰을 받아도 원인을 밝힐 수가 없으나, 우울증을 치료하면 신체 증상에 대한 호소가 사라진다. 또 건강에 대한 걱정과 호소가 주된 증상인 경우도 있다. 집중력 저하와 기억력장애가 나타날 수 있고 질병망상, 죄책망상, 빈곤망상, 피해망상 등의 증상을 보여 치매로 오인되는 경우도 있다.

4. 간호과정

1) 간호사정

우울증의 간호사정은 대상자의 정서, 사고, 인지 그리고 생리학적이고 정신 · 신체적인 활동들에 관한 체계적이고 전반적인 고려가 포함된다. 일반적 특징과 외모, 행동, 기분과 정동, 사고과정과 내용, 감각과 지적 능력, 판단력, 병식, 자아개념, 역할과 인간관계, 자기 신체관리 정도, 우울정도 측정 등을 통해 총체적으로 사정한다. 간호사는 이러한 기능영역에서 대상자의 실재적 · 잠재적 문제를 인식하고 간호진단과 계획, 중재에 방향을 제시하여 대상자에게 기대되는 결과를 설정한다.

우울증의 기본적인 사정에 정서상태에 대한 사정도 중요한데, 대개 슬퍼 보이거나 무표정하며 무기력한 기분양상과 청결 · 개인위생에 무관심하고 구부정한 자세, 낙담한 얼굴표정 등은 나타나지만, 기괴한 행위를 나타내지는 않는다. 간호사는 대상자의 기분, 정서 및 감정의 변화 정도를 사정하고, 이런 변화가 무엇을 의미하는지를 평가하기 위한 질문을 한다.

사고내용은 몇 개의 주제로 한정되어 있으며 질문에 대한 답변은 늦어지고 요약되며, 자신의 생각을 좀처럼 드러내지 않는다. 내적 자극에만 몰두하여 외부세계의 사건에 주의를 집중할 수 없는 경우가 많고, 이러한 경우 망상적 사고를 유발하게 된다.

우울증은 부정적 생각과 자기 증오 및 적대감을 동반하기 때문에 간호사가 사정해야 할 가장 중요한 부분 중 하나는 대상자의 자살사고 정도이다. '대상자는 그의 삶에 대해 어떤 생각을 하고 있는가?', '자살을 시도할 위험률은 얼마나 큰가?'를 사정한다.

대상자의 지각은 강한 정서상태 때문에 왜곡될 수 있다. 그는 세상을 낯설고 부자연스러운 것으로 인식하며, 심한 우울증 대상자는 환각을 경험하기도 한다.

인지과정의 특성은 정서와 사고의 변화와 함께 일어나는데 기억력, 집중력, 학습능력 등의 저하와 함께 대상자의 판단능력과 의사결정능력이 약화된다. 이러한 경우 간호사는 대상자를 위해 의사결정을 대신하는 것이 반드시 필요한가 그리고 의사결정을 대신하는 행위가 치료적으로 언제가 적당한지를 결정해야 한다.

우울은 심리상태일 뿐 아니라 신체 상태이기도 하다. 우울증 대상자의 사정은 신체 상태와 정신운동행동의 전반적인 고찰 없이는 완전할 수 없다. 우울상태에서 나타나는 정신에너지의 결핍은 신체 에너지의 감소를 동반하며, 모든 성적, 건설적, 생산적인 활동이 감소된다. 생리적으로 우울은 신체적인 증상으로도 다양하게 나타나는데, 대상자는 잠들기 어렵거나, 지나치게 잘 수 있고 식욕과 체중이 증가하거나 감소한다. 근육 탄력은 저하되며 잘 먹지 못하고 활동이 적어 변비가 올 수 있다.

2) 간호진단

간호사정으로 수집된 정보를 근거로 간호진단을 내린다. 우울 대상자의 행동에 따라 다음과 같은 간호진단을 내릴 수 있다.

표 9-4-2 우울증 관련 간호진단

간호진단	관련 행동
자살의 위험	• 절망감, 무가치감, 내제된 분노, 자살 생각 및 계획 • 부정적이고 비관적인 생각
부적응적 슬픔	• 상실감 표현 • 일상생활에서의 역할 기능 감소
만성적 자존감 저하	• 무력감, 무용지물, 죄책감, 수치심을 표현 • 비난이나 비판에 대한 과민 반응 • 시선 회피, 부정적 자기 평가
무력감	• 무감동, 무력감을 말로 표현
영적 고뇌	• 삶의 의미 결여, 중요한 사람과의 관계 거부
사회적 고립	• 위축, 의사소통을 하지 않음 • 혼자 있으려 하고, 대인관계의 어려움을 호소 • 사회적 상황에 대한 불편감
영양불균형	• 식욕 저하, 음식에 대한 흥미 감소 • 체중감소, 근육약화, 창백한 결막과 점막, 허약
수면양상장애	• 입면의 어려움, 수면 유지의 어려움 • 에너지 부족, 자고나도 개운한 느낌이 아니라고 말함
자기돌봄결핍	• 악취, 청결하지 못한 의복, 헝클어진 머리

3) 간호계획

부적응적인 정서반응을 보이는 우울대상자에게 간호과정을 통해 기대되는 결과는 자신의 정서에 적절하게 반응하고 질병 이전의 기능수준으로 회복하는 것이다. 목표설정 과정에 대상자와 가족을 참여시키는 것은 목표성취 가능성을 높인다. 장기적인 목표로 간호사는 대상자의 직업적, 사회 · 심리적 기능을 강화하고 삶의 질을 회복하며 재발을 최소화시켜야 한다. 이를 위한 단기목표로 대상자의 행동과 현재의 문제, 관련된 스트레스원에 근거하며 목표를 설정하고 대상자의 자아개념, 신체상태, 감정표현, 대인관계 등이 향상될 수 있도록 설정한다.

4) 간호중재

(1) 치료적 관계형성 및 의사소통

우울한 대상자와의 치료적 관계는 매우 중요한데, 간호사의 신뢰성과 일관성은 우울증 대상자 돌봄에서 가장 중요한 태도이다. 대상자는 위축된 행동과 무관심한 반응을 보이는데, 부정적인 태도 때문에 고립되고 자신을 무가치하게 여기는 반면, 의존적인 애착을 형성하는 양가반응을 보이기도 하므로, 간호사는 침착하며, 따뜻하게 수용적인 자세를 취해야 한다.

정신운동의 지연을 보이는 대상자는 의사소통이 제대로 되지 않을 수 있기 때문에 인내심을 가지고 기다려 주는 자세가 필요하다. 우울증 대상자가 비록 말을 하지 않더라도 함께 있어주고 시간을 보낼 때 라포형성이 가장 잘 이루어진다. 옆에 있어 주는 것만으로도 대상자로 하여금 자신이 소중한 사람이라는 믿음을 가지게 해준다.

우울증 대상자의 분노와 슬픔을 탐색하여 이들의 감정표현을 장려할 수 있는 치료적 의사소통이 중요한데, 기분장애 대상자들은 감정을 느끼고, 표현하고, 조절하는 데 어려움을 갖고 있기 때문에 절망, 슬픔, 분노, 죄책감, 불안 등의 감정에 대한 중재가 필요하다. 우울증 대상자의 과도한 적개심이나 무기력한 행동에 과민하게 반응하거나 반응을 무마시키는 상투적인 위로는 도움이 되지 않으며 대상자를 이해하거나 수용하지 못하고 있다고 받아들일 수도 있으므로 삼가한다.

간호사는 적극적으로 경청하고, 대상자가 전달하는 감정이나 생각이 무엇이건 간에 수용적인 태도를 보여준다. 언제든지 자신의 감정에 대해 표현할 수 있음을 설명하고 대상자들이 경험하는 감정을 편안하게 표현하도록 격려한다. 간호제공자는 대상자에게 명료하고 분명한 의사소통을 하고, 경청하고, 대상자를 격려하며 충분히 이야기 할 수 있도록 공감해 주는 것이 필요하다. 만약 간호사가 위축되거나, 대상자가 표현한 느낌을 거절하면 대상자들은 그들 자신을 표현하는 것은 위험스러운 것이며, 다른 사람들이 자신들을 돌보지 않는다고 믿게 된다. 대상자에게 부적절하게 웃거나 낙관적인 태도나 거짓 안심을 제공하는 것은 매우 비치료적이므로 주의한다.

간호사는 온화한 태도로 대상자를 수용하고, 있는 그대로 인정한다. 간호사가 대상자에게 침착하고, 성의 있게 경청하는 모습을 보일 때 자신이 가치 있는 존재라고 믿게 되며 신뢰감 형성을 촉진시킬 수 있다. 또한 느리거나 어눌해진 말이라도 끝까지 경청하고 대화 내용에 반응할 만한 충분한 시간을 주는 것이 우울증 대상자에게는 중요하다.

(2) 치료적 환경조성

환경적 중재는 증상과 관련된 문제해결과 함께 신체적 사회적 변화로 새로운 환경에 적응할 수 있도록 하는 것이다. 스트레스를 감소시켜 줄 수 있게 지지적이며, 자존감을 증진시키면서 안전한 환경을 조성해야 한다.

정신과 입원은 정신적이든 신체적이든 대상자에게 어느 정도의 절망감과 의존심을 경험하게 한다. 그럼에도 간호사는 가치있는 느낌을 발전시키고 다시 강화할 수 있도록 기회를 사용해야 한다. 대상자는 병실에 있는 동안 병동모임에 참석하여 병동이나 기관의 의사결정 과정에 참여한다. 또한 가능한 범위 안에서 사회적 활동을 계획하고 수행하는 책임을 맡도록 격려한다.

(3) 신체 간호

우울증 대상자는 자가간호 능력이 저하되므로 중증의 우울일수록 신체 간호에 관심을 가져야 한다. 정신운동 지체의 수준과 관련하여 활동수행능력과 독립적으로 수행하는 능력을 사정한다. 간호사는 대상자가 자신을 관리할 수 없다면 자존감을 유지시키기 위해 목욕을 시키고, 머리와 손톱 손질 같은 몸치장을 돕고, 적당한 옷 선택을 돕는 것이 필요하다.

식욕이 없고 식사를 거부하거나 체중이 감소되는 대상자는 식사 양상을 관찰해야 한다. 식사하는 동안 대상자와 함께 있어 주고, 섭취량과 배설량을 기록하여 관찰하고 매일 체중을 측정한다.

수면장애가 나타나기도 하는데 우울증 대상자들은 III, IV단계의 수면이 줄어들기 때문에 낮잠은 수면장애를 더 악화시킬 수 있다. 대상자의 체력 상태에 따라 신체적 활동을 계획하여 깨어 있는 시간에 규칙적인 식사와 활동을 하도록 권유하고, 카페인을 절제하여 정상적인 수면 습관을 증진시킬 수 있도록 한다.

(4) 자살예방

대상자의 신체적 안전과 건강을 위해서는 우선 자살과 자기 파괴행위 가능성에 대한 지속적인 관찰이 필요하다. 간호사는 대상자가 자살 가능성이 있다고 판단되면 다양한 간호행위를 수행한다. 일대일로 지속적으로 관찰하며, 잠재적 위험이 없는 안전한 환경을 조성한다. 벨트, 면도칼, 가위와 같은 날카로운 물건을 제거하고 약을 먹지 않고 모아 두어 치사량이 될 약물을 축적할 가능성이 있음에 주의한다.

간호사는 자살을 시도하겠다고 말한 대상자는 신중히 다뤄져야함을 명심한다. 대상자의 자살생각에 대한 솔직한 대화는 대상자들이 자살을 시도하거나 자살 유발 원인이 되지 않으며 도리어 불안을 감소시킨다. 자살 대상자는 죽음에 양가감정을 가지고 있으므로 간호사는 대상자들이 자살을 할 것인지 삶을 수용할 것인지에 대해 이야기하고 생각할 수 있는 기회를 충분히 주어야 한다. 우울과 관련된 자살의 위험성은 질병의 회복기에 가장 크다. 대상자는 문제의 마지막 해결책인 자살을 생각해 내고 실제로 위안을 느끼기에 평온하게 보이기도 하므로 회복기 대상자에게는 특히 관심을 기울여야 한다.

간호사는 자살의 우려가 있는 대상자에 대한 세심한 관찰을 유지한다. 자살예방 수준에 따라 1대 1 접촉, 지속적인 육안 관찰 또는 15분마다 점검한다. 대상자의 병실을 간호사실 가까이 있는 장소에 위치하도록 한다. 특히 밤, 인수인계시간, 직원이 바쁘다고 예측 가능한 시간에는 불규칙한 간격으로 자주 순회한다.

(5) 약물치료

항우울제는 우울증 대상자의 행동을 증가시키고 기분을 향상시킨다. 우울증에 있어서 약물치료의 성공률은 60~80%이나, 치료에 대한 효과가 투약 2~6주 후에야 나타나며 부작용으로 인해 일부 대상자들은 약물치료를 유지하기가 어렵다. 많은 경우에 선택적 세로토닌 재흡수 억제제(selective serotonin reuptake inhibiters; SSRIs)

로 처음 치료를 시작한다. 치료를 시작한 SSRI가 문제가 있으면, 다른 SSRI로 바꿔 치료할 수 있다. SSRI는 fluxetine, sertraline, paroxetine 등이 있다. SNRI(Serotonin Norepinephrine Reuptake Inhibitor)도 최근 많이 사용하는데, SSRI가 세로토닌의 재흡수를 막는다면 SNRI는 세로토닌과 노르에피네프린의 재흡수를 억제한다. 약물로는 venlafaxine, desvenalfaxine, duloxetine 등이 있다. 삼환계 항우울제(Tricyclic Antidepressants)는 세로토닌, 노르에피네프린 뿐만 아니라 히스타민, 아세틸콜린 수용체에 차단효과를 낸다. 약물로는 imipramine, amitriptyiine 등이 있다. 이 약물은 고용량에서 치명적이기 때문에 자살의도가 있는 대상자에게는 특히 유의해야 한다.

MAO억제제는 다른 항우울제에 반응하지 않는 대상자들에게 투여하게 되는데, 티라민이 함유된 음식과 함께 복용했을 때 심각한 고혈압 위기가 나타날 수 있으므로 주의한다. 따라서 MAO억제제를 복용하고 있는 대상자와 가족에게 투약 기간 중에는 초콜릿, 말린 무화과, 바나나, 아보카도, 치즈, 맥주, 포도주, 요구르트, 발효된 고기, 식초에 절인 훈제청어 등의 티라민 함유식품 섭취를 금하도록 교육해야 한다. 또한 대상자가 후두엽과 측두엽의 두통과 목이 뻣뻣하고 흉통, 오심, 구토, 심한 발한, 빈맥 등이 나타나면 복용을 즉시 중지해야 한다. 그 외 부작용으로 불면증, 기립성저혈압, 구강건조, 현훈, 체중증가, 두통, 변비 및 복시 등이 나타날 수 있다. 이 약물에 반응하지 않을 경우에는 MAO 억제제, 선택적 세로토닌 재흡수억제제 및 최근 개발된 새로운 항우울제들이 우울 및 수반되는 증상을 조절하기 위해 사용된다. 망상을 비롯한 정신병적 상태나 자살 위험이 있는 대상자는 항우울제와 항정신병 약물을 병용하기도 한다.

간호제공자는 항우울제의 부작용을 면밀히 관찰하여야 한다. 항우울제의 부작용으로 구강건조, 어지러움, 복시, 비강울혈, 기립성 저혈압 등이 나타날 수 있고, 요정체, 심장수축의 지연, 경련의 역치 저하 등 심각한 부작용이 나타날 수도 있다. 항우울제는 특히 대사가 느린 노인들에게 치명적이며 약물부작용의 위험성이 더욱 크다. 그러므로 간호제공자는 항우울제의 약물 작용과 부작용에 대해 대상자와 보호자에게 설명해야 한다.

(6) 인지치료

개인의 행동과 기분상태는 자신과 세상 및 미래를 어떻게 생각하느냐에 따라 결정된다. 우울증의 인지적 요소는 자신은 부족한 존재, 결함이 있고 가치도 없으며 무의미한 존재라고 지각하는 것과 같은 부정적인 자각, 세계는 자신에게 패배감과 실패감, 부정적인 느낌만을 주는 곳이라 여기는 현재 경험에 대한 부정적인 관점, 앞으로도 고생이나 고통, 실패, 궁핍한 상태가 계속될 것이라 여기는 미래에 대한 부정적인 관점이 포함되므로 부정적인 인식을 긍정적인 인식으로 전환하고 인식의 왜곡을 수정하는 것이 중재의 핵심이다.

기분장애 대상자들의 인지치료의 목표는 대상자의 목표와 행동에 대한 조절감을 증가시키고, 자아존중감을 높이며, 역기능적 사고형태를 바꾸며, 대상자의 사고를 변화시키는 데 초점을 둔다. 우울증 대상자는 부정적인 생각이 지배적이어서 자신이 성공적으로 해낸 일에 대해서도 부정적인 평가를 내린다. 이러한 일련의 과정은 자신이 인식하지 못하는 가운데 자동적으로 이루어지는데, 대상자는 자신의 부정적인 생각을 멈추거나 희망적인 다른 생각으로 대치시킴으로써 부정적인 생각을 감소시켜주어야 한다. 동시에 개인적인 강점과 장점, 성과, 기회들을 검토함으로써 긍정적인 사고를 증가시킨다. 비현실적인 목표를 현실적인 목표로 전환해 도달하기 어려운 목표의 비중을 줄이도록 한다. 그리하여 생산적 업무나 활동에 참여시켜 사회화 수준을 높여준다. 이러한 중재를 통하여 자기 이해와 자존감을 강화시킨다.

자존감이 저하되어 있는 우울증 대상자를 위해서는 수용과 소속감 그리고 자신이 유용하고 필요한 존재라는 느낌과 성취감을 느낄 수 있도록 돕는다. 간호사는 가치 있는 느낌을 발전시키고 다시 강화할 수 있도록 기회를 사용해야 한다. 간호사는 가치 있는 느낌을 발전시키고 다시 강화할 수 있도록 기회를 사용해야 한다. 가능한 범위 안에서 사회적 활동을 계획하고 수행하는 책임을 맡도록 격려한다.

(7) 대인관계

우울대상자의 행동치료의 목표는 학습된 우울장애를 체계적으로 교정하여 증상을 해소하고 건설적인 행동으로 다시 학습하게 하는 것이다. 대인관계치료는 과거의 경험으로 인한 현재의 대인관계장애가 우울증을 지속적으로 악화·고착시킨다고 보고, 대인관계를 호전시켜 우울증을 치료하는 중재법이다. 대인관계치료는 자신감의 회복이나 왜곡된 사고의 교정, 사회 기술훈련 등을 다룬다.

우울증 대상자들은 자신에게 몰두하는 에너지를 바깥세상에 대한 관심으로 바꾸고, 활동을 점차적으로 늘려나가도록 격려해야 한다. 운동이 세로토닌의 양을 늘려주고 코르티졸 분비를 줄여준다는 연구결과가 있으므로 적절한 운동을 통해 우울한 기분을 완화시켜줄 수 있다.

사회활동의 기회는 우울을 조절해 주고 지지, 인식, 수용과 승인 등의 사회적인 강화를 통하여 자존감을 증진시킬 수도 있다. 부적응적인 감정반응을 가진 대상자들은 사회적 상호관계를 잘 형성하지 못하므로 사회 기술을 증진시켜 주어야 한다.

(8) 전기경련치료 및 광선치료

우울증이 재발하였거나 약물치료에 반응을 보이지 않는 경우에는 전기경련치료(electroconvulsive therapy, ECT)를 시도하기도 한다. 전기경련치료는 신체망상, 죄악망상, 흥미 부족, 자살사고, 체중 감소를 수반하는 중증의 우울증 대상자를 위한 특수 치료법이다. 이외에도 매일 특정량의 밝은 빛을 쪼이는 광선치료가 있다. 광학치료는 경증과 중등도의 계절적 정서장애(seasonal affective disorder) 대상자의 단기치료에 효과적이다.

(9) 가족 교육

우울장애와 관련된 행동들은 가족구성원의 영향을 많이 받기 때문에 간호사는 가족에 대한 교육자로서의 역할도 중요하다. 정신과 입원은 정신적이든 육체적이든 가족들에게 절망감과 의존심을 경험하게 한다. 기분장애를 가진 대상자의 가족들과 활동의 궁극적인 목표는 증상을 해결하고 적응적인 가족 기능을 시작하거나 회복할 수 있도록 하기 위한 것이다.

대상자와 보호자에게 우울증에 대해 설명하는 것은 중요하다. 우울증에 대해 이해할 수 있어야 치료를 받고자 하는 동기부여가 된다. 증상이 재발했을 때 조기 치료와 대처에 대해 배움으로써 대상자를 도울 수 있다는 것을 강조한다.

5) 간호평가

다음의 평가내용을 고려하여 간호계획시의 목표에 근거하여 결과를 비교 분석함으로써 간호중재에 대한 평가를 수행한다. 대상자가 안전하게 느끼고 자살생각을 하지 않는 것이 중요한 부분이다. 치료와 약물을 통해 만족할 만한 결과가 나왔는지 확인한다. 재발 증상에 대한 대처와 즉시 치료받도록 해 우울삽화의 심각성을 유의하게 감소시킬 수 있도록 확인한다.

- 자신에 대해 부정적임에도 불구하고 비교적 스스로 통제할 수 있고 수용되는 행동으로 대처하는가?
- 자신에 대한 부정적인 인식을 스스로 통제할 수 있고 긍정적인 행동으로 대처하는가?
- 자존감이 향상되었는가?
- 최근의 상실에 대해 가족이나 직원에게 표현하는가?
- 상실대상자에 대한 분노를 적절히 표현하는가?
- 자살생각이나 시도가 감소되었는가?
- 의존성이 감소되었는가?
- 사회활동의 빈도가 증가했는가?
- 자신을 돌보는 결정을 하고 그 일에 집중할 수 있는가?
- 현실적인 목표설정 등 의사결정이 쉬운가?

- 타인과의 접촉빈도가 증가했는가?
- 신체적 불편요소가 감소되었는가?
- 식욕, 수면, 체중, 개인위생 등이 적절히 회복되었는가?

5. 요약

- 슬픔(grief)이나 애도(mourning) 과정은 상실이나 실망감으로 인한 정상적으로 나타나는 적응과정이나, 우울은 객관적인 현실과는 무관하게 나타나는 병적 기분장애이다.
- 우울증의 원인으로는 크게 생물학적 원인, 정신·사회학적 원인으로 구분할 수 있다. 생물학적 원인은 유전적 원인, 신경전달 물질인 노어에피네프린(norepinephrine), 세로토닌(serotonin), 도파민(dopamine)의 결핍으로 인한 생화학적인 원인, 신경 내분비계 요인, 약물 부작용 및 신경해부학적 이상 등이다.
- 우울증의 정신·사회학적 원인은 정신분석이론, 학습이론, 대상상실이론, 인지이론, 스트레스이론 등이 있다. 정신분석이론에서 우울증은 상실 후에 생기는 죄의식, 분노, 무력감, 고립감 등이 적절히 표출되지 못하고 해결되지 않으면 공격성 성향이 내재화되어 나타난다고 한다.
- 학습된 무력감(learned helplessness)은 대상자가 자신의 환경에서 강화요인을 통제할 수 없다고 믿는 성격 경향인 동시에 행동 양상으로, Seligman(1973)은 인간이 자신의 삶을 통제할 수 없다고 느낄 때 우울감에 빠지게 된다고 하였다.
- 대상상실 이론에서는 어린시절의 상실경험과 성인기에 경험하는 이별이 우울의 유발원인이 된다고 보았다. 특히 어린 시절의 애도 과정은 아동의 성격발달에 영향을 주어 정신질환의 유발요인이 되기도 한다.
- 인지 이론(cognitive theory)에서 우울증의 원인은 자기자신·미래·세상에 대한 부정적 사고와 부정적인 평가가 원인이라는 견해이다. 우울을 유발하는 3가지 인지 요소는 ① 환경에 대한 부정적인 시각, ② 자아에 대한 부정적인 시각, ③ 미래에 대한 부정적인 시각이 있다.
- DSM-5-TR 분류기준에서 우울장애를 살펴보면, 우울장애는 1) 파괴적 기분조절부전장애 2) 주요우울장애 3) 지속성 우울장애 4) 월경전불쾌감장애 5) 물질 또는 약물로 유발된 우울장애 6) 다른 의학적 상태로 인한 우울장애 7) 달리 명시된 우울장애 8) 명시되지 않는 우울장애로 분류한다.
- 우울은 중증도에 따라 경우울증, 중등도 우울, 중증 우울 상태로 단계적으로 분류할 수 있다.
- 우울장애 대상자는 정서, 사고, 인지, 신체, 행동측면에서 장애를 보인다.
- 우울증은 어린이부터 노인에 이르기까지 어떤 연령층에서도 나타날 수 있지만, 소아 우울증, 청소년 우울증, 산후우울증, 갱년기 우울증, 노년기 우울증 등 연령과 발달단계에 따라 각기 다른 증상과 특징을 보인다.
- 우울증 대상자의 간호사정에서 대상자의 정서, 사고, 인지 그리고 생리학적이고 정신·신체적인 활동들에 관한 체계적이고 전반적인 평가가 포함되어야 한다.
- 우울증 관련 주요 간호진단으로는 자살의 위험, 부적응적 슬픔, 만성적 자존감 저하, 무력감, 사회적 고립, 영양 불균형, 수면 양상장애 및 자기 돌봄결핍 등이 있다.
- 이에 대한 중재로는 치료적 관계형성 및 의사소통, 치료적 환경조성, 신체 간호, 자살예방 간호, 인지치료, 대인관계치료, 가족교육 등이 있다.

풀어보기

기분장애에 대한 서술이다. 맞는 것은 ○, 틀린 것은 × 하시오.

1. 주요우울장애 대상자는 거의 매일 그리고 하루의 대부분 동안 우울한 기분이 주관적으로 보고되거나 객관적으로 관찰된다. (　　)
2. 주요우울장애 대상자는 조증삽화가 없고, 이러한 증상은 약물이나 기타 질병(예 갑상선기능저하증)으로 인하여 더욱 악화된다. (　　)
3. 주요우울장애 대상자는 대부분의 시간을 침대에서 혼자 보내고, 타 환자 및 치료자와의 상호작용을 거부하면서도 외로움을 호소한다. (　　)
4. 심한 우울인 경우, 자살 생각을 사정하고 규칙적인 병동을 순회한다. (　　)
5. 심한 우울인 경우, 대상자의 자존감을 보호하기 위해 개인위생을 전적으로 수행해 준다. (　　)

정답

1. ○, 2. ×, 3. ○, 4. ×, 5. ×

>> 참고문헌

- 강진령 역, John W. Bamhill 편저 (2016) DSM-5 임상사례집. 학지사
- 김희숙 외(2019). 최신 정신건강간호학. 학지사메디컬
- 대한신경정신의학회(2017). 신경정신의학 3판. 아이엠이즈컴퍼니
- 민성길 외(2021). 최신정신의학. 일조각
- 성미혜 외(2023). 근거기반간호 간호과정. 수문사
- 이경희 외(2013). 정신건강간호학. Pacific Books
- 임숙빈 외 (2015). 정신간호총론. 수문사
- American Psychiatric Association(2013). Diagnostic and Statistical manual of mental disorders. DSM-5. 5th ed, Washington, DC, American Psychiatric Association.
- APA 저, 권준수 외 역 (2023). DSM-5-TR 정신질환의 진단 및 통계편람(제5판 수정판). 서울: 학지사.
- Bitsko, R. H., Claussen, A. H., Lichstein, J., Black, L. I., Jones, S. E., Danielson, M. L., ... & Meyer, L. N. (2022). Mental health surveillance among children—United States, 2013 – 2019. MMWR supplements, 71(2), 1.
- Gail, W. S. (2012). Principles and Practice of Psychiatric Nursing, 10th Ed. Elsevier Science Health Science div.
- GBD 2017 Disease and Injury Incidence and Prevalence Collaborators (2018). Global, regional, and national incidence, prevalence, and years lived with disability for 354 diseases and injuries for 195 countries and territories, 1990-2017: a systematic analysis for the Global Burden of Disease Study 2017. Lancet (London, England), 392(10159), 1789 – 1858. https://doi.org/10.1016/S0140-6736(18)32279-7
- Heron M. (2019). Deaths: Leading Causes for 2017. National vital statistics reports : from the Centers for Disease Control and Prevention, National Center for Health Statistics, National Vital Statistics System, 68(6), 1 – 77.
- Margaret Iordan Halter (2014). Varcarolis' Foundations of Psychiatric Mental Health Nursing: A Clinical Approach. 7ed. Missouri: Elsevier.
- Murray, C. J., &Lopez, A. D.(1996). Global burden of disease. Cambridge, MA: Harvard University Press.
- Mary C. Townsend (2014). Essentials of Psychiatric Mental Health Nursing. Philadelphia: F.A. Davis Company.
- Substance Abuse and Mental Health Services Administration. (2021). Key substance use and mental health indicators in the United States: Results from the 2020 National Survey on Drug Use and Health (HHS Publication No. PEP21-07-01-003, NSDUH Series H-56). Rockville, MD: Center for Behavioral Health Statistics and Quality, Substance Abuse and Mental Health Services Administration. Retrieved from https://www.samhsa.gov/data/

제 5 절 불안장애와 간호

학습목표

- 불안장애를 정의한다.
- 불안장애의 유형을 구분한다.
- 불안장애의 관련요인을 설명한다.
- 불안장애의 행동특성을 설명한다.
- 불안장애 대상자에게 간호과정을 적용한다.
- 대상자의 불안 정도를 사정한다.
- 대상자의 불안 정도에 따른 간호를 수행한다.
- 공포장애, 공황장애, 광장 공포증, 범불안장애, 강박장애, 신체변형장애, 외상 후 스트레스장애의 정의, 관련 적용과의 요인, 행동특성을 설명하고 간호과정을 적용한다.

주요용어

- 공황장애 panic disorder
- 광장 공포증 agoraphobia
- 범불안장애 generalized anxiety disorder
- 분리불안장애 separation anxiety disorder
- 사회불안장애 social anxiety disorder
- 선택적 함구증 selective mutism
- 특정 공포증 specific phobia

1. 정의

불안이란 인간이 경험하는 불쾌 정서 중 하나로 마음이 편하지 않고 조마조마한 상태이다. 불안을 경험하는 사람은 호흡수와 맥박수 증가, 가슴 두근거림, 질식감 등 자율신경계 항진과 긴장, 안절부절 못함, 주의폭 감소, 절망감과 무력감 등 다양한 신체 · 행동 · 인지 · 정서 반응을 경험한다. 일상에서 불안과 공포를 포괄해서 불안이라고 쓰고 있지만, 불안과 공포를 그 역동에 따라 구분할 수 있다. 공포는 거미, 높은 곳 등 구체적이고 실재적인 대상과 상황에 대한 두려움인 반면, 불안은 막연하고 내적인 알 수 없는 대상에 대한 반응이다.

불안은 내외적 위협을 알려 주는 신호로 작용하여, 더욱더 각성하게 하고 직면한 문제를 효과적으로 해결할 수 있도록 해 준다. 또한 실존적 불안은 인간이 정체성을 찾고 인생의 의미를 깨닫게 하여 적응하고 생존하게 해 준다. 하지만 불안 정도가 과도하거나 발달상의 적정한 시기를 넘어 지속되며, 이러한 불안 상태가 대인관계와 기능적(직업적, 학업적, 사회적) 손상을 초래할 때 불안장애(anxiety disorder)라고 한다. DSM-5-TR에서는 불안장애를 '분리불안장애, 선택적 함구증, 특정 공포증, 사회불안장애, 공황장애, 광장 공포증, 범불안장애, 물질/약물치료로 유발된 불안장애, 다른 의학적 상태로 인한 불안장애, 달리 명시된 불안장애, 명시되지 않는 불안장애'로 구분하고 있다. 본 장에서는 불안장애 대상자를 이해하고, 적절한 간호중재를 제공하기 위해 '불안장애의 원인, 관련질환 및 간호과정과 사례'로 나누어 살펴볼 것이다.

2. 원인

1) 신체생물학적 요인

불안장애의 유전적 관련성에 대해 다양하게 연구되고 있다. 공황장애는 일란성 쌍생아 간의 일치율이 30%이고, 1차 가족에게 공황장애가 있을 확률이 다른 정신과 장애에 비해 4~8배 높다는 연구결과가 있다. 범불안장애 대상자에게 5-HTT 유전자 변이가 빈번히 발생한다. 5-HTT는 뇌에서 세로토닌의 양을 조절하는 유전자이다. 이 유전자의 변이는 낮은 세로토닌의 수치와 이에 따른 높은 불안과 관련이 있는 것으로 여겨진다.

신경화학적으로 신경전달물질 중 노어에피네프린, 세로토닌, 감마아미노부트르산(GABA)이 불안장애와 관련하여 주목받고 있다. 노어에피네프린의 과다는 과각성 상태와 불안을 일으킨다. 낮은 세로토닌은 불안과 관련이 있으며, GABA는 불안을 진정시키는 역할을 하는 것으로 보인다.

신경해부학적으로 불안과 공포 자극에 대해 대뇌피질, 시상하부, 편도체와 해마가 관여한다. 대뇌피질은 불안을 인지적으로 파악하고 조절하며, 시상하부는 불안과 관련하여 스트레스 호르몬 분비와 자율신경계 반응을 일으킨다. 편도체는 위협적인 대상을 지각하고 공포반응을 생성하며 해마는 이 공포반응을 저장한다. 일부 연구에서 공황장애 환자의 fMRI 결과 해마에서 병리적 소견을 보였다.

불안과 공포에 대해 자율신경계가 관여한다. 자율신경계가 활성화되면 심계항진, 가쁜 호흡, 흉통과 같은 증상들이 발생한다. 특별히 공황발작을 자주 경험하는 대상자는 자율신경계가 비위협적인 자극에도 과잉활성화되는 경향이 있다. 그밖에 기질과 불안과의 관련성도 제기된다. 기질적으로 소심하고 부끄러움을 잘 타는 사람은 이후 사회불안장애 발병 위험성이 더 높다.

2) 심리사회적 요인

(1) 정신역동적 요인

정신역동 이론에서 불안은 용납할 수 없는 막연한 무의식적 욕구가 의식을 위협할 때 느껴지는 것이다. 즉, 불안은 무의식적인 내적 갈등적인 자아의 심리적 평형상태를 위협하는 것에 대한 위험신호이다. 자아는 이러한 신호불안을 다루기 위해 자아방어기제를 동원한다. 자아의 대처가 비효율적이거나 과도할 때 심한 불안이 지속되고 다양한 불안장애를 유발한다고 보았다. 불안장애는 주로 억압, 대치, 회피, 상징화의 방어기제를 사용한다. 예를 들면, 개에 대한 공포증을 가진 대상자는 아버지에 대한 무의식적 두려움과 분노를 억압하고, 개를 두려워하는 개공포증으로 상징화와 대치하여 자신도 모르게 회피하게 된다.

(2) 대인관계적 요인

대상관계이론에서는 초기 대인관계에서 중요한 타인(significant others)과의 갈등이 억압된 적대감을 발생시키고, 비적응적인 불안을 생성한다고 보았다. 이 이론에 따르면 불안반응은 발달초기의 충족되지 않은 의존욕구, 안전욕구, 인정욕구, 권력 욕구를 반영하는 것이다. 예를 들면, 초기 중요한 타인인 어머니가 자신의 필요를 비일관적으로 채워주거나 방치할 때 의존과 안전욕구가 위협받게 되고, 자신이 사랑받고 있거나 소중한 존재라는 자기확신이 떨어지면서 낮은 자존감을 갖게 된다. 이러한 사람은 이후 대인관계와 과업의 수행에서 불안이 발생한다고 보았다.

(3) 행동주의적 및 사회 학습적 요인

행동주의이론에는 불안을 조건화와 학습으로 설명한다. 예를 들면, 엘리베이터 안에서 공황발작을 경험했던 대상자는 공황발작이라는 두려움을 피하기 위해 해롭지 않은 엘리베이터에 대한 조건화된 반응을 일으켜 엘리베이터에 대한 공포를 갖게 된다는 것이다. 사회학습 이론에서는 불안을 모방이나 학습된 것으로 본다. 예를 들면, 개에 대한 공포를 가진 어머니를 보고 자란 자녀는 동일하게 개에 대한 공포를 가질 수 있다.

(4) 인지적 요인

인지 이론에서 불안장애는 자동적이고 비합리적인 사고의 유형에 의해 발생하는 것이다. 불안장애 대상자들은 상황의 위협을 과대평가하고, 자신의 대처 자원을 과소평가한다. 예를 들면, 대입 시험에 실패한 대상자가 '나는 시험 볼 때마다 당황하여 시험지가 하나도 보이지 않을지 몰라!'라는 비합리적인 신념을 갖게 되고, 시험을 생각할 때마다 예기불안이 발생하고, 열심히 시험을 준비하였지만 시험에 응시하지 않을 수 있다.

3. 관련질환

불안장애(anxiety disorder)란 극도의 공포, 불안 및 이와 관련된 신체 · 행동증상을 보이는 정신장애이다. DSM-5-TR의 진단분류에 따르면, 공황장애, 광장 공포증, 범불안장애, 특정 공포증, 사회불안장애, 분리불안장애, 선택적 함구증이 이에 해당된다.

1) 공황장애

공황장애(panic disorder)는 반복적으로 예기치 못한 공황발작(panic attack)이 일어나는 불안장애이다. 공황발작은 극심한 공포와 고통이 갑작스럽게 발생하여 수 분 이내에 최고조에 이르며, 그 기간 동안 생리적 및 인지적 증상이 동반된다. "예기치 못한"이란 공황발작의 뚜렷한 예측 인자가 없다는 것이며, "반복적"이란 이러한 발작이 단발적으로 일어나지 않고 1회 이상 일어나는 것을 의미한다. DSM-5-TR에서는 11가지의 신체적 증상(심계항진, 발한, 몸이 떨리거나 후들거림, 숨이 가쁘거나 답답한 느낌, 질식할 것 같은 느낌, 흉통 또는 가슴 불편감, 메스꺼움 또는 복부 불편감, 어지럽거나 불안정하거나 멍한 느낌이 들거나 쓰러질 것 같음, 춥거나 화끈거리는 느낌, 감각이 둔해지거나 따끔거리는 느낌, 현실이 아닌 것 같은 느낌(또는 이인증)과 2가지의 인지적 증상(스스로 통제할 수 없거나 미칠 것 같은 두려움, 죽을 것 같은 공포) 중 적어도 4가지 이상의 증상을 보일 때 공황발작이 있는 것으로 본다.

대상자는 추가적인 공황발작의 발생과 그에 따른 결과에 대해 지속적으로 걱정한다. 그 걱정은 자신이 심장질환이나 발작장애에 걸렸을지도 모른다는 질병의 존재에 대한 걱정, 공황증상을 보일 때 사람들에게 부정적인 평가를 받게 될 것이라는 사회적 걱정, 통제력을 상실하거나 미치게 될 것 같은 정신적 기능에 대한 걱정일 수 있다. 또한 이들은 공황발작이 일어나지 않도록 신체활동을 최소화하거나 낯선 환경을 피하며, 병원이나 응급실에 가기 위해 학교와 직장에 자주 빠지게 되어 사회적 기능의 어려움을 경험한다.

공황장애의 평생유병률은 1.5~5% 정도이며, 호발 연령은 22~23세이고, 남성보다 여성에게 더 흔하다. 공황장애 대상자 중 50~60% 정도 주요우울장애를 경험하며, 자살의 위험도 높다. 공황장애의 약물치료는 공황발작 동안에 benzodiazepine 계통의 항불안제를 정맥주사 또는 근육주사로 준다. 지속적인 공황장애의 치료를 위해 SSRIs(sertraline, paroxetine, fluoxetin)가 1차 치료제로 사용되며, SSRIs가 효과가 없을 때 2차로 TCA(clomipramine, impiramine)와 MAOI(penelzine)를 사용한다. 보통 2~4주 후에 효과가 나타나며, 8~12개월 유지 치료한 후 서서히 감량한다.

약물과 인지행동치료를 병행할 때 그 효과가 더 큰 것으로 나타났다. 노출기법과 함께 공황발작과 관련된 그릇된 신념과 정보의 교정을 시행한다. 통찰 정신치료를 통해 불안과 관련된 무의식적 의미를 탐색하기도 한다.

2) 광장 공포증

'Agora'는 그리스어로 고대 그리스의 시장을 일컫는 말이며, 광장 공포증(agoraphobia) 대상자들이 흔히 시장과 같은 공공장소에 있는 것에 대해 두려워하여 붙여진 이름이다. 광장 공포증 대상자는 '대중교통을 이용하는 것, 시장이나 다리 같은 열린 공간에 있는 것, 영화관 같은 밀폐된 공간에 있는 것, 줄을 서거나 군중 속에 있는 것, 집밖에 혼자 있는 것' 같은 상황에 대해 극심한 공포와 불안을 경험한다. 이들은 이와 같은 상황에서 공황발작이 발생하거나 자신에게 당혹스러운 일이 일어났을 때, 그 상황에서 빠져나올 수 없고 도움을 받기 어려울 것이라는 생각 때문에 그런 상황을 두려워하고 회피한다. 회피행동이 너무 심하면 집에서만 지내려고 하고, 공포상황에 나오기 위해 종종 친구나 가족이 함께 동반해 주기를 요구한다.

평생유병률은 0.6~6%이며, 여성이 남성보다 2배 정도 많이 발병한다. 평균 호발 연령은 17세이며, 2/3 정도가 35세 이전에 발병한다. 광장 공포증 대상자의 2/3 정도가 공황장애를 동반하여 광장 공포증을 공황발작에 대한 두려움에서 비롯된 회피행동으로 보기도 한다. 공황장애가 없는 광장 공포증이 예후가 더 나쁘며, 치료는 공황장애와 같다.

3) 범불안장애

범불안장애(generalized anxiety disorder) 대상자는 건강, 재정, 자녀의 성공, 사소한 일상의 문제 등 수많은 사건이나 활동에 대해 과도하게 불안해하고 걱정한다. 그 기간이 최소한 6개월 이상 지속되며, 그런 날이 그렇지 않은 날보다 많다. 이러한 걱정은 스스로 조절하기 힘들어서 실제 해야 할 일에 주의를 집중하지 못하며 사회적 기능적 어려움을 초래한다. DSM-5-TR에서는 걱정과 불안은 다음의 6가지 중 3가지 이상의 증상이 나타날 때 진단된다. 안절부절못하거나 낭떠러지 끝에 서 있는 느낌, 쉽게 피곤해짐, 집중하기 힘들거나 머릿속에 하얗게 되는 것, 과민성, 근육의 긴장, 수면 곤란이다. 평생유병률은 5% 정도이며, 남성보다 여성이 2배 정도 많이 발병한다. 평균 호발 연령은 20대이며, 중년기에 증상이 최고조에 이르다가 나이가 들면서 감소하는 것으로 알려져 있다. 대상자의 대부분은 정신과보다는 신체증상의 치료를 위해 심장내과나 호흡기 내과를 방문한다. 약물치료로는 benzodiazepine계 약물, SSRIs 계열 약물, 베타차단제 등을 사용한다. 불안과 관련된 무의식을 다루기 위해 지지정신치료와 분석정신치료를 한다. 이완요법과 바이오피드백(biofeedback)을 통해 신체증상 호소에 대해 행동치료적으로 접근을 한다.

4) 특정 공포증

특정 공포증(specific phobia)은 특정 대상이나 상황에 대해서 극심한 공포와 불안을 경험하는 것이다. 이들은 두려워하는 자극에 노출되면 거의 항상 불안을 경험하고, 공황발작으로까지 진전되기도 한다. 자신의 반응이 지나치거나 비합리적이라는 것을 인식하고 있으나 스스로 제어할 수 없어 그 상황을 회피하는 경우가 많다. 그로 인해 사회적 · 기능적 장애를 초래한다. DSM-5-TR에서는 공포 자극을 동물형(거미, 곤충, 개 등), 자연환경형(고공, 폭풍 등), 혈액-주사-손상형(주사바늘, 침습적 의학적 시술 등)으로 구분하고 있다. 특정 공포증 대상자들은 평균 3가지 이상의 공포 자극에 대해 불안을 경험한다. 동물형 공포, 고소 공포, 질환 공포 순으로 많이 경험한다고 한다.

평생유병률은 10~11.3%이다. 평균 호발 연령은 10세이며, 여자가 남자에 비해 2배 정도 많이 발병한다. 특정 공포증이 있는 사람은 없는 사람에 비해 자살시도율이 60% 정도 높은 것으로 나타났다. 또한 우울 및 양극성장애, 의존성 성격장애와 동반 이환이 많다. 약물치료보다 행동치료가 더 효과적이다. 행동치료에는 단계적 노출법, 홍수법, 체계적 탈감작법 등이 있다. 약물치료는 공포 자극에 노출하기 전에 이완과 예기불안을 감소시키기 위해 행동치료의 보조 수단으로 benzodiazepine을 사용한다.

5) 사회불안장애

사회불안장애(social anxiety disorder) 또는 사회공포증(social phobia)은 타인에게 면밀하게 관찰될 수 있는 상황에 노출되는 것을 극도로 두려워하거나 불안해하는 것이다. 이들은 낯선 사람을 만나는 것, 음식을 먹고 마시는 것을 관찰당하는 것, 다른 사람 앞에서 연설을 하거나 글씨를 쓰는 등 특정한 일을 수행하는 것에 대해 두려워한다. 이러한 상황에서 자신이 극도의 불안감을 느껴 얼굴이 붉어지거나, 목소리가 떨리거나, 말을 더듬거리는 등의 모습을 보일까봐 두려워하고, 공포를 일으키는 상황을 회피한다.

평생유병률은 7%이며, 남자에 비해 여자에게서 더 많이 발병한다. 전형적으로 10대 중반에 발병하며, 스트레스와 수치심을 경험한 후에 발병하기도 하고, 점진적으로 나타나기도 한다. 사회불안장애는 양극성장애나 신체이형장애와 동반 이환이 많으며, 회피성 성격장애와 동반이 가장 흔하다. 치료는 특정 공포증과 유사하다. 대개 SSRI가 1차 치료제이며, 무대 공포증에는 베타차단제(β-blocker; atenolol)가 사용된다. 낮은 자존감과 부정적 인식에 대한 교정을 위해 인지치료와 노출법 등의 행동치료를 시행한다.

6) 분리불안장애

애착 대상과의 분리에 대해 발달 수준에 비교해 볼 때 공포와 불안이 부적절하고 지나치게 나타나는 것이다. DSM-5-TR(APA, 2013)에서는 다음의 8가지 증상 중 3가지 이상을 아동 · 청소년은 최소한 4주 이상, 성인은 6개월 이상 지속할 때 분리불안장애로 진단한다. 집 또는 주 애착 대상과 떨어져야 할 때 과도한 고통을 반복적으로 겪는 것, 주 애착 대상을 잃거나 질병이나 부상, 재앙 혹은 죽음 같은 해로운 일들이 주 애착 대상에게 일어날 것 같아서 지속적이고 과도하게 걱정하는 것, 길을 잃거나, 납치를 당하는 일 등이 발생하여 주 애착 대상과 떨어질 것이라고 걱정하는 것, 분리에 대한 공포 때문에 집을 떠나 학교나 직장에 가는 것을 지속적으로 거부하는 것, 집이나 다른 장소에서 주 애착 대상 없이 혼자 있는 것에 대해 지속적으로 과도하게 두려워하거나 거부하는 것, 집을 떠나 잠을 자거나 주 애착 대상과 함께 자지 못하는 것을 지속적이고 과도하게 거부하는 것, 분리 주제와 관련된 악몽을 반복적으로 꾸는 것, 주 애착 대상과 떨어져야 할 때 신체 증상을 반복적으로 호소하는 것이다.

호발 연령은 7~8세이며, 남녀 발병의 차이는 거의 없다. 아동에서 범불안장애와 특정 공포증과 자주 동반 이환된다. 약물은 imipramine이 효과적이며, 부모 또한 불안수준이 높은 경우가 많아 부모교육과 가족치료를 함께 시행한다.

7) 선택적 함구증

선택적 함구증(selective mutism)은 말을 이해하고 할 줄 알면서도 학교 등 특정 사회적 상황에서 일관되게 말을 하지 않는 장애이다. 이들은 집이나 친밀한 사람들과는 대화를 하나 낯선 사람과 장소에서는 말을 하지 않고, 눈짓이나 몸짓, 쓰기 등을 통해 의사소통하려 하여 대인관계와 학업 영역에 지장을 초래한다. 선택적 함구증이 있는 소아는 대체로 사회적으로 위축되어 있고, 부끄러움이 많으며, 거부증과 분노 발작을 보이기도 한다. 주로 5세 이전에 발병하나 학교에 들어가는 등 사회적 관계가 증가하면서 발견된다. 사회불안장애, 분리불안장애, 특정 공포증과 동반 이환이 흔하다. 놀이치료, 언어치료, 가족치료, 약물치료 등 다면적 치료를 시도한다.

4. 간호과정

1) 간호사정

불안장애의 간호사정은 우선 정신상태검사와 불안평가 도구 등을 이용하여 불안의 수준과 그에 따른 신체적, 행동적, 인지적, 정서적 반응과 각 장애별로 보일 수 있는 특징적인 증상을 평가하는 것이 필요하다. 또한 대상자의 불안을 촉발하는 스트레스사건과 이에 대한 대처 방식, 가족 및 지역사회 지지자원에 대한 다각적인 사정이 이루어져야 한다.

불안에 대한 신체적, 행동적, 인지적 및 정서적 반응을 사정한다. 신체적으로는 교감신경계 반응으로 심계항진, 혈압 상승, 호흡 증가 등을 보이며, 부교감 신경계 반응으로 실신, 뻣뻣하게 굳음, 빈뇨 등을 보인다. 행동적으로 안절부절못하거나, 말의 속도가 빨라지며, 자극에 대한 예민 반응을 보이기도 한다. 인지적으로 지각 영역의 축소와 조절력 상실을 경험하며, 정서적으로 두려움, 놀람, 죄책감 등 다양한 정서를 경험하고 때로는 무감동을 호소하기도 한다. 자세한 내용은 표 9-5-1에 제시하였다.

불안을 '경미한 불안, 중등도 불안, 중증 불안, 공황수준 불안'의 수준으로 나누어 사정할 수 있다.

◎ 경증(mild) 불안

사람들이 일상에 부딪히는 수많은 과업과 도전에 대해 느끼는 정상적인 긴장 상태이다. 경미한 불안 상태에서 인간은 지각의 범위가 넓고, 의식이 명료하며, 문제해결과 목표지향적인 행동을 한다. 신체적으로 특별한 증상은 없다.

◎ 중등도(moderate) 불안

중등도 불안 상태에서는 불안을 유발하는 임박한 문제로 지각의 범위가 축소된다. 이에 따라 선택한 영역에만 주의를 집중하여 선택적 부주의가 발생할 수 있다. 반대로 주의집중하지 않아야 될 내용은 집중하지 않을 수 있어 좋은 경우도 있다. 예를 들어 음악을 들으면서 공부할 때 음악소리는 선택적으로 부주의할 수 있어 공부하는 데만 집중하게 되어 좋은 경우이다. 필요시 간호사의 도움으로 다시 주의를 환기시킬 수 있다. 신체적으로 근육의 긴장, 발한, 맥박의 상승, 두통, 입 마름, 격양된 목소리, 빠른 말의 속도, 빈뇨를 보일 수 있다. 중등도 불안수준까지는 교육과 새로운 기술의 습득이 가능하다.

◎ 중증(severe) 불안

심한 공포와 불안을 경험하고, 이에 따라 문제해결보다는 불안을 해소하는 데 에너지가 집중된다. 불안과 공포에 압도되어 과업을 완수하지 못하고 문제해결이나 학습을 할 수 없다. 또한 간호사의 재집중 시도에 반응하지 않는다. 신체적으로 경직된 자세와 전율, 심계항진, 흉통 등을 경험할 수 있다. 이 수준에서 대상자는 신경증적 방어기제와 의식 행동(ritualistic behavior)을 통해 불안을 감소시키려 한다.

◎ 공황(panic) 수준 불안

극심한 불안 상태로 공포와 불안에 압도되어 간호사가 도와주어도 어떠한 환경적 자극도 처리하지 못한다. 인격이 와해되고 합리적 사고를 하지 못하며 때로는 지각이

표 9-5-1 불안에 대한 신체 · 행동 · 인지 · 정서 반응

신체적 반응	• 심혈관계: 심계항진, 혈압상승, 실신(부), 혈압과 맥박수 감소(부) • 호흡기계: 호흡수 증가, 흉부 압박감 및 질식감, 기관지 경련(부) • 소화기계: 식욕감퇴, 복부 불편감, 오심 · 구토 · 설사(부), 속쓰림(부) • 신경 · 근육계: 반사 증가, 진전, 눈꺼풀 경련, 사지강직(부), 다리 풀림(부) • 비뇨기계: 빈뇨(부), 배변압박(부) • 피부계: 안면홍조, 발한, 창백(부) • 감각기계: 공동 산대
행동 반응	• 쉽게 놀람, 안절부절못함, 말투가 빨라짐, 지나치게 주의 함, 행동억제 · 회피 · 공격 반응
인지 반응	• 지각 영역의 축소, 주의집중 곤란, 기억력 및 판단력 저하, 사고의 단절, 자의식과 객관성 상실
정서적 반응	• 긴장감, 신경이 예민해짐, 인내심 부족, 무기력, 절망감, 무감동

* (부) 부교감신경계 반응

표 9-5-2 불안장애별 특징적 증상 및 징후

의학적 진단명	특징적 증상 및 징후
공황장애	심계항진, 발한, 몸이 떨리거나 후들거림, 숨이 가쁘거나 답답한 느낌, 질식할 것 같은 느낌, 흉통 또는 가슴 불편감, 메스꺼움 또는 복부 불편감, 어지럽거나 불안정하거나 멍한 느낌이 들거나 쓰러질 것 같음, 춥거나 화끈거리는 느낌, 감각이 둔해지거나 따끔거리는 느낌, 현실이 아닌 것 같은 느낌 또는 이인증, 스스로 통제할 수 없거나 미칠 것 같은 두려움, 죽을 것 같은 공포
광장 공포증	대중교통을 이용하는 것, 시장이나 다리 같은 열린 공간에 있는 것, 영화관 같은 밀폐된 공간에 있는 것, 줄을 서거나 군중 속에 있는 것, 집 밖에 혼자 있는 것 같은 상황에 대해 극심한 공포와 불안을 경험
범불안장애	수많은 사건이나 활동에 대해 과도하게 불안해하고 걱정, 안절부절 못하거나 낭떠러지 끝에 서 있는 느낌, 쉽게 피곤해짐, 집중하기 힘들거나 머릿속에 하얗게 되는 것, 과민성, 근육의 긴장, 수면곤란
특정 공포증	특정 대상이나 상황에 대해 극심한 공포와 불안을 경험함. 공포 대상이나 상황을 회피함
사회불안장애	타인에게 관찰될 수 있거나 사회적 상황에 노출되는 것을 극도로 두려워함
분리불안장애	집 또는 주 애착 대상과 떨어져야 할 때 과도한 고통을 반복적으로 겪음, 주 애착 대상을 잃거나 질병이나 부상, 재앙 혹은 죽음 같은 해로운 일들이 주 애착 대상에게 일어날 것 같아서 지속적이고 과도하게 걱정함, 길을 잃거나, 납치를 당하는 일 등이 발생하여 주 애착 대상과 떨어질 것이라고 걱정함, 분리에 대한 공포 때문에 집을 떠나 학교나 직장에 가는 것을 지속적으로 거부함, 집이나 다른 장소에서 주 애착 대상 없이 혼자 있는 것에 대해 지속적으로 과도하게 두려워하거나 거부함, 집을 떠나 잠을 자거나 주 애착 대상과 함께 자지 못하는 것을 지속적이고 과도하게 거부함, 분리 주제와 관련된 악몽을 반복적 꿈, 주 애착 대상과 떨어져야 할 때 신체 증상을 반복적으로 호소함
선택적 함구증	말을 이해하고 할 줄 알면서도 학교 등 특정 사회적 상황에서 일관되게 말을 하지 않음. 집이나 친밀한 사람들과는 대화를 하나 낯선 사람과 장소에서는 말을 하지 않고, 눈짓이나 몸짓, 쓰기 등을 통해 의사소통함

왜곡되고 망상과 환상을 보일 수도 있어서 자해 · 타해 위험성이 높다. 신체적으로 마치 마비된 듯이 움직임을 보이지 않거나 말을 하지 않으며, 동공이 산대되고 혈압과 맥박이 상승된다. 공황 수준의 불안은 생명의 위협이 발생할 수 있는 위급한 상황이다. 각 불안장애별로 보일 수 있는 특징적인 증상과 징후를 사정한다(표 9–5–2).

2) 간호진단

NANDA–I 간호진단을 사용하여 불안장애 대상자들에게 내려질 수 있는 대표적인 간호진단은 '불안, 공포, 비효과적 대처, 무력감, 사회적 고립'이 있다. 불안장애에서 보여질 수 있는 증상과 징후에 그에 따른 간호진단의 예를 표 9–5–3에 제시하였다. 불안장애에 대한 간호의 결과는 '불안에 대한 자기 조절, 대처, 자존감 증가, 질병에 대한 지식 증가'를 들 수 있다.

3) 간호계획

불안과 공포 간호진단에 따른 간호계획은 다음과 같다.

표 9–5–3 불안장애 대상자를 위한 간호진단

증상 및 징후	간호진단
호흡수 증가, 맥박수 증가, 혈압 저하 또는 상승, 오심, 발한, 실신, 안절부절 못함, 죽거나 미치게 될 것 같은 두려움, 발작 동안 통제력을 잃고 위험한 일을 저지르지 않을까하는 공포, 과도한 걱정, 집중력 저하, 수면곤란	불안
특정 상황이나 대상에 자신을 노출하기를 거부함, 대중 속에서 식사하기를 거부함, 혼자서 집을 떠나기를 거부함, 공포 상황에 대한 지속적 염려, 공포상황에 노출 시 과도한 자율신경계 활성화(예 심계항진, 호흡수 증가, 발한)	공포
직면한 스트레스사건을 과도하게 평가하여 걱정하고 불안해함, 억압, 대치, 상징화, 회피 등의 비적응적 방어기제를 사용하여 상황을 극복하려 함, 문제해결능력이 부족함	비효과적 대처
자신이 불안 유발 상황이나 결과 또는 자가간호에 대한 통제력을 갖거나 변화시킬 수 있는 능력이 없다고 말로 표현, 의사결정에 자신없어하고 거부함, 타인에게 의존, 무감동	무력감
혼자 집에 있으려 함, 혼자 외출하는 것을 힘들어 함, 위축되어서 다른 사람과의 시선접촉을 피하고 말을 하지 않음, 대중 앞에 있는 것에 대한 불편감 표현, 거절감, 외로움, 이질감을 표현	사회적 고립

(1) 공황 발작이 발생할 것 같은 생각, 막연한 대상과 관련된 불안

불안이란 자율신경계반응을 수반하는 막연히 불편하거나 두려운 느낌, 위험이 예상됨으로써 야기되는 걱정스러운 느낌이다.

① 목표

- 단기목표: 대상자는 ( )주 이내로 불안이 증가할 때 대처 방법을 설명할 수 있다.
- 장기목표: 대상자는 퇴원 시까지 불안의 전조 증상을 인식하고 공황수준에 도달하기 전에 스스로 관리할 수 있다.

② 간호계획

- 신뢰관계를 형성하고 치료적 의사소통을 시도한다.
- 불안의 수준과 양상을 사정하고 불안수준에 따라 중재를 제공한다.
- 대상자를 혼자 두지 않고 함께 있어 주어 안전과 안정감을 갖도록 한다.
- 짧고 간단한 문장으로 조용하고 차분한 태도로 설명한다.
- 환경 자극을 최소화한다.
- 과호흡으로 인한 어지러움과 실신이 발생한 경우 대상자를 편안하게 한다.
- 처방에 따라 약물을 투여한다.
- 불안이 감소되면, 대상자와 함께 불안의 원인에 대해 탐색한다.
- 대상자와 함께 불안을 증폭시키는 징후와 증상을 탐색한다.

(2) 공포 자극에 대한 노출, 공포 자극에 대한 노출 예견, 분명한 대상과 관련된 공포

공포란 의식적으로 위험이라 인식된 위협에 대한 반응이다.

① 목표

- 단기목표: 대상자는 ( )일 이내에 공포 대상과 상황

에 대해 간호사와 이야기할 수 있다.

- 장기목표: 대상자는 퇴원 시까지 공포 대상과 상황에서 적응적 수준으로 불안을 유지하며 직면할 수 있다.

② 간호계획

- 신뢰관계를 형성하고 치료적 의사소통을 시도한다.
- 대상자에게 환경이 안전함을 인식시켜 안정감을 갖도록 한다.
- 공포 자극에 대상자의 신체적 위협감에 대해 탐색한다.
- 대상자가 공포 자극을 회피할 것인지 직면할 것인지 선택할 수 있도록 한다.
- 체계적 둔감법이나 홍수법 등의 중재를 교육하고 적용한다.
- 대상자가 경험하는 공포감과 비합리성에 대해 이야기한다.

4) 간호중재

불안과 공포 간호진단에 따른 간호중재는 다음과 같다.

(1) 공황 발작이 발생할 것 같은 생각, 막연한 대상과 관련된 불안

- 신뢰관계를 형성하고 치료적 의사소통을 시도한다. 차분하고 비위협적이며 사무적인 태도를 유지하여 안정감을 주도록 노력해야 한다. 불안은 전염성이 있어서 간호사의 불안이 대상자에게 전달될 수 있으며, 그 반대로 전달될 수도 있다. 치료적 도구로서 자신을 활용하기 위해 간호사 자신이 먼저 자신의 불안을 인지하고 조절하며 차분함을 유지하려고 노력해야 한다.
- 불안의 수준과 양상을 사정하고 불안수준에 따라 중재를 제공한다.
  - 경증 불안: 이 수준의 불안은 특별한 개입이 필요 없다. 문제해결을 위한 교육과 정보습득의 가장 효과적인 시기이다. 불안 유발 상황과 증상에 대처하기 위한 교육을 실시한다.
  - 중등도 불안: 불안 유발 사건에 집중하느라 쉽게 주의가 분산된다. 장기적인 집중이 어렵기 때문에 짧고 명료하게 이야기하며, 대화 중간에 간호사의 말을 듣고 있는지 확인한다. 대상자의 걱정과 불안에 대해 표현하도록 격려한다. 걷기, 탁구 등의 운동을 통해 에너지를 발산하고 긴장감을 풀어준다. 문제해결을 위한 실제적인 방법을 찾도록 돕는다.
  - 중증 불안: 중증 불안수준의 대상자는 불안에 압도되어 대화에 집중하거나 정보를 습득할 수 없다. 이 단계에서의 중재의 목표는 중등도나 경증 수준으로 불안을 낮추는 것이다.
  - 공황수준 불안: 공포와 불안에도 압도되어 과도한 심계항진과 인격의 붕괴를 초래할 수 있으므로 간호중재의 목표는 무엇보다 대상자의 안전을 확보하는 것에 둔다.
- 공황수준의 불안을 경험하는 대상자를 혼자 두지 않고 함께 있어 주어 안전과 안정감을 갖도록 한다. 대상자는 자율신경계 과다항진과 같은 신체증상과 죽음에 임박한 것 같은 느낌, 자신의 행동에 대한 통제력을 잃어버린 것 같은 생각에 압도될 수 있다. 신뢰할 수 있는 사람이 함께 있어 주면서 안전에 대한 확신을 주는 것이 도움이 된다.
- 입원이나 병원 상황에 대해 이야기할 때 짧고 간단한 문장으로 조용하고 차분한 태도로 설명한다. 극도의 불안 상황에서는 기본적인 의사소통만이 가능하다.
- 낮은 조명, 소수의 방문객, 단순한 장식 등 환경 자극을 최소화한다. 불안한 대상자는 환경 자극에 대해 쉽게 흥분상태에 이를 수 있다.
- 공황 발작 등에서 과호흡으로 인한 어지러움과 실신이 발생할 수 있다. 대상자를 안정시키며 편안하게 눕게 한다. 원활한 순환과 호흡을 위해 옷을 느

슨하게 한다. 종이봉투 등을 입과 코에 덮고 약 10분간 숨을 들이쉬고 내쉬게 한다.

- 처방에 따라 약물(약물은 제3절의 관련장애 참고)을 투여한다. 약물에 대한 대상자의 반응과 부작용을 사정한다.
- 불안이 경증 또는 중등도 수준으로 감소되면, 대상자와 함께 불안의 원인에 대해 탐색한다. 불안의 촉발 요인을 스스로 인지하는 것이 불안 조절의 첫 단계이다.
- 대상자와 함께 불안을 증폭시키는 징후와 증상을 탐색한다. 불안에 대한 대처 방법을 교육하고 자신에게 적합한 방법을 선택하도록 돕는다. 불안 발생 시 중증이나 공황 수준 불안의 진행을 막을 수 있는 방법(예 심호흡, 심상요법, 이완요법, 심호흡, 약물 요법 등)에 대해 대상자와 논의한다.

(2) 공포 자극에 대한 노출, 공포 자극에 대한 노출 예견, 분명한 대상과 관련된 공포

- 대상자에게 환경이 안전함을 인식시켜 안정감을 갖도록 한다. 대상자는 자신의 공포가 비합리적임을 알지만 안전에 대한 위협감을 느끼며 극심한 공포를 경험할 수 있다.
- 공포 자극에 대상자의 신체적 위협감(예 높은 곳에 올라가면 심장이 심하게 뛰면서 어지러움)이나 자아 개념의 손상(예 대중 앞에서 발표를 하다가 망신을 당함)에 대해 탐색한다. 이는 체계적 둔감법 적용이나 인지적 교정을 위해 필요하다.
- 대상자가 공포 자극을 회피할 것인지 직면할 것인지 선택할 수 있도록 한다. 대상자에게 선택의 기회를 주는 것은 대상자의 통제감과 자존감을 증가시킨다.
- 대상자가 공포자극에 직면하기로 결심하면, 체계적 둔감법이나 홍수법 등의 중재를 교육하고 적용한다.
- 대상자가 경험하는 공포감과 비합리성에 대해 이야기한다. 비합리적 공포를 만든 미해결된 갈등을 탐색하고 표현하도록 격려한다.

5) 간호평가

불안장애 대상자를 위한 간호평가는 다음과 같다.

- 대상자는 불안이 증가되는 증상과 징후를 인식하고 말로 표현할 수 있는가?
- 대상자는 공포상황이나 공포자극에 대해 공포를 경험하지 않고 직면 또는 기능할 수 있는가?
- 대상자는 기능적 생활을 유지하면서도 공포 상황이나 대상을 피할 수 있는 방법을 말할 수 있는가?
- 대상자는 불안이 공황수준으로 진행되는 것을 막을 수 있는 기술들을 시범 보일 수 있는가?
- 대상자는 경미한 또는 중등도 수준으로 불안을 유지할 수 있는가?

5. 간호사례와 간호과정

Box 9-5-1 임상사례

35세 김OO씨는 지하철로 직장에 출근하던 중 갑자기 심장이 터질 것 같은 흉부 통증과 질식감을 경험하였다. 그 후 2차례 정도 더 동일한 증상을 경험하면서 출근을 하려고만 하면 또 동일한 증상이 발생하지 않을까 걱정이 되어 지각과 결근이 잦아지게 되었다. 김OO씨는 치료를 위해 심장내과에 방문하였으나 아무런 이상을 발견하지 못했고 그 후 정신건강의학과에 의뢰되어 치료를 위해 입원하였다.

1) 간호사정

(1) 주관적 자료

- “불안해서 가만히 앉아 있을 수 없어요.”
- “자꾸 지하철에서 심장이 터질 것 같고 숨이 멈출 것 같은 상황이 벌어질까봐 두려워요.”
- “그때 생각만 하면 지금도 머리가 멍해지고 불안해요.”

(2) 객관적 자료

- 간호사의 말에 집중하지 못함
- 안절부절못하며 병실을 돌아다님

- 맥박수와 호흡수가 증가
- 발한, 과호흡이 관찰됨
- 쉽게 잠들지 못하고 평균 3시간 정도 수면 취함

2) 간호진단

- 공황발작의 경험, 공황 발작을 재경험할 것 같은 생각과 관련된 불안(중증)

3) 간호계획

(1) 기대되는 결과

- 대상자는 불안에 대한 자기조절감을 갖게 될 것이다.
- 대상자는 질병에 대한 지식이 증가할 것이다.

(2) 목표

① 단기목표

- 대상자의 불안수준이 근무 끝날 때까지(4pm) 중증에서 중등도 수준으로 감소할 것이다.
- 대상자는 입원 1주 이내로 불안이 증가할 때 할 수 있는 방법을 설명할 수 있다.

② 장기목표

- 대상자는 퇴원 시까지 불안의 전조 증상을 인식하고 공황수준에 도달하기 전에 관리할 수 있다.

(3) 간호계획

- 신뢰관계를 형성하고 치료적 의사소통을 시도한다.
- 짧고 간단한 문장을 사용하여 조용하고 차분한 태도로 설명한다.
- 불안의 수준과 양상을 사정하고 불안수준에 따라 중재를 제공한다.
- 저자극 환경을 유지한다.
- 처방에 따라 약물을 투여한다.
- 중등도 수준으로 불안이 감소되면, 대상자와 함께 불안 원인에 대해 탐색한다.
- 공황장애과 공황발작에 대해 교육한다.
- 불안에 대한 대처 방법을 교육하고 자신에게 적합한 방법을 선택하도록 돕는다.

4) 간호중재

- 신뢰관계를 형성하고 치료적 의사소통을 시도한다. 대상자에게 안전하다고 안심시킨다.
- 입원과 병동 생활에 대해 안내한다. 짧고 간단한 문장을 사용하여 조용하고 차분한 태도로 설명한다.
- 불안의 수준과 양상을 사정하고 불안수준에 따라 중재를 제공한다. 대상자는 중증 불안을 보여 불안이 감소될 때까지 간호사가 함께 있어 주고, 대상자가 안정되도록 병동을 함께 걷는다.
- 저자극 환경을 유지한다. 낮은 조명과 조용한 환경을 유지하고 1명의 간호사가 지속적으로 대상자와 접촉하도록 한다.
- 처방에 따라 Alprazolam과 Paroxetine을 투여한다. 약물에 대한 대상자의 반응과 부작용을 사정한다.
- 중등도 수준으로 불안이 감소되면, 대상자와 함께 불안 원인에 대해 탐색한다.
- 공황장애과 공황발작에 대해 교육한다.
- 불안에 대한 대처 방법을 교육하고 자신에게 적합한 방법을 선택하도록 돕는다. 대상자에게 심호흡, 심상요법, 이완요법, 자기주장훈련, 약물요법에 대해 교육한다.

5) 간호평가

- 입원 초기 김OO씨는 중증의 불안을 보여, 불안수준을 감소시키기 위해 간호사가 함께 있어 주고, 대상자가 안정되도록 병동을 함께 걷거나 탁구를 치는 운동을 하였다.
- 처방에 따라 Alprazolam과 Paroxetine을 투여하였고, 불안감이 감소하였다고 표현하였으며, 부작용은 관찰되지 않았다.
- 김OO씨는 입원기간 동안 중등도 수준의 불안을 유지하고 있다. 김OO씨는 3일 후 퇴원을 계획하고 있다.
- 공황장애와 공황발작에 대한 교육을 통해 질병에 대한 지식이 증가하였다.

- 불안을 증가시키는 내면의 갈등을 탐색하였다. 탐색 결과 근래에 직장 상사와 갈등이 있어 회사가 싫다는 생각을 많이 했다고 한다. 다시 그 상사를 생각할 때마다 가슴이 답답하다고 하였다.
- 불안이 증가할 때의 증상과 징후에 대해 탐색하고 말로 표현할 수 있었다.
- 불안이 증가할 때 적용할 수 있는 다양한 중재법을 교육받았으며, 그 중 심상요법, 이완요법 그리고 꾸준한 약물요법을 선택하여 적용하였다.

6. 요약

- 불안장애는 극도의 공포, 불안 등 다양한 신체·행동·인지·정서적 반응을 경험하며. DSM-5-TR에서는 공황장애, 광장 공포증, 범불안장애, 특정 공포증, 사회불안장애, 분리불안장애, 선택적 함구증으로 분류하였다.
- 불안장애는 주로 억압, 대치, 회피, 상징화의 방어기제를 사용한다.
- 공황장애는 반복적으로 예기치 못한 공황발작이 일어나는 것이 특징이다.
- 공황장애의 평생 유병률은 1.5~5%이며, 호발 연령은 22~23세이고 남성보다 여성에게 더 흔하다.
- 광장공포증은 대상자의 2/3 정도가 공황장애를 동반하며, 공황장애가 없는 광장공포증이 예후가 더 나쁘다
- 범불안장애는 수많은 사건이나 활동에 대해 과도하게 불안해하고 걱정하며, 그 기간이 최소한 6개월 이상 지속된다.
- 특정 공포증 대상자들은 평균 3가지 이상의 공포 자극에 대해 불안을 경험하며 동물형 공포, 고소공포, 질환공포 순으로 많이 경험한다.
- 사회불안장애는 양극성장애나 신체이형장애와 동반 이환이 많으며, 회피성 성격장애와 동반이 가장 흔하다.
- 분리불안장애의 호발 연령은 7~8세이며 남녀 차이는 거의 없다. 아동에서는 범불안장애와 특정 공포증과 자주 동반 이환된다.
- 불안의 4단계 수준을 사정하고(경증, 중등도, 중증, 공황수준), 불안 수준에 따라 중재를 제공한다.
- 공황장애의 치료에는 SSRIs를 1차 치료제로 사용되며, SSRIs가 효과가 없을 때 2차로 TCA와 MAOI를 사용한다. 약물과 인지행동치료를 병행할 때 효과가 더 크며. 노출기법과 함께 공황발작과 관련된 그릇된 신념과 정보의 교정을 시행한다.
- 공포자극에 대해 직면하는 기법으로는 체계적 둔감법이나 홍수법으로 이들 중재를 교육하고 적용한다.

풀어보기

다음 중 문제를 읽고 옳은 것은 ○, 틀린 것은 × 하시오.

1. 공황장애는 예측할 수 있는 공황발작이 일어나는 것이다. (　　)
2. 분리불안장애의 호발 연령은 7~8세이며 남녀 차이는 거의 없다. (　　)
3. 불안에 대한 반응으로 오심, 구토, 설사는 정서적 반응이다. (　　)
4. 항불안제 투여는 한 달 이내로 투여해야 한다. 그 이유는 내성, 의존, 금단증상이 있기 때문이다. (　　)

정답

1. ×, 2. ○, 3. ×, 4. ○

>> 참고문헌

- 국제간호진단협회(2018). 간호진단 정의와 분류(2018-2020) 11판. 서울: 학지사메디컬
- 김경희 등(2023). 정신건강간호학 (제7판). 서울: 현문사
- 김성재 외(2023). 정신간호총론(제9판), 서울: 수문사.
- 이경희 등(2015). 정신건강간호학(증보판). 서울:퍼시픽
- 이용승(2009). 이상심리학 시리즈 4: 과도한 걱정과 불길한 기대 범불안장애. 서울: 학지사
- 정한용 외(2017). 신경정신의학(제3판). 서울: 대한신경정신의학회
- 최순희, 조복희, 지혜련, 이은주, 김혜숙, 박민정 (2004). 표준화된 간호진단(NANDA) · 결과(NOC) · 중재(NIC)의 연계. 서울: 현문사
- 최정윤, 박경, 서혜희 (2015). 이상심리학. 서울: 학지사
- Alloy, L. B., Riskind, J. H. & Manos, M. J. (2010). 이상심리학 현재의 조망 (9판) (홍창희, 조진석, 성경순, 이명주, 역). 서울: 박학사. (원저출판, 2006)
- American psychiatric association (2013). Diagnostic and Statistical Manual of Mental Disorder(5th ed.). Washington DC: American psychiatric association.
- Antony, M. M. & Norton, P. J. (2011) 일반인을 위한 불안 극복 프로젝트. (임상인지행동연구회, 역). 서울: 시그마프레스. (원저출판, 2008)
- APA 저, 권준수 외 역 (2023). DSM-5-TR 정신질환의 진단 및 통계편람(제5판 수정판). 서울: 학지사.
- Foa, E. B. & Andrews, L. W. (2010). 두려움과 걱정에 사로잡힌 아이들: 불안장애 (최미례, 연미영, 역). 서울: 학지사. (원저출판, 2006)
- Glabbard, G. O. (2016). 역동정신의학 (제5판). (이정태, 채영래 역) 서울: 하나의학사. (원저 출판, 2008)
- Kalat, J. W., Shiota, M. N . (2011). 정서 심리학 (민경환, 이옥경, 김지현, 김민희, 김수안, 역). 서울: 시그마프레스. (원저 출판, 2007)
- North American Nursing Diagnosis Association International(NANDA-I). (2012). NANDA nursing diagnosis: definitions and classification 2012-2014. Philadelphia: Author.
- Rowney, J. Hermida, T., & Malone, D. (2010). Anxiety disorders. In W.D. Carey (Ed.), Current clinical medicine (2nd ed.). Philadelphia, PA: Saunders Elsevier.
- Townsend, M. C.(2015). Psychiatric Mental Health Nursing; Concepts of Care in Evidence-Based Practice(78h ed.). Philadelphia FA: Davis Company, 165-190.
- Videbeck, L. S.(2014). Psychiatric-Mental Heath Nursing (6th ed.). Philadelphia, PA: Lippincott Williams & Wilkins, 232-250.

제 6 절 강박 및 관련장애와 간호

학습목표

- 강박 및 관련장애를 정의한다.
- 강박 및 관련장애의 유형을 구분하여 설명한다.
- 강박 및 관련장애의 관련요인을 설명한다.
- 강박 및 관련장애의 행동특성을 설명한다.
- 강박 및 관련장애 대상자에게 간호과정을 적용한다.

주요용어

- 강박장애 obsessive–compulsive disorder
- 발모광/털뽑기장애 trichotillomania/hair–pulling disorder
- 수집광 hoarding disorder
- 신체이형장애 body dysmorphic disorder
- 피부뜯기장애 ecoriation/skin–picking disorder

1. 정의

강박 및 관련장애는 강박적 집착(obsessive preoccupation)과 반복적 행동(repetitive behaviors)을 공통적으로 보이는 장애군이다. 이들 장애는 유전적, 신경 화학적 및 병태생리학적으로 밀접한 관련성이 있어 서로 공존하는 경우가 많다. DSM–5–TR에서는 강박 및 관련장애를 '강박장애, 신체이형장애, 수집광, 발모광, 피부뜯기장애, 물질/약물치료로 유발된 강박 및 관련장애, 다른 의학적 상태로 인한 강박 및 관련장애, 달리 명시된 강박 및 관련장애 그리고 달리 명시되지 않은 강박 및 관련장애'로 분류하고 있다. 강박장애는 DSM–Ⅳ–TR에서는 불안장애, 신체이형장애는 신체형장애, 발모광은 충동조절장애로 분류했었다. 수집광과 피부뜯기장애는 DSM–5–TR에서 새롭게 만들어 추가되었다. 본 절에서는 강박 및 관련장애 대상자를 이해하고, 적절한 간호중재를 제공하기 위해 '강박 및 관련장애의 원인, 관련질환 및 간호과정과 사례'로 나누어 살펴볼 것이다.

2. 원인

1) 신체생물학적 요인

강박장애 대상자의 1촌 가족 중 유병률이 35%라는 것은 유전적 소인의 가능성이 있다고 추정한다. 이를 볼 때 유전적 소인의 가능성이 있다고 추정한다. 또한 수집광의 친척 및 쌍생아 연구에서 친척 중 50%가 수집광이 있다고 보고하였다. 신경화학적으로 강박장애와 serotonin 감소 및 조절의 문제와의 관련이 제기되고 있다. 신경세포에서 serotonin의 재흡수를 차단하고, 활동을 활성화시키는 작용을 하는 clomipramine과 SSRIs가 강박장애 증상 완화에 효과적이다. 신경해부학적으로 강박장애 대상자에게서 기저핵(특히 미상핵)과 좌측안와전두피질에서 비정상적인 대사기능의 증상을 보였으며, 수집광 대상자에게서 대사활동이 감소되어 있다. 이러한 신경해부학적 이상과 강박장애 및 관련장애와의 관련성이 지속적으로 연구되고 있다.

2) 심리사회적 요인

(1) 정신역동적 요인

정신분석학자들은 강박장애를 초기 부모–자녀관계의

문제로 인한 미숙한 자아 형성으로 보며 흔히 보이는 오염에 대한 두려움과 공격성을 '정확하고, 엄격하며, 징벌적인 특징'을 지닌 항문기로의 퇴행으로 설명한다. 공격적인 충동들은 항문기의 징벌적 초자아로 인해 죄의식을 일으키고 극심한 불안을 경험하게 된다. 이러한 공격 충동의 표면화를 막기 위해 강박사고와 강박행동이 생성되었다는 것이다. 미숙한 자아로 인한 항문기적 퇴행은 직면한 어려움을 방어기제를 사용하여 공격, 불안과 같은 감정을 억압하고 격리함으로써 감정 없는 사고만 의식화한다. 공격성이나 본능적 충동이 의식화되는 것을 막기 위해 '취소, 전치, 반동형성'과 같은 방어기제를 사용함으로써 강박행동이 형성된다고 본다.

신체이형장애는 '억압, 해리, 왜곡, 상징화, 투사'의 방어기제를 사용하여, 성적 또는 감정적 갈등이 관련성이 없는 신체부위로 옮겨진 것이라고 생각한다. 발모광은 상실과 혼자 남겨짐에 대한 두려움을 적절히 대처하지 못하는 것과 관련되며, 이로 인해 구강기, 항문기, 남근기 중 어느 시기로 고착 또는 퇴행된 것으로 본다.

(2) 행동주의적 및 사회 학습적 요인

학습이론에서는 강박행동을 학습에 의한 조건반응으로 설명한다. 인간은 불안하고 고통스러운 상황에 직면했을 때 회피하거나(수동적 회피), 회피가 불가능할 때 그 상황을 해결하기 위한 행동(능동적 회피)을 하게 된다. 강박행동은 강박사고에 대한 능동적 회피로, 불안이 특정 행동에 의해 완화됨을 경험함으로써 조건반응이 형성되어 그 행동을 반복한다고 본다.

(3) 인지적 요인

수집광에서 보이는 과도한 수집과 버리는 것에 대한 어려움은 정보처리 능력(사물의 분류와 의사결정 능력)의 결함으로 본다. 또한 수집광을 부적절한 신념의 형성과 정신적 고통의 회피 행동으로 설명한다. 즉, 이들은 수집물에 대해 비적응적인 독특한 의미와 믿음을 부여하고, 소유물을 버릴 때 초래되는 고통을 회피하기 위해 반복적으로 물건이나 동물 등을 수집한다고 설명한다.

(4) 정신사회적 요인

발모광의 발병은 스트레스 사건 및 최근의 상실 경험과 관련성이 높다. 또한 발모광이 방임이나 아동학대의 과거력과도 관련이 높다는 연구도 있다.

3. 관련질환

1) 강박장애

강박사고(obsession)나 강박행동(compulsion)을 경험하는 장애이다. 대부분의 강박장애 대상자들은 강박사고와 강박행동을 함께 갖고 있다. 강박사고는 생각(예 오염), 충동(예 누군가를 때림) 혹은 심상(예 성적이거나 폭력적인 장면)이 반복적이고 지속적으로 발생하여 극심한 불안과 고통을 유발한다. 이러한 강박사고는 원하지 않는 시간과 방식으로 침투적이며 압도적으로 발생한다. 대상자는 이러한 생각을 원하지 않고, 자신의 생각이 부적절하다고 생각하는 자아-이질성을 경험한다. 이들은 강박사고의 유발 자극을 회피, 무시, 억압하려고 한다. 또는 다른 생각이나 강박행동을 통해 중화시키기 위해 노력한다.

강박행동(또는 의식행위)은 강박사고로 인한 고통과 괴로움을 줄이거나, 불행한 상황이나 사건이 발생하는 것을 막기 위해 행해지는 반복적 행동 및 심리 내적 행위이다. 하지만 이러한 강박행동은 과도하며(예 전염병에 걸리지 않기 위해 1시간 동안 손을 씻음), 현실적인 대처 방식이 되지 못한다(예 교통사고를 당하지 않기 위해 노란 보도 블럭만 밟음).

강박사고와 강박행동은 다양하나, 오염에 대한 강박적 사고와 씻기 및 청소와 같은 강박행동, 대칭성에 대한 강박적 사고와 정리 정돈하기 같은 강박행동, 성적·공격적·종교적 금기시된 생각에 대한 강박사고와 주문 외우기 같은 강박행동, 자·타해에 대한 공포와 확인하기와 같은 강박행동이 가장 흔하다. 이러한 행위를 하는 데 보통 1시간 이상 소요되며, 이들은 강박사고와 강박행동을 유발하는 상황과 물건을 회피하는 경우가 많아 사회적 · 직업적 기능의 장애를 초래한다.

일반 인구의 평생유병률은 2~3%이며, 평균 발병 연령은 20세 전후이다. 소아청소년에서는 남아가, 성인에서는 여성이 흔하다. 불안장애, 우울 및 양극성장애(특히, 주요우울장애), 강박성 성격장애와 동반 이환이 흔하다. 이들의 20~30%에 틱장애를 1회 이상 경험하는 것으로 보고되고 있다. 강박장애 대상자의 1/2 정도가 자살사고를 경험하고, 1/4 정도가 자살시도를 하며, 주요우울장애와 동반 이환될 때 위험도가 높아지므로 주의 깊은 간호가 필요하다. 소아기에 발병하였을 때, 강박행동이 심하고 기이할 때, 우울증이 동반될 때, 망상적 믿음이 있을 때, 사고가 과대평가적일 때 예후가 나쁘다. 병전 사회적 직업적 적응력이 높을 때, 촉발 인자가 명확할 때, 증상이 삽화적일 때, 강박행동보다 강박사고가 주 증상일 때 예후가 좋다.

약물치료와 행동치료가 정신분석치료보다 흔히 사용된다. SSRIs(fluoxetine, fluvoxamine, paroxetine, sertraline, escitalopram) 또는 TCA인 clomipramine이 1차 치료약이며, 세토토닌 계열의 약은 평균 50~70%의 효과를 보였다. 강박장애는 공황장애나 우울증보다 치료효과가 나타나는 데 오랜 시간이 걸리며, 유지기간도 길어 장기 투여해야 하며, 우울증에 비해 고용량을 투여한다. 행동치료가 약물치료만큼 효과가 있으며, 약물치료와 행동치료의 병행이 효과가 크다는 연구 결과가 보고되고 있다. 행동치료는 주로 노출(exposure)과 반응억제(response prevention) 기법을 사용하며, 홍수법, 탈감작, 내폭 요법 등도 적용된다. 정신치료는 분석적 또는 지지 정신치료를 시도할 수 있으나 최근에는 사용 빈도가 줄어들고 있다. 만성적이거나 난치성인 경우 전기경련요법(ECT)이나 정신외과적 수술(psychosurgery)을 적용하기도 한다.

2) 신체이형장애

신체이형장애[body dysmorphic disorder(이형공포증)] 대상자들은 자신이 매력이 없고 못생겼으며 때로는 비정상이거나 기형으로 보인다고 믿으며 걱정한다. 그들의 걱정의 수준은 "매력이 없다"부터 "괴물처럼 끔찍하다"까지 다양하다. 이로 인해 이들은 타인이 보기에 알 수 없는 또는 미미한 신체적 외모의 결함에 지나치게 몰두하고 집착하는 행동을 보인다. 집착하는 부위는 하나 또는 그 이상으로, 모발(신체 또는 얼굴의 과다한 체모, 머릿결 등), 피부(흉터, 주름살, 여드름 등), 코(코의 크기와 모양 등)에 대한 것이 보통 흔하다. 일부는 신체 부위의 비대칭성에 걱정하며 대칭성을 맞추기 위해 노력한다. 이런 집착은 스스로 원하지 않는 것으로 침투적이다. 이러한 충동과 집착에 저항하거나 통제하기 어려워 무력감을 느낀다. 평균 하루 3~8시간 할애할 만큼 많은 시간을 소비한다. 근육이형증은 자신이 너무 왜소하거나 근육질이 충분하지 않다는 생각에 몰입되는 신체이형 장애의 한 형태이다. 실제로는 정상 체격이거나 때로는 근육질인 경우가 많다. 남성이 다수를 차지한다.

신체이형장애 대상자들의 다수는 다른 사람들이 자신의 신체결함을 알게 되지 않을까 또는 놀림거리가 되지 않을까 하는 관계사고나 관계망상을 나타낸다. 이러한 결함을 가리기 위해 과도한 화장과 치장을 하고 반복해서 거울을 보며 결함이 있다고 생각되는 피부를 뜯기도 한다. 때로는 자신의 신체상의 결함을 고치고자 불필요한 미용시술을 반복적으로 받아 '성형중독증'이라고 불리기도 한다. 대부분의 신체이형장애 대상자들은 사회적 상황을 회피하는 것부터 집밖에 한 발자국도 못 나갈 만큼의 극도의 사회적 고립에 이르기까지 다양한 수준의 정신사회적 기능손상을 경험한다.

미국의 경우 성인 시점 유병률이 2.4%이며, 그 외의 나라에서는 1.7~1.8%로 나타났다. 발병 평균 연령은 16~17세이며, 2/3의 환자가 18세 이전에 발병한다. 여성에게 약간 많다. 주요우울장애가 가장 많이 동반이환 되며, 이들의 20%에서 자살시도를 보인다는 연구도 있다. 처음부터 정신건강의학과를 방문하는 경우는 적으며 주로 성형외과, 피부과 혹은 치과로부터 의뢰되는 경우가 많다. 정신사회적 치료로는 역동적 치료, 인지행동치료 등이 시행된다. 50% 정도에서 fluoxetine, clomipramine, citalopram, fluvoxamine 같은 SSRIs가 효과가 있으며, 항우울제와 항정신병 약도 효과가 있는 것으로 보고되고 있다.

3) 수집광/저장장애

수집광(hoarding disorder) 대상자들은 물건의 실제 가치와 상관없이 수집한 물건을 버리거나 그 물건으로부터 떨어지는 것을 지속적으로 힘들어한다. 이들은 물건을 과도하게 모아서 쌓아두어 원래의 물건의 용도대로 사용할 수 없고, 걷기도 힘들만큼 생활공간을 침해하는 경우가 많다. 반면에 조직적이고 체계적으로 수집하며 생활의 침범이 없다면 수집광이 아니다. 흔히 보관하는 물건은 잡지, 신문, 책, 편지, 오래된 옷 등이다. 이들은 수집한 물건에 대한 강한 감정적 애착을 보이고 정보를 잃어버릴까봐 두려워한다. 이들은 성격적으로 우유부단하며, 완벽주의 성향이 강하고, 불안과 우울감이 높으며, 주의가 산만하고 일의 계획과 조직이 어려운 경우가 많다.

미국과 유럽의 일부 지역 조사에서 성인 시점 유병율을 대략 2~6%로 추정한다. 보통 첫 증상은 11~15세에 발병하여, 20대 중반에는 개인의 일상생활 기능을 방해하기 시작하며, 30대 중반경에는 임상적으로 현저한 정도의 장애를 초래한다. 주요우울장애, 범불안장애, 사회불안장애, 강박장애와의 동반이환이 흔하다.

수집광 대상자는 자신의 행위가 자신과 다른 사람의 삶을 힘들게 하고 있다는 것을 인정하지 않아 치료를 받지 않는 경우가 많다. 치료의 목표는 필요 이상으로 수집하지 않고 인생을 즐기는 것이다. 인지기술훈련, 노출, 반응억제, 이완, 인지교정 등의 인지행동치료가 효과가 있는 것으로 연구되고 있다. 약물치료(SSRIs)는 별로 효과가 없는 것으로 나타났다.

4) 발모광/털뽑기장애

발모광은 털을 뽑으려는 충동을 억제하지 못하고 탈모로 이어질 정도로 반복적으로 뽑는 장애이다. 가장 흔한 부위는 머리카락, 눈썹, 속눈썹이며, 겨드랑이, 얼굴, 생식기, 항문 주위 부위 등에도 드물게 나타난다. 이들은 자신의 억제할 수 없는 충동으로 인한 통제감 상실을 경험한다. 탈모로 인해 수치심과 부끄러움을 느껴 학교나 직장에 가지 않으려 하고 공공장소를 회피하는 모습을 보이기도 한다.

성인, 청소년에서의 유병률은 1~2% 정도로 추정되며, 여성이 남성에 비해(10:1) 더 많이 발병된다. 발모광은 주요우울장애나 피부뜯기장애와 동반이환이 흔하다. 아직 효과적인 치료에 대한 충분한 임상적 자료가 부족하다. 행동치료, 특히 habit-reversal therapy가 시행된다. 기타 최면 요법, 행동치료, 가족관계에 기초를 둔 정신역동적 정신치료와 분석적 정신치료가 사용되고 있다. 약물치료로는 항불안제, 항우울제, 특히 SSRIs, 항정신병 약물 등이 효과가 있는 것으로 나타났다.

5) 피부뜯기장애

피부뜯기장애(ecoriation/skin-picking disorder)는 반복적으로 자신의 피부를 뜯어 피부병변을 일으키는 장애이다. 이러한 행위를 줄이거나 멈추려고 반복적으로 시도하지만 실패하며 통제감 상실로 힘들어한다. 이들은 건강한 피부 또는 굳은살 같은 피부 이상 부위를 뜯기도 한다. 얼굴, 팔, 손 부위 피부가 흔하다. 보통 1시간 이상의 상당한 시간을 피부뜯기 행동에 소비하고, 증상은 수개월에서 수년 동안 지속될 수 있다.

성인 피부뜯기장애 유병률은 1.4%로 추정되며, 3/4 이상이 여성이다. 피부뜯기장애는 다양한 연령에서 나타나며 사춘기 발병이 흔하다. 주로 주요우울장애와 강박장애, 발모광이 동반이환된다. Habit-reversal therapy 행동치료가 효과가 있으며, SSRIs 약물이 이 장애의 강박증상과 우울증상을 경감시키기 위해 사용된다.

4. 간호과정

1) 간호사정

강박 및 관련장애의 사정을 위해 우선 대상자가 현

재 경험하고 있는 강박장애의 증상 및 징후에 대해 면밀하게 관찰하고 이 문제가 대상자의 삶에 발생시킨 신체적 · 심리적 · 사회적 · 영적 어려움 등을 폭넓게 사정한다. 강박장애는 자아-이질적이어서 증상에 대한 불안과 심리적 부적절성을 경험한다. 그러므로 대상자의 불안수준과 자존감 및 자기효율성에 대한 사정도 필요하다. 대상자의 자가간호를 격려하기 위해 강박장애 증상을 촉발하는 스트레스 사건과 이에 대한 대처 방식, 가족 및 지역사회 지지자원에 대한 다각적인 사정이 이루어져야 한다.

각 강박장애 및 관련장애 별로 보여지는 특징적인 증상과 징후를 사정한다(표 9-6-1).

2) 간호진단

NANDA-I 간호진단을 사용하여 불안장애 대상자들에게 내려질 수 있는 대표적인 간호진단은 '비효과적 대처, 비효과적 역할 수행, 신체상 혼란, 불안, 무력감, 피부 통합성 장애의 위험 등'이 있다. 불안장애에서 보여질 수 있는 증상과 징후와 그에 따른 간호진단의 예를 표 9-6-2에 제시하였다. 강박장애 및 관련장애에 대한 간호의 결과는 '증상에 대한 자기 조절, 대처, 자존감 증가, 질병에 대한 지식 증가' 등을 들 수 있다.

표 9-6-1 강박장애 및 관련장애별 특징적 증상 및 징후

의학적 진단명	특징적 증상 및 징후
강박장애	• 강박사고: 오염과 같은 사고, 성적이고 폭력적인 심상, 누군가를 공격할 것 같은 충동 • 강박행동: 정리하기, 확인하기, 씻기 같은 반복 행동, 주문 외우기, 단어 반복하기 같은 심리 내적 행위 • 강박행동과 행위로 인한 사회적 상황과 대인관계 기피
신체이형장애	• 신체 외모의 결함에 대한 지나친 집착 • 과도한 치장, 거울 보기, 미용시술 같은 반복 행동, 다른 사람과 자신의 외모 비교하기 같은 심리 내적 행위 • 자신의 신체에 대한 부정적 인식으로 인한 사회적 상황과 대인관계 기피
수집광	• 물건의 실제 가치와 상관없이 수집한 물건을 버리거나 그 물건으로부터 떨어지는 것을 지속적으로 힘들어함.
발모광	• 털을 뽑으려는 충동을 억제하지 못하고 탈모로 이어질 정도로 반복적으로 뽑음 • 행위를 줄이거나 멈추려는 반복적 시도와 실패로 인한 무력감 경험
피부뜯기장애	• 반복적으로 자신의 피부를 뜯어 피부병변을 일으키는 장애 • 행위를 줄이거나 멈추려고 반복적 시도와 실패로 인한 무력감 경험

3) 간호계획

각 장애에 대한 간호계획은 다음과 같다.

(1) 강박장애

① 진단

자아정체감 혼란, 실패에 대한 공포, 부적절한 지지체계와 관련된 비효과적 대처 등이 있다.

- 비효과적 대처란 스트레스요인을 적절하게 평가하지 못하고 숙련된 반응을 적절하게 선택하지 못하며 유용한 자원을 이용하지 못한 상태이다.

② 목표

- 단기목표: (   )주일 이내에 대상자는 의식 행위에 소요되는 시간이 입원 당시에 비해 절반으로 감소할 것이다.
- 장기목표: 대상자는 퇴원할 때까지 강박사고, 강박행동 및 의존성의 증가를 호소하지 않고, 스트레스에 효과적으로 대처할 수 있는 방법을 습득하고 설명할 수 있을 것이다.

표 9-6-2 강박장애 및 관련장애 대상자를 위한 간호진단

관련질환	증상 및 징후	간호진단
강박장애	강박행동, 강박사고, 사회 참여에 있어서 변화, 기본적 욕구를 충족시킬 능력 부족	비효과적 대처
	의식행동 수행의 필요로 인한 일상적인 책임의 성취에 대한 무능력, 역할기대를 충족시킬 능력 부족	비효과적 역할수행
신체 이형장애	실제적 또는 상상의 신체의 결함에 대한 과도한 집착, 실제적 이상보다 과장되게 자신의 신체의 결함에 대해 표현, 자신의 신체에 대한 부정적 느낌, 타인의 거절이나 반응에 대한 과도한 두려움, 사회활동의 감소, 성형외과나 피부과에 수차례 방문	신체상 혼란
발모광	자신의 털을 뽑으려는 충동을 억제하지 못하고 반복적으로 뽑음, 털을 뽑고 난 뒤 고조된 긴장감이 완화되거나 만족감을 느낌	비효과적 충동조절

③ 간호계획

- 대상자의 불안수준을 사정한다.
- 대상자의 불안을 증가시켜 강박행동을 일으키는 상황을 파악한다.
- 중재가 시작되는 초기에는 대상자가 강박행동을 할 수 있는 충분한 시간을 주고 제재하지 않는다.
- 대상자에게 구조화된 활동 계획을 제공해야 한다.
- 병동 활동과 치료요법 등에 참여를 늘려 강박행동에 할당된 시간을 점진적으로 줄이도록 한다.
- 강박행동의 의미와 목적을 탐색하도록 한다.
- 강박사고와 강박행동을 중단할 수 있는 대처 방식을 습득하도록 교육한다.

(2) 신체이형장애

① 진단

억압된 심한 불안, 자긍심 저하 및 충족되지 못한 의존욕구와 관련된 신체상 혼란

- 신체상 혼란이란 자신의 신체에 대한 정신상에 혼란이 온 상태이다.

② 목표

- 단기목표: 대상자는 ( )주 이내에 실제적 또는 상상의 신체의 결함에 대한 자신의 생각이 과장되었음을 인식하고 말할 수 있다.
- 장기목표: 대상자는 퇴원할 시기에 자신의 신체 구조나 기능에 대한 현실적인 인식을 말로 표현할 것이다.

③ 간호계획

- 대상자와 신뢰 관계를 형성한다.
- 대상자의 오해 또는 왜곡된 신체상을 파악한다.
- 대상자가 자신의 신체적 결함에 대해 과장되고 왜곡되게 인식하고 있음을 인정하도록 돕는다.
- 긍정적인 자아상을 가질 수 있는 활동에 참여시킨다.
- 신체적 결함에 집착하게 하는 스트레스 상황과 그와 관련된 공포 및 불안을 표현하도록 격려해야 한다.

(3) 발모광

① 진단

반복적이고 충동적으로 자신의 털을 뽑는 행위와 관련된 비효율적 충동 조절

② 목표

- 단기목표: 대상자는 ( )주 이내에 털을 뽑는 행동이 입원 시점에 비해 절반으로 감소할 것이다.
- 장기목표: 대상자는 자신의 털을 뽑고자 하는 충동을 조절할 수 있는 대처전략을 습득하고 설명할 수 있다.

③ 간호계획

- 털을 뽑고 싶은 충동을 제어하고 중단하려는 대상자의 의지와 노력에 긍정적 강화를 제공한다.
- 바람직한 행동에 보상하고 즉각적인 긍정적 피드백을 제공한다.
- 대상자가 자신의 털 뽑는 행동의 패턴을 인식하여 문제행동이 예측될 때 다른 물건을 잡도록 제안한다.
- 대상자가 무력감과 좌절감이 들 때 지지하고 격려해 준다.
- 스트레스를 주는 상황에 대응하는 보다 적응적인 전략을 확인하고 사용하도록 돕는다.

4) 간호중재

각 장애에 대한 간호중재는 다음과 같다.

(1) 강박장애

- 대상자의 불안수준을 사정한다.
- 강박장애에 대한 직접적인 중재 전에 불안의 수준(경미한 불안, 중등도 불안, 심한 불안, 공황 불안)에 따른 적절한 중재를 제공하는 것이 필요하다(9장 5절 참고).
  - 대상자의 불안을 증가시켜 강박행동을 일으키는 상황을 파악한다.

- 불안의 촉발요인 파악은 강박사고와 강박행동 중재의 첫 단계이다.
  - 중재가 시작되는 초기에는 대상자가 강박행동을 할 수 있는 충분한 시간을 준다. 행동에 대해 비난하거나 못하도록 제재하지 않는다.
- 불안에 대한 적절한 대처기법을 습득하지 않은 상태에서 강박행동을 못하도록 하면 대상자에게 공황수준의 불안을 일으킬 수 있다.
  - 대상자에게 구조화된 활동 계획을 제공해야 한다. 활동 계획안에 강박행동을 완수할 수 있는 시간을 할애한다.
- 생활의 구조화는 불안이 높은 사람에게 안정감을 준다.
  - 병동 활동과 치료요법 등에 참여를 늘려 강박행동에 할당된 시간을 점진적으로 줄이도록 한다. 강박행동을 수행하는 시간이 감소할 때 긍정적 강화를 제공한다.
- 강박행동을 적응적 행동으로 대체하는 시간이 증가할수록 불안이 감소한다.
- 긍정적 강화는 자존감과 자기효능감을 증가시키고 적응적인 행동을 반복하도록 돕는다.
  - 강박행동의 의미와 목적을 탐색하도록 한다.
- 변화를 위해 자기 인식이 필요하다.
  - 강박사고와 강박행동을 중단할 수 있는 대처 방식(예 이완요법, 사고중단기법, 운동)을 습득하도록 교육한다.
- 대처 기술의 습득을 통해 불안을 비효율적으로 대응하지 않고 적응적으로 대처할 수 있도록 도울 것이다.

(2) 신체이형장애

- 대상자와 신뢰 관계를 형성한다.
- 신체이형장애 대상자는 신체상의 손상으로 인해 타인의 평가에 민감하다. 초기 신뢰 관계의 형성은 치료적 상호작용을 위해 무엇보다 선행되어야 한다.
  - 대상자의 오해 또는 왜곡된 신체상을 파악한다. 손상된 신체상에 계속 집착할 때 관심을 철회한다.
- 행동의 변화를 위해 대상자의 느낌과 인식의 파악이 선행되어야 한다.
- 바람직하지 않은 행동에 대한 관심을 철회하는 것은 그 행동을 줄이도록 돕는다.
  - 대상자가 자신의 신체적 결함에 대해 과장되고 왜곡되게 인식하고 있음을 인정하도록 돕는다. 현실적이고 비위협적인 태도로 대상자의 왜곡된 지각을 교정한다.
- 자신의 신체의 결함에 대한 현실적 수용은 자신의 인식에 왜곡되었다고 인정하는 것으로부터 시작된다.
  - 긍정적인 자아상을 가질 수 있는 활동에 참여시킨다.
- 긍정적 자아상 증진을 통해 신체적 외모를 통한 인정의 욕구와 집착을 감소시킬 수 있다.
  - 신체적 결함에 집착하게 하는 스트레스 상황과 그와 관련된 공포 및 불안을 표현하도록 격려해야 한다. 적응적 대처전략에 대해 논의해야 한다.
- 부적응적인 행동을 일으키는 근본적인 생각과 감정를 파악하여 표현함을 통해 신체 결함에 대한 집착을 줄일 수 있다.
- 적응적 대처전략에 대한 습득은 스트레스에 적응적으로 대처할 수 있도록 도움을 준다.

(3) 발모광

- 털을 뽑고 싶은 충동을 제어하고 중단하려는 대상자의 의지와 노력에 긍정적 강화를 제공한다.
  - 긍정적 강화는 바람직한 행동을 강화한다.
- 만족 지연 능력을 증진시킨다. 바람직한 행동에 보상하고 즉각적인 긍정적 피드백을 제공한다.
  - 보상과 긍정적 피드백은 바람직한 행동을 강화

한다.

- 대상자가 자신의 털 뽑는 행동의 패턴을 인식하여 문제행동이 예측될 때 다른 물건을 잡도록 제안한다.
  - 대상자 자신이 습관적으로 하게 되는 문제행동을 예방하는 데 도움이 된다.
- 대상자가 무력감과 좌절감이 들 때 지지하고 격려해 준다.
  - 대상자는 원하는 만큼 빠른 변화가 없다고 생각될 때 무력감과 좌절감에 빠질 수 있다. 어떤 사람은 수일 내로 행동의 변화를 보이지만, 대부분 수개월이 소요될 수 있다.
- 스트레스를 주는 상황에 대응하는 보다 적응적인 전략을 확인하고 실제로 사용해 보도록 돕는다.
  - 털을 뽑는 행동과 충동은 스트레스와 불안과 함께 증가한다.

5) 간호평가

- 강박 및 관련장애 대상자는 적응적 수준의 불안을 경험하며, 불안을 중재할 수 있는 지식과 방법을 알고 있는가?
- 강박장애 대상자는 강박행동의 촉발요인을 파악하고 있는가?
- 강박장애 대상자는 불안이 증가할 때 강박사고와 강박행동을 억제할 수 있는가?
- 강박장애 대상자는 강박사고와 강박행동을 대체할 수 있는 적응적인 방법을 적용할 수 있는가?
- 수집광 대상자는 수집하는 행동을 멈추고 수집한 대상을 버릴 수 있는가?
- 신체이형장애 대상자는 자신의 신체에 대해 현실적인 인식을 하고 긍정적으로 수용할 수 있는가?
- 발모광 대상자는 털 뽑기 행동을 중단할 수 있는가?
- 발모광 대상자는 털 뽑기 충동을 만족 지연과 적응적 대처 방법으로 조절할 수 있는가?
- 피부뜯기 대상자는 피부뜯는 행동을 중단할 수 있는가?
- 피부뜯기 대상자는 피부뜯기 충동을 만족 지연과 적응적 대처 방법으로 조절할 수 있는가?

5. 간호사례와 간호과정

Box 9-6-1 임상사례

35세 여성 이OO씨는 어릴 때부터 내성적이고 소극적이었으며, 평소 꼼꼼하고 성실하나 사회성이 부족하다는 말을 많이 들었다. 어렵게 아이를 임신하고 미숙아로 첫째 아이를 출산한 이후 그녀는 면역력이 약한 아이가 감기나 질병에 걸려 죽지는 않을까 걱정하고 불안해하였다. 정신건강의학과에 입원하기 4주 전부터 그녀는 집안 청소를 8번 이상했으며, 손을 수시로 1시간 이상 씻는 모습을 보였고, 퇴근하는 남편에게 손씻기와 샤워를 강요하여 부부 사이의 갈등이 고조되었다. 2주 전부터 자신이 아이를 목 졸라 죽이거나 던져버릴 것 같은 생각이 자꾸 떠올라 너무 무서워서 아이 가까이 갈 수 없다며 아이를 안는 것을 거부하였다. 그녀는 내원 1주 전부터 불안과 초조 증상이 증가하면서 하루 1~2시간 밖에 자지 못하고, 하루 종일 청소와 씻는 모습을 보여 치료를 위해 남편과 함께 외래를 통해 입원하였다.

1) 간호사정

(1) 주관적 자료

- "불안해서 가만히 앉아 있을 수 없어요."
- "손을 씻는 것을 멈출 수가 없어요."
- "문고리를 5번 돌리지 않으면 아이에게 나쁜 일이 생길 것 같아요."

(2) 객관적 자료

- 간호사의 말에 집중하지 못함
- 안절부절못하며 병실을 돌아다님
- 맥박수와 호흡수가 증가
- 평균 5회 이상, 매번 1시간 이상씩 손을 씻는 모습이 관찰됨
- 병실의 침대 시트가 더럽다며 눕지 않고 의자에서 졸고 있는 모습 보임
- 병실을 나올 때마다 문고리를 다섯 번 돌림

2) 간호진단

약한 자아강도, 스트레스에 대한 방어적 대처, 자녀의 질병과 죽음 대한 염려와 불안과 관련된 비효과적 대처(강박사고와 강박행동)

3) 간호계획

(1) 기대되는 결과

대상자는 강박사고와 행동에 대해 자기조절감을 갖게 될 것이다.

(2) 목표

① 단기목표

2주일 이내에 대상자는 의식 행위에 소요되는 시간이 입원 당시에 비해 절반으로 감소한다.

② 장기목표

대상자는 퇴원할 때까지 강박사고, 강박행동 및 의존성의 증가를 호소하지 않고, 스트레스에 효과적으로 대처할 수 있는 방법을 습득하고 설명한다.

(3) 간호계획

- 신뢰관계를 형성하고 치료적 의사소통을 시도한다.
- 짧고 간단한 문장을 사용하여 조용하고 차분한 태도로 설명한다.
- 불안의 수준과 양상을 사정하고 불안수준에 따라 중재를 제공한다.
- 저자극 환경을 유지한다.
- 처방에 따라 약물을 투여한다.
- 중재 초기에는 대상자의 강박행동에 대해 비난하거나 못하도록 제재하지 않는다.
- 대상자에게 구조화된 활동 계획을 제공한다.
- 병동 활동과 치료요법 등에 참여를 늘려 강박행동에 할당된 시간을 점진적으로 줄이도록 한다.
- 강박행동의 의미와 목적을 탐색하도록 한다.
- 강박사고와 강박행동을 중단할 수 있는 대처 방식을 습득하도록 교육한다.

4) 간호중재

- 신뢰관계를 형성하고 치료적 의사소통을 시도한다. 대상자에게 안전하다고 안심시킨다.
- 입원과 병동 생활에 대해 안내한다. 짧고 간단한 문장을 사용하여 조용하고 차분한 태도로 설명한다.
- 불안의 수준과 양상을 사정하고 불안수준에 따라 중재를 제공한다.
- 저자극 환경을 유지한다. 낮은 조명과 조용한 환경을 유지하며 1명의 간호사가 지속적으로 대상자와 접촉하도록 한다.
- 처방에 따라 Paroxetine 투여하고, 대상자의 반응과 부작용을 관찰한다. 약물에 대해 대상자에게 교육한다.
- 중재 초기에는 대상자가 손을 씻고, 문고리를 돌리고, 병동을 청소하는 등의 강박행동을 할 수 있는 충분한 시간을 준다. 행동에 대해 비난하거나 못하도록 제재하지 않는다.
- 대상자에게 구조화된 활동 계획을 제공한다. 활동 계획안에 강박행동을 완수할 수 있는 시간을 할애한다.
- 병동 활동과 치료요법 등에 참여를 늘려 강박행동에 할당된 시간을 점진적으로 줄이도록 한다. 강박행동을 행하는 시간이 감소할 때 긍정적 강화를 제공한다.
- 강박행동의 의미와 목적을 탐색하도록 한다.
- 강박사고와 강박행동을 중단할 수 있는 대처 방식(예 이완요법, 사고중단기법, 운동)을 습득하도록 교육한다.

5) 간호평가

- 입원 초기 정OO씨는 중증의 불안을 보여, 불안수준을 감소시키기 위한 중재를 먼저 제공하였다.
- 처방에 따라 Paroxetine을 투여하였으며, 불안감이 감소하였다고 표현하였으며, 부작용은 관찰되지 않

았다.

- 강박행동에 소요되는 시간이 입원 기준으로 절반 정도 감소하였다.
- 강박사고와 강박행동의 의미에 대해 탐색하는 행동을 하였고, 아이의 질병과 죽음에 대한 지나친 걱정과 자신의 행위의 비효율성을 인식하는 표현을 하였다.
- 강박사고와 강박행동을 중단할 수 있는 대처 방식을 교육하였고, 적용 가능한 방법을 선택하도록 하였다. 사고중단법과 산책을 적용하기로 하였다.

6. 요약

- 강박 및 관련장애는 강박적 집착과 반복적 행동을 공통적으로 보이는 것으로, DSM-5-TR에서는 강박장애, 신체이형장애, 수집광, 발모광, 피부뜯기장애 등으로로 분류하고 있다.
- 강박장애는 대부분 강박사고(obsession)와 강박행동(compulsion)을 함께 갖고 있으며 오염, 대칭성, 금기시된 생각, 자ㆍ타해 공포 등에 대한 강박적 사고와 씻기 및 청소, 정리 정돈, 주문 외우기, 확인하기 등의 강박행동이 흔하다.
- 강박장애는 정신분석학적으로 초기 부모-자녀관계의 문제로 인한 미숙한 자아 형성과 관련된다고 보며 특히 항문기의 퇴행 및 불안과 관련이 있다.
- 강박장애에서는 격리, 취소, 전치, 반동형성 등의 방어기제를 주로 사용한다.
- 강박장애의 일반 인구 평생 유병률은 2~3%이며, 평균 발병 연령은 20세 전후이다.
- 강박장애의 치료에는 SSRIs와 TCA 등을 1차 치료약물로 사용하며, 노출, 반응억제 등의 행동치료 기법이 사용된다.
- 신체이형장애는 신체 외모의 결함에 대해 지나친 집착을 보이며 자신의 신체에 대한 부정적 인식으로 인하여 사회적 상황과 대인관계에서의 기피를 나타낸다.
- 수집광은 물건의 실제 가치와 상관없이 버리는 것을 힘들어하며 감정적 애착을 보인다.
- 발모광은 털을 뽑으려는 충동을 억제하지 못하고 탈모가 될 정도로 반복적으로 뽑는다.
- 강박 및 관련장애의 간호에서는 대상자와의 신뢰관계를 형성하는 것이 가장 중요하며 대상자의 불안 수준 및 양상을 사정하고 불안 수준에 따라 중재를 제공한다.
- 대상자의 강박행동에 대하여 비난하거나 제재하지 않으며, 점차 적응적 행동으로 대체할 수 있도록 돕는다.

풀어보기

다음 중 문제를 읽고 옳은 것은 ○, 틀린 것은 × 하시오.

1. 강박장애에서 주로 사용하는 방어기제는 취소, 격리, 반동형성, 전치이다. (　　)

2. 강박장애의 일반 인구의 평생유병률은 2~3%이다. (　　)

3. SSRIs, TCA 약물은 강박장애의 2차 약물로 사용된다. (　　)

4. 강박장애는 Freud의 정신분석이론에 의하면, 어린 시절 구강기와 관련이 있다. (　　)

정답

1. ○, 2. ○, 3. ×, 4. ×

>> 참고문헌

- 국제간호진단협회(2018). 간호진단 정의와 분류(2018-2020) 11판. 서울: 학지사메디컬
- 김경희 등(2023). 정신건강간호학 (제7판). 서울: 현문사
- 김성재 외(2023). 정신간호총론(제9판), 서울: 수문사.
- 이경희 등(2015). 정신건강간호학(증보판). 서울:퍼시픽
- 정한용 외(2017). 신경정신의학(제3판). 서울: 대한신경정신의학회
- 최순희, 조복희, 지혜련, 이은주, 김혜숙, 박민정(2004). 표준화된 간호진단(NANDA) · 결과(NOC) · 중재(NIC)의 연계. 서울: 현문사
- 최정윤, 박경, 서혜희(2015). 이상심리학. 서울: 학지사
- Alloy, L. B., Riskind, J. H. & Manos, M. J. (2010). 이상심리학 현재의 조망(9판) (홍창희, 조진석, 성경순, 이명주, 역). 서울: 박학사. (원저출판, 2006)
- American psychiatric association (2013). Diagnostic and Statistical Manual of Mental Disorder(5th ed.). Washington DC: American psychiatric association.
- APA 저, 권준수 외 역 (2023). DSM-5-TR 정신질환의 진단 및 통계편람(제5판 수정판). 서울: 학지사.
- Glabbard, G. O. (2016). 역동정신의학 (제5판). (이정태, 채영래 역) 서울: 하나의학사. (원저 출판, 2008)
- Kalat, J. W., Shiota, M. N . (2011). 정서 심리학 (민경환, 이옥경, 김지현, 김민희, 김수안, 역). 서울: 시그마프레스. (원저 출판, 2007)
- North American Nursing Diagnosis Association International(NANDA-I). (2012). NANDA nursing diagnosis: definitions and classification 2012-2014. Philadelphia: Author.
- Townsend, M. C.(2015). Psychiatric Mental Health Nursing; Concepts of Care in Evidence-Based Practice(78h ed.). Philadelphia FA: Davis Company.
- Videbeck, L. S.(2014). Psychiatric-Mental Heath Nursing (6th ed.). Philadelphia, PA: Lippincott Williams & Wilkins.

제 7 절 외상 및 스트레스 관련장애와 간호

학습목표

- 외상 및 스트레스 관련 장애를 정의한다.
- 외상 및 스트레스 관련 장애의 원인을 설명한다.
- 외상 및 스트레스 관련 장애의 행동특성을 설명한다.
- 외상 및 스트레스 관련 장애 대상자에게 간호과정을 적용한다.

주요용어

- 외상 trauma
- 플래시백 flash back
- 반응성 애착장애 reactive attachment disorder
- 외상 후 스트레스장애 post–traumatic stress disorder
- 급성 스트레스장애 acute stress disorder
- 적응장애 adjustment disorders

1. 정의

외상 및 스트레스 관련장애는 명백한 외상성 또는 스트레스성 사건 노출에 의한 장애를 말한다. 정신적 외상을 초래하는 사건은 전쟁과 같은 특별한 경우나 학대, 방임, 유기 또는 갑작스러운 상실과 같은 흔한 것일 수 있다. DSM–5–TR에서는 외상 및 스트레스 관련장애에 반응성 애착장애, 탈 억제성 사회적 유대감장애, 외상 후 스트레스장애, 급성 스트레스장애, 적응장애를 포함한다. 이러한 장애들이 외상 및 스트레스 관련장애로 포함된 것은 외상을 공통된 현상보다는 공통된 원인으로 강조하면서 외상을 촉진요인으로 인식하는 경우가 증가된 것을 반영한다.

2. 원인

1) 생물학적 요인

외상은 뇌의 신경전달물질 체계에 변화를 일으키며 이는 norepinephrine, dopamine, glucocorticoid, endogenous opiate(endorphin 등), benzodiazepine 수용체, hyporthalamic–pituitary–adrenal(HPA) axis의 과잉활성등과 관련이 있는 것으로 밝혀졌다. 폭력과 외상에 노출된 부교감 반응은 시상하부–뇌하수체–부신 축(hypothalamus–pituitary gland–adrenal corticoid, HPA Axis)의 기능장애로 과각성 상태를 촉발하여 해리가 나타난다.

2) 심리사회적 요인

(1) 심리사회적 이론

심리사회 이론에서는 개인이 심각한 외상에 노출되어 경험한 외상, 개인 내적인 특성, 개인이 처한 환경에 따라 어떤 사람은 정상생활을 회복하지만, 일부는 외상관련장애로 진행하게 된다고 설명하고 있다(표 9–7–1).

(2) 학습 이론

학습이론은 외상으로 인해 나타나는 회피행동과 심리적 무감각과 같은 반응은 도구적 학습에 의해 나타나는 현상으로 외상후스트레스 관련장애라고 보았다. 그리고 외부로부터의 금전적 보상, 관심, 의존욕구 만족 등 이차적 이익이 재강화한다고 설명하고 있다.

(3) 인지 이론

인지모형은 사건에 대한 정보처리과정에서 심한 외상으로 인해 대량의 정보를 처리하고 합리화하는 기능에 장애가 나타난 상태로 보았다. 자신이 이해할 수 없는

표 9-7-1 심리사회 이론에서의 외상관련장애요인

외상 경험	개인 내적 특성	환경적 특성
외상과 관련된 특징은 스트레스에 대한 개인의 장기적인 반응을 결정하는 중요한 요소이다.	외상에 대한 개인의 반응을 결정하는 데 중요하게 고려되는 변수	외상경험을 다루고자 시도할 때 개인이 처한 환경의 질이 치료결과와 상호연관이 있다.
• 스트레스원의 심각성 정도와 기간 • 사건에 대해 예상하고 준비한 정도 • 죽음의 위협을 느낀 횟수 • 부상이나 폭력경험 유무 • 재발에 대한 통제력 • 외상을 경험한 장소(예 친숙한 환경, 집, 외국)	• 자아의 강도 • 대처 자원의 효과성 • 기존 정신병리의 존재여부 • 스트레스/외상에 대한 이전 경험의 결과 • 성향이나 기질 • 현재의 심리사회적 발달단계 • 인구학적 요소(예 나이, 사회경제적 상태, 교육정도)	사회적지지 이용 가능성 가족과 친구의 응집력과 보호 능력 경험에 대한 사회의 태도 문화적 영향

외상사건에 대해 무력감과 절망감이 엄습하게 되어 자신의 기본적인 신념이 소용없게 되면 개인은 외상관련장애에 취약해지는 것으로 보고있다. 또한 이전에 외상을 경험한 개인은 이후 스트레스 상황에서 원래의 외상사건에서 보았던 행동을 활성화시켜서 좀 더 진전된 증상을 경험할 가능성이 있다고 본다.

3. 관련질환

외상 및 스트레스 관련장애(trauma and stressor-related disorders)의 분류는 표 9-7-2와 같다.

표 9-7-2 외상 및 스트레스 관련장애

- 반응성 애착장애(reactive attachment disorder)
- 탈 억제성 사회적 유대감장애(disinhibited social engagement disorder)
- 외상 후 스트레스장애(posttraumatic stress disorder)
- 급성 스트레스장애(acute stress disorder)
- 적응장애(adjustment disorders)
- 기타 특정 외상 및 스트레스 관련장애(other specified trauma and stressor-related disorder)
- 비특이적 외상 및 스트레스 관련장애(unspecified trauma and stressor-related disorder)

1) 외상 후 스트레스장애

(1) 임상양상

외상 후 스트레스장애(post-traumatic stress disorder, PTSD)는 실제적이거나 위협적인 죽음, 심각한 부상 또는 성폭력을 ① 직접 경험하거나, ② 다른 사람들에게 일어나는 것을 생생하게 목격하거나, ③ 가족, 가까운 친척, 친한 친구에게 일어났거나, ④ 혐오스러운 세부사항에 반복적이거나 지나치게 노출되는 경우(예 해상사고에 투입된 잠수부, 변사체 처리의 최초 대처자, 아동학대의 세부사항에 반복적으로 노출된 경찰관)에 발생하는 특수한 정신적 증상이다.

외상 후 스트레스장애의 원인이 될 수 있는 외상 사건은 지진, 홍수, 태풍 같은 천재지변(natural disaster)과 자동차사고, 산업재해, 비행기 사고와 같은 인재(human made disaster), 전쟁, 강간, 치사, 폭행, 강도와 같은 다른 형태의 신체적·심리적 학대 같은 의도된 재난(intentional disaster)에 의한 경우 등이 있다. 그러나 TV나 영화, 전자미디어, 사진 등을 통해 노출된 경우는 해당되지 않는다. 이와 같은 심리적 외상은 미리 예측하거나 대비할 수 없고, 도망가거나 회피할 수 없다는 특성을 갖고 있다.

외상 후 스트레스장애의 증상은 한 가지 또는 그 이상의 외상성 사건 노출에 따르는 특징적 증상의 발달이다. DSM-5-TR에서는 외상성 사건에 대한 감정반응(예 공포, 무력감, 경악)은 진단기준에서 제외되었다. 주된 임상증상은 외상경험을 재경험(reexperience), 이러한 외상을 상기시키는 것을 지속적으로 회피(avoidance), 사건과 관련된 인지와 감정의 부정적 변화(negative cognition and a mood), 지속된 과잉각성(hyperarousal)을 경험한다. 이러한 증상과 더불어 우울, 불안, 일상생활에서 집중 곤란, 대인관계 무관심, 수면장애 등을 보인다. 외상 후 스트레스장애의 주된 증상에 대한 구체적인 설명은 표 9-7-3과 같다.

표 9-7-3 외상 후 스트레스장애(PTSD)의 주요 증상

주요 증상	세부 내용
재경험(reexperience)	• 사건의 반복적, 불수의적, 침습적인 고통스러운 기억 • 사건과 관련된 반복적으로 나타나는 고통스러운 꿈 • 사건이 재생되는 것처럼 느끼고 행동하게 되는 해리성 반응(예flashback) • 사건을 상징하거나 닮은 내·외부 단서에 노출되었을 때 나타나는 극심한 장기적인 심리적 고통 • 사건을 상징하거나 닮은 내·외부의 단서에 대한 뚜렷한 생리적 반응
회피(avoidance)	• 사건과 관련이 있는 고통스러운 기억, 생각, 감정을 회피 또는 회피하려는 노력 • 사건과 관련이 있는 고통스러운 기억, 생각, 감정을 떠오르게 하는 사람, 장소, 대화, 행동, 사물, 상황을 회피 또는 회피하려는 노력
인지와 감정의 부정적 변화 (negative cognition and a mood)	• 사건의 중요한 부분을 기억할 수 없음(해리성 기억상실에 기인) • 자신, 타인, 세계에 대한 지속적이고 과장된 부정적인 믿음 • 사건의 원인과 결과에 대해 왜곡된 인지를 하여 자신 또는 타인을 비난 • 지속적인 부정적 감정상태(예공포, 경악, 화, 죄책감) • 주요 활동에 흥미와 참여 저하 • 타인과 사이가 멀어지거나 소원해진 느낌 • 긍정적 감정을 경험할 수 없는 어려움
과잉각성(hyperarousal)	• 사람 또는 사물에 대한 민감한 행동과 분노폭발(언어적·신체적 공격) • 난폭하거나 자기파괴적 행동 • 과각성 • 과장된 놀람 반응 • 집중력 저하 • 불면

6세 이하 아동은 자신의 내적 경험을 인지하거나 표현하는 능력이 떨어지므로 부정적인 인지, 감정 변화의 표현이 어려울 수 있다. 아동의 경우 사건에 대한 회상, 플래시백, 악몽, 두통과 복통 같은 신체적 증상이 나타난다. 또한 언어의 상실, 야뇨증과 같은 발달적 퇴행이 나타날 수도 있고, 외상과 관련이 없어 보이는 놀이와 악몽으로 재현이 되기도 한다. 따라서 외상을 경험한 아동을 사정할 때에는 안전도, 외모, 사회화, 활동 수준, 언어, 협응 능력 동작기능, 대인관계, 지능, 놀이의 특징 등을 파악해야 한다.

(2) 유병률과 경과

미국 성인의 외상 후 스트레스장애 유병율은 3.5% 정도이고, 이들 중 1/3 이상이 중증으로 분류되고 있다. 한국의 경우 2011년 정신질환실태 역학조사에서 평생 유병률이 1.6%, 1년 유병률 0.6%이며, 남자가 0.2%, 여자가 1.1%로 여자의 유병률이 더 높게 나타나는 것으로 보고되었다. 이 장애는 아동기를 포함한 어느 연령대에도 발생가능하며, 증상은 대개 사건이 발생된 후 3개월 이내에 일어나지만 몇 개월, 몇 년까지 지연될 수 있다. 거의 50%가 3개월 안에 완전히 회복된다. 하지만 사건의 심각성, 기간, 외상사건에 대한 근접성은 증상 발현의 중요한 요소가 된다. 지지체계, 가족력, 인격, 선행 정신장애들이 경과에 영향을 미치지만 외상사건이 극심한 경우에는 요인과 상관없이 외상 후 스트레스장애가 발생가능하다.

(3) 치료

외상 후 스트레스장애의 치료는 현재 SSRI 계통 약물이 가장 효과적인 것으로 보고 있다. 약물치료와 함께 인지행동치료(cognitive behavioral therapy, CBT)가 권장되며 이는 회피행동을 줄이고 부정적 감정반응을 감소시킨다. 또한 외상으로 생긴 왜곡된 신념을 인지적으로 교정시킨다. 외에도 재경험이나 회피를 유발하는 단서에 대한 두려움을 없애기 위한 행동치료로 상상기법, 체계적 탈 감작법, 홍수법을 적용할 수 있다. 외상치료의 단계는 표 9-7-4와 같다.

표 9-7-4 외상치료의 단계

단계		설명
1단계	안정화	대상자가 외상 반응을 이해하고 관리할 수 있도록 안전 및 대처기술 개발을 도와 예측 가능한 환경으로 안정화시킨다. 안전감 제공, 치료적 동맹확립, 지지자원 개발, 외상 후 스트레스와 치료에 대한 교육, 증상 대처 및 조절 기술 교육, 희망주기와 강점 강조, 약물치료 등이 포함된다.
2단계	통합	안전한 치료 환경에서 외상 기억을 적절히 노출함으로써 외상 기억을 교정 및 정서적 처리가 일어나도록 도와준다. 감정을 견디고, 통합, 양가감정을 수용한다. 대상자는 과거의 외상 경험을 탐색하고 응집력 있고 의미있는 이야기로 통합한다. 인지행동치료, 안구운동 탈감작 및 재처리 요법(EMDR: eye movement desensitization and reprocessing)을 적용할 수 있다.
3단계	재연결	실제 외상경험을 넘어 여러 생활에서 문제해결 기술을 증진시킨다. 자기인식 증진, 문제해결능력 향상, 사회기술훈련 및 가치체계를 발달시킨다. 사회적으로 적절한 목표를 이루기 위한 노력을 지지하고 사회지지체계로 통합될 수 있도록 돕는다.

2) 급성 스트레스장애

(1) 임상양상

급성 스트레스장애(acute stress disorder, ASD)는 실제적이거나 위협적인 죽음, 심각한 부상 또는 성폭력에 노출된 후 3일에서 1개월 이내에 증상이 나타난다. 발병은 외상적 사건이 발생한 후 4주 이내에 증상이 시작된다. 증상으로는 침습적 증상, 부정적 정서, 해리증상, 회피증상, 각성 증상이 있다. 급성 스트레스장애의 구체적인 증상은 표 9-7-5와 같다. 증상이 1개월 이상 지속될 경우에는 외상 후 스트레스장애(PTSD)로 진단이 바뀌게 된다. 효율적인 치료로 대상자들은 회복될 수 있고, 심리적인 원기와 대처능력을 회복할 수 있다.

(2) 유병률과 경과

급성 스트레스장애의 유병률은 23% 정도이다. 이중 절반 정도가 외상 후 스트레스장애로 진행한다. 사회적 위축으로 결근, 결석, 약속 어김, 운전기피 등이 나타날 수 있다. 치료는 외상 후 스트레스장애 방법과 동일하다.

표 9-7-5 급성 스트레스장애 증상

주요 증상	세부 내용
침습적 증상	• 사건의 반복적, 불수의적, 침습적인 고통스러운 기억 • 사건과 관련된 반복적으로 나타나는 고통스러운 꿈 • 사건이 재생되는 것처럼 느끼고 행동하게 되는 해리성 반응(예 flashback) • 사건을 상징하거나 닮은 내 · 외부 단서에 노출되었을 때 나타나는 극심한 장기적인 심리적 고통 또는 생리적 반응
부정적 기분	• 긍정적 감정을 경험할 수 없는 어려움
해리증상	• 주위 환경 또는 자기자신에의 현실에 대한 변화된 감각(이인증, 비현실감) • 외상사건의 중요한 부분을 기억하는 데 장애
회피증상	• 외상 사건에 대한 밀접한 관련이 있는 고통스러운 기억, 생각 또는 감정을 회피하려는 노력 • 외상 사건에 대한 밀접한 관련이 있는 고통스러운 기억, 생각 또는 감정을 불러일으키는 외부적 암시(사람, 장소, 대화, 행동, 사물, 상황)를 회피하려는 노력
각성증상	• 불면 • 사람 또는 사물에 대한 민감한 행동과 분노폭발(언어적 · 신체적 공격) • 과각성 • 과장된 놀람 반응 • 집중력 저하

3) 적응장애

(1) 임상양상

적응장애(adjustment disorder)는 DSM-5-TR에서 스트레스 관련장애로 분류되었다. 적응장애는 인식 가능한 스트레스요인에 대한 반응으로 감정적 또는 행동적 증상이 발생하며, 스트레스 시작 후 3개월 이내에 증상이 발생해야 하며 스트레스요인이 사라지면 그 증상은 6개월 이상 지속되지 않아야 한다. 스트레스 원인은 외상뿐만 아니라 은퇴, 만성질환, 이사, 부부싸움, 전학과 같은 심각하지 않을 수 있는 사건들도 적응장애를 일으킬 수 있다. 스트레스요인은 단일사건(예 연인과 관계의 종결) 일수도 있고, 다양한 스트레스요인(예 현저한 직업적 어려움과 결혼생활 문제)일 수도 있다. 또한 반복적일 수도 있고(예 계절적인 업무상의 위기), 지속적일 수도 있다(예 만성질병, 우범지대 거주), 또한 한사람에게 영향을 줄 수도 있고, 가족 전체 또는 더 큰 집단에 영향을 줄 수도 있다(예 자연재해). 어떤 스트레스요인은 발달적 사건에 동반할 수도 있다(예 등교, 부모와 떨어지기, 결혼, 부모가 됨, 은퇴, 직업적 목표 실패).

적응장애는 우울, 불안, 우울과 불안 함께 동반, 품행장애, 정서와 품행장애를 함께 동반하는 등 인지적, 정서적, 행동적 증상들로 인해 사회적, 직업적 기능에 부정적인 영향을 미치게 된다. 이러한 부정적 영향으로 신체적 호소, 사회적 위축, 일과 학업의 어려움이 유발된다. 적응장애의 아형 및 부적응적 반응은 표 9-7-6과 같다.

(2) 유병률과 경과

적응장애의 유병률은 인구의 약 3% 정도이며, 만성적 경과는 17% 이내로 이 경우 예후는 좋지 않다. 청소년은 성인보다 회복시간이 더 오래 걸리며, 나중에 정동장애나 물질관련장애로 이행할 수 있다. 적응장애는 자살위험성 증가와 연관이 있으므로 반드시 고려되어야 한다.

(3) 치료

적응장애 치료는 단기정신치료와 인지치료, 집단치료가 효과적이다. 정신치료를 통해 정신적 충격 사건을 해결하며, 충격적 사건이 대상자에게 어떤 의미를 지니고 있는지, 어린시절 받았던 외상 경험과 어떤 상관관계가 있는지 이해시켜주게 된다.

4) 반응성 애착장애

(1) 임상양상

반응성 애착장애(reactive attachment disorder)는 이전에는 소아 · 청소년기 발병 정신장애에 속하였는데 DSM-5-TR에서 스트레스 관련장애 범주로 포함되었다. 반응성 애착장애는 성인 양육자에 대한 억제되고 감정적으로 위축된 행동이 지속적인 형태로 나타나는 특징을 보인다. 이런 아동들은 고통을 받을 때 안락감을 찾지 않거나 최소한으로 찾고, 전혀 반응이 없거나 최소한으로 반응한다. 증상은 타인에 대한 최소한의 사회적 및 감정적 반응과 제한된 긍정적 정서를 보인다. 또한 성인 양육자와 비위협적인 상호작용 시에도 설명되지 않는 과민성, 슬픔, 두려움의 증상으로 사회적 · 감정적장애가 나타난다.

반응성 애착장애는 성인 양육자에 의해 충족되는 기본적인 감정적 요구에 대한 지속적인 결핍(사회적 방임, 박탈)과 주 양육자의 잦은 교체, 애착 형성 기회의 제한이 있는 독특한 구조의 양육(예 아동이 많고 보호자가 적은 기관) 환경에서 발생한다. 장애는 최소 9개월 이상의 아동으로 5세 이전에 나타나야 하며, 증상은 12개월 이상 지속되어야 한다.

(2) 유병률과 경과

반응성 애착 장애에 대한 유병률은 알려져 있지 않으나, 빈곤, 가족붕괴, 낮은 사회적지지 등 낮은 사회경제

표 9-7-6 적응장애 아형 및 부적응적 반응

적응장애 아형	부적응적 반응
우울 기분 동반	• 가장 흔하게 진단되는 적응장애 • 저하된 기분, 잦은 눈물, 무망감이 두드러지게 나타난다.
불안 동반	• 신경과민, 걱정, 안절부절 못함, 분리불안
불안 및 우울 기분 함께 동반	• 우울과 불안증상이 동반됨
품행장애 동반	• 연령에 맞는 주요 사회규범과 규칙이나 타인의 권리를 침해하는 행동이 특징(무단결석, 기물파손, 싸움, 법적 책임 불이행)
정서 및 품행장애 함께 동반	• 정서증상(예 우울, 불안)과 품행장애가 두드러짐
명시되지 않은 경우	• 적응장애의 특정한 아형의 하나로 분류할 수 없는 부적응적 반응이 나타나는 것(부적응적 반응이 다른 유형과 맞지 않을 때 사용)

계층에 많다는 보고가 있다. 이 장애가 있더라도 양육환경이 바뀌면 건강하게 발달되기도 한다. 그러나 정상적인 양육 환경에서도 개선과 회복이 없다면, 장애는 최소 몇 년 이상 지속될 수 있을 것으로 본다.

5) 탈억제성 사회적 유대감장애

(1) 임상양상

탈억제성 사회적 유대감장애(disinhibited social engagement disorder)는 친하지 않은 성인과 문화적으로 받아들여지지 않는 과도하게 친밀한 행동 반응이 나타나는 것을 말한다. 낯선 성인에게 접근하고 소통할 때 나타나는 행동양식은 주저하지 않고 낯선 성인에게 활발하게 접근하고 소통한다. 과도하게 친숙한 언어적 또는 신체적 행동이 보이고, 낯선 환경에서 성인 보호자와 모험을 감행하는데 경계의 정도가 낮거나 부재하고, 낯선 성인을 따라가는 데 주저함 없는 행동이 2가지 이상 드러나야 한다.

탈억제성 사회적 유대감장애는 성인 양육자에 의해 충족되는 기본적인 감정적 요구에 대한 지속적인 결핍(사회적 방임, 박탈)과 주 양육자의 잦은 교체, 애착 형성 기회의 제한이 있는 독특한 구조의 양육(예 아동이 많고 보호자가 적은 기관) 환경에서 발생한다. 장애는 최소 9개월 이상의 아동으로 증상은 12개월 이상 지속되어야 한다.

(2) 유병률과 경과

탈억제성 사회적 유대감장애의 유병률은 알려져 있지 않다. 돌봄을 받지 못하거나 양자나 보호시설에서 양육된 소수의 아동에게서 나타난다. 대인관계를 건강하게 증진시키는 것이 치료의 핵심이다.

4. 간호과정

1) 간호사정

외상 후 스트레스 장애 환자 간호 시 간호사는 질병과 관련된 행동 단서를 확인하고, 외상 및 스트레스와 관련한 반응의 지속 기간을 파악한다. 증상의 시작 시기, 빈도, 과정, 심각도, 기능손상 정도도 사정한다. 그리고 대상자의 사회적 지지도, 사회적, 직업적, 일상생활과 관련된 기능 정도를 파악한다.

간호사정 시 뇌의 직접적 외상이나 질환 및 호르몬의 영향과 같은 내과적인 문제에 의한 것이 아닌지 감별해야 한다. 추가적으로 자살 또는 폭력성 문제, 수면장애 문제, 약물, 과거력 및 정신상태검사 등을 실시한다. PTSD의 증상을 사정하기 위해 표준화된 설문도구를 이용하기도 한다. Primary care PTSD screen(PC–PTSD), PTSD 체크리스트(PTSD checklist, PCL), 한국판 사건 충격척도(impact of event scale revise, IES–R) 등을 통해 초기사정을 실시한다.

2) 간호진단

사정단계 동안 수집된 자료와 질환에 대한 소인적 요인과 관련된 배경지식으로부터 간호진단을 설정한다. 간호진단은 간호사정단계에서 자료를 평가, 해석하며, 의미를 부여하는 진단적 추론과정을 통해 내려진 대상자의 문제에 대한 진술이다. 간호진단을 통해 간호사는 독자적이고 협력적인 간호중재를 제공하게 된다. 따라서 간호사는 간호사정을 통해 수집된 자료를 바탕으로 모든 정보를 통합하고 그 의미를 해석하여 타당성 있게 대상자 중심으로 간호진단을 수립해야한다. 외상 및 스트레스 관련장애와 관련된 NANDA–1(2021–2023)간호진단은 다음과 같다.

(1) 외상 후 반응(Post–trauma responses)

- 복잡한 이민 전환의 위험(Risk for complicated immigration transition)
- 외상후 증후군(Post–trauma syndrome)
- 외상후 증후군의 위험(Risk for post–trauma syndrome)
- 강간–상해 증후군(Rape–trauma syndrome)
- 환경변화 스트레스 증후군(Relocation stress syndrome)

- 환경변화 스트레스 증후군의 위험(Risk for relocation stress syndrome)

(2) 대처 반응(Coping responses)

- 비효과적 활동 계획(Ineffective activity planning)
- 비효과적 활동 계획의 위험(Risk for ineffective activity planning)
- 불안(Anxiety)
- 방어적 대처(Defensive coping)
- 비효과적 대처(Ineffective coping)
- 대처 향상을 위한 준비(Readiness for enhanced coping)
- 비효과적 지역사회 대처(Ineffective community coping)
- 지역사회 대처 향상을 위한 준비(Readiness for enhanced community coping)
- 가족 대처 손상(Compromised family coping)
- 가족 대처 불능(Disabled family coping)
- 가족 대처 향상을 위한 준비(Readiness for enhanced family coping)
- 죽음 불안(Death anxiety)
- 비효과적 부정(Ineffective denial)
- 두려움(Fear)
- 부적응적 슬픔(Maladaptive grieving)
- 부적응적 슬픔의 위험(Risk for maladaptive grieving)
- 슬픔 향상을 위한 준비(Readiness for enhanced grieving)
- 기분 조절 장애(Impaired mood regulation)
- 무력감(Powerlessness)
- 무력감의 위험(Risk for powerlessness)
- 파워 향상을 위한 준비(Readiness for enhanced power)
- 회복력 손상(Impaired resilience)
- 회복력 손상의 위험(Risk for impaired resilience)
- 회복력 향상을 위한 준비(Readiness for enhanced resilience)
- 만성 비탄(Chronic sorrow)
- 스트레스 과다(Stress overload)

(3) 신경행동적 스트레스(Neurobehavioral stress)

- 급성 약물 금단 증후군(Acute substance withdrawal syndrome)
- 급성 약물 금단 증후군의 위험(Risk for acute substance withdrawal syndrome)
- 자율신경 반사이상(Autonomic dysreflexia)
- 자율신경 반사이상의 위험(Risk for autonomic dysreflexia)
- 신생아 금단 증후군(Neonatal abstinence syndrome)
- 비조직적 영아 행동(Disorganized infant behavior)
- 비조직적 영아 행동의 위험(Risk for disorganized infant behavior)
- 조직적인 영아 행동 향상을 위한 준비(Readiness for enhanced organized infant behavior)

3) 간호계획

간호계획 단계에서는 간호진단이 내려진 대상자의 요구와 문제에 기반하여 간호목표를 설정하고 간호중재를 계획한다. 간호목표 설정 과정에 대상자를 참여시키는 것을 목표성취 가능성을 높인다. 간호목표는 간호를 안내하고 효과를 평가 할 수 있도록 성취할 수 있는 여러 단계로 기대되는 결과를 설정한다. 외상 및 스트레스장애 대상자에 간호과정을 통해 기대되는 결과는 다음과 같다.

- 대상자는 이완요법, 자기주장훈련, 충분한 수면, 역할을 유지할 수 있는 능력을 통해 불안이 감소하고 안전에 관심을 보일 것이다.
- 개인위생 유지, 적절한 눈맞춤, 자신에 대한 긍정적 표현, 자신의 한계를 받아들이는 자존감의 향상을 보일 것이다.
- 대상자는 지지집단의 중요성을 인식하여 지지집단에 적극 참여하며 구성원들과 관계를 맺을 것이다.
- 대상자는 신체증상이 감소하고, 도움을 요청할 수 있는 능력을 갖고, 치료에 대한 정보를 찾을 수 있는 향상된 대처능력을 보일 것이다.

4) 간호중재

(1) 신뢰관계형성

간호사는 대상자가 외상 사건에 대한 사항을 표현할 때 적극적인 경청과 무조건적인 수용, 공감적 반응으로 치료적 관계를 확립하는 것이 우선이다. 언어적 · 비언어적 의사소통을 통해 환자의 느낌과 감정을 인식하고 수용한다는 것을 전달한다. 간호사–대상자 관계는 자존감을 증진시킬 수 있도록 상호존중과 개방성은 필수적인 요소가 된다. 대상자가 감정표현을 하도록 지지하고 경청함으로써 신뢰감을 형성할 수 있고, 대상자는 자신의 감정을 표현함으로써 정서적 환기와 고립감이 감소될 뿐 아니라 간호사의 경청과 반응을 통해 외상 사건은 대상자가 책임이 없다는 것을 알게 해 준다. 간호사는 대상자의 외상 사건의 의미를 탐색하도록 지지하고 좀 더 현실적인 사고를 할 수 있도록 바꾸어준다.

적절한 지지를 제공함으로써 외부세계에 관심을 갖고 참여하도록 도와 환자의 고립감이나 환경으로부터 격리감을 감소시킨다. 대상자는 자신의 경험을 공유함으로써 치유될 수 있고 일어난 일을 자신의 삶에 통합할 수 있다.

(2) 대처기술 증진

대상자와 가족에게 PTSD에 대한 교육은 상황을 정상화시키는 데 중요한 방법이다. 대상자들은 자신의 경험이 비정상적인 사건의 정상반응이라는 것을 이해하지 못하므로 초기에 외상에 대한 반응은 흔하다는 것을 강조하고 개인의 실패가 아님을 알려야 한다. 간호사는 대상자가 회피하고자 하는 상황이나 사물을 직면시키지 말아야 한다. 대상자가 방어하는 근본을 무시하지 말고 이유에 대해 논쟁하지 않아야 한다. 또한 대상자와 가족에게 외상사건으로 인해 친구나 가족과의 문제, 직업적 문제, 물질사용장애와 같은 문제들이 일어날 수 있음을 알린다.

과거의 대응이 적응적이고 건설적인 경우에는 환자가 그 방법을 사용하도록 하고, 그렇지 않은 경우에는 환자의 부적응 결과를 설명하고 기존의 방법이 건설적이지 못함을 알 수 있도록 돕는다. 감정이나 심리적 반응을 조절하고 대처하기 위해 호흡과 이완요법, 인지치료, 체계적 둔감법 및 행동요법을 통해 문제를 해결하려고 하는 대상자를 도울 수 있다.

(3) 약물치료

PTSD에서 1차적으로 선택할 수 있는 약물은 항우울제인 선택적 세로토닌재흡수억제제(SSRIs)가 추천된다. Fluoxetin(Prozac), setraline(Zoloft), paroxetine(Paxil), fluvoxamine(Luvox)이 있다. 새로운 항우울제인 세로토닌, 에피네프린 재흡수억제제(SNRIs)인 venlafaxine(Effexor)도 PTSD 치료를 위한 임상실험에서 재경험 및 회피증상에 효과를 보였다. 만약 SSRIs와 SNRIs가 효과적이지 않으면 삼환계 항우울제(TCA)나 mirtazapine(Remeron)을 사용한다. clonidine(Catapress)과 prazosin(Minipress)는 알파 효현제(alpha agonist)로 과각성과 재경험 증상에 사용된다.

Propranolol(Inderal)은 과각성과 공황증상에 사용된다. 이 약물의 가장 심각한 부작용은 저혈압이다.

(4) 기타 요법

① 집단/가족치료

집단 치료는 외상 후 스트레스장애 대상자에게 효과적이다. 집단치료를 통해 동료들과 그들의 경험을 나누고 공감할 수 있고, 사회 부적응 문제에 대해 이야기할 수 있다. 또한 집단 치료에 가족구성원을 포함시켜서 증상이 미치는 영향에 대한 정보를 제공할 수 있다.

② 체계적 탈감작법

이 기법은 특정 자극과 관련된 회피행동을 감소시키기 위해 고안되었고, 위협적인 자극에 대한 반응을 변화시키도록 환자를 돕는 데 목적이 있다. 대상자에게 공포를 야기하는 어떤 자극에 대해 실제로 혹은 가상에서 대상자를 서서히 노출시킨다. 상상의 상황에서 외상 사건에 반복해서 노출하도록 하여 외상경험에서 가지는 감정적 반응을 표현하도록 한다. 외상 사건에 대한 감정적 반응을 표현하도록 하는 것은 부정적인 기억을 중화하는 역할을 하여 결국 더 이상 불안한 각성이나 회피행동을 보이지 않도록 할 수 있다.

③ 인지요법

외상 및 스트레스장애를 위한 인지요법은 개인이 외상 관련 사고와 신념을 인식하고 수정하도록 돕는다. 인지요법은 더욱 정확하고, 덜 고통스러운 사고로 전환시키고, 분노, 죄책감, 두려움과 같은 감정에 좀 더 효율적으로 대처하도록 하는 것에 목표를 두고 있다.

④ 인지적 재구성

첫째, 사고와 감정 감시(monioring thoughts and feeling) 단계로 환자가 자신의 생각과 감정을 잘 알고 감시하는 것으로 역기능적 사고 형식의 일일 기록지를 사용해 보도록 한다. 일일기록지의 형식은 특정상황이나 사건, 그에 대한 감정이나 정서, 자동사고, 그 상황에 대한 합리적 반응, 자동사고와 그에 따른 감정에 대한 믿음 수준을 재평가하여 기록한다. 이러한 과정으로 대상자는 생각과 감정을 구분하는 법을 배우고 문제 상황에 대한 적응 반응을 확인할 수 있다.

둘째, 근거 탐문(questioning the evidence) 단계로 환자와 치료자가 어떤 믿음을 지지하는 데 사용되는 근거를 검토해 보는 것이다. 치료진, 가족, 사회지지망의 다른 구성원에 대해 환자가 가지는 근거를 질문하여 잘못된 정보를 명확히 알도록 하고, 그 근거에 대해 현실적이고 적절한 해석을 가능하게 한다.

셋째, 대안검토(examining alternatives) 과정은 환자에게 자신의 강점과 대처자원에 근거한 부차적 선택권을 갖도록 한다.

넷째, 탈파국화(decatastrophizing)는 대상자가 상황의 비극적 성질을 과대평가하는 것이 아닌지 판단하는 것을 돕는다. 일어날 수 있는 가장 나쁜 일은 무엇인가? 실제로 그런 일이 발생한다면 그렇게 끔찍할 것인가? 다른 사람은 그러한 사태에 어떻게 대처할 것 같은가? 와 같은 질문을 할 수 있다.

다섯째, 재구조화(reframing)는 상황이나 행동에 대한 대상자의 인식을 변화시키는 전략이다. 문제의 다른 측면에 초점을 두거나 다른 관점에서 문제를 바라볼 수 있도록 격려하는 것이 포함된다.

여섯째, 사고중지기법(thought stopping)은 역기능적 사고가 처음 시작되었을 때 적용하는 것이 가장 효과적이다. 환자는 문제가 있는 사고를 확인하고, 문제 장면이 떠오를 때 "중지"라고 외치며 생각을 중단시킨다.

⑤ 안구운동 탈감작 및 재처리 요법

안구운동 탈감작 및 재처리 요법(eye movement desensitization and reprocessing, EMDR)은 외상 후 스트레스 장애에 효과적인 요법이다. 치료자는 대상자가 안구운동을 하는 것과 같이 다른 자극을 주면서 과거의 괴로운 기억(장면)을 회상하도록 한다. 이 요법은 신경학 · 생물학적 변화를 통해 외상적 사건에 대한 기억을 처리하고 통합한다.

⑥ 지속적 노출치료

지속적 노출치료(prolonged exposure therpy)는 홍수요법과 비슷한 행동치료의 한 종류이며, 이것은 상상 또는 실제 상황에서 수행할 수 있다. 상상을 통해 외상 사건에 반복해서 노출되도록 하여 외상경험에 대한 감정을 표현하도록 한다. 또한 두렵고 회피하게 되는 외상 관련 상황에 실제로 노출되도록 하여 정한 범위 내에서 적응적인 대처를 하도록 한다. 외상 사건에 대한 감정을 표현하도록 하는 것은 부정적인 기억을 중화하는 역할을 하여 결국에는 더 이상 불안한 각성이나 회피 행동을 보이지 않도록 할 수 있다.

4) 평가

간호목표를 달성하는 데 간호행위가 성공적이었는지를 결정하기 위해 재사정을 한다. 외상관련장애가 있는 대상자를 위한 간호행위 평가는 다음과 같다.

- 대상자는 공황불안을 경험하지 않고 외상 사건에 대해 이야기할 수 있다.
- 대상자는 외상 사건으로 자신의 인생에서 일어난

Box 9-7-1 외상 및 스트레스장애 간호과정 사례

간호진단: 외상 후 증후군
정의: 외상이나 감당하기 힘든 사건에 대해 부정적 반응이 지속되는 것
단기목표:
1. 대상자의 신체적 상처가 합병증 없이 치유된다.
2. 대상자는 심리적 치유과정이 시작되면서 건강한 슬픔해결을 시작한다.

장기목표:
1. 대상자는 개인적으로 적절한 방식으로 정서적인 반응을 처리할 수 있는 능력을 나타낸다.

간호중재	이론적 근거
1. a. 가능하면 같은 직원을 배치한다. b. 비위협적이고, 사무적이지만 친절하게 접근한다. c. 반대 성의 치료자와 상호작용에 대해 대상자의 요구를 존중한다. d. 일관성 있게 행동한다(약속은 지키고, 수용한다).	1. 이러한 중재를 신뢰관계를 촉진하는 데 도움이 된다.
2. 재경험, 해리현상, 악몽이 나타나는 동안 대상자와 함께 있어준다.	2. 신뢰를 주는 사람이 함께 있다는 것은 안전에 대한 두려움을 진정시킨다.
3. 외상과 대상자의 특수한 반응에 대해 중요한 사람들로부터 정확한 과거력을 수집한다.	3. 다양한 외상 유형에 따라 다른 반응을 끌어낸다.
4. 대상자가 준비될 때 외상에 대한 이야기를 하도록 격려한다. 만약 대상자가 원한다면 중요한 타인을 포함시키고 비위협적이고 사적인 환경을 제공한다.	4. 경청과정은 해결을 위한 첫 단계이다.
5. 과거의 스트레스 상황이나 외상의 반응으로 사용한 대처전략에 대해 논의한다. 미래의 대처전략을 논의한다.	5. 외상 후 반응에 대한 해결은 주로 사용한 대처전략의 효과에 달려 있다.
6. 가능하면 외상을 이해하기 위해 노력하도록 돕는다. 대상자의 비난받기 쉬움의 느낌과 외상 후 대상자의 위치에 대해 논의한다.	6. 외상 후 반응은 주로 대상자가 자신과 세계에 대해 가지고 있는 기본 신념을 파괴하는 기능을 한다. 신념은 자신이 세상을 재평가하는 방법에 영향을 미친다.

간호진단: 환경변화 스트레스 증후군(Relocation Stress Syndrome)
정의: 환경변화로부터 오는 생리적, 심리사회적장애
단기목표:
1. 대상자는(현실적인 기간 내에) 새로운 환경으로 이동하는 것에 관해 적어도 한 가지의 긍정적인 측면을 말로 표현한다.

장기목표
1. 대상자는 활동에 참여하거나 새로운 관계에 만족감을 표현하고, 환경변화와 관련해서 나타났던 신체적, 심리사회적 증상들이 소실되는 등 새로운 환경에 긍정적인 적응을 보인다.

간호중재	이론적 근거
1. 환경변화와 관련된 감정들(염려, 공포, 분노)을 이야기하도록 격려한다.	1. 신뢰하는 사람과 감정을 탐색하는 것은 좀 더 현실적으로 상황을 인지하고 피할 수 없는 변화를 받아들일 수 있도록 돕는다.
2. 변화가 어떻게 대상자의 인생에 영향을 미칠 것인지에 대해 이야기 하도록 격려한다. 대상자가 환경변화와 관련된 의사결정과 문제해결과정에 참여하도록 한다.	2. 환경변화와 관련된 선택을 하는 데 책임을 지는 것은 통제감을 증가시키고 무력감을 감소시킬 것이다.
3. 환경변화의 긍정적인 측면을 확인하도록 대상자를 돕는다.	3. 환경변화와 관련된 불안은 긍정적인 측면을 인지하는 개인의 능력을 방해할 것이다.
4. 대상자가 다양한 형태의 서비스로 지원을 받을 수 있는 새로운 지역사회 내 자원들을 확인하도록 돕는다.	4. 불안과 우울로 인해 대상자 혼자서는 이러한 자원들을 확인하기가 어려울 수 있다. 문제해결과 함께 도움이 필요할 것이다.
5. 환경변화에 적응하도록 개인을 전문적으로 도와주는 지역사회 내 그룹들을 확인한다.	5. 이러한 그룹들은 유사한 경험에 부딪히는 대상자에게 지지를 제공한다. 적응은 환경변화 스트레스에 긍정적인 적응을 보여 주는 동료들의 안심, 격려, 지지 등으로 촉진될 수 있다.
6. 필요하다고 생각되면 개인이나 가족을 전문적인 상담을 받도록 의뢰한다.	6. 복합적 슬픔을 경험하는 개인을 이 문제를 해결하기 위해 치료가 필요할 수 있다. 다른 해결되지 않은 문제들이 환경변화에 성공적인 적응을 하는 데 방해요인이 될 수 있다.

변화를 이야기할 수 있다.

- 대상자는 외상과 관련된 증상을 인지한다.
- 대상자는 불안을 관리하기 위해 학습된 대처전략들을 사용할 수 있다.
- 대상자는 슬픔을 언어로 표현할 수 있다.
- 대상자는 자신의 슬픔이 어느 단계에 있는지 인식할 수 있다.
- 대상자는 죄책감이 줄었다.
- 대상자는 외상 사건에 대한 플래시백이나 침습적 사고를 경험하지 않는다.
- 대상자는 악몽 없이 충분한 수면을 취할 수 있다.
- 대상자는 만족스러운 대인관계를 유지할 수 있다.
- 대상자는 증상이 다시 생기면 증상을 다루기 위한 행동을 계획할 수 있다.

적응장애 대상자를 위한 간호행위 평가는 다음과 같다.

- 슬픔 과정과 극복 과정에 대한 이해를 말로 표현할 수 있다.
- 슬픔에 대해 대응하고 있음을 보여 줄 수 있다.
- 독립적으로 일상생활활동을 수행할 수 있다.
- 적절한 직업 및 사회활동을 수행할 수 있는 능력이 있음을 보여 줄 수 있다.
- 건강상태에 영향을 미치는 생활양식의 변화를 설명할 수 있다.
- 자신의 미래에 대한 의사 결정과 문제해결에 참여할 수 있다.
- 미래에 대한 현실적인 목표를 설정할 수 있다.
- 생활양식의 변화를 다루는 새로운 적응대처전략을 설명할 수 있다.
- 다른 사람에게 필요한 지원체계나 자원에 대해 말로 표현하여 도움을 요청할 수 있다.

5. 요약

- 외상 및 스트레스 관련장애는 명백한 외상성 또는 스트레스성 사건 노출에 의한 장애이다.
- 외상 후 스트레스장애(post-traumatic stress disorder, PTSD)는 실제적이거나 위협적인 죽음, 심각한 부상 또는 성폭력을 직접 경험하거나, 다른 사람들에게 일어나는 것을 생생하게 목격하거나, 가족, 가까운 친척, 친한 친구에게 일어났거나, 혐오스러운 세부사항에 반복적이거나 지나치게 노출되는 경우에 발생하는 특수한 정신적 증상이다.
- 급성 스트레스장애(acute stress disorder, ASD)는 실제적이거나 위협적인 죽음, 심각한 부상 또는 성폭력에 노출된 후 3일에서 1개월 이내에 증상이 나타난다.
- 적응장애(adjustment disorder)는 인식 가능한 스트레스요인에 대한 반응으로 감정적 또는 행동적 증상이 발생하며, 스트레스 시작 후 3개월 이내에 증상이 발생하며 스트레스요인이 사라지면 그 증상은 6개월 이상 지속되지 않는다.
- 반응성 애착장애(reactive attachment disorder)는 성인 양육자에 대한 억제되고 감정적으로 위축된 행동이 지속적인 형태로 나타나는 특징을 보인다.
- 탈억제성 사회적 유대감장애(disinhibited social engagement disorder)는 친하지 않은 성인과 문화적으로 받아들여지지 않는 과도하게 친밀한 행동 반응이 나타나는 것을 말한다.
- 간호사는 대상자가 외상 사건에 대한 사항을 표현할 때 적극적인 경청과 무조건적인 수용, 공감적 반응으로 치료적 관계를 확립하는 것이 우선이다.
- PTSD에서 1차적으로 선택할 수 있는 약물은 항우울제인 선택적 세로토닌재흡수억제제(SSRIs)가 추천된다.

풀어보기

사 례

K는 차를 타고 가다가 중앙선을 넘어온 차에 부딪쳐 크게 다쳤다. 탑승자 중에는 사망한 사람도 있어 식구들은 살아남은 것만도 감사히 여기며 위로하지만, K는 여전히 사고가 났던 차 안에 있는 것만 같다. 병원에 가려고 차를 타도 조수석에는 절대 앉지 않고 뒷자리에 깊숙이 앉아 차창 밖도 쳐다보지 못한다. 아버지가 운전하면서 중앙선에 가까운 1차로로 차선을 변경하면 짜증을 내면서 빨리 안쪽 차선으로 들어가라고 소리친다. 사고가 난 지 3달이 지났지만, 아직도 밤마다 그날의 사고를 꿈꾸고 잠을 잘 수 없다. 식은땀에 온몸이 젖어 일어나면 다시 잠들기도 어렵다. 하루 종일 머리가 멍하고, 작은 소리에도 깜짝 놀라 가슴이 두근거린다.

1. K의 정신의학적 진단은?

① 반응성 애착장애 ② 급성 스트레스장애 ③ 외상 후 스트레스장애 ④ 적응장애 ⑤ 공황장애

2. K에게 나타날 수 있는 부정적 인지와 감정상태라고 보이는 행동특성은?

① 집중력 저하
② 경계적인 태도
③ 사건과 관련된 원치 않는 회상
④ 사건과 관련된 장소, 행동, 사람을 회피
⑤ 외상사건의 원인과 결과에 대한 왜곡된 인지

3. K에게 가정 적절한 초기 중재는?

① 불안 조절을 위해 prn 약물인 알프라졸람을 투여한다.
② 의사에게 보고한다.
③ 대상자와 함께 있으며 안전하다는 것을 확인시킨다.
④ 대상자에게 심호흡과 이완요법을 하도록 한다.
⑤ 외상 사건을 잊도록 경험에 대해 이야기하지 않도록 한다.

정답

1. ③, 2. ⑤, 3. ③

>> 참고문헌

- 고성희 외 역(2013). 정신간호진단과 중재. 서울, 수문사
- 권태완, 이선미, 김태형, 최말례, 조수진(2005). 한국판 사건충격척도 수정한의 신뢰도 및 타당도 연구. 신경정신의학, 44(3), 3030-310.
- 김성재 외(2016). 정신간호학(8th), 서울, 정담미디어
- 김희숙 외(2019). 최신 정신건강간호학 각론(제5판). 서울. 학지사메디컬
- 민성길 외(2015). 최신정신의학(제6판). 서울, 일조각
- 박은영 외(2023). 간호진단, 중재 및 결과가이드. 서울, 현문사
- 보건복지부(2017). 2016년 정신질환실태 역학조사
- 양수 외(2017). 정신간호학(5th). 서울, 현문사
- 임숙빈 외(2017). 정신간호총론(제7판 수정판), 수문사.
- 한금선 외 (2014). 정신간호학, 서울, 수문사
- American psychiatric association(2013). Diagnostic and Statistical Manual of mental disorder (5th ed.). Washington DC: American psychiatric Association.
- APA 저, 권준수 외 역 (2023). DSM-5-TR 정신질환의 진단 및 통계편람(제5판 수정판). 서울: 학지사.
- Gail W. Stuart (2009). Principles and Practice of Psychiatric Nursing(9th ed.). Canada: Elsevier Mosby.
- Herdman T., Kamitsuru S., Lopes C.,(2021). NANDA International Nursing Diagnoses : Definitions and Classification 2021-2023. 12th Edition. New York: Thieme; 2021. doi:10.1055/b000000515.
- Lang, A., & Stein, M. B. (2005). An abbreviated PTSD check-list for use as a screening instrument in primary care. Behavior Research and Therapy, 43, 585-594.
- Mary C. Townsend.,(2011), Nursing Diagnoses in psychiatric Nursing: Care Plans and Psychotic Medications(8th ed.). Philadelphia: F.A Davis Company.
- Prins, A., Ouimette, P., Kimerling, R., Cameron, R. R., Hugelshofer, D. S., et al. (2003). The primary care PTSD screen(PC-PTSD): development and operating characteristics. Primary Care Psychiatry, 9, 9-14.

제 8 절 해리장애와 간호

학습목표

- 해리장애를 정의한다.
- 해리장애의 원인을 설명한다.
- 해리장애의 행동특성을 설명한다.
- 해리장애 대상자에게 간호과정을 적용한다.

주요용어

- 해리장애 dissociative disorder
- 이인성장애 depersonalization disorder
- 비현실감장애 derealization disorder
- 해리상태 dissociated states
- 해리성 기억상실 dissociative amnesia
- 해리성 정체성장애 dissociative identity disorder

1. 정의

해리장애는 의식, 기억, 정체성 혹은 환경의 지각에서 평소 통합된 기능이 단절되는 상태이며, 기능의 일부가 상실되거나 변화된 것이다. 의식상태에 변화가 일어나면 중요한 개인적 사건을 상기해 내지 못하고 정체성에 변화가 일어나면 통상적인 자기정체성을 일시적으로 상실하고 새로운 정체성을 갖게 된다. 또한 통상적인 자신에 대한 현실적 느낌이 비현실적인 느낌으로 바뀐다. 행동에 변화가 일어나면 의식의 변화와 정체성의 변화도 동시에 일어나서 이곳저곳을 헤맨다. DSM-5-TR에서는 해리장애(dissociative disorder)를 다음과 같이 분류한다. 해리성 정체성장애(dissociative identity disorder), 해리성 기억상실(dissociative amnesia), 이인성/비현실감장애(depersonalization/derealization disorder), 달리 명시된 해리장애(other specified dissociative disorder), 명시되지 않는 해리장애(unspecified dissociative disorder) 등으로 분류한다.

2. 원인

1) 신체생물학적 요인

신경해부학적, 신경생리학적 그리고 신경화학적인 관점이 설명되고 있고 단기기억과 장기기억 사이의 구분, 해마의 중심적 역할, 신경전달물질체계의 역할을 연구해 상당한 부분이 밝혀졌다. 해리장애와 변연계와의 관련성이 주목받고 있으며, 외상성 기억은 변연계에서 처리되고 해마에 저장되는데, 생후 초기 부모와의 외상성 분리 경험은 기억처리에 손상을 유발하고 해리로 이어진다. 생후 초기의 심각한 외상이나 애착의 결핍은 신경전달물질 중 특히 세로토닌에 영향을 미치는 것으로 보고되고 있다.

기타 유발 인자로 간질이나 뇌종양도 포함이 된다. 그리고 뇌혈류 과다도 이 장애에서 흔하게 발견되는 경우가 많고 때로는 정신이상증상을 일으키는 약물(psychotomimetic drug)도 유발인자가 되기도 한다.

2) 심리학적 요인

심리학적 원인으로 생각할 수 있는 것은 아동기에 경험했던 학대가 가장 흔한 인자로 생각되고 있으며, 아동기에 흔히 겪는 심리적 외상으로는 성적 또는 신체적 아동학대 등인데 이런 외상 경험에 대한 방어기전이 해리 현상의 역동적 원인으로 생각이 된다. 즉, 환자는 해리를 통해 외상이 나타난 현장으로부터 격리되고 그 외상 경험을 인생 전체의 상황에서 마음으로 정리하는 것을 연기시키는 것이다. 아동기 자아발달의 시기에 당한 외상은 무의식화되어 평생 그 사람의 무의식 속에 남아 사고와 행동과 감정에 큰 영향을 미치게 된다. 또한 이 무렵에 심리적 외상은 아동의 자아상 형성에도 큰 영향을 미치게 되어 성인기에 받는 스트레스와 충격에 쉽게 압도당해 자아의 기능을 잃는 경우도 발생할 수 있다. 이런 연약한 자아에 충격을 줄 수 있는 요소들은 전쟁이나 재해와 같은 심리사회적 스트레스, 인격적으로 거부당함, 상실, 실패, 결혼, 연애문제 그리고 재정적 어려움 등이 해리장애의 유발인자가 될 수 있다.

3) 정신사회적 요인

해리성 둔주는 스트레스를 주는 사건이 일어나는 기간에 증가하는 경향이 있으며, 발병은 대개 외상적이고 압박감을 주는 생활사건과 관련되어 있다. 성 폭력, 정신적 외상이나 신체적 폭행 등을 당했을 때 흔히 나타난다. 탐닉적인 행위, 특히 섭식장애와 해리장애 사이에 연관성이 있으며, 섭식장애 대상자는 식욕이상증이 있을 때 황홀한 경지에 빠진 것 같은 느낌을 경험하고, 일부는 과도하게 먹을 때 마치 현실이 아닌 것처럼 느끼기도 한다. 또한 종교적으로 아동이 반복적으로 신체적 · 성적으로 학대당하는 것이다. 이런 집단의 대부분은 사이비 종교집단이거나 종교적 믿음과는 전혀 연관이 없는 경우도 있다.

4) 가족요인

완고하고 폐쇄적이며 학대적인 가족체계는 해리성 정체성장애의 발병을 유도할 수 있다. 이런 가족체계에서 권력(힘)과 통제문제가 우선시 되고 권력은 종종 통제를 유지하기 위해 남용된다. 변화와 다양성은 거의 허용되지 않는다. 학대받는 아동은 다른 가족구성원을 잠재적으로 위협하는 위험요소에 대해 책임감을 느낀다. 아무도 자신을 보호해 줄 수 없기 때문에 아동은 학대자를 애착대상으로 여기기도 한다. 아동은 학대자의 특성을 내면화하는 것이다. 아동의 '거울'은 학대자가 될 것이고, 그의 정서적인 '애착'은 생존하려는 필사적인 시도에서 비롯된 것이다. 단 한 가지, 아동이 평온하게 느끼는 것은 해리성 정체성장애가 제공하는 보호막으로의 도피이다. 즉, 상상 속의 친구를 만들거나 다른 이름과 나이를 사용하거나 자신이 양자로 입양되었다고 상상하거나 과거로부터 분리가 일어나거나 성역할이 혼동되거나 퇴행을 나타내기도 한다.

3. 관련질환

질환발생의 원리는 한 개인의 자기개념의 모호함이나 부정적 형성이 인격에 영향을 미치는 것이다. 개인의 일상생활 중 겪는 심한 스트레스가 불안과 우울, 관계의 문제, 행동화 및 자기 파괴적 행동으로 나타나 결국은 해리증상을 형성할 수 있다. 해리장애의 임상적 특징은 다음과 같다.

- 건망증적 행동, 이인증, 외부현실에 대한 감각손실 등이 있다.
- 해리상태와 관련된 사건이나 경험에 대해 선택적인 회상이 불가능한 것을 말로 나타내고 자신에 대한 감각과 삶의 목적, 방향에 대한 혼란과 지남력상실이 있다.
- 자신의 인식이나 경험, 자아경계, 외부세계에 대한 감각장애가 발생한다.
- 외상 후 성장 · 발달 시기의 역할 기대에 대해 무능력을 호소한다.
- 지남력장애, 혼동 및 방황 등이 동반되는 여러 형태의 기억장애가 특징이다.
- 지각의 변화로 자기 신체의 특정 부위를 자신의 것이 아닌 것처럼 느끼거나 신체에서 분리된 것 같이 정신기능이나 감정경험이 자신의 것이 아니라는 느낌이 든다.

- 지속적으로 반복적인 지각 변화로 현실감각이 상실된다.

1) 해리성 정체성장애

해리성 정체성장애(dissociative identity disorder)는 다중성격장애라고도 하며, 이는 한 사람이 둘 또는 그 이상의 다른 성격을 가지며 한 번에 한 성격이 그 사람의 행동을 지배한다. 이들 각각의 성격은 서로 모순되고 때에 따라서는 전혀 반대되는 성격을 지닌다. 다른 이름, 다른 과거력, 자아상, 정체성을 가지고 있는 것처럼 경험하게 된다. 예를 들면, 원래의 주된 성격은 수동적, 의존적이고 죄책감이 많고 우울한 경우가 많고 바뀐 성격은 반대로 대조적인 성격일 수 있다. 평소 윤리 도덕관이 억압시킨 행위를 다른 성격이 되었을 때 저지르는 수가 있는데 윤락이나 범죄행위가 그 예이다. 〈지킬 박사와 하이드〉에서 지킬박사가 이중성격의 전형적인 예다.

2) 해리성 기억상실

해리성 기억상실(dissociative amnesia)은 특별하고 중요한 시기의 것을 기억하지 못하는 상태로 과거 심인성 기억상실로 불리던 장애이다. 해리장애 중에 가장 많고 20대와 30대에서 흔히 발견되며 남자보다 여자에게 많다. 기억상실은 보통 정신적 충격이나 스트레스 상황과 관련하여 어떤 사건이나 시기에 국한되어 일어나며, 새로운 정보를 배우고 기억할 수 있는 능력은 유지된다. 기질적 원인에 따른 기억상실과 달리 해리성 기억상실은 최면을 통해 회복되고 스트레스 상황이 해소되면 회복된다.

3) 이인성장애/비현실감 장애

이인성/비현실감 장애(depersonalization/derealization disorder)는 자신이 자신의 실제 모습으로부터 분리되어 있다는 느낌인 이인증 또는 외부세계가 달라졌다는 비현실감을 호소하는 등 지속적이고 반복적인 지각의 변화로서 현실감각이 일시적으로 상실되는 장애이다. 이인성/비현실감 장애를 겪는 사람은 마치 자신이 꿈속이나 영화 속에 살고 있고, 자신은 실제가 아니고 심지어는 자신이 죽었다고 느끼기도 한다. 비현실감은 자신이 자신의 몸의 일부분이나 전체에서 떨어져 나와 자신의 조절범위를 벗어나고 자동적으로 움직이는 느낌도 포함될 수 있다. 하지만 정신병과 달리 현실검증력은 유지되어 자신이 실제로 자신의 자아나 몸에서 떨어져 나왔다고 믿지는 않는다. 이인성/비현실감 장애 환자 중 일부는 극심한 스트레스 전에 나타나며, 일부는 아동기 때 받은 정서적 학대와 관련 있는 것으로 보고되고 있다.

4) 기타 해리장애

달리 명시된 해리장애(other specified dissociative disorder), 명시되지 않는 해리장애(unspecified dissociative disorder) 등이 있다.

4. 간호과정

1) 간호사정

(1) 행동

대상자의 모든 행동은 자아를 유지 · 증진 및 방어하기 위한 것이므로 간호사는 포괄적인 정보를 세밀하게 관찰하여야 하며 객관적이고 관찰할 수 있는 대상자의 행동뿐만 아니라 주관적인 대상자의 내적 세계도 관찰할 수 있어야 한다. 이러한 관찰을 통해 대상자 행동의 의미를 추론할 수 있다.

대상자의 행동에 대한 사정은 다음과 같은 질문을 통해 다양한 세부항목에 빈틈없는 주의를 기울여야 한다.

- 대상자가 오른손이나 왼손의 흔들거리는 손동작, 음성의 변화, 평소와 다른 의복이나 머리 모양에 뚜렷한 차이를 보이는 것처럼 신체적인 행동에 모순이나 불일치가 보이는가?
- 대상자의 수면형태는 어떠한가? 악몽을 경험하는가? 만약 그렇다면, 내용이 무엇인가? 수면을 방해하는 또 다른 요소가 있는가?
- 대상자는 자신이 어떻게 그 장소에 갔는지 기억하

는가? 특정 장소에 간 적이 있는가?

- 대상자는 자신의 기억력에 존재하지 않는 내용의 메모를 쓰거나 또는 예술작품을 만든 적이 있는가?
- 대상자의 식습관은 어떠한가? 대상자가 완화제를 사용하지 않고, 지나치게 음식을 많이 먹거나 적게 먹는가? 또는 알코올이나 약물남용이 있는가? 얼마나 많은 양을 사용하는가?
- 대상자에게 자살사고가 일어난 적이 있는가? 절망감, 무력감, 무가치감을 표현한 적이 있는가?

위와 같은 질문을 통하여 대상자의 자존감 저하, 정체성 혼돈 등과 관련된 행동을 비롯하여 이인증/비현실감과 관련된 행동을 사정하게 된다.

(2) 사고와 지각

대상자의 사고와 지각에 대한 사정은 과거와 현재의 경험에 관한 중요한 정보를 준다.

다음과 같은 질문은 사고와 지각을 사정하는 데 도움을 준다.

- 대상자는 아동기 때 상상 속의 친구가 있었는가? 만약 있었다면, 관계는 어떠했는가? 대상자는 아직까지 그 친구와 대화를 하는가?
- 대상자의 기억력에 단절이나 공백이 있는가? 기억하지 못하는 기간이 있는가?
- 최근 혹은 과거의 기억을 떠올리는 것이 가능한가? 자신의 가족이나 학교, 직업에서의 일을 기억하는가?
- 대상자는 자신은 전혀 거짓말을 한다고 생각하지 않고, 때때로 다른 사람이 거짓말하는 것을 비난하는가?
- 대상자는 때때로 마치 다른 사람이 보는 것처럼 자신의 신체 외부에서 자신을 들여다보는 것을 느낀 적이 있는가?
- 대상자는 스트레스 상황에서 벗어나고자 안전한 장소로 가거나 '멍한 상태'로 있는 적이 있는가? 이런 것은 대상자가 계획한 것인가, 아니면 대상자의 통제를 벗어난 것인가?
- 대상자는 환청이 있는가? 그 음성은 친숙한 것인가? 익숙지 않은 음성인가? 환청 내용은 무엇인가?
- 대상자는 면담 중에 감정과 사고과정에서 빠른 변화를 보이는가?
- 대상자는 심한 두통, 흉통이나 통증의 변동 같은 신체적 증상을 호소하는가?

2) 간호진단

해리성장애 환자의 간호진단은 다음과 같다.

- 자아정체감 혼란: 기억상실이나 다양한 성격체
- 자해의 위험: 학대의 기억
- 불안
- 두려움: 파괴된 정체성
- 만성적 자아존중감 저하: 지속된 학대
- 무력감: 타인의 신체적 · 정서적인 통제
- 비효과적 대처: 물질남용, 식욕장애
- 신체상 혼란: 신체적 · 성적 학대
- 수면양상장애: 악몽
- 비효과적 역할수행: 기억상실
- 비효과적 관계의 위험: 대인관계 지속력 결여
- 영적 고뇌: 종교적 갈등
- 자아정체감 혼란: 비현실적 부모기대

3) 간호계획

(1) 간호목표

해리장애 환자의 간호목표는 감정의 치유와 표현, 자아의 재통합, 부적응적인 행동을 다루기 위한 새로운 대처기술의 학습 등이다. 중요한 장기적인 목표는 환자가 감정통제를 느끼는 것이다.

(2) 간호계획

대상자의 책임감 형성을 고양하기 위해 대상자를 치료계획에 참여시킨다. 안전한 환경에서 믿을 수 있는 사람과 원래 감정을 다루는 것은 대상자가 자아를 재통합하도록 돕는다. 대상자의 퇴원계획을 세울 때 새로운 대처기전이 중요하며, 대상자가 병원에 있는 동안에도 계속되어야 한다. 예를 들어, 친구에게 전화해서 자신의 불안감에 대해 말하거나 주제에서 벗어나지 않고 대화하는 것과 같은 것이다.

4) 간호중재

해리장애 환자의 간호중재는 다음과 같다.

- 회복과정에 대해 대상자를 교육시킨다.
- 안전하고 무비판적 환경을 제공한다.
- 대상자의 숨겨진 기억력의 정도를 확인한다.
- 강한 정서가 대상자를 압도하기 시작할 때, 대상자가 시간을 인식할 수 있도록 돕는다.
- 선행사건일지(journaling antecedent event)를 쓰거나 감정을 조절할 수 있는 계획은 매우 유용한 전략이다.
- 필요할 때 지지할 수 있도록 연락 가능한 사람들의 명단을 수집한다.
- 해리성 정체성장애 환자와 접촉할 때는 신중을 기하고, 행동에 대한 치료적 근거 없이 대상자와 접촉하지 않는 것이 좋다.

이외에도 다음과 같은 총체적인 간호중재가 수행될 수 있다.

① 개인치료

대상자에게 최근 사건에 대해 이야기해 주는 것은 기억력의 회복을 촉진할 수 있다. 만약 직접 말하는 것이 비효과적이면 대상자가 사건과 감정을 설명하고 기억력을 저장하도록 보조하는 데 최면술이 효과가 있다. 궁극적으로는 통찰정신치료가 필요하다. 인격들 간에 대화를 하도록 하여 재통합을 시도하면 전체 행동을 통제할 수 있게 된다. 일반적으로는 지지적인 정신치료를 하게 되나 근본적인 갈등이나 유발인자를 밝히기 위해서는 정신 분석치료를 하기도 한다.

② 집단치료

해리성 정체성장애보다 덜 심각한 해리과정 대상자에게는 집단치료가 유용하지만, 해리성 정체성장애 환자에게는 신중하게 집단치료를 고려한다.

③ 약물치료

해리장애의 치료제는 아니나 심한 불안을 관리하기 위해 항불안제가 단기적으로 사용되기도 한다. 향정신병 약물투여가 기본적인 치료이며 응급조치로는 pentotal, amital sodium의 정맥주사 또는 benzodiazepine을 경구투여 혹은 주사를 한다. 하지만 때로는 이런 약물이 증상을 오히려 악화시킬 수도 있다고도 하므로 주의 깊게 관찰하면서 약물투여를 하여야 한다.

④ 예술치료

이 치료는 파괴적인 감정을 안전한 방법으로 전환하여 표현하는 대안으로 대상자가 자신의 이야기를 위협적이지 않은 방식으로 표현하도록 격려한다. 예술 활동은 부정의 기전을 점차적으로 소멸하는 수단이다. 훈련된 전문가가 시행한다.

⑤ 환경치료

해리장애 환자는 증상이 점차 일상적인 기능을 방해하고, 현실감이 없거나 자신이나 타인에게 위험요인이 되면 입원해서 치료를 받아야 한다.

간호사는 다음과 같은 병동의 지침을 세우고 진행한다.

- 해리장애 환자에게 예상되는 적절한 행동기준을 설정한다. 대상자는 기준을 통해 자아–책임감을 형성하고, 대상자가 새로운 대처기전을 학습한 것처럼 스스로를 책임질 수 있으며 '강화'될 수 있다.
- 간호사는 폭력과 자해 행위 그리고 행동화된 것보다는 언어로 표현된 것과 연관된 추진력이나 충격을 대상자에게 안전한 방법으로 전달해야 한다. 물리적 억제는 최후의 수단으로 이용한다.

5) 간호평가

간호사는 해리장애 환자의 간호계획이 효과적이었는지 다음을 통해 알 수 있다.

• 회복단계에 있는 대상자는 사람을 서서히 신뢰하기 시작한다.
• 대상자는 공포심 없이 새로운 활동을 시도할 것이며, 스트레스나 불안을 다루기 위해 새로운 대처기전을 사용할 것이다.
• 대상자는 밤에도 숙면을 취할 것이고, 낮 시간에도 만족스러운 시간을 보낼 것이다.

해리장애 환자에 대한 간호사의 감정과 태도를 살펴보면, 해리장애, 특히 해리성 정체성장애 환자를 간호하는 간호사에게는 더욱 많은 협조와 지지가 필요하다. 간

Box 9-8-1 임상사례: 해리성 기억상실에 대한 간호과정

18세 남자가 경찰에 의해서 응급실로 실려 왔다가, 응급실 내과 의사가 정신건강의학과에 의뢰하였다. 환자는 장시간 햇빛에 노출되어 있었던 것으로 보였으며, 체력소모가 심한 상태였다. 그는 현재 날짜를 10월 1일인데 9월 27일이라고 말하였다. 특정한 질문에 집중시키는 일이 쉽지 않았지만, 독려하여 여러 사실들을 알아낼 수 있었다. 그는 9월 25일 경에 친구들과 해변에서 항해를 떠났다가 악천후를 만났다고 했으나, 그 이후에 일어난 사건들이나 친구들이 어떻게 되었는지에 대한 기억을 회상하지 못하였다. 여러 번 그는 자신이 병원에 있다는 사실을 망각하여 다시 상기 시켜주어야 하였다.

기억을 회복한 후 면담결과

• 사고 당시 대상자와 친구들 중 아무도 악천후에 대처할 경험이나 능력이 없었다. 대상자는 구명조끼와 노끈으로 자신의 몸을 배에 미리 묶어 두었지만, 그의 친구들은 바다로 휩쓸려가고 말았다. 그 후 배에 저장된 소량의 비상식량으로 3일을 연명하였고, 친구들은 다시 발견되지 않았다. 10월 1일 해상경비대가 그를 구조하였고, 병원으로 옮겨졌다.

사례집의 해리성 기억상실 사례 중

• 간호진단: 사고과정장애, 손상된 기억(disturbed thought process, Impaired memory)
• 관련요인(related to): 외상 및 심하게 압박을 주는 스트레스사건
• 증거(evidenced by): 약물의 생리적 효과나 일반 의학적 상태에 근거하지 않는 기억상실, 스트레스가 되고 상처가 되는 중요한 개인 정보에 대한 기억의 손상(9월 27일~10월 1일까지의 기억)

간호목표	간호중재	근거
단기목표 • 대상자는 스트레스 상황과 관련된 기억의 상실에 대해 이해하고 언어로 표현할 것이며, 스트레스 상황에 대해 간호사나 다른 치료진과 함께 논의할 것이다. 장기목표 • 대상자는 기억의 결손을 회복할 것이며, 스트레스를 다루는 더 적응적인 대처 기전을 개발할 것이다.	1. 대상자의 가족과 중요한 타인(significant others)으로부터 가능한 많은 정보(예 좋아하는 것, 싫어하는 것, 중요한 사람, 활동, 음악, 애완동물 등)를 수집한다.	1. 효과적인 간호계획 수립을 위해 포괄적인 자료수집이 필요하다.
	2. 대상자를 과거의 삶에 대한 정보에 한꺼번에 노출시키지 않는다.	2. 고통스러운 정보로부터 개인을 보호하기 위한 방어로 기억상실(amnesia)을 일으킨 대상자를 갑자기 스트레스 기억에 노출시키면 정신병적 상태로 악화될 수 있다.
	3. 과거의 즐거웠던 경험(예 즐거운 활동과 관련된 냄새, 길렀던 애완동물, 좋아했던 음악)에 먼저 노출시킨다. 기억이 서서히 돌아올 때, 점점 과거의 기억을 자극할 수 있는 활동들을 제공한다.	3. 기억의 회복은 종종 이러한 활동들 중에 갑자기 일어난다.
	4. 특별히 스트레스를 주는 상황에 대해 이야기하고, 이 시기 동안에 경험하게 되는 감정에 대해 탐색해 본다.	4. 비위협적인 환경에서 감정을 언어화하는 것은 해리과정을 일으키는 미해결된 문제에 접근하는 데 도움이 된다.
	5. 미해결되어 남아 있는 갈등을 확인하고, 가능한 해결책을 찾도록 대상자를 돕는다. 불안에 보다 적응적으로 반응할 수 있는 지침을 제공한다.	5. 이러한 깔려있는 갈등이 해결되지 않는다면, 일시적으로 좋아질지 모르나 궁극적인 치료는 되지 않을 것이다.

간호과정 평가

• 대상자의 기억이 회복되었다.
• 개인은 기억을 잃게 했던 심리적 스트레스사건에 직면할 수 있다.
• 대상자는 문제를 해결하려고 노력하는 과정에서 오는 불안과 공포에 대해 간호사에게 말하고, 함께 해결책을 논의하였다.

호사는 공포와 정신적 불균형상태에 있는 대상자를 어떻게 간호할 것인가? 간호사는 대상자 모두에게 솔직하게 대해야 한다. 또한, 무비판적인 지지와 팀 접근에 대한 믿음과 치료의 지속성은 개인과 집단의 의욕을 위해서 중요하다. 취미생활이나 다른 이완요법처럼 지지그룹 역시 중요하다. 일의 부담이 점점 무거워질 때 종교나 영적 믿음은 정신력을 고양시킬 것이다.

5. 요약

- 해리장애는 의식, 기억, 정체성 혹은 환경의 지각에서 평소 통합된 기능이 단절되는 상태이며, 기능의 일부가 상실되거나 변화된 것이다.
- 해리성 정체성장애(dissociative identity disorder)는 한 사람이 둘 또는 그 이상의 다른 성격을 가지며 한 번에 한 성격이 그 사람의 행동을 지배한다.
- 해리성 기억상실(dissociative amnesia)은 특별하고 중요한 시기의 것을 기억하지 못하는 상태의 장애이다.
- 이인성/비현실감 장애(depersonalization/derealization disorder)는 자신이 자신의 실제 모습으로부터 분리되어 있다는 느낌인 이인증 또는 외부세계가 달라졌다는 비현실감을 호소하는 등 지속적이고 반복적인 지각의 변화로서 현실감각이 일시적으로 상실되는 장애이다.
- 해리장애 환자의 간호목표는 감정의 치유와 표현, 자아의 재통합, 부적응적인 행동을 다루기 위한 새로운 대처기술의 학습 등이다.
- 해리장애의 치료제는 아니나 항불안제가 심한 불안을 관리하기 위해 단기적으로 사용되기도 한다.

풀어보기

다음 중 문제를 읽고 옳은 것은 ○, 틀린 것은 × 하시오.

1. 몽유병은 해리장애의 한 형태이다. (　　)

2. 자아정체성 손상은 해리장애와 관련된 간호진단이다. (　　)

3. 해리장애 간호계획을 세울 때 책임감 형성을 위해 대상자를 치료계획에서 제외시킨다. (　　)

4. 해리장애 환자의 간호환경으로 안전하고 무비판적인 환경을 제공한다. (　　)

정답

1. ×, 2. ○, 3. ×, 4. ○

>> 참고문헌

- 김성재 외(2023). 정신간호총론 제9판. 수문사
- 김희숙 외(2022). 최신정신건강간호학 5판. 학지사메디컬
- 민성길 외(2015). 최신정신의학 제6판. 일조각
- APA 저, 권준수 외 역 (2023). DSM-5-TR 정신질환의 진단 및 통계편람(제5판 수정판). 서울: 학지사.
- Stuart, G. W. & Laraia, M. T.(2005). Psychiatric Nursing, 8th Ed. Mosby

제 9 절 신체증상 및 관련장애와 간호

학습목표

- 신체증상 및 관련장애를 정의한다.
- 신체증상 및 관련장애의 원인을 설명한다.
- 신체증상 및 관련장애의 행동특성을 설명한다.
- 신체증상 및 관련장애 대상자에게 간호과정을 적용한다.

주요용어

- 꾀병 malingering
- 만족스러운 무관심 la belle indifference
- 신체증상장애 somatic symptom disorder
- 일차 이득 primary gain
- 이차 이득 secondary gain
- 전환장애 conversion disorder
- 질병불안장애 illness anxiety disorder
- 인위성 장애 factitious disorder

1. 정의

신체증상 및 관련장애(somatic symptom and related disorders)는 다양한 신체증상이나 징후를 보이지만 이를 뒷받침할 만한 명백한 병리적 소견이 없고, 심리적 요인이 우세하게 작용하는 것이 특징적인 장애이다. 'Soma'는 그리스어의 신체(body)라는 뜻으로 신체화(somatization)는 신체증상을 통해 정신적 스트레스를 표현하는 것이다. 어떤 사람들은 불안, 우울, 짜증 등의 감정 대신에 통증, 마비 또는 설명되지 않는 피부발진과 기타 다른 신체증상들을 경험하기도 한다. 신체증상장애는 신체적 증상이 생리적 기전으로 충분히 설명될 수 없다는 점 때문에 정신생리장애와는 구분된다. 이 장애에는 신체증상장애, 질병불안장애, 기능성 신경학적 증상장애(전환장애), 기타 의학적 상태에 영향을 주는 심리적 요인, 인위성 장애, 달리 명시된 신체증상 및 관련장애 그리고 명시되지 않는 신체증상 및 관련장애의 진단들을 포함한다.

신체증상 및 관련장애는 임상적으로 특별한 조직적 병변이 없고, 병태생리가 뚜렷하게 드러나지 않는 신체증상이 특징적으로 나타나는 정신질환으로, 정신적 원인이 신체 증상의 형태로 발병한 경우를 의미한다. 즉, 억압된 정서적 갈등이 무의식 과정을 거쳐 신체증상으로 표현되므로 원인에 대한 지각이 어려우며 장애의 원인을 신체적인 문제로 여겨, 여러 의사나 병원을 전전(doctor shopping, hospital shopping)하는 경우가 많다.

신체증상 및 관련장애는 다음의 세 가지 주요 특징을 보인다.

첫째, 명백한 병리적 소견이 없이 신체적 기능상의 장애가 나타난다.

둘째, 증상의 발현과 유지, 악화가 정신생물학적 요인과 관련되지 않는다.

셋째, 환자의 증상이나 건강에 관한 지나친 관심은 대상자의 의식적인 수준에서 이루어지지 않는다.

특히 질병불안장애는 성별 간 차이가 없으나 신체증상장애, 전환장애는 여성에게서 많이 나타난다. 연령대로는 사회활동이 가장 왕성한 20~40대에 발병률이 높다.

2. 원인

1) 신체생물학적 요인

유전적 요인으로는 여성에게 발병률이 더 높으며 특

히 가족 이환율이 10~20%이고 일란성 쌍생아에서 발병 일치율이 높게 나타난다.

많은 연구에 의하면, 정서는 노어에피네프린(norepinephrine)과 세로토닌(serotonin)의 작용을 비롯하여 뇌하수체 부신 축에 의한 부신피질 호르몬의 분비 등 신경내분비계의 각성과 관계가 있음이 보고되고 있다. 특히 높은 수준의 세로토닌, 노어에피네프린의 분비는 대상자에게 심각한 통증을 유발하는데, 이는 이들 신경전달물질이 내부 통증조절 체계의 중요한 요소이기 때문이다. 또한 만성적인 통증의 경험은 앞으로 경험하게 될 통증에 대한 민감성을 변화시키는 신경병리적 원인이 되기도 한다. 통증관문이론에서는 관문의 기능이 사람에 따라 차이가 있어 통증에 대한 민감성이 달라 통증을 강하게 느낀다고 보고되고 있다.

2) 심리학적 요인

신체증상 및 관련장애 환자들은 스트레스나 불안, 갈등을 내재화하고, 그런 감정을 신체증상으로 표현하는데 이러한 신체증상은 대화의 한 방편으로 본다. 즉, 감정의 표현, 책임의 회피, 갈등의 상징화에 의해 신체증상이 나타난다고 본다. 이러한 내재화나 신체화는 무의식적인 방어기전으로 의식적인 수준에서 조절할 수 없다. 자신의 느낌을 언어로 표현하는 것이 쉽지 않고 대인관계의 갈등을 다루는 데 어려움이 존재할 때 신체적 증상은 더욱 악화되며 악화된 신체증상은 일차적 이득과 이차적 이득을 통해 대상자의 관심과 욕구를 충족시키게 된다. 즉, 환자는 신체증상을 통해서 괴로운 내적 갈등, 즉 불안을 의식하지 않도록 하는 일차적 이득(primary gain)을 얻게 되고, 더 나아가 팔의 마비나 말을 할 수 없는 등의 증상으로 인하여 곤란한 상황을 피할 수 있으며 주위로부터 관심과 보호도 받을 수 있게 되는 이차적 이득(secondary gain)을 얻게 된다. 심각한 기능상실에도 불구하고 일부 환자들에서는 자신의 기능상실을 별로 걱정하지 않고 무관심한 듯 보이는 태도(만족스러운 무관심: la belle indifference)를 보이기도 한다.

3) 정신사회문화적 요인

신체증상이 나타나는 것은 문화적 · 사회적 · 인종적 특성이 영향과 관련이 있는 것으로 보고되었다. 회피성 인격, 편집성 인격, 강박적 인격, 히스테리성 인격, 반사회적 인격을 가진 대상자에서 신체증상장애가 잘 나타나는 것으로 보고되고 있다.

4) 가족요인

가정 내에서 가족 간의 대화가 자유로운 감정의 표현을 억압하거나, 단절되거나, 갈등을 유발시키는 상황인 경우 갈등은 쉽게 신체증상으로 표현될 수 있다.

3. 관련질환

신체증상 및 관련장애의 임상적 특징은 다음과 같다.

- 대부분 한 가지 특정한 증상만을 호소하는 것이 아니라 다양한 조직과 관련된 복합적인 신체증상을 호소한다.
- 증상의 호소가 매우 유동적이며 모호하다.
- 증상이 다양하고 연관성이 없으며 극적으로 나타난다.
- 일반적인 의학적 치료로 잘 호전되지 않는다.
- 증상에 대한 기질적인 단서를 발견할 수 없다.
- 대부분 불안, 우울 혹은 불면 등의 여러 신경증적 증상을 동반한다.
- 대상자는 이러한 신체 증상이 심인성이라는 것을 쉽사리 납득하지 못한다.
- 치료를 위하여 병원 · 약국 등을 전전하며, 종교적 집회 등에도 장기간 따라다닌다.
- 환자역할을 하여 곤란한 상황에서 벗어나려고 한다.
- 정신사회적 스트레스원과의 관련성이 확인되는 경우가 많다.
- 심박동, 발한, 연동운동이나 가벼운 기침, 인후통 같은 신체 기능에 몰두한다.

1) 신체증상장애

과거에 히스테리나 브리케 증후군(briquet syndrome)으로 불린 신체증상장애(somatic symptom disorder)는 정신적 · 사회적 스트레스 또는 갈등이 신체적 원인이 명백히 드러나지 않는 여러 가지 만성적이고 복합적인 신체 증상으로 나타나는 장애다.

발병 연령은 10대 후반에서 30대까지 호발하며, 여성이 더 빈번하고 주로 미혼이나 낮은 교육수준, 농촌지역과 관련이 있으며, 심리적인 갈등이 발병에 영향을 미치는 것으로 알려져 있다. 또한 만성적이고 재발이 잦으며 한 번에 적어도 일 년 정도의 경과 과정을 거친다. 신체증상장애 환자들은 대부분 걱정거리가 많고 다양한 치료자를 찾아다니는 'doctor shopping'의 양상을 나타내며, 신체적 증상의 진단을 받기 위해 모든 에너지를 고갈한 다음에야 정신과를 찾는 경우가 많다.

임상양상은 모든 장기에서 다양한 신체증상을 보이는데, 특히 신경계 증상, 위장과 심폐 및 여성 생식기계의 기능장애 그리고 전신증상 등을 호소한다. 특징적 증상으로 통증(두통 · 흉통 · 등 · 관절 · 골반 등), 피로, 심계항진, 각종 알레르기, 어지럼증, 쓰러질 것 같은 느낌, 구역질, 구토, 복통, 소화장애, 설사, 변비, 호흡곤란, 빈맥, 성기능장애, 월경불순, 근골격계 통증, 가성 신경학적 증상 등이 혼합되어 있고 증상의 호소가 극적이고 애매하며 과장된 것이 특징이다. 대인관계 장애도 심하며, 불안이나 우울증 및 반사회적 행동장애를 보이기도 하고 물질남용도 많다. 자신의 증상 호소를 과장된 몸짓과 함께 극적 또는 감정적으로 나타내는 경우가 많다. 의존적이고 자기중심적이며, 칭찬과 인정받기를 갈망한다. 자살시도나 위험의 가능성은 어느 정도 있으나 자살 성공률은 드문 편이다.

이러한 신체적 증상은 책임을 회피하고 타인의 관심을 받기 위한 것으로 개인적인 관심, 책임회피, 금전적 보상 등의 이차적 이득을 초래하며, 이차적 이득은 환자의 긍정적인 변화에 방해요인으로 작용한다.

DSM-5-TR에서는 신체적 증상이 일상생활에 현저한 어려움을 주거나 일상생활을 망가뜨리는 과도한 생각, 느낌, 행동이 동반되는 경우에 신체증상장애로 진단을 내린다.

표 9-9-1 신체증상 장애의 증상

통증	두통, 복통, 관절통, 요통, 흉통, 배뇨통, 직장통, 성교통, 생리통
소화기계 증상	오심, 구토, 설사, 팽만감, 음식에 대한 거부감
성적 증상	성적 무관심, 발기 또는 사정 불능, 생리불순, 과다 생리출혈
가성 신경계적 증상	(조정불능, 균형불능, 마비 또는 국소적 허약과 같은) 전환증상, 연하곤란, 식도 이물감, 요정체, 환청, 촉각 또는 통증 감각의 상실, 복시, 귀머거리, 장님, 경련 등

2) 질병불안장애

질병불안장애(illness anxiety disorder)란 신체적 징후나 감각을 비현실적으로 부정확하게 인식해서 자신이 심한 병에 걸렸다는 집착과 공포로 인하여 사회생활이나 직업 기능에도 장애가 있는 상태를 의미한다. 이는 타인에 대한 공격심 또는 증오가 신체적 호소로 전이된 것이며 과거의 실망, 배척, 상실에서 분노가 일어나고 타인의 도움을 무효화해 그들을 거절하는 것이다. 죄책감과 자기 비하도 심해 신체적 고통은 속죄의 수단이 되는데, 이는 낮은 자존심 · 부적절감 · 지각 및 인지적 장애에 대한 방어의 결과라고 할 수 있다. 대상자는 환자 역할(sick role)을 함으로써 여러 가지 곤란한 상황을 모면할 수 있고, 사회적으로도 책임과 의무의 도피처가 되는데, 이는 자기애적 경향과 관계가 있다. 이와 관련 있는 방어기제는 전치와 퇴행이다.

발병은 사춘기에 호발하며 성별에 상관없이 20~30대에 많으며, 우울증이나 불안장애를 동반하기도 한다. 질병불안장애의 50% 이상은 호전되는 것으로 보고되나 재발이 많고 스트레스가 있을 경우 증상은 더욱 악화된다.

3) 기능성 신경학적 증상장애(전환장애)

DSM-5-TR에서는 전환장애에 기능성 신경학적 증상장애(functional neurological symptom disorder)의 부가

적 진단명이 추가되었다. 전환장애(conversion disorder)는 이전에 히스테리신경증 전환형으로 불리던 것으로 실제 신체적 질병 없이 무의식적인 정신내적 갈등이 신경계 증상, 즉 감각기관이나 수의적 운동의 극적인 기능상실이 주요 증상인 장애다. 즉, 설명하기 어려운 수의적 운동기능이나 감각기능에 영향을 주는 증상 및 장애로 심리적 요인이 이러한 증상의 시작과 악화에 연관되어 있다. 감각장애와 운동장애(이상운동 · 마비)이다. 감각장애는 감각마비가 특징인 증상으로 몸 어디에나 나타나지만 주로 감각기관과 사지에 흔하게 발생한다. 감각기관의 기능상실로 나타나는 대표적 증상은 청각장애, 실명 등이 있다. 운동장애는 후궁반장이 특징인 히스테리 특유의 간질성 경련, 가성 의식상실, 히스테리성 졸도, 전환장애 특유의 보행장애 등이 나타나기도 한다. 그 원인적 갈등은 대개 성적 · 공격적 · 본능적 충동이며, 이 증상이 대상자에게 타인을 통제하고 조종하는 비언어적 수단이 될 수도 있다. 이들은 되도록 극적인 증상을 나타낸다. 극적인 증상 자체는 자기의 내적 긴장을 푸는 1차적 이득(primary gain)과 이러한 극적증상으로 원하지 않는 상황에 대한 회피, 주위 환경으로부터의 관심과 보호, 사회적인 책임회피, 자신의 욕구충족을 위한 타인조종 등을 포함하는 2차적 이득(primary gain) 등 여러 이득을 얻게 된다. 실제 고통스러운 증상이 있는데도 대상자는 자신의 증상에 대해 걱정하지 않고, 무관심한 태도를 보이는데, 이를 '만족스러운 무관심(la belle indifference)'이라고 한다. 이러한 증상 형성에 관여하는 방어기전은 동일시, 투사, 전환 등이며 치료방법으로 지지적 정신치료 · 행동치료 등이 이용된다.

발병 시기는 사춘기나 성인 초기 사이에 가장 많으며 여성의 발병률이 더 높다. 또한 사회경제적인 수준에 따라 영향을 받으며 낮은 교육수준이나 경제수준과 전쟁터와 같은 상황에서 발병빈도가 더 높다. 또한 아동기의 신체적 · 성적 학대 경험과도 관련이 있는 것으로 보고되고 있다.

표 9-9-2 전환장애의 증상

감각기능 증상	마비, 실명, 청력상실
운동기능 증상	마비, 떨림, 무언증
기질적 증상	요정체, 두통, 호흡곤란

일반적으로 전환장애 환자의 대부분은 우울증, 불안장애, 성격장애를 동반하는 경우가 많다. 전환장애에서 관찰되는 성격은 수동공격형, 의존성, 반사회적, 연극성 인격 등이 포함된다.

4) 인위성 장애

인위성 장애(factitious disorder)는 오직 관심을 받을 목적으로 신체적 · 정신적 증상을 의도적으로 만들어낼 때 발생한다. 꾀병과 인위성 장애는 증상을 의도적으로 통제할 수 있는 반면, 신체증상관련장애 환자는 자신의 신체적 증상을 의도적으로 통제할 수 없다. 인위성 장애로 잘 알려진 용어는 뮌하우젠 증후군(Munchausen syndrome)이다. 이는 미국의 정신과 의사 아서(Richard Asher)가 평소 거짓말을 좋아했던 독일사람 뮌하우젠의 이야기를 각색한 모험소설 〈말썽꾸러기 뮌하우젠 남작의 모험〉에서 이름을 가져왔다. '뮌하우젠 증후군'은 의료인의 관심을 얻기 위하여 또는 희생자를 구하는 '영웅이 되기 위하여' 누군가에게 병이나 상해를 입힐 때 발생한다.

인위성 장애의 유병률에 관한 정보는 많지는 않지만, 종합병원 정신과 자문환자의 약 1% 정도를 차지한다고 본다. 20~30대에 초발하고, 여자가 남자에 비해 3배 더 유병률이 높으나 만성화되는 경우는 남자가 많다. 경과는 1회 혹은 그 이상의 단기 삽화로 끝나는 경우도 있지만, 대개는 만성적이다. 종종 일반적인 의학적 상태나 다른 정신장애로 입원한 후 시작되고, 이 장애의 만성적인 형태는 평생 동안 연속적인 입원을 반복하는 것이다. 이들의 치료는 놓치지 않고 진단하는 것이 우선 중요하며, 치료보다는 추가적인 해로운 시도를 차단하는데 주력한다. 자살시도의 가능성도 있으므로 주의해야 한다.

5) 기타 의학적 상태에 영향을 주는 심리적 요인(정신생리장애)

정신생리장애는 억압된 정서적 갈등의 문제들이 신체적 기능상의 장애, 더 나아가 신체기관에 조직학적 변화를 일으키는 것이다. 이는 신체화 증상이 자율신경계의 지배를 받는 기관이나 기관계에서 나타나는 경우를 의미하는 것으로, 심리적 요소가 신체적 조건에 영향을 미쳐 신체질환을 일으킨다는 의미이다.

6) 기타 신체증상 관련 장애

특별히 다른 신체증상 및 관련장애의 진단에 속하지 않는 신체증상 및 관련장애를 말한다. 여기에는 달리 명시된 신체증상 및 관련 장애, 명시되지 않는 신체증상 및 관련 장애 등이 있다.

4. 간호과정

1) 간호사정

대상자를 총체적으로 사정하는 것이 중요하다. 이러한 관점은 신체증상장애 대상자 간호사정 시 개인의 신체적인 요소의 한 부분만을 보는 것이 아니라 전체적인 개인으로 사정하는 데 도움이 된다. 간호사는 장애의 다양한 원인을 파악하기 위해 대상자에게 영향을 준 정신적 · 사회적 · 가족적 요소를 포함한 전체적인 것을 사정하고 이를 적용할 수 있어야 한다. 무엇보다 신체증상 및 관련장애의 증상이 통제가능한 수준이 아니며, 꾀병(malingering)이나 인위성 장애(factitious disorder)와 다르다는 것을 인식해야 한다. 사정된 자료의 분석에서는 모든 체계 내에서 가능한 상호연관성을 조사하는 것에 초점을 둔다.

신체증상 및 관련장애 대상자의 사정은 첫째, 환자증상의 기간을 사정하고, 둘째, 환자가 자신의 기본적인 욕구를 수용할 만한 능력이 있는지를 사정하며, 셋째, 환자가 자신의 느낌과 욕구를 의사소통하는 능력과 인지방법을 탐색하고, 넷째, 환자가 사용해온 약물의 종류와 양을 사정하는 것이 포함된다.

(1) 신체검진

대상자의 신체검진(physical examination)은 간호중재를 계획하는 데 도움이 되고 대상자의 증상을 강화하지 않기 위하여 주의해야 한다. 따라서 신체검진은 한 번에 실시하는 것이 좋다. 신체증상장애 환자는 종종 위장장애나 설사, 변비, 식욕부진 등의 문제가 있기 때문에 대상자의 영양상태, 체액의 균형상태, 배설상태, 성에 관한 대상자의 관심, 성행위의 불편감도 함께 사정한다. Box 9-9-1은 신체증상관련장애진단을 위해 사정할 때 유용한 질문이다.

(2) 건강력

대상자의 인구통계학적 자료, 현재 질병상태, 과거의 건강상태, 가족의 건강에 초점을 둔 전통적인 의학적 형태와 대상자의 자아개념, 건강상태와 관련된 생활양식의 변화, 건강에 대한 정서적인 반응 그리고 타인과의 상호관계와 같은 정신사회문화적 자료 모두를 사정한다.

정신사회문화적 사정에는 다음과 같은 중요한 요소가 포함된다.

- 신체질환에 대한 대상자의 태도는 어떠한가?
- 질환에 대해 대상자가 알고 있는 것은 무엇인가?
- 대상자는 아픈 것에 대해 어떻게 느끼는가?
- 대상자는 자신의 강점과 취약점을 어떻게 인식하는가?
- 스트레스나 긴장에 어떻게 적응하는가?
- 스트레스에 적응할 때, 대상자의 친구나 가족이 사용하는 비슷한 행위가 있는가?
- 신체적 질환에 앞서 어떤 사건이 일어났는가?
- 대상자가 자신의 신체적 질환과 감정 및 행동 사이의 상호관계에 대해 어떻게 인지하는가?
- 대상자는 어떤 요인 때문에 그 질환에서 벗어나지 못하는가?
- 신체적 질환이 대상자나 가족의 생활양식을 어떻게 변화시키는가?
- 신체적 질환 때문에 가족구성원의 역할이 어떻게

변화했는가?

- 대상자는 일반적으로 감정적인 욕구를 어떻게 충족하는가?
- 대상자가 이용 가능한 인적 자원은 무엇인가?
- 대상자는 어떤 대처전력을 이용할 수 있는가?
- 선택한 전략이 그 상황에서 효과가 있는가?
- 그 전략을 효과적인 방식으로 사용할 능력이 있는가?

Box 9-9-1 신체증상관련장애진단을 위한 사정질문

- 호흡곤란을 경험한 적이 있습니까?
- 월경통을 경험한 적이 있습니까?
- 성기관, 구강, 직장이 타는 듯한 감각을 경험한 적이 있습니까?
- 연하곤란이나 한 시간 이상 목구멍의 이물감을 경험한 적이 있습니까?
- 몇 시간 또는 며칠간 했던 일들을 기억하지 못한 적이 있습니까? 만약 있었다면, 과음이나 약물사용을 하지 않았음에도 불구하고 일어났던 일입니까?
- 잦은 구토로 고생한 적이 있습니까?
- 손가락이나 발가락에 잦은 통증을 경험한 적이 있습니까?

2) 간호진단

간호진단을 내릴 때에는 대상자의 총체성을 고려한다. 간호사는 대상자의 적대감의 본질을 사정하는 데 어려움에 부딪힐 수 있다. 신체증상 및 관련장애로 고통 받는 대상자가 스트레스나 불안에 적응하고자 노력할 때 신체적인 반응이나 정서적인 반응을 반영하는 다양한 사정자료를 분석해서 간호진단을 내린다. 신체증상 및 관련장애 환자의 사정된 자료를 바탕으로 한 간호진단은 다음과 같다.

- 불안
- 신체상 혼란
- 비효과적 대처
- 비효과적 부정
- 두려움
- 가족과정 기능장애
- 비효과적 건강유지
- 절망감
- 영양불균형
- 무력감
- 자기돌봄 결핍
- 만성적 자존감 저하
- 영적 고뇌
- 설사
- 변비
- 만성 통증

3) 간호계획

(1) 간호목표

신체형 장애를 가진 대상자의 간호목표는 불안을 처리하는 방법으로 신체적 증상을 이용하는 것보다 건전한 대응전략을 사용할 수 있도록 하는 것이다. 효과적인 대응기술을 습득하는 것과 신체적 증상에 대한 관심이 줄어드는 것은 신체형 장애를 가진 대상자에게 구체적인 간호목표가 될 수 있다.

- 환자는 스트레스와 신체적 증상 간의 관계를 확인한다.
- 환자는 자신의 정서적 감정을 말로 표현한다.
- 환자는 정기적인 일과를 수행한다.
- 환자는 스트레스, 불안, 기타 감정을 다루는 다른 방법을 사용한다.
- 환자는 휴식, 활동, 영양섭취 등 보다 건강한 행동을 나타낸다.

(2) 간호계획

간호계획을 수립할 때, 간호사는 간호진단과 이에 연관된 중재에서 우선순위를 정한다. 대상자가 급성적인 신체질환으로 고통받을 때 간호사는 신체적 간호에 우선적으로 주의를 기울인다. 무력감이나 불안처럼 정서적인 상태를 내포하는 언어적 · 비언어적인 단서에 적절한 반응을 보이면서, 간호사 자신을 치료적인 도구로 제공하는 것은 대상자의 신체적 요구를 해결하는 데 도움을 줄 수 있다. 간호사는 대상자가 자신의 신체적 요소와 정서적 요소의 관계를 종종 인식하지 못할 수도 있다는 사실을 염두에 둔다. 부정, 퇴행, 억압의 정신방어기전을 빈번하게 사용하며, 대상자는 자신의 감정을 모르는 경우가 많을 뿐만 아니라 이러한 감정이 자신의 행동과 선택에 미치는 영향을 모르는 경우가 많다. 이런 방어기전은 대상자에게 매우 강하고 중요하게 작용한다. 따라서 간호사는 대상자가 병식과 변화를 획득할 수 있도록 간호한다. 간호중재의 중요한 원칙은 기능적으로 유지된 어떤 대안을 제공하기 전까지는 대상자의 방어기전을 제거하지 않는 것이 바람직하다. 대상자를 진심으로 돕고자 하는 태도와 행동은 문제를 해결하기 위한 더욱 건설적이고 유용한 대안책을 발견한다. 또한 간호사는 환자가 'doctor shopping' 대신 한 명의 치료자에게 꾸준히 치료받을 수 있는 참을성을 가질 수 있도록 격려하고, 치료자와 신뢰감을 형성할 수 있도록 돕는다.

4) 간호중재

간호중재의 중요한 원칙은 기능적으로 유지된 어떤 대안을 제공하기 전까지는 대상자의 방어기전을 제거하지 않는 것이 바람직하다. 대상자를 진심으로 돕고자 하는 순수한 의지가 담긴 태도와 행동은 문제를 해결하기 위한 더욱 건설적이고 유용한 대안책을 발견한다. 또한 간호사는 대상자가 병원 순례를 하지 않고 한 명의 치료자에게 꾸준히 치료받을 수 있는 참을성을 가질 수 있도록 격려하고, 치료자와 신뢰감을 형성할 수 있도록 도와야 한다.

이를 위한 간호중재는 다음과 같다.

- 간호사 자신의 감정을 알고 이런 감정이 자신의 행동에 어떤 영향을 미치는지 알아야 한다.
- 대상자의 감정을 수용한다.
- 우선 대상자의 의존적인 욕구를 충족하면서 점차 대상자 스스로 자신의 내적 요구를 충족하도록 돕는다.
- 대상자의 의존적인 욕구를 예상할 수 있어야 한다.
- 신뢰관계가 지속됨에 따라 기능적인 독립성을 나타내는 어떤 단서라도 지지하고 격려한다. 이때 간호사의 지지와 수용, 돌봄, 행동 그리고 의지가 매우 중요하다.
- 이 과정 전체를 통해서 간호사 자신을 치료적 도구로 이용하고 개방적인 대화를 증진한다. 대상자가 자신의 생각과 느낌을 말할 수 있도록 돕는다.
- 간호사는 신체증상이 일반적으로 감정표현의 하나라는 것을 잘 이해해야 하며, 신체질환을 인정하는 태도를 보이지 않는다.
- 대상자가 호소하는 신체증상을 무시하지 않는다.
- 대상자의 이해 정도에 따라 분명한 용어로 현재의 건강검진 결과와 진단을 알린다.
- 대상자가 건강상태에 관한 사실을 수용할 수 있는 정보를 준다.
- 모든 치료팀은 대상자의 최근 검사 결과를 알고 대상자에게 똑같은 정보를 제공하여 대상자가 확고하게 신뢰하도록 한다.
- 대상자에게 비록 증상이 나타나지만 어떠한 병리적 질병은 없다는 것을 이해시킨다.
- 스트레스를 감소시키고 이완을 도모할 수 있는 대처법을 교육한다.
- 자기주장 기술은 신체증상에 대한 요구를 감소시키고 직접적인 의미전달을 향상시키며, 매일 15~20분의 운동은 감정조절, 엔도르핀의 증가, 불안감소에 도움이 된다.
- 우울증을 동반한 신체증상 및 관련장애 환자는 SSRI(selective serotonin reuptake inhibitors)계 항우울제를 복용하는 것이 효과가 있다.
- 신체적 증상이나 기능장애에 초점을 맞추거나 강조하지 말고 대상자의 두려움과 불안에 대한 언어적 표현을 적극 격려한다.

표현되지 않은 내재된 분노를 위한 간호중재는 다음과 같다.

- 간호사 자신의 감정을 알고 이런 감정이 간호사 자신의 행동에 어떤 영향을 미치는지 알아야 한다.
- 대상자와 그의 감정을 수용한다.
- 대상자에게 자신의 분노를 인식하고, 이런 분노의 근본적인 원인을 밝혀내고 분노를 다룰 수 있는 대안적 방법을 모색하도록 돕는다.
- 대상자는 간호사에게 비평 · 모독 등 여러 방법으로 분노를 표현할 수 있다. 대상자와 그의 감정을 수용함과 동시에 이러한 행동에 대해 필요할 때는 대상자를 제한한다.

이외에도 이완법, 치료적 접촉, 심상법, 지지적인 상담 등의 총체적인 간호중재가 수행될 수 있다.

5) 간호평가

대상자의 심리적 안녕상태에 대한 간호 효과와 대상자–간호사의 관계를 고려해 보는 것은 대상자의 상태를 측정하는 데 유용하다. 간호사는 평가 시 대상자의 설정된 간호목표와 결과에 초점을 맞춰야 한다. 예를 들어, 신체적 증상과 연관되는 생각과 느낌을 밝히는 것 등이다. 이 목표를 평가할 때 간호사는 대상자와의 상호작용을 점검해 보고 진전, 역행, 현상태에 머물러 있는 것 등의 여부를 언급해야 한다. 평가를 통해 간호계획의 재조정 여부를 결정하는데, 이는 간호의 질적인 측면에 핵심적 요소로 작용한다.

만약 치료가 효과적이라면 대상자는 신체증상을 이유로 의사를 방문하는 횟수가 감소할 것이며, 약물사용이 줄어들고 보다 더 긍정적인 대처기술을 사용하게 될 것이다. 또한 기능적 능력이 증가하게 될 것이다.

5. 요약

- 신체증상 및 관련장애는 임상적으로 특별한 조직적 병변이 없고, 병태생리가 뚜렷하게 드러나지 않는 신체증상이 특징적으로 나타나는 정신질환으로, 정신적 원인이 신체 증상의 형태로 발병한 경우이다.
- 신체증상장애는 정신적 · 사회적 스트레스 또는 갈등이 신체적 원인이 명백히 드러나지 않는 여러 가지 만성적이고 복합적인 신체 증상으로 나타나는 장애다.
- 질병불안장애란 신체적 징후나 감각을 비현실적으로 부정확하게 인식해서 자신이 심한 병에 걸렸다는 집착과 공포로 인하여 사회생활이나 직업 기능에도 장애가 있는 상태이다.
- 전환장애는 실제 신체적 질병 없이 무의식적인 정신내적 갈등이 신경계 증상, 즉 감각기관이나 수의적 운동의 극적인 기능상실이 주요 증상인 장애다.
- 인위성 장애는 오직 관심을 받을 목적으로 신체적 · 정신적 증상을 의도적으로 만들어낼 때 발생한다.
- 정신생리장애는 억압된 정서적 갈등의 문제들이 신체적 기능상의 장애, 더 나아가 신체기관에 조직학적 변화를 일으키는 것이다.
- 신체형 장애를 가진 대상자의 간호목표는 불안을 처리하는 방법으로 신체적 증상을 이용하는 것보다 건전한 대응전략을 사용할 수 있도록 하는 것이다.
- 대상자가 급성적인 신체질환으로 고통받을 때 간호사는 신체적 간호에 우선적으로 주의를 기울인다.
- 간호중재의 중요한 원칙은 기능적으로 유지된 어떤 대안을 제공하기 전까지는 대상자의 방어기전을 제거하지 않는 것이 바람직하다.

풀어보기

다음 중 문제를 읽고 옳은 것은 ○, 틀린 것은 × 하시오.

1. 신체증상 및 관련장애는 명백한 병리적 소견이 없이 신체적 기능상의 장애가 나타난다. (　　)

2. 가족간에 자유로운 대화를 억압하는 경우 자유로운 감정의 표현을 억압할 수 있다. (　　)

3. 일부 환자는 자신의 기능상실에 무관심한 듯한 태도를 보이는 현상을 환자역할이라고 한다. (　　)

4. 증상에 대한 기질적인 단서를 발견할 수 있다. (　　)

정답

1. ○, 2. ○, 3. ×, 4. ×

>> 참고문헌

- 김성재 외(2023). 정신간호총론 제9판. 수문사
- 김희숙 외(2022). 최신정신건강간호학 5판. 학지사메디컬
- 민성길 외(2015). 최신정신의학 제6판. 일조각
- American Psychiatric Association(2013). DSM−5:Diagnostic and Statistical Manual for Mental Disorders(5th ed.). American Psychiatric Press, USA
- APA 저, 권준수 외 역 (2023). DSM−5−TR 정신질환의 진단 및 통계편람(제5판 수정판). 서울: 학지사.
- Stuart, G. W. & Laraia, M. T.(2005). Psychiatric Nursing, 8th Ed. Mosby

제 10 절 급식 및 섭식장애와 간호

학습목표

- 급식 및 섭식장애 관련 질환을 정의한다.
- 급식 및 섭식장애 관련요인과 정신역동을 설명한다.
- 신경성 식욕부진증과 신경성 폭식증, 비만과 관련된 행동특성을 설명한다.
- 식사 관련장애 유형에 따른 간호과정을 적용한다.

주요용어

- 되새김장애 rumination disorder
- 비만 obesity
- 섭식장애 eating disorders
- 신경성 식욕부진증 anorexia nervosa
- 신경성 폭식증 bulimia nervosa
- 신체상 body image
- 이식증 pica
- 폭식장애 binge–eating disorder

대부분의 사람들은 음식을 통해서 신체와 정신에 필요한 에너지와 영양을 규칙적으로 공급받고, 식사시간을 가족이나 사회적 교류 수단으로 이용하기도 한다. 그러나 어떤 사람들은 섭식행위와 그에 관련된 감정, 사고에 있어서 심한 장애를 경험하기도 한다. 전 세계적으로 동시대 수백만 명의 사람들이 영향을 받고 있는 급식 및 섭식장애는 중세의 종교적 순결 표현을 위한 의도적 음식 거부 기록과 19세기 이후의 신경성 식욕부진증의 다양한 사례기록들을 통해 비교적 긴 역사를 가지고 있음을 알 수 있다. 특히 1960년대 이후 미디어의 영향과 사회문화적 요인으로 마른 체형이 이상적인 미의 기준으로 여겨지면서 미국과 서부유럽 등 많은 지역에서 신경성 식욕부진증(anorexia nervosa)이 증가됨에 따라 이를 일종의 정신질환으로 간주하게 되었고, 신경성 폭식증(bulimia nervosa)은 1979년에 신경성 식욕부진증과는 다른 새로운 증후군으로 알려지게 되었다. 급식 및 섭식장애의 심각성은 해당 문화와 그 사회적 기준에 따라 다양하게 나타나며, 우리나라의 경우 1990년대 이후 급격한 발병률 증가를 보이고 있다.

특히 12세에서 35세 사이의 여성들에게 발병률이 높은 급식 및 섭식장애를 지닌 대상자들은 식사패턴에서 심각한 이상을 경험하고 왜곡된 신체상을 가지고 있다.

이 장에서는 음식과 관련된 급식 및 섭식장애(feeding and eating disorders)가 있는 대상자의 간호에 대해서 논의해 보기로 한다.

1. 정의

급식 및 섭식장애란 섭식행위(eating behavior)에 뚜렷한 문제가 있고 장기간 지속되는 신경정신과적 질환을 말하며, 인체가 필요로 하는 하루 약 1,500~2,000kcal의 음식섭취 행위에 변화가 생기고 신체적, 정신적, 사회적 기능에 심각한 손상을 초래하며 극단적인 경우 사망까지 이를 수 있다. 이 범주에 속하는 주요 질환에는 신경성 식욕부진증, 신경성 폭식증, 폭식장애(binge–eating disorder) 등이 있다.

신경성 식욕부진증 대상자는 일반적으로 체중과 외모에 강박적으로 집착해 섭식을 의도적으로 거부하며, 왜곡된 신체상으로 체중증가에 대한 강한 공포심을 가지고 있다. 자기평가가 지나치게 체중, 체형의 영향을 받는다.

신경성 폭식증 대상자의 경우, 음식에 대한 통제력의 상실로 다량의 음식을 단시간 내에 폭식하는 행동을 반복한다. 폭식 후에는 죄책감, 자기 혐오감이나 수치심, 후회 등을 느낀다. 체중증가를 피하기 위해 스스로 구토를 유발하는 등의 부적절한 보상행위를 반복하며, 폭식과 보상행동이 모두 3개월 동안 최소한 1주일에 1번 이상 발생한다. 대상자는 장기간 폭식 후 단식을 하기도 한다.

폭식장애가 있는 사람은 폭식행위에 대해 우울감이나 자기 혐오감 등으로 매우 힘들어하면서도 폭식행위를 반복한다. 진단은 폭식행동이 일주일에 1회 이상 나타나고 3개월 이상 지속될 때 내려진다. 신경성 폭식증과는 달리 체중감소를 위해 지나친 보상행동은 사용하지 않으나 반복된 폭식으로 비만이 되기 쉽다.

급식 및 섭식장애를 앓는 경우 음식섭취 행위는 매우 극단적이어서 입원이 필요한 상황이 올 수도 있다. 입원은 응급실을 통해 이루어지는 경우가 흔하다.

표 9-10-1 급식 및 섭식장애의 입원 기준

신체적 기준
• 6개월 간 30% 이상의 체중감소 • 빠른 체중 감소 • 외래 치료로 체중증가를 할 수 없음 • 피하조직의 상실 또는 탈수로 인한 극심한 저체온증(체온이 36℃보다 낮은 경우) • 심박동수 40회/min 이하 • 수축기 혈압 70mmHg 미만 • 구강 보충제에 의해 교정되지 않는 저칼륨혈증(<3mEq/L) 또는 다른 전해질 불균형 • 심전도 변화(특히 부정맥)
정신적 기준
• 자살 또는 극심한 통제불능, 자학적인 행동 • 하제, 구토제, 이뇨제 또는 불법약물의 남용 • 처방 내용을 이행하지 못함 • 심한 우울증 • 정신병 • 가족 위기 또는 가족기능장애

Kathleen Ibrahim: Eating disorders

1) 유병률

대부분의 섭식장애는 10대 초에서 20대 중반에 시작하며, 신경성 식욕부진증은 7~12세의 이른 나이에 시작하고 10대 초중반에 주로 나타난다. 젊은 여성의 경우 유병률은 0.9%, 남성의 경우 남성들의 유병률은 알려져 있지 않지만, 임상에서 10:1의 비율로 여성보다 훨씬 적다. 성격적으로 완벽주의적이며 강박적 · 이기적인 젊은 독신여성의 유병률이 높다. 극단적인 음식 거부로 정상 체중의 15% 이상 감소하고 체중증가나 비만에 대한 극심한 두려움으로 저체중임에도 끊임없이 체중을 줄이려고 노력하는 특징이 있다. 미국의 경우 신경성 식욕부진증의 평생유병률은 여성의 경우 대략 1%, 남성은 0.3%로 추정된다. 신경성 폭식증의 경우 신경성 식욕부진증보다 흔하며 12세 이전에는 거의 없고, 청년기나 초기 성인에서 가장 높다.

두 장애가 모두 일시적으로 나타나기도 하지만, 간헐적이고 만성적으로 나타나는 경우가 더 흔하고, 특히 신경성 식욕부진증의 경우 만성화의 경향이 더 높다. 많은 사례에서 음식을 절제하는 형에서 폭식 · 구토 · 관장하는 형으로, 다음 단계로 신경성 폭식증으로 넘어가는 패턴이 나타난다.

폭식장애의 경우, 우리나라 여성 대 남성의 비율이 3:2 정도이다. 일반인에 비해 체중감소를 위해 의료기관을 찾는 사람들에게서 더 많이 나타난다.

급식 및 섭식장애는 또한 여러 가지 정신장애 즉, 기분장애, 불안장애, 인격장애, 약물남용, 신체상 왜곡, 충동조절장애 등과도 관련성이 있다. 예를 들면, 거식증은 사회공포증(34%), 양극성장애, 우울증(65%), 강박증(26%)과 관련된다. 국제공인섭식장애학회(Academy for Eating Disorders:AED)는 식이장애 관련 사망의 1/3이 자살에서 기인하는 등의 이유로 자살이나 자해사고 및 계획을 포함한 정신적 위험요소에 대한 평가가 이루어져야 한다고 요구하고 있다.

2. 원인

급식 및 섭식장애의 원인은 불분명하지만 다양하고 복잡하다. 이런 장애들은 성격적 혹은 생물학적 취약성이나 소인이 주요생활 변화나 스트레스, 체중조절에 대한 통제력상실, 가족기능 양상, 마른 몸매에 대한 사회문화적 선호도 등의 여러 가지 정신적, 사회문화적, 환경적 요인 등과 상호작용에 의해 유발되는 것으로 보여진다.

급식 및 섭식장애 대상자의 초기 병력으로 신체적 질병이나 가족과의 사별, 의미있는 사람의 상실, 생활 스트레스 등이 있다.

1) 생물학적 요인

(1) 유전적 요인

급식 및 섭식장애를 가진 개인들과 그 가족, 쌍생아와 입양아 연구에서는 유전적 영향력이 높다는 보고가 있다. 최근의 연구에서 신경성 식욕부진증 대상자와 신경성 폭식증 대상자 모두 유전자와 환경의 영향으로 형성된 특징적 표현형질을 가지고 있으며, 이는 유전이 가능한 인격적 특징들을 갖고 있다고 할 수 있다.

(2) 신경 내분비 이상

급식 및 섭식장애에 대한 많은 연구에서 시상하부의 식욕조절중추에 문제가 있다고 가정되어 왔다. 급식 및 섭식장애로 인한 굶기나 구토, 폭식 등의 결과로 신경내분비이상이 일어났는지 아니면 내분비 이상이 원인이 되어 급식 및 섭식장애를 유발했는지는 명확하지 않다. 세로토닌과 그 전구체인 트립토판(tryptophan)은 식욕을 포함한 여러 가지 정서와 관련이 있다고 보고되며, 신경성 식욕부진증을 가진 대상자의 뇌척수액에서 코티졸 과잉분비가 관찰되는데, 이는 식욕조절중추에 작용해 우울증이나 식욕저하를 초래하는 원인이 된다. 뇌 영상 연구들에 의하면 급식 및 섭식장애 대상자들의 뇌의 다양한 부위에서 이상현상 즉, 비정상적 세로토닌 경로 등이 나타나며 이로 인한 세로토닌감소는 우울증상이나 포만감 감소로 인한 충동조절능력 감소, 신체상 왜곡 등을 유발할 수 있다.

2) 심리적 요인

정신적 요인들이 급식 및 섭식장애 소인을 활성화시키는 역할을 할 수 있다. 정신역동 이론에 의하면, 급식 및 섭식장애가 초기 모–유아 상호작용 갈등으로 인한 자아발달의 지연, 분리개별화 이행의 어려움 또는 성적 성숙에 대한 무의식적인 혐오로부터 기인한다고 본다. 초기 모–유아 상호작용 갈등은 자신의 몸이 어머니의 분신이라고 느끼는 유아시절에 아이의 요구에 맞추어 수유나 음식을 주는 것이 아니라 기계적이거나 철저하게 규칙에 따를때 부정적인 어머니 이미지로 인해 생길 수 있다.

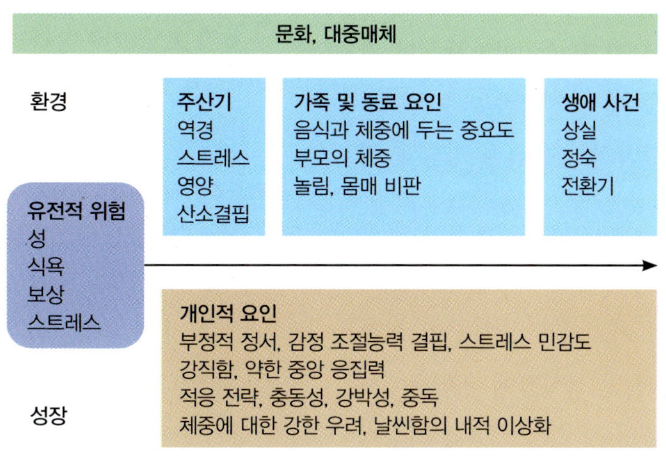

그림 9–10–1 급식 및 섭식장애위험요인(Eating disorder risk factors)

인지행동이론에서는 급식 및 섭식장애 대상자가 처음에 체중조절을 시도한 후 체중감량에 대해 주위의 긍정적 반응을 경험하게 되면 건강에 위험을 초래하면서도 부적응적 섭식행동이 강화된다고 본다. 신경성 식욕부진증과 신경성 폭식증 모두에서 낮은 자존감과 자기 비하, 완벽주의, 자아정체성과 자율성의 상실 등의 정신병리학이 관찰된다. 이로 인해 체중 문제에만 과도하게 집중하는 혹독한 자기평가를 초래한다. 체중이나 왜곡된 신체상, 자기 통제력에 대한 과대평가는 대상자의 급식 및 섭식장애 지속의 핵심역할을 한다.

3) 가족 · 환경적 요인

(1) 가족 요인

가족이론가들은 오랫동안의 가족 내부의 문제들이 쌓여서 급식 및 섭식장애 대상자를 만들어낸다고 본다. 정서적 지지가 없거나 학대를 경험한 경우, 급식 및 섭식행동에 집착해 그들의 내적 갈등으로부터 도피한다는 것이다. 특히 신경성 폭식증 대상자의 20~50%에서 성적 학대가 보고되고 있다. 급식 및 섭식장애 대상자 가족의 특징은 구성원들이 밀착관계를 보이고 서로 경계가 분명하지 않거나, 과잉보호적이며, 날씬함을 강조하고 비만한 사람을 비난하는 부모의 태도와, 권위적이고 완벽적이거나, 충동적이고 안정감이 없으며 갈등이나 부정적 감정표현이 많다는 주장도 있다. 그러나 가족의 이런 특징들이 질병의 원인이 아니라 질병과 관련된 유전적 형태의 일부를 구성하는 것이라는 비평가들의 견해도 있다. 예를 들면, 거식증 대상자 가족들의 완벽주의적이고 통제적 특징들이 강박적인 유전적 성향의 결과일 수 있다는 것이다.

(2) 사회문화적 요인

세계화가 진행되면서 미의 가치기준이 서구의 마른 체형으로 변화됨에 따라, 급식 및 섭식장애 유병률에서 역사적, 문화적 가변성이 있음이 지지되고 있다. 이상적인 여성미를 키가 크고 마른 모델과 동일시하면서 살이 찌는 것을 게으름이나 자기조절의 실패로 간주하게 되고, 급식 및 섭식장애를 유발하는 원인이 된다.

3. 관련장애와 행동특성

1) 신경성 식욕부진증

신경성 식욕부진증(anorexia nervosa)은 심각한 저체중과 영양부족 등으로 생명을 위협할 수 있는 급식 및 섭식장애이다. 대상자는 전형적으로 체중증가 혹은 비만에 대한 극심한 두려움을 보이며, 대개는 체중이 감소하고 있는 순간에도 해소되지 않는다. 심각한 저체중을 유지하기 위해 자의적인 섭식 거부, 하루 200~600칼로리 정도의 소량의 음식만 섭취하며, 왜곡된 신체상을 가지고 있으나 문제의 심각성을 깨닫지 못한다. 왜곡된 신체상으로 인해 이들은, 자신이 전반적으로 과체중이라고 느끼거나, 자신이 말랐지만 복부나 허벅지 등 특정 신체 부위에 대해 '너무 뚱뚱하다'고 걱정하는 두 부류로 나눠진다. 이러한 대상자의 자존감은 자신이 지각한 체중과 체형에 의해 많은 영향을 받는다. 체중감소는 자신에 대한 자부심으로 여겨지는 반면, 체중증가는 수긍하기 어려운 자기통제의 실패로 지각된다.

신경성 식욕부진증 대상자는 제한형과 폭식-제거형으로 분류할 수 있다. 제한형은 다이어트와 과도한 운동, 단식을 통해 살을 빼려는 유형이다. 폭식-제거형은 2시간 동안 일반인들이 먹을 수 있는 양보다 훨씬 많은 양의 음식을 폭식하고 스스로 토해내거나 하제, 이뇨제, 다이어트제 및 기타 약물의 남용이나 과격한 운동 등의 부적절한 보상행동을 반복적으로 보인다. 이 장애의 영양상태는 대부분의 신체 장기에 영향을 주고 심각한 전해질 불균형, 무월경, 비정상적 활력증후(저혈압, 서맥, 저체온 등), 얼굴과 등의 배냇 솜털, 빈혈, 치아 에나멜 손상, 대사장애, 변비, 위장 장애 등의 다양한 장애를 일으킬 수 있다. 많은 대상자가 우울증의 증상과 징후를 동반하기도 하며, 성적인 것에 대해 흥미가 없고 오히려 결벽적이다. 이들은 장보러 가기, 식사 준비하기 등 음

Box 9-10-1 신경성 식욕부진증 대상자

은서는 16세의 중학교 3학년으로 165cm의 키에 몸무게 38kg이다. 악액질성(cachexia) 대상자로 현재 정신과병동에서 입원치료 중에 있다. 그녀는 어렸을 때부터 모범생으로, 중학교에 들어온 이후 본인이 원하는 만큼 성적이 나오지 않자 스트레스를 받아 왔다. 2학년이 되면서 그녀는 성적을 올리는 것보다 체중을 빼는 일에 몰두하기 시작해 엄격한 다이어트로 1년 만에 16kg을 뺐다. 현재 심한 저체중으로 부모님이 병원에 입원시켰다. 은서는 이하선이 비대되어 있고, 솜털이 몸의 대부분을 덮고 있는 상태이다. 신체검진 결과 피부탄력이 매우 저하되어 있고, 탈수 증상을 보였다.

그녀의 혈압은 86/50mmHg로 낮으며, 저칼륨혈증과 ECG상 부정맥이 관찰되었다. 임상학적으로 안정될 때까지 중환자실로 그녀를 보내기로 결정이 되었다. 정맥주사가 삽입되자 은서는 체중증가에 대한 공포로 소리를 질렀다. "그 주사에 당분이 든 건 아니지요?" 간호사가 "많이 놀라셨나 보네요? 은서가 지금의 위기를 무사히 넘기도록 필요한 모든 노력을 기울여야 해요"라며 부드럽게 말하였다.

표 9-10-2 신경성 식욕부진증과 관련된 사고와 행동

- 체중증가에 대한 공포
- 음식 관련 사고에 대한 집착
- 매우 말랐음에도 불구하고 스스로를 뚱뚱하다고 보는 시각
- 음식에 대한 특이한 행동
  - 음식을 잘게 조각내기
  - 접시 위에서 음식물을 굴리는 행위
- 지나치게 엄격한 운동계획
- 자기 유발 구토, 하제와 이뇨제 사용
- 자신의 가치를 자신의 체중으로 판단하는 심한 인지적장애
- 무기력감을 극복하고 자기 지배력을 강화하기 위한 수단으로서 섭식행위를 통제

Kathleen Ibrahim: Eating disorders

표 9-10-3 신경성 식욕부진증의 의학적 합병증

- 서맥
- 맥박이나 혈압의 기립성 변화
- 전해질 불균형으로 인한 갑작스러운 심장마비
- 지연된 QT 간격과 ST-T파 이상
- 말초신경병증
- 말단 청색증
- 백혈구 감소증
- 카로틴 혈증(혈중 카로틴 수치 상승). 이는 피부를 노랗게 만든다.
- 저칼륨혈증 알칼리증(자기 유발 구토 또는 하제와 이뇨제의 사용)
- 저염소혈증, 저칼륨혈증
- 피로, 쇠약, 전신무기력감을 일으킬 수 있는 전해질 불균형
- 골밀도 감소로 나타나는 골다공증
- 혈청효소 증가로 나타나는 간의 지방변성
- 콜레스테롤 수치의 증가
- 무월경
- 갑상선기능 이상
- 혈뇨
- 단백뇨
- 변비, 복통, 저혈압, 피부건조증, 저체온 등

식 관련 활동과 사고에 집착한다.

신경성 식욕부진증으로 인한 사망률은 대략 5~7%이며, 장애 자체로 인한 의학적 합병증이나 자살로 인한 사망이다.

2) 신경성 폭식증

신경성 폭식증(bulimia nervosa)은 1979년 전까지 신경성 식욕부진증의 일종으로 여겨졌을 정도로 신체상 왜곡, 체중과 음식에 대한 끊임없는 집착 등 신경성 식욕부진증과 공통된 양상이 많다. 그러나 지속적인 연구결과 신경성 식욕부진증보다 발병 시기가 더 늦고, 유병률은 더 높으나 생명에는 덜 위협적으로 나타났다. 또한 자신의 외모와 성적 매력, 성활동에 관심이 많은 편이다. 신경성 폭식증 대상자들은 자아존중감이 낮기 때문에 마른 몸매를 강조하는 사회적 압력에 취약하며, 대체로 정서적으로 불안정하고, 우울감과 고독감을 갖기 쉽다. 일부에게서 신경성 식욕부진증의 병력이 발견된다.

과도한 음식 섭취가 있을 때 폭식삽화로 간주되려면, 음식 섭취를 참을 수 없거나 한번 먹기 시작하면 중단할 수 없게 되는 조절 능력의 상실감이 반드시 있어야 한다.

신경성 폭식증에는 다음 3가지의 핵심적 특징이 있다.

- 체중증가를 막기 위해 반복되는 부적절한 보상행동
- 체형과 체중이 자기평가에 과도하게 영향을 미침

표 9-10-4 신경성 폭식증과 관련된 사고와 행동

- 폭식행위
- 폭식 후 자기 유발 구토(하제 또는 이뇨제 사용)
- 비만에 대한 공포심
- 일부에서의 신경성 식욕부진증의 병력
- 우울감, 불안, 고독감, 충동성이 흔함
- 대인관계, 자기자신에 대한 인식, 충동적인 행위와 관련된 문제
- 불안과 강박증 수준의 증가
- 약물이나 알코올 의존증
- 외모와 성적 매력에 대한 관심
- 충동적 도벽

- 폭식과 부적절한 보상 행동이 반드시 있으며, 최소 지난 3개월 동안 일주일에 1회 이상 발생

신경성 폭식증 대상자들은 대체로 정상 체중의 범위에 있고 폭식이 은밀하게 이루어지므로 가족 등 주위에서 이런 행동에 대해 알게 되거나 의학적인 합병증이 생길 때까지 장기간 지속되기도 한다. 그들은 폭식 후 구토를 유발하고, 과도한 운동이나 하제 등의 부적절한 보상행동을 시도한다. 그 결과 치아 에나멜부식이나 월경불순 등의 장애와 관련된 증상이나 징후를 나타낸다(표 9-10-5).

이 장애는 직장이나 학교에서 높은 성취도를 이룬 젊은 성인 여성에게 많다. 그러나 수동적이고 의존적인 성향이 있고, 알코올이나 약물 등의 물질남용 문제가 흔하다. 대부분의 신경성 폭식증 대상자들은 신체적 합병증이 있을 때에만 입원치료를 고려하며, 최근에는 나이 많은 여성이나 젊은 남자에게도 많이 나타나는 경향이 있다.

표 9-10-5 신경성 폭식증의 의학적 합병증

- 전해질 장애 또는 ipecac(구토유발제) 중독으로 인한 심장마비
- 심장 부정맥
- 동성 서맥
- 맥박이나 혈압의 기립성 변화
- 전해질 불균형
- 만성 인후염, 이하선 부종
- 하제나 이뇨제 남용으로 인한 장이나 신장장애
- 저염소혈증
- 저칼륨혈증
- 탈수: 탈수는 체액상실을 초래할 수 있고 aldosterone생산 자극을 초래하여 그 결과로 신장에서 추가적인 potassium의 배출을 발생시킨다. 따라서 간접적인 신장의 potassium 상실은 물론, 자기유발 구토로 인한 직접적인 상실로 이어질 수 있다.
- 위산에 지속적인 노출로 인한 치아의 극심한 마모와 침식
- 치조궁의 상실
- 감소된 저작 능력
- 혈청 amylase 수준 상승과 관련된 이하선 비대
- 위 확장으로 인한 극심한 복부통증
- Russel's sign(자기 유발 구토로 인한 손등의 상처 및 굳은 살)

Kathleen Ibrahim: Eating disorders

Box 9-10-2 신경성 폭식증 대상자

21세의 대학생인 진영이는 하제를 20알 한꺼번에 복용 후 심한 복통을 호소하다가 응급실로 실려 왔다. 신경성 폭식증으로 진단받아 입원한 상태이다. 신장 165cm, 체중 56kg으로 정상 체중이었으나, 체중을 더 빼기 위해 하제를 복용하다가 점차 양이 늘어나 입원까지 하게 된 것이다. 진영이는 고등학교 때 학교 수영선수로 활약하였고, 대학에 입학 후에는 배구를 했다고 한다. 마른 몸매를 갖고 싶어서 대학 입학 전에 단식원에 가서 8kg을 뺐지만 1년이 지난 후 다시 본래대로 돌아오자 다시 살을 빼려고 하제를 사용하기 시작하였다. 병원에 입원 후에도 체중에 대한 집착이 강해 하루에도 수십 번 체중을 재지만, 식사시간에는 음식에 대한 욕심이 많아 몇 번씩 밥을 더 가져다 통제가 안되는 모습으로 빠르게 먹고 있다. 식사 후에는 바로 화장실로 달려가 구토를 하고는 아무렇지도 않은 듯 병실에 앉아 있곤 하였다. 현재 진영이는 변비를 호소하며 의사에게 하제처방을 요구하는 등 체중증가에 대해 걱정하는 모습이며, 우울증과 불면증이 있다. 수년 동안의 자기 유발성 구토로 치아가 많이 부식되어 있고, 머리카락도 많이 빠지고 가늘어진 상태다. 자신의 행동에 대해 혐오감을 느끼지만 음식에 대한 집착을 끊지 못하고, 먹고 토하는 것을 반복하고 있다.

3) 폭식장애

폭식장애(binge-eating disorder)는 DSM-5에서 '급식 및 섭식장애'의 하위유형으로서 정식 진단명이 부여되었으며, 정상 체중/과체중 그리고 비만인 사람들에게 나타나는 경향이 있다. 이 장애는 전형적으로 청소년과 초기 성인기에 흔히 나타나고, 다른 급식 및 섭식장애 유형에 비해 남녀의 차이가 적은 편이다(남:여=2:3). 일부 연구에 의하면 많은 대상자들이 폭식행동을 하기 전후로 체중을 감량하기 위해 다이어트를 한 뒤 다시 폭식을 하는 행위를 되풀이하므로 4~5kg 정도의 빈번한 체중변화가 나타난다. 행동특성으로 빈번한 폭식삽화와 먹는 도중에 통제력을 상실하고, 은밀히 혼자 폭식하거나 폭식 후 죄책감, 후회, 자기 혐오감을 느끼는 것은 신경성 폭식증과 유사하다. 그러나 폭식 후 자기 유발 구토, 이뇨제남용 등의 지나친 보상행동을 하지 않고, 체중이나 체형에 대한 집착이 없다. 폭식장애가 있는 비만인 사람들은 정상체중인 사람에 비해 더 낮은 삶의 질과 더 많은 내외과적, 정신과적 동반질환을 가지고 있는 경

표 9-10-6 BMI classification

Classifications for BMI	BMI
underweight	< 18.5 kg/m^2
normal weight	18.5 – 23 kg/m^2
overweight	23 – 25 kg/m^2
obesity	25 – 30 kg/m^2
extreme obesity	30 < kg/m^2

우가 많다.

4) 이식증

이식증(pica)은 유아기가 지난 아동이 모래, 흙이나 머리카락, 낙엽 등 음식이 아닌 물질을 지속적으로 섭취하는 것을 말한다. 지적으로 장애가 있는 아동에게서 많이 나타난다.

5) 되새김장애

되새김장애(rumination disorder)는 위장관계에 의학적 문제가 없음에도 반복적으로 음식을 토하거나 역류시켜 다시 씹어서 삼키는 되새김 행동을 나타내는 장애이다. 원인으로 부모의 무관심이나 정서적 자극의 결핍 등이 있다.

6) 회피적 · 제한적 음식섭취장애

회피적 · 제한적 음식섭취장애(avoidant/restrictive food intake disorder)는 섭식 또는 급식장애(예 음식섭취에 대한 명백한 흥미결여, 음식의 감각적 특성에 근거한 회피, 섭식의 부정적 결과에 대한 걱정)가 지속적으로 나타나 적절한 영양 또는 에너지가 부족하다. 또한 이는 심각한 체중감소나 영양결핍, 위장관 급식 혹은 경구 영양보충제에 의존과 관련이 있다.

7) 달리 명시되는 급식 또는 섭식 장애

사회적, 직업적 또는 다른 중요한 기능 영역에서 임상적으로 현저한 고통이나 손상을 초래하는 급식 또는 섭식 장애의 특징적인 증상이 두드러지지만, 진단분류에 속한 장애 중 어느 것에도 완전한 기준을 만족하지 않는 장애를 말한다. 달리 명시되는 급식 또는 섭식 장애에 분류되는 징후로는 비전형적 신경성 식욕부진증, 신경성 폭식증(저빈도, 그리고/또는 제한된 기간), 폭식장애(저빈도, 그리고/또는 제한된 기간), 제거장애, 야식 증후군이 있다.

4. 급식 및 섭식장애 환자 간호

1) 간호사정

급식 및 섭식장애 대상자를 진단하는 정신건강간호사는 각 질환과 관련된 다양한 사고와 행동을 파악하고, 포괄적인 정신간호사정과 더불어 생물정신사회적 기능에 대한 평가가 반드시 필요하다.

신경성 식욕부진증은 심각한 저체중과 영양결핍으로 인해 신체의 여러 조직에 손상을 주기 때문에 우선 대상자의 신체 전반에 대한 평가가 필요하다. 대상자와 가족으로부터 식사습관, 식이요법의 과거력, 체중조절을 위해 사용하는 방법과 발현시기 및 지속기간에 관해 정보를 조사하면 대상자의 영양 상태를 평가하는 데 도움이 될 수 있다.

신경성 폭식증은 은밀하게 폭식과 제거 행위를 하고, 보통 정상체중을 보이므로 밖으로 나타나는 증상이 거의 없다. 그러므로 의학적 합병증이 유발하거나 대상자

표 9-10-7 급식 및 섭식장애 대상자 사정 시 고려 사항

- 입원이 요구되는 의학적 또는 정신과적 상태 확인
- 의학적 안정화가 최선이므로 철저한 의학적 검사가 필수적이다: 영양결핍으로 인한 부정맥, 저칼륨혈증 등을 확인하기 위한 심전도 검사, 전해질 불균형과 심장의 기능이상을 사정하기 위한 임상병리검사 등
- 식습관, 폭식이나 섭식 거부 기간, 빈도, 다이어트 이력, 보상 행동에 관한 과거력
- 적절한 혈액검사와 철저한 신체검진 시행
- 다른 의학적 상태 확인
- 공동이환된 정신과적 진단의 존재 여부
- 대상자 자신의 문제에 대한 인식
- 인간관계 및 사회에서의 기능
- 대상자의 신체상: 자신의 외모에 대한 지각은 대상자의 자기존중감에 지나치게 영향을 미친다. 이러한 경향은 회복을 더디게 할 수 있다.
- 대상자와 가족은 대상자의 치료계획에 대한 교육이나 정보가 필요

자신의 식습관을 통제할 수 없다고 여길 때 병원을 찾게 되므로 상당히 오랜 기간 동안 지속되는 경우가 많다. 그러므로 간호사가 지속적으로 관찰하고 사정을 하면 치아부식이나 전해질 불균형으로 인한 근육 쇠약, 이하선 부종 등의 여러 가지 신체적 증상과 충동성 및 강박성, 우울이나 불안장애뿐만 아니라 물질남용 등과 관련된 과거력을 흔히 확인할 수 있다.

급식 및 섭식장애가 지속되면 대인관계와 사회적 역할수행에 대해서도 장애를 초래한다. 그들은 수동적이며 의존적이고 낮은 자존감으로 인해 위축되어 있고, 대인관계에서 자신과 타인의 감정을 수용하고 표현하는 것에 어려움을 겪는다. 불안이나 화가 나는 상황에서 폭식을 하는 비적응적 행동을 보이고 일부러 토해내기도 하므로 다른 사람들 앞에서 자신이 먹는 것을 조절하지 못할까봐 두려움을 느낀다. 또한 체중이나 음식, 운동에 몰두한 결과 점차 고립되고 가정이나 학교, 지역사회에서의 역할 수행에 어려움을 겪게 된다.

급식 및 섭식장애에서 대상자를 사정할 때 고려해야 할 점은 표 9-10-7에 있다.

2) 간호진단

급식 및 섭식장애 대상자를 대상으로 간호진단을 내릴 경우, 대상자의 건강, 영양 상태, 정신심리 상태 등 여러 가지 요인들을 고려해야 한다.

3) 간호계획

대상자에 대한 간호계획은 대상자 상태에 따라 결정된다. 만약 대상자가 극심한 영양불균형이거나 이상적인 체중의 75%에 미달일 경우 우선 내과적인 치료를 통해 신체상태를 안정시켜야 한다. 신경성 식욕부진증의 경우 대상자가 나이와 키에 맞는 체중으로 증가될 수 있도록 돕는 것이 첫 단계이며, 정맥주사를 통한 수액공급이나 위관영양 등을 포함한다. 신경성 폭식증에서는 폭식-제거의 순환 고리를 끊는 것이 관건이며, 폭식장애를 가진 대상자들은 폭식행위를 중지할 수 있도록 돕는 것이 중요하다.

신체상태가 안정되면 급식 및 섭식장애를 유발했거나 악화시켰던 잠재적인 정신심리 문제를 다룬다. 질병의 진행단계에 따라 정신과적 약물치료뿐만 아니라 영양관리나 심리상담, 집단치료, 가족치료 등을 통해 신체적, 심리적 안녕을 도모한다. 결과적으로 체중증가나 통제력상실에 관한 불안과 두려움에 대해 대상자가 스스로 표현하도록 하며, 건강한 신체상과 대처기전을 설정하고 자존감을 증진하며, 건강한 식습관을 형성할 수 있도록 돕는다.

간호목표의 예는 다음과 같다.

(1) 단기목표

대상자의 영양상태 회복, 체중감소 방지, 급식 및 섭식행위의 정상화, 정서적 안정, 적절한 체중증가에 목표를 둔다.

- 대상자는 적절한 음식섭취 양상을 보일 것이다.
- 대상자는 균형 잡힌 대사상태로 회복될 것이다.
- 대상자는 폭식이나 과도한 운동, 하제 사용 등의 보상행동을 하지 않을 것이다.
- 대상자는 체중증가에 대한 불안이나 통제력상실, 죄책감, 분노 등의 감정을 말로 표현할 것이다.

Box 9-10-3 NANDA(North America Diagnosis Association)에서 제시한 급식 및 섭식장애 간호진단의 예

- 영양불균형: 신체요구량에 비해 적거나 과잉
- 수분섭취 거부와 관련된 체액량 부족
- 비효과적 대처
- 만성적 자아존중감 저하
- 무기력감
- 살찌는 것에 대한 두려움과 관련된 신체상 혼란
- 사회적 상호작용장애
- 증상에 수반되는 행동과 관련된 가족의 비효과적 대처

(2) 장기목표

가능하면 대상자의 가족들도 간호과정에 동참해 급식 및 섭식장애를 촉진하는 가족내 문제를 해결하고, 건설적인 대처기전을 발견할 수 있도록 돕는다.

- 대상자는 자기 행동에 대한 통제력을 인식하고, 건강한 대처기전을 사용할 것이다.
- 대상자는 말이나 행동으로 적절한 체중과 신체상을 수용할 수 있음을 나타낼 것이다.
- 가족은 건설적인 의사소통과 대처기전을 사용할 것이다.
- 대상자는 급식 및 섭식장애의 재발 방지를 위해 스스로 노력할 것이다.

4) 간호중재

(1) 영양상태와 섭식행위의 정상화

심한 체중미달과 영양불균형상태에 있거나 자살 또는 자해 위험이 있고, 폭식과 보상행동에 대한 통제력을 잃은 급식 및 섭식장애 대상자는 입원치료가 필요하다. 대부분의 전문가들은 이때 대상자의 영양상태 회복을 가장 우선시 하며, 이를 위해 간호사는 대상자의 심장기능과 전해질 수준 등 건강상태를 주의 깊게 관찰하고 영양상태 회복을 위한 처방을 수행하고 관리한다.

우선적으로 체중감소를 중단하기 위해 필요시 위관영양이나 정맥주사용 영양주입도 처방이 가능하다.

대상자의 식사습관을 정상화하고 섭식거부, 폭식과 제거의 순환을 중단시키기 위해, 규칙적인 식사와 간식 시간을 정하고 엄격하게 지키도록 한다. 간호사는 대상자가 식사할 때 함께 앉아서 적절한 섭취량을 유지하는지, 비정상적 식사습관이나 식사도중 음식을 버리거나 숨기는 행위를 하는지를 관찰하고, 의심스러운 경우 대상자의 자기 유발 구토를 방지하기 위해 식후 2시간 동안 혼자 화장실에 가는 것을 제한할 필요가 있다. 또한 속옷만 입고 매일 같은 시각에 체중을 재며, 하루에 한 번으로 제한한다.

대상자가 체중을 회복하기 시작하면 점차 이러한 규제는 완화된다.

이때 간호사는 대상자가 겪는 신체적, 정서적 어려움을 이해하고, 정상적인 섭식행동에 도달하도록 돕기 위해 대상자와 친밀한 관계를 형성해야 한다. 친절하면서도 단호하고 전문가적인 태도로 의사소통하는 것이 도움이 된다.

(2) 정신심리치료

급식 및 섭식장애 대상자들은 대체로 완벽주의적이고, 자기인식(self-awareness)에 문제가 있으므로 자신과 자신의 신체에 대해 수용적인 태도를 가질 수 있도록 돕는다. 초기에는 포괄적인 사정결과에 따라 급성 신체적 증상을 안정화시킨 후에 환경치료와 정신치료가 실시되며, 자살사고/자해행위와 같은 급성 정신적 증상들은 즉시 다루어져야 할 대상이다. 간호사들은 치료의 일차적 목표의 하나인 체중증가가 대상자들이 두려워하는 대상임을 잘 인식하고 대상자들의 감정과 그들의 치료과정의 어려움을 잘 이해하는 것이 치료과정에서 발생할 수 있는 대상자의 극단적 저항상황에서 도움이 될 것이다.

간호사는 급식 및 섭식장애 대상자가 서서히 병동환경에 적응하면서 편안함을 경험할 수 있도록 하며, 외모와 체중에 대한 논의는 왜곡되게 해석될 수 있으므로 조심스럽게 접근해야 한다. 즉, 대상자의 시각을 무시하거나 비판하지 않고 그들의 왜곡되거나 과대평가된 신체상과 신체사이즈를 인정한다. 그러나 간호사 본인의 생각은 다름을 분명히 밝힘으로써 대상자들의 상황통제 욕구를 심화시킬 수 있는 신경전은 피해야 한다. 급식 및 섭식장애 대상자가 자신의 감정을 스스로 표현하도록 지지하는 것이 중요하지만, 그들에게 음식이나 폭식, 구토행위에 대해서 관심을 보이거나 논의하는 것은 오히려 그러한 행동을 강화하므로 피해야 한다. 그들이 점차 현실적 사고를 하도록 격려하고, 자신의 가치를 외모나 체중, 체형, 신체상에 두지 않고 다른 측면에서 긍정적인 속성을 확인할 수 있도록 돕는다. 개인적인 정신치료와 더불어 자조집단이나 집단치료는 정서적으로 취약한 급식 및 섭식장애 대상자들에게 대인관계 개선과 감정적인 지지요소가 될 수 있다.

인지행동치료는 신경성 폭식증 대상자에게 효과적 치료이다. 이는 대상자가 자신의 행동 양상을 인식하도록 도와서 자신과 자신의 신체에 대해 조절감을 찾게 돕는다. 대상자가 외모와 체중에 대한 관심을 유발하는 사건 즉, 음식의 종류와 양, 폭식이나 자기유발 구토 등과 자신의 감정을 매일 적게함으로써 객관적으로 상황과 자신의 감정, 급식 및 섭식행동의 연결고리를 파악하고 인식할 수 있게 한다. 이것은 대상자가 폭식행동을 벗어날 수 있게 도와주며, 음식과 무관한 방법으로 자신의 감정을 표현하고 상황에 대처하는 법을 배우는 계기가 된다. 만약 체중감량이 필요할 경우에는 체중감소 프로그램과 병행하는 것이 효과적이다.

(3) 환자 건강교육

급식 및 섭식장애로 어려움을 겪는 대상자들은 자신들의 내적 갈등을 조절하기 위해 음식을 사용하여 왔으므로, 정신건강간호사의 우선적인 역할은 대상자가 스스로 새로운 대처전략을 습득할 수 있도록 돕는 일이다.

급식 및 섭식장애 대상자의 건강한 급식 및 섭식행동을 증진시키기 위해서는 먼저 체중, 영양 등에 대한 대상자의 인식을 사정하여 잘못된 부분을 수정하거나 필요시 교육하고, 정상적인 식사에 대해서는 긍정적인 피드백을 통해 강화한다.

실례로 구토나 하제 사용이 실제 체중감소에는 효과가 없으며, 오히려 폭식을 조장해 체중을 증가시킬 수 있음을 설명하고, 음악이나 그림, 편지쓰기 등의 대체 이완요법을 통해 섭식에 대한 집착을 감소시키도록 한다.

퇴원교육이나 외래기반 교육을 통해 신체의 기본적인 영양요구도와 폭식과 구토, 하제남용 등이 신체에 미치는 악영향과 적절한 운동을 통한 체중증가와 감소에 이르기까지 식사와 운동에 중점을 둔 교육이 대상자에게 제공되어야 한다.

표 9-10-8 급식 및 섭식장애 정신치료요법

- 인지적 행동치료: 왜곡된 행위와 식이장애 행동을 낳는 대상자의 사고와 인식에서의 오류를 줄이기 위해 이용된다(왜곡된 인지의 (예)저체중이 심각한 대상자: '나는 너무 뚱뚱하다'고 생각함).
- 변증법적 행동치료: 감정 조절장애와 관련된 문제들에 대응하기 위한 인지적 행동치료의 일종이다.
- 정신역학적 치료: 식이장애의 근원을 탐구한다.
- 그룹치료: 식이장애 탐구를 위한 기회를 제공함과 동시에 고립감을 느끼는 대상자들을 정서적으로 지지한다.
- 가족치료: 특히 초기와 단기 거식증에서 효과적이다. 부모가 아이를 다시 먹이기 시작하는 것을 돕고, 급식 및 섭식장애 지속에 영향을 미치는 가족 역학을 규명한다.

(4) 약물치료 처방 수행

신경성 식욕부진증을 위해 많은 약물들이 연구되었지만, 신경성 식욕부진증을 위해 공인된 치료약물은 없다. 그러나 세로토닌재흡수억제제에 속하는 fluoxetine(Prozac)은 체중이 회복된 대상자의 강박행동을 줄이는 데 효과가 있으나 체중을 감소시키는 부작용이 있다. Olanzapine(Zyprexa)은 기분을 개선하고 기이한 신체상 왜곡에 대해 항정신성 효과가 있으며, 강박행동과 체중증가에 효과를 보인다.

신경성 폭식증 대상자들을 대상으로 항우울제 약물요법과 인지행동치료의 병행은 폭식증상을 개선한다.

SSRI와 삼환계 항우울제(tricycric acids, TCA)는 폭식과 구토를 줄이고, fluoxetine(Prozac)은 재발 예방에 좋다.

5) 간호평가

급식 및 섭식장애에 대한 간호평가는 대상자의 신체나 심리 · 사회적 상태가 원하는 결과에 도달했는지 정확하고 철저하게 사정하고, 간호진단의 정확성과 간호계획과 중재 등 간호과정 전체를 평가한다. 만약 대상자가 구토나 보상행동을 하지 않고, 정상체중의 5~10%의 체중미달 범위 안에 있다면 치료는 성공적이라고 보며, 기대결과가 수정된다.

5. 요약

1) 급식 및 섭식장애의 종류
  (1) 신경성 식욕부진증: 체중증가에 대한 극도의 두려움, 체중과 음식에 대한 강박적 집착으로 무리한 다이어트. 정상 체중의 15% 이상 감소
  (2) 신경성 폭식증: 단기간 내에(약 2시간 이내) 다량의 음식 폭식. 체중증가를 막기 위해 식후 구토 유발 등 부적절한 배출행위(폭식 보상행위) 반복
  (3) 폭식장애: 과식을 하나 식후 보상행위 없음
  (4) 이식증: 유아기가 지난 아동이 모래, 흙이나 머리카락, 낙엽 등 음식이 아닌 물질을 지속적으로 섭취하는 것
  (5) 되새김장애: 위장관계에 의학적 문제가 없음에도 반복적으로 음식을 토하거나 역류시켜 다시 씹어서 삼키는 되새김 행동을 나타내는 장애
  (6) 회피적 · 제한적 음식섭취장애: 영아나 초기 아동기에 적절하게 먹지 못해 심각한 체중저하를 보이는 질환

2) 급식 및 섭식장애의 원인
  (1) 생물학적 요인
  (2) 심리적 요인
  (3) 가족 · 환경적 요인

3) 급식 및 섭식장애의 행동특성
  (1) 과식
  (2) 단식 혹은 식사제한
  (3) 보상행동

4) 급식 및 섭식장애의 간호중재
  (1) 영양개선: 가장 우선적. 정상 체중 유지 위한 바람직한 식이 습관,
  (2) 구조화된 환경조성
  (3) 심리간호: 대상자의 감정을 표현하도록 지지
  (4) 인지행동 중재: 신체상, 음식, 체중에 대한 왜곡된 인지 수정
  (5) 정신치료, 가족치료, 집단치료, 약물치료

5) 배설장애
  (1) 배설장애의 종류: 유뇨증, 유분증
  (2) 간호중재: 부모 및 아동교육, 놀이치료, 식사관리

 풀어보기

1. 급식 및 섭식장애 대상자의 행동특성이다. 맞는 것은 ○, 틀린 것은 × 하시오.

① 신경성 식욕부진증 대상자는 저체중임에도 섭식을 의도적으로 회피하고 왜곡된 신체상을 가지고 있으며, 체중증가에 대한 극도의 두려움을 갖고 있다. (　　　)

② 신경성 식욕부진증 대상자는 신체에 대한 칭찬에 기뻐한다. (　　　)

③ 급식 및 섭식장애자의 정신역동적 요인으로 지배적인 어머니의 과잉보호와 가족구성원들 간의 분리개별화 갈등이 많이 있다. (　　　)

④ 신경성 폭식증 대상자는 폭식으로 인해 과체중이 되기 쉽다. (　　　)

⑤ 폭식장애 대상자는 체중감소를 위해 구토 등 보상행동을 하지 않는다. (　　　)

2. 키 167cm에 몸무게 38kg인 21세 여대생을 위한 우선적 간호중재로 옳은 것은?

① 섭식행위를 거부하는 이유를 알아본다.

② 매일 2,000Cal/day 이상 섭취하도록 권한다.

③ 신뢰감을 형성한다.

④ 계속 식사를 거부할 경우 고칼로리의 수액공급이나 위관영양을 실시한다.

⑤ 영양섭취의 중요성에 대해 교육한다.

정답

1. ① (○), ② (×), ③ (○), ④ (×), ⑤ (○) 2. ④

>> 참고문헌

- 김성재 외(2023). 정신간호총론(제9판). 파주, 수문사.
- 대한신경정신의학회(2013). 신경정신의학(2판)
- 양수 외(2019). 정신건강간호학(제6판). 서울, 현문사.
- 이경희 외(2021). 정신건강간호학(제2판 수정판). 서울, 정문각.
- Academy for Eating Disorders (AED). www.aedweb.org.
- Attia, E., & Guarda, A. S. (2022). Prevention and early identification of eating disorders. JAMA, 327(11), 1029−1031.
- APA 저, 권준수 외 역 (2023). DSM−5−TR 정신질환의 진단 및 통계편람(제5판 수정판). 서울: 학지사.
- Bohrer, B. K., Chen, Y., Christensen, K. A., Forbush, K. T., Thomeczek, M. L., Richson, B. N., ... & Morgan, R. W. (2023). A pilot multiple−baseline study of a mobile cognitive behavioral therapy for the treatment of eating disorders in university students. International Journal of Eating Disorders.
- Bulik, C. M. (2023). If we build it, will they come? Commentary on "Preventing eating disorders and disordered eating in high−risk families". International Journal of Eating Disorders, 56(3), 535−537.
- Guarda, A. (2023). Eating disorders: Overview of epidemiology, clinical features, and diagnosis.
- Jebeile, H., McMaster, C. M., Johnson, B. J., Garnett, S. P., Paxton, S. J., Seidler, A. L., ... & Eating Disorders In weight−related Therapy (EDIT) Collaboration. (2023). Identifying factors which influence eating disorder risk during behavioral weight management: a consensus study. Nutrients, 15(5), 1085.
- Kathleen Ibrahim. Eating disorders. http://evolve.elsevier.com/Varcarolis/essentials
- McMaster, C. M., Paxton, S. J., Maguire, S., Hill, A. J., Braet, C., Seidler, A. L., ... & Jebeile, H. (2023). The need for future research into the assessment and monitoring of eating disorder risk in the context of obesity treatment. International Journal of Eating Disorders.
- Mellowspring, A. (2023). Eating Disorders in the Primary Care Setting. Primary Care: Clinics in Office Practice, 50(1), 103−117.
- Myszko, O., Torga, A. P., Lawrence, D., & Rosenthal, L. A. (2023). Exploring the mind−body connection from puberty to the interSEXtion of eating disorders and reproductive health: What mental health providers should know. Bulletin of the Menninger Clinic, 87(2), 135−161.
- Wade, T. D., Johnson, C., Cadman, K., & Cook, L. (2022). Turning eating disorders screening in primary practice into treatment: A clinical practice approach. International Journal of Eating Disorders, 55(9), 1259−1263.

제 11 절 배설장애와 간호

학습목표

- 배설장애의 행동특성을 설명한다.
- 대상자에게 간호과정을 적용한다.

주요용어

- 단일 증상성 유뇨증 monosymptomatic enuresis
- 배설장애 elimination disorders
- 변실금 fecal incontinence
- 요실금 urinary incontinence
- 유뇨증 enuresis
- 유분증 encopresis

1. 정의

배설장애(elimination disorders)는 DSM-5(APA 저, 2013)에서 독립된 장애범주로 분류되었으며, 유뇨증과 유분증 그리고 기타 배설장애를 포함하고 있다. 과거에 DSM-Ⅳ-TR(APA, 2000)에서는 유아기, 아동기, 청소년기에 처음 진단되는 장애 범주에 속하였다. 배설장애(elimination disorders)는 소변 또는 대변의 부적절한 배설을 포함하며 대개 아동·청소년기에 처음으로 진단된다. 이 장애군에는 부적절한 장소에서 반복적으로 소변을 보는 유뇨증과 부적절한 장소에서 반복적으로 대변을 보는 유분증이 포함된다. 두 장애 모두 의도적일 수 있고 불수의적일 수 있으며 대개 개별적으로 발생하지만 유뇨증과 유분증이 공존할 수도 있다. 배설장애의 유형에는 유뇨증은 야간형과 주간형(깨어 있는 동안 소변을 보는 경우)으로 구별되며 유분증의 경우는 변비 및 변실금이 있는 것과 없는 것으로 구별된다. 유뇨증과 유분증 모두 최소연령에 대한 진단적 요구가 있으며 생활연령만을 기준으로 하는 것이 아니라 발달연령에 근거해서도 진단해야 한다.

2. 원인

유뇨증의 환경적 요인으로는 느슨하고 늦은 소변훈련과 정신사회적 스트레스가 소인이 될 수 있다. 야간 유뇨증의 위험은 어머니가 유뇨증이 있는 자녀의 경우 약 3.6배, 아버지가 요실금이 있는 경우 10.1배 더 높게 나타난다. 야간 유뇨증과 주간 요실금의 위험율은 비슷하다. 성별과 관련해서는 야간 유뇨증은 남성에게 흔하며 주간 요실금은 여성에게 흔하다. 이전에 유뇨증이 있었던 아버지의 경우가 유뇨증이 있었던 어머니의 경우보다 자녀가 유뇨증을 갖게 될 상대적 위험율이 더 높다. 유뇨증으로 인하여 아동의 사회적 활동에 대한 제한(예 집을 떠난 캠핑), 아동의 자존감, 또래들로부터 배척당함, 보호자의 분노, 처벌 및 거절과 관련하여 아동의 손상의 정도는 연관되어 나타난다. 고아원 등 다른 거주시설에서 생활하는 경우 유뇨증 비율이 매우 높으며 배변 훈련의 방법과 환경이 연관되어 있다고 본다. 유분증의 유발요인으로는 부적절하고 일관성이 없는 대소변 가리기 훈련과 정신사회적 스트레스(예 입학이나 동생의 출생)가 유발요인일 수 있으며 일차적 유분증(primary encopresis)과 이차적 유분증(secondary encopresis)으로 나눈다. 일차적 유분증은 대변가리기가 한번도 이전에 이루어지지 않은 경우이며 이차성 유분증은 일정기간 대변을 가리다가 다시 변을 가리지 못하는 경우이다. 유분증은 몇 년동안 간헐적으로 악화되면서 지속될 수 있다. 발병 위험인자로는 고통스러운 배변이 변비를 초래하고 배변을 보류하는 행동이 유분증으로 이어질 가능성이 높다. 또한 일부 치료약물(예 항경련제나 진해제)을 사용하는 경우에도 변비가 증가되고 유분증이 생길 가능성이 높다.

3. 행동특성

1) 유뇨증

유뇨증(enuresis)은 침구 또는 옷에 불수의적이든 의도적이든 반복적으로 소변을 본다. 이런 행동이 적어도 3개월 동안 주 2회 이상 빈도로 나타나며 사회적, 학업적(직업적) 또는 다른 중요한 기능 영역에서 임상적으로 현저한 고통이나 손상을 초래하며 생활연령이 적어도 5세 이상이다. 야간형 유뇨증은 단일 증상성 유뇨증(monosymptomatic enuresis)이라고도 하며 가장 흔한 형으로 요실금이 야간수면중에만 나타나며 밤의 첫 1/3 동안에 나타난다. 주간형 야뇨증은 야간형 유뇨증이 나타나지 않으며 간단히 요실금(urinary incontinence)이라고 불린다. 이 유형은 절박 요실금과 배뇨지연 유형으로 나뉜다. 절박 요실금은 갑작스러운 절박증상과 배뇨근의 불안정이 있으며, 배뇨지연은 요실금이 생길 때까지 소변 보는 것을 의식적으로 미룬다. 주야간형 복합으로 나타나는 유뇨증은 비단일 증상성 유뇨증(nonmonosymptomatic enuresis)이라고도 한다. 야간 유뇨증은 종종 REM수면 단계동안 일어나며 아동은 소변보는 행동과 연관된 꿈을 기억하기도 한다. 주간 유뇨증 동안 아동은 때때로 사회적 불안 때문에 또는 학업이나 놀이에 열중하느라 화장실 가기를 싫어해서 요실금이 생길 때까지 소변보는 것을 미룬다. 유뇨증 사건은 수업이 있는 날의 이른 오후에 가장 흔하게 일어나며 파괴적 행동과 연관이 있을 수도 있다. 유뇨증은 보통 연관된 감염을 적절히 치료한 후에도 지속된다. 유뇨증의 유병률은 5세에서 5~10%, 10세에서 3~5%이며 15세 이상에서는 약 1%이다.

2) 유분증

유분증(encopresis)은 부적절한 장소(예 옷이나 바닥)에 의도적이든 아니든 간에 반복적으로 대변을 보며 이런 것이 3개월 동안에 1달에 1번 이상 나타나고 생활연령은 적어도 4세 이상이다. 두 가지 유형이 있으며, 첫째 '변비 및 범람 변실금을 동반하는 경우' 아형은 대변 형태는 보통이나 대변의 누출이 드물게 혹은 지속적으로 나타날 수 있고 대개는 낮에 일어나며 밤에는 거의 나타나지 않는다. 소량의 대변만 배변시에 나오고 실금은 변비 치료 후에는 사라진다. 둘째, '변비 및 범람 변실금을 동반하지 않는 경우' 아형으로 대변은 정상적인 형태와 점도를 유지하며 배변은 간헐적으로 한다. 특정한 장소에서만 대변을 하기도 하며 보통 적대적 반항장애나 품행장애와 관련이 있고 항문 자위행위의 결과로 나타날 수 있다. 변비가 없는 경우는 변비가 있는 경우보다 덜 흔하게 나타난다. 배변이 불수의적인 경우는 변비, 변응고 또는 대량 변실금을 동반하는 변의 잔류와 흔히 관계가 있다. 대변 보기를 피하는 심리적 원인(예 특정 장소에서 변을 보는 것이 불안하거나 적대적인 행동의 일반적인 양상) 때문에 생기기도 한다. 대변의 점성은 다양하며 정상에 가까운 점성일 수 있지만 대변 잔류에 의해 이차적으로 변실금이 있는 경우 묽은 점성을 보일 수 있다. 유병율은 5세 아동의 약 1%가 유분증이고 남아가 여아보다 흔하다.

4. 치료

배설장애의 치료는 적절한 배변훈련과 행동치료가 효과적이다. 기타 정신치료, 가족치료, 약물치료도 사용해 볼 수 있다.

1) 유뇨증의 치료

① 배변훈련

배뇨훈련의 가장 기본이 되는 것은 환자교육이다. 충분히 치료될 수 있다는 자신감을 심어주고 죄책감을 줄여준다. 자극적인 음식을 피하며 오후에 수분섭취를 줄인다. 낮에 소변이 마려운 것을 참는 훈련을 하며 수분섭취를 많이 하는 방광훈련법을 사용한다. 시간을 조절하여 일정한 간격으로 배뇨하도록 한다. 소변을 가린 날은 기록으로 남기게 하고 소변을 누는 시간대에 맞추어 밤에 오줌을 누인다.

② 행동치료

소변을 가렸을 때 적절한 보상을 주는 긍정적인 강화법이 효과적이다. 소변을 가린 날은 예쁜 스티커를 붙이게 하고 정해진 분량의 스티커가 모이면 선물을 준다. 가족 모두가 잘 보이는 곳에 스티커를 붙인 표를 볼 수 있게 하고 모두가 관심을 갖고 동기유발을 시킨다. 행동치료 기법의 하나로 전자식 경보장치와 벨 알람이 있다. 이것은 팬티에 부착하여 소변을 감지하게 하고 몸의 어깨에 부착하여 벨소리를 나게 하기도 한다. 벨소리가 나면 벨소리를 피하기 위하여 배뇨를 억제하도록 회피반응을 일으키게 하는 것이다. 50~60% 이상 효과가 있으며 장기간 치료하면 순응도가 낮다.

③ 약물치료

약물요법이 가장 효과가 좋으며 유뇨증상이 너무 심해서 학교생활이나 다른 기능을 할 수 없는 경우, 주간 야뇨증이 있는 경우 등에서 imipramine(Tofranil)을 사용한다. 최근에는 합성 항이뇨호르몬(synthetic ADH)인 desmopressin을 사용하여 65~95% 정도의 치료효과가 있다.

④ 정신치료와 기타치료

정신치료는 부모의 이혼이나 동생의 출생 같은 분명한 심리적 요인이 있는 이차성 유뇨증이 있는 경우 도움이 된다. 그 외에 최면치료나 음경결찰, 질부위에 풍선을 삽입하여 팽창시켜 방광을 압박하는 방법, 외음부의 전기충격요법 등의 외국사례도 있다.

예후는 대개 5~7세 사이와 12세 이후에 후유증 없이 자연적으로 회복될 확률이 높다. 그러므로 7세까지는 기다려 보도록 한다.

2) 유분증의 치료

유분증의 치료는 증상의 조절 이외에도 인격 및 환경의 조절 등 전반적인 접근이 이루어져야 한다.

① 교육적, 심리적, 행동적 접근

먼저 전반적인 대장기능에 대한 교육을 시키고 대장을 정화시켜 변비가 생기지 않게 식사의 변화와 변비약을 투여하는 유지치료를 한다. 부모와 아동에게 이러한 증상이 사소한 문제가 아닌 질환이라는 것을 알려 준다.

대장을 관장하여 비우고 변비약(dulcolax)을 준다. 초기 대장정화를 하면서 배변훈련을 새롭게 한다. 아침 저녁으로 시간을 정하여 화장실에 가도록 하게 하고 5~10분간 대변을 자율적으로 보도록 유도한다. 목표행동은 정해진 시간에 자발적으로 화장실에 가서 배변하게 하는 것이다.

② 정신치료 및 부모-자녀관계 치료

유분증은 심리적 요인이 많이 작용하며 대개 부모 자녀관계에 문제가 있다. 부모가 아동에 대한 태도를 변화시키도록 해야 하며 아동의 내면의 갈등을 파악하여 해결하도록 돕는다.

③ 약물치료

Imipramine은 유분증에도 효과가 있으며 대개 2주내에 효과가 나타나고 25~75mg 용량을 사용한다.

예후는 교육적, 심리적, 행동적 접근을 하였을 때 60-80%의 성공률을 보인다. 유뇨증과 마찬가지로 성숙하면서 자연적인 치료도 이루어진다.

5. 배설장애의 간호과정

1) 간호사정

① 신체적 요인

신체검진을 하면 위장관 영상검사에서 대장내 대변잔류와 가스에 대한 정보를 알 수 있다. 바륨 조영술과 항문 직장 검사를 통해 이상 여부를 찾는 데 도움이 된다. 소변검사나 소변배양검사 등의 일반검사도 감염여부를 알 수 있고, 요로감염이 유분증과 함께 동반될 수 있으며 여성에게 흔하다. 갑상선기능항진증, 중추신경호르몬의 분비이상 등과 같은 의학적 문제가 아닌지, 기질적인 원인이 되는 비뇨생식기계의 이상이 있거나 당뇨, 요붕증 등으로 소변의 양이 너무 많은 경우, 간질이나 몽유병 등으로 의식이나 수면장애가 있는지 등을 사정한다. 유분증은 선천성 거대결장이나 항문 또는 직장의 협착, 평활근의 장애, 내분비 이상 등이 있는 경우에 보이고 간혹 주의력결핍 과다 행동장애 아이들에게서 배변에 대한 자극에 미처 주의를 기울이지 못하거나 급하게 화장실을 가다 변을 지리는 경우도 있다.

② 심리적 요인

배변훈련을 지나치게 일찍, 일방적으로 강요받는 등 부모-자녀관계에 심각한 문제가 있는 것이 특징이다. 또한 대가족, 보호시설 등에서의 무관심, 입원이나 이사, 사고, 동생의 출생, 엄마와의 이별, 죽음이나 이혼으로 인한 가정파괴, 입학이나 전학 등 새로운 환경 스트레스에 대한 반응이 퇴행현상으로 표현된 것이다.

③ 인격요인

수동공격형 인격(passive aggressive personality)이 많다. 충동조절장애가 있을 때 의존적이고 미성숙하거나 수줍어하는 아이인 경우 배설욕구를 표현하지 못하고 쩔쩔매다가 소변 혹은 대변을 지리게 된다.

④ 환경 및 가족 요인

아동의 발달력, 배설장애의 발생시기, 양상와 과정, 이전에 받은 치료, 정서적 문제 여부 및 병력 등을 파악해야한다. 간호사는 대상자의 정신장애 유무와 가족의 가정환경, 배설장애에 대한 가족의 태도 및 반응, 가족의 병력을 알아보아야 한다.

2) 간호진단

배설장애 증상은 아이의 내면 갈등의 한 형태이며, 정신장애와 관련된 간호진단은 다음과 같다.

- 비효과적 대처(ineffective coping): 부모와의 갈등
- 자존감 저하(low self-esteem)
- 불안(anxiety)

3) 간호계획

- 대상자는 발달수준에 맞는 배설활동을 한다.
- 대상자는 자신의 부적응적 행동에 대한 결과를 인식하고, 말로 표현할 수 있다.
- 부모가 자신의 문제를 인식하고 해결할 수 있다.

4) 간호중재

- 대상자와 신뢰관계를 맺는다. 정직하고 일관성 있는 긍정적인 존중을 보여준다. 수용하고 이해하는 감정을 전달함으로써 문제해결과 성공적인 대처를 가능하게 한다.
- 조용하고 객관적인 자세로 면담하는 것이 대상자의 수치심을 줄여주는데 도움이 된다.
- 배설욕구를 느끼기 전, 규칙적인 간격으로 배설하도록 권장한다. 대상자의 배설습관을 토대로 규칙적인 간격으로 배설함으로써 조절되지 않는 배변과 배뇨의 기회를 줄인다.
- 수면 2~3시간 전에는 음료 섭취를 줄이고, 수면 직전에 배뇨할 것을 권장한다. 음료 섭취를 제한하고, 수면 직전에 배뇨하는 것은 배뇨로 인한 수면방해를 줄인다.
- 계획된 간격으로 배뇨하고, 배뇨시간을 점차적으로 연장시켜주는 방광훈련 프로그램을 지속적으로 수행할수 있도록 지지한다 수분 섭취의 제한, 계획된 배뇨를 통한 방광훈련 프로그램은 방광 용적을 증가시킨다. 그리고 규칙적인 배뇨계획은 배뇨근의 과도한 활동을 줄이고 방광의 수분 용적을 증가시킨다.
- 규칙적인 배변 시간과 배변을 보는 적당한 시간, 균형잡힌 식단, 충분한 수분 섭취, 규칙적인 운동과 활동, 배변을 위한 사생활 보호 등의 중요성을 대상자와 부모에게 설명한다. 규칙적인 배변습관을 만드는데 도

움을 준다. 성공적인 배변훈련은 일상활동에 달려있으며, 규칙적인 시간은 산발적으로 배출되는 것을 막아준다. 그리고 운동은 복부근육을 강화시키고 연동운동을 자극하며, 사생활보호는 대상자가 긴장을 풀고 배변 활동을 할 수 있도록 도와준다.

- 긴장을 감소시키고 불안을 경감시키는데 적합한 활동을 제공한다. 신체 활동으로 긴장과 불안에서 벗어나 대상자가 안정감을 느끼고 스트레스를 해소할 수 있다.
- 스트레스에 대처하는 방법으로 휴식, 운동, 재미있는 활동을 이용하도록 교육한다. 다양하고 간단한 개입들 대상자의 스트레스 수준을 감소시키는데 도움을 줌으로써 사용될 수 있다.
- 걱정, 두려움, 감정, 기대를 표현할 수 있는 기회를 제공하여 대상자의 자신의 감정을 확인하고 인정하도록 대상자를 격려한다. 대상자의 실제 또는 인식된 위협을 말로 나타내는 것은 걱정을 줄이고 스트레스 생활사건에 대해 토론에 도움이 된다. 이러한 상황에 대한 자신의 반응을 설명하도록 격려하여 대상자와 가족은 스트레스 생활사건과 신체증상간의 관계를 인식하도록 한다.
- 부모와 대상자의 갈등 원인을 찾고 현실적인 목적을 수립하도록 돕는다. 바람직한 행동을 할 때 긍정적인 강화를 하도록 부모를 격려한다.
- 부모에게 필요한 사회적 기술이나 문제해결 기술을 가르친다. 부모가 대상자의 욕구에 적절히 맞추어 줄 때 대상자는 더 성공적으로 자신의 증상을 조절할 수 있다.

5) 간호평가

- 대상자는 자신의 욕구를 다른 사람(부모)에게 잘 전달한다.
- 대상자는 자신에 대한 긍정적인 지각을 말로 표현한다.
- 대상자의 퇴행 및 부정적 행동에 대한 타인의 반응을 이해하고, 수용되지 않는 행동을 행동수정을 통해 교정한다.
- 대상자는 배설장애 증상없이 스트레스 상황에 적응한다.

6. 요약

- 배설장애(elimination disorders)는 소변 또는 대변의 부적절한 배설을 포함하며 대개 아동 · 청소년기에 처음으로 진단된다. 이 장애군에는 부적절한 장소에서 반복적으로 소변을 보는 유뇨증과 부적절한 장소에서 반복적으로 대변을 보는 유분증이 포함된다.
- 배설장애의 유형에는 유뇨증은 야간형과 주간형(깨어있는 동안 소변을 보는 경우)으로 구별되며 유분증의 경우는 변비 및 변실금이 있는 것과 없는 것으로 구별된다.
- 유뇨증은 적어도 3개월 동안 주 2회 이상 빈도로 나타나며 사회적, 학업적(직업적) 또는 다른 중요한 기능 영역에서 임상적으로 현저한 고통이나 손상을 초래하며 생활연령이 적어도 5세 이상이다.
- 유뇨증의 유병률은 5세에서 5~10%, 10세에서 3~5%이며 15세 이상에서는 약 1%이다.
- 유뇨증의 환경적 요인으로는 느슨하고 지연된 소변훈련과 정신사회적 스트레스가 소인이 될 수 있다.
- 유뇨증으로 인하여 아동의 사회적 활동에 대한 제한(예 집을 떠난 캠핑), 아동의 자존감, 또래들로부터 배척당함, 보호자의 분노, 처벌 및 거절과 관련하여 아동의 손상의 정도는 연관되어 나타난다. 고아원 등 다른 거주시설에서 생활하는 경우 유뇨증 비율이 매우 높으며 배변 훈련의 방법과 환경이 연관되어 있다고 본다.
- 유분증(encopresis)은 부적절한 장소(예 옷이나 바닥)에 의도적이든 아니든 간에 반복적으로 대변을 보며 이런 것이 3개월 동안에 1달에 1번 이상 나타나며 생활연령은 적어도 4세 이상이다.
- 유분증의 유병율은 5세 아동의 약 1%가 유분증이고

남아가 여아보다 흔하다. 적대적 반항장애나 품행장애와 관련이 있고 항문 자위행위의 결과로 나타날 수 있다.

• 유분증의 유발요인으로는 부적절하고 일관성이 없는 대소변 가리기 훈련과 정신사회적 스트레스(예 입학이나 동생의 출생)가 유발요인일 수 있으며 일차적 유분증(primary encopresis)과 이차적 유분증(secondary encopresis)으로 나눈다.

• 배설장애의 치료는 적절한 배변훈련과 행동치료가 효과적이다. 기타 정신치료, 가족치료, 약물치료도 사용해 볼 수 있다.

• 유뇨증은 약물요법이 가장 효과가 좋으며 유뇨증상이 너무 심해서 학교생활이나 다른 기능을 할 수 없는 경우, 주간 야뇨증이 있는 경우 등에서 imipramine(Tofranil)을 사용한다. 최근에는 합성 항이뇨호르몬(synthetic ADH)인 desmopressin을 사용하는데 치료효과는 65~95%로 본다.

• 유뇨증 예후는 대개 5~7세 사이와 12세 이후에 후유증 없이 자연적으로 회복될 확률이 높다. 그러므로 7세까지는 기다려 보도록 한다.

• 유분증의 치료는 증상의 조절 이외에도 인격 및 환경의 조절 등 전반적인 접근이 이루어져야 한다.

• ① 교육적, 심리적, 행동적 접근 ② 정신치료 및 부모-자녀관계 치료 ③ 약물치료

• Imipramine은 유분증에도 효과가 있으며 대개 2주내에 효과가 나타나고 25~75mg 용량을 사용한다.

• 예후는 교육적, 심리적, 행동적 접근을 하였을 때 60-80%의 성공률을 보인다. 유뇨증과 마찬가지로 성숙하면서 자연적인 치료도 이루어진다.

• 간호과정에서는 신체적 요인, 심리적 요인, 인격요인을 사정하고 간호중재에서는 배설장애 증상은 아이의 내면 갈등의 한 형태일 수 있으므로 부모의 아이에 대한 태도변화, 병적 모자관계 해소 등의 접근이 도움이 된다.

 풀어보기

1. 유뇨증은 (　　)세 이상인데도 소변을 가리지 못할 때 진단을 내리며 유분증은 (　　)세 이상인데도 대변을 가리지 못할 때 진단을 내린다. (　　) 안에 알맞은 말을 넣으시오.

2. 다음중 배설장애를 보이는 심리적 요인으로 맞는 것을 있는대로 고르시오.
① 환경 스트레스　② 동생의 출생　③ 부모-자녀관계의 문제　④ 부모의 무관심　⑤ 이사

3. 배설장애아의 간호진단으로 적합한 것은?
① 자해의 위험　② 자아 정체감 혼란　③ 비효과적 대처　④ 영양 불균형　⑤ 수면 양상 장애

4. 유뇨증이나 유분증의 치료제로 많이 사용되는 약물은?
① imipramine　② ativan　③ valium　④ olanzapine　⑤ lithium

5. 다음을 읽고 틀린 것을 고르시오
① 유분증은 심리적 요인이 많이 작용하므로 부모-자녀관계를 잘 치료하도록 한다
② 유뇨증은 9세까지 치료를 기다려보도록 한다.
③ 배설장애는 수동공격적 인격에서 많다.
④ 자신감을 주고 죄책감을 줄여준다.
⑤ 행동치료를 사용하기도 한다.

정답

1. 5세, 4세 2. ①②③④⑤ 3. ③ 4. ① 5. ②

>> 참고문헌

- 고성희 외 공역(2022). 정신간호 진단과 중재. 파주, 수문사.
- 대한신경정신의학회(2013). 신경정신의학(2판).
- 박은영. 송미령. 류은정. 고영. 오현진. 부선주(2023). 간호진단, 중재 및 결과 가이드. 서울, 현문사
- 박현숙 외 공역(2020). 실무중심의 정신건강간호학(제6판). 서울, 현문사.
- 양수 외 공저(2016). 정신건강간호학 제5판. 서울, 현문사.
- 이경희 외(2021). 정신건강간호학(제2판 수정판). 서울, 정문각.
- 이미형 외(2019). 정신건강 간호학. 서울, 현문사.
- 임숙빈 외 공저(2017). 정신간호총론제7판 수정판. 파주, 수문사.
- 홍강의(2014). 소아정신의학: DSM-5에 준하여 새롭게 쓴. 서울, 학지사.
- American Psychiatric Association(2013). Dignostic and Statistical Manual of Mental Disorders, 5th eds. American Psychiatric Publishing, 355-360.
- American Psychiatric Association(2000). Dignostic and Statistical Manual of Mental Disorders(4th ed., text revision). American Psychiatric Publishing.
- APA 저, 권준수 외 역 (2023). DSM-5-TR 정신질환의 진단 및 통계편람(제5판 수정판). 서울: 학지사.
- Hansen, B. H., Oerbeck, B., Skirbekk, B., Petrovski, B. É., & Kristensen, H. (2018). Neurodevelopmental disorders: prevalence and comorbidity in children referred to mental health services. Nordic Journal of Psychiatry, 72(4), 285-291.
- Lawal, T. O., Michael, G. C., & Aliyu, I. (2019). Toilet training and parental help-seeking behavior toward elimination disorders: Our experience in a semi-urban setting. Medical Journal of Dr. DY Patil University, 12(1), 28-33.
- Low Kapalu, C., Nadler, C., Brei, N., & Slosky, L. (2019). Interdisciplinary Treatment for Pediatric Elimination Disorders. Handbook of Interdisciplinary Treatments for Autism Spectrum Disorder, 151-172.
- von Gontard, A., & Kuwertz-Bröking, E. (2019). The diagnosis and treatment of enuresis and functional daytime urinary incontinence. Deutsches Ärzteblatt International, 116(16), 279.
- Solmi, M., Radua, J., Olivola, M., Croce, E., Soardo, L., Salazar de Pablo, G., ... & Fusar-Poli, P. (2022). Age at onset of mental disorders worldwide: large-scale meta-analysis of 192 epidemiological studies. Molecular psychiatry, 27(1), 281-295.
- Varcarolis, E.M.(2013). Essentials of Psychiatric Mental Health Nursing, 2nd. eds. Elsevier Saunders, 511-512.

제 12 절 수면-각성 장애와 간호

학습목표

- 정상수면을 정의한다.
- 수면의 기능과 생리현상을 설명한다.
- 수면관련장애의 유형을 설명한다.
- 수면관련장애의 행동특성을 설명한다.
- 수면관련장애 대상자에게 간호과정을 적용한다.

주요용어

- 급성안구운동수면 rapid eyemovement sleep, REM
- 비급속안구운동수면 non–rapid eyemovement sleep, NREM

1. 정상수면

인간에게 왜 수면이 필요한지 규명하기 위하여 많은 과학자들이 오랫동안 노력해오고 있으며, 아직도 그 노력은 지속되고 있다. 동물 연구에 의하면 수면은 생존에 필수적인 것으로 알려져 있는데, 예를 들어 수면을 박탈당한 쥐는 수명이 단축되고, 면역력이 저하되며, 체온이 비정상적으로 저하되는 것으로 보고되고 있다. 인간의 경우 잠이 부족하면 정신이 몽롱해지고 집중이 어려워지므로 신경계의 이상이 초래된다고 믿어지고 있다. 또한, 수면이 부족하면 기억력, 활동성과 계산능력도 감소되는데, 이러한 수면박탈이 지속되면 환각이나 기분의 변화가 나타나기도 한다. 일부 전문가들은 수면은 신경계가 작동을 멈추고 스스로 회복하는 기전을 가지고 있다고 주장하기도 한다. 깊은 수면 동안에 성장호르몬이 분비되며 단백질 분비도 증가한다. 단백질이 각종 스트레스로 인한 손상을 회복시키는 세포의 성장에 필요한 물질임을 감안하면 회복의 기능이 있다고 볼 수 있다. 깊은 수면 동안에 정서, 의사결정, 상호작용을 담당하는 뇌 부위의 활동이 극적으로 감소하는데, 이는 깊은 수면이 인간이 깨어 있는 동안 정서와 의사결정 및 사회적 기능을 유지하도록 돕는다는 것을 반증하는 현상이라고 볼 수 있다.

그렇다면 인간에게 필요한 수면의 양은 어느 정도인가라는 의문이 들게 된다. 보통 영아들은 약 16시간, 10대들은 9시간, 일반 성인들은 7~8시간의 수면이 가장 적합하며, 임산부들은 일반 성인보다 더 긴 수면시간을 가지는 것으로 알려져 있다. 현대인들의 경우 바쁜 일상으로 이러한 양의 수면을 취하는 것이 쉽지 않으므로 이에 따른 여러 기능저하가 있는 채로 수면이 부족한 일상에 적응하고 있는 것으로 알려져 있다. 수면이 부족하게 되면 언젠가는 부족한 양을 채우려는 기전이 나타나게 되는데, 만일 낮에 졸리거나 수업과 같은 지루한 상황에서 졸게 된다면, 이는 수면이 부족함을 반영하는 것이고 자리에 누운 지 5분 안에 잠이 든다면, 이 또한 심각한 수면부족이 있음을 반영하는 현상이다.

1) 수면의 단계와 구조

인간의 수면은 정상적으로 비급속안구운동수면(non-rapid eye movement, NREM)과 급속안구운동수면(rapid eye movement, REM)으로 구분된다. NREM수면은 다시 1, 2, 3단계 수면으로 나뉘는데 이러한 단계는 뇌파, 안구운동, 근전도 검사로 이루어진 수면다원검사에 의해 확인 가능하다. 1953년 Aesrinsky와 Kleitman

이 REM수면을 보고한 이후 수면이란 단지 각성이 사라진 상태가 아니라 통합적인 뇌 활동의 결과로 인한 복잡한 생리적, 행동적, 심리적 상태라는 것을 알게 되었다.

정상적인 수면에서 NREM수면 중 1단계는 각성에서 잠으로 이행하는 단계이며, 건강한 성인의 수면의 5%를 차지하며 규칙적 리듬의 알파파(8~12cps)가 사라지면서 상대적으로 낮은 전압의 복합적인 주파수 theta(3~7cps)를 보이는 2단계는 전체 수면의 50%를 차지하고 깊은 수면 단계인 3단계 수면으로 이어지게 된다. 3단계 수면은 진폭이 크고 느린(2pcs 미만) 델타파가 특징적이며, 가장 깊은 수면 단계로 건강한 젊은 성인의 수면 20%를 차지한다(그림 9-12-1). 안구운동은 1단계까지는 느리게 나타나다가 2, 3단계 동안에는 움직임이 거의 없다. 근전도는 수면 전에 감소하기 시작하여 수면 동안에는 계속해서 진폭이 감소한다. REM수면에서 전형적인 이야기 같은 꿈이 일어나며 전체 수면의 20~25%를 차지하고, 뇌파는 다시 낮은 전압의 복합적 주파수 양상을 보이며 빠른 안구운동이 나타난다. 이때 근전도 상으로는 야간수면 동안 가장 낮은 진폭 양상을 보이는데, 이는 REM수면 동안 중추신경계 억제(CNS inhibition)에 의해 골격근이 무긴장증(atonia) 상태에 있음을 보여 주는 것이다.

그림 9-12-2에서 수면은 통상 1단계로 시작하여 2, 3단계를 거쳐 REM수면으로 이어지며 NREM수면은 전체 수면의 약 75%를 차지하게 된다. 이 NREM-REM 수면 양상을 수면주기라고 부르며 약 90분 정도의 주기를 보이는데 다시 NREM수면으로 전환될 때는 2단계부터 시작하게 된다. 야간 동안 이러한 수면 주기가 수 회 반복되는데 NREM수면은 야간수면 전반부에, REM수면은 후반부에 그 비율이 상대적으로 높다. 이러한 수면 구조와 리듬 양상은 뇌에서 담당하는 일주기리듬과 관련이 있으며, 체온, 콜티졸, 기타 생리적 리듬들이 이러한 리듬의 영향을 받게 된다. 이러한 수면의 구조와 리듬 양상은 수면장애의 이해에 도움이 되는데 예를 들어, 수면보행(sleep walking)과 같은 NREM 사건수면(NREM parasomnias)들은 주로 수면 전반부에 많이 나타나는 반면, REM 수면행동장애(REM sleep behavior disorder)들은 후반부에 많이 나타나는 이유라고 할 수 있겠다.

수면의 구조와 주기는 발달단계에 따라 다른데 신생아는 하루의 대부분, 즉 14~16시간 정도 수면을 취하게 된다. 영아기에는 REM수면으로 시작하는데, 이는 아직 일주기 리듬이 충분히 발달하지 않아서이며 2~3개월 정도부터는 일주기 리듬이 형성되기 시작하면서 NREM수면으로 시작하고 REM수면이 감소함과 동시에 전체 야간수면의 후반부로 이동하게 된다. 5~6개월이 되면 야간수면과 약 1회의 낮잠 양상을 형성하게 되고 NREM-REM수면 주기가 50분 내외가 되게 된다.

노인에서는 3단계 수면이 감소하고 보상적으로 2단계 수면이 증가하게 된다. 입면에 걸리는 시간이 증가하고, 수면 유지가 어려워지며, 야간의 각성이 잦아지게 되는 반면, 수면 요구는 변함이 없어 불면호소가 증가하는 원인이 된다. 노인에서는 수면과 관련한 다양한 생리적 변

그림 9-12-1 수면단계별 뇌파의 특징

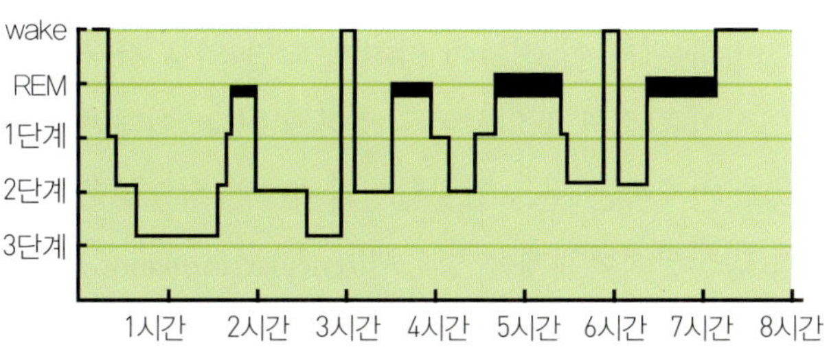

그림 9-12-2 정상수면의 구성

화가 나타나는데 먼저 멜라토닌 감소가 나타난다. 이는 일주기리듬을 조절하는 hypothalamic nuclei의 점진적 퇴행으로 인한 것으로 알려져 있다. 이외에도 수면항상성(sleep homeostasis) 역시 감소하여 오래 수면을 취하기 어려워지고 자주 깨게 된다. 이러한 내생적 요인 외에도 햇빛을 쬐는 기회 감소, 식사 시간을 포함한 일상생활의 규칙성 감소, 야간 배뇨, 활동 감소 등의 외적 요소들도 노인 수면 저해 요소이다.

2) 수면조절 해부 생리

수면과 각성을 조절하는 뇌의 부위는 매우 복잡한데 일차적 부위는 시상(thalamus), 연수(medulla oblongata), 시상하부(hypothalamus), 뇌교(pons), 중뇌(midbrain), 척수(spinal cord), 솔기핵(raphe nuclei), 전뇌 기저부(basal forebrain), 해마(hippocampus), 시각교차위핵(suprachiasmatic nuclei), 망상체(reticular formation) 등이다. 먼저 수면을 위한 스위치 역할은 앞 시상하부(anterior hypothalamus)의 복외측 시각교차 전핵(ventrolateral preoptic nucleus, VLPO)이 담당하게 되는데 일차적으로 NREM 수면 동안 이 부위가 활성화되고 억제성 신경전달물질(inhibitory neurotransmitters)인 GABA와 galanin를 분비하여 뇌의 각성 담당 부위인 망상활성화체계(reticular activating movement, RAS)의 뉴론들을 억제함으로써 수면을 유도한다. 외측 시상하부(lateral hypothalamus)의 히포크레틴/오렉신/뉴런(hypocretin/orexin neurons)은 이 스위치를 안정적으로 작동하게 한다. 이 뉴런이 결여되면 기면증(narcolepsy)이 발생하는 것으로 알려져 있으며 VLPO와 더불어 최근 주요 연구 주제이다.

시상(thalamus)은 특히 감각 정보를 뇌 특히 대뇌 피질로 전달하는데, 이 전달이 막히게 되면 외부 자극에 대한 인식이 감소하고 의식이 감소하게 된다. 이때 이러한 전달을 억제하는 것은 망상활성화체계의 비활성화에 의하며 망상활성화체계는 망상체(reticular formation) 내의 뉴런들을 포함하고 있는데 각성을 주도하는 부위로 알려져 있다. 망상활성화체계의 비활성화는 명료함을 감

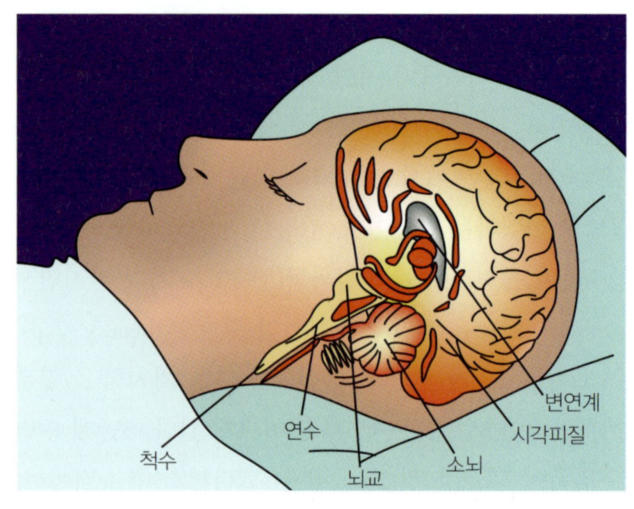

그림 9-12-3 수면조절 해부생리

소시키고 2단계 수면 동안 뇌파에서 발견되는 수면 방추체(sleep spindle)을 야기하는 것으로 알려져 있다. 망상체 뉴런들은 시상을 통해 대뇌 활성화를 초래하여 각성으로 이끌게 한다. 시교차 상핵(suprachiasmatic nucleus, SCN)은 일주기리듬을 조절하는 기관으로 빛에 의해 영향을 받는다. 일주기리듬과 수면-각성리듬 조절에 일차적으로 관여하는 화학물질은 도파민, 아세틸콜린, 노어아드레날린, 히스타민, 글루타메이트들이다. 도파민은 각성을 야기하고 아세틸콜린은 대뇌 피질을 활성화시킨다. 아세틸콜린은 각성과 REM 수면 중에 최고치에 이른다. 노어아드레날린과 히스타민, 글루타메이트는 대뇌피질 활성화에 관여하게 된다.

2. 수면-각성 장애

DSM-5에서 수면-각성장애는 수면과 관련한 문제로 인해 대상자에게 고통을 초래하거나 낮 생활에 장애를 야기하는 10개의 수면장애 혹은 장애군을 포함하고 있다. 10개의 장애는 불면증, 과다수면장애, 기면증, 호흡관련수면장애, 일주기리듬 수면-각성장애, 비급속안구운동수면-각성장애, 악몽장애, 급속안구운동 수면행동장애, 하지불안 증후군, 물질/치료약물로 유발된 수면장애들이다. 수면이 저해되면 수면의 질, 양과 시간대

에 대해 불만을 호소하게 되며 낮 동안에 수면장애로 인한 다양한 어려움이 나타난다.

수면이 저해되면 그로 인해 다양한 문제가 초래되기도 하지만, 수면에 이상이 있다는 것은 심각한 정신적 혹은 의료적 문제에 대한 경고이기도 하다. 따라서 수면-각성 장애와 다른 정신장애 간의 상호관계도 중요한데 이들은 상호 장애를 악화시키게 된다. 또한 우울, 인지기능, 불안과 같은 증상들은 수면장애와 흔히 함께 나타나므로 함께 관리되어야 한다. 또한 수면의 변화는 중요한 신체적 질환에 대한 경고의 의미일 수도 있는데 예를 들어, 파킨슨질환이나 울혈성 심질환의 경우 수면장애가 나타나기 때문이다. 수면-각성장애는 불면증, 기면증, 하지불안 증후군에 이르기까지 내용과 범위가 다양하다. 따라서 통합적인 평가가 필수적이며 이를 위해 질병력, 수면력, 신체사정, 수면일지, 임상검사 등 다방면으로 접근해야 한다.

1) 불면장애

수면을 취할 수 있는 여건과 환경에도 불구하고 수면개시가 어렵거나 수면을 유지하는 것이 어려운 특성이 불면장애(insomnia disorder)의 핵심이다. 불면장애를 호소하는 환자는 아침에 기상했을 때 개운함을 느끼지 못하고 그 결과 낮 동안 일상적인 기능에 현저한 방해를 받게 된다. 불면장애는 활력과 기분을 저해할 뿐 아니라 업무 능력과 삶의 질도 저하시킬 수 있다.

① 유병률과 경과

불면장애는 일반인의 약 1/3이 호소하는 흔한 증상으로 모든 수면장애 중 가장 유병률이 높은 장애이다. 불면 장애를 호소하는 사람 중 10~15%는 낮시간 동안 문제를 경험하고, 6~19%는 불면장애의 기준에 부합한다. 불면장애는 일차적으로도 발생할 수 있으며 다른 질병이나 약물로 인해 이차적으로도 발생할 수 있다. 또한 불면증을 호소하는 사람들의 40~50%에서 다른 정신질환이 동반되는데 그 양상은 불면이 정신장애에 동반되거나, 주요우울장애, 공황장애, 알코올남용, 자살과 같은 문제발생 전에 나타날 수도 있다. 불면증은 정신장애 외 심장질환, 고혈압, 만성 통증, 위장관, 신경계, 비뇨기 및 호흡기 곤란 등과도 원인과 결과로 상호 연관을 보이는 것으로 알려져 있다. 불면증은 생의 단계 중 언제든지 발생할 수 있으나 대개 청년기에 가장 흔하게 발생한다. 여성의 경우, 폐경기에 불면이 새로 발생할 수 있는데, 홍조와 같은 다른 갱년기 증상들이 사라진 후에도 지속될 수 있다. 노년기에는 노년기에 발생하는 정상적인 수면 양상의 변화와 더불어 다양한 신체, 사회적 문제들로 인해 불면 호소가 더 흔해질 수 있다.

② 임상양상

불면증은 일시적(급성, 상황적)으로도, 지속적으로도, 재발성으로도 나타날 수 있다. 일시적 불면증은 보통 수일에서 수 주에 걸쳐 지속하는데 종종 생활사건이나 환경의 변화로 인해 발생한다. 이런 경우 불면 유발 사건이 해결되면 호전되는 수가 많지만, 수면장애에 취약한 사람의 경우 불면 유발 사건이 종료된 이후에도 불면이 지속되기도 한다. 이로 인해 불면의 유발인자와 지속인자가 서로 다를 수 있다는 주장이 제기되고 있다. 즉, 우울로 인해 불면증이 나타난 환자가 불면증 자체에 대한 부정적 경험이 각인되어 우울이 호전된 후에까지 불면을 호소하게 되는 경우를 말한다. 이렇게 되면 불면증은 만성화 지속화의 과정을 보이게 되는데, 불면증은 특별한 이유 없이 점진적으로 발생할 수도 있다. 불면증이 지속되는 경우도 야간의 수면 양상은 매일 밤 다를 수 있고 악화와 호전을 반복할 수 있고, 불면의 양상이 변화할 수도 있다.

불면의 양상은 시간대별로 수면 개시 불면증(초기 불면증), 수면 유지 불면증(중기 불면증), 후기 불면증으로 구분할 수 있다. 수면 개시 불면증(초기 불면증)이란 잠들기 어려운 것을 말하고, 수면 유지 불면증(중기 불면증)은 야간에 수면을 유지하는 것에 문제가 있어 자주 깨는 것을 말하며, 후기 불면증은 이른 아침 각성하여 다시 잠들지 못하는 것을 말한다. 연령별로 시간대별로 보면 양상이 다른데 성인기 초기에는 초기 불면증이 많은 것에 비해 노인에게서는 중기 불면증이 더 흔하다. 또한 노년기에 불면 호소가 증가하는 것은 고령화에 따른 정상적인 수면패턴의 변화와 더불어 신체질환과도 연관된다. 특히 노인에서는 수면양상의 변화 그 자체는 불면증 혹은 수면-각성장애가 아님을 인식하고 수면변화가 일상생활에 문제를 초래하고 진단기준에 부합한지 여부를 확인할 필요가 있다.

불면은 다양한 측면에서 부정적 결과를 초래할 수 있는데, 대인관계, 사회적 기능, 직업적 기능을 저해할 수 있다. 또한 불면에 대한 과도한 염려는 불면을 도리어 악화시킬 수 있고, 주의집중력 저하는 사고로 이어질 수도 있다. 불면장애의 특징적 증상은 표 9-12-1을 참고하기 바란다.

③ 위험요인

불면장애를 야기할 수 있는 대표적 요인은 스트레스이다. 업무나 인간관계 등으로 인한 스트레스는 야간에도 정신을 활동하도록 하므로 잠들기 어려워진다. 불안한 환자의 경우도 수면에 어려움이 있으며, 특히 잠을 잘 못 잘 것에 대한 불안은 다시 수면을 저해하는 요인이 된다. 우울은 불면과 수면과다 모두를 초래할 수 있다. 통증이나 야뇨와 같은 신체 증상도 수면을 저해할 수 있다.

수면을 저해하는 요인에 노출되면 사람들은 수면을 방해받게 되는데 사람에 따라 더 취약할 수 있다. 그러한 취약성과 관련한 내용은 다음과 같다. 기질적 요인(근심, 걱정이 많거나 감정을 억누르는 타입), 환경적 요인(소음, 부적절한 온도나 조명 등), 유전적 및 생리적 요인(여성, 노인, 가족력 등), 수면위생 요인(카페인, 불규칙한 수면 등).

④ 치료와 간호

◎ 행동적 중재(수면위생 교육)

수면위생은 만족스러운 야간의 수면과 낮 동안의 맑은 정신을 가능하게 도와주는 다양한 활동들을 말하며 일반적으로 널리 인정되는 수면 증진 행동들이다. 불면장애에 대한 지침에 의하면 수면위생은 불면장애에 대해 초기부터 권장되는 접근법이지만 수면위생 하나만으로는 성공을 보장하기 어려우며 다른 방법들과 함께 사용할 것을 권하고 있다. 수면위생에서 제안하는 지킬 내용과 피할 내용은 표 9-12-2를 참고하기 바란다.

◎ 인지행동요법

인지행동요법은 특히 일차적 불면장애를 호소하는 노인에게 권하는 접근방법이다. 이미 수면제를 복용하고 있는 만성적 불면증 노인에게 인지행동요법을 추가하는 경우 수면의 질이 상당히 향상될 수 있다. 대표적인 방법은 자극조절요법(stimulus control therapy, SCT)과 수면제한법(sleep restriction therapy, SRT)이다.

◎ 약물요법

성인과 노인의 불면증치료지침에 의하면 다양한 종류의 약물들이 사용될 수 있으며 약물마다의 장단점이 있다. 특히 비벤조다이아제핀계 수면제(졸피뎀 등)은 단기간 사용만을 권하며 개개인마다의 반응을 중심으로 사용해야 하고 벤조다이아제핀계 수면제는 불면증에는 사용을 피할 것을 권고하고 있다. 멜라토닌 agonist인 Ramelteon은 특히 노인 불면증 환자에게 효과가 있는 것

표 9-12-1 불면장애의 주요 증상

- 야간에 수면개시의 어려움
- 야간수면 도중 각성
- 새벽에 지나치게 이른 각성
- 야간수면 후 휴식감 결여
- 낮 동안의 피로감과 졸리움
- 불안정감, 우울, 불안
- 집중력, 기억력 저하
- 실수 혹은 사고 빈발
- 긴장성 두통
- 위장관계문제
- 수면에 대한 지속적 염려

표 9-12-2 수면위생

지킬 내용	피할 내용
• 규칙적 수면 시간 • 침대(이부자리)에서는 수면만 취할 것 • 오후 2시전 규칙적 운동 • 주간의 밝은 빛 노출 • 안락한 환경조성 • 취침 전 일상 유지(샤워 등)	• 알코올 섭취 • 카페인 섭취 • 수면 전 과격한 운동 • 낮잠 • 수면 직전 밝은 빛에 노출

으로 보고되고 있다.

2) 과다수면장애

과다수면장애(hypersomnolence disorder)란 7시간 이상의 수면에도 불구하고 과도하게 졸음을 호소하며, 이로 인해 반복적으로 수면을 취하거나 깜박깜박 잠이 들며, 하루에 9시간 이상을 자도 개운함을 못 느끼고, 각성 후에도 완전히 각성상태를 유지하지 못하는 상태를 말한다. 과다수면장애를 호소하는 대상자는 하루에 3회 이상 증상을 나타내고 이로 인해 일상이 방해를 받게 된다.

① 유병률과 경과

주간의 졸음을 주호소로 하는 대상자 중 5~10%가 본 장애로 진단을 받게 되며 성별에 따른 차이는 없다. 과다수면장애는 보통 만성적 경과를 보이고 심한 경우 수면 삽화가 20시간 넘어 발생하기도 한다. 본 장애를 가진 대상자는 아침에 일어나는 것이 힘들고 잠에 취한 것 같은 현상인 수면무력증을 경험할 수도 있다. 평균 발병 연령은 17~24세이며 경과는 만성적이어서 치료를 받지 않으면 증상이 점진적으로 진행하고 변화가 없다.

② 임상양상

과다수면은 야간수면이 증가하고 주간에 조절하기 어려운 졸림이 특징으로, 과도한 수면, 아침에 일어나기 어렵거나 주간동안-특히 강의나 장거리 운전 등 자극이 적은 상황에서-깨어 있는 것이 어렵고 졸게 되는 각성의 질 저하, 수면무력증들을 포괄하는 진단명이다. 수면에 대한 욕구로 인해 자동증적인 행동이 나타나기도 하는데 본인은 기억하지 못한다. 대부분의 과다수면장애 대상자들은 9시간 이상의 수면삽화를 나타내나 회복감을 느끼지 못하는 것이 특징적이다. 정상적인 야간수면을 보이는 경우도 있으나 이 경우 역시 낮잠을 자게 되며 회복감은 느끼지 못한다.

과다수면이 문제가 되는 것은 주간에 졸림으로 인해 집중력이 저하되고 기억력이 감소되면서 이로 인해 직업적 및 학업적 효율이 감소하는 것과 관련이 있다. 또한 아침에 원하는 시간대에 깨기 어려워 출근 시간을 지키기 어려워지고 업무 중에도 뜻하지 않게 졸면서 사고를 비롯한 문제들이 야기된다. 과다수면은 우울장애나 계절성 우울을 흔히 동반하며 자극제 자가투여 등의 문제가 야기될 수 있다.

③ 위험요인

일부 과다수면장애 대상자들에서 가족력이 확인되고 자율신경계 이상이 발생한다. 과다수면은 HIV폐렴, 전염성단핵구증, 길랑-바레 증후군과 같은 바이러스 감염과 두부 외상 후에도 발생할 수 있다.

④ 치료와 간호

본 장애에 대해서는 과거 리탈린(Methylphenidate)이 가장 흔히 사용되었으나 최근에는 Modafinil이 가장 먼저 처방되고 있다. 리탈린은 중추신경계 흥분제로서 습관성을 야기할 수 있고 부작용 발생가능성이 있으므로 주의 깊은 관찰과 간호가 필요하며 modafinil은 각성을 증진시키는 약물로 알레르기 반응과 같은 부작용이 발생할 가능성이 있으므로 주의를 요한다.

3) 기면증

기면증(narcolepsy)은 제어할 수 없는 수면욕구, 깜박잠들기, 낮잠 등의 문제가 하루에도 몇 번씩 반복적으로 나타나는 현상을 말한다. 이러한 현상은 탈력발작(catalepsy)을 동반하는데 그 양상은 1) 의식이 있는 상태에서 양측성으로 수 초에서 수분에 걸쳐 짧게 근긴장 상태가 소실되거나, 2) 특별한 감정적 이유 없이 근긴장 저하가 나타나면서 얼굴을 찌푸리거나 턱이 처지고 혀를 내미는 현상을 보인다. 전자의 현상은 주로 만성적 환자에서 농담이나 우스운 상황에서 발생하는 경향이 있고, 후자는 어린아이나 발생한지 6개월 이내의 환자에서 관찰된다.

① 유병률과 경과

본 장애는 전 세계적으로 약 0.02~0.04%에서 발생하고 있으며, 남성에서 약간 더 흔하다. 아동, 청소년, 초기 성인에서 주로 발병하고 발병양상은 급작스러울수도 있고 점진적일 수도 있다.

② 임상양상

대부분 기면증 초기에는 졸림이나 수면의 증가가 나타나고 탈력발작이 이어서 발생하게 된다. 기면증 초기에는 졸림 외에 입면기 환각, 생생한 꿈, REM 수면 행동장애를 보인다. 이어 주간에 각성 상태를 유지하는 것이 어려워지고 야간수면의 질이 저하되나 전체적으로 수면 요구가 증가하지는 않는다. 증상이 진행되면서 수면마비가 나타날 수 있다. 학령기 대상자들은 과중한 학업량으로 인해 야간수면 시간이 감소하게 되거나, 수면 문제로 인해 공격성이 나타날 수도 있다. 나이가 들고 은퇴를 하게 되면 낮잠을 잘 수 있게 되어 기면증으로 인한 문제는 완화된다.

③ 위험요인

유전적 요인이 보고되고 있는데 일란성 쌍생아에서의 기면증 일치율은 25~32%이고 일차 친족에서의 유병률은 1~2%로 매우 높다. 기면증의 원인은 히포크레틴의 결핍으로 알려져 있는데, 이는 자가면역성으로 인한 뇌하수체의 히포크레틴 생성 세포의 소실에 기인하는 것으로 간주된다. 또한 기면증 발생은 DQB1유전자와 밀접하게 연관되어 있는 것으로 알려져 있다.

④ 치료와 간호

기면증치료에는 Modafinil과 sodium oxybate가 효과적이다. 특히 감마하이드록시낙산 혹은 sodium oxybate는 마약류의 일종으로 특별한 주의와 간호가 요구된다. 비약물적 중재로는 규칙적인 생활습관을 유지하는 것이 기면증 관리에 도움이 된다.

4) 호흡관련 수면장애

DSM-5-TR에서는 호흡관련 수면장애(breathing-related sleep disorders)는 병리적 변화를 바탕으로 폐쇄성 수면 무호흡증, 중추성 수면 무호흡증, 수면 관련 환기저하의 3종류로 구분하여 제시하고 있다. 각 유형별 내용은 표 9-12-3에 소개하였다.

표 9-12-3 호흡관련 수면장애 종류와 특징

	폐쇄성 수면 무호흡증	중추성 수면 무호흡증	수면 관련 환기저하
특징	호흡관련 수면장애 중 가장 흔한 장애. 호흡하려는 노력에도 불구하고 airflow의 감소(저호흡) 혹은 정지(무호흡)가 발생하는 현상. 대부분의 경우 10~30초 사이에서 저(무)호흡이 발생하나 더 길어질 수도 있음. 이로 인해 혈중 산소 포화도가 감소하게 됨. 이로 인해 뇌는 산소 부족에 대해 반응을 나타내어 호흡을 위해 일시적 각성이 발생함. 이로 인해 야간수면이 단편적이 되고 주간에 졸림이 발생	호흡(호흡 노력) 자체에 변화가 나타나고 그로 인해 수면 저(무)호흡이 반복적으로 발생하는 현상. 호흡의 문제로 인해 환기가 저해됨 호흡이 어려워지면서 자가 깨고, 잠을 잘 못자고, 그로 인해 졸림을 호소함.	본 수면 동안 얕은 호흡이 반복적으로 나타나고 폐쇄성 수면 저(무)호흡이나 중추성 수면 저(무)호흡을 수반할 수 있음. 환기부족으로 인해 혈액가스 이상이 각성 중에도 나타날 수 있으며 불면이나 졸림과 같은 증상을 호소하기도 함.
원인	수면 동안 근육이 이완되면서 기도 후면의 연조직이 상기도를 막아 발생	1) ventilatory instability or 2) depression of the brainstem respiratory centers or chemoreceptors	이산화탄소에 대한 화학반응 둔화(감소된 호흡동인)
임상양상	다원수면기록상으로 한 시간에 5회 이상의 수면 저(무)호흡이 발생하고 코골이, 거친 콧숨/헐떡임, 호흡정지 등이 동반됨. 낮 동안 피로하고 졸림.	호흡수면다원기록상으로 시간당 5회 이상의 중추성 무호흡이 발생하고 특발성, 체인 스토크스 호흡, 아편계 사용과 동반된 호흡 양상으로 구분.	수면다원검사 상으로 이산화탄소 농도 상승과 관련한 호흡저하 심화됨.
위험요인	노인, 남성, 비만, 폐경기 이후 여성에 흔하며 상하악의 형태 변화 아데노이드 비대 등에서도 흔하다. 가족력이 의심됨.	congestive heart failure hypothyroid diseasese, neurological disease encephalitis, stroke, 남성, 비만, 40세 이상	비만 중추신경계 억제제 사용 유전적 및 생리적 남성, 노인
치료와 간호	continuous positive airway pressure(CPAP) oral appliances surgery 체중 조절 position 조절: 배위를 피하고 머리 쪽을 올려 증상을 완화	CPAP therapy nocturnal oxygen therapy adaptive servo-ventilation(ASV) 체중조절 금주 position 조정	체중조절 금주 position 조정

5) 일주기리듬 수면-각성장애

인간은 지구의 자전 주기인 24시간에 맞추어 일주기 리듬이 형성되어 일상 생활을 영위하게 된다. 그런데 본 장애는 이러한 일주기 리듬 자체의 문제로 인해 수면장애가 발생하거나 사회적 및 작업적 요인과 같은 외적 요인으로 인해 일주기 리듬 조정에 장애가 생겨 수면 저해가 반복적으로 발생하는 것을 말한다. 일주기 리듬 수면-각성장애(circadian rhythm sleep-wake disorders)를 가진 대상자에서는 과도한 졸림과 불면이 모두 발생가능하며 이로 인해 중요한 기능에서 고통과 손상이 나타나게 된다.

① 유병률과 경과

본 장애의 정확한 유병률은 잘 알려져 있지 않은 가운데 임상양상에 따라 유병률에 차이를 보이는데, 특히 리듬이 뒤쳐지는 유형은 일반 인구에서는 약 0.17%이지만 청소년에서는 7% 이상으로 알려진 가운데 가족력이 의심되고 있다. 리듬이 앞당겨지는 유형은 중년 성인 중 1% 정도에서 발생하고 노인에서는 더 흔하다.

② 임상양상

일주기리듬 수면-각성 장애는 몇 가지 다른 양상으로 발생한다. 먼저 일주기리듬이 뒤로 밀린, 즉 뒤처진 수면위상형에서는 수면개시와 각성 시간이 지연되어 통상적인 경우보다 더 늦게 자고 늦게 깨게 된다. 두 번째 유형은 일주기 리듬이 앞당겨진 수면 위상형으로 통상적인 경우보다 일찍 잠들고 일찍 깨게 된다. 이외 불규칙한 수면-각성형, 비 24시간 수면-각성형, 교대 근무형, 명시되지 않는 유형 등이 있다.

③ 위험요인

뒤처진 수면위상형에서는 유전적 요인이 있는 것으로 알려져 있고 앞당겨진 유형은 나이와 신경퇴행성 질환에서 더 흔하다. 또한 맹인의 경우 일주기리듬 조정의 중요한 요인인 빛을 인식하는 데 문제가 있어, 교대근무자는 업무와 생활 요인으로 인해 불규칙한 리듬이 더 흔하다.

④ 치료와 간호

- 생활 조절: 일주기 리듬 형성에 중요한 요인인 밝은 빛에의 노출, 규칙적 일상, 계획적인 낮잠 등으로 본 장애에 효과적으로 대처해 볼 수 있다.
- 수면위생: 대상자들에게 건전한 수면-각성 리듬을 형성, 유지하고 음주와 자가 구입 약물을 통해 수면문제해결을 꾀하는 것을 피하도록 도울 수 있는 방법이다.
- 밝은 빛 요법: 밝은 빛은 인간의 일주기 리듬 형성에 핵심적 요인이므로 인위적으로 노출시키는 방법이다. 효과보고는 다양해서 지침상으로는 아직 결론이 나 있지는 않은 중재법이나 시도할 가치는 있다.
- 약물: 수면제는 수면을 돕기 위해 처방될 수 있고, 자극제는 각성을 촉진하기 위해 처방될 수 있으므로 이들 약물과 관련한 간호가 요구된다.
- 멜라토닌: 야간 동안 분비되어 수면-각성 주기 유지에 관여하는 호르몬으로 일주기 리듬 장애에 투여하면 증상 완화에 도움이 된다.

6) 사건수면

사건수면(parasomnias)은 특정 수면단계나 수면에서 각성으로 변화하는 과정에 비정상적인 행동이나 문제되는 생리적 양상이 발생하는 것을 말한다.

사건수면의 종류와 특징 그리고 치료와 간호는 표 9-12-4를 참고하라.

3. 간호과정

Box 9-12-1 임상사례

58세의 남성 환자인 김 모씨는 야간에 잠을 잘 못자고 그로 인해 낮 동안의 졸리고 피곤함을 호소하여 수면클리닉을 방문하였다. 본 환자는 우울과 불안으로 현재 치료 중이고 불면증은 최근 수 해 동안 지속되어 오고 있다. 본 환자는 야간에 잠들기 어려워 잠들기까지 거의 한 시간을 뒤척인다고 하였다. 일단 잠이 든 후에도 10회 이상 자주 깨서 다시 잠들기 어려워 밤 동안에는 동안 침상에서 뒤척이다가 아침이 되면 매우 피곤함을 느낀다고 하였다.

표 9-12-4 사건수면의 종류와 특징

	비급속안구운동수면 각성장애	악몽장애	급속안구운동수면 행동장애	하지불안 증후군
특징	수면 도중 눈을 뜬 채 불완전한 각성이 반복되는 현상이 가장 특징적.	수면 도중 극도로 불쾌하고 생생한꿈이 반복적으로 발생.	REM수면 동안 발생하는 발성과 복합운동을 동반하는 반복적 각성의 삽화가 나타남.	다리나 팔을 움직이고 싶은 충동으로 감각운동성 및 신경학적 수면장애.
원인	수면 중 보행은 스트레스 불안 우울과 같은 다양한 요인과 관련있음.	스트레스, 트라우마, 수면 박탈 시에 발생가능하며, 항우울제, 고혈압제제, 알코올과 같은 물질 등에 의해서도 발생할 수 있음	REM수면 동안은 근육 운동을 막아주는 신경계가 일시적으로 신체를 움직이지 않도록 해 주는데 본 장애 환자들에서는 이러한 신경계가 작동을 하지 않아 꿈을 꾸면서 움직이게 됨.	정확한 원인은 잘 알려져 있지 않으나 근육 운동 조절과 관련이 있는 도파민 불균형과 유전적 소인이 의심됨.
임상양상	수면보행증은 수면 중 침대에서 일어나 걸어다니는 행동 양상이며, 야경증은 공포에 질려 돌발적인 비명을 지르거나 울면서 급작스러운 수면 중 각성의 반복적으로 나타남	악몽은 길고 정교하며 실제처럼 여겨져 불안 공포 불쾌감을 유발하며, 주로 수면 후기 1/2동안 발생.	특징적 양상이 REM수면동안 반복되므로 적어도 수면 시작 이후 90분 정도 이후에 발생하고 꿈을 행동으로 옮기는 것으로 보이며, 낮잠 중에는 거의 나타나지 않음.	다리에 불편한 감각이 나타나는데 주로 근실거림, 스멀거림, 따끔거림, 타는듯하거나 간지러운 느낌으로 호소하고 이러한 불쾌한 느낌을 완화하기 위한 노력으로 다리를 움직이게 되고 수면을 방해함.
위험요인	수면보행증과 야경증은 유전적 소인이 의심되고 수면 중 보행은 아동에서 더 흔함.	성격장애나 정신질환이 있는 경우, 수면 자체에 문제가 있는 경우, 유전적 소인이 의심됨.	50세 이상, 남성, 파킨슨질환과 같은 신경계질환 등에서 더 흔함.	여성에서 더 호발하는 것으로 알려져 있고 임신 후반부에도 발생확률이 증가하며, 철분 결핍이나 신부전에서도 더 흔함.
치료와 간호	클로나제팜, 항우울제, 멜라토닌이 증상 완화에 도움을 줄 수 있고, 침상 주위를 안전하게 유지하여 다치지 않게 할 필요가 있음.	악몽장애에 대해서는 약물이 거의 사용되지 않고, 스트레스나 불안을 확인하여 이를 해소하기 위한 노력을 하면 증상이 완화되기도 함. 환자가 원한다면 수면 중 조명을 유지하고 함께 있어주는 것이 도움이 될 수 있음.	클로나제팜과 멜라토닌이 증상 완화에 도움이 될 수 있고, 침상 주위를 안전하게 유지하여 다치지 않게 할 필요가 있음.	철분 결핍 상태에서 나타나는 경우 철분 보충이 도움이 됨. 도파민을 증가시키는 약물이 사용되기도 하는데 ropinirole(Requip), rotigotine (Neupro) and pramipexole(Mirapex) 등은 미국 FDA 승인 약물임.

1) 간호사정

수면장애를 호소하는 대상자를 사정하기 위해서는 다양한 정보를 확인하여야 한다. 즉, 수면다원검사와 같은 객관적 검사 결과와 더불어 수면양상의 변화 내용과 정도, 기저 질환 유무, 생활사건 등을 총체적으로 확인할 필요가 있다. 왜냐하면 이러한 정보들은 현재 호소하는 수면장애의 원인과 결과 및 정도를 알 수 있게 해 주어 적합한 접근을 가능하게 해 주기 때문이다.

먼저 정확하게 수면장애의 양상을 확인하기 위해서는 수면다원기록과 같은 객관적 자료 이외에 수면일지, 수면관찰과 같은 정보도 중요하며 때로는 가족으로부터의 정보가 도움이 되기도 한다. 수면다원기록은 뇌파, 근전도, 안구운동 검사를 기본으로 하여 호흡, 흉벽과 복벽의 운동, 산소포화도와 같은 다양한 지표를 제공해 주므로 가장 객관적인 검사법이다. 그러나 본 검사도 개인이 느끼는 수면으로 인한 휴식감까지를 측정해 줄 수는 없기 때문에 개인의 주관적 호소 역시 중요하게 다루어야 한다.

위 환자의 경우는 DSM-5-TR 기준에 의거하여 불면증으로 진단 가능하고 우울과 불안이 함께 있다. 환자는 야간수면을 잘 취하고 있지 못하고 피로감을 호소하고 있다. 위 환자의 경우 일일 활동 양상은 어떠한지, 낮잠을 자는지, 낮 동안 업무에 지장은 없는지 등에 대한 정보가 더 필요하고 함께 사는 사람이 있다면 코골이와 같은 수면 중 다른 문제점은 없는지 확인할 필요가 있다.

2) 간호진단

수면-각성장애는 다른 문제의 결과로 인해 발생하는 문제일 수도 있고 수면-각성장애가 직접적인 원인으로 작용하여 다양한 다른 문제를 초래할 수도 있다.

위 사례에서 생각해 볼 수 있는 간호진단의 예는 다음과 같다;

- 우울과 관련된 불면증
- 불면증으로 인한 피로감
- 불안과 관련된 불면증
- 불면증에 대한 염려로 인한 불안

3) 간호계획

(1) 간호목표

총체적으로 수집한 정보에 의거하여 현실적인 목표를 설정하도록 한다. 처방된 약이 있는지, 생활 환경은 어떠한지, 본인의 의지와 태도는 어떠한지 확인하고 목표를 설정하도록 한다.

위 사례에서 생각해 볼 수 있는 간호목표의 예는 다음과 같다.

- 잠드는 데 걸리는 시간이 감소한다.
- 낮잠은 하루에 한 번 30분 이내로 취한다.
- 수면위생 활동을 실천한다.
- 야간수면 동안 3회 이하로 각성한다.
- 수면제의 효과와 부작용에 대해 인식한다.

4) 간호중재

총체적으로 수집한 정보에 의거하여 세운 현실적인 목표에 따라 간호를 계획하고 수행한다.

위 사례에서 생각해 볼 수 있는 간호수행 내용은 다음과 같다.

- 대상자의 수면위생을 확인하고 건전한 수면위생과 수면습관 계획을 함께 수립한다.
- 수면제는 처방대로 복용하고 부작용 발생 시 보고하도록 교육한다.
- 항불안제와 항우울제를 처방대로 복용해야 하는 것의 중요성에 대해 교육하고 효과여부를 모니터한다.
- 인지행동요법을 적용한다.

5) 간호평가

간호수행 결과 시 설정한 간호목표에 도달하였는지 확인하고 목표에 도달한 경우 지지하고 그렇지 못한 경우 원인을 확인하고 접근 방법을 평가하며 새로운 목표와 계획을 수립하도록 한다.

4. 요약

- 인간의 수면은 정상적으로 비급속안구운동수면(Non – Rapid Eye Movement, NREM)과 급속안구운동수면(Rapid Eye Movement, REM)으로 구분된다.
- 불면장애(insomnia disorder)는 수면을 취할 수 있는 여건과 환경에도 불구하고 수면개시가 어렵거나 수면을 유지하는 것이 어려운 것이다.
- 과다수면장애(hypersomnolence disorder)란 7시간 이상의 수면에도 불구하고 과도하게 졸음을 호소하며, 이로 인해 반복적으로 수면을 취하거나 깜박깜박 잠이 들며, 하루에 9시간 이상을 자도 개운함을 못 느끼고, 각성 후에도 완전히 각성상태를 유지하지 못하는 상태이다.
- 기면증(narcolepsy)은 제어할 수 없는 수면욕구, 깜박잠들기, 낮잠 등의 문제가 하루에도 몇 번씩 반복적으로 나타나는 현상이다.
- 폐쇄성 수면 무호흡증은 호흡관련 수면장애 중 가장 흔한 장애로, 호흡하려는 노력에도 불구하고 airflow의 감소(저호흡) 혹은 정지(무호흡)가 발생하는 현상이다.
- 중추성 수면 무호흡증은 호흡(호흡 노력) 자체에 변화가 나타나고 그로 인해 수면 저(무)호흡이 반복적으로 발생하는 현상이다.
- 수면관련 환기 저하는 수면 동안 얕은 호흡이 반복적으로 나타나고 폐쇄성 수면 저(무)호흡이나 중추성 수면 저(무)호흡을 수반할 수 있다.
- 일주기 리듬 수면-각성장애는 일주기 리듬 자체의

문제로 인해 수면장애가 발생하거나 사회적 및 작업적 요인과 같은 외적 요인으로 인해 일주기 리듬 조정에 장애가 생겨 수면 저해가 반복적으로 발생하는 것이다.

- 사건수면(parasomnias)은 특정 수면단계나 수면에서 각성으로 변화하는 과정에 비정상적인 행동이나 문제되는 생리적 양상이 발생하는 것이다.
- NREM수면 각성장애는 수면 도중 눈을 뜬 채 불완전한 각성이 반복되는 현상이 가장 특징적으로 나타난다.
- 악몽장애는 수면 도중 극도로 불쾌하고 생생한 꿈이 반복적으로 발생하는 것이다.
- REM수면 행동장애는 REM수면 동안 발생하는 발성과 복합운동을 동반하는 반복적 각성의 삽화가 나타난다.
- 하지불안 증후군은 다리나 팔을 움직이고 싶은 충동으로 감각운동성 및 신경학적 수면 장애이다.
- 수면위생은 대상자들에게 건전한 수면–각성 리듬을 형성, 유지하고 음주와 자가 구입 약물을 통해 수면 문제해결을 꾀하는 것을 피하도록 도울 수 있는 방법이다.

풀어보기

1. 수면 단계별 신체변화를 설명하시오.
2. 52세의 김 부장은 인사이동을 앞두고 밤에 잘 잠들지 못하고 아침에 깬 후에도 피곤함을 호소한다. 본 대상자의 수면 문제에 대해 원인을 염두에 두고 간호진단을 내려보시오.
3. 위 김 부장의 경우 주간에 어떤 행동 양상을 보일 것으로 예상할 수 있는가?
4. 당신이 김 부장의 담당 간호사가 되어 상담을 하게 되었다. 김 부장의 수면 문제를 돕기 위한 간호중재를 계획하시오.

정답

1) 1단계: theta파가 특징이며 이완된 느낌, 호흡이 더 규칙적으로 깊어지고, 뇌파의 전압이 각성시보다 높아진다. 2) 2단계: theta파가 지속되나 수면방추와 K복합체로 나타난다. 3) 3, 4단계: ① delta파의 서파수면이며 델타파는 뇌파 중 가장 느리고 가장 높은 파장이다. ② 가장 깊은 수면 상태이며 송과체에서 성장 호르몬이 분비되며 이 호르몬은 아동에서는 골격과 근육 성장을 돕고 성인에서는 조직 재생을 초래한다. ③ 성장호르몬 외 prolactin과 gonadotropin이 분비되어 서파수면은 휴식과 힐링의 기회가 되게 한다. ④ 각성이 힘든 단계이며 몽유증, 잠꼬대가 흔히 발생한다. 4) REM 수면: 빠른 안구운동이 관찰되며 근육 긴장도가 갑자기 감소하고 뇌파는 1단계와 유사하며 꿈꾸는 단계이다. 2. 인사이동으로 인한 스트레스와 관련된 수면양상의 변화, 3. 졸리움, 초조, 정서변화 4. 1) 행동치료적 중재: 수면위생, 자극제어, 수면제한, 이완요법, 2) 인지치료적 중재: 수면에 관한 부정적 사고와 믿음을 긍정적으로 수용, 3) 화학적 중재: 벤조다이아제핀, 비벤조다이아제핀, 항우울제, 멜라토닌수용체 작용 약물, 바비튜 레이트

>> 참고문헌

- 김성재 외(2023). 정신간호총론(제9판). 파주, 수문사.
- 이경희 외(2021). 정신건강간호학(제2판 수정판). 서울, 정문각.
- American Psychiatric Association. Diagnostic and statistical manual of mental disorders, fifth edition (DSM-5). 2013. Seoul, Hakjisa Publisher.
- Anderson KN, Catt M, Collerton J, Davies K, von Zglinicki T, Kirkwood TB, et al. Assessment of sleep and circadian rhythm disorders in the very old: the Newcastle 85+ Cohort Study. Age Ageing 2014;43(1):57-63. doi: 10.1093/ageing/aft153.
- APA 저, 권준수 외 역 (2023). DSM-5-TR 정신질환의 진단 및 통계편람(제5판 수정판). 서울: 학지사.
- Aurora RN, Bista SR, Casey KR, Chowdhuri S, Kristo DA, Mallea JM, Ramar K, Rowley JA, Zak RS, Heald JL. Updated adaptive servo-ventilation recommendations for the 2012 AASM guideline: "The Treatment of Central Sleep Apnea Syndromes in Adults: Practice Parameters with an Evidence-Based Literature Review and Meta-Analyses". J Clin Sleep Med 2016;12(5):757-761.
- Bollu PC, Kaur H. Sleep Medicine: Insomnia and Sleep. Mo Med. 2019 Jan-Feb;116(1):68-75. PMID: 30862990; PMCID: PMC6390785.
- Clinical guideline for the treatment of primary insomnia in middle-aged and older adults. 2014 May. NGC:010414
- Crouse, J. J., Carpenter, J. S., Song, Y. J. C., Hockey, S. J., Naismith, S. L., Grunstein, R. R., ... & Hickie, I. B. (2021). Circadian rhythm sleep–wake disturbances and depression in young people: implications for prevention and early intervention. The Lancet Psychiatry, 8(9), 813-823.
- Culnan, E., McCullough, L. M., & Wyatt, J. K. (2019). Circadian rhythm sleep-wake phase disorders. Neurologic Clinics, 37(3), 527-543.
- Dijk, D. J., & Landolt, H. P. (2019). Sleep physiology, circadian rhythms, waking performance and the development of sleep-wake therapeutics. Sleep-wake neurobiology and pharmacology, 441-481.
- Kansagra, S. (2020). Sleep disorders in adolescents. Pediatrics, 145(Supplement_2), S204-S209.
- Karna B, Sankari A, Tatikonda G. Sleep Disorder. In: StatPearls. StatPearls Publishing, Treasure Island (FL); 2022. PMID: 32809555.
- Mantle, D., Smits, M., Boss, M., Miedema, I., & van Geijlswijk, I. (2020). Efficacy and safety of supplemental melatonin for delayed sleep–wake phase disorder in children: an overview. Sleep Medicine: X, 2, 100022.
- Meyer, N., Harvey, A. G., Lockley, S. W., & Dijk, D. J. (2022). Circadian rhythms and disorders of the timing of sleep. The Lancet, 400(10357), 1061-1078.
- Morrison AR. Coming to grips with a "new" state of consciousness: the study of rapid-eye-movement sleep in the 1960s. J Hist Neurosci 2013. 22(4):392-407.
- Murray, J. M., Phillips, A. J., Magee, M., Sletten, T. L., Gordon, C., Lovato, N., ... & Yu, K. (2019). Sleep regularity is associated with sleep-wake and circadian timing, and mediates daytime function in delayed sleep-wake phase disorder. Sleep medicine, 58, 93-101.
- Pavlova, M. K., & Latreille, V. (2019). Sleep disorders. The American journal of medicine, 132(3), 292-299.
- Reis, C., & Paiva, T. (2019). Delayed sleep-wake phase disorder in a clinical population: gender and sub-population diferences. Sleep Science, 12(3), 203.
- Scott, J., Kallestad, H., Vedaa, O., Sivertsen, B., & Etain, B. (2021). Sleep disturbances and first onset of major mental disorders in adolescence and early adulthood: a systematic review and meta-analysis. Sleep medicine reviews, 57, 101429.
- Steele, T. A., St Louis, E. K., Videnovic, A., & Auger, R. R. (2021). Circadian rhythm sleep–wake disorders: a contemporary review of neurobiology, treatment, and dysregulation in neurodegenerative disease. Neurotherapeutics, 18(1), 53-74.

제 13 절 성 관련장애와 간호

학습목표

- 인간의 성 체계와 정상 성 반응 주기를 확인한다.
- 성 정체감의 발달을 확인한다.
- 성 관련장애의 원인을 설명한다.
- 성 관련장애의 유형을 설명한다.
- 성 관련장애의 행동특성을 설명한다.
- 성 관련장애를 가진 대상자에게 효과적인 간호과정을 적용한다.

주요용어

- 관음장애 voyeuristic disorder
- 남성성욕감퇴장애 male hypoactive sexual desire disorder
- 노출장애 exhibitionistic disorder
- 동성애 homosexuality
- 마찰도착장애/접촉마찰장애 frotteuristic disorder
- 물품음란장애 fetishistic disorder
- 발기장애 erectile disorder
- 변태성욕장애/성도착장애 paraphillic disorder
- 복장도착장애 transvestic disorder
- 사정 지연 delayed ejaculation
- 생물학적 성 정체감 sexual identity
- 성 역할 gender role
- 성 정체감 gender identity
- 성 지향성 sex orientation
- 성기-골반통증/삽입장애 genito-pelvic pain/penetration disorder
- 성기능부전 sexual dysfunction
- 성별 불쾌감 gender dysphoria
- 성적가학장애 sexual sadism disorder
- 성적피학장애 sexual masochism disorder
- 소아성애장애/소아기호장애 pedophilic disorder
- 여성 성적 관심/흥분장애 female sexual interest/arousal disorder
- 여성극치감장애 female orgasmic disorder
- 조기사정 premature ejaculation

1. 인간의 성

모든 인간은 성적인 존재이며, 개인의 삶 속에서 다양한 방법으로 자신의 성을 표현하며 살아간다. 우리가 흔히 말하는 '성'을 표현하는 용어는 영어로 'sex', 'gender', 'sexuality' 등 여러 가지가 존재한다. 대체적으로 'sex'란 생물학적 성별을 뜻하고, 신체적이고 유전적인 개념이다. 'gender'란 사회적인 환경과 훈련에 의해 형성된 사회 · 문화적 성을 말한다. 'sexuality'는 '성적 특질' 또는 '성 표현'과 같이 해석되며, 인간이 성에 대해 가지고 있는 가치관, 태도, 사고, 환상 등의 모든 것을 포함하는 포괄적인 용어이다.

성 관련장애를 살펴보고 간호과정을 적용하기 위해서는 이에 앞서 인간의 성에 관한 체계적인 이해가 필요하다. 따라서 인간의 성 체계(human sexual system)를 구성하는 네 가지 측면을 살펴보도록 한다.

- **생물학적 또는 유전적 성 정체감(sexual or genetic identity)**: 해부 · 생리학 측면의 성적 특성으로 한 개인의 염색체 상의 성을 말한다.
- **성 정체감(gender identity)**: 주관적 성이며, 개인이 스스로 자신을 남성 또는 여성으로 인식하고 확신하는 것이다. 이것은 사회화를 통해 강화가 되며 3세 전후에 결정이 된다.
- **성 역할(gender role)**: 성 정체감(gender identity)에 따른 행동양상이다. 행동에 대한 기대, 인지, 직업, 가치, 정서 반응 등 사회문화적 특성이 반영된 여성 또는 남성으로서의 역할을 말한다. 따라서 사회와 문화에 따라 기대하는 성 역할이 다르다.
- **성 지향성(sexual orientation)**: 개인의 성적 취향으로

어느 성(여성 또는 남성)에 성적 매력이나 성 충동을 느끼게 되는 것을 의미한다. 크게 이성애, 동성애, 양성애로 분류된다.

위에 제시한 네 가지 측면 중에서 부적응 반응이나 기능부전 또는 이상행동 등의 문제가 발생한다면 성 관련 장애가 나타날 수 있다. 정상적인 성행위는 두 성인 간 사랑이 전제가 되어 적절한 체위로 성기 결합이 이루어지고 충분한 성행위를 하여 상호 만족감을 공유하는 것이다. 이때 성행위는 서로 심리적, 신체적으로 해를 입히지 않고, 존중하며, 강요나 강압이 없으며, 사생활이 보호되는 환경에서 이루어진다.

1) 정상 성 반응 주기

인간의 정상 성 반응 주기는 이론가에 따라 차이가 있으나, 일반적으로 4단계의 성 반응 주기로 이를 설명하고 있다. 4단계의 성 반응 주기는 성욕기(desire stage), 흥분기(excitement or arousal stage), 절정기(orgarsm stage), 해소기(resolution stage)로 이루어져 있다.

(1) 1단계: 성욕기

이 단계에서는 말이나 접촉과 같은 신체적 · 정신적 자극에 반응하여 성적 각성이 일어나게 되며 성행위에 대한 욕구가 발생한다. 이때 성적 욕구를 일으키는 생리적 기전은 호르몬이며, 특히 남성호르몬이 크게 작용한다. 성적인 상상도 이러한 욕구를 상승시킬 수 있는 반면, 불안, 공포, 분노와 같은 심리적 · 정서적 불편감이 존재하거나 배고픔 등 기본욕구가 결여된 경우에는 성적 욕구가 억제될 수 있다. 변연계는 이러한 성적 욕구와 충동을 조절하는 역할을 담당한다. 성적 욕구가 정상적으로 반응하지 않을 경우에 남성성욕감퇴장애, 여성성적관심장애가 나타날 수 있다.

(2) 2단계: 흥분기

흥분기는 성적 흥분과 쾌감이 증대되는 단계이다. 신체적, 생리적 변화가 일어나는데, 남녀 모두 자극에 대한 일차적 반응으로 혈관 충혈이 나타나고 이후 이차적 반응으로 근육수축이 따른다. 남성의 경우에 흥분기 최초의 신호는 음경의 발기이며, 음경의 동맥을 이완시켜 해면체로 빠르게 혈액을 보내어 음경이 팽창되어 나타나는 현상이다. 여성의 경우에는 골반의 혈관 충혈, 질의 윤활과 외부 생식기 팽창의 변화가 나타난다. 이차적 반응으로 남녀 모두에서 전반적으로 신체근육이 긴장하고 심박동, 호흡, 혈압이 상승하는 현상이 뒤따른다. 흥분기에서 비정상적인 반응으로 여성성적흥분장애, 발기장애 등이 나타날 수 있다.

(3) 3단계: 절정기

절정기는 성적 긴장과 회음부 근육들이 규칙적으로 수축되어 성적 쾌감이 최고조에 이르는 현상이다. 여성의 극치감은 자궁, 질 하부의 1/3, 항문 괄약근의 규칙적인 수축이 동시에 일어나는 것이 특징적이다. 남성에게서는 전립선, 정낭, 정관 그리고 요도의 규칙적인 경련에 대한 반응으로 정액의 강한 배출이 나타나면서 극치감을 느낀다. 절정기의 반응이 정상적이지 못한 경우에는 여성극치감장애 또는 조기사정 등이 발생한다.

(4) 4단계: 해소기

해소기는 신체기관이 흥분 전 상태로 다시 돌아오는 것으로, 생식기로부터 혈액이 흘러들어오고 전반적인 이완과 편안함의 감정이 느껴지는 것이 특징이다. 만약 극치감에 이르지 못한 경우 해소기에 이르기까지 많은 시간이 들며, 골반의 불편감이 발생하고 성급한 감정이 들게 된다.

이 단계에서 남성에게 불응기가 나타날 수 있으며, 불응기란 성적인 자극을 받아도 다시 흥분하거나 발기반응이 나타나지 않는 시기를 말한다. 이 기간은 개인에 따라 다르며 수분에서 수일까지 다양할 수 있고, 연령이 증가할수록 길어지는 경향이 있다. 반면에 여성의 경우에는 한 번의 극치감(orgarsm) 이후에도 성적 자극이 계속되면 극치감을 다시 느낄 수 있다. 성 반응 주기에서 남녀별 특성에 따라 성 생리적 차이점이 존재한다. 서로의 차이를 인식하고 극복하는 것이 성적 갈등을 줄이는 방법이라 할 수 있다.

2) 성 정체감의 발달

(1) 출생~12세

영아의 생물학적 성 정체감은 염색체에 의해 태어나기 전에 결정되지만 출생 후 여러 환경적 요소에 의해 아동의 자신에 대한 지각이 영향을 받을 수 있다. 1~3세의 아동은 성별 신체의 차이를 인식하게 되고, 용변 자세가 다른 것에 관심을 보인다. 호기심, 즐거움 또는 정서적 안정을 느끼기 위해 수음행위를 하기도 한다. 3~5세의 아동은 생물학적 성별 성기의 차이를 말로 표현하기도 한다. 성인 여성의 유방이나 성인 남성의 고환에 관심을 가지거나, 성인의 신체를 쳐다보고 만져보기도 한다. 또래끼리 서로의 성기를 만져보기도 하며, 소변이나 아기가 어디에서 나오는지 관심을 가진다.

(2) 청소년기

청소년기에는 신체적 변화로 2차 성징이 나타나는 것과 더불어 생식능력이 발달하며, 특히 성 반응이 강해지게 된다. 신체적 변화로 여자 청소년에게는 유방의 확대, 골반의 확대 그리고 음부와 그 주변의 털이 자라나는 것 등이 나타나기 시작한다. 월경은 대체적으로 11~13세 사이에 시작되는 것으로 알려져 있으나, 최근 초경 연령이 낮아지는 추세이다. 남자 청소년에게서는 음모의 증가와 고환의 확대가 먼저 시작되고, 이후 현저한 신체성장이 일어난다. 또한 신체와 얼굴에 수염이 자라고 근육량의 증가와 변성기가 동반된다. 성적 발달의 정도가 개인별로 차이가 날 수 있고, 이러한 차이는 청소년의 신체상이나 자아존중감에 영향을 미칠 수 있다. 또한 불안정하고 충동적인 청소년의 정서적 특성으로 부적응적인 성적 행동을 보일 수도 있다. 따라서 이 시기에는 성과 관련된 지식을 습득하고 성적 자기 결정권을 확립하는 것이 필요하다.

(3) 성년기

이 시기에는 성적으로 성숙하고 다른 이들과 친밀한 관계를 형성하게 된다. 친밀감은 성인들의 성적 표현 중 가장 흔한 형태로, 신체적인 면과 정신적인 면을 모두 말한다. 결혼 상대를 정하거나 다른 개인과의 성적 관계를 발전시키는 것은 생애주기 중 성년기의 중요한 발달과업 중 하나이다. 적정한 성생활을 유지하고 자신과 동반자가 모두 성적인 만족감을 느끼며, 자신의 성적 욕구를 상대에게 적절히 표현할 수 있는 모습을 가지는 것이 바람직하다.

(4) 중년기

중년기의 호르몬 분비 감소는 성 기관에 여러 가지 변화를 초래한다. 여성들은 폐경을 겪으며, 여성 호르몬의 감소로 갱년기 증상으로 불리는 불면증 · 홍조 · 두통 · 심계항진 · 우울 등의 증상을 나타내기도 한다. 남성 역시 남성 호르몬의 감소로 정액양이 감소하고 사정은 힘이 없어지고 고환은 크기가 감소하고 발기가 잘 안 된다. 이로 인해 중년기에는 성욕과 성행위에 대한 흥미가 감소할 수 있다.

3) 성 지향성

(1) 이성애

이성애(heterosexuality)는 자신과 반대 성의 대상자에게 성적 자극을 느끼는 경우로, 대부분의 사람들은 이성애에 해당한다.

(2) 동성애

동성애(homosexuality)는 자신과 같은 성의 대상자에게 성적 자극을 느끼는 경우이다. 남성 동성애자를 게이(gay), 여성 동성애자를 레즈비언(lesbian)이라고 한다.

(3) 양성애

양성애(bisexuality)는 남성과 여성 모두에게 성적 자극을 느끼는 것을 말하며, 최근 3년 동안 남성과 여성 모두와 성관계를 맺은 경우를 말한다.

2. 원인

1) 생물학적 요인

(1) 생물학적 이론

유전자는 생물학적 성별을 결정하는 것과 직결되며, 이것은 Y염색체에 따른다. 남성은 XY 염색체를 가지고, 안드로겐 호르몬이 많다. 고환과 남성 생식기를 가지고 있으며, 태아기부터 남성호르몬에 노출되어 남성성이 발달한다. 여성의 염색체는 XX로, 에스트로겐 호르몬이 우세하며 난소와 여성 생식기를 가지고 있다.

생물학적으로 XY 또는 XX 염색체가 아닌 형태가 존재하는데, XXX, XXY, XYY와 같은 3개의 염색체 및 XO와 같은 1개의 염색체로 구성된 형태들이 그러하다. XXX나 XO 형태일 경우에는 신체적으로 여성이고, XXY 또는 XYY일 때에는 신체적으로 남성이 된다.

(2) 노화 과정

노화 과정에서 발생하는 질병이나 기능 저하는 성적 자극을 즐기는 데 방해요인이 된다. 노인들의 청각, 시각, 후각 및 촉각이 둔감해지면 성적으로 친밀한 관계에서의 감각적 자극을 주고받거나 공유하는 행위의 즐거움이 감소할 수 있다. 질병 또한 신체의 기능 저하를 유발하므로 성행위 자체 및 성적 흥분과 반응에 지장을 줄 수 있다.

(3) 약물 복용

항정신병 약물, 항우울제 또는 항고혈압 약물 등은 성기능부전을 초래할 수 있다. 항정신병 약물과 일부 항고혈압제는 발기장애를 발생시킬 가능성이 있고, SSRI와 같은 항우울제는 발기장애나 성욕 감퇴, 극치감장애 등을 일으킨다. 그 밖에 비치료약물이나 알코올의 과도한 사용 또한 성적 욕구를 감소시키거나 성기능부전을 일으킬 수 있다.

(4) 신체적 질병과 상해

질병과 상해로 인해 신체 구조의 손상, 통증, 기능의 상실, 정서적 고통 등이 발생하며, 이는 성기능 또는 성적 활동에 큰 영향을 미칠 수 있다. 척수와 대뇌 등 신경조직의 손상이 발생한다면 성적 흥분의 전달 경로가 차단되어 성적 즐거움을 느끼는 데 방해가 될 수 있다. 고혈압, 심장질환 및 뇌출혈 등과 같은 심혈관계 질환은 성기의 혈액순환에 영향을 주어 발기장애를 유발할 수 있다. 내분비장애, 생식기의 구조적 · 기능적 결함, 감각의 결손 또한 성 반응에 다양한 부정적 영향을 줄 수 있다. 근골격계 질환을 가진 경우에는 성행위 시 통증이 발생하여 성교를 회피하게 될 수 있고, 심근경색증을 가진 이들은 심장마비에 대한 두려움으로 인해 성적인 관심이 감소하기도 한다.

2) 심리사회적 요인

(1) 정신분석학적 이론

프로이트는 성이 인간 생활의 중요한 원동력이며, 인격발달에 중심적인 역할을 한다고 주장하였다. 성적 에너지가 집중되는 부위나 양상에 따라 발달단계를 나누었으며, 특히 오이디푸스 콤플렉스(Oedipus complex)나 엘렉트라 콤플렉스(Electra complex)가 원만히 해결되지 않은 경우에 성 정체감 발달에 부정적 영향을 미칠 수 있다고 하였다.

첫 번째 구강기에는 주로 입술과 입의 자극, 즉 빠는 것으로부터 쾌감을 느낀다. 두 번째 항문기에는 배설 기능과 항문 괄약근조절에 관심이 집중된다. 세 번째 남근기에는 관심이 주로 성기에 있으며, 이때 오이디푸스 콤플렉스와 엘렉트라 콤플렉스가 발달한다. 네 번째 잠복기에는 성적인 충동을 억압하는 시기로 설명하며, 다섯 번째는 성기기로, 성적 충동이 다시 일어나게 되고 성기에 의한 성숙한 성행위로 전환시키게 된다.

(2) 행동이론

행동주의자들은 성적 행동 또한 다른 행동들과 마찬가지로 경험을 통해 학습되고 강화된 것이며, 객관적으로 관찰 및 측정이 가능한 반응으로 보았다. 행동이론의 관점에서는 부모의 성행동이 성적 발달에 중요한 영향을 미치는 요인이라고 규정하였으며, 성인기 이전의 성과 관련된 경험이 일생의 성적 적응과 관련이 깊다. 따라서 어린시절 성적 학대를 받은 경우에 성적 적응상의 문제를 나타낼 수 있다. 아동기에 성적 학대를 받은 경험이 있는 여성들은 불면증, 성기능부전, 과식, 약물남용, 심한 두통 등의 증상을 가지고 있으며, 우울, 죄책감, 낮은 자존감, 타인에 대한 불신감 등의 정서적 불안정성을 동반하는 경우가 많다. 특히 근친강간의 피해자들은 그렇지 않은 여성들에 비해 성적 만족도가 낮으며 성기능부전을 가질 확률이 높은 것으로 보고되었다.

(3) 정신질환

정신질환은 성행동과 성생활의 만족도에 크게 영향을 미칠 수 있다. 우울증을 가지고 있는 경우에는 성욕이 감소하여 성교 빈도가 감소되고, 조증 삽화 중에는 과도한 성욕과 무분별한 성행위를 나타내기도 한다. 조현병과 같이 환청과 망상을 가진 대상자는 성과 관련된 내용의 증상을 호소하는 경우가 많다. 음성증상이 있는 경우에는 친밀한 관계를 맺거나 성적 표현을 하는 데 어려움을 나타내기도 하며, 현실검증능력과 판단능력이 손상된 대상자는 상황과 장소에 어울리지 않는 부적절한 성적 행동을 보이기도 한다.

3. 관련질환

1) 젠더 불쾌감

젠더 불쾌감(Gender dysphoria)은 일반적인 기술 용어로 개인의 경험되고 표현되는 젠더와 부여된 젠더 사이의 불일치로 인한 고통을 말하며, 진단범주로 사용될 때 구체적으로 정의된다.

(1) 아동에서의 젠더 불쾌감

아동기에서의 젠더 불쾌감은 자신의 경험된/표현되는 젠더와 부여된 젠더 사이의 현저한 불일치가 최소 6개월 동안 보인다. 다른 젠더가 되고 싶은 강한 욕구 또는 자신이 다른 젠더라고 주장하는 것은 진단기준에 반드시 포함되며 자신의 해부학적 성별에 대한 강한 혐오를 보인다.

이러한 아동은 다른 젠더의 복장을 강하게 선호하고, 가상놀이나 환상놀이에서 다른 젠더의 역할을 강하게 선호한다.

또한 자신이 부여받은 젠더의 전형적인 장난감, 게임, 활동에 대해 강한 거부감을 보이며, 다른 젠더가 전형적으로 사용하거나 관여한 장난감, 게임, 활동을 강하게 선호한다. 또한 자신이 경험하고 있는 젠더와 일치하고자 하는 강한 욕구를 보인다.

(2) 청소년과 성인에서의 젠더 불쾌감

청소년과 성인에서의 젠더 불쾌감은 자신의 경험된/표현되는 젠더와 부여된 젠더사이의 현저한 불일치로 인해 최소 6개월 동안 다른 젠더가 되고 싶은 강한 욕구와 다른 젠더의 느낌과 반응을 가지고 있다는 강한 확신을 보인다. 이들은 다른 젠더의 일차, 이차성징에 대한 강한 욕구로 인해 자신의 일차, 이차성징을 제거하고자 하는 강한 욕구가 있으며, 젠더 재부여 수술이나 젠더 확정 호르몬치료를 받기도 한다.

2) 달리 명시되는 젠더 불쾌감

임상적으로 현저한 고통이나 손상을 초래하여 사회적, 직업적 또는 다른 중요한 기능영역에서 젠더 불쾌감의 특징적인 증상들이 두드러지지만 젠더 불쾌감의 진단분류에 속한 장애 중 어느 것에도 완전한 기준을 만족하지 않는 발현 징후들에 적용된다. 즉, 발현징후가 어떤 특정 젠더 불쾌감의 기준에 맞지 않은 특정한 이유에 대해 의사소통하기 위해 임상의가 선택한 상황들에서 사용된다.

3) 명시되지 않는 젠더 불쾌감

임상적으로 현저한 고통이나 손상을 초래하여 사회적, 직업적 또는 다른 중요한 기능영역에서 젠더 불쾌감의 특징적인 증상들이 두드러지지만 젠더 불쾌감의 진단분류에 속한 장애 중 어느 것에도 완전한 기준을 만족하지 않는 발현 징후들에 적용된다. 즉, 발현징후가 특정 젠더 불쾌감의 기준에 맞지 않은 이유를 명시할 수 없다고 임상의가 선택한 상황에서 사용되며, 좀더 특정한 진단을 내리기에는 정보가 불충분한 발현징후들을 포함한다.

4) 성기능부전

성기능부전(sexual dysfunction)은 여러 장애로 구성된 이질적 집단이다. 보통 임상적으로 개인의 성적인 반응 또는 성적 즐거움을 경험하는 능력에 현저한 장애를 가지는 특징이 있으며, 각 개인은 동시에 여러 가지 성기능부전을 가질 수도 있다.

많은 성기능부전 환자의 경우 문제가 시작되는 시점에 따라 병인과 치료방법이 다르다. 평생형(lifelong)은 성 문제가 첫 번째 성 경험 때부터 존재해 온 것을 말하고, 후천형(acquired)은 성적 장애가 상대적으로 정상 성기능 시기 이후에 발생함을 나타낸다. 전반형(generalized)은 성적 어려움이 특정한 종류의 자극, 상황 또는 동반자에 관계없이 발생하는 경우를 지칭하고, 상황형(situational)은 성적 어려움이 특정한 종류의 자극, 상황 또는 동반자와의 관계가 있을 때를 가리킨다.

성기능부전의 임상적 진단은 문화적 요인을 고려해야 하며, 노화는 정상적인 성적 반응의 감소와 연관이 있을 수 있음을 알아야 한다. 성적 반응은 개인의 내적인, 대인관계적인 또는 문화적인 맥락에서 경험되며, 생물학적인 기전에 근거한다. 따라서 성적 기능은 생물학적 · 사회문화적 · 심리적 요인들 간의 복잡한 상호작용이 관련되어 있다.

(1) 사정 지연

사정 지연(delayed ejaculation)이란 성적 활동 상황에서 사정에 도달하지 못하거나, 사정에 도달하는 시간이 지연되는 증상이 6개월 이상 되는 경우이다. 즉, 적절한 성적 자극과 사정하고 싶은 욕구에도 불구하고 사정이 불가능하거나, 사정에 어려움을 겪는 경우를 뜻한다. 이러한 사정지연에 대한 불편감 호소는 국가와 문화에 따라 다양한데, 유럽, 호주, 미국의 남성보다 아시아인 남성에게 더 흔하다. 50대 이후 성호르몬의 분비 감소의 영향으로 발생이 증가한다.

(2) 발기장애

발기장애(erectile disorder)는 동반자가 있는 성적 활동 중 발기하는데 심각한 어려움을 겪거나, 발기 후 강직도가 감소하고 발기를 유지하는 데 실패하는 것이 6개월 이상 지속되는 경우이다. 당뇨병, 다발성경화증과 같은 신체질환이나 알코올 남용, 흡연, 약물 부작용 등의 영향으로 나타날 수 있다. 발기장애를 겪는 많은 남성은 낮은 자존감, 낮은 자신감, 남성성의 감소를 보이며 우울감을 경험하기도 한다. 이후의 성적 접촉에 대한 두려움이나 회피가 발생할 수도 있으며, 이러한 정서적 요인들로 인해 예기불안이 발생하여 발기하는 데 더욱 어려움을 겪을 수도 있다.

성행위 시에 처음 발기장애가 나타나는 것은 잘 알지 못했던 동반자와의 성행위, 특히 약물이나 음주상태에서, 혹은 성행위를 원치 않는 상태에서 동료 집단으로부터 받는 사회적 압력으로 이루어지는 성행위와 관련이 깊으며, 이는 전문가의 중재 없이 자연스럽게 문제가 해결되기도 한다. 반대로 후천형 발기장애는 당뇨나 심혈관계 질환과 같은 생물학적 요인과 종종 관련이 되기도 한다. 후천형 발기장애는 대부분의 남성에게서 지속되기 쉬운 장애이다.

(3) 여성극치감장애

여성극치감장애(female orgasmic disorder)는 현저한 극치감의 지연, 부재 또는 극치감 감각의 강도가 확연히 감소되는 것을 특징으로 한다. 여성의 극치감을 유발하는 자극의 유형과 강도는 매우 다양하기에, 진단을 내리기 위해서는 증상이 성적 활동의 거의 대부분 또는 모든 경우(대략 75~100%)에서 경험되어야 하며, 최소 6개월 이상의 기간을 가져야 한다. 또한 여성극치감장애로 진단된 여성들은 임상적으로 심각한 고통이 증상과 반드시 동반되어야 한다.

평생형 여성극치감장애는 극치감의 어려움이 언제나 있었던 것을 뜻하며, 후천형 여성극치감장애는 여성이 정상 극치감 기능을 보인 후에 극치감에 어려움을 느낄 때 부여되는 진단이다. 부부간 갈등, 소극적 태도, 대화 결여, 긴장이나 죄의식 등이 극치감을 억제하는 심리적인 요소일 수 있으며, 여성의 약 10%가 평생 동안 한 번도 극치감을 경험하지 못한다고 한다.

(4) 여성 성적 관심/흥분장애

여성 성적 관심/흥분장애(female sexual interest/arousal disorder)란 여성이 성행위에 관한 관심이 줄고, 성행위를 시도하거나 상대방의 시도를 받아들이는 횟수가 감소하거나 전혀 없는 것을 의미한다. 또한 성행위시 성적 흥분이나 즐거움이 없고, 성적 관심/흥분이 감소하거나 결여되어 있다. 성행위의 대부분 기간 동안 생식기나 비생식기의 감각이 결여 또는 감소되어 있으며, 이와 같은 증상이 여성의 일상생활 및 안녕감에 지장을 초래하는 심리적 고통이 동반될 때 질환으로 진단할 수 있다.

여성 성적 관심/흥분장애를 평가하기 위해서는 대인관계 상황이 반드시 고려되어야 한다. 여성이 이성적 동반자보다 낮은 성적 활동 욕구를 보이는 "욕구 불일치"는 여성흥분장애를 진단하기에 충분하지 않다.

(5) 성기-골반통증/삽입장애

성기-골반통증/삽입장애(genito-pelvic pain/penetration disorder)는 4개의 흔한 증상을 동반한다. ① 성교 중 삽입통 ② 성기-골반 통증 ③ 질 내 삽입이나 통증에 대한 두려움 ④ 골반저근의 긴장, 이 증상 차원들 중 어떤 하나라도 주요한 증상으로 나타나면 임상적으로 현저한 고통을 겪을 수 있기 때문에 하나에서라도 어려움이 현저하게 나타난다면 진단을 내릴 수 있다. 부적절한 자극이나 죄의식, 죄책감과 같은 부정적 정서 등 기질적 또는 심리적 원인들이 복잡하게 혼재되어 증상에 영향을 미칠 수 있다.

(6) 남성성욕감퇴장애

남성성욕감퇴장애(male hypoactive sexual desire disorder)로 진단을 내리기 위해서는 성행위에 대한 욕구의 부족과 성적인 생각이나 환상의 결여/결핍이 지속되거나 반복적이여야 하며, 최소 기간이 6개월 이상이어야 한다. 대개 발기나 사정과 연관된 어려움 또는 문제를 나타낸다. 결여에 대한 판단은 임상의에 의해 연령, 일반적이고 사회문화적인 맥락의 개인의 삶에서 성적인 기능에 영향을 미치는 요인들에 대해 고려하며 이루어져야 한다. 성욕은 나이가 들면서 감소하는 것이 일반적이다.

(7) 조기사정

조기사정(premature or early ejaculation)이란 동반자와의 성적 활동 동안 질 내에 삽입을 하고 개인이 원하기 전에 대략 1분 안에 사정을 하는 것이 반복적 또는 지속적이고, 6개월 이상 지속될 때 진단내릴 수 있다. 많은 남성 조기사정 환자는 사정에 대한 통제력 상실을 호소하고 미래의 성행위에서 사정을 지연시키지 못할 수도 있다는 예측 때문에 불안해한다.

남성의 성기능부전 중에 가장 흔하게 나타나는 유형이다. 세부적으로 살펴보면 평생형 조기사정은 남성이 첫 성 경험을 하는 동안 발생하고 그 이후로 일생 동안 지속되는 것을 말한다. 후천형 조기사정의 경우 정상적인 사정지연을 경험한 이후에 장애가 생기는 것이다.

5) 변태성욕장애

변태성욕(paraphilic)이라는 용어는 정상적인 표현형을 가진, 신체적으로 성숙한, 동의하는 인간인 동반자와 성기 자극이나 그 준비를 위한 애무를 하는 것 외의 다른 것에 강렬하고 지속적인 성적 관심을 가지는 것을 나타낸다. 변태성욕장애(paraphilic disorder)는 성행위의 대상 또는 방식이 비정상적인 형태의 장애이며, 성행위가 정상적인 범주를 벗어나는 행동으로 나타난다. 지금까지 수십 가지 별개의 변태성욕장애가 발견되고 명명되었으나, 아래 제시하는 유형들은 변태성욕장애 범주 내에서 상대적으로 더 흔히 발생하는 것들이다. 이들 중 일부는 개인의 만족을 위해 타인에게 실질적이거나 잠재적인 위해를 가하는 범죄 행위로 분류되는 행위를 수반하기도 한다. 한 개인이 두 가지 혹은 그 이상의 변태성욕장애를 보이는 경우가 종종 발생한다. 대체적으로 남성과 10대 후반에서 20대 후반 사이의 연령대에서 발생하는 빈도가 높다.

(1) 관음장애

관음장애(voyeuristic disorder)는 다른 사람의 성행위나 옷을 벗는 것을 몰래 훔쳐보며 강렬한 성적 흥분을 느끼는 것이 6개월 이상 지속되는 것이다. 훔쳐보는 상대방과의 성관계를 시도하지 않으며, 성기나 성관계를 거울이나 망원경으로 동의 없이 관찰한다. 최근 여러 종류의 카메라로 촬영을 하여 소지하는 형태가 증가하고 있다. 청소년기와 사춘기에는 성적 호기심과 성적 활동이 늘어나는데, 이러한 사춘기 청소년의 표준적인 성적 관심과 성적 활동을 병적인 것으로 만들어 버릴 위험성을 줄이기 위해 관음장애진단의 최소 연령은 18세이다.

(2) 노출장애

노출장애(exhibitionistic disorder)는 눈치채지 못한 사람에게 성기를 노출하면서 강렬한 성적 흥분을 느끼거나 노출한 이후에 자위행위를 하며 성적인 만족을 추구하는 행태가 6개월 이상 지속되는 것이다. 상대방의 놀라는 반응에 성적 흥분과 만족을 느끼나, 노출 이외 성행위를 시도하는 경우는 거의 없다.

남성이 성기를 노출하는 행위가 대부분이며, 여성이 증상을 나타내는 경우는 드물다. 사춘기 이전에 발병하여 중년기까지 이어지는 것이 특징이다.

노출장애를 나타내는 이들은 이성관계를 맺고 유지하는 데 어려움을 겪고 있으며, 대인관계 또한 원만하지 못한 것으로 알려져 있다. 강압적이고 지배적인 유형의 어머니와의 어린시절 경험이 남성의 노출장애에 영향을 끼칠 수 있다.

(3) 마찰도착장애

마찰도착장애(frotteuristic disorder)는 동의하지 않은 사람에 대한 접촉, 문지르는 행위를 통해 강렬한 성적 흥분을 느끼는 것이 6개월 이상 지속되는 것이다. 보통 이러한 행위는 출퇴근 시간의 복잡한 버스나 지하철 같은 곳에서 이루어진다. 대부분의 행위자는 남성이다. 청소년기에 증상이 나타나기 시작하여 20세 이후 점차 감소하는 추세를 보인다.

(4) 성적피학장애

성적피학장애(sexual masochism disorder)는 굴욕을 당하거나, 매질을 당하거나, 묶이거나 기타 다른 방식으로 고통을 당하는 행위를 통해 강렬한 성적 흥분을 느끼는 것이 6개월 이상 지속되는 것이다. 처음 발병하는 평균 연령은 19.9세로 보고되고 있다. 성인초기 이후부터 만성적인 경과를 나타내며, 일반적으로 여성에게서 더 많이 발생한다. 이러한 피학적 행위는 죽음까지 초래하는 위험한 경우도 있다.

(5) 성적가학장애

성적가학장애(sexual sadism disorder)는 다른 사람의 신체적 또는 심리적 고통을 통해 반복적이고 강렬한 성적 흥분을 느끼는 것이 6개월 이상 지속되는 것이다. 가학적 행위의 정도는 가벼운 상처부터 생명에 치명적일 수도 있는 신체적 상해까지 범위가 광범위하다. 남성에게서 보다 흔하며, 일반적으로 성인초기에 나타나 일생 동안 지속되는 특성을 가지고 있다.

(6) 소아성애장애

소아성애장애(pedophilic disorder)는 사춘기 이전의 아동들(일반적으로 13세 이하)을 상대로 한 성적 활동을 통해 강렬한 성적 흥분을 느끼는 것이 6개월 이상 지속되는 것이다. 이들의 행태는 아동의 성기를 만지거나 아동에게 자신의 성기를 만지도록 시키며, 성관계를 시도하고 폭력을 동반하기도 한다. 소아성애자의 연령은 성적 대상이 되는 아동보다 최소 5세 이상 연상으로 적어도 16세 이상이어야 하며, 이들의 경과는 일생 동안 지속되는 상태를 보인다. 남성에게서 더 흔하게 나타나고, 아동 대상 성범죄와 연관성이 높다. 소아성애장애의 성인 남성은 종종 아동기에 성적 학대를 당했음을 보고한다.

(7) 물품음란장애

물품음란장애(fetishistic disorder)는 무생물의 물체를 이용하거나, 성기가 아닌 신체부위에 상당히 특정한 집착을 함으로써 강렬한 성적 흥분을 느끼는 것이 6개월 이상 지속되는 것이다. 남성에게서 더 흔하게 나타나며, 대상은 스타킹, 속옷, 구두 등 여성의 물건이다. 청소년기에 시작되어 만성적인 경과를 보인다.

(8) 복장도착장애

복장도착장애(transvestic disorder)는 이성의 복장으로 차려입고 자위행위를 하거나 성행위를 하며 강렬한 성적 흥분을 느끼는 것이 6개월 이상 지속되는 것이다. 직물, 소재 또는 의복으로부터 성적 흥분을 느끼는 경우도 있으며, 자신을 여성이라고 생각하거나 떠올림으로써 성적 흥분을 느끼는 경우도 있다. 복장도착장애에 이환된 대다수의 남성은 이성애자다.

(9) 달리 명시된 변태성욕장애

성적 흥분을 일으키는 방법으로 동물과의 성적 접촉을 선호하는 동물기호증(zoophilic disorder), 사체를 이용하여 성적 흥분을 일으키는 시체성애증(necrophilic disorder), 타인에게 전화를 걸어 음란한 말을 하면서 성적 흥분을 느끼는 전화음란증(telephone scatologia), 관장, 소변, 분변을 통해 성적 흥분을 느끼는 관장성애증(klismaphilic disorder), 방뇨성애증(urophilic disorder), 분변성애증(coprophilic disorder) 등이 있다.

4. 간호과정

1) 사정

성 관련장애 대상자를 만나기 전 간호사가 먼저 하여야 할 일은 자신의 성 정체감과 성에 대한 가치관을 확인하는 것이다. 간호사의 성 정체감과 가치관에 대한 자기인식은 성 관련장애 대상자를 간호할 때 중요한 영향을 미치기 때문이다. 이들은 자의가 아닌 법에 의해 치료를 받으러 오는 경우가 많지만, 범죄자가 아닌 치료를 받아야 할 대상자로 인식하고 편견 없이 그들을 대해야 한다. 간호사는 인간의 성에 대한 자신의 가치관을 명확하게 함으로써 성 관련장애 대상자에게 중립적이고 객관적인 태도를 유지할 수 있다. 이러한 태도는 간호에 방해요소로 작용할 수 있는 간호사의 역전이 현상을 통제할 수 있다.

성과 관련된 자료수집은 프라이버시가 보장되는 공간에서 비위협적인 분위기로 면담이 되어야 한다. 이때 간호사의 태도는 따뜻하고 개방적이며, 수용적인 태도이어야 한다. 또한 편견을 극복하여 객관적이며 수용적인 태도로 공감을 할 수 있어야 한다. 대상자가 제공하는 정보에 과잉적인 반응을 보일 경우 호기심으로 비춰질 수 있으며, 반대로 과소 반응을 보이게 된다면 대상자는 자신이 무시를 받고 있다고 느낄 수 있다.

또한 성 관련장애의 경우 대상자와 배우자 그리고 가족에 대해서도 정보를 수집하여야 한다. 간호사는 대상자와 배우자의 이야기를 경청하며 그들의 행동을 관찰하며 정보를 수집한다.

성 관련장애 대상자들이 흔히 보이는 방어기전은 부정과 합리화이다. '나는 성과 관련해서는 아무런 문제가 없다.'와 같은 태도의 부정과 '성생활에 대한 만족은 신체적인 쾌락일 뿐이야. 중요한 건 정서적 교감이고 사랑이야.'와 같은 합리화는 근본적인 문제에 접근하지 못하게 만드는 요인일 수 있다. 이외에 자신의 성적 문제를 상대방의 탓으로 돌리는 투사를 나타낼 수도 있는데, 동성애 충동을 가진 사람이 동성애자를 심하게 혐오하는 것 또는 심한 알코올 중독인 남성이 발기장애를 겪으며 의처증을 보이는 것이 그 예이다.

2) 진단

NANDA에서 성 관련장애와 관련하여 내릴 수 있는 진단은 다음과 같다.

- 불안
- 영적 고뇌
- 비효과적 역할수행
- 비효과적 대처
- 비효과적인 성적 양상
- 자신에 대한 폭력의 위험
- 타인에 대한 폭력의 위험
- 성기능장애
- 지식부족

구체적인 진단으로는 다음과 같이 내릴 수 있다.

- 성교육 및 의사소통의 결여와 관련된 지식 부족
- 자위행위로 인한 죄책감과 관련된 비효과적 대처
- 관절통과 관련된 성기능장애
- 상황적 성 극치감 부전과 관련된 성기능장애
- 성 학대 경험과 관련된 성기능장애
- 성욕감퇴와 관련된 비효과적인 성적 양상

3) 계획

간호진단을 확인한 후 세워지는 간호목표는 각 대상자의 고유성을 존중하여 매우 현실적으로 설정되어야 한다. 또한 간호목표는 대상자가 사회적으로 수용될 수 있는 건전한 성적 행동을 하도록 통찰력을 길러 좀 더 적응적인 성 반응을 나타내도록 하는 것이다.

예를 들면 다음과 같다.

- 대상자는 성기능에 영향을 미치는 스트레스 원인을 파악한다.
- 대상자는 성적 활동을 재개하고자 하는 욕구를 표현한다.
- 대상자는 건강문제로 인한 성기능의 변화를 수용한다.
- 대상자는 성기능에 대한 불안이 감소하고 만족감이 증가하였음을 언어로 표현한다.
- 대상자는 성 지식을 정확하게 획득한다.

4) 중재

(1) 치료적 환경조성 및 관계형성

성(sex)이란 민감하고 사생활적인 이야기라 신뢰(rapport)가 형성되지 않으면, 회피의 방어기전을 사용하는 경우가 많아 정보 수집이 어려울 수 있다. 성 관련장애 대상자의 간호에서 치료적 환경조성이란 대상자의 성 반응에 대해 수용적인 분위기를 만드는 것이다. 대상자가 성과 관련한 불안이나 두려움을 보일 때는 그런 감정을 일으키는 원인과 상황을 알게 하고, 대처방안을 증진시켜 불안과 두려움을 줄일 수 있도록 돕는 것이 좋다. 간호사는 성적 문제로 타인에게 피해를 입힌 대상자에게 사무적이고 객관적인 태도를 유지하며, 그들이 스스로 문제행동과 그와 관련한 책임감을 인식하도록 돕는 역할을 해야 한다.

(2) 성교육

성교육은 성에 관한 정확한 정보를 전달하는 것으로 1회성이 아닌 일생 동안 지속적으로 제공되어야 한다. 성교육을 통하여 성적 성숙을 가져올 수 있도록 성에 대한 정확한 정보를 알려 주고 성에 대한 태도, 신념, 가치관을 발달시킬 수 있는 기회를 제공하여야 한다.

아동의 성교육은 생식기에 대한 지식이나 그 기능을 배우는 것 이상의 넓고 깊은 의의를 가지고 있으며, 목적은 성의 적응에 있다. 아동이 학령전기인 3~6세일 때 성교육을 시작할 경우에 효과적이라 보고되고 있으며, 가정이 아이들의 성교육이 시작되는 장소라는 것을 잊지 말아야 한다. 아동뿐만 아니라 청소년, 성 지식이 부족한 대상자, 성 상담이 필요한 대상자, 성 관련장애를 가진 대상자 등이 성교육의 대상이 될 수 있다. 성교육 프로그램은 다음과 같은 네 가지의 일차적 목표를 가지고 있다.

- 성에 관한 정확한 정보를 의사소통한다.

- 성에 대한 가치관과 신념, 태도를 발전시킬 수 있는 기회를 제공한다.
- 대상자가 대인관계기술을 습득하여 원만한 인간관계를 형성하도록 돕는다.
- 성관계에서의 책임감을 익히도록 격려한다.

(3) 개인치료

대상자의 자기탐색 과정에 초점을 두며 자위행위, 이완치료, 심상훈련 등의 방법을 사용한다. 성교와 관련하여 통증이 있을 때는 철저한 신체검진을 통해 통증의 원인을 찾아 치료하도록 해야 하며 성교통이 있을 때는 교육, 이완치료와 지지치료를 시행한다.

(4) 부부치료

부부치료는 전문적으로 교육을 받은 성 전문치료자가 시행을 한다. 치료자는 부부에게 과제를 주어 훈련을 하고 그 후 과제에 대한 부부의 반응을 관찰하고 중재한다.

대표적인 부부치료법에는 '마스터스와 존슨 모델'과 '캐플란 모델'이 있다.

◎ **마스터스와 존슨 모델(Masters and Johnson model)의 특징**

- 치료 대상을 개인이 아닌 부부로 한다.
- 남녀 치료자가 함께 공동치료팀으로 치료에 임한다.
- 정신사회학적 평가뿐만 아니라 신체검사도 함께 시행한다.
- 치료기간을 짧게 하고 적극적인 방법을 취한다(보통 2주간 매일 시행).
- 행동주의이론에 기초를 두고 특정훈련을 처방하여 이것을 시행하도록 지도한다.

◎ **캐플란 모델(Helensinger kaplan model)의 특징**

- 한 사람의 치료자가 부부를 대상으로 치료한다.
- 일주일에 1~2회 실시하며, 치료기간도 제한하지 않는다.
- 신체검사는 필요한 부부에게만 실시한다.
- 성 과제를 경험하는 장소를 제한하지 않는다.
- 필요한 대상자에게 필요한 과제만을 처방한다.

(5) 약물치료

여성 성 장애 대상자의 경우 성교통을 줄이기 위해 호르몬 대체요법을 사용하며, 구강 또는 주사 방법으로 투약한다. 대표적으로 Avlimil이 동종요법 치료제로 사용되는데, 이는 비합성, 비호르몬 제제로써 혈액순환을 증진하고 근육을 이완시켜 성적반응을 향상시키는 11가지 허브로 제조한 약품이다. 그 외에 다른 동종요법으로 아로마요법, 마사지요법, 접촉요법 등으로 이들은 고통과 우울 그리고 불안을 감소시켜 성적 건강을 도모한다.

남성 성장애 대상자의 경우 발기장애에는 Viagra를 투약하면 현저한 효과가 있는 것으로 보고되고 있다. 하지만 일부에서는 6시간 이상의 지속발기증으로 고통을 호소하며, 이는 즉시 치료하지 않으면 성기 조직에 손상을 주게 되어 영구적으로 발기능력을 상실하게 된다. 또한 남성호르몬 테스토스테론의 분비가 적은 남성 성 장애 대상자에게는 호르몬 요법이 효과가 있다.

성기능장애의 원인이 불안과 긴장 등 심리적인 원인일 때는 항불안제를 사용하고, 조기사정일 때는 SSRIs 또는 TCA의 부작용을 이용하여 성 반응을 연장시킬 수도 있다. 최근 성범죄자들에게 "화학적 거세"라는 법원의 명령이 내려지고 있다. 화학적 거세(chemical castration)란 주기적으로 주사를 놓거나 알약을 먹어 남성 호르몬 생성을 억제하여 성욕을 감퇴시키는 방법이다. 즉, 생식샘자극호르몬 길항제를 근육과 피하지방에 투여하면 뇌하수체에 작용해 테스토스테론의 생성을 억제하는 결과가 나타나고, 이러한 영향으로 고환 내 테스토스테론이 고갈되어 성 충동을 억제하게 된다.

5) 평가

간호사는 간호중재를 통해 대상자의 행동 및 인식의 변화가 있었는지, 간호중재내용이 대상자의 상황에 적합했는지를 평가해야 한다. 간호사는 대상자의 치료과정을 평가하고 만약 필요하다면 새로운 활동을 제시해야 한다. 평가부분에서 간호사가 확인하여야 할 내용은 다음과 같다.

- 대상자의 안녕감(sense of well-bing): 대상자는 자신에 대해서 어떤 느낌을 갖는가? 치료를 받으며 이러한 느낌은 좋아졌는가?
- 기능능력(function ability): 성기능부전의 경우 기능이 정상으로 돌아왔는가? 타인과 상호작용하고, 이성과 교제를 하는가?
- 치료에 대한 만족감(satisfaction with treatment): 대상자는 치료가 도움이 되었다고 생각하는가? 대상자의 목표가 적절하게 충족되었는가?

5. 요약

- 성 정체감은 주관적인 자신의 성별에 관한 인식으로, 유전적 성별과 불일치할 때 성별 불쾌감으로 정서적, 사회적, 직업적 및 기능 수행 능력에서 임상적으로 심각한 고통이 있을 때 발생한다.
- 성별 불쾌감을 가진 사람은 할당된 성별에 극도의 불편함을 느끼고, 반대의 성별로 되어야 한다고 주장한다.
- 정상 성 반응 주기는 성욕기, 흥분기, 절정기, 해소기로 이루어져 있으며, 각 단계별로 비정상적인 반응이 있을 경우에 성기능부전이라 한다.
- 남성의 성기능부전 유형에는 사정 지연, 발기장애, 남성성욕감퇴장애 및 조기사정이 포함되고, 여성들에게는 여성극치감장애, 여성 정적 관심/흥분장애, 성기-골반통증/삽입장애와 같은 성기능부전 유형이 나타날 수 있다.
- 변태성욕장애란 성행위의 대상 또는 방식이 비정상적인 형태의 장애이며, 성행위가 정상적인 범주를 벗어나는 행동으로 나타난다.
- 변태성욕장애의 유형은 관음장애, 노출장애, 마찰도착장애, 성적피학장애, 성적가학장애, 소아성애장애, 물품음란장애, 복장도착장애 등이다.
- 간호사는 자신의 성 정체감과 성에 관한 자신의 가치관을 명확하게 함으로써 성 관련장애 대상자에게 중립적이고 객관적인 태도를 유지해야 한다.
- 성 관련장애를 가진 대상자를 위한 간호목표는 대상자가 사회적으로 수용 가능한 건전한 성적 행동을 하도록 통찰력을 길러 적응적인 성 반응을 나타내도록 하는 것이다.
- 간호사는 성 관련장애 대상자에게 성교육, 인지행동치료, 부부치료 등을 적용하여 간호중재를 수행할 수 있다.
- 약물치료의 적응증은 여성 성교통, 남성 발기장애와 조기사정, 호르몬 수치 감소, 심리적 원인 등이며, 변태성욕장애 대상자에게 적용하는 화학적 거세는 남성 호르몬 생성을 억제하여 성욕을 감퇴시키는 방법이다.

풀어보기

1. 24살인 김OO과 그의 남편이 성치료 클리닉에 찾아왔다. 그들은 결혼한 지 3주가 되었고 성관계를 전혀 갖지 않았다. 성관계 시 통증과 질의 긴장으로 인해 삽입이 되지 않았다. 김OO의 성적 병력엔 15살 때 강간을 당했다고 나와 있다. 의사는 다음 중 어떤 진단을 내릴 것인가?

① 여성극치감장애 ② 생식기-골반통증/삽입장애 ③ 여성 성적관심/흥분장애 ④ 성적혐오장애 ⑤ 소아성애장애

2. 24살인 김OO과 그의 남편이 성치료 클리닉에 찾아왔다. 그들은 결혼한 지 3주가 되었고 성관계를 전혀 갖지 않았다. 성관계 시 통증과 질의 긴장으로 인해 삽입이 되지 않았다. 김OO의 성적 병력엔 15살 때 강간을 당했다고 나와 있다. 가장 적절한 간호진단은 무엇인가?

① 질 협착과 관련된 통증
② 질을 통한 성교불능과 관련된 비효과적 성적 양상
③ 성폭행에 의한 외상의 병력과 관련된 성기능장애
④ 강간에 의한 자존감 상실과 관련된 기능이상을 유발하는 슬픔

3. 박OO은 그의 차를 운전하다 처음 보는 여성에게 멈춰 그녀에게 길을 물어본다. 그녀가 설명할 때 그는 그의 발기한 음경을 그녀에게 드러냈다. 박OO에게 어떤 진단을 내릴 수 있는가?

① 성적가학장애 ② 성적피학장애 ③ 마찰도착장애 ④ 노출장애 ⑤ 소아성애장애

4. 성 장애 대상자와 성 상담 시 간호사의 적절한 태도가 아닌 것은?

① 자신의 성에 대한 가치관을 명료화함으로써 객관적이고 중립적인 태도를 유지한다.
② 대상자의 성적인 문제의 사생활이나 비밀을 지켜준다.
③ 민감성이 적은 것부터 시작하여 점차 민감한 것으로 이끌어 나간다.
④ 개방형 질문은 일반적으로 상담을 시작할 때 적당하다.
⑤ 대상자가 말하지 않으려는 것에 문제가 있으므로 집중적으로 질문한다.

5. 동성애에 대한 설명으로 옳은 것은?

① 자신의 타고난 성을 편안하게 여긴다.
② 남성이나 여성으로 태어났지만 임시로 또는 완전히 다른 성으로 살아간다.
③ 그들은 원하는 젠더를 재정립하기 위해 호르몬치료와 외과적 치료를 한다.
④ 그들이 원하는 해부학적인 성으로 전환하기 전까지, 섹스는 늘 불만족스럽다.
⑤ 그들은 자신을 이성에 속한다고 믿고 있다.

정답

1. ②, 2. ③, 3. ④, 4. ⑤, 5. ①

>> 참고문헌

- 권혜진 외(2016). 정신건강간호학(제6판). 서울, 수문사
- 도복늠 외(2017). 최신 정신건강간호학(각론 4판). 서울, 정담미디어
- 양수 외(2016). 정신건강간호학(제5판). 서울, 현문사
- 이경희 외(2015). 정신건강간호학(증보판). 서울, 퍼시픽북스
- 임숙빈 외(2017). 정신간호총론(제7판 수정판). 서울, 수문사
- APA 저, 권준수 외 역 (2023). DSM-5-TR 정신질환의 진단 및 통계편람(제5판 수정판). 서울: 학지사.
- King, B.M. (2011). Human sexuality today (7th ed.). Upper Saddle River, NJ: Prentice Hall.
- Mary Ann Boyd. (2012). 박현숙 외 역(2018). 실무중심의 정신건강간호학(제5판 수정판). 서울, 현문사
- Mary C. Townsend. (2015). 김성재 외 역(2016). 정신건강간호학(제8판). 서울, 정담미디어.
- Sadock, B.J., Sadock, V.A., & Ruiz P. (2014). Kaplan and Sadock's Synopsis of psychiatry: Behavioral sciences/clinical psychiatry (11th ed.). Philadelphia, PA: Wolters Kluwer Health.

제 14 절 파괴적, 충동조절 및 품행장애와 간호

학습목표

- 행동장애의 행동특성을 설명한다.
- 행동장애 대상자에게 간호과정을 적용한다.

주요용어

- 간헐적 폭발장애 intermittent explosive disorder, IED
- 병적 도벽 kleptomania
- 병적 방화 pyromania
- 적대적 반항장애 oppositional defiant disorder, ODD
- 품행장애 conduct disorder, CD

1. 정의

파괴적, 충동조절 및 품행장애는 다른 사람의 권리를 침해하고(예 공격성, 재산파괴), 사회적 규준, 권위자나 성인과 현저한 갈등을 유발하는 행동을 보이는 정서 및 행동에 대한 자기조절장애이다. DSM-5-TR에서는 이 진단군에 적대적 반항장애, 간헐적 폭발장애, 품행장애, 반사회성 성격장애, 병적 방화, 병적 도벽 그리고 달리 명시된/명시되지 않는 파괴적, 충동조절 및 품행장애를 포함하고 있다.

2. 원인

1) 신경생물학적 원인

공격적이고 난폭한 행동을 보이는 아동과 청소년의 경우 신경학적 이상이 그 원인이 되는 경우가 있다. 공격적 행동의 정도는 신체적 학대의 과거력, 두부 및 안면손상, 신경학적 이상소견, 주의력결핍 과잉행동장애, 출산 시 문제와 관련이 있다.

적대적 반항장애의 경우에는 정서 조절 문제(높은 정서적 반응성, 낮은 좌절 인내력)와 관련된 기질적 요인과 혈중 dopamine, serotonine, norepinephrine과 전두엽 피질 및 편도체 이상 등이 있다. 간헐적 폭발장애의 경우 분명하게 밝혀진 것은 없으나, 신체 및 정서적 외상을 경험하였거나, 부모가 간헐적 폭발장애가 있는 경우와 쌍생아 연구에서도 충동적인 공격성의 원인으로 밝혀졌다. 신경생리학적 관점에서는 세로토닌 이상과 변연계와 안와전두피질 부분의 이상과 관련이 있다. 병적 도벽의 경우에는 친부모나 형제자매간에 병적 도벽이 있는 사람의 경우 높게 나타난다. 품행장애의 경우에서도 까다롭고 통제하기 어려운 유아 기질, 보통 수준 이하의 인지기능과 부모가 품행장애일 경우 품행장애위험이 더 높으며, 반사회적 인격장애를 가지거나 알코올과 같은 물질을 남용하는 부모의 자녀에서 발생위험이 크다. 또한 혈중 세로토닌 이상이나 성호르몬 이상, 전두엽 부분의 이상과도 관련이 있다.

2) 심리사회적 원인

아동기 및 청소년기의 파괴적, 충동조절 및 품행장애의 경우 신경생물학적인 원인 이외에도 잘못된 부모의 양육태도, 파탄가정, 부모의 정신병리와 아동학대와 같은 심리 환경적 요인이 작용한다.

무질서하고 태만한 부모 밑에서 자란 아동, 청소년은 화를 잘 내고, 파괴적이고, 요구가 많아지며, 성숙한 대인관계를 형성하는 데 필요한 필수적으로 따르는 좌절감에 대한 인내력이 제대로 형성되지 않는다. 또한 역할 모델이 불충분하고 자주 바뀌므로 자아이상과 양심이 건강하게 형성되지 않는다. 이들은 사회규범을 따르려는 동기가 결여되고 비교적 양심의 가책도 받지 않게 된다.

청소년의 경우 학교는 직접적이고 중요한 영향을 미치는 요인이다. 낮은 학업성취, 낮은 학습의욕, 학습 긴장, 교사의 차별적 애정, 잦은 결석, 전학횟수, 부모의 학업에 대한 무관심, 학교에서의 지지 그리고 또래 집단에서의 위험요인과 또래 집단과의 비행유대 등을 통해 청소년의 사고와 정서, 행동유형에 지대한 영향을 미치게 된다. 이로 인해 발생되는 문제는 가정, 학교, 지역사회에서의 갈등의 원인이 되며 따돌림, 부정적 친구, 동료들과의 위험행동수용 등으로 전이되는 경향도 높아진다.

사회경제적 상태는 아동의 파괴적 행동의 발병과 지속에 영향을 미치는 가족 위험요인이다. 사회경제적 수준이 낮은 계층은 낮은 교육수준, 높은 실업률, 경제적 곤란, 가정생활의 파탄, 가정교육의 부재 등으로 인해 품행장애가 발생될 가능성이 높으며, 열악한 계층의 경우 가정불화와 더불어 폭력적이고 부적절한 양육행동을 통해 자녀에게 심리적 불만과 공격성을 증대시켜 품행장애를 유발할 수 있다.

3. 관련질환

1) 적대적 반항장애

적대적 반항장애(oppositional defiant disorder, ODD)는 전형적으로 성인과의 상호작용이나 개인적으로 잘 아는 또래들과의 관계에서 분노/과민한 기분, 논쟁적/반항적 행동 또는 보복적 특성이 빈번하고 지속되는 것을 말한다. 적대적 반항장애의 증상들은 한 가지 상황에서만 제한적으로 나타날 수 있으며, 집에서만 문제를 보이는 경우가 가장 흔하다. 그러나 조금 더 심한 경우에는 이러한 증상들이 다양한 상황에서 보이게 된다.

적대적 반항장애의 유병률은 1~11%이며, 평균 유병률은 약 3.3%로 추정되며 청소년기 이전에서는 남아가 여아보다 다소 더 빈번하게 나타나는 경향이 있다(남아:여아=1.59:1). 첫 증상은 보통 취학 전에 나타나며, 초기 청소년기 이후에 발병하는 경우는 매우 드물다. 적대적 반항장애가 발달단계에 걸쳐 지속되는 경우, 적대적 반항장애의 25%가 품행장애로 발전하고 10%는 성인이 되었을 때 반사회적 인격장애가 된다.

적대적 반항장애와 관련이 있는 많은 문제 행동은 보통 취학 전과 청소년기에 그 빈도가 증가한다. 따라서 발달 단계에 있는 아동이나 청소년들을 적대적 반항장애로 진단할 때는 그 나이 또래에서 보이는 정상적인 수준의 행동 빈도와 강도를 고려하는 것 또한 중요하다.

적대적 반항장애는 대상자만 치료하는 것이 아니라 가족 전체가 치료에 참여해야 하며, 가족이 아동을 다루는 방법에 대해 평가하고 가족과 대상자 사이에 어떤 식으로 커뮤니케이션을 해왔는지 면밀한 검토가 필요하다. 그리고 거기에서 발견되는 문제점들을 교정하고 부모를 훈련시키는 것이 필요하다. 치료방법으로는 부모교육프로그램, 개인정신치료, 가족치료, 인지행동치료, 사회기술훈련 등이 주로 사용되며, 이를 통해 문제행동은 줄이고, 적절하고 좋은 행동은 긍정적인 피드백을 줘서 강화시켜 나가도록 유도하는 전략을 사용하게 된다. 또한 대상자는 치료자와의 관계를 통해 갈등을 다루는 방법을 배우며, 스트레스를 나은 방법으로 해소하는 것, 또 스트레스를 견디는 법 그리고 꼭 위험하고 공격적인 방법이 아니어도 문제를 해결할 수 있는 다른 길이 있다는 것을 경험하게 된다. 약물치료는 주의력결핍과잉행동장애, 강박장애, 불안장애 등과 같은 다른 질환과 함께 있을 때만 적용한다.

2) 간헐적 폭발장애

간헐적 폭발장애(intermittent explosive disorder, IED)는 공격적 충동이 조절되지 않아 심각한 파괴적 행동으로 나타나게 되는 경우를 말한다. 충동적인 공격적 행동폭발

Box 9-14-1 적대적 반항장애 진단기준(DSM-5-TR)

A. 분노/과민한 기분, 논쟁/반항적 행동, 보복적인 양상이 최소 6개월 이상 지속, 다음 중 적어도 4가지 이상의 증상이 존재. 이러한 증상은 형제자매가 아닌 적어도 한 명 이상의 사람과 상호작용시 나타남

8가지 중 4개 증상

– 분노/과민한 기분
  1. 자주 욱하고 화를 냄
  2. 자주 과민하고 쉽게 짜증을 냄
  3. 자주 화를 내고 분개함

– 논쟁적인/반항적인 행동
  4. 자주 권위자와 논쟁함. 아동이나 청소년의 경우는 어른과 논쟁
  5. 자주 적극적으로 권위자의 요구나 규칙을 무시하거나 거절함
  6. 자주 고의적으로 타인을 귀찮게 함
  7. 자주 자신의 실수나 잘못된 행동을 남의 탓으로 돌림

– 보복적인 특징
  8. 지난 6개월 간 적어도 2번 이상 악의에 차 있거나 앙심을 품음

주의.
5세 이하 아동, 최소한 6개월 간 거의 매일 상기 행동이 나타남(진단기준 A8)
5세 이상 아동, 6개월간 1주일에 최소한 1회 이상 상기 행동이 나타남(진단기준 A8)

B. 행동의 장애가 개인의 고통 또는 자신에게 직접적으로 관련있는 다른 사회적 관계(예, 가족, 또래집단, 동료) 내에 있는 상대방에게 고통을 주며, 그 결과 사회, 교육, 직업적, 그리고 다른 중요한 영역에서 부정적인 영향을 줌

C. 이 행동은 정신병적 장애, 약물사용장애, 우울장애 또는 양극성장애의 경과 중에만 국한하여 나타나지 않음. 또한 파괴적 기분조절부전장애의 진단기준을 충족시키지 않음.

현재의 심각도를 명시할 것:
- 경도: 증상이 단지 한 가지 상황(예, 집, 학교, 직장, 또래집단)에서만 나타나는 경우
- 중등도: 증상이 적어도 한 가지 상황(집, 학교)에서 나는 경우
- 고도: 증상이 적어도 세 가지 이상의 상황에서 나는 경우

*APA 저, 권준수 외 역 (2023). DSM–5–TR 정신질환의 진단 및 통계편람(제5판 수정판). 서울: 학지사.

은 급성으로 발병하며, 전형적으로 전구기가 없고, 행동폭발은 30분 이하로 지속되며, 매우 친하거나 관계가 있는 사람에 의해 유발된 사소한 촉발 자극에 대한 반응으로 발생한다. 충동적인 공격적 행동폭발은 그것이 물리적인 대상이냐 아니냐는 상관없이 대상을 손상시키거나 파괴하기도 하고, 사람이나 동물을 때리거나 상해를 입히는 것이 특징이다. 반복적이고 충동적이며 문제가 되는 행동은 대개 아동기 후반이나 청소년기에 시작되며, 핵심 특성은 전형적으로 이 장애가 수년에 걸쳐서 지속된다는 점이다.

간헐적 폭발장애의 유병률은 미국의 경우 1년 유병률은 약 2.6%이고, 50세 이상의 장년층에 비해 35~40세 이하의 사람들에서 더 흔하며, 고등학교 교육 이하의 교육수준을 가지는 경향이 있다고 한다.

간헐적 폭발장애의 결과는 흔히 사회적(예 친구 및 친척의 상실, 불안정한 결혼), 직업적(예 좌천, 실직), 재정적(예 기물파손), 법적 문제(예 타인이나 소유물에 대한 공격적 행동의 결과로 인한 민사소송, 폭행으로 인한 형사고발)가 발생한다.

기분장애(단극성), 불안장애, 물질사용장애는 간헐적 폭발 장애와 함께 보이는 경우가 흔하며, 반사회성 성격장애나 경계성 성격장애 및 ADHD, 품행장애, 적대적 반항장애 등 파괴적 행동을 수반하는 장애의 과거력이 있는 사람들의 경우 간헐적 폭발장애가 동반될 위험이

Box 9-14-2 간헐적 폭발장애 진단기준(DSM-5-TR)

A. 공격적인 충동을 조절하지 못하여 보이는 반복되는 행동폭발. 다음 항목 중 하나를 특징적으로 보임.
  1. 언어적 공격성(예 분노발작, 비난, 논쟁 또는 언어적 다툼) 또는 재산, 동물, 타인에게 가하는 향한 신체적 공격성이 3개월 동안 평균적으로 1주에 2번 발생
     신체적 공격성은 재산 피해나 재산 파괴를 초래하지 않으며, 동물이나 타인에게 상해를 입히지 않음
  2. 재산 피해나 파괴, 동물이나 타인에게 상해를 입힐 수 있는 신체적 폭행을 포함하는 폭발적 행동을 12개월 안에 3회 발생

B. 반복적인 행동폭발 동안 표현된 공격성의 정도는 심리사회적 스트레스 요인에 의해 촉발되거나 유발되는 정도를 심하게 넘음

C. 반복적인 행동폭발은 미리 계획된 것이 아니며(즉, 충동적이거나 분노로 유발된 행동), 가시적인 목표를 달성하기 위해 저질러진 행동이 아님(예 돈, 권력, 협박)

D. 반복적인 공격적 행동폭발은 개인에게 심각한 고통을 유발하거나, 직업적 또는 대인관계 기능에 손상을 주거나, 혹은 재정적/법적 결과와 연결됨

E. 생활연령(chronological age)은 적어도 6세 이상(또는 6세에 상응하는 발달단계 수준)

F. 반복적인 공격적 행동폭발이 다른 정신질환에 의해 더 잘 설명되지 않음
  – 정신질환: 주요우울장애, 양극성장애, 파괴적 기분조절부전장애, 정신병적 장애, 반사회적 성격장애, 경계성 성격장애
  – 다른 의학적 상태: 두부 외상, 알츠하이머병
  – 물질의 생리적 효과(남용약물, 치료약물)
  – 6~18세 아동의 적응장애와 일부로 보이는 공격적 행동을 구별하여 진단

주의.
반복적인 충동적인 공격적 행동폭발이 주의력결핍 과잉행동장애, 품행장애, 적재적 반항장애, 자폐스펙트럼장애에서 보일 수 있는 정도를 초과하고 독립적인 임상적 주의가 요구될 때 상기 진단에 더해서 간헐적 폭발장애를 추가적으로 진단할 수 있음.

*APA 저, 권준수 외 역 (2023). DSM–5–TR 정신질환의 진단 및 통계편람(제5판 수정판). 서울: 학지사.

크다.

간헐적 폭발장애의 약물치료로는 lithium, carbamazepine, benzodiazepine 등이 효과를 나타낸다는 보고가 있으며 최근에는 serotonin이 공격행동과 관련된다는 연구에 근거하여 세로토닌재흡수를 차단하는 약물이 효과적이라고 하며, 인지행동치료(cognitive behavioral therapy), 분노관리전략, 이완요법 등의 중재방법이 적용 된다.

3) 병적 방화

병적 방화(pyromania)의 진단기준은 1회 이상의 고의적이고 목적이 있는, 수차례의 방화삽화가 존재하는 것이 특징적이다. 이 장애가 있는 사람은 방화 전에 긴장감이나 정서적인 흥분을 경험하고, 불과 관련된 상황적 맥락에 대한 매혹, 흥미, 호기심 또는 매력을 느낀다. 또한 이 장애가 있는 사람은 불을 지르거나 그 효과를 목격하거나 참여할 때 기쁨과 만족감을 느끼고, 긴장이 완화되는 것을 경험한다. 병적 방화가 있는 사람들은 방화를 하기 위해 사전에 충분한 준비를 하며, 방화로 인해 생명을 잃는 것이나 재산 손실에는 관심이 없고, 재산을 파괴함으로써 만족감을 얻는다. 병적방화는 금전적 이득, 사회 · 정치적 이념의 표현, 범죄 행위 은폐, 분노나 복수심 표현, 생활환경개선, 망상이나 환각에 대한 반응 또는 손상된 판단력의 결과(즉 주요신경인지장애, 지적발달장애)에 기인된 것이 아니다.

병적 방화를 보이는 개인들에서 방화 사건은 삽화적이고 그 빈도는 반복적으로 증가와 감소를 보인다. 방화가 문제가 되는 시기가 주로 아동기와 청소년기이기는 하지만, 청소년기보다 아동기의 방화는 드물게 나타난다. 병적 방화는 여성보다 남성에서 흔하고, 사회기술이 부족하고, 학습에 어려움이 있는 경우가 흔하다.

병적 방화와 높은 동반이환이 흔한 경우는 물질사용장애, 도박장애, 우울 및 양극성장애, 다른 파괴적, 충동조절 및 품행장애이다.

4) 병적 도벽

병적 도벽(kleptomania)의 주된 증상은 개인적인 용도로 쓸모가 없거나 금전적으로 가치가 없는 물건임에도 불구하고 훔치려는 충동을 억제하는데 반복적으로 실패하는 것으로, 대개의 경우 지불할 능력이 있고, 심지어는 훔치고 나서 남에게 주거나 버리면서도 훔친다. 때로는 훔친 물건을 모으거나 다시 돌려주는 경우도 있다. 병적 도벽은 단지 훔치는 행동이 목적이며, 삽화 뒤에 따라오는 긴장완화와 만족감을 얻기 위해 훔치게 된다. 병적 도벽이 있는 사람들은 훔치고 싶은 충동을 억제하고자 하며, 이런 행동이 잘못되고 비상식적이라는 점을 인지하고 있고, 도벽으로 인해 체포될 것을 염려하며, 도둑질에 대해 우울해하거나 죄책감을 느낀다.

병적 도벽은 상점에서 물건을 훔치는 행위로 체포된 사람들 중 4~24%에서 나타나고, 유병률은 약 0.3~0.6%로 매우 드물고, 여성의 경우가 3:1 정도로 높게 나타난다.

병적 도벽은 보통 청소년기에 시작되고, 성인 후기에 발생하는 경우는 드물다. 병적 도벽은 법, 가족, 직업상의 문제 및 개인적 문제를 야기하며, 충동구매, 우울 및 양극성장애(특히 주요우울장애), 불안장애, 섭식장애(특히 신경성 폭식증), 성격장애, 물질사용장애(특히 알코올장애) 그리고 다른 파괴적, 충동조절 및 품행장애와 관련될 수 있다. 병적 도벽의 치료로는 약물치료와 정신치료적 접근법으로는 행동치료, 정신분석적정신치료, 인지행동치료가 있다.

5) 품행장애

(1) 특징

품행장애(conduct disorder, CD)는 다른 사람의 기본 권리를 침해하고 연령에 적절한 사회적 규범 및 규칙을 위반하는, 지속적이고 반복적인 행동 양상을 보이는 것이 특징이다. 품행장애가 있는 사람은 흔히 공격적 행동을 취하고, 다른 사람들에게 공격적으로 반응하며, 다른 사람을 괴롭히고, 위협하거나, 협박한다. 또한 자주 신체적인 싸움을 걸고, 무기를 사용하며, 사람이나 동물에게 잔인하게 대하고, 피해자 앞에서 도둑질을 하기도 한다. 이 장애가 있는 사람은 다른 사람에게 성적 활동을 강요하기도 하며, 신체적인 폭력은 강간, 폭행, 드물게는 살인과도 같은 형태로 표현될 수도 있다. 고의적인 재산 파괴에는 심한 손해를 입힐 목적으로 일부러 방화를 계획하는 경우와 자동차 창문을 파괴하기, 학교 기물을 파손하는 등 고의로 타인의 재산을 파괴하는 경우가 포함된다. 품행장애가 있는 사람은 자주 심각한 규칙 위반을 보이며, 부모들의 제지에도 불구하고 13세 이전부터 자주 밤늦게까지 들어오지 않는다. 특히 품행장애가 있는 공격적인 사람들은 모호한 상황에서 타인의 의도를 실제보다 좀 더 적대적이고 위협적으로 잘못 해석하는 일이 빈번하기 때문에 자신의 공격적인 반응이 합리적이고 정당하다고 생각한다. 좌절에 대한 낮은 인내력, 과민성, 분노발작, 의심, 처벌에 대한 둔감성, 자극 추구, 무모함을 포함하는 부정적 감정성과 자기조절의 어려움과 같은 성격 특질이 품행장애에서 흔히 동반된다. 품행장애가 있는 사람들의 자살사고, 자살시도 및 자살성공률은 높게 나타난다.

연간 유병률은 2~10% 범위로 추정되며, 아동기에서 청소년기로 갈수록 증가하며, 남성에서 높게 나타난다. 발병 시기는 아동기나 청소년기에 증상이 나타나며, 아동기 발병형의 경우 적대적 반항장애가 품행장애의 전조가 되고, 16세 이후에 발병하는 경우는 드물다.

ADHD와 적대적 반항장애는 품행장애를 가진 사람에게서 흔하며, 불안장애, 우울 또는 양극성장애, 물질관련장애 등이 동반되고, 읽기나 다른 언어적 기술과 같은 학업 성취가 연령과 지적 수준에서 기대되는 것에 비해 낮게 나타난다.

품행장애는 조기 개입, 즉 예방이 치료보다 효과적이다. 학령기 아동에게는 아동, 가족, 학교환경이 치료에서 중요한 측면이며, 아동에 대한 또래관계 개선, 학업수행 증진을 위한 부모교육, 사회기술훈련이 필요하며, 특히 아동을 위한 가족치료가 필수적이다. 청소년의 경우 개별 치료가 필요하며, 약물치료는 기분변화가 많은 경우 lithium, carbamazepine, valproic acid와 같은 약물이 도움이 되기도 한다.

(2) 아형

품행장애 아형은 장애 발생연령에 근거하여 아동기–발병형, 청소년기–발병형으로 정의된다. 아형들이 나타내는 행동문제의 성질, 발달경과, 예후, 성비에 있어서 차이가 있다. 두 아형들은 정도에 따라 가벼운 정도, 중간 정도, 심한 정도로 나타나고 발병연령을 평가하기 위해서는 개인이나 보호자로부터 정보를 얻어야 한다. 많은 행동들이 드러나지 않은 채 숨겨져 있을 수 있고 보호자는 증상을 적게 보고할 수 있고 측정 시기는 실제 발병보다 2년 정도 이후인 경우가 흔하다.

① 아동기–발병형

남아에게 많고 타인에게 신체적 공격을 가하고 또래관계에 문제가 있으며, 아동기 초기 동안 적대적 반항장애가 있었고, 사춘기 이전에 품행장애 진단기준을 충족시키는 증상이 있다. 이들은 청소년기–발병형에 비해 품행장애가 성인기까지 지속되는 경향이 있다.

② 청소년기–발병형

아동기–발병형에 비해 공격적인 행동이 적고, 정상적인 또래관계를 맺는 경향이 있다. 이 유형은 품행장애가 성인기까지 지속되는 경우가 적다.

(3) 심각도의 세부진단

- 경도: 진단을 충족하는 품행문제가 있더라도, 품행문제의 수가 적고, 다른 사람에게 가벼운 해를 끼치는 경우(예 거짓말, 무단결석, 허락 없이 밤늦게까지 집에 들어가지 않는 것, 기타 규칙 위반)이다.
- 중등도: 품행문제의 수와 다른 사람에게 끼치는 영향의 정도가 "경도"와 "고도"의 중간에 해당되는 경우(예 피해자와 대면하지 않는 상황에서 도둑질하기, 공공기물 파손)이다.
- 고도: 진단을 충족하는 품행문제가 많거나 또는 다른 사람에게 심각한 해를 끼치는 경우(예 성적 강요, 신체적 잔인함, 무기 사용, 피해자가 보는 앞에서 도둑질, 파괴와 침입)이다.

6) 달리 명시되는 파괴적, 충동조절, 그리고 품행장애

사회적, 직업적 또는 다른 중요한 기능영역에서 임상적으로 현저한 고통이나 손상을 초래하는 파괴적, 충동조절, 그리고 품행 장애의 특징적인 증상들을 보이지만, 파괴적, 충동조절, 그리고 품행장애 진단분류에 속한 장애 중 어느 장애의 기준도 완전히 충족시키지 않는 상황에 적용된다. 즉, 임상의들이 어떠한 특정 파괴적, 충동조절, 그리고 품행장애의 진단기준을 충족시키지 않는 특정한 이유에 대해 의사소통하는 상황에서 달리 명시되는 파괴적, 충동조절, 그리고 품행장애 진단이 사용된다. 즉, 달리 명시되는 파괴적, 충동조절, 그리고 품행장애로 표기하고 그 뒤에 특정이유를 제시한다.

7) 명시되지 않는 파괴적, 충동조절, 그리고 품행장애

사회적, 직업적 또는 다른 중요한 기능영역에서 임상적으로 현저한 고통이나 손상을 초래하는 파괴적, 충동조절, 그리고 품행 장애의 특징적인 증상들을 보이지만, 파괴적, 충동조절, 그리고 품행장애 진단분류에 속한 장애 중 어느 것에도 완전한 기준을 만족하지 않는 증상 특징들에 적용된다. 임상의들이 어떠한 특정 파괴적, 충동조절, 그리고 품행장애의 진단기준을 충족시키지 않는 상세한 이유를 결정할 수 없고, 좀 더 세부적인 진단을 내리기에 정보가 불충분한 경우에 진단이 사용된다.

4. 간호과정: 품행장애

1) 간호사정

아동 사정에 있어 간호사는 아동의 사회적/정서적/인지적 발달 이론에 대해 기본적인 이해가 있어야 하고, 적용되는 아동의 발달에 대한 파악이 잘 이루어져야 한다. 아동들에 대한 평가는 상담과 관찰의 결합으로 이루어진다.

아동에게 접근할 때, 다양한 요소에서 정보를 모으는 것이 중요하다. 비록 아동이 내면의 느낌이나 감정들을 결정하는 가장 중요한 요소일지라도, 아동을 돌보는 사람은 종종 아동의 태도나 행동을 최고로 묘사하며, 아동의 언어를 해석하거나 응답하는 데도 도움이 된다. 하지만 아동이 정보 제공을 꺼려하는 경우나 아동학대가 의심되는 경우에는 아동을 돌보는 사람과 분리해서 상담이 이루어져야 한다. 청소년들은 간호사에게 말하는 것이 그들의 부모들에게 알려지는 것을 두려워하므로 상담 내용에 대한 비밀이 보장된다는 것을 알리고, 치료팀에게 그들의 정보가 어떻게 공유될지에 대한 설명을 해 주어야 한다. 그러나 자살이나 살인의 위협, 불법약물 복용 또는 남용문제는 부모 뿐만 아니라 다른 전문가들과 공유되어야 한다.

(1) 대상자 사정

간호사들은 정확한 사정을 하기 위해 대상자에 대한 삶의 모든 측면에서 과거와 현재의 기능수준을 바탕으로 조사를 해야 한다. 문제가 시작된 시기, 문제행동의 악화 요인 그리고 그 문제가 형제, 친구, 교사와의 관계 및 학교 성적에 미치는 영향 등에 대한 질문을 해야 한다. 또한 대상자 치료 시 위험이 되는 요인과 회복에 도움이 되는 부분에 대해서도 사정을 해야 한다.

◎ 위험인자

- 부모: 부의 범죄, 모의 정신병리, 약물남용, 사회적 고립, 부부불화
- 가정환경: 부적절한 지도감독, 불충분한 훈육, 무관심 혹은 거절, 4명 이상의 많은 형제 수
- 학교: 학업의 어려움, 학교와의 유대결여, 친구로부터의 따돌림, 사회기술의 부적절한 발달, 빗나간 또래와의 어울림
- 사회환경: 빈곤, 무질서한 사회
- 대상자: 발달의 지연, 은근한 문제행동(훔치기, 거짓말하기, 불 지르기)의 조기 발생, 까다롭고 충동적인 기질, 남자, 장남

◎ 회복인자

- 친구집단과 사귀려는 자발적 노력
- 직업 획득
- 사회경제적 환경의 개선
- 부모나 다른 성인과의 긍정적이고 따뜻한 가까운 관계
- 긍정적인 경험
- 효과적 대응전략
- 좋은 학교

(2) 가족 사정

품행장애 대상자와 그 부모(주양육자)를 통해 병력을 청취하고 형제자매 등을 면담하기도 한다. 또한 대상자가 학생인 경우에는 부모의 동의를 얻어 교사 면담도 이루어져야 하며, 면담 전 한 달 간 대상자의 학교에서의 행동 양상 및 최근 역할, 또래 관계, 학업 수행 정도, 성적표 등을 조사한다.

2) 간호진단

품행장애 대상자에게 흔히 나타나는 간호진단은 다음과 같다.

- 자신 또는 타인에 대한 폭력 위험성
- 자존감 저하
- 비효과적 대처
- 사회적 상호작용장애
- 가족기능장애

3) 결과확인

품행장애 대상자의 간호목표는 다음을 포함한다.

- 대상자는 자신이나 타인을 해치지 않는다.
- 대상자는 자신에 대한 긍정적 지각을 말한다.
- 대상자는 자신의 행동에 대한 책임감을 말로 표현한다.
- 대상자는 타인과 상호작용할 때 연령에 적합하고 수용 가능한 행동을 할 것이다.

- 대상자는 거부증 없이 치료에 참여한다.

품행장애 대상자를 위한 간호계획을 표 9-14-1에 제시하였다. 여기에는 각 간호진단에 대한 결과기준 및 적절한 간호중재 및 이론적 근거가 포함된다.

4) 간호중재

(1) 아동 · 청소년에 초점을 둔 중재

- 약물치료, 행동치료, 인지행동치료, 개인정신치료, 집단정신치료, 입원치료, 기타 보조치료프로그램(미술치료, 독서치료, 놀이치료, 이야기치료 등)

(2) 가족에 초점을 둔 중재

- 부모훈련: 부모가 바람직한 행동에 주의를 기울이지 않거나 비행에 대해 지나치게 가혹한 처벌을 줌으로써, 자녀는 여러 가지 비행을 저지르게 되고 그 결과 부모의 관심을 얻게 되는 악순환이 반복되는 경우가 많다.
- 가족치료: 적응에 문제가 있는 가족구성원들 사이에 상호작용과 의사소통을 변화시키는 시도를 한다.
- 가족상담: 매우 대처하기 힘든 자녀의 까다로운 행동을 적절하게 다루고, 충동적 행동에 대한 효과적인 한계설정을 할 수 있도록 부모의 의사결정을 도와주고 조언을 해 준다.

(3) 학교에서의 중재

행동조절에 특별한 관심을 가지고, 개인화된 학습 프로그램과 직업교육을 시행하며, 학습과 관련된 문제를 도와주는 것. 특히, 학습장애를 가진 아동과 청소년에게 조기에 개입이 이루어지면 향후의 품행장애를 예방하는 효과가 있다.

(4) 지역사회에서의 중재

품행장애 청소년의 개인적 자질과 대인관계 능력을 증진시키는 또래와 함께하는 지역사회 프로그램들이 해당된다. 청소년들로 하여금 실습, 답사와 견학, 야영 수련회, 봉사활동, 행군, 독서 프로그램, 강연회나 세미나 참석, 심리극 활동과 같은 다양한 정신건강과 연관된 수련활동을 경험하게 해 주는 것이 도움이 된다.

5) 간호평가

평가에서는 간호중재가 간호목표를 달성하는 데 성공적이었는지를 결정하기 위한 재사정이 이루어지는 단계이다. 간호사는 대상자의 언어적, 물리적 공격, 갈등의 적절한 해결, 좌절감 극복 방안 개선과 관련해 대상자의 경과를 사정하기 위해 치료목표를 검토해야 한다. 초기 사정에서와 마찬가지로 치료의 평가도 가족이나 교사, 치료팀 구성원에 의한 의견이 포함된다.

간호수행이 목표에 맞게 잘 수행되었는지 객관적으로 측정하고 평가하기 위해 다음과 같은 질문을 사용할 수 있다.

- 간호중재가 대상자의 공격적인 행동을 다루는 데 효과적이었는가?
- 간호중재가 타인의 신체나 재산을 손상시키는 것을 예방하였는가?
- 적절한 방법으로 분노를 표현할 수 있는가?
- 공격적인 감정과 분노를 적절하게 대처하는가?
- 타인을 신뢰할 수 있는 모습을 보이는가?
- 치료자나 또래와 적절하게 상호작용 하는가?
- 자신의 행동에 대하여 책임을 질 수 있는가?
- 타인에 대한 비난이 줄어들었는가?
- 타인의 피드백을 받아들일 때 방어적이지 않는가?
- 자신에 대해 긍정적으로 이야기하는가?
- 다른 사람을 조종하지 않고 상호작용하는가?

5. 요약

- 적대적 반항장애는 어른에게 거부적이고 적대적이며 반항적인 행동을 나타낸다. 일반적으로 타인과의 의사소통에서 문제가 나타나나 스스로는 반항적이라 여기지 않는다.
- 간헐적 폭발장애는 공격적 충동의 조절실패로 인한

Box 9-14-3 품행장애 진단기준(DSM-5-TR)

A. 타인의 기본적 권리 침해하고 연령에 적절한 사회적 규범 및 규칙을 위반하는 지속적이고 반복적인 행동으로, 12개월 동안 아래의 15개 기준 중 적어도 3개 이상, 6개월 동안 적어도 1개 이상의 기준 해당

– 사람과 동물에 대한 공격성

1. 자주 타인을 괴롭히거나 위협하거나 협박함
2. 자주 신체적인 싸움을 검
3. 타인의 심각한 신체적 손상을 입힐 수 있는 무기 사용(방망이, 벽돌, 깨진 병, 칼, 총)
4. 타인에게 신체으로 잔인하게 대함
5. 동물에게 신체적으로 잔인하게 대함
6. 피해자가 보는 앞에서 도둑질을 함(노상강도, 소매치기, 강탈, 무장강도)
7. 타인에게 성적 행동을 강요함

– 재산파괴

8. 심각한 손상을 입히려는 의도록 고의로 불을 지름
9. 타인의 재산을 고의적으로 파괴함(방화 제외)

– 사기 또는 절도

10. 타인의 집, 건물 또는 자동차에 무단으로 침입함
11. 어떤 물건을 얻거나 환심을 사기 위해 또는 의무를 피하기 위해 거짓말을 자주함(즉, 다른 사람을 속임)
12. 피해자와 대면하지 않은 상황에서 귀중품을 훔침(예, 부수거나 침입하지 않고 상점에서 물건 훔치기, 문서 위조)

– 심각한 규칙 위반

13. 부모의 제지에도 불구하고 13세 이전부터 자주 밤늦게 집에 들어오지 않음
14. 친부모 또는 부모 대리인 가정에서 사는 동안 밤에 적어도 2회 이상 가출, 또는 장기간 귀가하지 않는가출이 1회 이상 있음
15. 13세 이전 무단결석이 잦음

B. 행동의 장애가 사회적, 학업적, 직업적 기능에 임상적으로 현저한 손상을 초래함

C. 18세 이상일 경우, 반사회성 성격장애의 기준에 부합하지 않음

– 다음 중 하나를 명시할 것:

- F91.1 아동기 발병 유형: 10세 이전에 품행장애의 특징적인 증상 중 적어도 1개 이상을 보이는 경우
- F91.2 청소년기 발병 유형: 10세 이전에는 품행장애의 특징적인 증상을 전혀 충족하지 않음
- F91.9 명시되지 않는 발병: 품행장애의 진단기준을 충족하지만 첫 증상이 10세 이전인지 이후인지 명확하지 않은 경우

– 다음의 경우 명시할 것:

- 제한된 친사회적 정서: 적어도 12개월 이상 다양한 대인관계나 사회적 상황에서 다음 중 적어도 2개 이상의 특징을 보여야 함(부모, 교사, 동료, 친척, 또래의 정보 고려)
- 후회나 죄책감 결여: 본인이 잘못을 저질러도 후회나 죄책감이 없음. 자신의 행동으로 인한 부정적인 결과에 대한 염려 결여
- 냉담, 즉 공감의 결여: 타인의 감정을 무시하거나 관심이 없음. 차갑고 무정한 사람으로 보이며 타인에게 미치는 영향보다 자신에게 미치는 영향을 더 신경씀
- 수행에 대한 무관심: 학교나 직장 또는 다양한 활동에서 자신의 저조한 수행에 대해 개의치 않음. 좋은 성과를 위해 노력을 기울이지 않고 저조한 수행을 타인의 탓으로 돌림
- 피상적이거나 결여된 정서: 피상적이거나 진실되지 않고,,깊이가 없는 정서.(예, 행동과 상반되는 정서표현; 빠르게 전환되는 감정). 티인에게 얻고자 하는 것이 있을 때만 정서 표현(타인을 조정하거나 위협할 때)

– 현재의 심각도를 명시할 것:

- 경도: 진단을 충족시키는 품행 문제가 있더라도, 품행 문제의 수가 적고, 타인에게 가벼운 해를 미치는 경우(거짓말, 무단결석, 허락 없는 늦은 귀가 등 규칙 위반)
- 중등도: 품행 문제의 수와 타인에게 미치는 영향의 정도가 "경도"와 "고도"의 중간일 경우(피해자와 대면하지 않은 절도, 공공기물 파손)
- 고도: 품행 문제의 수가 많거나 타인에게 심각한 해를 미치는 경우(성적강요, 신체적 잔인함, 무기 사용, 노상절도, 파괴와 침입)

APA 저, 권준수 외 역 (2023). DSM-5-TR 정신질환의 진단 및 통계편람(제5판 수정판). 서울: 학지사.

표 9-14-1 품행장애 대상자 간호계획

간호진단: 자신 또는 타인에 대한 폭력 위험성

단기목표: 스트레스에 좀 더 적응적으로 반응하기 위한 노력으로 행동수정계획에 협조한다.
자신의 부적응적 행동에 대한 가능한 결과를 인식하고, 말로 표현하며, 수용한다.
장기목표: 자신 또는 타인의 신체나 타인의 재산에 해를 끼치지 않는다.

간호중재	이론적 근거
1. 대상자의 행동을 자주 관찰한다. 정규 활동과 상호작용을 통해 행동을 관찰하며, 드러나게 지켜보거나 의심하는 것은 피한다.	1. 폭력의 위험이 높은 대상자는 자신 및 타인에게 해를 주지 않도록 하기 위하여 세밀한 관찰이 필요하다.
2. 자살행동을 사정한다.	2. 자살을 시도하는 대부분의 대상자는 언어적, 비언어적으로든 자신의 의도를 표현한다.
3. 자살 의도와 이용 가능한 수단을 사정한다.	3. 활용할 수 있는 계획을 가진 대상자는 그렇지 않은 대상자보다 위험이 크다.
4. 대상자로 하여금 분노가 발생한 시기를 인식하도록 하고, 그 감정을 자신의 것으로 받아들이도록 돕는다. 분노 기록지를 작성하도록 한다.	4. 분노의 근원, 행동 반응, 상황에 대한 대상자의 지각에 관한 정보를 기록하게 하여 미해결된 문제를 직면하도록 하여 분노를 효과적으로 다룰 수 있게 한다.
5. 분노의 적절한 표현을 위한 역할 모델로서 행동하고, 대상자가 순응하려고 시도할 때 긍정적 강화를 한다.	5. 자살 또는 자기 파괴적인 행동은 종종 분노가 자신의 내부로 향한 결과로 간주되므로 대상자가 분노감을 표현하는 것은 중요하다.
6. 불안의 신체적 출구로써 사용하는 대상자의 폭력행동을 다른 방향으로 전환시킨다(예 권투, 조깅).	6. 신체적 운동을 요구하는 활동은 억압된 긴장을 완화시키는 데 도움이 된다.
7. 불안수준과 긴장이 증가하기 시작할 때 대상자와 함께 있어 준다.	7. 신뢰하는 사람이 옆에 있는 것은 안정감을 준다.
8. 대상자에게 조용한 태도를 유지하고 전달한다.	8. 불안은 전염성이 있어서 직원에게서 대상자에게 전달될 수 있고, 조용한 태도는 대상자에게 통제감과 안정감을 전달한다.
9. 필요하다면 충분한 수의 직원을 확보하여 대상자에게 힘이 있음을 보여준다.	9. 대상자에게 통제 능력이 있다는 것을 보여 주고, 치료자의 신체적 안전을 보장해 준다.
10. 처방에 따라 진정제를 투여하거나, 가벼운 억제방법이 성공적이지 못할 경우에만 기계적 억제를 하거나 보호실에 격리시킨다.	10. 가장 최소한의 제한적인 수단을 사용하여 안전을 보장하는 것이 대상자의 권리를 존중하는 것이다.

간호진단: 자존감 저하

단기목표: 일상 활동과 자가간호를 독립적으로 수행하고, 치료활동에 자발적으로 참여한다.
장기목표: 자신에 대한 긍정적 지각을 말로 표현한다.

간호중재	이론적 근거
1. 현실적인 목표를 설정한다.	1. 성공은 자긍심을 증가시킨다.
2. 대상자에게 무조건적인 긍정적 존중감을 전달한다.	2. 간호사가 가치있는 한 인간으로서 대상자를 수용한다는 것을 전달하는 것은 자존감을 증진시킨다.
3. 일대일 관계를 통해 신뢰를 발달시키고, 대상자가 집단활동에 참여하도록 격려한다.	3. 타인에 의해 수용된다는 느낌은 자긍심을 증진시킨다.
4. 대상자가 방어기제로써 부정을 적게 사용하도록 돕는다.	4. 긍정적인 강화는 자존감을 증진시키며 대상자로 하여금 더욱 수용 가능한 행동을 하도록 한다.
5. 대상자가 치료활동에 참여하고 새 과제를 맡음으로써 실패에 대한 공포에 직면하도록 격려하고 지지한다. 성공적으로 시도한 것을 인정해 주고 시도한 것 자체에 긍정적 강화를 한다.	5. 인정과 강화는 자존감을 증진시킨다.

간호진단: 비효과적 대처

단기목표: 충동적인 행동 이외의 다른 방법으로 스트레스에 대응하기 위한 적응적인 방법을 말한다.
장기목표: 연령에 맞고 사회적으로 받아들여질 수 있는 대처 기술을 발달시키고 적용한다.

간호중재	이론적 근거
1. 안전한 환경을 조성해 준다.	1. 가장 우선적인 것은 대상자의 안전이다.
2. 대상자가 참여할 수 있는 신체활동을 제공한다.	2. 긴장은 신체활동을 통해 안전하고 이롭게 발산된다.
3. 조종행동에 대한 제한을 설정한다. 대상자와 관계하는 동안 "수용할 수 없는 것은 당신이 아니라 당신의 행동이다."라는 태도를 유지한다.	3. 수용적인 태도는 존엄성과 자기가치감을 증진시킨다.
4. 대상자에게 조종행동에 대한 규제를 알려 준다.	4. 조종행동에 대한 규제는 수용할 수 없는 행동을 감소시키는 데 도움이 된다.
5. 분노를 표현하도록 격려하고, 대상자가 적대시하는 실제 대상을 확인하도록 한다.	5. 비위협적인 태도로 대상자가 이것을 인식하도록 함으로써 미해결된 문제를 드러내어 직면하도록 하여 정직하게 직접적으로 그 감정을 처리하도록 돕는다.
6. 스트레스를 다루는 대안적인 방법과 그 방법이 대상자의 생활방식에서 가장 적합한지를 대상자와 함께 탐색한다. 대상자가 새로운 방법을 시도할 때 지지해 주고 긍정적인 피드백을 준다.	6. 긍정적인 피드백은 수용 가능한 행동을 하도록 돕는다.

심각한 파괴적 행동을 나타낸다. 재산파괴나 손상, 상해, 폭행이 예측불가하며 상황 후 30분 이내 폭발행동이 나타남.

- 품행장애는 타인의 권리를 침해하거나 사회적 규범을 위반하는 행동을 나타낸다. 사람이나 동물에 대한 공격성을 보이며, 재산 파괴 및 사기 또는 절도 등의 중대한 규칙을 위반하는 행위가 반복적으로 나타남.
- 도벽증은 남의 물건을 훔치고 싶은 충동의 조절실패로 인한 반복적인 도둑질을 한다.
- 방화증은 불을 지르고 싶은 충동의 조절실패로 인한 반복적인 방화행동을 나타낸다.

풀어보기

다음 중 문제를 읽고 옳은 것은 ○, 틀린 것은 × 하시오.

1. 부모의 말을 듣지 않고, 학교를 결석하고, 친구와 PC방에 가서 늦게 귀가하는 아동이 "나의 태도는 엄마에게 달렸고, 엄마가 나를 혼내서 나도 똑같이 엄마를 괴롭히는 거예요"라고 말한다. 이 아동에게 내릴 수 있는 진단은 적대적 반항장애이다. (　　)
2. 동물을 학대하고 학교 기물을 파손하는 행위를 하는 아동에게 내릴 수 있는 진단은 품행장애이다. (　　)
3. 품행장애아동 및 청소년은 성인기에 반사회적 인격장애로 진단될 수 있다. 10세 이전에 이러한 증상이 나타나고, 보다 심각한 수준으로 행동한다면 그 위험성은 더 높다. (　　)
4. 품행장애를 위한 중재는 폭력 행동을 감소시키고, 순응도를 높이며, 대처능력과 자존감의 향상, 사회적 상호작용 증진, 가족의 교육 및 지지 등이 포함된다. (　　)
5. 적대적 반항장애는 분노 조절을 어려워하지만 금방 해소되기 때문에 복수심은 크지 않다. (　　)
6. 품행장애는 반사회적 인격장애를 가지거나 알코올과 같은 물질을 남용하는 부모의 자녀에게서 발생할 위험성이 높다. (　　)

정답

1.○ 2.○ 3.○ 4.○ 5.○ 6.×

>> 참고문헌

- 고성희 외(2022). 정신간호 진단과 중재. 파주, 수문사
- 김경희 외(2023). 정신건강간호학(제7판). 서울, 현문사
- 김성재 외(2023). 정신간호총론 제9판. 파주, 수문사
- 문장원, 마소(2021). 품행장애와 적대적 반항장애의 발달 경로 탐색. 심리운동연구, 7(1), 143-157.
- 박은영. 송미령. 류은정. 고영. 오현진. 부선주(2023). 간호진단, 중재 및 결과 가이드. 서울, 현문사
- 박현숙 외(2022). 실무중심의 정신건강간호학(제6판) 서울, 현문사
- 유성자, 최연희(2017). 이야기치료 집단 프로그램이 품행장애 성향 청소년의 공격성, 우울 및 탄력성에 미치는 효과. 한국학교보건학회지, 30(2), 124-135. DOI : 10.15434/kssh.2017.30.2.124
- 이경희 외(2021). 정신건강간호학(제2판 수정판). 서울, 정문각.
- 이현진 외(2002). 아동정신병리. 서울, 시그마프레스
- 정병종(2022). DSM-5의 품행장애에 대한 '제한된 친사회적 정서' 명시자 검토. 심리운동연구, 8(3), 111-129.
- 조규영, 서석진(2019). 2011년 이후 품행장애 국내 연구 분석: 품행장애의 특성과 중재 프로그램을 중심으로. 특수교육논총, 35(2), 175-195.
- 조해련, 김신정, 권명순, 오진아, 한우재(2015). 정서행동 문제를 가진 학령기 아동을 위한 학교적응 프로그램 개발 및 평가. 아동간호학회지, 21(2), 141-150.
- APA 저, 권준수 외 역 (2023). DSM-5-TR 정신질환의 진단 및 통계편람(제5판 수정판). 서울: 학지사.
- Booker, J. A., Capriola-Hall, N. N., Greene, R. W., & Ollendick, T. H. (2019). The parent-child relationship and posttreatment child outcomes across two treatments for oppositional defiant disorder. Journal of Clinical Child & Adolescent Psychology.
- Goulter, N., McMahon, R. J., Pasalich, D. S., & Dodge, K. A. (2020). Indirect effects of early parenting on adult antisocial outcomes via adolescent conduct disorder symptoms and callous-unemotional traits. Journal of Clinical Child & Adolescent Psychology, 49(6), 930-942.
- McMahon, R. J., & Frick, P. J. (2019). Conduct and oppositional disorders. Treatment of disorders in childhood and adolescence, 4, 102-172.
- Thomas, C, R.(2005). Disruptive Behavior Disorder. In B. J. Sadock & V. A. Sadock(Eds.). Comprehensive textbook of psychiatry(8th ed.). 3205-3236. Philadelphia: Lippincott Williams & Wilkins.

제 15 절 물질관련 및 중독장애와 간호

학습목표

- 물질관련장애의 증상에 대해 인지하고 설명한다.
- 물질관련장애와 관련된 간호진단을 확인하고 사정한다.
- 물질관련장애를 가진 대상자들을 위한 간호계획을 세우고 수행한다.

주요용어

- 공동의존 codependency
- 공존장애 co-occurring disorder
- 금단 withdrawal
- 내성 tolerance
- 물질의존 substance dependency
- 베르니케 증후군 Wernicke's encephalopathy
- 알코올중독자 모임 Alcoholics Anonymous, AA
- 이중진단 dual diagnosis
- 중독 addiction
- 진전섬망 delirium tremens
- 코르사코프 정신증 Korsakoff psychosis
- 해독 detoxication
- 행위중독 behavioral addiction

1. 정의

사람들은 우울, 두려움, 불안 등의 부정적인 감정 상태를 감소시키고, 피곤함과 지루함을 달래며, 일상적인 틀 속에서 벗어나기 위해 정신활성물질을 사용한다. 정신활성물질은 뇌 신경시스템에 영향을 미치고 사람의 행동이나 인식을 바꾸는 약물이다.

물질은 개인의 삶 전 영역에 부정적인 영향을 미치고 인간 전체를 황폐화시킬 뿐 아니라 주요한 사회 문제로 인종, 성, 나이에 상관없이 사회의 각 영역에 만연되어 있다.

미국 정신병 치료의 아버지로 불리는 벤자민 러쉬(Benjamin Rush; 1745~1813)는 알코올의 무절제한 사용을 "질병"이라고 말한 최초의 정신과 의사이다. 그 후 약물남용과 의존은 1966년 젤리넥 E. M. Jellinek의 '알코올리즘의 질병 개념(The Disease Concepts of Alcoholism)'이 출판되면서 처음으로 질병과정으로 묘사되었다.

DSM-5-TR에서 물질관련장애 및 중독장애는 10가지 약물을 포함하고 각 물질에 대한 관련장애는 물질사용장애와 물질로 유발된 장애로 구분한다. 물질사용장애란 지속적으로 물질을 사용하는 정서적, 인지적, 생리적, 행동적 증상군이다. 물질로 유발된 장애에는 중독과 금단이 있다. 중독은 물질 사용으로 인해 감각적, 정서적 문제가 생기는 것을 의미하고 금단은 물질을 중단한 경우로 일상생활을 영위할 수 없는 상태이다. 물질로 유발된 정신질환은 중독에서 나타나는 것보다 더 심각한 정신증적 증상을 보인다. 최근 DSM-5-TR에 따라 도박중독은 심각한 재정 및 정서적 문제를 일으킬 수 있는 행동장애로 인정되었다.

2. 원인

다양한 요인들이 물질남용에 영향을 주는 소인이 되며 요인들의 상호작용이 물질 남용의 감수성에 영향을 주는 결정적 요인으로 작용한다.

1) 생물학적 소인

(1) 유전

물질사용장애의 생물학적 소인으로 유전적인 요인이 작용한다. 일란성 쌍생아와 이란성 쌍생아에 관한 연구를 통해 지지되고 있으며, 일란성 쌍생아가 이란성 쌍생아보다 알코올 중독의 일치율이 훨씬 더 높다.

(2) 신경학적 요인

뇌에서 분비되는 신경전달물질은 도파민(dopamin), 세로토닌(serotonin), 노어에피네프린(norepinephrine), 감마아미노부티르산(gamma−aminobutyric acid, GABA), 아세틸콜린(acetylcholine), 아편(opiate) 등이다. 중독물질은 신경전달물질 특히 도파민의 분비 및 재흡수 등을 조절하여 뇌의 변화를 가져오는 것으로 물질을 사용하지 않으면 금단증상이 나타나고 심한 갈망 상태를 보인다. 또한 만성적으로 중독물질의 사용으로 인해 도파민이 고갈된다.

2) 심리적요인

(1) 발달학적 요인

정신분석학 입장에서 프로이트는 구강기 동안 의존 욕구가 충족되지 못하면 고착이 초래된다고 보았다. 따라서 다음 발달단계로의 이동이 어렵고 끊임없이 구강 만족을 추구하게 된다. 물질남용자들은 구강을 자극함으로써 불안을 감소시키며 구강기의 의존 욕구를 채우기 위해 물질사용, 음식섭취, 흡연 등을 하게 된다.

(2) 성격적 요인

임상가들은 중독행위를 증가시키는 경향과 관련이 있는 성격특성이 있고, 낮은 자존감과 잦은 우울, 수동성, 만족을 지연시키지 못하며 효과적 의사소통이 서툰 사람들에게 물질남용이 흔하게 나타난다고 보았다.

3) 사회적 요인

(1) 사회학습적 요인

행동에 대한 모방, 동일화의 효과는 초기 아동기에 발달하므로 약물사용과 관련하여 가족은 중요한 사회학습적인 요인이다. 만일 물질을 남용하는 부모의 자녀들은 더욱 쉽게 물질을 사용할 수 있다. 물질 사용에 영향을 미치는 초기 요인은 주로 친구, 동료이다.

(2) 조건화

개인이 물질사용으로 만족하게 되면 행복감을 더 느끼기 위해 물질사용을 반복하게 되는 조건화가 일어난다. 조건화가 되면 보상을 얻고자 물질사용 행동이 증가하는 내적 강화가 일어난다.

(3) 임상양상

물질사용장애는 물질에 대한 강한 갈망을 느끼고, 더 많은 양의 물질을 얻기 위해, 과도한 시간을 쏟아붓게 된다. 물질사용장애를 가지고 있는 사람은 물질사용이 신체적, 정신적으로 여러 가지 문제가 야기된다는 것을 알면서도 끊지 못하고 계속 사용한다. 모든 약물은 공통적으로 과량 복용할 때 행동과 기억 생성을 강화하는 뇌 보상 체계를 직접 활성화한다. 첫째, 강력하게 보상체계를 자극하기 때문에 정상적으로 일어나는 뇌 활성화 신호들은 무시되며 둘째, 적응적인 행동을 통해 보상 체계를 활성화하는 대신, 남용물질을 통해 직접적으로 보상 회로를 활성화한다.

뇌신경시스템은 뇌와 척수를 구성하는 신경시스템의 일부로 혈뇌관문(blood brain barrior, BBB)이라고 부르는 관문의 보호를 받는다. 이 관문은 단단하게 구성되어 있어 큰 분자구조를 가진 물질이나 수용성 물질은 이 관문을 통과할 수 없다. 반면 작은 분자구조를 가진 약물과 지용성 물질은 혈뇌관문을 통하여 쉽게 통과하는데 대부분의 정신활성 물질은 분자가 작고, 지용성이므로 직접적으로 뇌기능에 영향을 미친다. 물질의 효과는 사용하는 사람들의 신체적 특성, 즉 신체기관의 대사능력이나 건강정도 그리고 천연, 합성 등과 같은 약물의 성분에 따라 다르며 투입경로도 연기나 향을 피워 흡입하거나 주사로 주입하기, 섭취하는 등의 여러 형태가 있다. 이러한 투입경로에 따라 흡수되는 시간, 흡수되는 양 등의 차이가 있다.

① 관련 용어

◎ 물질중독

물질 섭취나 투여 등과 같은 물질에의 노출로 인하여 나타나는 인지, 감정, 행동에서 변화가 나타난다. 이러한 변화는 중추신경계에 생리적인 물질의 효과로 인한 것이고 유쾌한 신체적 정신적 상태 그리고 정서적 흥분 혹은 무기력과 혼수를 보인다.

◎ 금단

중독된 물질을 중단함으로 인하여 나타나는 생리적, 인지적 변화 상태를 말한다. 금단은 항상 그런 것은 아니지만 물질의존과 연관되어 있다.

◎ 남용

건강에 위험한 물질을 해롭거나 손상을 일으키는 부적응적인 방법으로 반복적으로 사용하는 것을 말한다.

◎ 의존

충동적이고 만성적으로 물질을 사용하도록 요구하며, 만약 충족되지 않으면 신체적, 심리적으로 고통을 일으킬 정도로 매우 강한 요구이다.

◎ 물질의존

• 신체적 의존

물질의 지속적인 사용으로 인하여 인지적, 행동적, 생리적인 증상들이 다발적으로 나타나는 것을 근거로 정의를 내린다.

이 상황이 진전되면 위축증상과 같은 불유쾌한 효과가 나타나고 이것을 예방하기 위하여 반복된 물질 사용이 필요한 상태를 말한다. 신체적 의존의 발전은 내성 현상에 의해 더 심해진다. 내성은 바라는 효과를 얻기 위해 점점 더 자주 많은 용량을 증가시키려는 요구이다.

• 심리적 의존

쾌감을 얻기 위해 혹은 고통을 피하기 위해 특별한 물질의 사용을 반복하려는 과도한 욕구가 있을 때 물질에 대한 심리적 의존으로 나타난다. 이 욕구는 물질에 대한 충동적인 사용 뿐만 아니라 극도로 강력한 갈망을 나타내는 요구이다.

3. 관련장애

1) 물질관련장애

(1) 중추신경억제제

중추신경 억제제는 뇌의 모든 수준에서 흥분된 조직을 억제하는 약물로 진정수면제라고도 부른다. 이들 약물의 일차적인 효과는 불안감소와 수면유도이다. 중추신경 억제제로는 알코올, 바비튜레이트, 벤조다이아제핀 등이 있다. 교차내성과 교차의존성이 여러 가지 중추신경 억제제 간에 나타날 수 있어 주의를 요한다. 교차내성은 한 가지 약이 다른 약에 대하여 반응이 줄어들 때 나타난다. 교차의존은 한 가지 약이 다른 약에 대하여 신체적 의존과 관련되어 금단증상을 예방할 수 있는 상태이다.

① 알코올

알코올은 행동과 정서에 변화를 일으키는 중추신경계에 억제효과를 나타낸다. 알코올은 50%의 순수 에틸알코올(ethyl alcohol)이 함유되어 있으며 알코올을 마시면 위벽에서 20%가 빨리 흡수되고 나머지 80%가 소장에서 흡수된다. 흡수된 알코올은 간에 있는 효소(alcohol dehydrogenase, ADH)에 의해 아세트알데하이드(acetaldehyde)로 산화되고 이는 전신에 존재하는 ALDH에 의해 acetic acid로 산화된다. 알코올이 acetic acid로 산화되는 과정에서 수소이온이 제거됨에 따라 체내 lactic acid가 증가하여 불안발작이 유발되기 쉬우며, uric acid가 증가하여 통풍(gout)이 유발되기 쉽고, lipoprotein과 triglyceride 대사 장애를 일으켜, 지방간 나아가 간염과 간경화 등이 유발되기 쉽다.

섭취된 알코올은 최종적으로 탄산가스(CO_2)와 물이 되며 탄산가스는 폐를 통해, 물은 신장을 통해 배출된다. 혈중 알코올 농도가 높아지면 말이 많아지고, 안녕감, 쾌활한 기분을 보이나 혈중 농도가 떨어지면 점차 더 우울해지고, 위축되며, 인지손상이 생긴다. 매우 높은 혈중 알코올 농도(예 200~300mg/dL)에서는 발생하는 사건에 대한 일시적 기억상실(필름 끊김, black out)을 보이고 300~400mg/dL정도의 더 높은 혈중 알코올 농도에서는 호흡과 맥박이 저하되고 심지어 내성이 없는 개인은 사망할 수도 있다. 신체는 대략 1시간에 1잔의 알코올을 대사할 수 있어서 보통 1시간에 15~20mg/dL의 혈중 알코올 농도가 감소한다.

중추신경계에 대한 알코올의 효과는 혈중 알코올농도에 비례한다(표 9-15-1).

◎ 알코올사용장애 진단 준거

DSM-5-TR 진단기준 중 임상적으로 현저한 손상이나 고통을 초래하는 문제적 알코올 사용 양상이 지난 12개월 사이에 다음 항목 중 최소 2개 이상으로 나타난다.

- 알코올을 종종 의도했던 것보다 많은 양, 혹은 오랜기간 동안 사용함
- 알코올 사용을 줄이거나 조절하려는 지속적인 욕구가 있음. 혹은 사용을 줄이거나 조절하려고 노력했지만 실패한 경험들이 있음
- 알코올을 구하거나, 사용하거나 그 효과에서 벗어나기 위한 활동에 많은 시간을 보냄
- 알코올에 대한 갈망감, 강한 바람이나 강한 욕구
- 반복적인 알코올 사용으로 인해 직장, 학교, 가정에서의 중요한 역할 책임 수행에 실패함
- 알코올의 영향으로 지속적으로 혹은 반복적으로 사회적, 대인관계적 문제가 발생하거나 악화됨에도 불구하고 알코올 사용을 지속함
- 알코올 사용으로 인해 중요한 사회적, 직업적 혹은

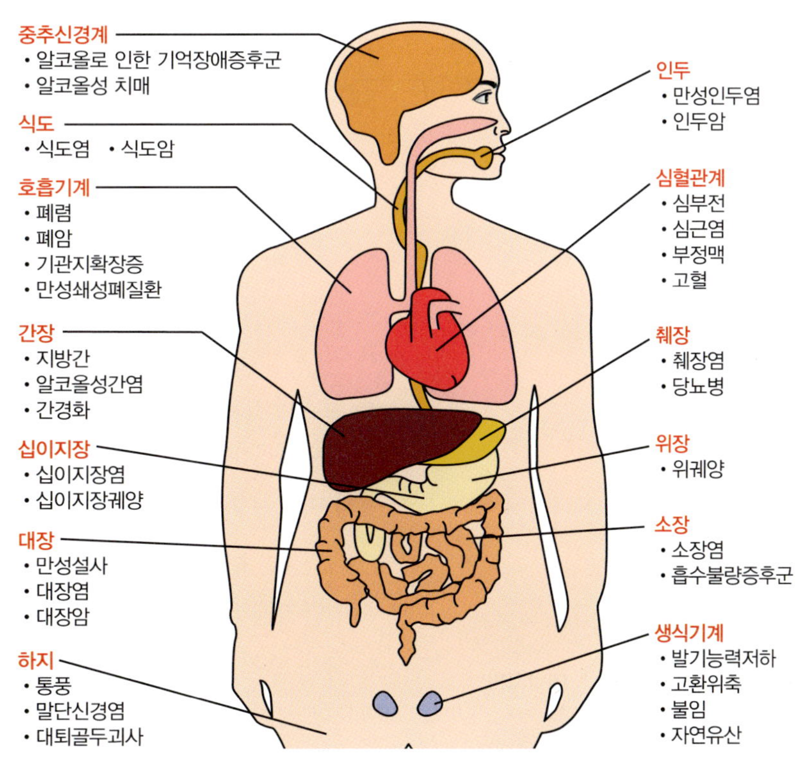

그림 9-15-1 알코올남용으로 생기는 질환

출처: 약물남용 예방교육 교재(한국마약퇴치운동본부)

표 9-15-1 혈중 알코올농도와 행동장애

혈중 알코올농도	증상	음주량(맥주)
0.03%	• 약간의 항진 효과 • 우리나라에서 음주운전 처벌기준(면허정지)	2잔
0.05%	• 사고력 · 판단력 · 자제력 약화 • 수의적인 운동기능에 조화가 되지 않는 상태	3잔
0.08%	• 어두울 때 적응하는 데 문제가 생김 • 식별능력 저하 • 주의력 감퇴 발생 • 운동에 이상현상이 나타남 • 우리나라에서 음주운전 처벌기준(면허취소)	5잔
0.10%	• 사고 위험성 10배 증가	7잔
0.20%	• 전 운동영역의 기능이 어느 정도 억제됨 • 감정조절 영역까지 영향을 받음 • 급성 중독 진행성 마비 증상 등이 나타날 수 있음	10잔
0.30%	• 혼돈되고 때로 지각마비가 오며 혼미상태가 됨	14잔
0.40%	• 깊은 마취상태 같은 혼수상태가 됨	20잔
0.50%	• 호흡 및 심장박동을 조절하는 원시 중추에 영향을 주어 사망할 수 있음	21잔 이상

여가 활동을 포기하거나 줄임

- 신체적으로 해가 되는 상황에서도 반복적으로 알코올을 사용함
- 알코올 사용으로 인해 지속적 혹은 반복적으로 신체적, 심리적 문제가 유발되거나 악화될 가능성이 높다는 것을 알면서도 계속 알코올을 사용함
- 내성, 다음 중 하나로 정의됨
  a. 중독이나 원하는 효과를 얻기 위해 알코올 사용량의 뚜렷한 증가가 필요
  b. 동일한 용량의 알코올을 계속 사용할 경우 효과가 현저히 감소
- 금단, 다음 중 하나로 나타남

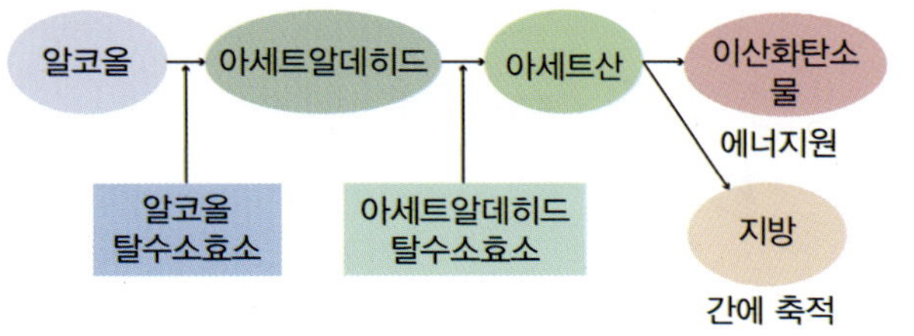

그림 9-15-2 알코올 분해과정

  a. 알코올의 특징적인 금단 증후군(알코올 금단의 진단기준 A, B를 참조하시오.)
  b. 금단 증상을 완화하거나 피하기 위해 알코올(혹은 벤조디아제핀 같은 비슷한 관련 물질)을 사용

◎ 임상양상

알코올중독 진행은 4단계로 진행된다.

- 1단계: 알코올 전구단계

이 단계는 매일 스트레스와 긴장을 완화시키기 위해 술을 마신다. 어렸을 때 부모나 다른 성인이 술을 마시고 그 효과를 즐기는 것을 관찰했을 수도 있다. 아이들은 알코올이 스트레스에 대처하는 방법으로 받아들여진다는 것을 배운다. 내성이 생기고 음주는 계속 증가하면서 바라는 효과를 얻기 위해 양이 증가된다.

- 2단계: 초기 알코올중독 단계

이 단계에서는 black out이 짧게 일어난다. 이제 더 이상 술은 즐거움이나 이완의 근원이 아니며 그 사람에게 필요한 약이 된다. 흔하게 나타나는 행동은 술을 조금씩 자주 마시거나 비밀리에 몰래 마시는 것이다. 술을 계속 몸에 달고 살고 술에 집착하고 빠르게 술을 마시며 더

자주 필름이 끊어진다. 수만 번 죄책감을 느끼고 자신이 술 마시는 것에 대하여 방어하며 과도한 부정과 합리화 방어기전을 사용하는 것이 뚜렷하게 나타난다.

• 3단계: 심각한 알코올중독 단계

생리적 의존이 아주 명백하며 조절감을 상실하여 몇 시간 내지 몇 주까지 지속되는 폭음은 흔한 일이다. 이 단계에서 대상자는 아주 심하게 병을 앓게 된다. 분노와 공격심이 흔하게 나타난다. 술 마시는 것에 완전히 초점이 맞추어져 있어 모든 것을 잃을 위기에서도 기꺼이 술에 중독되는 상태를 유지하려고 노력한다. 대상자는 직업을 잃고 결혼관계, 가족, 친구를 잃어버리고, 특히 자아존중감을 상실하게 된다.

• 4단계: 알코올중독 만성화단계

정서적 생리적 통합이 깨진 상태로 정신이 맑을 때보다는 항상 중독되어 있는 상태이다. 깊은 무력감, 자아동정의 정신적 와해를 보이고 현실감각 상실이 나타난다. 생명을 위협하는 신체적 증상이 모든 신체체계에서 실제로 뚜렷이 나타날 수 있다. 알코올 금단은 환각, 떨림, 경련, 심한 흥분, 공황상태까지 끔찍한 증상들을 나타낼 수 있다. 우울과 자살사고는 흔하게 나타난다.

◎ 인체에 미치는 영향

알코올은 소화되지 않고 1회 양의 20%가 직접적이고 즉각적으로 위벽을 통하여 혈액으로 흡수되어 뇌에 전달한다. 뇌에 들어간 알코올은 뇌의 중앙 조절부위에서 뇌의 활동을 억제하고 느리게 하는 작용을 한다. 나머지 80%는 상부 장관을 느리게 지나면서 혈액 속으로 들어간다. 술을 마시면 몸의 모든 조직과 기관, 분비물에서 알코올이 발견되므로 만성적인 남용을 하게 되면 복합적인 몸의 조직체계에 생리적인 손상을 가져오게 한다. 알코올은 수면에도 영향을 미친다. 술을 마시면 쉽게 잠에 들 수는 있으나 수면구조에는 악영향을 끼친다. REM과 4기 수면이 감소하며 자주 잠에서 깨는 현상이 나타난다. 또한 알코올이 중추신경억제제, 즉 진정제, 수면제, 항우울제, 항정신병 약물, 아편제제등과 병용 투여될 때 상승작용이 있어 위험하므로 조심해야 한다.

– 말초신경염(peripheral neuropathy)

말초신경의 손상에 의해 나타나는 말초신경염으로 베르니케 증후군과 코르샤코푸 정신증이 있다. 베르니케 뇌질환(Wernicke's encephalopathy)은 알코올중독으로 인해 비타민 B_1(지아민, Thiamine)의 결핍을 가져와 눈 근육의 마비, 복시, 운동불능증, 졸림 그리고 혼미상태에 빠진다. 비타민 보충 치료를 빨리 하지 않으면 사망할 수도 있다. 코르샤코프 정신증(Korsakoff's psychosis)은 혼돈, 최근 기억의 상실, 작화증이 나타나며 보통 6~8주 정도 증상이 지속된다. 기억의 완전한 회복어렵고 때에 따라서는 영구적인 지적 손상, 심미감의 결여 등을 나타낼 수 있다.

– 알코올성 심근염(alcoholic cardiomyopathy)

알코올로 인해 심근세포에 지방이 축적되는 것으로 알코올성 심근질환의 임상적 결과는 보통 울혈성 심장질환이나 부정맥과 관련된다. 증상은 심박급속과 호흡곤란, 부종, 맥박의 빠름, 마른기침 등이다. 치료는 영구적으로 알코올을 완전 금단하는 것이다. 울혈성 심부전증의 치료는 휴식, 산소공급, digitalization, Na 제한, 이뇨제 투여이다. 조기에 치료된다면 예후는 좋은 편이나 증상이 진행되면 높은 사망률을 보인다.

– 식도염(esophagitis)과 위염(gastritis)

알코올 남용과 관련된 잦은 구토와 식도 점막에 미치는 알코올 독성 효과로 인해 식도염이 나타난다. 위염은 알코올 섭취로 상복부의 고통, 구역질, 구토, 복부팽만 같은 증상으로 나타나는 위의 염증을 말한다. 염산이 위벽을 헐게하며 알코올이 위에 방어벽인 점막벽을 파열시키고 혈관 손상으로 출혈이 나타난다.

– 췌장염(pancreatitis)

급성 췌장염은 보통 과도한 술을 폭음하였을 때 1~2일 후에 나타난다. 증상은 지속적이고 심한 상복부 통증, 구역질, 구토 그리고 복부팽만이다. 만성상태는 지방변의 설사, 영양실조, 체중감소, 당뇨를 일으키면서 췌장기능부전증이 나타난다.

– 알코올성 간염(alcoholic hepatitis)

오랜 기간 술을 과도하게 마시면 간이 커지고 민감하게 통증을 느낀다. 구역질과 구토, 기면증, 식욕부진, 백혈구 수치의 상승, 고열과 황달을 보이고 심한 경우 복수, 체중감소가 나타난다. 치료는 엄격한 금주와 적절한 영양공급 그리고 휴식을 취하면 완전한 회복을 경험할 수 있다. 간에서 알코올이 분해되면서 생성되는 아세트알데히드는 독성이 있어 간세포에 손상을 준다. 또한 알코올의 대사 결과 지방산이 많이 만들어져 간에 지방이 축적되어 지방간이(간의 무게에서 지방이 차지하는 비율이 5%를 넘을 때) 된다. 알코올성 지방간은 술을 끊으면 회복이 가능하다. 알코올에 의한 간손상은 알코올 양과의 관계로 술의 종류에는 무관하다. 개인적 소인(素因), 특히 여자와 만성 C형 간염 대상자는 알코올성 간질환에 취약하며 같은 간경변증이라도 알코올에 의한 경우는 간염바이러스에 의한 경우보다 예후가 더 나쁘다.

◎ 알코올 금단증상

만성적인 알코올 의존자가 알코올 섭취를 갑자기 중단하거나 감량한 후에 4~12시간 이내에 증상이 나타난다. 알코올로 인한 금단은 불쾌하고 강렬하기 때문에 금단증상들을 피하거나 경감시키기 위해 음주를 지속하게 된다. 수면문제와 같은 금단증상은 몇 달간 약한 정도로 지속될 수 있고 재발의 원인이 될 수도 있다. 알코올에 대한 금단은 다른 것을 생각하기 어려울 만큼 강한 음주 욕구를 말하며, 주로 음주가 재발로 이어진다.

금단증상은 알코올 사용이 중단되거나 줄어들었을 때, 혈중 알코올 농도가 급격히 떨어질 때 시작된다. 알코올 금단의 특징적인 증상은 많은 양의 알코올을 지속적으로 사용하다가 중단/감량한 후 수 시간 혹은 수일 이내에 자율신경계 항진(예 발한 또는 분당 100회 이상의 빈맥), 손 떨림 증가, 불면, 오심 또는 구토, 일시적인 시각적, 촉각적, 청각적 환각이나 착각, 정신운동 초조, 불안, 대발작 등과 같은 특징적인 금단 증후군이 나타난다. 눈꺼풀, 손 그리고 혀의 거친 떨림, 구역질과 구토, 불쾌와 허약감, 심박급속, 땀, 혈압상승, 불안, 우울한 정서나 안절부절, 일시적인 환각이나 착각, 두통과 불면이 나타난다. 복합적인 금단증상은 알코올 금단성 섬망(alcohol withdrawal delium)으로 진행된다. 알코올 환각(alcohol hallucinosis)은 알코올 의존자가 술을 끊거나 감량한 후 생생하고 지속적인 환청 및 환시를 동반하는 기질적 환각이 일시적(48시간 이내)으로 나타나는 경우이다. 이때 의식에는 이상이 없다. 알코올 환각증과 진전섬망의 차이는 알코올 환각증은 의식 장애가 없으면서 협박적인 내용의 환청이 있다는 것이다. 이러한 금단증상은 사회적, 직업적 또는 다른 중요한 기능영역에서 현저한 고통이나 손상을 초래한다.

알코올의 반감기는 짧기 때문에 금주 후 이틀째 금단증상의 강도가 가장 심하며 금단증상은 알코올이나 벤조다이아제핀(예 다이아제팜)을 투여하면 경감된다.

◎ 여성 알코올 사용의 문제

임신 중 알코올에 노출되면 광범위한 장애가 발생하는데 가장 흔한 것은 태아알코올증후군(fetal alcohol syndrome, FAS)이다. 태아알코올증후군은 신체적, 정신적, 행동적 장애 그리고 일생 동안 지속되는 학습 장애가 나타난다. 알코올은 태아에게 임신 중 어떤 단계에서도 손상을 일으킨다. 그러므로 임신한 여성이나 임신할 수 있는 가임기여성은 술 마시는 것을 피해야 한다. FAS의 경우 영아기에 잠자는 것과 빠는 능력의 장애 및 심장과 신장의 결함이 있다. 아동기에는 과다활동을 보이고 또래에 비해 체격이 작다. 얼굴 기형이 있으며, 정신운동 발달에 있어서 지연을 보인다. 낮은 지능 지수로 이해하거나 말하기 등의 학습능력의 장애가 있다. 성장하면서도 이성적으로 판단하는 능력이 빈약하다. FAS 어린이는 일생 동안 치료와 관리를 필요로 하므로 임신 중 반드시 예방해야만 한다.

◎ 바비튜레이트

알코올과 같이 바비튜레이트는 다행감을 유도하기 때문에 스트레스 해소를 위해 남용되었다. 바비튜레이트는 내성이 빠르게 증가하고 신체적 및 심리적 의존을 나타내며 치료적 용량에서조차 과도한 졸림이 있다. 알코올과 바비튜레이트간에는 상승작용 효과가 있어 두 약의 복합사용은 매우 위험하므로 과용량이 되거나 사망할 수도 있다. 바비튜레이트는 망상체 활성체계를 억제하고 그 결과 호흡기 억제를 가져올 수 있으며 중독성 효과는 다른 중추신경억제제를 동시에 사용함으로써 나타날 수 있어 생명을 위협하는 상황까지도 나타난다.

② 벤조다이아제핀

항불안제인 벤조다이아제핀은 불안을 완화해주고 작용 시간이 길어 증상들이 덜 집중적이고 오랫동안 지속되므로 과용량 사용 시에도 비교적 안전하게 사용할 수 있다는 장점이 있다. 그러나 졸림, 중독성 그리고 신체적, 심리적 의존이 있으며 또한 알코올과 같은 금단증상이 있다. 아주 심각한 수준의 내성과 금단이 생길 수 있다. 물질을 반복적으로 사용하는 경우 진정 효과에 대한 내성이 생기게 되고 점차 고용량을 사용하게 된다.

뇌억제 효과로 인해 불분명한 언어를 보이고 일상활동이나 운전 중에 낙상이나 교통사고를 일으킬 정도로 운동 실조가 나타난다. 불안정한 보행, 안구진탕, 주의력이나 기억력장애와 같은 인지기능손상, 혼미 혹은 혼수 등을 보인다. 뇌간 억제 효과에 대한 내성은 상대적으로 천천히 생기기 때문에 개인이 원하는 효과를 얻기 위해 고용량을 사용하다가 갑자기 호흡억제나 저혈압이 나타나 사망에 이를 수 있으므로 사용에 주의를 요한다. 강한 혹은 반복적인 진정제, 수면제 혹은 항불안제 중독은 심한 우울증과 연관이 있을 수 있으며 이것이 일시적이라 할지라도 자살시도 및 자살 성공으로 이어질 수 있다.

③ 진정제, 최면제 혹은 항불안제

진정제, 최면제, 항불안제의 과도한 사용으로 나타날 수 있는 증상은 말이 느려지고 걸음걸이가 조정이 안되고 불안정하며 안구진탕증, 집중력이나 기억력의 손상과 혼미, 혼수상태이다. 이 범주에서 "클럽약(club drug)"으로 불리는 flunitrazepam(Rohypnol), 감마하이드록시 부티릭엑시드(gammahydroxybutyricacid, GHB), MDMA(Methylenedioxymethamphetamine, 엑스터시(Ecstacy), 몰리(Molly) 등으로 불린다)가 있다. 다른 억제제들과 마찬가지로 이것도 탈억제 상태로 흥분, 술취함, 기억상실을 일으킨다. 이것은 "데이트 강간"약으로 널리 퍼져 있으며 무색, 무취이므로 음료수에 넣어 마실 때 쉽게 위장되어 사용된다. 이 약은 전진성 기억상실을 일으키며 약의 효과가 있는 중에 경험한 사건들을 기억하지 못한다.

(2) 중추신경흥분제(자극제)

정신운동자극제는 페닐에틸아민 구조를 포함한 물질로 암페타민, 덱스트로 암페타민, 메스암페타민 등이 있다. 합성암페타민류의 화합물 이외에 식물성 자극제인 카트(Khat)도 자연상태로 발견된다. 노어에피네프린이나 에피네프린, 도파민 같은 신경세포전달물질들의 증가와 잠재적인 힘에 따라서 자극을 일으킨다. 이것은 전체 자율신경계에 신경흥분전달을 자극하는 아세틸콜린을 증가시킨다. 암페타민(필로폰)과 코카인, 카페인, 니코틴 등이 포함된다.

① 암페타민(필로폰)

이들 약물은 잠을 쫓아주기 때문에 높은 각성상태를 요하는 직업의 사람들에서 남용이 많다. 예를 들어, 수험생, 운동선수, 운전기사, 연예인, 비만인, 사업에 바쁜 사람들 그리고 쉽게 약물을 입수할 수 있는 사람들이다. 약리작용은 시냅스에서 amine neurotransmitter, 주로 dopamine의 유리를 증가시키고 재흡수를 차단하는 것이다. 암페타민을 다량 투여하면 몹시 흥분된 행동을 보이는데 이런 현상은 극심한 피로와 우울감을 가져오기 때문에 물질 사용자는 다시 물질의 양을 증가시켜 안정을 찾으려고 하는 악순환을 초래한다. 식욕 감퇴로 체중이 줄고 마르며 외모가 초췌해진다. 일정기간 동안의 만성적인 사용자는 조현병과 같은 정신증이 나타나며 회복할 수 없는 기질적 정신질환의 소인을 나타내기도 한다. 암페타민 정신병 대상자는 편집형 조현병처럼 현저한 편집 상태의 증상을 나타낸다.

② 코카인

코카인(cocaine)은 남미에서 자라는 관목(erythroxylon coca)에서 추출되는 alkaloid로서 습관성, 중독성이 매우 강하고 남용이 심하며 매우 위험한 자극제이다. 코카인은 도파민 재흡수를 차단시켜 D1, D2수용체가 활성화된다. 또한 norepinephrin과 serotonin 재흡수를 차단시켜 뇌혈류량을 감소시킨다. 효과는 다행감으로 매우 강력하며 1회 복용으로도 심리적 의존이 생긴다. 정맥주사나 코로 흡입했을 때 즉시 효과가 나타나 30분~1시간 정도 지속된다. 주로 코로 흡입하여 점막을 통해 흡수시키거나, 정맥주사나 피하주사로 사용하고, 순수 alkaloid를 추출하여 담배와 같이 흡입하기도 한다. 반복 투여하면 내성과 신체적 의존이 발현되며 중지하면 금단증상이 나타난다. Crack은 순수 alkaloid로 추출된 형태의 물질로 가장 효과가 강력하다. 정맥주사와 담배흡입은 심혈관 장애를 일으켜 사망에 이르게 할 수 있어 위험하다.

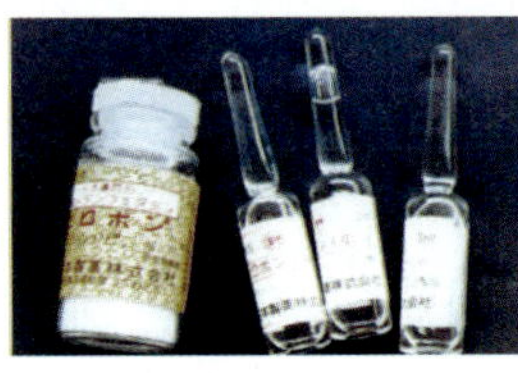
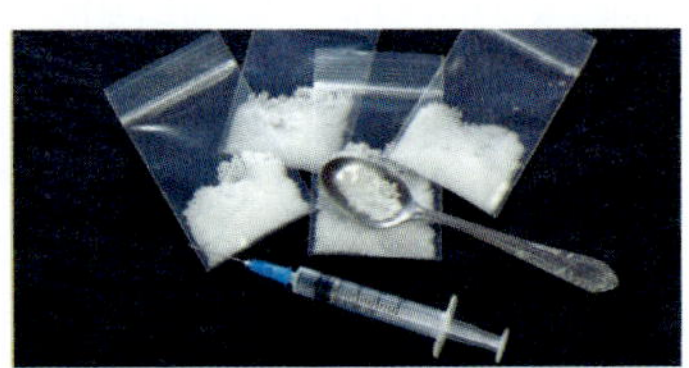

그림 9-15-3 암페타민 관련 약물(출처: 한국마약퇴치운동본부)

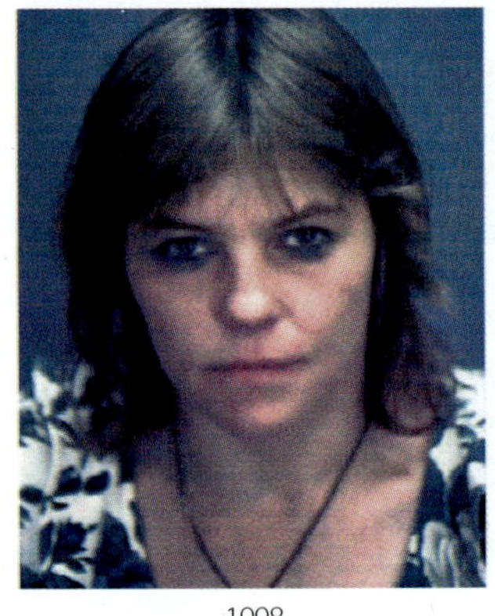
1998

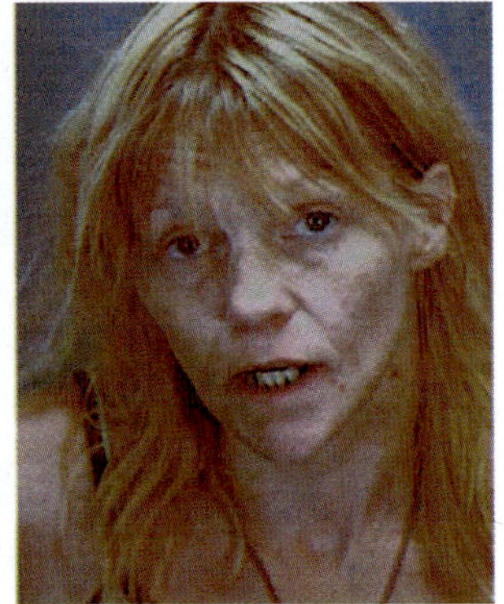
2002

미국 버지니아주 타즈웰군에 거주 40대 여성으로 2명의 자녀를 키우는 평범한 주부였으나 1999년 다이어트에 효과가 있다는 말을 믿고 메스암페타민(히로뽕)을 처음 사용하기 시작한 이래 불과 4년 만에 갈색머리는 하얗게 세어버렸고 얼굴은 70대 노인처럼 쭈글쭈글해졌다.

그림 9-15-4 암페타민 관련 약물 폐해(출처: 한국마약퇴치운동본부)

중추신경자극제는 직접적으로 신체를 활성화시키고 행동적 자극을 주는 것으로 알려진 뇌신경전달물질의 작용을 늘리거나 활동을 증가시키는 것이다. 생리적인 반응은 약의 강도나 용량에 따라서 현저하게 달라진다.

중추신경계의 자극은 떨림과 안절부절, 식욕부진, 불면, 초조 그리고 운동신경의 활동이 증가되는 것을 볼 수 있다. 유쾌한 감정을 일으키는 효과 때문에 중추신경자극제는 높은 남용을 일으키는 잠재성을 갖는다. 식욕억제 효과 때문에 체중조절을 위해 물질을 사용하기 시작하고 쾌락효과를 얻기 위해 점점 더 높은 용량을 사용하게 된다. 약물을 계속해서 사용함으로써 쾌락효과는 감소하고 불쾌한 효과가 같이 동반해서 나타나게 되나 약물에 대한 갈망은 계속된다. 어쩌다 한 번씩 약물을 사용하는 사람은 아주 높은 용량을 한꺼번에 투여하여 하루나 이틀에 걸쳐서 회복하게 된다. 회복 기간에 crash라고 불리는 극도로 강력한, 불쾌한 감정이 특징적으로 나타난다.

중추신경자극제 금단은 이 물질을 오랜 기간 과량을 사용한 사람이 이 약을 중지하거나 감소했을 때 몇 시간이나 며칠 후에 나타나는 특징적인 위축증상을 보인다. 암페타민과 코카인의 금단은 불쾌감, 피로, 생생한 불쾌한 꿈, 불면증과 과다수면, 증가된 식욕이나 정신운동의 지연이나 흥분을 일으킨다. 현저한 금단증상("crashing")은 강력한 고용량의 약물 사용(a "speed run")후에 나타난다. 이 "crash"는 강력하고 불쾌한 무기력감과 우울감

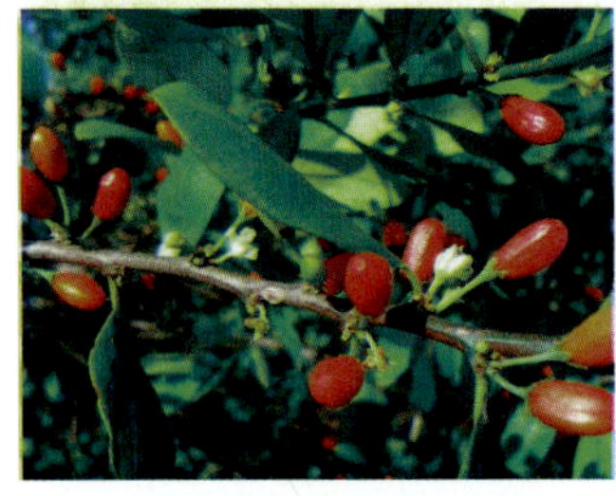
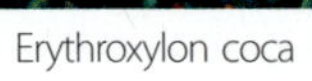
Erythroxylon coca

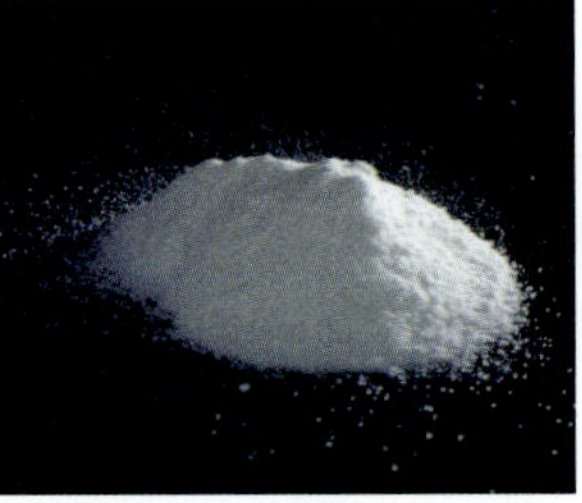
코카인

그림 9-15-5 Erythroxylon coca와 코카인(출처: 한국마약퇴치운동본부)

이 특징적으로 나타나며 전반적으로 며칠간 휴식과 회복기간이 필요하다. 자극제를 사용 동안 체중감소가 흔한 반면 금단 중 현저한 식욕증가와 함께 빠른 체중증가를 보인다. 우울증상은 여러 주 동안 지속되면 자살적인 사고를 동반할 수 있다.

(3) 대마 관련 장애

마리화나는 진정작용이 있으나 중추신경 억제제는 아니다. 주요성분은 tetrahydrocannabinoids(THC)이며 주로 담배 형태로 공급되어 흡입하고 구강투여도 한다. 대마 cannabis sativa에서 제조되는 것으로 줄기와 잎에서 추출하는 마리화나(marijuana)와 꽃의 추출물을 말려 제제한 해시시(hashish)의 효과가 가장 강력하다.

적은 양의 마리화나는 가벼운 기분 앙양, 편안감 및 수면을 도와주나 장기간 사용 시 무감동, 에너지 결핍, 일을 하고자 하는 욕구가 없어지고 집중력이 감소되어 무욕증후군(amotivational syndrome) 상태가 된다. 대마초를 흡수하면 심박급속과 저혈압을 일으킨다. 마리화나는 똑같은 무게의 담배에서 나오는 타르보다 더 많은 양의 타르를 생성하고 흡연에 의해서 섭취되기 때문에 많은 양의 타르가 폐에 남아있어 폐에 치명적인 영향을 미치게 한다. 마리화나가 처음에는 기관지를 확장시키나 잦은 마리화나 사용은 후두염, 기관지염, 기침, 거친 소리를 낸다. 마리화나 사용자들은 남성의 경우 정자수가 적어지고 정자의 운동성과 구조가 감소되고, 여성의 경우 난소배출의 억제와 월경주기의 파괴 그리고 호르몬수준의 변화를 가져온다.

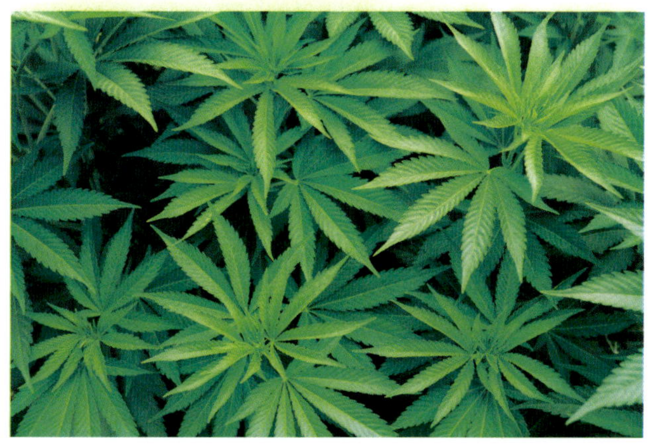

대마초

그림 9-15-6 대마관련 약물(출처: 한국마약퇴치운동본부)

(4) 아편계 관련 장애

Opoid라는 용어는 아편, 아편 유도체, 합성 대치물을 포함한 복합물질을 말한다. 아편계통 약물의 남용과 의존은 다음과 같은 전형적인 행동 양상으로 인해서이다. 첫 번째는 의학적 문제를 완화하기 위하여 의사로부터 처방을 받아 약을 구하는 경우이다. 증상치료를 위해서 약물 용량을 증가하거나 빈도를 늘릴 때 약물남용과 의존이 나타날 수 있다. 약물을 얻거나 보충하려고 다른 여러 의사들을 찾아가면서 약물에 대해 점점 더 강박적으로 매달리게 된다. 두 번째 양상은 오락적 목적으로 약물을 사용하는 환자들에게 나타나는 행동 양상으로 불법적인 곳에서 약을 구하게 된다. 모든 아편과 아편유도체 그리고 합성마약은 중추신경계에 영향을 미친다. 흔한 증상으로는 다행감, 정서변화, 혼탁한 정신 증상이 나타난다. 연수 안에 있는 호흡기센터의 중추신경계억제는 호흡억제를 일으킨다. 기침을 하지 않게 하는 진해작용(antitussive action)은 연수 안에 있는 기침을 일으키는 센터를 억제하기 때문이다. 구역질과 구토는 흔히 아편의 섭취와 연관되며 이 반응을 일으키게 하는 연수 안의 센터를 자극하여 나타난다.

아편중독은 처음에는 다행감이 나타나고 그다음 무감동, 불쾌감, 정신운동성 흥분이나 지연, 판단력의 손상이 뒤따른다. 신체적인 증상은 동공의 수축(혹은 과다용량으로 산소결핍에 따른 동공확대), 축처짐과 느린 말투, 집중력과 기억력의 손상이 나타난다. 아편 금단은 불쾌한 정서, 구역질과 구토, 근육통, 눈물 혹은 콧물, 동공확대, 머리칼이 쭈뼛 서고, 땀, 복부경련, 설사, 하품, 열, 불면증이다. 헤로인 같은 단기간 작용하는 약은 금단증상이 마지막 약을 투여한 후 6~12시간 이내에 발생하며, 1~3일 이내에 절정에 도달하고 점차적으로 5~7일 이내에 가라앉는다. 메싸돈 같은 장기간 작용하는 약은 금단증상이 마지막 약을 복용 후 1~3일내에 시작하여 4~6일내에 절정에 도달하고 14~21일에 끝난다. 아편계 의존자는 가족이나 친구, 친척 등 주변 사람들에게 자금을 확보하려고 하고, 약을 구할 자금을 얻기 위해 강도나 매춘, 마약 밀매 등의 불법적 행위가 흔하여 사회적인 문제가 심각하다.

(5) 환각제 관련 장애

환각제로는 펜시클리딘계인 펜시클리딘(PCP, "angel dust")과 이보다 효력이 약하나 유사한 작용을 하는 화합물인 케타민, 사이클로헥사민(cyclohexamine), LSD, peyote, mescaline, psilocybin 등이 있다. 환각물질은 감각자극을 변화시키는 힘이 있고 환각을 일으켜 현실에 대한 개인의 지각을 왜곡시키므로 환각물질 사용자들은 "정신이 확장되는" 느낌을 말한다. 증상 중 어떤 것은 정신증적 균열과도 연관되며 약물로 유도되는 환각은 보통 환시이다. 지각의 왜곡은 어떤 사용자는 이인감(자신이 자신 같지 않은 느낌), 자신과 우주에 대한 평화로움을 느끼는 영적인 것으로 표현한다. 또 어떤 사람은 공황이나 죽음에 대한 두려움, 제정신이 아닌 것 같은 "bad trip"으로 표현하기도 한다. 약물을 사용하면 인지와 지각능력이 현저하게 영향을 받게 되므로 약물사용자는 그 약물 사용에 푹 빠져서 매일의 활동에 시간을 할애하지 못한다. LSD는 신체적 의존이나 금단증상을 일으키지는 않으나 내성은 아주 빨리 생겨 은 수준에 도달한다. 실제로 LSD를 반복적으로 3~4일 동안 사용하는 사람은 그 약에 대해 완전한 내성을 갖게 된다. PCP 중독 증상은 사용 1시간 이내에 나타나고 호전성과 폭력, 충동성을 보이며 예측할 수 없고 정신운동성 흥분, 판단력 손실이 있다. 신체적 증상은 안구진탕증, 고혈압이나 심박급속, 무감각, 혹은 동통에 대하여 반응이 사라지며 운동불능증, 구음장애, 근육강직, 경련 혹은 혼수, 소리감각 과민 등이 나타난다. MDMA(엑스터시)에 대한 일반적인 효과는 심박율과 혈압, 체온 증가와 탈수, 혼동, 불면증 그리고 편집증이 나타난다. 과량 사용은 공황발작, 환각, 둔해진 시야 그리고 신장과 심장허탈로 인한 사망이 나타날 수 있다.

여러 가지 환각제에 의해 발생하는 인체에 미치는 효과는 용량과 개인의 정신상태, 물질이 사용되는 환경에 따라 다르다. 생리적인 효과는 구역질과 구토, 오한, 동

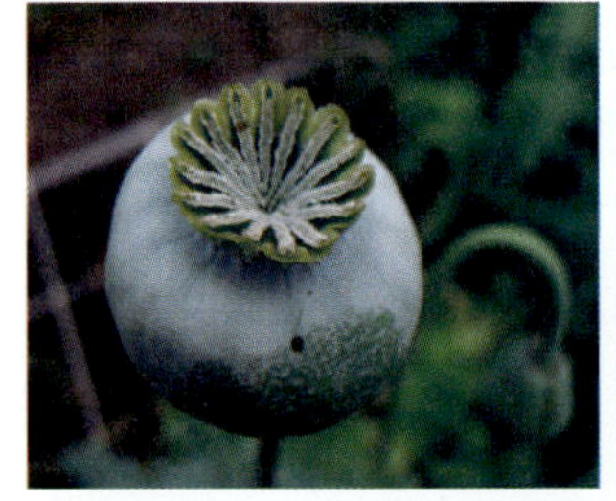

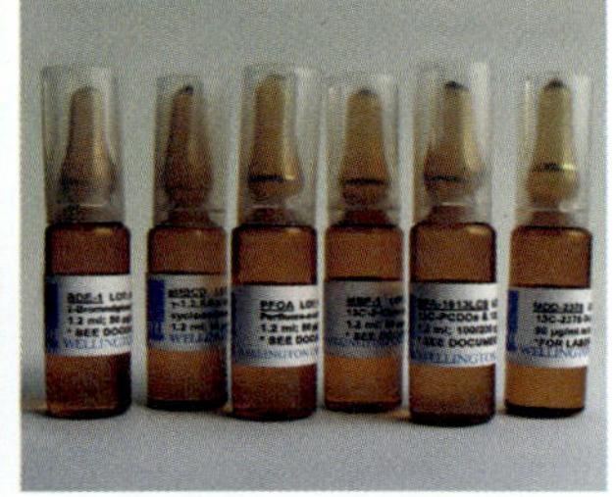

그림 9-15-8 환각제관련 약물(출처: 한국마약퇴치운동본부)

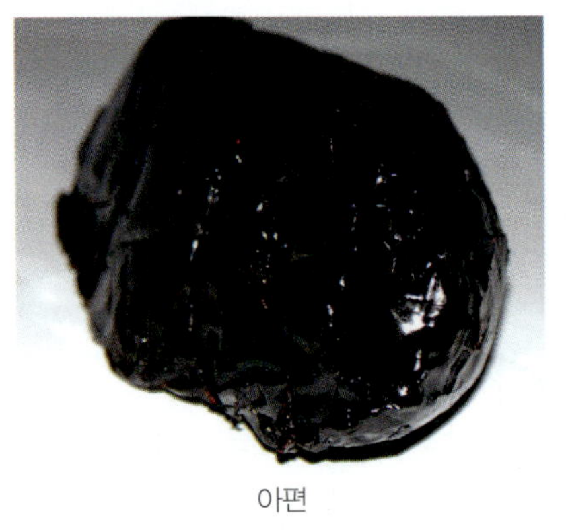

아편

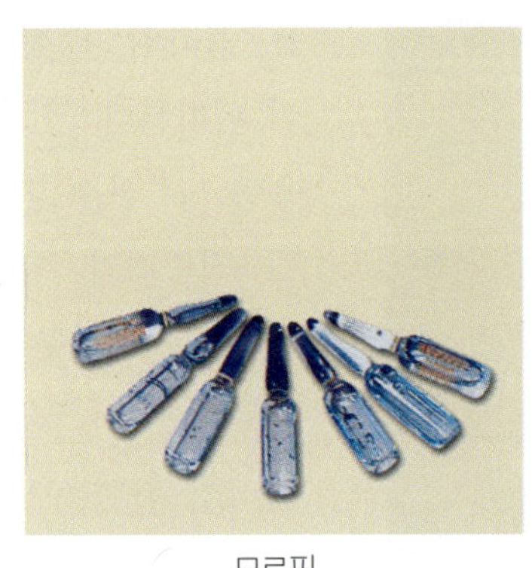

모르핀

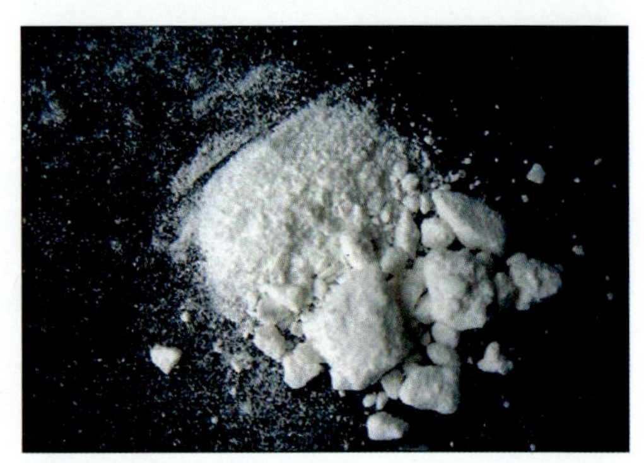

헤로인

그림 9-15-7 아편계관련 약물(출처: 한국마약퇴치운동본부)

공확대, 맥박, 혈압 그리고 체온의 상승, 약간의 어지러움, 떨림, 식욕상실, 불면증, 땀흘림, 느린 호흡, 혈당의 상승, 색깔이나 촉감에 대한 높은 반응, 몸에 대한 인식이 예민해 짐, 시야의 왜곡, 시간이 느려지는 듯한 감각, 리비도의 증가가 있다. 심리적인 효과는 사랑, 색정, 미움, 즐거움, 분노, 동통, 공포, 절망같은 감정이 확대되고, 조절감 상실에 대한 두려움 편집증과 공황상태, 다행감과 행복감, 꿈같은 영상 속으로 자신을 투사시키기, 평화로움, 이인증, 현실감 상실 등의 효과가 있다. 환각제 효과가 항상 즐거운 것만은 아니다. 낮은 용량을 사용할 때는 몸과 마음으로부터 분리되는 느낌을 일으키고 높은 용량에서는 혼미, 혼수를 일으킨다. 이 약물이 몸에서 완전히 배출되기까지는 8일 혹은 그 이상의 시간이 걸린다. 취약한 사람에게 환각 효과는 몇주동안 지속되기도 하고 조현병과 비슷한 지속적인 정신병적 삽화를 촉발시키기도 한다. 환각제의 독성 반응으로 공황반응 혹은 "bad trip"이라는 강력한 수준의 불안, 공포, 자극을 나타내기도 하고, 플래쉬백 현상을 보이기도 한다. LSD가 유도한 플래시백 현상이 이제 그 물질이 없는데도 자동적으로, 일시적으로 반복되는 현상이다.

(6) 흡입제 관련 장애

흡입제는 연료나 휘발류, 접착제, 공기산화제, 페인트, 니스 같은 물질로부터 나오는 독성가스인 휘발성 탄화수소(volatile hydrocarbon)를 흡입함으로써 생긴다. 이 물질들의 구체적인 예는 가솔린, 페인트 제거제, 라이터액, 비행기접착제, 고무시멘트, 세정액, 스프레이 페인트, 구두 닦는 약, 타이핑 수정액 등이 있다. 흡입물질은 시중에서 쉽게 구할 수 있고 합법적이며 적은 비용으로 구입할 수 있어 10대에서 많이 보인다. 찌든 냄새가 나는 경우, 입이나 코 주위에 접착제 흡인자에서 나타나는 특징적인 발진("glue sniffer's rash") 이 있는 경우, 흡입제 사용이 만연한 집단에 속해있는 경우 흡입제 사용장애를 의심할 수 있다. 흡입 양상은 천을 코와 입에 대고 증기를 들이마시는 "huffing"이 있고 더 자주 사용하는 방법으로 물질을 종이나 플라스틱 가방에 넣고 그 백을 사용자가 들이 마시는 "bagging"이 있다. 우유 팩에 본드를 짜 넣고 빨대를 꽂아 코로 직접 흡입하기도 한다.

흡입제는 폐를 통하여 흡수되므로 매우 빠른 속도로 중추신경계에 이르게 되며 중추신경 억제제로 작용한다. 효과는 물질과 사용 용량에 따라 다르나 다른 약물에 비해 비교적 짧은 편이다. 흡입제는 중심과 말초신경계에 둘 다 손상을 일으키며 영구적일 수 있다. 고유의 독성으로 인해 사망으로 이르는 경우가 많다. 또한 심장 부정맥으로 인한 "흡입급사(sudden sniffing death)"는 모든 휘발성 탄화수소 물질로도 유발될 수 있다. 휘발성 탄화수소는 신경행동기능을 손상시키고 다양한 신경계, 소화기계, 심혈관계, 호흡기계 문제를 일으킬 수 있으며 용량과는 비례하지 않는 것으로 보고 있다.

청소년의 흡입제 사용은 품행장애나 반사회적 인격장애와 관계가 있다. 처음 흡입제 사용을 시작한 연령, 정신건강서비스를 이용한 과거력 등이 예측인자이다.

2) 도박장애

(1) 진단기준

도박장애는 "지속적이고 반복적인 문제적 도박행동"이 나타나는 것이다. 도박의 범주는 오락과 사교로서의 놀이에서부터 높은 위험을 감수하고 순전히 돈을 따기 위한 행위, 즉 거래 행위 자체에 탐닉하는 범주까지 다양하다. 개인이 흥분을 얻기 위해 충동적인 도박행위를 통제하지 못하고 도박으로 인해 가정적, 사회적으로 심각한 후유증이 있는데도 도박이 지속되면 병적도박으로 진단할 수 있다.

병적 도박중독자는 도박에 대해 계속적인 집착을 보이며 스스로 조절하는 능력을 상실한다. 내성이 생겨 이전에 경험한 승리를 반복적으로 재생하고 흥분을 얻기 위해 액수를 늘리면서 도박을 하게 된다. 금단증상이 있어 도박을 조절하거나 중지시키려는 노력이 반복적으로 실패하고 잃은 돈을 만회하기 위해 다시 도박을 하고 도박행위를 은폐하고자 거짓말을 하게 되고 우울증, 죄책감, 불안감을 느낄 때마다 오히려 파괴적인 도박활동에 의존한다.

병적 도박은 임상적으로 내성, 금단증상, 갈망을 보이고 심각한 후유증에도 불구하고 도박행동을 지속하는 등 물질의존의 양상과 유사한 것으로 보인다. 또한 알코올 등의 물질 의존성 질환이 동반되는 경우가 많고 알코올이나 코카인 의존과 거의 유사한 신경회로가 관련하는 것으로 알려지고 있어 병적 도박을 비약물성 의존의 일종으로 본다.

DSM-5-TR에서 정의한 도박장애 진단기준은 다음과 같다.

A. 지속적이고 반복적인 문제적 도박 행동이 임상적으로 현저한 손상이나 고통을 일으키고 지난 12개월 동안 다음의 항목 중 4개(또는 그 이상)가 나타난다.

1. 원하는 흥분을 얻기 위해 액수를 늘리면서 도박하려는 욕구
2. 도박을 줄이거나 중지시키려고 시도할 때 안절부절못하거나 과민해짐
3. 도박을 조절하거나 줄이거나 중지시키려는 노력이 반복적으로 실패함
4. 종종 도박에 집착함(예 과거의 도박 경험을 되새기고, 다음 도박의 승산을 예견해 보거나 계획하고, 도박으로 돈을 벌 수 있는 방법을 생각)
5. 괴로움(예 무기력감, 죄책감, 불안감, 우울감)을 느낄 때 도박함
6. 도박으로 돈을 잃은 후, 흔히 만회하기 위해 다음 날 다시 도박함(손실을 쫓아감)
7. 도박에 관여된 정도를 숨기기 위해 거짓말을 함
8. 도박으로 인해 중요한 관계, 일자리, 교육적 · 직업적 기회를 상실하거나 위험에 빠뜨림
9. 도박으로 야기된 절망적인 경제 상태에서 벗어나기 위한 돈 조달을 남에게 의존함

B. 도박 행동이 조증 삽화로 더 잘 설명되지 않는다.

다음의 경우 명시할 것:

- 삽화성: 진단기준을 만족하는 것이 1회 이상이며, 도박장애 사이에 적어도 수개월 동안 증상이 줄어든 시기가 있는 경우
- 지속성: 진단기준을 수년간 만족시키는 증상이 지속되는 경우

다음의 경우 명시할 것:

- 조기 관해 상태: 이전에 도박장애의 모든 진단기준을 만족하였고, 최소 3개월 이상 12개월 이내의 기간 동안 진단기준에 맞는 항목이 전혀 없는 경우
- 지속적 관해 상태: 이전에 도박장애의 모든 진단기준을 만족하였고, 12개월 이상의 기간 동안 진단기준에 맞는 항목이 전혀 없는 경우

현재의 심각도를 명시할 것:

- 경도: 4~5개 진단기준을 만족한다.
- 중등도: 6~7개 진단기준을 만족한다.
- 고도: 8~9개 진단기준을 만족한다.

(2) 도박중독의 원인

공중보건학적 관점에서는 도박을 하는 개인뿐만 아니라 도박게임 자체 그리고 이를 둘러싼 사회환경적 측면을 고려해야 한다. 이 세 가지 측면은 역동적으로 상호작용하면서 도박행동에 영향을 준다. 이때 사회환경적 요소는 가용성(availability), 접근성(accessability) 그리고 수용성(acceptability)을 포함한다.

- 가용성(availability): 도박을 제공할 수 있는 시설과 기회 정도
- 접근성(accessibility): 가용성과 제도의 결합으로 도박 시설에 접근 용이성 정도
- 수용성(acceptability): 특정 문화적 환경에서 도박을 적절한 행동으로 받아들이는 정도

① 생리적, 생물학적 원인

◎ 유전적 요인

Winters와 Rich의 쌍생아 연구에서 자극 추구성향이 높고 고위험 도박을 즐기는 집단의 남자 도박자에서 유

전적 성향이 높다는 결과를 보였다. 현재까지 알려진 유전학적 연구에서는 도파민(D1, D2, D3, D4, 도파민 운반체), 세로토닌, MAO-A등 다양한 유전자가 병적도박과 관련이 있는 것으로 나타났다.

◎ 생화학적 요인

중독성 행위는 중피질 변연계와 도파민의 활성 증가에 따른 비정상적인 욕구와 이를 조절하는 전두엽의 조절 기능 저하에 따른 행동으로 볼 수 있다. 아드레날린계는 흥분, 자극 추구하는 경향과 관련이 있다. 병적 도박자의 소변에서 노에피네프린 수치가 증가하였고 뇌척수액에서 노에피네프린의 대사산물인 3-methoxy-4-hydrophenylgylcol(MHPG)가 증가하였다는 보고가 있다.

◎ 뇌영상 연구

병적 도박자에게 일반 비디오와 도박관련 비디오를 보여 주었을 때 도박 이외의 자극에는 일반인들과 큰 차이가 없었으나 도박과 관련된 자극을 보여 주었을 때 처음부터 도박욕구가 증가하였으며, 특히 전두엽, 안와전두엽, 미상핵과 기저핵, 시상 부위에서 그 기능이 저하되는 소견을 보여 충동조절이 안되는 것과 관련성이 있음을 시사해 주었다.

(3) 심리적, 행동학적 원인

도박행위를 피학적이고 강박적인 인격성향과 관련이 있는 것으로 본다. 새로운 것을 추구하는 경향(novelty seeking)과 충동성이 높은 반면 예기불안, 위험회피(harm avoidance) 등의 요인은 낮은 것으로 조사되었다. 인지적으로는 스스로 도박의 확률을 조종할 수 있다는 잘못된 생각으로 인해 도박에 빠지며 돈을 잃으면 운이 나쁘다거나 재수가 없다고 생각하고 이길 경우 자신의 능력을 과대평가하는 경향(통제력의 편파성)이 있다. 또한 늘 과거의 승리만을 기억(회상의 편파성)하기 때문에 반복적으로 도박을 하게 된다.

4. 치료

1) 자조그룹

물질남용 및 의존자들이 자신들을 위해 만든 가장 영향력 있는 자조집단(self-help group)은 금주 동우회(Alcoholics Anonymous, AA) 모임으로 알코올중독자 회복 프로그램이다. Alanon은 알코올중독자의 배우자, 친척, 친구들의 모임으로서 처음 AA로부터 파생되었으나 현재는 완전히 분리된 조직이다. Alateen은 알코올중독자 10대 자녀들의 자조모임이다. Alanon과 Alateen도 AA의 12단계를 기초로 한다.

마약동우회(Narcotic Anonymous, NA)는 마약중독으로부터 회복을 위한 모임이며, 게임중독으로부터의 회복자 모임으로 게임동우회(Gambling, GA)가 있다. 그 외에 Cocaine Anonymous, Adult Children of Alcoholics 등의 물질남용자들의 모임이 형성되어 스스로의 회복을 위해 노력하고 있다.

(1) 알코올동우회

알코올동우회(Alcoholics Anonymous, AA)는 알코올중독 대상자의 치료에 중요한 자조집단 조직이다. 이것은 1935년에 두 명의 알코올중독자인 Bill Wilson(주식중개인)과 의사인 Bob Smith에 의해 만들어졌으며 그들은 서로간의 말없는 지지에 의해 술에 취하지 않은 맑은 정신을 유지할 수 있다는 것을 발견하였다. 오늘날 AA 헌장은 미국의 모든 지역사회에 실제로 존재하며 자조집단은 동료지지의 개념에서 기초된 것으로 그들의 삶에서 똑같은 문제를 경험하는 다른 사람들을 이해하고 수용하는 것에 기초한다.

AA의 철학인 12단계는 사람들이 어떻게 맑은 정신을 얻고 유지할 것인지를 안내하는 구체적인 지침을 제공한다. AA는 남용이나 의존문제와 연관된 다른 다양한 자조집단의 모델이다. 간호사는 유용한 자조집단에 관한 정확하고 완전한 정보가 필요하며 건강관리선상에서 치료자원으로서 그들이 물질과 관련된 장애를 가진 대상자에게 의뢰할 때 유용하게 사용할 수 있다(표 9-15-2).

2) 약물치료

(1) 디설피람(항주제)

알코올리즘의 생물학적 항주제로 디설피람(disulfiram)이 있다. 디설피람은 알코올의 신진대사를 차단하여 중간 대사물질인 acetaldehyde가 축적됨으로써 음주 시 신체에 불쾌한 반응을 일으키므로 술을 혐오, 기피하게 하는 작용을 한다. 생리적 반응으로는 심한 두통, 오심과 구토, 얼굴의 열감, 저혈압, 빈맥, 호흡곤란, 발한, 흉통, 심계항진, 현훈, 혼돈 등이 있다. 드물지만 호흡, 심장허탈, 무의식, 경련, 죽음까지도 올 수 있기 때문에 항주제는 환자의 시작 의지 없이는 약을 사용할 수 없다. 환자의 동의를 구하고 약을 먹는 동안 술을 먹었을 때 올 수 있는 결과에 대해 상세한 설명이 있어야 한다. 술은 항주제 복용이 끝난 후 2주간은 금해야 한다고 당사자에게 반드시 고지해야 한다.

디설피람 치료를 받은 사람은 알코올이 포함된 물질에 대하여 알아야만 한다. 감기약이나, 면도 후 바르는 로션, 콜라겐즈, 입안을 세척하는 구강세정제, 매니큐어 제거제 같은 물질들은 만일 소화되거나 피부에 묻어 있다면 앞에서 설명한 증상들이 나타날 수 있다. 대상자는 표지를 자세히 읽고 의사나 치과의사, 다른 건강전문가에게 그가 디설피람을 먹었다는 것에 대한 정보를 주어 도움을 받아야 한다. 디설피람 치료에 참가하고 있다는 것을 설명하는 카드를 가지고 다니도록 교육한다.

(2) 날트렉손(naltrexone)

아편 길항제인 날트렉손은 치료 시 알코올리즘이 다

표 9-15-2 알코올중독 자조집단(alcoholics anonymous)

12 단계	12 전통
1단계: 우리는 알코올에 무력했으며, 우리의 삶을 수습할 수 없게 되었다는 것을 시인하였다.	1. 우리의 공통 복리가 무엇보다 우선되어야 한다. 개인의 회복은 A.A의 공동 유대에 달려 있다.
2단계: 우리보다 위대하신 힘이 우리를 본정신으로 돌아오게 해 주실 수 있다는 것을 믿게 되었다.	2. 우리의 그룹 목적을 위한 궁극적인 권위는 하나이다. – 이는 우리그룹의 양심 안에 자신을 드러내주시는 사랑 많으신 신(神)이시다. – 우리의 지도자는 신뢰받는 봉사자일 뿐이지 다스리는 사람들은 아니다.
3단계: 우리가 이해하게 된 대로, 그 신(神)의 돌보심에 우리의 의지와 생명을 맡기기로 결정하였다.	3. 술을 끊겠다는 열망이 A.A의 멤버가 되기 위한 유일한 조건이다.
4단계: 두려움 없이 우리 자신에 대한 도덕적 검토를 하였다.	4. 각 그룹은 다른 그룹이나 A.A 전체에 영향을 끼치는 문제를 제외하고는 반드시 자율적이어야 한다.
5단계: 우리의 잘못에 대한 정확한 본질을 신과 자신에게 그리고 다른 어떤 사람에게 시인하였다.	5. 각 그룹의 유일한 근본 목적은 아직도 고통받고 있는 알코올중독자들에게 메시지를 전하는 것이다.
6단계: 신께서 이러한 모든 성격상 결점을 제거해 주시도록 완전히 준비하였다.	6. A.A 그룹은 관계 기관이나 외부의 기업에 보증을 서거나 융자를 해 주거나 A.A.의 이름을 빌려주는 일 등을 일체하지 말아야 한다. 돈이나 재산, 명성의 문제는 우리를 근본목적에서 벗어나게 할 우려가 있기 때문이다.
7단계: 겸손하게 신께서 우리의 단점을 주시기를 간청하였다.	7. 모든 A.A 그룹은 외부의 기부금을 사절하며, 전적으로 자립해 나가야 한다.
8단계: 우리가 해를 끼친 모든 사람의 명단을 만들어서 그들 모두에게 기꺼이 보상할 용의를 갖게 되었다.	8. A.A는 항상 비직업적이어야 한다. 그러나 서비스센터에는 전임직원을 둘 수 있다.
9단계: 어느 누구에게도 해가 되지 않는 한, 할 수 있는 데까지 어디서나 그들에게 직접 보상하였다.	9. A. A.는 결코 조직화되어서는 안 된다. 그러나 봉사부나 위원회를 만들 수는 있으며, 그들은 봉사 대상자들에 대한 직접적인 책임을 갖게 된다.
10단계: 인격적인 검토를 계속하여 잘못이 있을 때마다 즉시 시인하였다.	10. A.A는 외부의 문제에 대해서는 어떤 의견도 가지지 않는다. 그러므로 A.A의 이름이 공론에 들먹여져서는 안 된다.
11단계: 기도와 명상을 통해서 우리가 이해하게 된 대로의 신과 의식적인 접촉을 증진하려고 노력하였다. 그리고 우리를 위한 그의 뜻만 말하도록 해 주시며, 그것을 이행할 수 있는 힘을 주시도록 간청하였다.	11. A.A의 홍보 원칙은 적극적인 선전보다 A.A의 본래 매력에 기초를 둔다. 따라서 대중 매체에서 익명을 지켜야 한다.
12단계: 이런 단계들의 결과, 우리는 영적으로 각성되었고, 알코올중독자들에게 이 메세지를 전하려고 노력했으며, 우리 일상의 모든 면에서도 이러한 원칙을 실천하려고 하였다.	12. 익명은 우리의 모든 전통의 영적 기본이며, 이는 각 개인보다 항상 A.A의 원칙을 앞세워야 한다는 것을 일깨워 주기 위해서이다.

시 재발되거나, 심한 갈망을 하거나, 음주량의 감소 등에 효과가 있다. 알코올복용은 뇌 내의 엔돌핀량을 증가시켜 알코올의 재강화 효과가 감소된다. Naltrexone은 40년 전 antabuse가 승인된 이래 알코올의존자의 치료로 FDA에 의해 처음으로 승인된 약물이다.

(3) 아편길항제(opiate agonists)

아편 중독 상태에 대한 아편길항제 투여와 금단을 위해 메사돈(methadone) 유지요법이 사용된다. 메사돈 유지요법은 메사돈을 약물에 대체하여 투여한다. 그 용량은 금단증상을 조절하되 다행감이나 진정작용은 일어나지 않는 정도(대개 1일 20~80mg)로 하고 점차 감량하여 나간다. 메사돈 감량 시 나타나는 금단증상은 clonidine으로 치료할 수 있다. LAAM은 약물효과가 긴 아편길항제이다. 유지 프로그램을 실시하는 중독자는 이들 대체 약물 중의 하나를 몇 년 동안, 심지어는 평생 사용할 수도 있다.

메사돈 중독자들은 기능손상을 가져오지 않고, 중독되어 있는 동안에도 직업을 갖는데 문제가 없다. 아편 중독의 대체제로 메사돈 마약을 쓰는 것을 좋아하는 사람들은 거리에서 비합법적으로 마약을 얻기 위한 생활방식에서 벗어날 수 있고, 헤로인 중독에 의한 처참한 중독증상을 피할 수 있다는 장점 때문이다.

3) 심리적 치료

(1) 동기 강화

동기 강화(motivation interviewing, MI)란 중독자의 중독행위를 변화시키기 위한 방법이다. 중독자의 과거 행동 중에서 긍정적인 측면을 찾아내어 격려하면서 올바른 행동으로의 동기유발을 자극한다. 예를 들어, 환자가 한 달 후에 술을 마셨다는 것에 초점을 두는 대신 어떻게 한 달 동안 술을 마시지 않고 지냈는지에 초점을 두는 것이다. 이때 많은 기술이 사용되지만 가장 중요한 치료요소는 치료자의 태도이다. 환자를 존중하고 촉진자적 관계를 개발하도록 노력해야 한다.

(2) 해결중심 치료

해결중심 치료(solution-focused therapy)는 문제 원인보다 내용을 파악하고 특정이론에 얽매이지 않으며 문제 자체보다는 해결에 초점을 두고 작은 변화부터 시도한다. 대상자가 표현하는 모든 것을 활용하며 대상자의 장점과 자원에 초점을 두고 과거보다는 현재와 미래에 초점을 두며 대상자와 치료자가 서로 협동하는 것이다. 해결중심치료에서 쓰이는 유용한 질문법 5가지는 다음과 같다.

- 면담 전 변화에 관한 질문

예 "전화로 예약한 후 현재 이곳에 오기까지 달라진 것이 무엇입니까?"

- 예외질문

예 "최근에 문제가 일어나지 않을 때는 언제였습니까?"

- 기적에 관한 질문

예 "기적이 일어나서 문제가 완전히 해결되었다고 상상해 보십시오. 아침에 일어났을 때 무엇을 보고 기적이 일어났다는 것을 알 수 있을까요?"

- 척도질문

예 "당신이 처음 면담하러 올 때가 1점이고, 문제가 모두 해결될 때가 10점이라면 현재 상황은 몇 점 정도인가요?"

- 대처 방안에 관한 질문

예 "어떻게 생활이 더 나빠지지 않았습니까?"

(3) 인지행동전략

인지행동전략(cognitive behavioral strategies)은 물질남용자의 치료를 위해 특별히 고안된 것이다. 인지전략은 역기능적 사고패턴을 변화시키는 것으로 환자는 물질남용 같은 부적응적 반응과 부정적 감정을 감소하거나 제거할 수 있다는 믿음에 기초하고 있다. 우발 사건 관리는 많은 물질남용 치료프로그램에서 성공적으로 적용된 행동접근중의 하나로 특정 목표인 환자 행동과 결과를 환자와 함께 계약서로 만든다.

(4) 가족상담

가족상담은 가족체계 내에서의 음주나 약물사용의 결과에 초점을 맞춘다. 약물을 사용하는 가족치료의 일차적 목표는 물질 남용을 중단하는 것과 가족 체계의 특성과 경계를 정의 내리는 것, 가족을 안정화시키는 것 그리고 새로운 대처기술을 돕는 것 등이다.

약물효과에 대한 교육은 가족구성원들이 약물 사용의 부작용에 대해 명확히 알게 하고, 문제가 발생하는 것을 예방한다. 간호계획 시 비기능적 가족 양상이나 부정적인 환경적 영향을 고려해야 한다. 이러한 예는 확인된 환자보다 다른 가족구성원들의 물질남용, 융통성 없고 부적절한 가족역할, 가정폭력과 성적 학대를 포함한 상호작용 양상 등이다. 가족의 전통이나 세대간에 이어지는 행동양상은 물질 남용자의 행동을 강화할 수도 있다. 만약 가족의 행동이 다뤄지지 않는다면 환자가 가족체계의 역기능적 상황으로부터 분리되는 것이 불가능 할 것이다.

4) 집단치료

집단에서 개인은 비슷한 문제를 가진 다른 사람과 경험을 나눌 수 있다. 그들은 다른 사람을 통해서 자신을 볼 수 있으며 물질을 포기하는 것에 대한 자신의 방어를 직면할 수 있다. 집단은 또한 개인에게 직접적으로 의사소통의 욕구와 감정을 표현할 수 있는 능력을 주기도 한다. 여러 가지 지역사회 프로그램들이 약물남용자들을 위해 사용될 수 있다. 대개의 프로그램은 개인, 집단, 가족치료, 휴가상담, 약물과 건강교육 그리고 12단계 자조 프로그램 참가 등이 혼합되어 제공된다.

① 직장인 지원 프로그램

직장인 지원 프로그램은 비용적인 면에서 볼 때 효과적이다. 업무 성과에 영향을 미치는 개인적인 문제들을 해결할 수 있도록 직장에서 돕는다. 물론 직장인 지원 프로그램에서 다루는 개인적인 문제는 알코올에 관한 것만은 아니다. 결혼문제, 가족문제, 금전문제, 법적인 문제, 감정적인 문제 등을 모두 포함해서 다룬다. 프로그램에서는 단기적인 상담, 다른 기관에 의뢰, 지속적인 관리 등의 형태로 서비스가 제공된다.

② 여성 알코올중독자

여성들은 남성들에 비해 알코올 소비와 장기간의 효과에서 더욱 민감한 반응을 보이는 것으로 밝혀졌다. 남성들에 비해 구별되는 여성들의 알코올 경험은 "텔레스코핑(telescoping)" 효과로 불린다. 이 효과는 여성들이 처음 알코올을 경험한 때부터 중독에 이르고, 알코올 사용과 관련한 결과를 보이게 되기까지 남성들에 비해 훨씬 더 빠른 진행을 보인다는 것을 의미한다. 남성들과 비슷하거나 더 적은 양을 사용했을 때에도 마찬가지 결과를 보인다. 예를 들어, 음주하는 여성들은 같은 조건의 남성들에 비해 간경변을 비롯한 건강문제를 일으킬 위험이 더 높을 뿐 아니라, 진행 과정도 더 빠르다. 이 같은 특성을 보이는 이유는 여성들의 체내 수분량이 남성들에 비해 적다는 점에서 찾을 수 있다. 여성들은 알코올 대사 과정에서 섭취량과 체중에 비교해 더 높은 혈중 알코올 농도를 보인다. 그러므로 여성 특화된 알코올중독 관련 교육이 필요하다. 임신 중 알코올남용으로 인해 태아 알코올증후군(Fetal Alchol Syndrom, FAS)이 생기며 저체중아, 행동 발달 및 인지장애 등이 문제를 보인다. 임신 중 코카인과 대마에 노출된 아동들은 이러한 문제와 함께 주의력, 언어 및 학습 장애 문제들도 발견되었다. 메스암페타민에 노출될 경우 태아 발육 지연은 물론 영아에게서는 각성 및 운동성 감퇴의 문제를 보인다. 임신 중 헤로인을 사용할 경우 중독 상태로 태어난 영아는 고통스러운 금단증상을 겪을 수 있다. 헤로인 노출은 또한 저체중 문제와 연관이 있는데, 이 문제는 성장발달을 지연시킨다는 점에서 중요한 위험 요소가 된다.

③ 청소년

청소년기의 뇌와 신체가 아직 성장 중이므로 청소년 시기에 약물을 사용할 경우 더욱 심각한 약물남용과 중독 증상을 보일 가능성이 높다. 또한 청소년들은 신체적 문제들과 사회적 문제들에 특히 취약하다는 점에 주의해야 한다. 약물과 알코올남용은 동기 부여, 기억, 학습, 판단, 행동조절에 중요한 부분의 뇌 기능을 저하시킬 수 있다. 이러한 기능들은 모두 성인이 될 때까지 지속적으로 발달한다. 따라서 알코올과 기타 약물을 남용한 10대 청소년들이 가족과 학교 문제, 낮은 학업 성적, 신체 및 정신 건강 관련 문제를 갖게 된다. 뇌의 전전두엽은 청소년기에 성장을 계속하는 부분 중 하나이다. 전전두엽은 상황을 파악하고, 올바른 결정을 내리며, 감정과 욕망을 조절하는 기능을 한다. 청소년기에 이 중요한 부분이 계속 성장한다는 사실에서, 이 부분이 약물의 영향을 받을 경우 청소년들은 그만큼 옳지 못한 결정을 할 위험성이 더 커진다. 따라서 뇌와 신체가 성장하는 시기에 약물을 접하는 것은 장기간에 걸쳐 매우 심각한 결과를 초래한다.

5. 간호과정

1) 간호사정

(1) 사정

간호사는 대상자와 만나기 전 대상자가 약물을 남용하는 것에 대한 자신의 느낌을 먼저 검토해야 한다. 간호사는 다음과 같은 질문에 대하여 대답함으로써 물질남용에 대한 자신의 태도와 느낌을 더 잘 이해할 수 있을 것이다(술에 적용하여 질문지 구성)

- 나의 술 마시는 양상은 어떠한가?
- 술을 마신다면 그 이유는 무엇인가?
- 나는 술 마시는 사람을 보면 어떤 기분이 드나?
- 나는 술 마실 때 행복한가, 우울한가, 비참한가?
- 술을 마시는 것에 대하여 나는 부모님에게 무엇을 배웠는가?
- 내 자신이 어른이 되었다는 것이 부담스러운가?
- 나는 술 취한 사람을 어떻게 표현하나?
- 나는 술을 마시는 사람이 편안한가? 마시지 않는 사람이 편안한가?

표 9-15-3 변화준비도검사(Readimess to Change Questionnaire: RCQ)

다음 각 문항을 읽고 음주와 관련된 당신의 상태와 얼마나 일치하는지 답하세요.

문항	전혀 아니다 -2	아니다 -1	반반이다 0	그렇다 1	매우 그렇다 2
1. 나는 내가 술을 너무 많이 마신다고 생각하지 않는다.					
2. 나는 이전에 마시던 양보다 덜 마시려고 노력한다.					
3. 나는 적당히 음주를 즐기는 편이지만 때때로 과음을 한다.					
4. 때때로 나는 술을 끊어야 한다고 생각한다.					
5. 나의 음주에 대해서 생각하는 것은 시간 낭비이다.					
6. 나는 최근 음주 습관을 바꿨다.					
7. 누구든 자신의 음주를 조절하기 위해 노력을 한다고 말하지만 나는 실제 음주 조절을 위해 노력을 하고 있다.					
8. 나는 술을 줄이는 것에 대하여 생각해야 할 단계이다.					
9. 내 음주는 가끔은 문제가 된다.					
10. 나는 나의 음주를 변화시키는 것에 대하여 생각할 필요가 있다.					
11. 나는 실제로 현재의 내 음주습관을 바꾸고 있다.					
12. 술을 줄이는 것은 나에게 있어 별로 중요한 일이 아니다.					

전숙고단계(P) 1,5,10,12번 문항, 숙고단계 3,4,8,9번 문항, 실행단계 6,7,11번 문항

- 알코올의 사용이 어떤 식으로든 내 인생에 영향을 미쳤는가?
- 나는 알코올이나 약물, 도박 등에 문제가 있는 것이 질병이라는 말에 동의하나?

간호사가 완전히 자신의 태도와 느낌을 받아들이고 이해하지 못한다면 대상자의 문제에 대하여 공감할 수가 없다. 간호사는 대상자를 행동과 분리해야 하고 무조건적인 긍정적 관심을 갖고 대상자를 받아들여야 한다.

(2) 행동특성

물질남용자의 행동특성은 다음과 같다.

- 비정상적인 분노를 나타낸다.
- 타인에게 영향을 끼침으로써 자신의 욕구를 충족시키려는 기만을 시도한다.
- 즉각적인 만족을 위해 충동적으로 사용한다.
- 대인관계와 관련된 불안으로부터 도피하기 위한 회피방법으로 이용한다.
- 우쭐한 감정의 고조상태, 행동의 결과에 대한 부정 및 합리화, 과장됨 등을 보인다.

청소년 약물사용자의 행동특성은 다음과 같다.

- 학교 출석률이 저조하다.
- 집에서의 생활양상에 변화가 있다.
- 신체적으로 쇠약해짐을 호소한다.
- 대부분 약물을 소지하고 있는 때가 많다.
- 남의 눈치를 잘 살핀다.
- 동공확대 또는 축소가 있다.
- 약물 구입을 위해 돈을 자주 빌리거나 부모에게 용돈을 자주 요구한다.
- 집에서 돈 또는 물건을 자주 훔치거나 내다 판다.
- 밀폐된 장소를 찾고 방문을 잠가 놓거나 두문불출한다.

(3) 약물남용 선별검사

다음 도구는 알코올 및 약물 의존자를 사정하기 위한 일차 수준의 사정도구이다.

① B-DAST

간단한 약물남용 선별검사 B-DAST(Skinner, 1982) 도구는 약물 중독 가능성이 있는 사람들을 가려내는데 매우 유용하다. 검사결과 남용의 가능성이 있는 것으로 나왔다면 진단적 기준에 따른 향후 재 사정을 해야 한다.

② 임상기관척도(CIWA- Ar)

알코올금단의 심각도와 위기를 사정하는 도구이다. 이것은 알코올금단증상을 최초 사정하는 것뿐만 아니라 계속적으로 모니터링 하는데 사용된다.

③ CAGE

CAGE(Ewing, 1984) 검사는 알코올 남용 선별을 위한 간단하고 신뢰성 있는 도구이다. CAGE는 4개 질문의 머리글자를 의미한다: 금주해야 한다고 느낌(cutting down), 비난 때문에 괴로움(annoyance by criticism), 죄의식 있음(Guilty feelings), 깨어나자마자 술 마심(Eye-openers).

Box 9-15-1 CAGE 알코올중독 진단 테스트

CAGE 도구는 4가지 질문으로 구성된다. CAGE 질문에 1개라도 긍정적으로 대답하면 알코올중독의 가능성이 있음을 시사한다. 2개 문항에 긍정적 대답하면 75%가 알코올 문제와 관계된다.

1) 당신은 술을 끊어야 한다고 생각한 적이 있나요?
2) 당신이 술을 마시는 것을 비난하는 사람들 때문에 귀찮을 때가 있나요?
3) 음주 때문에 기분이 나쁘거나 죄책감을 느낄 때가 있나요?
4) 술을 마신 다음날 아침 신경을 안정하게 하거나 숙취를 없애기 위해 해장술을 마신 적이 있나요?

④ 음주검사

가장 간단한 생물학적 측정방법은 음주검사기를 이용하여 혈중 알코올 농도를 측정하는 것이다. 우리나라 도로교통법 규정에 의한 술에 취한 상태의 기준은 혈중 알코올 농도가 0.03% 이상(2019년 6월 25일부터 시행)으로 하고 있다.

⑤ 혈액과 소변 검사

약물사용 여부를 시험하기 위한 체액 중 가장 일반적

으로 사용하는 것이 혈액과 소변이다. 그 외에도 침, 머리카락, 호흡, 땀을 분석하는 방법이 있다.

검사를 받는 사람들은 약물 사용을 숨기기 위해 표본을 오염시킬 수도 있다. 가장 일반적인 방법은 오염된 자신의 소변 대신 타인의 것으로 대치하거나 화장실에서 물을 소변에 희석하는 것이다. 이러한 행동을 예방하기 위해서 성(sex)이 같은 의료진의 직접적인 관찰하에 예고 없이 표본을 수집하는 것이 좋다. 다른 방법으로는 그 사람이 입고 있는 재킷, 스웨터, 지갑 그리고 온도로서 표본을 시험하는 것 등이 있다. 약물이 혈액 및 소변에서 발견되는 시간은 약 용량과 약물 대사율에 따라 다양하게 나타난다. 즉, 체내 존재하는 약물이 24시간 내에 사라질 경우도 있고, 30일 이후에 발견될 수도 있다.

2) 간호진단

사정단계 동안 수집된 자료를 분석하여 적절한 간호진단을 규명하되 물질 남용으로 인해 생기는 대상자의 신체적, 정서적 욕구를 우선순위로 한다.

(1) 대상자 중심 간호진단

- 신체적 손상을 경험하지 않는다.
- 자신이나 다른 사람에게 해를 주지 않는다.
- 자신의 행동에 대한 책임을 받아들인다.
- 물질사용과 개인적인 문제 사이에 관련성을 인정한다.
- 스트레스 상황에서 사용될 수 있는 더 적응적인 대응기전을 제시한다.
- 감염이나 영양부족 증상을 보이지 않는다.
- 자아-가치감이 증가되는 근거를 보인다. 예를 들어, 실패에 대한 공포 없이 새로운 계획을 시도하거나 다른 사람에 대한 방어적인 행동을 덜 보이기
- 최적의 안녕상태를 유지하기 위하여 물질사용을 중단하는 것이 중요함을 말로 표현한다.

(2) 이중진단

이중진단이란 중독과 함께 조현병, 혹은 우울증 등을 동시에 갖고 있다는 것을 의미한다. 물질장애에 대한 접근과 함께 조현병, 우울증 등과 같은 정신장애에 대한 접근이 동시에 요구되므로 두 가지 문제를 동시에 다룰 수 있는 전문가에게 의뢰하는 것이 나을지, 혹은 각 영역의 전문가에게 각각 의뢰하는 것이 나을지 토론해야 한다.

(3) 공동의존

공동의존(codependency) 이란 용어는 1979년에 처음으로 고안되었다. 공동의존이 생겼다는 것은 알코올 중독자와 함께 생활하면서 역기능적인 사람이 되었다는 것을 의미한다. 공동의존은 알코올 중독자가 알코올에 중독된 것과 같이 그 배우자도 알코올 중독자에게 중독되었다는 말이다. 따라서 알코올 중독자의 배우자에게 주요 초점이 모아진다. 알코올 중독자 뿐만 아니라 그 가족구성원 모두가 고통 받고 있고 도움이 필요하다는 사실이 명백해지면서 여러 가지 치료적 프로그램과 Alanon, Alateen의 12단계 회복프로그램이 실시되었다. 알코올 중독자의 자녀 Adult children of alcoholics(A-COA)는 알코올 중독자와 함께 생활하면서 그 혼돈 속에서 생존해야 하므로 비정상적인 성인의 특성들이 학습되었다고 본다.

알코올 중독자의 자녀 그리고 공동의존 자조모임, AA(Alcoholic Anonymous)의 12단계 회복프로그램이 전국적으로 실시되고 있다.

(4) 두개 이상의 물질 사용

중독자들은 금단증상을 완화하고, 그들 중독의 성질을 변화시키거나, 감소 또는 증가시키기 위해 여러 물질을 사용한다. 코카인과 함께 알코올을 사용하거나 헤로인과 함께 알코올을 사용하는 것 등이 가장 일반적이다. 여러 약물사용은 상승 작용 시 특히 위험하다. 예로 바비튜레이트와 알코올 사이에는 교차내성이 있어 함께 섭취하면 흡수가 증가되고 중추신경계의 억제가 가중된다.

3) 간호계획

(1) 간호목표

기대되는 결과: 대상자는 안전하고 불편을 최소로 하여 중독을 극복할 것이다.

단기목표:

- 대상자는 물질남용을 중지할 것이다.
- 대상자는 시간 · 장소 · 사람 그리고 상황에 대한 지남력을 갖게 될 것이다.
- 대상자는 위축증상을 표현할 것이다.
- 대상자는 환경적인 자극을 정확하게 이해할 것이다.
- 대상자는 환각과 망상에 대해 인식하고 말할 것이다.

기대되는 결과: 대상자는 감정을 변화시키는 모든 화학적 물질을 끊을 것이다.

단기목표:

- 대상자는 1주에 약물/알코올을 끊게 될 것이다.
- 대상자는 매일 금단약속을 할 것이다.
- 대상자는 1주에 적어도 2곳의 지지 집단모임에 참석할 것이다.
- 만약 대상자가 중독물질을 강제로 사용한 경험이 있다면 어떤 지지적인 사람을 만날 것이다.

(2) 간호계획

간호계획은 수행과 관련된 기대되는 장 · 단기목표를 고려해서 세워야 한다. 우선 즉각적인 욕구를 먼저 충족시켜야 하는데 예를 들어 물질에 대한 금단증상을 나타내는 사람에게는 금단증상이 멈출 때까지 생리적 상태를 안정시키는 것이 우선이다. 안전욕구가 있을 때, 금단과 지지체계 문제가 언급되어야 하고 전체적인 사정이 되어야 하며 환자의 최근 생활양상과 바램이 고려되어야 한다. 가족구성원 및 지지적인 동료도 간호계획에 참여시켜야 한다. 이는 환자가 회복된 후 그들과 만날 때 환자의 문제를 이해하는데 많은 도움이 될 것이다.

4) 간호수행

물질남용이 있는 대상자에게 간호수행은 해독부터 시작하여 전체적으로 금단을 하도록 진행하는 것이다.

(1) 손상에 대한 위험

손상에 대한 위험은 환자의 적응적 방어적 자원에 상호작용하는 내적 외적 환경상태의 결과이다.

① 대상자의 목표

- 대상자는 신체적 손상을 경험하지 않을 것이다(장기목표).
- 대상자의 상태는 2일~3일 이내에 안정화될 것이다(단기목표).

② 중재

- 대상자의 지남력 수준을 사정한다.
- 물질 분석을 위해 검사실에 소변 샘플을 보내어 검사한다.
- 대상자를 안정화시키기 위하여 조용한 환경을 유지하는 것이 중요하다.
- 대상자의 행동을 정기적으로(15분, 30분, 1시간 등)으로 관찰하고 기록한다.
- 금단으로 인한 증상을 관찰하고 side rail을 올려 낙상을 예방한다.
- 현실감을 갖도록 자주 사람, 장소, 시간에 대한 오리엔테이션을 준다.

(2) 비효과적인 부정

비효과적인 부정이란 "불안이나 공포를 줄이기 위한 방법으로 부정하나, 이것이 건강을 해로운 것으로 이끌어 가는 것"을 말한다.

① 대상자의 목표

- 물질사용과 연관된 자신의 행동과 문제를 인정하고 책임감을 갖고 말로 표현할 것이다(장기목표).
- 대상자는 외부문제로부터 관심을 돌려 물질사용과 관련된 행동결과에 초점을 맞출 것이다(단기목표).

② 중재

- 간호사는 대상자와 신뢰관계를 구축한다.
- 대상자가 아니라 대상자의 행동이 수용될 수 없음을 인지시킨다.
- 물질의 신체 투입 경로와 투약 효과 시간, 투약으로 인한 건강 상태(주사 부위, 감염, AIDS 등)등을 확인한다.
- 물질 사용이 어떻게 중독을 일으키는지 토론한다.
- 자신이 언제든지 중독물질을 중단할 수 있기 때문에 중독자가 아니라는 잘못된 신념을 수정한다.
- 대상자의 문제에 대해 직면시키고 합리화, 투사 등을 사용하는 것을 수용해 주지 않는다.
- 자조그룹에 참여하여 동료들과 경험을 나눈다.
- 대상자가 자신의 문제를 인식하는 표현을 할 때 즉각적으로 긍정적 강화를 제공해준다.

(3) 비효과적인 대응

비효과적인 대응은 스트레스에 대해 적절한 대처를 하지 못하는 것으로 신체적 반응이나 정서적인 반응을 반영하는 다양한 사정자료를 분석하여 간호중재를 제공한다.

① 대상자의 목표

대상자는 스트레스가 있을 때 더 이상 물질을 남용하지 않고 적응적인 대응기전을 사용한다고 말로 표현할 수 있을 것이다(장기목표).

대상자는 스트레스에 대한 자신의 감정을 솔직하게 표현할 것이다(단기목표).

② 중재

- 대상자와 신뢰관계를 구축한다. 간호사는 적극적인 경청과 무조건적인 수용, 공감적 반응으로 치료적 관계를 확립한다.
- 대상자가 조정하는 행동에 대한 한계를 분명히 한다(limit setting).
- 대상자의 감정, 공포, 불안을 말로 표현하며 격려한다. 대상자가 자신의 질환에 대해 갖고 있는 어떤 질문이든 수용한다. 비위협적인 환경에서 느끼는 감정을 말로 표현하게 한다. 이것은 대상자가 오랜 기간 해결하지 못했던 문제를 말로 하게 도울 것이다.
- 물질이 신체에 미치는 영향에 대해 설명한다.
- 스트레스 상황을 다룰 수 있는 방법을 탐색한다.
- 단주, 단약에 대해 긍정적인 강화를 해 준다. 대상자가 의사결정하고 효과적인 문제해결 기술을 사용하는 것에 대하여 긍정적인 피드백을 해 준다.

(4) 역기능적인 가족과정

역기능적인 가족과정은 가족 구성원간의 부정적 감정, 밀착된 융합관계, 폐쇄 가족 등의 문제를 갖는 것이다.

① 대상자의 목표

대상자는 가족 내의 갈등을 물질 사용으로 대체하는 행위를 변화시킬 것이다(장기목표).

대상자는 가족내 자신의 갈등을 말로 표현할 것이다(단기목표).

② 중재

- 가족 내 물질관련 문제를 조사한다.
- 가족 구성원들의 물질에 대한 반응을 탐색한다.
- 가족의 현재 기능 수준을 사정한다.
- 가족 구성원들과 물질 사용자의 행동 특성을 공유한다.
- 가족 구성원간의 힘의 균형에 대해 토의하고 역할극을 시행한다.
- 대상자의 물질남용이 배우자의 책임이 아니라는 것을 이해하도록 돕는다.
- 물질 관련 장애는 질병이며 가족 간의 갈등, 역기능적 관계 등과 관계가 있으므로 모든 중재에 가족을 포함시킨다.
- 금주동우회나 알라논, 알라틴같은 자조모임협회에 참가하도록 격려한다. 이것은 대상자와 가족이 지지체계에 직접 접촉하도록 하여 계속적인 절주와

문제해결을 하게 하는 데 필요하다.

5) 간호평가

물질관련 장애를 가진 대상자에게 제공된 중재의 결과 평가는 중요하다. 치료의 모든 단계는 증거기반 문헌 자료를 필요로 한다. 또한 금주를 유지하고 재발을 예방하기 위한 간호수행 효과를 평가하는 간호연구가 필요하다. 물질남용에 관한 간호평가는 기대되는 결과의 성취와 단기목표를 기초로 한다. 간호사와 함께 대상자는 목표 성취를 평가해야 하고 만약 목표한대로 진행되지 못했다면, 간호사와 대상자는 간호과정을 재평가해야 한다. 대상자가 재발되었다고 하여 적용한 간호가 실패한 것은 아니다.

직업을 얻거나 유지하고 건강을 증진시키고 가족관계를 개선시키는 것 등 인생의 다른 부분에서의 목표도달은 간호목표와 서로 관계가 있고, 전체적인 회복과정에도 중요하다.

6. 요약

- 물질관련장애는 물질사용장애와 물질로 유발된 장애의 두 가지 범주로 분류된다.
- 중독이란 사용 물질이나 행위로 인해 생긴 강박적 또는 만성적 요구로 갈망이 만족될 만 큼 채워지지 않는 경우 신체적, 정신적 고통이 따른다.
- 물질 중독은 과도한 물질사용으로 인한 가역적 증상 증후군의 발전이다. 증상은 약물에 따라 특징적이고, 물질을 섭취하는 동안 또는 물질을 섭취한 후 즉각 발생하는데 중추신경계에 직접적인 영향이 있고 신체적, 정신적 기능의 장애가 발생한다.
- 중추신경흥분제(자극제)는 암페타민, 코카인, 카페인, 니코틴 등이고 신경전달물질인 노어에피네프린, 에피네프린 또는 도파민의 증가 또는 강화로 흥분효과를 발생시킨다.
- 중추신경억제제는 알코올과 진정제, 수면제 그리고 불안 완화제 약물이 포함된다. 알코올 사용은 행동과 감정의 변화를 초래하면서 중추신경계의 기능을 저하시키는 효과가 있다. 진정제, 수면제 그리고 불안 완화제 약물은 불안을 완화시키는 작용에서부터 마비, 혼수, 심지어 죽음까지 초래 할 수 있는 다양한 정도의 중추신경계 억제작용을 일으킨다.
- 아편은 아편, 아편 추출물 그리고 합성 대체물의 집합을 포함하며 아편의 진정, 마취효과는 통증경감, 설사치료, 기침완화 등의 의학적 용도로 사용할 수 있다. 그러나 내성과 신체적, 심리적 중독을 발생시킬 수 있다.
- 환각성 물질은 개인의 현실 지각에 왜곡을 초래하는 약물이다. 환각제는 감각 지각의 변화와 환각을 일으키는 효과가 있다.
- 간호사는 대상자의 입원과 함께 면담을 수행하는 역할을 한다. 다양한 사정도구는 약물 중독 분야에서 사용하기 적합하다.
- 약물을 남용함과 동시에 정신질환이 있는 이중 진단 대상자는 정신질환 없이 물질남용만이 있는 대상자와는 다른 접근을 해야 한다.
- 화학적으로 중독된 사람의 가족구성원 중에서 발생되는 명백한 문제가 있다면 공동의존이 있는 것이고 신체적, 정서적 학대 또는 병리적 상태의 비밀을 품고 있는 가족의 모든 구성원을 포함하기 위해서 확장되

표 9-15-4 물질의 투입경로에 따른 활성화 속도

투입경로	작용시간
기화 비강흡입(inhaling fumes)	7~10초
흡연(smoking)	
혈관주사[intravenous(IV) injection]	15~30초
가루 비강흡입(snorting)	
근육주사[intramuscular(IM) injection]	3~5분
피부주사[subcutaneous(SC) injection]	
점막흡수(mucos)	
복용(oral Intake)	20~30분씩
국부(topical)	장시간 서서히
설하(sublingual)	

었다.

- AA(Alcoholics Anonymous)는 알코올중독의 치료를 위한 자조집단이다. AA의 유일한 목적은 구성원들이 금주 상태를 유지하는 것을 돕는 것이다. 금주에 성공하면 다음으로 그들은 또 다른 알코올 중독자를 돕는다.
- DSM-5-TR에서는 도박장애를 임상적으로 현저한 손상과 고통을 유발하는 지속적이고 되풀이되는 문제적 도박행동으로 정의한다. 도박장애의 원인에 유전적 요소가 있을 수 있고 세로토닌 작용, 노에피네프린 작용, 도파민 작용의 신경전달 시스템의 이상 또한 관련이 있다.

 풀어보기

1. 다음 물질 중 중추신경자극제에 해당되는 것을 모두 찾으시오.

① 알코올 ② 니코틴 ③ 코카인 ④ LSD ⑤ 바비튜레이트

2. 알코올 금단증상을 줄이는 데 도움이 되는 약물은?

① 날록손 ② 프로작 ③ 디설피람 ④ 할로페리돌 ⑤ 벤조다이아제핀

3. 알코올남용 선별을 위한 CAGE는 금주해야 한다고 느낌 (가), 비난 때문에 괴로움 (나), 죄의식 있음 (다), 깨어나자마자 술 마심(라).

4. 물질사용장애(SUD) 증상과 정신질환의 증상이 함께 나타나는 것을 의미하는 용어는 무엇인가?

정답

1. ②, ③ 2. ⑤ 벤조다이아제핀 3. 가. Cutting down, 나. Annoyance by criticism, 다. Guilty feelings, 라. Eye–openers 4. 동반장애(Co–Occurring disease)

>> 참고문헌

- 김성재 외(2016). 정신건강간호학. 서울, 정담미디어
- 대한신경정신의학회(2013). 신경정신의학(2판)
- 양수 외(2016), 정신건강간호학(제5판). 서울, 현문사
- 이경희 외(2015), 정신건강간호학(제1판 증보판). 퍼시픽북스
- 임숙빈 외(2017). 정신간호총론(제7판 수정판), 수문사.
- Alcoholics Anonymous [AA]. (2012). Alcoholics Anonymous 2011 membership survey. Retrieved from http://www.aa.org
- American Psychiatric Association. (2013). Diagnostic and statistical manual of mental disorders (5th ed.). Washington, DC: Author.
- APA 저, 권준수 외 역 (2023). DSM-5-TR 정신질환의 진단 및 통계편람(제5판 수정판). 서울: 학지사.
- ICCE Colombo Plan Universal Treatment Curriculum

제 16 절 성격장애와 간호

학습목표

- 성격장애를 정의한다.
- 성격장애의 정신역동에 대해 설명한다.
- 성격장애의 관련요인에 대해 설명한다.
- 성격장애 유형별 행동특성에 대해 설명한다.
- 성격장애 대상자와 치료적 관계형성 및 치료적 환경조성에 대해 설명한다.
- 성격장애 대상자에게 간호과정을 적용한다.

주요용어

- 강박성 성격장애 obsessive compulsive personality disorder, OCPD
- 경계성 성격장애 borderline personality disorder
- 반사회적 성격장애 antisocial personality disorder
- 연극성 성격장애 histrionic personality disorder
- 의존성 성격장애 dependent personality disorder
- 자기애적 성격장애 narcissistic personality disorder
- 조현성 성격장애 schizoid personality disorder
- 조현형 성격장애 schizotypal personality disorder
- 편집성 성격장애 paranoid personality disorder
- 회피성 성격장애 avoidant personality disorder

1. 정의

성격이란 일상생활에서 드러나는 한 개인의 정서적, 행동적 특징들의 총화이다. 이는 아동기, 청소년기에 형성되어 일생 동안 지속되는 행동패턴으로서 부모 또는 의미있는 타인과의 상호작용에 의해 지대한 영향을 받아 형성된다. 성격특성은 자신과 타인에 대해 어떻게 인식하며 주위 환경에 대해 어떻게 반응하는지, 감정과 충동에 대해 어떻게 대처하는지, 관계와 문화적 가치에 있어서 어떻게 의미를 찾아내는지를 결정하는 지속적인 양상으로, 개인적 상황이나 대인관계에서 광범위하게 드러나게 된다. 또한 성격은 다양한 상황에 대해 적응하는 패턴으로 생각되어질 수 있다. 따라서 성격은 생각하고, 느끼고, 교감하고, 행동하는 지속적인 방식으로, 그 사람 자신이다. 개인이 가지고 있는 특징적인 행동 양상 때문에 성격장애자는 현실에 적응하는 데 있어서 자신에게나 사회적으로 기능상의 주요한 장애를 나타내게 된다. 정상적인 성격적 특성이 부적응적이고 완고할 때 성격장애가 된다. 개인이 속한 문화에서 기대되는 바로부터 현저하게 편향되어 있어 시간이 지나도 변하지 않는 특징을 보인다. 이로 인해 심각한 기능장애가 있거나 주변 사람들에게 고통을 주게 되면 성격장애라고 진단되어질 수 있다.

DSM-5-TR에서 제시하는 성격장애 정의는 표 9-16-1과 같다.

성격장애자는 자신의 행동특성이 다른 사람에게 미치는 영향을 인식하지 못할 뿐만 아니라 자기 위주로 주위 환경을 자신에게 맞추고자 하는 특성이 있고 자신은 아

표 9-16-1 DSM-5-TR의 성격장애 정의

1. 다음 4가지 영역 중 2가지 이상에서의 비정상적 소견
   1) 인지(자신, 타인, 사건을 지각하는 방법)
   2) 정동(감정반응의 범위, 불안정성, 적절성)
   3) 대인관계 기능
   4) 충동조절
2. 이 양상이 개인의 사회 상황 전반에서 경직되어 있고 전반적으로 나타남
3. 현저한 고통이나 손상을 초래
4. 청년기 혹은 초기 성인기에 시작되어 안정적으로 장기간 지속
5. 타 정신질환의 현상이나 결과로 잘 설명되지 않음
6. 약물의 생리적 효과나 다른 의학적 상태로 인한 것이 아님

출처: DSM-5-TR, 학지사, 2023.

표 9-16-2 성격장애, 신경증 및 정신증의 비교

항목 / 정신장애유형	증상의 범위	환경과의 관계	자아에 대한 치료적 반응	비고
성격장애	성격전반에서 나타남	타자수정형 (alloplastic)	자아동조적 (ego-syntonic) 치료에 저항	망상, 환청은 드묾
신경증	성격의 일부분만 나타남	자기수정형(auto-plastic)	자아이질적 (ego-dyston-ic)치료받기 원함	스스로 못견뎌하는 경향
정신증	특정 상황과 연관되어 나타남	환경으로부터 철회 (withdrawal)	특정 상황에서 병식이 없음	성격의 만성적인 황폐화를 보일 수 있음

무 문제가 없다는, 자신의 행동특성을 스스로 용납하는 자아동조적(ego-syntonic)인 특징이 있어 결코 정신과적 치료를 스스로 받으려고 하지 않는다.

자아동조적(ego-syntonic)인 사람은 자신의 문제를 타인이나 환경에 문제라고 여기는 경우가 많아 치료를 받아드리는 태도변화를 가져오는 자아이질적(ego-dystonic)으로 변화할 수 있도록 돕는 것이 중요하다.

성격장애자에게 신경증이나 정신증의 증상이 공존하는 경우도 흔히 있을 수 있다. 이들의 특색을 비교하면 표 9-16-2와 같다.

2. 관련요인

1) 생물학적 요인

Loehlim(1982)은 성격성향은 약 50%의 유전성을 가지고 있으며, 이는 쌍생아 연구, 양자 연구 및 XYY염색체 관련 연구들에 의해 밝혀지고 있다. 특히 오랜 시기 동안 분리 양육된 쌍생아들에게서 유사한 성격 측면이 나타난다는 결과가 주목받고 있다. 주요 정신장애와의 유전적 연관성을 보면 A군 성격장애군, 특히 조현형 성격장애자의 가족에서 조현병이 많았고, B군 성격장애군에서는 반사회적 성격장애자의 가족들에게서 알코올의존증이 많았다. 경계형 성격장애는 기분장애와, 히스테리성 성격장애는 신체화 장애와 관련이 높았다. C군 성격장애 중 강박성 성격장애자의 가족들에서는 우울장애가 많았으며 회피성 성격장애자는 불안성향이 높았다.

성격은 생물학적으로 결정되는 기질(temperement)과 자신과 외부에 대하여 심리 · 사회 · 문화적으로 형성되어 내재화된 성격(character) 개념이 조합된 것으로, 기질은 성격에 영향을 미치는 유전적 또는 체질적 인자라고 할 수 있다. 이는 독특하게 제한된 방식으로 느끼고 행동하며 생각하는 개인의 타고난 경향을 말하는 것으로 4가지 차원으로 구성되어 있으며 특정 상황에서 자동적으로 작동하게 되는데, 이는 2~3살에 이미 형성된다.

- 새로움 추구(novelty seeking): 창의적이고 사치스러움/ 검소하고 무미건조함
- 위험회피(harm avoidance): 신중하고 수줍음/열정적이고 무모함
- 보상의존(reward dependence): 다정하고 의존적임/냉정하고 독립적임
- 지속성(persistence): 우직하고 고집스러움/현실적이고 요령 피움

이들 4가지 차원의 특성은 각기 독립적이며 조합 경우의 수대로 유전적으로 발생하는데, 반사회적 성격장애자는 위험회피 특성이 낮고 새로움 추구 성향이 강하다고 볼 수 있다.

2) 심리적 요인

성격이라는 말은 그리스어'persona'에서 유래된 말이다. 이 단어는 원래 몇몇 연극배우들이 쓰는 공연 가면을 묘사할 때 쓰였다. 성격 성향은 한 사람이 가지고 태어나거나 일찍이 발달하는 특성으로 정의될 수 있다. 성격장애에서 가장 흔한 증상은 대인관계 기능장애(41%), 인지장애(30%), 정서(18%) 및 충동조절장애(6%)이다(Bornstein et al., 2014).

정신분석이론에서 프로이트는 성격성향을 욕망과 내

적 갈등 사이의 상호작용의 결과라고 하였다. 또한 정신성적 발달 단계 중 어느 한 단계에 고착된 결과라고 하였다. 프로이트에 의하면 구강기에 고착된 구강기적 성격은 의존적인 성격으로 알코올 등의 물질을 과도하게 섭취하는 물질남용의 성향을 나타내고, 항문기 고착으로 나타나는 항문기적 성격의 특징은 강박적인 성격 경향을 나타낸다고 하였다. 부정적 기대와 자기충족적 예언의 악순환이 성격장애를 야기하기도 한다.

성격발달과정에서 대인간계의 특정 패턴이 내재화되는데 소아는 함입을 통해 부모나 주요 타인을 내재화하는 대상으로 갖게 된다.

3) 사회문화적 요인

사회문화적 요인은 관계를 형성하고 유지하는 능력에 중요한 영향을 미친다. 특히 가족관계의 변화나 가족 내 스트레스 등은 가족관계를 통해 발달되는 대인간의 친밀감 형성에 문제를 일으키게 되는데, 최근 이혼율의 증가는 가족 및 사회 구조를 해체하며 이로 인해 아동학대 및 방임 등이 초래되고 있다. 이로 인해 가족 내에서 비인격적인 양육을 받게 되면서 사람을 물건 취급하는 것에 익숙해지고 타인을 배려할 줄 모르는 사람으로 성장하게 된다. 특히 경계성 및 반사회적 성격장애는 불우한 가족관계에서 많이 나타나는 경향이 있다.

개인의 특성(character)은 '조형(engraving)'이라는 그리스어로부터 유래된 것으로, 사회화 경험을 통하여 배우거나 발달된 개인의 특성을 뜻하며 3가지 주요특성은 다음과 같다. 결국 성격은 기질과 함께 환경적인 영향에 대한 반응인 개인적 특성에 의해 발달된다.

- 자기주도성(self directness): 현실적, 효율적, 목표지향성/무력, 무책임, 목표의식 없음
- 협동성(cooperativeness): 관대, 원칙에 입각하여 행동/비관용적, 기회주의
- 자기초월성(self transcendence): 영적, 겸손/강한 자의식, 지배욕 강함

3. 성격장애 대상자에 대한 치료와 간호

성격장애는 다른 정신과적 장애에 비해 정신치료, 인지치료, 행동치료 등의 정신사회적 치료가 상대적으로 강조된다.

대개 자신의 증상만으로 정신과에 오는 일은 드문 편이며 심하게 자아이질적(ego-dystonic)인 경우(예 경계성 성격장애), 삽화적으로 정신병 상태가 발생되거나(예 조현성 성격장애, 경계성 성격장애), 자살시도, 동반된 우울 및 불안 등이 두드러지게 나타나면 치료를 받으러 오게 되는데, 각 성격장애의 특징적인 증상에 따라 치료하면서 일반적인 증상을 치료하는 것이 원칙이다.

1) 일반적인 치료 원칙

(1) 치료자의 중립적, 공감적 태도가 중요하며 역전이를 조심한다.
(2) 환자 행동의 원인에 대한 설명보다는 행동 자체에 초점을 둔다.
(3) 불평을 듣기만 하기 보다는 문제를 해결하는 방식으로 대처하는 태도가 필요하다.
(4) 치료자-환자 관계는 조력관계(helping relation-ship)로 객관적인 사실에 근거해서 신뢰할 수 있는 관계여야 한다.
(5) 자신의 행동에 대해 책임을 지도록 하며, 환자에게 화를 내거나 무조건 허용하지 않는다.
(6) 성격을 평가하는 표준화된 도구인 다면적 인성검사(Minnesota Multiphasic Personality Inventory, MMPI)를 활용한다.
(7) 모든 성격장애에 대한 선별 질문: '당신이 타인과의 관계나 일을 처리하는 과정에서 반복적으로 같은 문제가 일어난다고 생각되는가?'
(8) 특정 증상이 심할 때는 증상에 따른 약물치료를 적용한다.
   ① 관계망상 등의 일시적인 정신병적 증상은 항정신병 약물로 치료한다.
   ② 충동적이거나 공격적인 행동을 나타내는 경우

에는 기분안정제나 항경련제, 베타차단제, 항우울제 등을 사용할 수 있다.

③ 심한 우울이나 불안에는 항우울제나 항불안제를 투여한다.

2) 치료적 관계형성

관심을 보이면서 접촉하고 이해, 공감을 나타내어야 대상자는 간호사와의 새로운 관계를 경험하게 된다. 이로써 그는 다른 사람하고의 인간관계에서 만족을 얻는 방법을 학습할 수 있게 된다.

과장된 의심과 공격에 대한 두려움 때문에 적대적이고 냉담한 태도를 보이는 대상자에게 간호사는 중립적, 사무적인 태도와 존경을 보여야 한다. 또한 거짓말 등을 하여 타인을 조정하려는 대상자에게도 중립적이고 사무적인 태도로 그의 문제행동을 지적하여 직면시켜야 한다. 이를 통해 대상자가 현재 문제에 초점을 둘 수 있도록 유도할 수 있다.

관계를 회피하는 대상자에게는 더 많은 지지와 안심을 제공하여 비 위협적인 상황에서 인간관계를 맺고 자신의 강점을 탐색할 수 있도록 도와야 한다.

3) 치료적 환경조성

효과적인 환경치료는 현실적인 기대와 의사결정과정, "지금-여기"에서의 대인관계 행위과정에 의해 조성되는데, 이를 위해 간호사는 구조화된 환경을 제공하고 대상자의 정서표현을 경청해 주고 갈등을 명확히 해 주어야 한다.

환경이나 구조를 제한하는 경우, 분노하고 체벌하는 환경설정은 대상자의 부정적인 기대를 강화시켜주고 자기탐색이나 치료적 변화에 오히려 방해가 될 수 있으므로 통제수단으로 환경을 제한해서는 안 된다.

규율과 한계를 명확히 설정하고 대상자가 이를 따르는지 주의 깊게 관찰하여야 한다. 또한 자해로부터 보호하기 위해 지속적으로 관찰하고, 의존성을 키우지 않도록 점차 서서히 관심을 줄여나가야 한다.

행동수정 프로그램을 통한 행동계약은 대상자의 통제력을 증진시킬 수 있다. 부정적 생각의 중단, 긍정적인 자기대화 등의 인지행동치료는 대상자가 자신과 타인에 대해 생각하는 방식을 바꾸어 줄 수 있게 한다.

4. 성격장애 유형별 행동특성 및 간호과정

현재 진단법은 성격장애를 성격 성향의 종류에 따라 3가지 군으로 분류하고 있다.

A군은 편집성 성격장애, 조현성 성격장애, 조현형 성격장애가 포함되며 이상하고 기이한 행동을 보이는 특성을 가지며 상식에서 벗어나 괴상하고 정서적으로 위축되어 있다. B군은 극적이고 감정적이거나 변덕스러운 특성을 가지며 반사회적 성격장애, 경계성 성격장애, 히스테리성 성격장애, 자기애성 성격장애가 포함된다. C군은 불안하고 겁 많음이 특성을 보이며 의존성 성격장애, 강박성 성격장애, 회피성 성격장애가 포함된다.

1) A군 성격장애

(1) 편집성 성격장애(Paranoid Personality Disorder)

평생유병률이 0.2~2.5%로서 남자가 여자보다 높게 나타난다. 청각장애인을 포함한 소수자 집단이나 이민자들에서 발생률이 높다. 조현병의 가족력이 있는 경우에도 높게 나타난다.

① 원인

조현병의 가족력이 높으며 시력이나 청력의 장애, 신체적 결함과 연관될 수도 있다. 핵심양상은 불신과 의심으로 타인의 동기를 악의적으로 해석하는 것이다.

대부분 아동기에 부모로부터 반복적으로 비난, 학대, 처벌을 받았거나 비난으로 가득 찬 환경에서 성장하였으며, 부모가 박해자로서의 역할을 반복함으로써 아동은 외부세계를 가학적인 것으로 규정하게 된다.

② 행동특성

충분한 근거 없이 타인들이 자신을 착취하고 자신에게 해를 끼칠 것이라고 예측하여 타인의 말과 행동에 숨겨진 의미를 찾으려 하면서, 지속적인 의심과 불신을 나타낸다. 쉽게 원한을 품고 정당한 이유 없이 배우자의 정조를 의심하고, 타인을 부당하게 의심하므로 자신의 생각이나 감정을 절대 공유하지 않는다.

질투도 심하며, 제한된 정서반응을 보이며, 늘 긴장되어 있고 냉담하고 무정한 면이 있고 자만심을 보이며 유머감각이 결여되어 있다. 한 번 품은 원한은 아무리 사소한 것이라도 잊거나 풀지 않으며 자신에게 부당한 일이 있는지 계속 찾아다닌다.

③ 정신역동

극단적으로 낮은 자존감으로 인한 적의와 분노를 타인에게 투사한다.

감정적으로 받아들이기 어려운 부정적인 것들을 모두 "악한 것"으로 분리하여 이를 외부 인물에게 투사한다. 또한 타인과의 경험이 지속적이지 못하다. 따라서 과거에 어떤 사람과의 좋은 경험도 순간의 지각으로 완전히 지워질 수 있다. 편집성 성격장애자의 중심적인 방어기전은 투사와 부정, 반동형성 그리고 투사적 동일시이다.

④ 간호과정

A. 사정

편집성 성격장애 환자와의 면담에서 발견할 수 있는 사항은 아래와 같다.

- 외모: 신중한 표정, 일부의 환자에서 신체적 장애 또는 감각장애가 있음
- 행동: 과다경계, 불안 또는 긴장
- 태도: 의심이 많음, 때로는 방어적이거나 도전적임
- 정동: 종종 불안하며 때때로 적대적임. 전반적으로 유머가 없음
- 말: 매우 논리적임
- 사고: 내용적으로 관계사고(상대방의 의도를 일방적으로 해석하고 믿음), 사고의 형태는 정상임.
- 지각: 특이 증상은 없으나 지나치게 예민함
- 병식과 판단력: 장애 · 의심과 과다경계를 지속적으로 정당화함
- 자살-타살: 타해의 가능성이 높으며 자해를 할 수도 있음

B. 간호진단

비효과적 대처, 불안, 자해, 폭력 위험성, 절망감, 죽음 불안

C. 간호계획 및 중재

편집성 성격장애 대상자를 간호할 때 간호목표 및 기대되는 결과는 다음과 같은 내용들이 포함될 수 있다.

예 생각과 행동사이를 구분함으로써, 병적인 환상들을 가지고 있다는 것을 느낄 수 있다.

예 대상자는 타인들의 공격(예 비난)을 느끼지만 대범하게 반응을 나타낼 수 있다.

ⓐ 치료적 의사소통

- 존중, 수용, 공감, 인내함을 표현하여 마음을 열 수 있게 격려한다.
- 사건들에 대한 부정적인 견해나 분노에 직면시키지 말고, 느낌에 공감하면서 구체적인 질문을 한다.
- 대상자의 요구가 있으면 기록을 공유한다.
- 분노 유발인자가 있을 때, 자세하게 말하도록 격려한다.

ⓑ 약물치료

- 증상에 따른 약물치료
  - 관계사고, 즉 피해사고를 동반하는 정신증상: 항정신병 약물
  - 불쾌, 흥미상실, 제한된 정서 및 사회적 위축 기분증상에 따른 기분증상: 항우울제(SSRI)
  - 강박증상과 불안증상: 항우울제(SSRI), 항불안제

ⓒ 인지치료

- 비난에 대한 과민성을 관리하고 대처하는 기술을 개선시켜 환자의 효율감을 증가시킨다.
  - 비난으로 느껴 불안이 증가될 때 불안 감소를 위해 점진적 근육이완법과 바이오피드백(biofeedback)을 사용한다.

- 선택적이고 부분적으로 반응하기보다는 전체적인 맥락에서 반응하도록 격려한다.

- 부정적인 핵심개념에 대한 해석을 바로 잡아준다.
- 용모, 목소리, 태도에서 타인들과 어울려 조화를 이룰 수 있도록 격려한다.
- 타인들을 잘못 비난한 데 따른 결과를 알 수 있도록 교육한다.

(2) 조현성 성격장애(Schizoid Personality Disorder)

일반 인구의 0.5~7%로서 남자가 여자보다 높게 나타난다. 혼자 일하는 직업군에서 높게 나타난다.

① 원인

일부 연구에서 조현병의 음성증상과 일치하는 성격이라고 하였으며, 가족들에서 조현병, 조현형 및 회피성 성격장애가 나타난다. 핵심양상은 사회적 관계 고립 및 대인관계 환경에서 제한된 범위의 감정표현이 나타난다.

가족환경이 냉랭하거나, 거리감이 있거나, 부적절하거나 또는 적절하지 않은 양육자의 태도에서 자녀들은 관계를 고통스럽고 무익한 것으로 느낀다. 반면에 지나치게 간섭하고, 밀착하는 부모들은 자녀들에게 정서적인 위축을 불러일으킨다. 가장 흔한 경우는 경계를 넘어 유혹을 일삼는 어머니와 참을성이 없으며 비난적인 아버지 사이에서 종종 자녀들은 백일몽과 같은 환상적 상태로 도피하게 된다.

② 행동특성

조현성 성격장애의 기본양상은 일생 동안 사회로부터 고립되어 있으며 다른 사람들과의 관계형성 능력과 적절히 반응하는 능력에 심각한 장애가 있다. 그저 혼자 있기를 원하며 타인과의 관계로부터 만족감을 얻기보다는 공허감을 느낀다. 지나치게 내성적이며 온순하고 빈약한 정서가 특징이다. 이들은 다른 사람들이 볼 때 이상하고 외톨이처럼 보인다. 혼자 지내고 정서적으로 냉담하고 무관심하며 단조로운 정서를 나타낸다. 이성교제에 대한 욕구도 거의 없고, 타인의 느낌, 칭찬 또는 비평에 무관심하다. 가족을 포함해서 친밀한 관계에 있는 사람은 단지 한두 사람뿐이다. 모든 사회적 상황에서 어색하고, 거리를 두며, 격식을 차리는 "냉담한 사람"으로 평가된다.

그러나 조현형 성격장애에서 나타나는 언어, 행동 또는 사고의 괴이한 면은 보이지 않는다. 회피성 성격장애와 달리 조현성 성격장애는 능동적으로 고립되는 것이 특징이다.

③ 정신역동

주로 사용하는 방어기전은 "조현성 환상"과 감정의 경험이나 표현을 피하기 위해, 인지적인 과정을 지나치게 사용하는 "지식화"이다. 세상을 자신을 삼켜버리는 잠재성이 있는 것으로 느끼며 감정적인 표현을 하는 것에 대해 두려움과 불안을 느끼며 불안에 의해 압도당할 때, 방어적으로 숨어버리는 '환상 속으로의 후퇴'는 다양한 상황에서 일어난다. 조현성 성격장애자들은 보통 상냥하고, 감정을 드러내지 않으며 심지어 투명한 것처럼 보인다.

④ 간호과정

A. 사정

조현성 성격장애자와의 면담에서 발견할 수 있는 사항은 다음과 같다.

- 외모: 평범한 편으로 의복은 유행을 따르지 않으며 지나치게 실용적인 편이다.
- 행동: 생기가 거의 없으며 표정이 없다.
- 태도: 협조적인 편이나 자신의 의사를 거의 드러내지 않는다.
- 정동: 제한된 범위, 단조롭고 위축되어 있으며 불쾌할 수 있다.
- 말: 억양이 단조롭고 자세하지 않게 표현한다.
- 사고: 어떤 주제에 대해서도 설명을 자세하게 하지 않으므로 사람들이나 중요한 사건들에 대한 관심이 없다는 것을 알 수 있다. 관계 사고를 가질 수도 있다.
- 지각: 특이 증상은 없다.
- 병식과 판단력: 온전하다. 염세적이어서 자신의 능력을 평가절하하는 경향이 있다.

- 자살–타살: 자해나 타해의 위협은 없다.

B. 간호진단

비효과적 대처, 사회적 고립, 비효과적 역할수행

C. 간호계획 및 중재

조현성 성격장애 대상자를 간호할 때 간호목표 및 기대되는 결과는 다음과 같다.

예 사회적 또는 직업적 기능이 증가될 것이다.

예 사회관계가 확대될 것이다.

예 자기주장이 증가될 것이다.

ⓐ 치료적 의사소통

- 인내심을 가지고 환자가 자신을 서서히 드러낼 때까지 기다린다.
- 환자와의 거리를 지나치게 가까이 하지 않도록 고려해서 신체적 정서적 거리감을 존중한다.
- 성격상 환자들이 관습에 등한시하는 부분에 대해 수용한다.
- 환자들의 말에 숨겨진 의미를 이해하도록 노력한다.
- 드러나는 세세한 감정들에 더 많은 관심을 보인다.
  - 관계형성을 위하여 제한된 자기노출을 사용한다.
  - 사회기술훈련과 자기주장훈련을 가르친다.

ⓑ 정신치료

- 치료의 필요성을 느끼지 못하나 점차적으로 신뢰관계를 형성하도록 노력한다.

ⓒ 약물치료

- 세로토닌계 항우울제
- 벤조디아제핀: 대인관계의 불안 줄임(항정신병 약물, 정신자극제도 도움)
- 집단치료 행동치료: 대인관계기술 및 의사소통 능력 향상

ⓓ 인지치료

- 기본적인 인지왜곡
  - 대인관계를 맺는 것은 고통스러운 일이다.
  - 나는 사회적으로 실패한 사람이다.
  - 타인이 없이 생활하는 것이 더 편하다.
  - 조심해서 행동하고, 사라지는 것이 더 낫다.

(3) 조현형 성격장애(Schizotypal Personality Disorder)

유병률은 약 3%이다. 성별의 차이는 없고, 여성들이 양성증상을 더 많이 나타낼 수 있다.

환자들의 10～12%에서 조현병이 발생한다.

① 원인

조현형 성격장애의 친척에서 높은 조현병 유병률을 나타낸다. 또한 조현병 환자의 친척에서도 14.6%가 조현형 성격장애의 높은 유병률을 나타낸다. 핵심양상은 친밀한관계를 극심하게 불편해하고 유지할 능력이 부족하며, 인지 및 지각의 왜곡과 행동의 기이성이 특징인 사회적결함과 대인관계 결함이 일반적이다.

② 행동특성

조현형 성격장애자는 망상이나 환각 없이 와해된 행동 및 언어, 정서의 둔마를 보이므로 기이하거나 괴상하게 보인다. 텔레파시 같은 마술적 사고, 관계망상, 피해의식, 착각, 이인증 등을 나타낸다.

언어표현이 괴이하거나 지나치게 정교하고 우회적이다. 가까운 친구가 없고 사회적으로 고립되어 있다. 그러나 노골적인 정신병적 에피소드를 나타낸 적은 없다. 조기에 발병하고 일반적으로 평생 안정적으로 지속된다. 흔히 미신이나 유사종교에 사로잡혀 있고, 자신이 특수한 사고나 통찰력을 가진 초능력자라고 믿는 경우도 있다. 문화권에 따라서 점성가 또는 사교집단의 광신자로서의 역할을 하기도 한다.

③ 정신역동

조현성환자와 동일하다.

④ 간호과정

A. 사정

- 외모: 특이하고 사회적 관습과 동떨어진 복장을 하고 있다.
- 행동: 기이한 표정과 행동을 보인다.

- 태도: 협조적인 편이다.
- 정동: 위축/무감동에서부터 활기찬 범위까지 상황에 따라 다양하다.
- 말: 어떤 단어에 대하여 독특한 의미를 가질 수 있고, 신조어를 쓰기도 한다.
- 사고: 내용적으로 텔레파시, 마술적 사고, 특별한 감각적 지각, 기이한 사고, 예언들
- 지각: 이상한 감각적인 증상
- 병식과 판단력: 판단력은 확인되지 않은 자신들의 지각에 바탕을 두고 있다.
- 자살－타살: 일반적으로 자해나 타해의 위협은 없다.

B. 간호진단

비효과적 대처, 사회적 고립, 비효과적 역할수행, 불안

C. 간호계획 및 중재

조현형 성격장애 대상자를 간호할 때 간호목표와 기대되는 결과는 다음과 같다.

예 사회적 또는 직업적 기능이 증가될 것이다.

예 사회관계가 확대될 것이다.

예 자아경계를 회복하여 통합된 자기감을 발달시킬 것이다.

ⓐ 치료적 의사소통

- 인내심을 가지고 환자가 자신을 서서히 드러낼 때까지 기다린다.
- 일관성 있게 대하여 환자가 치료자에 대해 신뢰할 수 있게 한다.
- 환자의 말에 숨겨진 잠재된, 상징적인 내용과 의미를 이해하도록 노력한다.
- 견고한 자아경계를 유지하도록 하고, 왜곡이 생길 때 그것들을 명확히 한다.

ⓑ 정신치료

치료의 필요성을 느끼지 못하나 점차적인 신뢰관계를 형성하도록 한다.

ⓒ 약물치료

- 세로토닌계 항우울제
- 항정신병 약물: 이상 감각지각에 효과적이다.

ⓓ 집단치료

집단은 조현형 환자들에게 타인들에 대한 교정적인 감정을 제공하는 확장된 편안한 가족으로서의 기능을 한다. 사회화 형성에 효과적이다.

ⓔ 인지치료

- 사회적 적절성을 향상시키는 데 필요한 인지치료를 한다(예 모델링, 역할－연기 등).
- 환자들의 자동사고에 대한 내용을 환경에서 객관적인 증거를 찾을 수 있도록 한다.
- 기본적인 인지왜곡
  - 불신, 의심 또는 명백한 편집적 사고
  - 관계사고: "나에 대한 특별한 메시지가 있다"
  - 마술적 사고: "나는 단지 원하기만 하면 그 일이 일어날 수 있게 할 수 있다"
  - 이상지각: "나는 매일 중요한 역사적인 인물들을 만난다"

2) B군 성격장애

(1) 반사회적 성격장애(Antisoical Personality Disorder)

평생유병률이 남자 3～6%, 여자 1%로, 교도소 인구의 50～75%에서 나타나며 저소득층에서 많이 발생한다.

① 원인

반사회적 성격장애는 유전적인 소인이 높다. 태어날 때부터 공격적이며, 과다 활동 및 과다 반응을 나타낸다. 핵심양상은 타인의 권리를 무시하거나 침해하는 행동이 아동기나 성인초기에 시작하여 성인기까지 지속된다. 이는 사이코패스(psychopathy), 소시오패스(sociopathy), 비사회적 성격장애(dyssocil dyssocil Personality Disorder)라고 명명하기도 한다.

편부모가정, 이혼, 잦은 이사, 상실과 같은 혼란스러운 환경의 영향이 높다, 어릴 때부터 야뇨증, 방화 그리고 동물에게 잔인한 행위를 하는 경우에 반사회적 성격장애가 될 가능성이 높다. 부모의 비일관적 양육태도도 영향을 미친다.

② 행동특성

어릴 때부터 다른 사람이나 동물을 반복적으로 심각하게 괴롭히거나 위협하는 등 공격성을 나타내어 품행장애 증상을 보이고 청소년기에는 비행 행동을 나타내기도 한다. 타인에 대한 관심은 무엇인가를 얻어내려고 할 때에만 한정적으로 나타내고 사기를 치거나 도둑질 뿐만 아니라 타인의 재산에 손해를 끼치는 의도적인 행동을 하며 타인을 조종하는 무자비한 사람이다. 사회적으로 허용되는 규칙을 수시로 위반하는 행동을 반복함으로써 결과적으로 사회적, 학업적 그리고 직업적 기능을 제대로 수행하지 못한다. 자신이 모든 면에서 특별하다고 으스대며 유명인사를 잘 아는 듯 들먹이고 타인으로부터 존경과 경의를 받기를 기대하나, 타인의 요구, 문제, 감정에 대해 신경쓸 겨를이 없다. 보통 중년기로 접어들면서 호전되기도 한다.

③ 정신역동

양심의 부재 또는 초자아 기능 결함이 있으며, 원시적인 질투로 대상을 무자비하게 공격함으로써 자신의 이득을 충족시키고, 자존감을 고양시킨다. 사랑을 받지 못하고, 타인들을 사랑하지 못하며, 사회나 문화의 규칙에 적응하지 못한다. 초자아가 기능을 발휘하지 못하므로 타인의 권리와 사회를 공공연하게 무시한다.

④ 간호과정

A. 사정

- 외모: 흔히 문신, 큰 벨트, 꼭 끼는 바지를 착용하는 경향이 있으며, 여자들은 진한 화장을 하고 꼭 끼거나 노출된 의상을 입는다.
- 행동: 타인을 조종하려고 할 때는 매우 위협적이고 강한 태도를 나타낸다.
- 태도: 자신의 생각에 따라 협조적인 태도에서부터 상당히 적대적인 태도에 이르기까지 다양하다.
- 정동: 자만적이고 자기애적이며 적대적이기도 하고 천박하기도 하다.
- 말: 과장되고 천한 언어, 단어의 오용 등을 볼 수 있다.
- 사고: 자기중심적으로 환경을 비난하며 끊임없이 반복 착취적이다.
- 지각: 특징적으로 이상하지는 않다.
- 병식과 판단력: 장애가 있지만, 말로써 도덕적으로 옳게 여겨지도록 표현하기도 한다.
- 자살-타살: 타살의 가능성이 더 높으나, 타인을 조종하기 위해 자살을 감행하기도 한다.

B. 간호진단

폭력 위험성, 부모역할장애, 비효과적 대처, 가족의 비효과적 대처, 사회적 상호작용 장애, 가족과정 기능장애, 자기 무시

C. 간호계획 및 중재

간호목표 및 기대되는 결과는 다음과 같다.

예 대상자가 타인을 조종하기보다는 자신의 느낌을 이야기할 수 있게 될 것이다.

예 대상자가 자신의 공격적인 충동을 억제할 수 있을 것이다.

ⓐ 치료적 의사소통

- 치료자 자신이 위험하지 않도록 항상 주의한다.
- 환자나 치료의 과정에 대한 지나친 정서적인 몰두를 피한다.
- 안정적이고 일관성 있게 대한다.

ⓑ 인지치료

- 기본적인 인지왜곡
  - 정당화: 마지막 결과는 수단을 정당화한다.
  - 정당화: 생각하는 것이 옳다고 믿는다.
  - 무과실성: "나는 항상 옳은 일만 한다."
  - 타인의 평가절하: "타인들은 중요하지 않다"
  - 결과에 대한 부정: "나는 실패하지 않을 것이다"

ⓒ 약물치료

- 벤조디아제핀계 약물과 항정신병 약물은 바람직하지 않다.
- SSRI나 기분안정제를 사용할 수도 있다: Propranolol, Buspirone, Venlafaxine 등

ⓓ 대인관계 치료

변화에 대한 개인적인 관심은 없으나 구조화된 입원 행동치료 또는 호의적인 느낌을 경험하게 하는 상황에서 약간의 책임감을 느끼게 할 수 있다.

(2) 경계성 성격장애(Borderline Personality Disorder)

평생유병률이 3%로서, 여자에게서 남자보다 약 3배 더 많이 발생한다. 정신과 병동에서 흔하게 볼 수 있는 유형이다.

① 원인

경계성 성격장애는 기분과 충동을 조절하지 못하는 가족적인 경향성이 높다. 기질적으로 공격적이며 강한 애착욕구를 가질 수 있으며, 공격적인 성향의 개인들에게 낮은 세로토닌 수치를 나타낸다. 도파민이나 세로토닌 두 체계중의 하나 또는 둘 다의 조절장애가 있다고 본다. 또한 변연계의 흥분성에 대한 낮아진 역치와 관련이 있는 것으로도 보인다. 확대 가족에게서 약물사용장애, 행동장애, 기분장애, 학습장애 그리고 다른 B군 성격장애 중에 반사회성 성격장애 등이 높은 비율로 나타난다.

분리-개별화이론에 의하면 16개월에서 30개월 사이의 아동들은 대상 항상성을 발달시키지 못하는 양육자와의 관계에서 양육자가 사라질까봐 두려워하게 되어 어머니의 대치물로서의 대상(transitional object)을 찾는데, 보통 곰 인형 같은 것으로 대치하는 것을 볼 수 있다. 비정상적인 부모-자녀 관계로 인한 심한 아동기적 상처에서 야기된 분노를 처리하는 데 어려움이 있을 때, 이를 분리나 해리를 통해 처리하는 경우에 경계성 성격장애가 나타난다.

이외에도 부모부재 또는 부모의 미성숙이나 성격장애, 약물남용이나 기분장애 등의 문제 뿐만 아니라 이혼이나 잦은 이사 등이 원인이 될 수 있다.

② 행동특성

신경증적 장애와 정신병 상태의 경계선상에 있는 질환으로서 경계성 성격장애는 대인관계, 자아상 및 정동의 불안정성, 심한 충동성이 나타난다.

평상시에도 기분의 변동이 심하며 만성적인 공허감과 권태를 호소한다. 또한 실제적인 혹은 상상에 의한 버림받음에 대한 두려움 때문에 혼자 있는 것을 견디지 못하며 이는 자살기도, 면도날이나 담배를 이용한 자해로 이어질 수 있다. 대상자는 격렬한 다툼과 심한 실망으로 변질되는 강렬하고 좌절감을 주는 대인관계를 형성하며 극적인 이상화와 평가절하가 반복되는, 불안정한 대인관계를 맺는 것이 특징이다. 또한 심각하게 지속적인 불안정한 자아상으로 정체감의 혼란을 나타내며, 행동면에서는 매우 충동적이어서 예측할 수 없다. 낭비벽, 성적 문란, 도박, 약물남용, 과식 등의 행동을 보인다. 남들로부터 동정을 받아 타인의 행동을 조정하기 위해서 때로는 자해행위, 자살위협을 하기도 하며 분노나 불안정한 정서를 나타낸다. 타인에게 논쟁적이고 요구적이며 일과성으로 스트레스에 의한 해리증상을 나타낼 수도 있다. 평생 자살률은 10%로 높지만, 중년기에 접어들면서 안정을 찾기도 한다.

③ 정신역동

발달과정의 초기에 어머니에게 가졌던 양가감정의 대상관계가 내재화됨으로써 원시적 방어기전을 계속 사용하게 되어 자신의 주체성은 모호해지고 대인관계에서도 모든 사람들을 선과 악의 이분법적 사고로 분리시킴으로써 왜곡된 인간관계를 갖게 된다. 분리-개별화이론으로 보면, 심리적 발달과정 중 유아기 시절에 의존관계에서 분리되는 과정이 잘못 처리됨으로써 성장 후에도 이별경험에 당면할 때마다 성격의 취약성이 나타나게 된다는 것이다.

④ 간호과정

A. 사정

- 외모: 검정색을 선호하며, 귀 이외의 신체에 구멍을 뚫고, 이상한 형태의 머리를 하며, 문신이나 흉터가 있는 등 극적일 수 있다.
- 행동: 초조 때문에 서성거리며 극단적인 경우에는 자신이나 타인에게 폭력적이거나 재산을 파괴할

수 있다.

- 태도: 협조적인 태도에서부터 상당히 적대적인 태도에 이르기까지 다양한데, 요구를 거절당하거나 직면 당하면 갑자기 분노를 나타내기도 한다.
- 정동: 강렬하며 쉽게 변한다.
- 말: 모멸적인 말을 사용할 수 있다.
- 사고: 질문과 관련된, 대인관계적인 문제들을 자발적으로 자세하게 설명하는데 있어서 이상화와 평가절하를 특징적으로 사용하는 모순된 점이 드러난다.
- 지각: 일반적으로 두드러지지 않는다.
- 병식과 판단력: 장애의 심각성과 최근의 스트레스에 따라 좌우된다.
- 자살－타살: 자살위협, 시늉 그리고 시도들은 상실이나 스트레스에 직면했을 때 나타날 수 있다.

B. 간호진단

타인에 대한 폭력의 위험, 자아정체감 혼란, 비효과적 대처, 기분 조절 장애, 사회적 고립, 가족과정 기능장애, 자기무시

C. 간호계획 및 중재

경계성 성격장애자 간호의 목표와 기대되는 결과는 다음과 같다.

예 대상자가 이분법적인 사고와 그것에 따라 행동하는 충동성을 인식할 것이다.

예 대상자가 자신의 공격적인 충동을 억제할 수 있을 것이다.

예 대상자는 책임있는 역할을 수행하게 될 것이다.

ⓐ 치료적 의사소통

- 안정적이고 일관성 있게 대한다.
- "여기－지금"에 초점을 맞춘다.
- 퇴행이 아닌 환자의 자기주장을 수용하라.
- 융통성 있게 대처한다.
- 서두르지 않고 기다린다.

ⓑ 집단치료

경계성 환자들은 안정된 자기상이 부족하므로 긍정적인 역할 모델을 제공할 수 있는 집단구성원들이 있는 집단이 도움이 된다. 지지, 안정화 그리고 퇴행을 제한하는 것과 같은 실제적인 목표들 위에서 "여기－지금"에 초점이 지속적으로 주어질 수 있다.

ⓒ 인지치료

- 기본적인 인지왜곡
  - 불신과 의심: "세상은 나에게 적대적이다"
  - 왜곡된 지각: "사람들은 거짓과 위선적이며, 이용하려고 조종한다"
  - 취약성: "나는 나 자신을 통제할 수 없다."
  - 무가치함: "나는 사랑받을 자격이 없다"

ⓓ 약물치료

- 항우울제
  - SSRI: 충동성 억제 및 자해충동 조절에 효과적임
  - MAOI: 고혈압 발작에 대비해서 티라민이 함유되지 않은 음식을 제공해야 한다.
  - 기분안정제: lithium, valproate, carbamazepine은 행동조절 불능과 충동성을 감소시키기 위해 일차적으로 사용
  - 항불안제: 벤조디아제핀계는 일시적으로 충동조절을 약화시키나 탐닉의 가능성이 큼
  - 항정신병 약물: 정신증적 피해망상을 조절한다. 만발성 운동장애가 나타날 수 있으므로 주의해야 한다.

ⓔ 대인관계 치료

잘 설정된 치료 계약을 통하여 독립과 환자의 강점에 초점을 맞추어 탄력성을 회복하도록 하는 것이 치료의 초점이다. 버림받을 것이라는 생각을 하는 것이 자기 파괴적인 행동의 근원이라는 것이 인지되면 다른 문제들에 대해서 논의를 통해 교정하는 것이 더 용이해진다.

(3) 연극성 성격장애(Histrionic Personality Disorder)

평생유병률이 1～3%로서, 여자에게서 더 많이 발생한다. 전환장애, 신체화장애, 해리장애와 연관이 있다.

연극성이라는 단어는 그리스어인 자궁을 의미하는 히스테리아(Hysteria)에서 유래되었다.

① 원인

연극성 성격장애는 가족적 소인이 높으며 신체화장애, 알코올 사용장애, 반사회성 성격장애와 유전적인 연관성이 있다고 알려져 있다.

연극성 성격장애의 가족역동을 보면 대부분 남자 중심의 힘을 선호하며 여자는 외모로, 기질적으로 다정한 남자는 귀엽고 익살맞은 행동으로 가족의 관심을 받을 수 있음을 알 수 있다. 강하고 성숙된 역할 모델인 부모가 없으면, 아이들은 타인들에게 유혹 또는 "여성화"의 계략에 의존하게 된다. 연극적인 환자들은 구강기와 오이디푸스기에 고착되어 있다.

② 행동특성

연극성 성격장애자들은 흥분을 잘하고 감정적인 사람들로서, 극적이며, 외향적이고 자기주장적, 자기 과시적이며 허영심이 많다. 다른 사람들의 관심과 주의를 끌기 위해 과장된 표현을 하지만 실제로는 의존적이고 무능하며 지속적으로 깊은 인간관계를 갖지 못한다. 그들의 대인관계와 감정은 강렬하지만, 깊이가 얕고 쉽게 변할 수 있다.

③ 정신역동

해결되지 않은 구강적, 오이디푸스적 요소들을 계속 지니고 있다. 미성숙하여서 천박하고, 허영심이 강하며, 의존적이고, 극적이며 이기적이다. 그들의 내적 세계는 강한 인물에 의해서 지배받는 어떤 세상을 항해하면서 무력하고 두려운 아이의 그것이다. 그들은 간섭(어머니의 보복)과 거절(아버지를 상실하는 내적 경험)을 두려워한다.

중심적인 정신역동은 불안이다. 연극적인 환자들은 그들의 성욕을 억압한다.

④ 간호과정

A. 사정

- 외모: 유행에 민감하며 유명한 디자이너의 옷, 장신구, 몸치장, 머리염색에 특별한 관심이 있다.
- 행동: 극적인 제스처와 눈길을 끄는 표현들
- 태도: 지나칠 정도로 협조적이다.
- 정동: 쉽게 변할 수 있다.
- 말: 활기차고 의도적인 목소리
- 사고: 과장된 어구를 사용하며 전반적인 인상은 피상적이다.
- 지각: 특징적인 이상은 없다.
- 병식과 판단력: 부분적이며 자신들의 자극적인 언행 때문에 위험한 상황에 놓일 수도 있다.
- 자살-타살: 상실이나 유기에 지나치게 반응할 수 있다.

B. 간호진단

폭력위험성, 자아정체감 혼란, 비효과적 대처, 가족과정 기능장애

C. 간호계획 및 중재

연극성 성격장애 대상자 간호의 목표 및 기대되는 결과는 다음과 같다.

예 대상자가 내적 경험에 대해 자세한 주의를 기울이면서, 억압이 경감될 것이다.

예 평범한 태도로 다른 사람의 관심을 끌지 않아도 자존감을 유지할 것이다.

예 사고와 행동이 독립적이 될 것이다.

예 사고가 안정되고 구체적이 될 것이다.

예 자기주장기술이 향상될 것이다.

ⓐ 치료적 의사소통

- 숙고해서 행동하도록 격려한다.
- 매혹적으로 보이는 것 이외의 부분에서 자존감을 가질 수 있도록 지도한다.
- 자기노출, 충고해 주기에 대해 저항함을 고려하여야 한다.
- 문제들을 해결하기 위해서 자신들의 자원들을 사용하게끔 격려한다.

ⓑ 인지치료

- 기본적인 인지왜곡

- "나는 내 자신을 돌보는 데 무능하다."
- "나는 항상 강력한 남자의 관심을 얻어야 할 필요가 있다."
- "만약 내가 재미없고 활기차지 못하면, 누구도 나를 원하지 않을 것이다."
- 지나치게 피상적이거나, 산만한 생각

ⓒ 약물치료

- 항우울제: 거절 민감성, 자극과민성, 불안증상, 충동성 억제 및 자해충동 조절에 효과적임
  - SSRI
  - MAOI

ⓓ 대인관계 치료

과장하지 않아도 타인들이 여전히 대상자들에게서 매력을 찾으려고 할 것이라는 점을 알게 하고 자신들의 자유의지에 의거하여 결정한 행동을 실행할 수 있도록 한다.

(4) 자기애적 성격장애(Narcissitic Personality Disorder)

유병률은 1~6%로 추정되며, 여자 보다 남자에게 더 많이 발생한다. 핵심양상은 과대성, 감탄요구, 공감 부족이 일반적이며, 성인기 초기에 시작요소로 높은 상황에서 나타난다.

① 원인

기질적인 요소로 높은 에너지, 융통성이 없는 도덕심, 말로 표현되지 않는 정서에 대한 민감성 또는 공격적인 욕구에 의해서 유발되는 불안에 대한 내성 결핍이 있다.

Kernberg는 자기애를, 무관심하거나 악의가 있는 양육에 의해서 초래되는, 정신적 기아나 구강적 분노를 포함하는 병적인 과정으로 보았고 아이는 부모의 무관심이나 위협으로부터 탈출을 시도함으로써 과대감을 형성할 수 있다고 하였다. Kohut는 자기애를 병적인 편향으로서가 아니라, 발달의 정지로서 개념화하였다. 부모와의 공감이 충분하게 이루어지지 않을 때, 대상자는 부모들의 이상화된 이미지(image)를 발달시키게 한다. 그런 아이들은 그들 부모의 자기애적 팽창일 수 있으며, 부모의 자존감을 유지하기 위해서 또는 부모의 인생에서 유래한 무엇인가의 대치물로서 기능할 수 있다.

② 행동특성

자기애적 성격장애에서는 자신의 재능, 성취도, 중요성 또는 특출성에 대한 과장된 느낌이 있다. 타인의 비판에 매우 예민하나 감정이입은 결핍되어 있다.

자존심이 불안정하며 남들이 자기를 얼마나 좋게 보고 있는지에 항상 집착되어 있고 타인으로부터 계속적인 관심과 칭찬을 요구한다. 사소한 일에도 쉽게 분노와 패배감, 열등감, 모욕감을 느끼고 우울한 기분에 빠져든다. 이들은 주로 연극, 예술, 운동, 혹은 학문적 탁월성에 집착되어 있는 전문 직업인에서 흔히 볼 수 있다.

자기능력에 대해 비현실적으로 평가하며, 지나친 재물, 권력, 아름다움 또는 이상적 사랑을 원하기도 한다. 이들은 존경과 관심의 대상이 되고자 끊임없이 애를 쓰며 내부의 충실보다는 표면에 나타나는 모습을 더 중요시한다. 자신의 목적을 위해 타인들을 이용하는 등, 대인관계가 착취적이다.

③ 정신역동

Kohut는 자기애성 성격장애가 자신보다 현실적인 감각을 격려하지 않은 부모들의 이상화된 이미지(Kohut imago)를 갈망하면서, 삶의 모든 면에서 완벽해지려고 노력한다고 하였다. 자기애적 환자들은 자신들이 취약하게 될 수 있는 상황들을 피함으로써 자신들의 약한 자존감을 보호한다. 과대성은 고통스러운 정서에 대해 방어하는 경향이 있으며, 타인의 느낌에 대하여 전반적으로 둔감하다.

④ 간호과정

A. 사정

- 외모: 값비싼 보석이나 악세서리로 치장한다.
- 행동: 종종 경직되거나 권위적인 자세를 취한다.
- 태도: 면담이 기대되는 대로 진행되는 경우에는 협조적이다.
- 정동: 위축된 정서에서 활기찬 정서까지 다양

하다.

- 말: 잘 조절되며 분명히 말한다.
- 사고: 성취, 힘, 포부, 연고관계의 사람들, 지식에 대한 과대한 느낌과 연관되며, 타인을 향해 애처로운 태도를 취하고 경멸적일 수도 있다.
- 지각: 특징적인 이상은 없다.
- 병식과 판단력: 타인의 부당한 대우와 대인관계에서의 어려움을 인식할 수도 있다.
- 자살-타살: 자기애에 대해 손상을 받았을 때, 지나치게 반응할 수 있다.

B. 간호진단

자아정체감 혼란, 비효과적 대처, 가족과정 기능장애

C. 간호계획 및 중재

자기애성 성격장애 대상자 간호의 목표 및 기대되는 결과는 다음과 같다.

예 목표도달에만 초점을 두는 대신에, 활동을 즐기는 것이 강조될 것이다.

예 감정적인 반응을 조절하고 긍정적인 요소를 기대할 수 있을 것이다.

예 다른 사람들의 느낌을 공감할 수 있을 것이다.

ⓐ 치료적 의사소통

- 일련의 치료계획을 알 수 있게 미리 알려 주도록 한다.
- 비난으로 여겨질 수 있는 말을 삼가하고 온화한 표현으로 대화한다.
- 환자들이 마음을 열고 자신들의 욕구를 표현하게 한다.
- 역전이 현상에 주의하고 만족이나 처벌을 피한다.

ⓑ 인지치료

- 기본적인 인지왜곡
  - 자기독선: "나는 그것을 정확하게 하였다. 나는 항상 그렇게 한다."
  - 과대성: "당신들이 나의 표준에 맞을 수 있을까?"
  - 착취: "나는 다음에 더 나은 기술을 가진 누군가를 찾아낼 것이다."

ⓒ 약물치료

- 항우울제: 자기애적 손상의 불쾌감, 건강염려증적인 집착과 통증에 사용

ⓓ 대인관계 치료

자기애성 환자들의 치료에서 중요한 측면은 무조건적인 숭배를 기대하는 데서 오는 부담을 지적하고 타인들의 지속적인 관심과 찬성에 대한 요구에 타인들이 응하지 않도록 교육시킨다. 환자는 자신들이 추구하는 목표는 도달될 수 없고 이는 비적응적이라는 점을 알게 해야 한다.

3) C군 성격장애

(1) 회피성 성격장애(Avoidant Personality Disorder)

유병률은 대략 일반 인구의 2~3%이며 남녀에게 모두 동일하게 나타난다.

① 원인

회피성 성격장애를 가진 사람들은 거절에 극도로 예민하고 이로 인해 사회적으로 굉장히 내향적인 삶을 살기도 한다. 기질적으로 친숙하지 않은 사람이나 상황들을 직면했을 때, 현저한 사회적 회피행동을 보인다.

부끄러움은 유전적 혹은 체질적인 소인을 가질 수 있으나 정신사회적 요소들 또한 부끄러움이 표현되는 범위를 조정한다. 부모들이 하찮게 보고 비난하고 거절하면 아이들이 자라서 자존감이 저하되고 결과적으로 사회적 회피를 초래하게 된다. 아이들이 성장하면서 이 경험들이 강화되어지며, 결과적으로 자기-비난과 회피행동이 계속된다. 불안하고 억제된 환자들에게 흔히 나타나는 신체적인 증후는 교감신경계의 과다항진인 심계항진, 동공산대 등이다. Cortisol도 비정상적으로 높다.

② 행동특성

불안하고 억제된 환자들에게 흔히 나타나는 신체적인 증후는 교감신경계의 과다항진인 심계항진, 동공산대 등이다. Cortisol도 비정상적으로 높다. 회피성 성격장애

는 거절이나 비판에 대한 극도의 예민성이 특징이므로 환자는 사회적으로 위축된다. 새로운 사회적 접촉은 그들에게 창피에 대한 두려움을 불러일으키고 결국 그 상황을 회피하게 만든다. 그러나 내심으로는 친밀함을 강하게 원하고 있어 안정된 친분관계를 갖기를 열망하고 있다. 상대방으로부터의 거절에 대해 지나치게 민감하고 두려워하기 때문에 조건없이 확실한 보장을 받을 수 있는 대인관계만을 갖고자 하므로 오래된 소수의 친구를 갖고 있다.

자존심이 낮으며 거절에 대한 지나친 경계심 때문에 심한 마음의 상처를 받으면 다른 사람들로부터 떨어져 나와 운둔생활을 해버린다. 직업적인 영역에서는 수동적인 분야에서 일한다.

③ 정신역동

회피성 성격장애의 중심역동은 부끄러움이며, 이것은 내적 표준이나 자아이상에 따라 생활하지 못한다는 느낌과 관련된다. 그것은 무능하고 나쁜 것으로 여겨짐을 의미한다. 죄책감은 내적인 규칙을 깨는 데 대한 양심의 가책이며 처벌에 대한 걱정이다.

수줍음을 타는 체질적인 소인이 있기는 하지만, 환경에 의해 강화되고 양육된다. 적대적이거나 참을성이 없으며 감정 표출을 하는 양육자는 아이에게 자존감의 감소와 "결함"이 있다는 확신감을 주게 된다. 고통스러운 불쾌감이 낮은 자존감과 동반되는데, 이것은 거절당했다는 느낌 뿐만 아니라 결함이 있다는 자신들의 느낌들 때문에 생겨난다. 타인들로부터 잠재적인 피해를 피하는 것이 회피성 성격장애의 중심행동이 된다.

④ 간호과정

A. 사정

- 외모: 특징적이지 않다.
- 행동: 종종 초조해하면서 불안해할 수 있고 지나친 경계를 하는 것으로 보일 수 있다.
- 협조: 수용적인 분위기에서는 협조적이다.
- 정동: 처음에는 위축된 정서일 수 있으나 편안해지면 활기찬 정서까지 다양하다.
- 말: 특징적인 이상은 없지만 불안에 의해 제한되어 있다.
- 사고: 주변 환경에 대한 민감성과 대인관계에 대한 불안을 표현하고 관계사고를 가질 수도 있다.
- 지각: 특징적인 이상은 없다.
- 병식과 판단력: 불안과 과민성에 대해 알고 있으나, 회피성 행동에 대해서는 제한된 병식을 가질 수 있다.
- 자살-타살: 보통 자신이나 타인에게 위험하지 않다.

B. 간호진단

자아정체감 혼란, 비효과적 대처, 사회적 상호작용 장애, 가족과정 기능장애

C. 간호계획 및 중재

회피성 성격장애 대상자에 대한 간호목표 및 기대되는 결과는 다음과 같다.

예 지지와 공감을 통해 공공연하게 자기표현이 증가될 것이다.

예 사회적인 역할 수행에 대한 회피반응이 줄어들 것이다.

ⓐ 치료적 의사소통

- 환자를 치료에 참여시키기 위해 많은 노력이 요구되는데 공감과 지지적인 접근은 편안함을 증진시킨다.
- 비현실적인 약속이나 제안을 하지 말고 과잉보호하지 않도록 한다.
- 약물남용 가능성이 있음에 유의한다.
- 대인관계에서 보다 적극적인 역할을 하게끔 격려한다.

ⓑ 인지치료

- 기본적인 인지왜곡
  - 회피: "나는 결함이 있다. 누가 나를 좋아하겠는가?"
  - 거절: "누군가가 나를 거절한다면, 나는 부적절한 것이 틀림없다."

– 비난: "나는 결코 어떤 것에도 도달하지 못할 것이다."
– 잘못된 해석: "사람들이 내가 쓸모가 없다고 생각하면, 그것은 틀림없이 사실이다."
– 칭찬을 사용하지 않음: "내가 누군가를 좋아한다는 것을 남이 알아서는 안 된다."
– 파국적인 불쾌감: "내가 우울해지면, 그 기분은 나를 압도해버릴 것이다."
– 포기: "나는 어차피 실패할건데 왜 내가 애를 쓰는가?"

회피성 성격장애 환자들의 잠재적인 거절(회피)이 나타나는 상황에서 치료자는 소크라테스식 질문(guided discovery)으로 대상자의 왜곡된 인지에 따른 불쾌 정서와 회피적인 행동에 따른 불편감을 감소시키려 하고, 회피가 문제해결이 되지 않을 것이라는 데 대상자가 동의하게끔 한다. 위협적인 상황에 대한 우선순위를 정하고, 체계적 탈감작이나 역할연기를 통해 노출요법을 실시한다. 노출 동안에 그들의 예견과 모순이 되는 증거를 제공한다. 이완훈련은 두려워하는 대상과의 접촉 전에 시행한다.

ⓒ 약물치료

• 항불안제: 불안을 개선시키는 데 효과적임
• 이 외에 MAOI, TCAs, Buspirone 베타블로커 등이 있다.

ⓓ 집단치료

회피성 환자들은 대중 앞에서 이야기할 때 어려움이 있다. 집단 환경 내에서 적절한 옷차림과 사회적인 경험을 할 수 있다.

ⓔ 대인관계 치료

환자들은 자신들이 결함이 있고, 집 밖에서는 성공하지 못할 것이며, 타인들을 피해야만 한다는 느낌을 가지고 있다. 환자들의 일상적인 대인관계 속에서 변화를 일으키는 방식으로 대인관계 치료의 효과성을 평가해야 한다.

(2) 의존성 성격장애(Dependent Personality Disorder)

평생유병률은 2~4%이며, 여자에서 호발한다.

① 원인

쌍생아 연구에 의하면 일란성에서는 이란성에서보다 더 높게 나타나서 유전적 원인도 시사되고 있다. 어린시절 만성 신체질환을 앓은 사람에게서 발생하는 경향이 높다.

어릴 때 지나치게 허용적이거나 지나치게 통제하는 두 가지 경우에서 모두 관련이 있다고 지지하는 연구들이 있다. 지배적이며 과잉보호적인 부모에 의해 성장한 아이들은 의존적이다. 이러한 유형의 가족들은 자녀에게 자율성을 주고 난 다음 비난이나 처벌을 한다. 아이들은 독립성에 대한 그들의 타협이 애착 대상으로부터 애정 상실을 의미하는 것으로 두려워할 수 있다. 결과적으로 자녀에게 지나치게 몰두하는 부모들은 의존심을 조장하게 된다.

② 행동특성

의존과 복종이 특징적이다. 핵심양상은 돌봄을 받고자하는 만연된 지나친 욕구가 복종적이고 매달리는 행동과 이별공포를 초래하는 것이다. 환자들은 자기확신이 결여되어 있어 타인의 도움과 보살핌을 항상 필요로 하며 자신의 삶에 있어서의 책임을 타인에게 맡긴다. 스스로를 돌보거나 결정을 내리고 혼자가 되는 것을 견디지 못하며 스스로를 바보 같고 나약하다고 느낀다. 염세적이고 수동적이며 성적 또는 공격적 느낌을 표현하는데 두려움을 갖고 있는 것이 특징이다. 이들은 자신이 책임져야 할 입장을 회피할 뿐만 아니라 어쩔 수 없이 책임져야 할 때에는 불안해한다. 또한 사소한 일도 자신이 결정하지 못하고 상대방의 주장에 따르기만 하고, 자기의 욕구는 억제한다. 이는 자신을 도와주는 사람과의 관계가 끝날지 몰라 두려워하기 때문이다.

③ 정신역동

구강기적 성격의 성인은 사랑과 관심을 제공하는 타인들에게 의존하거나(의존성 성격장애) 또는 자신에게 사랑과 관심을 준다(자기애성 성격장애). 의존적인 행동은 보다 깊은 공격적인 충동에 대한 하나의 타협이거나 은신처(반동형성)일 수 있다. 지나치게 통제적인 부모에 의해 자율성의 시도는 강화되어지지 않으며, 심지어 처벌을 받을 수도 있다. 또한 의존적인 행동이 보상되기도 한다. 그리고 이런 가족 내에서는 정서적인 표현이 제한되어 있고 언어적인 표현이 주어지지 않고 있으므로 대상자가 신체적 애정표현을 지속적으로 추구할 수 있다.

④ 간호과정

A. 사정

- 외모: 유행에 뒤떨어지고 초라한 의복을 착용하고 있다.
- 행동: 새로운 치료자에 대해 초조해하면서 불안해할 수 있다.
- 협조: 수용적인 분위기에서는 협조적이다.
- 정동: 보통 적절하며 두려움이 전달되기도 한다.
- 말: 불안을 반영할 수 있다.
- 사고: 수동적이며 타인이 결정을 내리게 하고 거의 의견을 표현하지 않으며 타인에 대하여 자아동조적인 신뢰감을 가지고 있다.
- 지각: 특징적인 이상은 없다.
- 병식과 판단력: 타인에 대한 의존에 대해 알고 있으나, 그것을 문제라고 여기지 않는다.
- 자살-타살: 보통 자신이나 타인에게 위험하지 않다.

약물남용이나 일반적인 의학적 장애가 있을 때 위험은 증가한다.

B. 간호진단

자아정체감 혼란, 비효과적 대처, 가족과정 기능장애, 비효과적 역할수행, 사회적 상호작용 장애

C. 간호계획 및 중재

의존성 성격장애 대상자 간호의 목표 및 기대되는 결과는 다음과 같다.

예 스스로의 의존적인 행동에 대해 문제가 있다는 것을 인식하게 될 것이다.

예 독립에 대하여 환자가 두려워함을 밝힐 수 있을 것이다.

ⓐ 치료적 의사소통

- 의존적인 행동에 초점을 둘 때 재치있고 부드러운 태도로 허용하지 않는다.
- 독립적인 생활양식에 대한 장애물을 확인하고, 탐색할 것을 제안한다.
- 환자의 독립적인 역할 모델이 되도록 한다.

ⓑ 인지치료

- 기본적인 인지왜곡
  - "나는 부적절하며 무력하다. 나는 스스로 일을 처리할 수 없다."
  - 나는 나를 보살펴주고 나를 보호해 줄 어떤 사람을 반드시 찾아야 한다."

소크라테스식 질문을 사용하여 의존성 성격장애 환자들이 자기주장, 문제해결, 효과적인 의사결정이 자신들의 삶에 이익이 된다는 점을 알게 한다. 복종이 문제라는 것을 확인시켜 줌으로써 환자의 적극적인 참여를 유도할 수 있다. 독립성을 단계적으로 준비시키는 것이 중요한 개입이 된다.

ⓒ 집단치료

집단은 학습을 촉진시키고 환자들에게 보다 독립적인 해결책들을 시도할 수 있는 용기를 제공하고, 새로운 양식의 상호작용을 추구하도록 하므로 집단은 의존적인 환자들에게 효과적인 치료방식이 될 수 있다.

ⓓ 대인관계 치료

"복종"의 반대는 "통제"라기보다 "분리"일 수 있다는 점을 환자가 인식하게끔 하여야 한다. 환자들이 자기주장적이 되는 것을 배울 수 있다면 치료효과를 기대할 수 있다.

(3) 강박성 성격장애(Obsessive–Compulsiv Personality Disorder)

유병율은 일반 인구에서 약 2% 정도이다. 남자들이 여자들보다 최소한 2배 정도 더 높다.

① 원인

유전적 요인이 있어 가족 중에 강박성 성격장애의 빈도가 일반 인구보다 높다.

프로이트에 의하면, 항문기에 해당하는 생후 2~4세경에 대소변 가리기 훈련과정에서 어린아이의 욕구와 어린아이를 사회화시키려는 부모의 요구 사이에 갈등이 나타나는데 이러한 갈등이 제대로 해결되지 않을 때 강박성 성격이 싹트게 된다는 것이다.

② 행동특성

강박성 성격장애의 기본적 특징은 규칙, 순서, 인내심, 완고함, 완벽주의 그리고 감정표현의 인색함이다. 대인관계에서는 따뜻함이나 부드러움을 표현하는 능력이 제한되어 있다. 모든 일에 엄격하고 완고해서 다른 사람들에게 거리감을 준다.

지나치게 인색한 생활을 함으로써 옹졸한 사람으로 보여진다. 대인관계에 있어서 주로 수직관계를 유지하기 때문에 자신도 윗사람에게 철저히 복종하지만 다른 사람들도 자기에게 복종하기를 원한다.

주위 사람들이 완벽하지 못할 때는 경멸하고 분노를 느끼지만 겉으로 표현하지는 않는다. 이들은 혹시나 실수를 하지나 않을까 하는 두려움 때문에 모든 일에 우유부단한 자세를 취한다. 사회생활에서는 이들의 정돈성과 완벽성 때문에 융통성이 요구되는 직업에서는 실패하지만 정확성이 요구되는 직업에서는 성공적일 수 있다.

③ 정신역동

강박적인 사람의 중심 역동은 사랑받지 못한 아이와 같은 느낌이다. 냉담하고 요구적인 부모들에 의해서 강박적인 환자들은 그들의 양육자에 의해 사랑받거나 원한다는 느낌을 받지 못하였다. 불합리하게 통제하는 부모들은 화와 공격성을 표현할 뿐만 아니라 받아들일 수 없는 행동을 억누른다. 강박성 성격장애의 정신역동은 분노와 의존욕구의 방어적인 처리를 포함하고 있으며, 둘 다 의식적으로 환자들에게 받아들여질 수 없는 것이다. 부모들의 요구는 처벌적이고 엄격한 초자아 속으로 통합된다.

환자들은 빈틈이나 결점 없이 높은 성취자로 발전함으로써, 마침내 사랑받고 받아들여질 것이라고 믿는다. 이 성취를 혹독하게 추구하는 데는 2가지 모순이 있다. 첫째, 환자들은 단지 일시적인 자존감의 상승만을 얻게 된다. 왜냐하면 그들의 성취에 대한 동기는 타인을 기쁘게 하기 위함이기 때문이다. 둘째, 강박적인 환자들의 명백한 자율성에도 불구하고 그들은 실제로 지속적으로 엄격한 비난자인 자신들의 초자아로부터 거의 자유롭지 않다. 결과적으로 그들은 지나치게 도덕적이 되며 상상이 부족할 수 있다. 합리적인 사고, 규율 그리고 정리정돈은 자기비난에 의해 퇴화된 자존감을 보강시킨다.

④ 간호과정

A. 사정

- 외모: 전통적인 복장으로 딱딱하게 품위를 갖추고자 한다.
- 행동: 움직임이 없고 신체적인 언어로는 표현되지 않으며 몸짓이나 얼굴표정은 거의 없다.
- 협조: 종종 면담을 통제하려고 노력하며, 어려움을 제기할 수 있다.
- 정동: 다양하지 못하며 종종 화나 분노를 나타낸다.
- 말: 억양이 단조롭다.
- 사고: 사건들을 상세하게 기술하고 논리정연하게 말한다. 정서적 내용은 부족하다.
- 지각: 특징적인 이상은 없다.
- 병식과 판단력: 종종 제한되어 있고, 정서적 생활의 가치를 알거나 일별레 같은 태도를 변화시키는데 상당한 어려움을 가지고 있다.
- 자살－타살: 보통 자신이나 타인에게 위험하지 않다.

약물남용, 상황적 위기가 있을 때 위험성이 증가한다.

B. 간호진단

자아정체감 혼란, 비효과적 대처

C. 간호계획 및 중재

강박성 성격장애 대상자의 간호목표 및 기대되는 결과는 다음과 같다.

예 타인에게 다정하고 협동적인 태도를 나타낼 것이다.

예 보다 인간적이고 현실적인 가치관을 나타낼 것이다.

ⓐ 치료적 의사소통

- 적극적으로 환자의 느낌들을 추적하도록 한다.
- 명백하게 파괴적인 강박행동(음식, 성행위, 약물, 알코올, 도박)은 정신치료를 시작하기 전에 다루어져야 할 필요가 있다.

ⓑ 인지치료

- 기본적인 인지왜곡
  - "그것은 완벽해야만 한다. 나는 스스로 그것을 해야 할 것이다."
  - "모든 일을 하는 데는 좋은 방법과 나쁜 방법이 있다."
  - "따라야 할 규칙들이 있으며, 규칙들을 어긴데 대한 처벌이 있다."
  - "내가 일들을 통제하지 못하면 혼돈이 초래된다."
  - "나는 올바른 선택을 할 때까지 이 결정을 곰곰이 생각한다."

ⓒ 약물치료

- 일부 강박적 행동은 충동조절장애의 결과일 수 있다.
- 이런 경우에는 항우울제, lithium, buspiron, propranolol로 치료한다.

ⓓ 집단치료

- 강박적인 환자들은 집단치료를 통해 효과를 볼 수 있다.
- 길고 상세한 설명을 "여기, 지금"의 식으로 직면시키는 것은 집단 환경에서 보다 잘 견딜 수 있게한다. 강박적인 환자들은 모험을 하고 우유부단함을 감소시키게끔 격려될 수 있다.

ⓔ 대인관계 치료

환자들이 행복해지고 성공적이기 위해서 완벽해질 필요가 없다는 점을 깨닫게 하는 것이 도움이 된다. 그들이 자신의 행동에 대해서, 현재 상황에서 극단적이라는 점을 이해한다면 변화의 가능성은 매우 높다.

4) 기타 성격장애

(1) 다른 의학적 상태로 인한 성격변화

다른 의학적 상태로 인한 성격 변화의 핵심양상은 다른 의학적 상태의 직접적인 병태생리학적 효과에 의해 발생한 것으로 판단되는 지속적인 성격의 장애이다. 다른의학적 성격변화 진단은 만약 장애가 다른 의학적 상태로 인한 다른 정신질환(예, 뇌종양으로 우울장애)으로 설명이 된다면 진단을 해서는 안된다.

(2) 달리 명시되는 성격장애(Other Specified Personality Disorder)

사회적, 직업적 또는 다른 중요한 기능 영역에서 임상적으로 현저한 고통이나 손상을 초래하는 성격장애의 특징적인 증상들이 두드러지지만, 성격장애의 진단분류에 속한 장애 중 어느 것에도 완전한 기준에 만족하지 않는 발현징후들에 적용된다. 달리명시되는 성격장애 범주는 발현징후가 어떤 특정성격장애의 기준에 맞지않은 특정한 이유에 대해 의사소통 하기위해 임상의가 선택한 상황들에서 사용된다. 이는 '달리 명시되는 성격장애'를 기록하고, 이어서 특정한 이유(예, 혼합형 성격양상)을 기록한다.

(3) 명시되지 않는 성격장애(Unspecified Personality Disorder)

사회적, 직업적 또는 다른 중요한 기능 영역에서 임상적으로 현저한 고통이나 손상을 초래하는 성격장애의 특징적인 증상들이 두드러지지만, 성격장애의 진단분류에 속한 장애 중 어느것에도 완전한 기준을 만족하지 않는 발현징후들에 적용된다. 명시되지 않는 성격장애 범주는 기준이 특정성격장애의 기준에 맞지 않은 이유를 명시할수 없다고 임상의가 선택한 상황들에서 사용되며, 좀 더 특정한 진단을 내리기에는 정보가 불충분한 발현 징후들을 포함한다.

5. 간호평가

성격장애자를 위한 간호목적은 성격을 완전히 바꾸는 것이 아니라 그의 삶의 질이 개선되고 인간관계에 잘 적응할 수 있도록 도와주는 것이다.

성격장애자를 위한 간호를 수행한 후에 결과 평가를 위해 다음과 같은 질문을 해 볼 수 있다.

- 대상자의 충동적이고 조종적인 자기중심적 행동이 감소하였는가?
- 대상자는 대인관계에 대해 만족하는가?
- 대상자는 친밀한 관계형성에 참여하는가?
- 대상자는 긍정적으로 행동이 변화되고 있음을 인식하는가?
- 대상자는 스트레스와 감정을 잘 조절할 수 있는가?

6. 요약

- 성격장애는 한 개인의 생각과 감정 그리고 대인관계나 행동양식이 그가 속한 사회의 문화적 기대로부터 심하게 벗어난 상태를 말한다.
- 유전적, 심리적, 사회문화적 요인과 관련되어 나타나는 경향이 있다.
- 성격장애자는 자신의 행동특성이 다른 사람에게 미치는 영향을 인식하지 못할 뿐만 아니라 자기 위주로 주위 환경을 자신에게 맞추고자 하는 특성이 있고 자신의 행동특성을 스스로 용납하는 자아동조적인 특징이 있다.
- A군 성격장애는 편집성 성격장애, 조현성 성격장애, 조현형 성격장애가 포함되며 괴상하고 편벽된 특성을 보인다.
- B군 성격장애는 반사회적 성격장애, 경계성 성격장애, 히스테리성 성격장애, 자기애성 성격장애가 포함되며 극적이고 감정적으로 변덕스러운 특성이 있다.
- C군 성격장애는 의존성 성격장애, 강박성 성격장애, 회피성 성격장애가 포함되며 불안하고 겁이 많은 특성이 있다.
- 편집성 성격장애의 행동특성은 충분한 근거 없이 타인들이 자신을 착취하고 자신에게 해를 끼칠 것이라고 예측하여 타인의 말과 행동에 숨겨진 의미를 찾으려 하면서 지속적인 의심과 불신을 나타낸다.
- 편집성 성격장애자의 중심적인 방어기전은 투사와 부정, 반동형성, 투사적 동일시이다.
- 편집성 성격장애자에게 사건들에 대한 부정적인 견해나 분노에 직면시키지 말고, 중립적, 사무적인 태도로 대하고 존중해야 한다.
- 조현성 성격장애의 기본 양상은 일생 동안 사회로부터 고립되어 있으며 다른 사람들과의 관계형성 능력과 적절히 반응하는 능력에 심각한 장애가 있다.
- 조현성 성격장애자와 거리를 지나치게 가까이 하지 않도록 고려해서 신체적 정서적 거리감을 존중한다.
- 조현형 성격장애자는 망상이나 환각없이 와해된 행동 및 언어, 정서의 둔마를 보이므로 기이하거나 괴상하게 보인다.
- 조현형 성격장애자는 상황이 바뀌면 적응하기 힘들어하기 때문에 인지적인 면에 관심을 갖는 것이 중요하며, 사회적으로 적합한 옷차림과 행동을 강화하여 전반적인 외양과 환경에 따른 적응수준을 향상시켜야 한다.
- 반사회적 성격장애자의 정신역동은 양심의 부재 또는 초자아 기능 결함이 있으며, 원시적인 질투로 대상을 무자비하게 공격함으로써 자신의 이득을 충족시키고, 자존감을 고양시킨다.
- 반사회적 성격장애 대상자에게는 문제행동을 중립적이고 사무적인 태도로 설명하고, 현재 문제에 초점을 두도록 하기 위해 직면의 방법을 사용한다.

• 경계성 성격장애는 기분과 충동을 조절하지 못하는 가족적인 경향성이 높으며, 발달과정의 초기에 어머니에게 가졌던 양가감정의 대상관계가 내재화됨으로써 원시적 방어기전을 계속 사용하게 되어 자신의 주체성은 모호해지고 대인관계에서도 모든 사람들을 선과 악의 이분법적 사고로 분리시킴으로써 왜곡된 인간관계를 하게 된다.
• 경계성 성격장애자는 구조화된 규율을 정해두고 주의 깊게 관찰해야 한다. 또한 대상자가 건전한 행동기준을 따를 것으로 기대하면서 현실적인 기대에 부합하지 않는 경우 즉시 직면시킨다.
• 연극성 성격장애는 가족적 소인이 높으며, 신체화장애, 알코올사용장애, 반사회성 성격장애와 유전적인 연관성이 있다.
• 연극성 성격장애의 간호목표는 대상자가 자율성, 긍정적인 자아상, 성숙한 문제해결능력을 키우는데 중점을 둔다.
• 자기애적 성격장애자들은 자신들이 취약하게 될 수 있는 상황들을 피함으로써 자신들의 약한 자존감을 보호한다.
• 회피성 성격장애는 거절이나 비판에 대한 극도의 예민성이 특징이므로 사회적으로 위축된다. 따라서 간호사는 더 많은 지지와 안심을 제공하는 것이 필요하다.
• 의존성 성격장애는 의존과 복종이 특정적이다. 따라서 환자 스스로 결정하도록 격려하고 정신치료를 제공하여 장기간에 걸쳐 성격을 재구성하는 작업을 하는 것이 좋다.
• 강박성 성격장애의 특징은 규칙, 순서, 인내심, 완고함, 완벽주의 그리고 감정표현의 인색함이다.

풀어보기

1. 27세의 김OO은 활동요법 중에 특이한 몸짓이나 말을 하는 등의 다른 사람들의 주목을 끄는 행동을 수시로 하며, 작은 일에도 화를 내고 간호사에게 여러 가지 증상을 호소하며 투약에 대한 요구를 많이 하는 편이라서 간호사들이 힘들어하고 있다. 이 환자를 위한 간호중재로 피해야 할 것은?

① 환자에 대한 간호사의 부정적 감정에 대해 점검하고 동료와 이에 대해 토론함으로써 감정을 정화시킨다.
② 말썽이 나지 않도록 그 환자의 요구는 융통성있게 들어줄 것임을 암시적으로 알린다.
③ 그의 행동에 따른 결과에 대해 스스로 파악할 수 있도록 일기를 쓸 것을 권유한다.
④ 모든 간호사와 직원들이 일관성있게 그 환자를 대하도록 한다.

2. 충동적인 행동을 하는 환자에 대한 행동수정 프로그램을 실시하기 위해 간호사가 해야 하는 일로 적절하지 않은 것은?

① 충동적인 행동이 있기 이전의 감정이나 욕구 등을 환자가 확인하도록 도와준다.
② 환자의 문제되는 충동적인 행동이 자신이나 타인에게 미치는 영향에 대해 생각해 보도록 조언한다.
③ 충동성을 자극하는 상황을 확인하고 대안이 될 수 있는 행동에 대해 토론하도록 한다.
④ 대상자가 원하면, 분노조절이나 자기주장훈련 등의 교육을 받도록 권유해 본다.

3. 면담 시 시선을 피하며 질문에 대하여 가능한 한 간단히 답변하려고 하며 지나치게 형이상학적인 내용에 대해 관심을 가지는 대상자는 어느 유형에 속하는가?

① 조현성 성격장애
② 회피성 성격장애
③ 경계성 성격장애
④ 강박성 성격장애

4. 경계성 성격장애자에 대한 설명으로 옳은 것은?

① 상대를 의심하고 평가절하하는 경향이 있어 대인관계가 불안정하다.
② 충동적으로 반사회적 행동을 보이기는 하나 옳고 그름은 알고는 있다.
③ 만성적 권태감, 공허감, 전반적인 과대성이 있고 거만하므로 관계형성이 어렵다.
④ 계획성이 부족하여 과소비, 물질남용, 폭식 등을 나타내며 사기성도 두드러진다.

5. 다음 설명 중 옳은 것은?

① 강박성 성격장애자는 질문에 대해 정확하게 답변하려고 애를 쓰며 감정이 풍부하여 표현이 다양하다.
② 회피성 성격장애자는 자신이 실수하거나 대답을 잘못할까봐 불안하므로 대인관계를 피하게 된다.
③ 의존성 성격장애자는 특정인물과 오랜 기간 지속적으로 관계를 유지하며 그 대상을 조종하려는 경향은 거의 없다.
④ 연극성 성격장애자는 자기의 업적을 지나치게 내세우며 남의 감정은 무시하나 그로부터 무시당할까봐 두려워한다.

6. 경계성 성격장애 발병에 중요한 역할을 하는 것으로 알려져 있는 방어기전으로, 자신이 수용하지 못하는 감정, 충동, 사고를 타인에게 투사함으로써 타인을 조정하려는 방어기전은?

① 합리화 ② 주지화 ③ 평가절하 ④ 투사적 동일시

7. DSM-5-TR의 성격장애 정의로 옳은 것은?

① 현저한 기억장애를 초래한다.
② 청년기 혹은 초기 성인기에 시작되어 불안정적으로 장기간 지속된다.
③ 타 정신질환의 현상이나 결과로 잘 설명되지 않는다.
④ 약물의 생리적 효과나 다른 의학적 상태로 인한 것이다.

8. 자신의 행동에 대해 양심의 가책을 느끼지 않고 후회하지 않는 성격장애와 관련 있는 성격구조는?

① 자아(ego) ② 원욕(id) ③ 초자아(superego) ④ 의식(conscious)

정답

1.②, 2.④, 3.①, 4.②, 5.③ 6.④, 7.③, 8.③

>> 참고문헌

- 권석만 저(2007). 현대 이상심리학. 학지사.
- 권혜진 외(2016). 정신건강간호학. 수문사.
- 김성재 외(2019). 정신건강간호학. 학지사메디컬.
- 김성재 외(2023). 정신간호총론. 수문사.
- 도복늠 외(2009). 최신 정신건강간호학 각론. 정담미디어.
- 도상금 외(2011). 충동통제장애. 학지사.
- 민성길 (2015). 최신정신의학 제6판, 일조각 586-614
- 민성길 외(2009). 최신정신의학. 일조각.
- 박원명 외(2014). 정신의학적 진단의 핵심. 시그마프레스.
- 박현숙 외(2008). 실무중심의 정신건강간호학 하. 현문사.
- 이광자 외(2006). 정신간호총론. 수문사.
- 이은옥 외(2007). 간호진단과 중재. 서울대학교출판부.
- 이정숙 외(2010). 정신건강간호학. 현문사.
- 장우성 역(2003). 알기쉬운 성격장애 2판. 하나의학사.
- American Psychiatric Association(2013). Diagnostic and Statistical Mannual of Mental Disorders: DSM-5, 5th Eds. Washington D. C: APA.
- APA 저, 권준수 외 역 (2023). DSM-5-TR 정신질환의 진단 및 통계편람(제5판 수정판). 서울: 학지사. 805-854.
- Bornstein, R. F., Bianucci, V., Fishman, D. P., &Biars, J. W. (2014). Toward a firmer foundation for DSM-5.1 : Domains of impairment in DSM-IV/DSM-5 personality disorders. Journal of Personality Disorders, 28(2), 212-224. https://doi.org/10.1521/pedi_2013_27_116.
- Glen O.Gabbard M. D.(이정태, 채영래 역)(2008). 역동정신의학. 하나의학사.
- Gunderson JG, Links P.(2008). Borderline Personality Disorder: A Clinical Guide. 2nd ed. American Psychiatric Press, Inc; Washington, DC: 2008.
- Hofmans, J., Vergauwe, J., & De Clercq, B. (2023). Contemporary methodological considerations for key issues in research on personality disorder development. Personality Disorders: Theory, Research, and Treatment, 14(1), 83.
- Preti, E., Richetin, J., Poggi, A., & Fertuck, E. (2023). A model of trust processes in borderline personality disorder: A systematic review. Current Psychiatry Reports, 25(11), 555-567.

- 참고사이트

- http://cafe.daum.net
- http://cafe.naver.com/addictionforum
- http://en.wikipedia.org
- http://www.behavenet.com
- http://www.dandobak.or.kr
- http://www.pgcc.go.kr

제 17 절 신경인지장애와 간호

학습목표

- 다양한 신경인지장애를 정의하고 구별한다.
- 신경인지장애의 원인과 역동을 설명한다.
- 신경인지장애의 행동특성에 대해 설명한다.
- 신경인지장애 대상자에게 간호과정을 적용한다.

주요용어

- 가성치매 pseudodementia
- 섬망 delirium
- 알츠하이머 Alzheimer
- 일몰 증후군 sundown sysndrome
- 치매 dementia
- 신경인지장애 neurocognitive disorders, NCDs

1. 신경인지장애의 정의

신경인지장애(neurocognitive disorders, NCDs)는 뇌의 영구적인 손상, 일시적 기능장애 등과 같은 요인에 의해 인지나 기억에 대한 결함이 발생하며 이전의 기능상태로부터 심각한 변화를 경험하는 장애이다. 이상과 같이 지남력, 기억력, 지적능력, 판단력 및 정서 등의 장애가 특징이며 DSM-5-TR에서는 섬망, 경도 신경인지장애(mild NCD), 주요 신경인지장애(major NCD)로 분류된다. 섬망은 급성적으로 발병하고 의식의 장애, 수분, 수 시간 혹은 하루 종일 변동이 있는 지남력 상실과 혼동의 증상이 특징적으로 나타나며, 경도 신경인지장애는 대상자의 독립적인 능력에 방해가 되지 않는 중간 정도의 인지적 기능장애를 보이고 주요 신경인지장애는 대상자의 독립적인 능력을 방해하는 의미 있는 인지적 기능장애가 있으며 도움이 필요하다. 이렇게 다양한 NCDs의 분류는 주의집중, 운동능력, 학습과 기억, 언어, 지각 혹은 사회적 인지의 영역에 기반하여 판단한다.

2. 원인

치매를 일으키는 원인은 여러 가지가 있으며 퇴행성 뇌질환 중 하나인 알츠하이머병은 가장 흔한 치매의 원인질환이다(그림 9-17-1).

1) 생물학적 소인

신경인지장애의 원인은 유전, 뇌조직의 파괴, 신경생화학적 변화, 뇌구조의 변화, 외상, 독성물질노출, 물질중독 등의 생물학적 원인으로 설명한다.

(1) 유전적 소인

인지적 손상과 운동실조가 주된 증상인 헌팅턴무도병은 상염색체 우성유전으로 대뇌피질의 손상을 보인다. 또한 염색체 19의 apolipoprotein E4의 결함, 염색체와 14, 21번의 손상이 노인기 후반에 발병된 알츠하이머병과 관련됨이 보고되고 있어 신경인지장애와 유전의 관련성을 뒷받침해 주고 있다.

(2) 감염질환

섬유성 단백질인 프리온(Prion)이나 미세단백질은 광우병(Creutzfeldt-Jakob disease)의 염증성 과정과 관련이

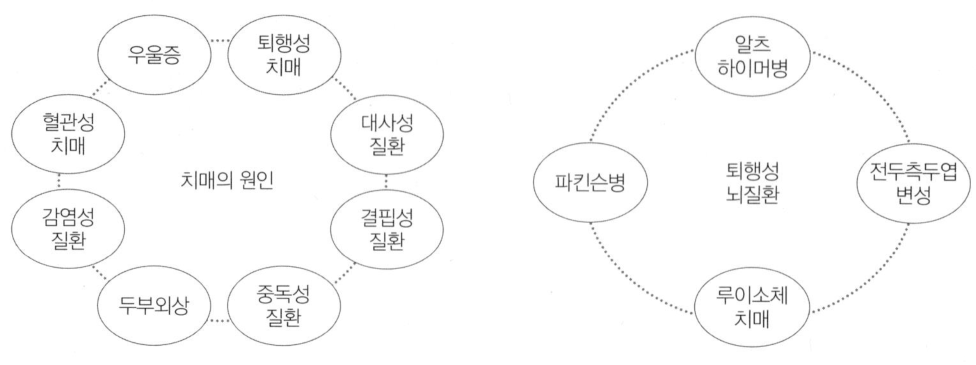

그림 9-17-1 치매의 원인

있다. 프리온은 아밀로이드 미세섬유의 특성을 가지며 대뇌피질의 회백질에서 발견된다. 이는 프리온과 알츠하이머와의 관련성을 시사해 주고 있으나 알츠하이머에서 발생하는 아미노산과 프리온의 배열의 차이로 아직까지는 가설로 남아있다. 뇌 및 수막의 급성 감염은 의식장애, 섬망 등의 급성 증후군을 일으킬 수 있다. 단순 포진 뇌염은 급성기에 정신병적 행동을 유발시킬 수 있고 매독과 같은 만성 세균감염도 후유증으로 지능의 저하, 인격변화 등을 초래한다. HIV는 면역세포 뿐만 아니라 중추신경계를 감염시키며 염증반응 및 뇌병변을 일으키는 것으로 보고되고 있다. 이밖에도 뇌종양과 같은 뇌의 구조적 변화와 약물에 대한 독성반응으로 인한 증상 발현 등 다양한 요인이 있다.

(3) 신경유독물질

알츠하이머 환자의 뇌에서 알루미늄이 발견된 이래 알루미늄의 유독성으로 인하여 알츠하이머 발병에 영향을 준다는 주장이 지속되고 있으며, 이는 아연의 독성작용과 함께 계속 연구가 진행 중에 있다.

(4) 혈관장애

알츠하이머 환자의 뇌에서 모세혈관벽의 물리적인 변화가 발견되었다. 즉, 알츠하이머 환자의 뇌 모세혈관에서 아밀로이드 침전물이 관찰되었으며, 이는 혈청단백질이 혈관결절과 미세 신경세포의 상실 등으로 인해 뇌혈관 장벽에서 뇌 안으로의 혈청 유입을 발생시키는 것이 원인이라 보고되고 있다. 이밖에도 다경색 치매는 뚜렷한 신경학적 증후를 일으키지 않는 다발성의 소동맥 경색에 의해 발생되는 것으로 혈관장애와 신경인지장애와의 관련성을 뒷받침해 주고 있다.

(5) 신경전달물질

알츠하이머 환자에게서 아세틸콜린 전이효소(choline acetyltransferase)의 활동의 저하가 관찰되었다. Acetylcholine의 생성에 필요한 choline acetyltransferase의 활성 감소는 아세틸콜린의 기능감소로 이어져 기억 및 인지 손상 등과 같은 증상이 발생한다.

(6) 이상 단백질

알츠하이머 환자의 아밀로이드와 타우 단백질(tau protein)이 알츠하이머병과 관련되는 단백질로 보고되고 있다. 아밀로이드와 타우 단백질은 뇌의 해마와 대뇌피질에서 상호작용하는 것으로 기억, 인지, 행동에 영향을 미친다. 이에 대한 다양한 생화학적 연구가 진행 중에 있다.

2) 촉진 요인

(1) 저산소증

아스피린 복용으로부터 유발된 출혈, 철분, 엽산, 비타민 B_{12} 등의 결핍으로 인해 저산소증이 발생할 수 있다. 이밖에도 천식, 폐기관지염, 고열 등으로 인한 조직독성 저산소증과 울혈성 심부전, 죽상동맥경화증, 저혈압, 고혈압, 뇌경막하 혈종, 종양 등으로 인한 허혈성 저산소증 등이 중요한 촉진요인으로 작용할 수 있다.

(2) 대사장애

갑상선기능저하증의 경우 인지기능의 저하가 갑상선기능항진증의 경우 과도 각성과 같은 인지 및 의식 기능의 변화를 초래한다. 특히 점액수종 환자에게서 망상적 사고 등이 나타나며 뇌하수체 기능저하, 부신질환 등으로 인한 내분비계 질환은 신경인지장애의 발생을 촉진하는 요인으로 작용한다.

(3) 뇌의 구조적 변화

종양, 사고, 뇌수술 등에 의한 외상 등과 같이 뇌조직의 구조적인 변화를 주는 과정으로 인하여 신경인지장애가 발생할 수 있다.

(4) 물질관련

알코올, 진정제, 수면제, 항불안제, 흡입제 등과 같은 물질의 과용, 남용으로 인하여 신경인지장애가 초래될 수 있다.

3. 행동특성

DSM-5-TR에서 신경인지장애는 섬망, 주요 신경인지장애(Major NCD), 경도 신경인지장애(Minor NCD)로 분류된다. 주요 및 경도 신경인지장애는 1차와 2차로 분류되며 1차는 다른 기관의 질환과 관련 없이 발생하는 장애로 기질적 뇌질환의 주요 징후인 알츠하이머 등이 해당된다. 2차는 HIV나 뇌손상, 기타 다른 기관이 질환에 의해 2차적으로 나타나는 장애가 해당된다. 신경인지장애는 추상적 사고, 판단력, 지남력, 충동 조절 장애 등과 같은 공통된 문제를 야기한다.

1) 섬망

섬망은 인지기능의 전반적인 손상으로 주의력, 사고, 지남력, 지각, 정신운동성행동의 장애가 급성으로 나타나는 것이 특징이며 특히 야간에 심해지는 경향을 보인다. 이러한 양상은 예측이 불가능하며 흔히 전구증상으로 불안, 초조, 빛에 대한 과민성, 사고장애, 수면장애 등이 나타나며 심할 경우 환시와 같은 환각과 착각증상이 동반된다. 이러한 증상은 수 시간에서 수 일이 걸릴 수 있고, 지속될 수 있으며 하루 주기로 증상의 호전과 악화가 반복되기도 한다. 섬망은 알츠하이머를 비롯하여 다양한 신체질환에서도 나타날 수 있다.

2) 주요 및 경도 신경인지장애(치매 등)

DSM-Ⅳ에서는 뇌손상이나 질환과 관련하여 의식장애 없이 기억 및 인지기능 등 다중인지 결손이 있어야 '치매'로 진단하였다. 이후 DSM-5에서는 연속성을 위해 '치매'라는 용어를 유지했으나 DSM-5-TR에서는 새롭게 명명한 주요 신경인지장애에 '치매'를 포함시켰다. 이를 통해 경도 신경인지장애를 인정함으로써 단지 한 영역에서 현저한 저하가 있어도 치료의 초점이 될 수 있도록 하였다.

'치매'라는 용어는 치료진과 환자가 이 용어에 익숙한 환경에서 사용할 수 있다.

주요 및 경도 신경인지장애(치매)로 인해 기억력, 지남력, 인지력, 판단력, 추상적 사고기능장애, 언어장애 등 다양한 인지기능의 손상이 초래되며 이로 인해 일상생활을 비롯한 사회적 기능장애가 나타난다. 신경인지장애(치매)는 알츠하이머, 파킨슨병 등과 같은 다양한 신체 문제로 인해 나타난다. 주요 및 경도 신경인지장애(치매)로 진단하기 위해서는 1개 이상의 인지 영역(복합적 주의, 집행 기능, 학습과 기억, 언어, 지각-운동 또

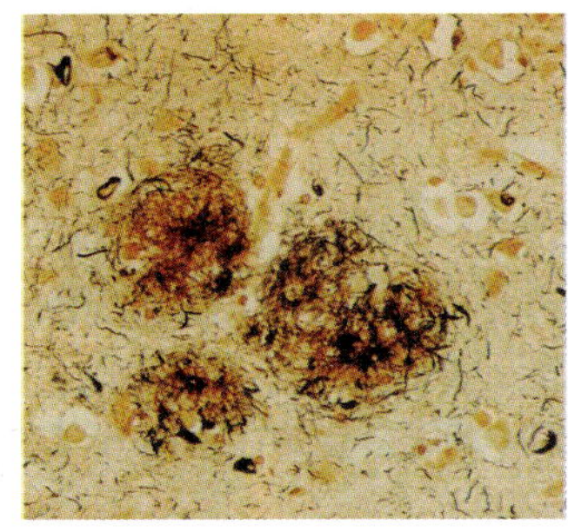
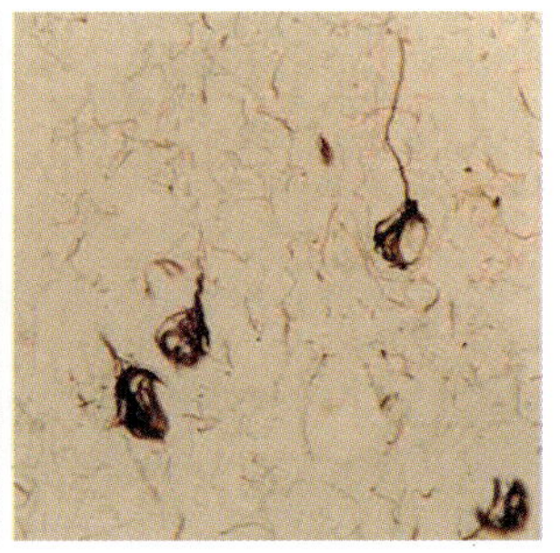

그림 9-17-2 노인반과 신경섬유뭉치

는 사회인지)에서 인지저하가 이전의 수행수준에 비해 현저하거나 경미하게 있다는 증거가 있어야 한다.

- 실어증: 언어를 표현하고 이해하는 데 어려움이 있는 경우
- 실행증: 운동이나 감각기능에 이상이 없음에도 불구하고 목적이 있는 행동(예 옷 입기, 도구 사용하기 등)을 제대로 하지 못하는 것
- 실인증: 감각 자극을 제대로 해석하지 못하는 경우(예 원래 알았던 물체가 무엇인지 모르는 경우)
- 실행기능: 일련의 목표지향적 행동을 수행하는 능력을 가리키는 것으로 이 기능에 장애가 생기면 계획, 실행, 전략, 수정 등 목표달성을 위한 일련의 주도적 행동을 집중해서 해나가지 못함

(1) 알츠하이머

알츠하이머는 뇌 피질의 신경퇴행성 장애로 전체 주요 및 경도 신경인지장애(치매)의 약 70%를 차지한다.

회백질의 상실로 인해 두개골로부터 분리되고 균열이 확대되어 회선형의 구가 생기고, 대사산물과 뇌실로부터의 산물을 저장하는 낭이 팽창된다. 회백질의 침식은 파괴된 병소의 집합으로 나타난다. 이러한 회백질의 손상은 주로 아밀로이드 섬유로 된 신경염 반점, 혈소판과 신경세포를 파괴하는 신경원 섬유농축제, 뇌혈관벽에 아밀로이드 침전물이 쌓이는 현상으로 초래된다.

Box 9-17-1 간호과정 사례

그때 어머니의 나이는 50대 초반이었다. 어머니는 매우 적극적이고 지적인 여성이었다. 어학 능력이 뛰어나서 4개 국어를 유창하게 말하고, 다른 2개 국어를 독해할 수 있었다. 기억력에 문제가 생기기 시작하자 어머니는 이를 걱정해서 대학 평생교육원에서 운영하는 기억 증진법 강좌에 등록하였다. 그러나 그 강좌를 6개월 이상 들어도 기억력은 계속 악화되었다. 지금 어머니는 말도 제대로 할 수 없고, 자신이 누구인지 정도만 아는 상태이다. 우리가 서울에서 부산으로 이사를 하고 난 뒤에야 나는 어머니의 상태가 얼마나 심각한지 깨달았다. 어머니는 가게에 나갔다가 우리 아파트를 찾지 못했고 1층에 있는 우리 집 우편함을 구별하지 못하였다. 의사는 조기 발병 알츠하이머병이라고 하였다. 어머니의 외모는 여전히 아름다운데 말이다.

알츠하이머의 진행은 총 3단계로 구분할 수 있다(표 9-17-1).

(2) 기타 병인에 따른 신경인지장애(치매) 아형의 종류

① 혈관 질환

다발성 경색성 치매라고 하는 것으로 혈관의 세포수

표 9-17-1 알츠하이머 진행단계와 특징적인 증상

단계	특징적인 증상
경도(1–3년)	일상생활에 있어 약간의 주변 도움이 필요한 상태(minimaly dependent) • 최근기억 저하(최근 일이나 대화 내용 망각, 오래된 일은 비교적 잘 기억) • 시간 지남력장애, 공간 지남력은 대체로 유지 • 경미한 언어장애(단어찾기 곤란) • 일상생활이나 사회활동으로부터의 회피반응 • 성격이나 기분의 변화(우울증, 짜증, 의기소침)
중기(2–10년)	일상생활에 있어 상당한 정도의 도움이 필요한 상태(mild to moderately dependent) • 최근기억은 금방 소실, 오래된 기억도 저하되기 시작 • 시간 및 공간 지남력장애(시간관념이 흐려지고, 길을 잃는 경우 발생) • 언어 표현력 및 이해력의 저하가 나타나기 시작함 • 행동증상(배회, 난폭행동 및 기타 초조행동, 환각, 망상, 야간착란, 수면장애) 등이 빈번하게 나타남
말기(8–12년)	거의 전적으로 주변의 도움에 의존하여 생활하는 상태 • 대부분의 기억 소실 • 사람 지남력장애(가족이나 가까운 친지를 알아보지 못함) • 언어표현이나 이해력이 매우 제한됨(함구증을 보이기도 함) • 행동증상 지속 • 신체 및 운동증상 출현(대소변 실금, 보행장애, 경직 등이 출현하기 시작하여 결국에는 외상 상태에 이름: 폐렴, 요로감염, 욕창 빈번하게 출현)

가 증가함에 따라 뇌피질 내에 동맥경화 또는 작은 혈관이 막히거나 경색되어 결국 영양소가 뇌 내에 공급되지 못해 발생한다.

② 파킨슨병

파킨슨병과 관련된 치매로 근육 강직, 부동, 언어장애 특징적이다. 도파민이 분비되는 뇌간의 흑질 내의 신경세포에 색소의 침착으로 비롯된다.

③ 전두측두엽 변성

뇌의 전두엽과 측두엽 신경세포의 퇴행성 변화로 초래된다. 초기부터 인격변화가 오며 사회적 기술이 황폐화되고, 정서적인 둔마, 행동조정 불능이 특징적으로 나타난다.

④ 프라이온병

각막이식조직에 감염된 전도체나 사람의 뇌하수체에서 추출한 천연 성장 호르몬 주입 등의 감염과정에 의해 전파된다. 초기에 혼란, 우울, 감각이상 등이 발생하며 수개월에 걸쳐 신경인장애, 운동실조, 마비 등의 증상이 나타난다.

⑤ 외상성 뇌손상

외상성 뇌손상으로 인한 후천적이고 지속적인 인지장애가 나타난다. 외상성 뇌손상은 생체역학적 힘의 작용으로 인한 뇌 구조 또는 뇌 기능의 파괴로 정의되며 의식상실, 손상 직전 또는 직후 사건에 대한 기억상실, 또는 국소 신경학적 징후 등의 임상징후가 하나 이상이 즉각적으로 나타나는 것이 특징이다.

외상성 뇌손상으로 인해 경도 신경인지장애가 있는 사람은 인지 효율의 저하, 집중의 어려움, 일상 활동의 수행 능력 저하 등이 나타나고 주요 신경인지장애가 있는 사람은 독립적인 생활과 자기관리의 어려움이 있고 심각한 운동실조, 운동 감속 같은 신경운동 특징이 뚜렷하게 나타날 수 있으며 이는 기능적 문제를 증가시킬 수 있다.

(3) 가역성 치매

치매 증상을 보이는 환자의 20% 정도에서 보고되고 있다. 이는 대사성질환, 비타민 B_{12} 결핍, 일산화탄소 중독, 만성적 약물사용, 일시적 뇌혈관 장애, 노인성 우울 등으로 인하여 발생한다고 보고되고 있다.

Box 9-17-2 간호과정 사례

노부부가 가을날 야외에 소풍을 나왔다.
남편은 경미한 알츠하이머병 상태이다. 부부의 대화 내용이다.
남편: 거기에 있는 저......음....저것 좀 건네주세요?
부인: 여기에 있는 뭐요?
남편: 가방. 거기 가방에 있는 것 말이야.
부인: 물 말하시는 거예요?
남편: 응. 맞아요.

4. 간호과정

1) 간호사정

신경인지장애의 사정은 다양한 자원으로부터 정보를 수집하여야 한다. 증상과 관련된 사정 뿐만 아니라 과거력, 신체 사정, 기능 사정 및 정신상태사정 등이 포괄적으로 포함된다.

(1) 섬망에 대한 간호사정

섬망은 급성으로 나타나며 급격하게 상태가 악화된다. 의식이 호전되기도 하고 악화되기도 하는 등의 반복적 발생도 나타난다. 섬망 대상자의 사정시 포함되는 내용은 표 9-17-2와 같다.

표 9-17-2 섬망 대상자 간호사정

섬망 대상자의 행동특성
(1) 의식장애: 각성감퇴 ▶ 혼돈(confusion)에서 혼미, 혼수(coma)에 이르기까지 상태가 다양함
(2) 기억력장애
(3) 지남력장애
(4) 심한 과다행동: 안절부절못하고 잠을 안 잠, 소리 지름, 갑자기 웃거나 우는 등의 감정 기복
(5) 기타: 감각지각장애(환시), 생생한 환각, 정신운동 활동의 증가 및 감퇴
(6) 전구증상: 불안, 초조, 소리나 빛에 과민 논리적 사고곤란, 불면, 야간에 일어나는 생생한 꿈, 일시적 환시

(2) 주요 및 경도 인지장애 사정

① 과거력

기분상태의 변화, 빈도, 심각성, 성격변화, 파국적 정서반응, 최근 및 장기 기억과 같은 인지 변화, 주의집중, 사고 및 행동의 변화, 지남력, 사회적 행동 등에 대해 가족구성원으로부터 정보를 수집한다.

② 신체사정

신경인지장애 대상자에게서 영양 상태의 변화가 나타날 수 있다. 이는 재정적 자원의 결핍, 식욕저하와 인지기능장애에 따른 음식섭취 부족으로 인해 발생한다. 영양결핍으로 인하여 탈수, 영양실조 등과 관련된 증상이 나타나며 저알부민뇨, 저단백뇨, 빈혈, 저혈당, 비타민 및 무기질 결핍과 관련된 내과적 문제가 발생하여 관련 증상이 초래될 수 있다.

③ 신경학적 손상

뇌혈관의 섬유질환 등과 같은 병리적 변화 등이 관찰된다.

④ 인지기능사정

대상자의 인지기능을 평가하기 위해 다양한 도구들이 사용되고 있다.

◎ 간이정신상태사정

폴스타인(Folstein)에 의해 개발된 간이정신상태사정(mini-mental status examination, MMSE) 도구로 가장 많이 쓰이는 도구이다. 5~10분 정도 짧은 시간 안에 검사가 가능하며 인지기능 손상에 대한 변화를 확인할 수 있다.

표 9-17-3 간이정신상태검사(mini-mental state examination-dementia screening: MMSE-DS)

국가치매검진사업용으로 MMSE-KC와 K-MMSE의 세부항목을 인용하여 연구개발 되어 2011년부터 사용되고 있는 치매 선별용간이정신상태검사 MMSE-DS는 원점수가 최저 0점, 최고 30점이다.

- 검사 하위영역은

– 시간 및 장소에 대한 지남력, 기억테스트, 주의집중 및 계산(빼셈), 이름대기, 따라 말하기(발음의 정확성), 명령수행, 오각형그리기, 이해 판단력(세탁이유), 속담풀이 등 총 19문항으로 응답자의 인지기능 상태를 측정한다.

MMSE-DS 검사 결과를 판단하는 절단점 기준은 성별, 연령, 교육 년수에 따라 절단점을 달리하는데, 분당서울대병원이 국가치매검진사업용으로 연구 개발한 기준(분당서울대병원, 2009)을 사용하고 있다.

MMSE-DS 결과판정 기준표

학력	0-3년		4-6년		7-12년		13년 이상	
연령	여	남	여	남	여	남	여	남
60-69세	19	20	23	24	25	25	26	26
70-74세	18	21	21	23	25	25	26	26
75-79세	17	20	21	22	24	25	26	25
80세 이상	16	18	20	22	24	24	27	25

※ 위 표에 제시된 점수 이하일 경우 진단검사로 의뢰함

검사자는 "지금부터 ○○○님의 기억력과 집중력을 알아보기 위해 몇 가지 질문을 드리겠습니다. 질문 중 몇 가지는 쉽지만 몇 가지는 어려울 수도 있습니다."라는 말로 검사를 시작한다.

표 9-17-3 간이정신상태검사(Mini-Mental State Examination-Dementia Screening: MMSE-DS)(계속)

치매 선별용 한국어판 간이정신상태검사
(Korean version of MMSE for Dementia Screening: MMSE-DS)

질 문		틀림	맞음
1	올해는 몇 년도 입니까?	0	1
2	지금은 무슨 계절입니까?	0	1
3	오늘은 며칠입니까?	0	1
4	오늘은 무슨 요일입니까?	0	1
5	지금은 몇 월입니까?	0	1
6	우리가 있는 이곳은 무슨 도/특별시/광역시입니까?	0	1
7	여기는 무슨 시/군입니까?	0	1
8	여기는 무슨 구/동/읍/면입니까?	0	1
9	우리는 지금 이 건물의 몇 층에 있습니까?	0	1
10	이 장소의 이름이 무엇입니까?	0	1
11	제가 세 가지 물건의 이름을 말씀드리겠습니다. 끝까지 다 들으신 다음에 세 가지 물건의 이름을 모두 말씀해 보십시오. 그리고 몇 분 후에는 그 세 가지 물건의 이름들을 다시 물어볼 것이니 들으신 물건의 이름을 잘 기억하고 계십시오. 나무 자동차 모자 이제 000님께서 방금 들으신 3가지 물건 이름을 모두 말씀해 보세요.		
	나무	0	1
	자동차	0	1
	모자	0	1
12	100에서 7을 빼면 얼마가 됩니까?	0	1
	거기에서 7을 빼면 얼마가 됩니까?	0	1
	거기에서 7을 빼면 얼마가 됩니까?	0	1
	거기에서 7을 빼면 얼마가 됩니까?	0	1
	거기에서 7을 빼면 얼마가 됩니까?	0	1
13	조금 전에 제가 기억하라고 말씀드렸던 세 가지 물건의 이름이 무엇인지 말씀하여 주십시오.		
	나무	0	1
	자동차	0	1
	모자	0	1
14	(실제 시계를 보여주며) 이것을 무엇이라고 합니까?	0	1
	(실제 연필을 보여주며) 이것을 무엇이라고 합니까?	0	1
15	제가 하는 말을 끝까지 듣고 따라해 보십시오. 한 번만 말씀드릴 것이니 잘 듣고 따라 하십시오.		
	간장공장공장장	0	1
16	지금부터 제가 말씀드리는 대로 해 보십시오. 한 번만 말씀드릴 것이니 잘 들으시고 그대로 해 보십시오. 제가 종이를 한 장 드릴 것입니다. 그러면 그 종이를 오른손으로 받아, 반으로 접은 다음, 무릎 위에 올려놓으십시오.		
	오른손으로 받는다.	0	1
	반으로 접는다.	0	1
	무릎 위에 놓는다.	0	1

표 9-17-3 간이정신상태검사(mini-mental state examination-dementia screening: MMSE-DS)(계속)

17	(겹친 오각형 그림을 가리키며) 여기에 오각형이 겹쳐져 있는 그림이 있습니다. 이 그림을 아래 빈 곳에 그대로 그려보십시오.	0	1
18	옷은 왜 빨아서 입습니까?	0	1
19	"티끌 모아 태산"은 무슨 뜻 입니까?	0	1
총 점			/30

치매 선별용 한국어판 간이정신상태검사 (MMSE-DS) 시행 지침

검사자는 "지금부터 000님의 기억력과 집중력을 알아보기 위해 몇 가지 질문을 드리겠습니다. 질문 중 몇 가지는 쉽지만 몇 가지는 어려울 수도 있습니다."라는 말로 검사를 시작한다.

◇ 시간지남력

피검자가 "모른다"고 대답할 때 바로 틀렸다고 채점하지 말고 "그래도 오늘이 몇 년/ 계절/ 몇 월/ 며칠/ 요일 같은 지 말씀해보세요"와 같이 추측해서 대답할 수 있도록 독려해야 한다. 또 피검자가 두 가지 답을 대답하고, 그 중에 정답이 있는 경우에는 한 가지 답을 고르도록 지시한다.

● 문항 1. 연도

1) 해당 연도만 정답으로 하며 '기축년' 등은 오답으로 한다. 만약 피검자가 '기축년'이라고 한 것이 실제로 맞더라도 "숫자로 대답해 보세요"라고 재질문하여 숫자로 연도를 대답하는 경우에만 정답으로 한다. 이는 '기축년' 등과 같은 간지년(干支年)은 60년마다 돌아오는 것이기 때문에 정답으로 하지 않는다.
2) 정확하게 4자리 숫자로 대답을 하여야 정답으로 한다.
3) 4자리를 모두 답하지 못하는 경우에는 구체적으로 대답하도록 재질문한다. 가령, 2009년을 "9년"과 같이 대답하는 경우 정확한 4자리 숫자로 대답하도록 한다.

● 문항 2. 계절

1) 3, 4, 5월을 봄, 6, 7, 8월을 여름, 9, 10, 11월을 가을, 12, 1, 2월을 겨울로 한다.
2) 간절기에는 최대 2주의 간격 범위에서 앞으로 올 계절 또는 지나간 계절을 대답하여도 정답으로 한다.

● 문항 3. 날짜 (일)

피검자가 음력을 사용하는 경우, 실제와 맞으면 정답으로 한다.

● 문항 4. 요일

요일에 대한 개념을 도와줄 때는 '월요일, 화요일, 수요일, 목요일, 금요일, 토요일, 일요일'을 모두 보기로 들어주고 특정요일만 언급하지 않는다.

● 문항 5. 월

1) 피검자가 음력을 사용하는 경우, 실제와 맞으면 정답으로 한다.
2) 숫자가 아니더라도 정월, 동짓달 등으로 대답하여도 정답으로 간주한다.

◇ 장소지남력

● 문항 6-8. 지리적 위치

1) 검사를 시행하는 행정구역 순서에 따라 높은 행정구역에서부터 차례로 물어본다. 다음의 예를 참고하여 6번, 7번, 8번 문제에서 물어볼 행정구역을 정하도록 한다.

(예)① 검사하는 장소가 "경기도성남시 분당구 구미동 분당서울대학교병원"이라면,

표 9-17-3 **간이정신상태검사(mini-mental state examination-dementia screening: MMSE-DS)(계속)**

6번 문제 "도", 7번 문제 "시", 8번 문제 "구"를 묻는다.
(예② 검사하는 장소가 "서울특별시 종로구 연건동 서울대학교병원"이라면,
6번 문제 "특별시", 7번 문제 "구", 8번 문제 "동"을 묻는다.
(예③ 검사하는 장소가 "강원도춘천시 효자동 춘천정신보건센터"이라면,
6번 문제 "도", 7번 문제 "시", 8번 문제 "동"을 묻는다.
(예 ④ 검사하는 장소가 "강원도 철원군 동송읍 양지리 마을회관"이라면
6번 문제 "도", 7번 문제 "군", 8번 문제 "읍"을 묻는다.
(예⑤ 검사하는 장소가 "경기도안성시 미양면 양지리 경로당"이라면
6번 문제 "도", 7번 문제 "시", 8번 문제 "면"을 묻는다.
(예⑥ 검사하는 장소가 "경기도남양주시 오남읍 양지리 현대아파트 노인정"이라면
6번 문제 "도", 7번 문제 "시", 8번 문제 "읍"을 묻는다.
(예⑦ 검사하는 장소가 "전라남도 담양군 봉산면 양지리 마을회관"이라면
6번 문제 "도", 7번 문제 "군", 8번 문제 "면"을 묻는다.
(예⑧ 검사하는 장소가 "경기도용인시 처인구 양지면 양지리 경로당"이라면
6번 문제 "도", 7번 문제 "시", 8번 문제 "구"을 묻는다.

2) "도"의 개념을 이해하지 못하여 예를 들어 줄 경우에는 해당 도가 아닌 다른 2개의 도를 설명한다. 가령, 검사하는 장소가 "경기도"인 경우, "충청도, 전라도와 같은 도의 이름을 말씀하시면 됩니다. 여기는 무슨 도입니까?"라고 질문할 수 있다.
3) 북도와 남도를 정확하게 대답하여야 정답으로 하며, 구분하지 않고 답할 경우에는 확인하도록 한다. 가령, "충청도"라고 대답하는 경우, "충청북도인가요, 충청남도인가요?"

● 문항 9. 층수

정확하게 답한 경우 정답으로 하며 두 개를 답한 경우 하나를 고르도록 지시한다.

● 문항 10. 장소명

정확한 이름이 아니더라도 통상적으로 허용되는 부분적인 이름은 정답으로 한다. 통상적으로 허용되는 부분적인 이름에 대해서는 해당 검사 장소의 검사자들이 정답으로 채택할 수 있는 것을 정하여 사용하도록 한다.
(예 ① "분당서울대학교병원"이 정확한 이름이지만 "서울대학교병원, 서울대병원, 서울대학교분당병원, 서울대학병원, 서울대학교 부속병원"은 맞는 것으로 한다. 하지만 "분당병원, 서울병원"은 오답으로 한다.
(예 ② "봉천 0동 경로당"을 "봉천동경로당"으로 대답하면 정답으로 한다.

◇ 기억력

문항 11은 기억 등록, 문항 13은 기억 회상을 측정하는 문항이다. 문항 11 시행 후 간섭과제로 주의집중력을 측정하는 문항 12를 시행한 다음, 문항 13을 시행한다.

● 문항 11. 기억 등록

1) "끝까지 듣고"를 강조하여 반드시 세 단어를 한꺼번에 불러주고 따라하도록 해야 한다.
2) 첫 응답으로만 정답을 평가한다. 성공적으로 따라 말한 단어수로 채점한다.(3점 만점)
3) 첫 응답에서 모든 물건이름을 말하지 못한 경우 문항, 13의 기억회상 평가를 위해 다시 세 단어를 불러주고 기억하도록 반복한다. 이 과정은 총 3회까지 시행한다.
4) 반복 시도에서 첫 응답보다 많은 단어수를 말했더라도 점수에 반영하지 않는다.

● 문항 13. 기억 회상

문제 11번에서 불러준 세 단어를 회상하는 것이며, 성공적으로 회상한 단어 수로 채점한다. (만점 3점)

◇ 주의집중력

● 문항 12. 100에서 7 연속 빼기

1) 답이 틀리더라도 틀렸다는 표현은 하지 않고 계속한다.
2) 맞는 부분에 대하여만 독립적으로 채점한다. 가령, 100-7=92 • 92-7=85라고 하는 경우에 85는 정답으로 한다.

표 9-17-3 간이정신상태검사(mini-mental state examination-dementia screening: MMSE-DS)(계속)

◇ 언어 능력

● 문항 14. 물건이름대기

외국어나 사투리로 대답하여도 확인하여 맞으면 정답으로 한다. 사투리가 맞는지의 여부는 보호자에게 확인하도록 한다. 가능한 대답의 예는 다음을 참고하도록 한다. 실제 연필과 시계만을 사용해야하므로 검사 전에 필히 도구들을 준비하여야 한다.

(예) ① 연필 : 연필, 목필, 펜슬(pencil), 엠삐쯔/엔삐쯔(えん-ぴつ), 가름다시(함경도 사투리) 등

(예) ② 시계 : 시계, 와치(watch 단, clock은 오답으로 한다), 도께이(とけい) 등

● 문항 15. 따라말하기

한번만 말해주고 반복하지 않는다. 정확히 따라한 경우 정답으로 한다.

◇ 실행 능력

● 문항 16. 3단계 명령 수행

1) 지시할 때 "오른손", "반", "무릎 위"를 강조하여 말한다.
2) 지시를 반복하지 않으며, 옆에서 도와주면 안 된다.
3) 피검자의 오른손을 보지 않고 지시를 하며, 지시를 끝낸 후에 종이를 건네준다.
4) 오른손을 쓰지 못하는 피검자에게는 문항을 "왼손"으로 변경하여 사용할 수 있다.
5) A4지와 같이 직사각형 종이를 사용한다.
6) 종이를 건네줄 때에는 책상 위에 올려놓지 말고, 한 손으로 들어 건네준다.
7) 피검자가 양손으로 받으면 틀린 것으로 채점한다.
8) 직사각형 종이를 반으로 접은 경우 정답으로 하며, 대각선으로 접거나 모퉁이만 접으면 틀린 것으로 채점한다.
9) 무릎 위에 놓지 않고 배 앞에 엉거주춤 들고 있으면 틀린 것으로 채점한다.

◇ 시공간구성 능력

● 문항 17. 도형 모사

1) 다섯 개의 변을 가진 2개의 도형이 사각형을 이루며 겹쳐져 있으면 정답으로 한다.
2) 정확한 각이 이루어지지 않더라도 변이 5개가 있으면 정답으로 하며, 각 변 사이 간격은 최대 0.3cm까지 가능하나 그 이상 벌어지는 경우에는 오답으로 한다.
3) 정답과 오답의 예를 제시하였다. 〈참조 1〉

◇ 판단 및 추상적 사고력

● 문항 18. 세탁 이유

"더러우니까", "깨끗하게 입으려고" 등의 위생과 청결에 대한 내용이면 정답이다.

● 문항 19. 속담 풀이

"아무리 작은 것이라도 모이고 모이면 큰 것이 된다, 조그만 것을 모아 크게 된다, 아껴야 한다." 등의 내용이면 정답이다.

정답

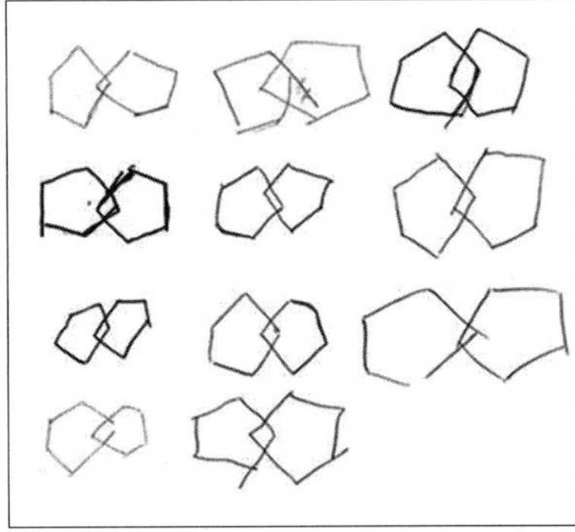

오답

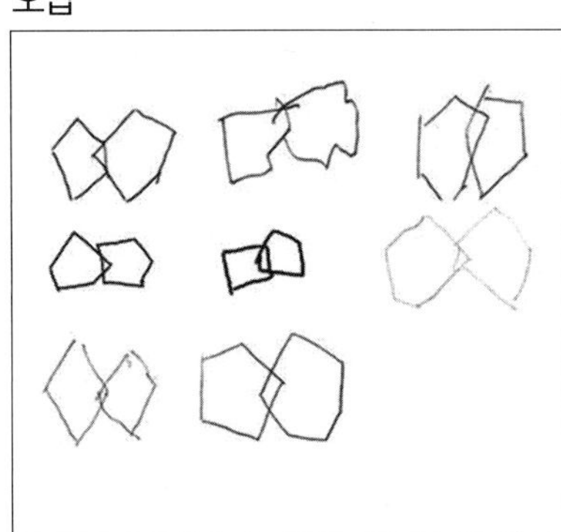

⑤ 행동사정

신경인지장애와 관련된 행동은 뇌조직의 손상부위와 관련된다. 알츠하이머의 경우 서서히 변화가 일어나며 가장 흔한 증상으로 지남력상실이 있다. 시간, 장소, 사람의 순으로 손상이 된다.

기억상실이 특징적으로 나타나며 특히 최근 기억에 대한 손상과 왜곡이 나타난다. 이와 관련하여 대상자는 손상된 기억에 대한 작화증을 보인다. 알츠하이머의 경우 측두엽과 두정엽, 후두엽의 손상이 있을 경우 올바른 단어를 찾지 못하는 실어증, 늘 하던 행동을 수행하지 못하는 실행증, 늘 알고지내던 사람이나 사물을 인식하지 못하는 실인증 등의 증상이 나타난다. 이러한 특징적 증상 외에도 일상생활 활동(ADL), 도구적 일상생활 활동(IADL)을 사정한다.

⑥ 정서상태

간호사는 환자와 면담하는 시간에 환자의 감정과 정서상태를 사정해야 한다. 2차적으로 우울이 신경인지장애 대상자에게 2차적으로 발생할 수 있다. 전반적인 치료는 우울증 환자와 같다. 우울은 치료가 가능하고 발병정도가 다양하며 쉽게 산만해지나 주의집중이나 판단력, 지남력 등의 손상이 없으므로 흔히 가성 치매라고 불리는 노인성 우울과 섬망, 신경인지장애는 구분되어야 한다.

⑦ 진단적 검사

신경인지장애를 유발하는 질환에 대한 검사가 진행되어야 한다. 다양한 감염(당뇨, 저혈당, 전해질 불균형, 영양결핍, 독성물질, 알코올 등과 같은 물질관련질환)에 대한 감염원을 구별하기 위해 혈액, 소변 등 생화학적 검사를 시행한다. 또한 뇌파검사(EEG), CT, MRI, PET 등과 같은 검사를 통해 뇌의 전기적 활동 상태와 뇌 구조와 조직의 변화를 확인한다.

2) 간호진단

간호사는 사정된 자료를 근거로 간호진단을 내린다. 신경인지장애 대부분 치료과정에서 계획에 참여시키기 어렵기 때문에 정확한 간호진단을 위해 간호사의 관찰과 가족으로부터 얻는 자료가 중요하게 작용한다. 대부분의 신경인지장애는 질병의 생리적인 원인에 의한 것이므로 정신사회적 행동 뿐만 아니라 신체적 요구에도 초점을 두고 진단을 내린다.

다음은 신경인지장애 환자의 이상행위와 관련된 간호진단이다(표 9-17-4).

표 9-17-4 신경인지장애와 관련된 간호진단

이상행위	간호진단
낙상, 배회, 혼돈, 환각	신체적 외상의 위험, 낙상의 위험, 상해의 위험
건망증, 사건 및 수행한 행동을 기억장애 기억하지 못함, 새로운 정보 및 기술을 배울 수 없음, 새로운 정보를 계속 기억하지 못함	기억장애
공격성, 폭력성, 과다행동	폭력의 위험(타인, 자신)
일상생활능력장애	자기돌봄 결핍(목욕, 옷 입기, 음식 섭취, 용변)
위축, 우울, 무감동	사회적 고립, 상황적 자존감 저하

3) 간호계획

신경인지장애 환자에 대한 간호 시 환자의 신체적, 정신사회적 요구에 초점을 둔다. 간호계획 시 생명을 위협하는 문제에 대한 중재에 우선순위를 두어야 한다. 대상자에 대한 안전에 대해 중점을 둔다. 또한 장기적인 환자의 문제로 인한 가족문제가 발생되므로 이에 대한 중재도 고려해야 한다.

(1) 장 · 단기 간호목표

대상자가 나타내는 증상에 따라 급성과 만성으로 나뉘므로 이에 대한 간호활동의 목표 또한 대상자의 증상 발현과 특성에 따라 이루어진다.

(2) 간호목표

- 대상자는 낙상과 같은 손상으로부터 자유로울 것이다.
- 대상자는 지남력이 증가될 것이다.

표 9-17-5 치매, 섬망, 우울 비교

구분	치매	섬망	우울
발병	수년에 걸쳐 점진적으로 발병	몇 시간에서 며칠 내 급격하게 발병	몇 주에서 몇 달에 걸쳐 발병
진행과정	서서히 지속적으로 악화되며 만성적인 경과를 보임	원인이 발견되지 않으면 몇주간 지속될 수 있으며 동요가 심함	치료받지 않으면 증상이 지속됨
의식	의식변화 없음	과 각성부터 각성이 안 되는 상태까지 다양함	의식변화 없음
지남력	상실	상실	상실
정서	혼동, 말기 무감동	동요가 심함	슬픔, 우울, 걱정
수면	정상	장애발생	과도한 수면 혹은 불면
행동	초조, 무감동, 방황	초조, 안절부절 못함	무감동, 피로, 초조
기억	최근 기억 손상	최근기억 손상	단기기억장애
인지	논리 및 계산능력장애	논리결여	손상
사고	망상	수미일관장애, 망상, 혼동	자살사고
지각	변화없음	착각, 환각	부정적 사고
식욕	변화없음	변화없음	감소

- 대상자는 적절한 전해질 균형과 영양 상태를 유지할 것이다.
- 대상자는 일상생활기능 수준을 유지할 것이다.
- 대상자는 정서적 안정 상태를 유지할 것이다.

4) 간호수행

(1) 섬망 환자 간호

① 생리적 간호

대상자의 생리적 요구를 가장 우선순위에 두고 간호수행을 실시한다. 특히 영양과 수분 및 전해질 불균형을 예방하기 위한 중재를 계획한다. 수면장애를 보이며 이는 인지기능을 더욱 악화시키고 배회 등의 발생으로 이는 더욱 악순환이 될 수 있으므로 일반적인 수면장애에 대한 간호중재를 실시한다. 또한 지남력상실과 혼돈 등의 증상으로 인해 불안을 느끼며 증상이 더욱 악화될 수 있으므로 조명을 밝게 유지하는 것이 도움이 된다.

② 환각

지남력을 상실하고 환각상태에 있을 때 대상자는 혼돈으로 인하여 자해행동을 하거나 타인을 해칠 수 있다. 따라서 환자에게 현실감을 제공하고 안정감을 가질 수 있도록 하는 것이 요구된다. 병실안전에 유의하고 환자가 요구하는 환각 증상에 대해 반응하기보다는 현실지각을 위해 돕고 간호사는 환자를 돕는 사람이라는 것을 인식시켜주는 것이 중요하다.

③ 의사소통

신경인지장애 대상자는 흔히 의사소통의 장애를 가진다. 따라서 명확하고 분명한 의사소통을 할 수 있도록 도와야 한다. 단순하고 직접적인 지시와 구체적인 설명을 통해 보다 명확한 의사소통을 촉진시킬 수 있다.

(2) 치매환자 간호

① 약물치료

◎ 인지기능 저하의 치료를 위한 약물들

- 아세틸콜린분해효소억제제: 아세틸콜린과 관련된 뇌 콜린계 기능을 강화시키는 여러 가지 방법들 중 아세틸콜린분해효소를 억제하여 아세틸콜린의 양을 증가시키는 소위 아세틸콜린 분해효소억제제가 가장 좋은 효과를 나타내는 것으로 알려져 있다. 여기에 속하는 약제들로는 타크린[tacrine(Cognex)], 도네페질[donepezil(Aricept)], 리바스티그민[rivastigmine(exelon)], 갈란타민[galantamine(Reminyl)] 등이 있다. 이들 약들은 주로 경도 및 중등도 알츠하이머

병 환자에서 인지기능 개선 및 진행 지연 효과를 나타내며, 중증 환자의 경우 치료 효과가 떨어지므로 조기에 투여를 시작하는 것이 중요하다. 가장 흔한 부작용은 오심(2−8%), 구토(1−5%) 등의 소화기계 증상으로 투여 초기에 나타난다. 심하지 않은 오심 증상의 경우 일주일 내에 소실되므로 큰 문제가 없지만 구토가 심한 경우에는 일단 중단하는 것이 바람직하다. 식사 직후에 복용하면 오심 증상을 줄일 수 있다.

도네페질은 경증이나 중증의 알츠하이머를 치료하기 위한 약물로 아세틸콜린에스테라제의 억제제 역할을 하여 콜린성 기능을 향상시킨다. 치매노인 환자는 약물에 민감한 편이며 항콜린성효과를 가지고 있는 벤조다이아제핀 계열의 약물과의 혼용은 피해야 한다.

- NMDA 수용체 길항제: 아세틸콜린분해효소억제제 외에 알츠하이머병 치료에 사용되고 있는 약물로는 칼슘수용체의 일종인 NMDA 수용체에 대한 길항제인 메만틴[Memantine(Ebixa)]이 있다. 이 약물은 세포독성을 띠는 칼슘의 세포 내 유입을 차단하여 신경 보호 작용을 나타내는 것으로 알려져 있다. 사용 초기 용량 증량 과정 중 일시적인 혼돈이나 졸림, 두통, 어지러움 등이 나타날 수 있지만 전반적으로 볼 때 심각한 부작용을 보이는 경우는 드물다.

◎ 항불안제

다이아제팜, 로라제팜, 알프라졸람 등의 항불안제는 심한 불안, 초조, 혹은 불안과 관련된 행동 양상을 보이는 알츠하이머병 환자에게 처방될 수있다. 항불안제를 투여하면 불안이나 초조 증상의 완화가 비교적 빠르게 나타난다. 하지만 그런 약물들이 체내에 축적되어 독성 농도에 도달하면, 불안정감, 과다 진정, 구음 장애 등을 유발될 수 있다.

◎ 항우울제

항우울제는 알츠하이머병 환자의 우울증을 치료하는데 효과적이다. 항우울제를 선택할 때는 많은 요소들을 고려해야 한다. 환자의 우울증이 초조성(과잉행동성) 유형인지 혹은 지연성(과소행동성) 유형인지 먼저 살펴야 한다. 일부 항우울제들은 부수적으로 진정작용을 갖고 있어 초조성 우울증에 효과적일 수 있지만 지연성 우울증에는 그렇지 못하다. 알츠하이머병 환자들의 치료에 있어서 특히 중요한 점은 항콜린성 부작용이 많은 약을 가급적 피해야 한다는 점이다. 알츠하이머병 환자의 경우 뇌 콜린계 기능이 이미 손상되었기 때문이다. 흔한 항콜린성 부작용으로는 기억장애와 변비가 있다.

◎ 항정신병 약물

항정신병 약물은 원래 조현병 등의 정신증 치료를 목표로 개발된 약물로 알츠하이머병에서 동반되는 환청이 망상과 같은 정신증 증상이나 심한 초조행동 등에 효과적이다.

투약시 주의 사항: 알츠하이머병 환자들에 대한 약물치료를 더욱 안전하게 하기 위해 간호제공자들이 알아야 할 사항

- ◆ 전문적인 지식을 갖추도록 한다.
  - 모든 처방의 이유, 약으로 인해 일어날 수 있는 모든 반응, 반응에 대한 대처 방법
- ◆ 처방의사에게 자세한 정보를 제공한다.
  - 환자에게 약물을 처방하는 모든 의사들에게 현재 복용중인 약물내역과 이전에 약물과 관련해서 나타났던 부작용 등의 정보를 자세히 알려 주는 것이 필요하다.
- ◆ 투약을 일정 시간 하도록 한다.
  - 약 복용이 규칙적인 일과의 한 부분으로 자리 잡도록 해 주는 것은 학습 능력이 제한된 환자들에게 도움이 된다.
- ◆ 점검을 하라.
  - 기억력 문제가 없는 사람들조차도 때로는 약을 먹은 것을 잊어버린다. 어떤 때에 약을 먹었는지 기억이 나지 않아 실수로 두 번 약을 먹기도 한다. 간호제공자는 환자가 약을 먹는 것을 직접 지켜보아야 한다. 알약을 삼키는 것이 힘들면 약을 가루로 만들어 사과주스 같은 음료에 섞거나 또는 액체 제형으로 투약할 수 있다. 가루로 만들면 안되는 약도 있으니 먼저 의사, 약사, 혹은 간호사에게 자문을 구해야 한다.

◆ 안전한 곳에 약을 보관하라.

- **약물 과용을 사전에 예방하기 위해 조호제공자는 약상자를 안전한 곳에 두어야 하며, 인지기능이 심각하게 저하된 환자가 제지 없이 약을 복용해버리도록 방치해서는 안 된다.**

◆ 응급상황에 대비하라.

- 약물관련, 혹은 다른 문제로 인한 응급상황에 대해 가장 가까운 응급실 그리고 경찰과 소방서 혹은 구급차 서비스의 전 번호를 전화기 옆에 붙여 놓아야 한다.

② 지남력

지남력 상실은 인지 손상 환자에게 흔한 증상으로 대상자에게 주어진 환경 내에서 환자의 기능을 돕는 간호중재가 수행되어야 한다. 입원실은 넓은 것이 좋으며 개인이 소지했던 물건을 비치한다. 방향감각을 갖게 하고 낙상 등의 손상의 위험을 예방하기 위해 밤에도 병실 조명을 은은하게 해둔다.

시간, 공간, 사람에 대한 지남력 증진을 위해 시계는 크고 단순한 것으로, 달력은 글씨가 크고 각 페이지에 날짜가 적힌 것이 좋다. 또한 현실감각을 위해 신문읽기를 수행하여 최근 사건에 대한 관심을 가질 수 있도록 하여 지남력을 유지하도록 한다.

③ 의사소통

기억손상으로 인한 작화증을 비롯한 언어장애가 특징적으로 나타나므로 언어적 의사소통은 명확하고 구체적으로 그리고 단순하게 천천히 이야기하도록 한다. 목소리 크기는 환자가 알아들을 수 있게 보통 정도의 크기로 하며 대화도중 감정이입과 배려하는 태도를 보여 준다. 질문은 한 번에 한 가지씩 하도록 하며 단답형의 대답이 요구되는 질문으로 하는 것이 좋다.

비언어적 의사소통은 밝고, 조용하게, 지지적인 톤이 좋고, 언어 비언어적 의사소통은 일관성이 있어야 한다.

④ 정신행동증상에 대한 중재

◎ 분노, 폭력적 행동

많은 분노 및 폭력적인 행동은 목욕, 화장실 사용하기, 옷 입기 등 일상생활에서 나타난다. 일상생활에서 환자가 너무 높은 수준의 상실감을 경험하지 않도록 주의 깊게 관찰하면 이런 문제들을 미리 예방할 수 있다.

분노를 표출하는 대상자에게 간호사는 차분하고 냉정함을 잃지 않고 침착하게 대처해야 한다. 화제를 바꾸거나 가능한 시선을 분산시켜 분노와 폭력 상황을 피할 수 있도록 한다.

◎ 망상, 환각

망상과 환각은 알츠하이머병 환자의 10–73%에서 관찰될 정도로 흔하다. 알츠하이머병 환자가 보이는 망상과 환각은 정신질환을 앓고 있는 환자들에서 관찰되는 것과는 몇가지 측면에서 차이가 난다. 조현병 환자의 망상과 달리 알츠하이머병 환자의 망상은 대부분 단순하고 직설적이며 환경이나 가족과 관계가 있다.

환자의 망상 내용에 대해 논쟁하거나 동의하지 말고 현실을 초점으로 대화한다. 지각적인 태도가 중요하다.

◎ 배회

치매 환자는 배회로 인해 입원하거나 보호될 수 있다. 따라서 간호사는 환자가 돌아다니는 것을 주의 깊게 관찰해야 한다. 환자의 배회는 주위의 소음이나 스트레스 때문일 수 있으므로 소음을 줄이고 스트레스요인을 찾아 중재해 주는 것이 좋다.

◎ 초조

단기 및 최근 기억장애로 환자는 친숙하지 않은 환경이나 불분명한 것에 노출되면 불안해하므로 이에 대한 중재가 필요하다. 초기 단계에는 상담이 효과적일 수 있다. 지지적인 간호는 환자에게 안정감을 주고 자신의 환경에 대한 통제감을 유지될 수 있다. 다소 진행된 환자의 경우 요구 사항을 줄이고 규칙적인 생활을 일관성 있게 유지하도록 도와주는 것이 중요하다.

◎ 우울, 무감각

과거 기억에 대한 회상을 통해 수용적이고 따뜻한 관계를 경험하게 한다. 과거 행복했던 경험에 대해 이야기하거나 조용한 음악을 듣게 하는 등의 정서적 문제해결을 위한 중재를 실시한다.

◎ 거부증

식사나 투약 등을 거부하는 경우가 종종 있다. 이런 경우가 지속되면 영양장애가 발생하고 환자의 증상이 더욱 악화될 수 있다. 따라서 식사와 투약이 지속될 수 있도록 지지해 준다.

◎ 성적 행동

알츠하이머병 환자의 성적 행동변화 중 가장 흔한 것은 성적 관심과 행동의 증가, 성적 관심의 상실, 부적절한 성적 행동이다. 일부 부적절한 행동은 배우자를 알아보지 못하고 공적인 장소와 사적인 장소를 구분하지 못하는 등의 오인의 원인이 될 수 있다. 이러한 경우 간호사는 민감하고 즉각적인 반응보다는 조용하게 접근하여 문제가 되는 행동이 아닌 다른 활동에 집중하는 방법을 통해 문제행동을 줄이도록 한다.

◎ 수면장애

치매환자들 중 사람들은 밤과 낮이 바뀌는 경우도 있고, 환자가 낮에는 종일 잠을 자고 가족들이 잠든 밤에 홀로 깨어 있는 경우도 흔하다. 일부 알츠하이머병 환자

표 9-17-6 간호과정 사례

간호목표	간호중재	이론적 근거
간호진단: 신체적 외상의 위험		
대상자는 외상위험성이 사라진다.	• 대상자의 감각과 지각 기능을 사정한다.	• 감각과 지각의 장애로 인하여 혼돈이 야기되고 이로 인한 신체적 외상의 위험이 증가되므로 외상의 위험을 줄이기 위해 감각 및 지각의 문제로 인해 2차적으로 발생할 수 있는 문제를 예방하기 위한 중재를 실시할 수 있다.
	• 안전에 위험이 되는 요인을 파악한다.	• 안전에 위험이 되는 물건들은 자신이나 타인에게 외상을 입히는 데 사용될 수 있다.
	• 대상자의 불안이 심해지면 필요시 억제대를 신체보호대로 변경해야 합니다.	• 신체보호대는 흥분을 증가시킬 수 있기 때문에 신중하게 사용한다. 그러나 대상자의 안전을 위해서 필요할 수 있다.
	• 대상자에게 현실과 주위 환경에 대해 자주 알려 준다.	• 지남력상실은 안전한 환경에서 벗어나 배회할 경우 대상자의 안전을 위협할 수 있다.
간호진단: 자신에 대한 폭력 위험성/ 타인에 대한 폭력 위험성		
대상자는 자신이나 타인에게 해를 입히지 않는다.	• 대상자의 불안수준과 불안이 증가되고 있음을 나타내는 행동을 사정한다.	• 이러한 행동을 인식함으로써 간호사는 폭력이 일어나기 전에 중재할 수 있다.
	• 대상자의 환경자극을 낮은 수준으로 유지한다(어두운 조명, 방문객 제한, 단순한 장식, 낮은 소음수준)	• 매우 자극적인 환경은 불안이 증가할 수 있다.
	• 대상자 주변에 위험한 물건을 두지 않는다.	• 지남력을 상실한 혼동 상태에서, 대상자는 이러한 물건을 자신이나 타인에게 해를 입히는 데 사용할 수 있다.
	• 대상자에게 침착한 태도를 유지한다. 대상자를 불필요하게 놀라게 하지 않도록 한다. 지속적인 도움과 지지를 제공한다.	• 불안은 전염성이 있고 대상자에게 전이될 수 있다.
간호진단: 자기돌봄 결핍(옷입기, 음식 섭취, 용변)		
대상자는 자신의 최대 능력을 활용하여 일상활동을 수행 한다.	• 단순하고 구조적인 환경을 제공한다. – 자가간호결핍을 확인하고 필요시 도움을 제공한다. – 한 번에 한 단계씩 과업을 통해 독립적인 활동을 할 수 있도록 안내와 지지를 제공한다. – 대상자가 일상생활 활동을 스스로 할 수 있도록 충분한 시간을 허용한다. – 돌봄제공자를 일관성 있게 배정한다.	• 혼동을 최소화하기 위함이다.
	• 대상자가 영양요구를 충족시키고, 개인의 안전을 보장하고, 투약을 잘하고, 독립적으로 수행할 수 없는 활동에 대해 도움을 요청하는 능력을 지속적으로 사정한다.	• 대상자의 안전은 간호에 있어서 우선적으로 중요하다.

들이 저녁 무렵에 안절부절 못하고 초조해 하는 일몰증후군이 나타나는 것으로 알려져 있다. 일몰증후군은 주의가 필요한 휴식/활동 주기장애 증상으로 조용한 음악과 은은한 조명이 일몰 증후군에 도움이 되기도 한다.

⑤ 건강문제

많은 건강문제들은 간단한 예방을 통해 막을 수 있다. 적절한 운동의 지속, 충분한 음식과 수분의 섭취 등도 노인의 건강 유지를 위해 중요한 부분이다.

◎ 신체활동의 유지

운동은 치매환자에서 식욕이나 수면의 질 증가, 문제행동 감소, 우울감 감소, 자존심 강화, 대화 능력 향상 등의 효과가 있는 것으로 보고되고 있다. 신체활동을 증진하기 위한 중재는 반드시 개인에게 맞게 고려되어야 하며, 그들의 능력과 신체 기능 수준, 과거의 흥미와 생활패턴, 활동에 대한 반응 등이 고려되어야 한다.

◎ 충분한 음식과 수분의 공급

영양실조와 탈수를 막기 위해 충분한 음식과 수분을 섭취하도록 하는 것은 치매 환자를 간호하는 사람들이 최우선적으로 고려해야 할 사항이다. 체중감소는 알츠하이머병 그 자체의 생리적 결과, 섭취능력에 영향을 미치는 기능소실, 적절한 섭취를 방해하는 행동증상, 부적절한 음식 제공 방법 등과 관련이 있다. 충분한 영양분과 수분의 섭취를 돕기 위해 섭취능력, 음식 제공의 기술, 시간 안배, 연하곤란, 식당 환경 등에 대한 정확한 평가가 이루어져야 한다. 올바른 음식을 섭취하기 위한 간호중재는 다음과 같다.

- 식사 전에 무슨 음식을 먹을 것인지 말해줌
- 식사를 거부할 때 식사를 거부하는 이유를 파악함
- 소량의 음식을 자주 제공함
- 식사 전 상차리기 등을 거들도록 하는 등 간단한 활동은 식욕 돋움
- 과식하는 경우 간단한 음식을 함께 만들어 먹거나, 칼로리가 높지 않은 간식을 소량 제공함
- 식사시간을 충분히 제공하고 산만해하지 않게 함
- 고기는 미리 잘게 자른 상태로 제공함
- 손으로 집어 먹을 수 있도록 김밥, 주먹밥 등과 같은 종류의 음식을 개발함
- 따뜻한 음식 먹을 수 있도록 배려하고 국이 너무 뜨겁지 않도록 주의함
- 식사할 때 앉은 자세가 좋음
- 식사 후에 물을 마실 수 있도록 입안을 헹굼

⑥ 가족 중재

대부분의 치매환자들은 요양시설보다는 아직까지 가족들과 가정에서 생활하는 경우가 많다. 따라서 장기간 환자를 돌보는 가족에 대한 중재가 요구된다. 가족을 위한은 24시간 환자관리체계, 가정간호체계, 주간보호센터 등의 기관 등에 대한 정보를 알고 적절하게 이용할 수 있도록 정보를 제공해 준다.

5) 간호평가

신경인지장애 대상자는 상태가 지속적으로 끊임없이 변화하므로 지속적인 평가가 요구된다. 대상자의 질병진행정도에 대한 평가와 간호수행 결과를 평가해야 한다. 평가 초점은 질병으로 인해 발생되는 문제에 대한 즉각적인 치료가 아니라 퇴행속도를 낮추는 데 있으므로 이를 중점으로 평가한다.

Box 9-17-3 간호과정 사례

80세 이씨는 남편과 사별 후 5년 동안 요양시설에 거주하고 있다. 1년 전부터 기억장애가 나타나기 시작했으며 날짜와 시간에 대한 지남력이 상실되기 시작하여 친구들과의 모임날짜도 잊어버리는 상황이 자주 발생하였다. 밤 12시가 넘어서 아들집에 가겠다고 나서는 등 평소와 다른 모습 보였으며 밤에 잠을 잘 자지 못하고 요양원 복도를 돌아다니는 모습도 관찰되었다. 식사시간에도 나와 식사를 가서 먹지는 않고 병실 탁자 위에 놓아서 식사권유 하였으나 화내며 음식에 독을 타서 음식을 먹으면 죽을 것이라는 말을 하기도 하였다. 방금 먹은 음식에 대해 기억 못하고 다시 나와 배고프다 하고, 그러다 어떤 날은 정상적인 모습을 보이기도 하였으나 위와 같은 증상이 보이는 상황이 최근 자주 발생하였다.

5. 요약

- 신경인지장애는 뇌의 영구적인 손상, 일시적 기능장애 등과 같은 요인에 의해 인지나 기억에 대한 결함이 발생하며 이전의 기능상태로부터 심각한 변화를 경험하는 장애이다. 지남력, 기억력, 지적능력, 판단력 및 정서 등의 장애가 특징적이다.
- DSM-5-TR에서 신경인지장애는 섬망, 주요 신경인지장애(Major NCD), 경도 신경인지장애(Minor NCD)로 분류되며 섬망은 어떤 신체 질병으로 뇌기능에 손상을 받아 일시적으로 정신기능에 장애가 나타나는 것으로 주의력, 사고, 지남력, 지각, 정신운동성행동의 장애가 급성으로 나타나는 것이 특징이다. 주요 신경인지장애는 인지기능 저하로 인하여 일상생활을 독립적으로 수행하는 데 제한을 받으며 경도 신경인지장애는 일상생활을 독립적으로 수행하는 데 제한을 받지 않는다.
- 주요 및 경도 신경인지장애의 원인은 유전적 결합, 신경전달물질 이상(acetylcholine의 감소), 뇌의 기질적인 병변(뇌조직의 퇴행, 노화, 중추신경게 감염, 뇌손상, 독성 대사장애, 혈관성 장애, 신경계 장애) 등 이다.
- 주요 및 경도 신경인지장애의 종류는 알츠하이머가 전체 치매의 약 70%를 차지하고, 혈관성치매, 전두엽/측두엽 퇴행이 있으며 기타치매로는 파킨슨성치매, 픽병, 크로이츠펠트-야곱병 등이 있다.
- 주요 및 경도 신경인지장애의 행동특성은 기억력장애(단기 기억장애, 최근 기억장애, 전진성 기억상실, 작화증), 언어장애(실어증), 지남력장애(시간, 공간, 사람), 기타 판단력장애, 실행 능력장애, 인격장애 등이 있다.
- 주요 및 경도 신경인지장애의 치료 및 간호는 최적의 신체건강 유지하여 최적 수준의 기능을 촉진하고, 치료적 환경조성, 독립적 기능 증진, 의사소통, 사회화 촉진, 가족중재, 약물치료 등이다.
  - 최적의 신체건강 유지: 적절한 영양섭취 및 배설, 수면유도(낮 동안 활동 격려, 취침 시 따뜻한 음료 제공)
  - 치료적 환경조성: 자극이 적은 환경, 익숙한 환경을 제공, 위험한 가구나 기물 등을 없애기, 면회객 제한하고 동일한 치료자가 돌봄, 조명조절(환각 · 착각으로부터 보호하기 위해 밤에 소등하지 말 것)
  - 독립적 기능 증진: 일관성 있고 구조화된 일과로 기억력, 지남력 증진, 주어진 과업은 충분한 시간을 주어 성취 격려, 개인위생을 철저히 유지하여 건강습관 증진
  - 의사소통: 소음 없는 상태에서 분명하고 낮은 목소리로 대화, 일관성 있는 태도로 환자를 대하고, 짧고 간단한 문장을 사용, 반복하여 묻는 경우 같은 단어 사용, 꾸며낸 애기(작화증)에 대한 반응은 환자 표현의 느낌에 반응
  - 사회화 촉진: 과거회상요법, 애완동물요법, 음악요법, 작업요법, 현실안내요법, 미술요법
  - 가족중재: 가족의 지지 및 가족 교육
  - 약물치료: 타크린[tacrine(Cognex)], 도네페질[donepezil(Aricept)], 리바스티그민[rivastigmine(Exelon)], 갈란타민[galantamine(Reminyl)], 메만틴[memantine(Ebixa)]

풀어보기

1. 치매와 섬망을 감별할 수 있는 내용으로 옳은 것은?
① 모두 비가역적인 반응이다.
② 의식수준이 모두 저하되어 있다.
③ 섬망환자에게서만 지남력상실이 나타난다.
④ 감정상태의 변화가 치매환자가 더 심하다.
⑤ 모두 최근 기억에 대한 손상이 두드러진다.

2. 노인성 우울과 치매, 섬망과의 차이에 대한 설명 중 옳은 것은?
① 노인성 우울에 망상이 흔히 동반된다.
② 모두 장기기억의 손상이 공통되는 문제이다.
③ 치매와 우울증은 의식상태는 정상을 나타낸다.
④ 섬망에 비해 우울증에서 정서적 동요가 심하게 나타난다.
⑤ 치매는 서서히 오랜 시간에 걸쳐 발생하나 우울은 며칠 내로 발생한다.

3. 치매 환자의 궁극적인 간호중재 목표는?
① 최적의 영양 상태를 유지하여 건강 기능을 향상시킨다.
② 최적의 기능 수준을 유지한다.
③ 무능력을 감소시켜 독립적 활동을 최대한 지지한다.
④ 독창적이고 개별적 간호수행으로 기능을 향상시킨다.
⑤ 다양한 인지향상 프로그램을 통해 판단력과 지남력을 향상시킨다.

4. 치매환자와 노인에게서 볼 수 있는 기억결함 부분에 대해 질문하였을 때 나타날 수 있는 현상은?
① 신어조작증 ② 보속증 ③ 상동증 ④ 작화증 ⑤ 말비빔현상

5. 가족과 의료진을 알아보지 못하고 명료하지 않은 의식상태로 인해 상황 판단력이 떨어져 혼란스러워하고 불안해하는 섬망 대상자 간호로 옳은 것은?
① 조용한 환경 제공을 위해 방 안에 불을 꺼둔다.
② 환자에게 새로운 환경을 제공하여 기분을 전환시킨다.
③ 수면 문제를 해결하기 위해 환자가 잠을 자지 않도록 한다.
④ 낮보다 저녁활동을 격려한다.
⑤ 가능한 한 환자에게 익숙한 환경을 제공한다.

6. 치매를 가진 환자에게 현실감 증진을 위한 간호중재는?
① 폐쇄형 질문을 통해 현실감을 촉진한다.
② 현재 나타나고 있는 증상에 대해 인식하도록 돕는다.
③ 대상자와 접촉할 때마다 다양한 태도로 접근하여 변화를 준다.
④ 매일 저녁마다 산책을 나가 주변환경을 돌아볼 수 있게 도와준다.
⑤ 아침에 일어나면 현재 날짜와 시간, 장소에 대해 얘기해 준다.

7. 아들과 남편을 알아보지 못하며 지남력을 상실한 치매환자의 간호진단으로 옳은 것은?
① 감각지각장애 ② 지식부족 ③ 만성혼란 ④ 사회적 고립 ⑤ 언어적 의사소통장애

8. 인지기능을 일시적으로 호전시키고 병의 경과를 느리게 하는 인지기능개선제 중 대뇌피질과 해마에서 글루타메이트로 인한 흥분성 신경독성을 방지하는 기전으로 개발된 약물은?
① tacrine(Cognex) ② memantin(Ebixa) ③ donepezil(Aricept) ④ galantamine(Reminyl) ⑤ rivastigmine(Exelon)

정답

1.⑤ 2.③ 3.② 4.④, 5.⑤, 6.⑤ 7.③ 8.②

>> 참고문헌

- 이동영, 이강욱, 이정희, 김기웅, 주진형, 윤종철, 김성윤, 우성일, 우종인(2002). Mini-Mental State Examination의 한국 노인 정상규준 연구. 신경정신의학, 42(30), 508-525.
- 이동영, 우종인(2013). 조호제공자를 위한 알츠하이머병 가이드북. 서울: 한국치매협회.
- Alzheimer's Association (1990). Medication. Chicago: Author.
- American Medical Association. (1993). Drug evaluation annual 1993. Chicago: Author.
- American Psychiatric Association (2013). Diagnostic and Statistical Manual of Mental Disorders 5th ed, American Psychiatric Publishing.
- APA 저, 권준수 외 역 (2023). DSM-5-TR 정신질환의 진단 및 통계편람(제5판 수정판). 서울: 학지사.
- Donahue, p. (1990). When it's hard to swallow: Feeding techniques for dysphagia management. Journal of Geontological Nursing, 16(4), 6-9.
- Flint, A.J. (1991). Delusions, hallucinations and depression in Alzheimer's disease. American Journal of Alzheimer's Care and Related Diseases and Research, 6(3), 21-29.
- Fortinash. K. M. & Holoday-Worret. P.A. (2000). Psychiatric Mental Health Nursing 2nd ed, Mosby.
- Friedman, R., & Tappen, R.M〉 (1991). The effect of planned walking on communication in Alzheimer's disease. Journal of the American Geriatrics Society, 39, 650-654.
- Hall, G.R. (1994). Chronic dementia: Challenges in feeding a patient. Journal of Gerontological Nursing, 20(4), 27-30.
- Halter, Margaret Jordan (2013). Varcarolis' Foundations of Psychiatric Mental Health Nursing 7th ed, Saunders.
- Liebson, E., & Albert, M.L. (1994). Cognitive changes in dementia of the Alzheimer's type. In D.B. Calne, Neurodegenerative diseases. Philadelphia: W.B. Saunders.
- Perese, Eris F. (2012) Psychiatric Advanced Practice Nursing, F. A. Davis.

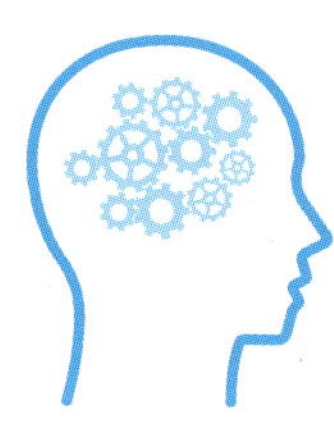

›› 부 록

01 정신건강증진 및 정신질환자 복지서비스 지원에 관한 법률

[시행 2023.6.13] [법률 제19464호, 2023. 6. 13., 일부개정]

정신건강증진 및 정신질환자 복지서비스 지원에 관한 법률

보건복지부(정신건강정책과), 044-202-3855,3858

제1장 총 칙

제1조(목적)

이 법은 정신질환의 예방 · 치료, 정신질환자의 재활 · 복지 · 권리보장과 정신건강 친화적인 환경 조성에 필요한 사항을 규정함으로써 국민의 정신건강증진 및 정신질환자의 인간다운 삶을 영위하는 데 이바지함을 목적으로 한다.

제2조(기본이념)

① 모든 국민은 정신질환으로부터 보호받을 권리를 가진다.

② 모든 정신질환자는 인간으로서의 존엄과 가치를 보장받고, 최적의 치료를 받을 권리를 가진다.

③ 모든 정신질환자는 정신질환이 있다는 이유로 부당한 차별대우를 받지 아니한다.

④ 미성년자인 정신질환자는 특별히 치료, 보호 및 교육을 받을 권리를 가진다.

⑤ 정신질환자에 대해서는 입원 또는 입소(이하 "입원등"이라 한다)가 최소화되도록 지역 사회 중심의 치료가 우선적으로 고려되어야 하며, 정신건강증진시설에 자신의 의지에 따른 입원 또는 입소(이하 "자의입원등"이라 한다)가 권장되어야 한다.

⑥ 정신건강증진시설에 입원등을 하고 있는 모든 사람은 가능한 한 자유로운 환경을 누릴 권리와 다른 사람들과 자유로이 의견교환을 할 수 있는 권리를 가진다.

⑦ 정신질환자는 원칙적으로 자신의 신체와 재산에 관한 사항에 대하여 스스로 판단하고 결정할 권리를 가진다. 특히 주거지, 의료행위에 대한 동의나 거부, 타인과의 교류, 복지서비스의 이용 여부와 복지서비스 종류의 선택 등을 스스로 결정할 수 있도록 자기결정권을 존중받는다.

⑧ 정신질환자는 자신에게 법률적 · 사실적 영향을 미치는 사안에 대하여 스스로 이해하여 자신의 자유로운 의사를 표현할 수 있도록 필요한 도움을 받을 권리를 가진다.

⑨ 정신질환자는 자신과 관련된 정책의 결정과정에 참여할 권리를 가진다.

제3조(정의)

이 법에서 사용하는 용어의 뜻은 다음과 같다.

1. “정신질환자”란 망상, 환각, 사고(思考)나 기분의 장애 등으로 인하여 독립적으로 일상생활을 영위하는 데 중대한 제약이 있는 사람을 말한다.
2. “정신건강증진사업”이란 정신건강 관련 교육 · 상담, 정신질환의 예방 · 치료, 정신질환자의 재활, 정신건강에 영향을 미치는 사회복지 · 교육 · 주거 · 근로 환경의 개선 등을 통하여 국민의 정신건강을 증진시키는 사업을 말한다.
3. “정신건강복지센터”란 정신건강증진시설, 「사회복지사업법」에 따른 사회복지시설(이하 “사회복지시설”이라 한다), 학교 및 사업장과 연계체계를 구축하여 지역사회에서의 정신건강증진사업 및 제33조부터 제38조까지의 규정에 따른 정신질환자 복지서비스 지원사업(이하 “정신건강증진사업등”이라 한다)을 하는 다음 각 목의 기관 또는 단체를 말한다.
   가. 제15조제1항부터 제3항까지의 규정에 따라 국가 또는 지방자치단체가 설치 · 운영하는 기관
   나. 제15조제6항에 따라 국가 또는 지방자치단체로부터 위탁받아 정신건강증진사업등을 수행하는 기관 또는 단체
4. “정신건강증진시설”이란 정신의료기관, 정신요양시설 및 정신재활시설을 말한다.
5. “정신의료기관”이란 주로 정신질환자를 치료할 목적으로 설치된 다음 각 목의 어느 하나에 해당하는 기관을 말한다.
   가. 「의료법」에 따른 의료기관 중 제19조제1항 후단에 따른 기준에 적합하게 설치된 병원(이하 “정신병원”이라 한다) 또는 의원
   나. 「의료법」에 따른 병원급 의료기관에 설치된 정신건강의학과로서 제19조제1항 후단에 따른 기준에 적합한 기관
6. “정신요양시설”이란 제22조에 따라 설치된 시설로서 정신질환자를 입소시켜 요양 서비스를 제공하는 시설을 말한다.
7. “정신재활시설”이란 제26조에 따라 설치된 시설로서 정신질환자 또는 정신건강상 문제가 있는 사람 중 대통령령으로 정하는 사람(이하 “정신질환자등”이라 한다)의 사회적응을 위한 각종 훈련과 생활지도를 하는 시설을 말한다.

제4조(국가와 지방자치단체의 책무)

① 국가와 지방자치단체는 국민의 정신건강을 증진시키고, 정신질환을 예방 · 치료하며, 정신질환자의 재활 및 장애극복과 사회적응 촉진을 위한 연구 · 조사와 지도 · 상담 등 필요한 조치를 하여야 한다.

② 국가와 지방자치단체는 정신질환의 예방 · 치료와 정신질환자의 재활을 위하여 정신건강복지센터와 정신건강증진시설, 사회복지시설, 학교 및 사업장 등을 연계하는 정신건강서비스 전달체계를 확립하여야 한다.

③ 국가와 지방자치단체는 정신질환자등과 그 가족에 대한 권익향상, 인권보호 및 지원 서비스 등에 관한 종합적인 시책을 수립하고 그 추진을 위하여 노력하여야 한다.

④ 국가와 지방자치단체는 정신질환자등과 그 가족에 대한 모든 차별 및 편견을 해소하고 차별받은 정신질환자등과 그 가족의 권리를 구제할 책임이 있으며, 정신질환자등과 그 가족에 대한 차별 및 편견을 해소하기 위하여 적극적인 조

치를 하여야 한다.

⑤ 국가와 지방자치단체는 정신질환자등의 적절한 치료 및 재활과 자립을 지원하기 위하여 정신질환자등과 그 가족에 대하여 정신건강증진사업등에 관한 정보를 제공하는 등 필요한 시책을 강구하여야 한다.

⑥ 국가와 지방자치단체는 국민에게 영ㆍ유아, 아동, 청소년, 중ㆍ장년, 노인 등 생애주기(이하 "생애주기"라 한다)에 따른 정신건강 서비스를 제공하고, 우울ㆍ불안ㆍ고독 등의 정신건강상 문제와 관련하여 상담을 제공하는 등 국민의 정신건강 증진을 위하여 필요한 시책을 강구하여야 한다.

제5조(국민의 의무)

모든 국민은 정신건강증진을 위하여 국가와 지방자치단체가 실시하는 조사 및 정신건강증진사업등에 협력하여야 한다.

제6조(정신건강증진시설의 장의 의무)

① 정신건강증진시설의 장은 정신질환자등이 입원등을 하거나 사회적응을 위한 훈련을 받으려고 하는 때에는 지체 없이 정신질환자등과 그 보호의무자에게 이 법 및 다른 법률에 따른 권리 및 권리행사 방법을 알리고, 그 권리행사에 필요한 각종 서류를 정신건강증진시설에 갖추어 두어야 한다. 이 경우 정신질환자등과 그 보호의무자에게 알릴 권리 및 권리행사 방법과 권리행사에 필요한 서류는 정신질환자등이 이해하기 쉬운 형태로 작성되거나 고지되어야 한다.

② 정신건강증진시설의 장은 정신질환자등이 퇴원 및 퇴소(이하 "퇴원등"이라 한다)를 하려는 때에는 정신질환자등과 그 보호의무자에게 정신건강복지센터의 기능ㆍ역할 및 이용 절차 등을 알리고, 지역사회 거주 및 치료에 필요한 정보를 제공하는 정신보건수첩 등 각종 서류를 정신건강증진시설에 갖추어 두어야 한다.

③ 정신건강증진시설의 장은 정신질환자등의 치료, 보호 및 재활과정에서 정신질환자등의 의견을 존중하여야 한다.

④ 정신건강증진시설의 장은 입원등 또는 거주 중인 정신질환자등이 인간으로서의 존엄과 가치를 보장받으며 자유롭게 생활할 수 있도록 노력하여야 한다.

⑤ 제1항 및 제2항에 따라 정신질환자등과 그 보호의무자에게 알릴 권리의 종류ㆍ내용, 고지방법 및 서류비치 등에 관하여 필요한 사항은 보건복지부령으로 정한다.

제2장 정신건강증진 정책의 추진 등

제7조(국가계획의 수립 등)

① 보건복지부장관은 관계 행정기관의 장과 협의하여 5년마다 정신건강증진 및 정신질환자 복지서비스 지원에 관한 국가의 기본계획(이하 "국가계획"이라 한다)을 수립하여야 한다.

② 특별시장ㆍ광역시장ㆍ특별자치시장ㆍ도지사ㆍ특별자치도지사(이하 "시ㆍ도지사"라 한다)는 국가계획에 따라 각각 특별시ㆍ광역시ㆍ특별자치시ㆍ도ㆍ특별자치도(이하 "시ㆍ도"라 한다) 단위의 정신건강증진 및 정신질환자 복지서비스 지원에 관한 계획(이하 "지역계획"이라 한다)을 수립하여야 한다. 이 경우 해당 지역계획은 「지역보건법」 제7조에 따른 지역보건의료계획과 연계되도록 하여야 한다.

③ 국가계획 또는 지역계획에는 다음 각 호의 사항이 포함되어야 한다.

1. 정신질환의 예방, 상담, 조기발견, 치료 및 재활을 위한 활동과 각 활동 상호 간 연계
2. 생애주기 및 성별에 따른 정신건강증진사업
3. 정신질환자의 조기퇴원 및 사회적응
4. 적정한 정신건강증진시설의 확보 및 운영
5. 정신질환에 대한 인식개선을 위한 교육 · 홍보, 정신질환자의 법적 권리보장 및 인권보호 방안
6. 전문인력의 양성 및 관리
7. 정신건강증진을 위한 교육, 주거, 근로환경 등의 개선 및 이와 관련된 부처 또는 기관과의 협력 방안
8. 정신건강 관련 정보체계 구축 및 활용
9. 정신질환자와 그 가족의 지원
10. 정신질환자의 건강, 취업, 교육 및 주거 등 지역사회 재활과 사회참여
11. 정신질환자에 대한 복지서비스의 연구 · 개발 및 평가에 관한 사항
12. 정신질환자에 대한 복지서비스 제공에 필요한 재원의 조달 및 운용에 관한 사항
13. 우울 · 불안 · 고독 등으로 정신건강이 악화될 우려가 있는 사람의 발견 및 정신건강서비스 제공
14. 재난 심리지원
15. 그 밖에 보건복지부장관 또는 시 · 도지사가 정신건강증진을 위하여 필요하다고 인정하는 사항

④ 보건복지부장관과 시 · 도지사는 국가계획 및 지역계획의 수립 · 시행에 필요한 자료의 제공 및 협조를 관계 행정기관, 정신건강증진시설 및 관련 기관 · 단체 등에 요청할 수 있다. 이 경우 요청받은 기관 · 시설 · 단체 등은 자료의 제공이 법령에 위반되거나 정상적인 업무수행에 뚜렷한 지장을 초래하는 등의 정당한 사유가 없으면 그 요청에 따라야 한다.

⑤ 국가계획 및 지역계획을 수립할 때에는 「장애인복지법」 제10조의2에 따른 장애인정책종합계획과 연계되도록 하여야 한다.

⑥ 보건복지부장관은 5년마다 정신질환자의 인권과 복지증진 추진사항에 관한 백서를 발간하여 공표하여야 한다.

⑦ 국가계획 및 지역계획의 수립 절차 등에 관하여 필요한 사항은 보건복지부령으로 정한다.

제8조(시행계획의 수립 · 시행 등)

① 보건복지부장관과 시 · 도지사는 각각 국가계획과 지역계획에 따라 매년 시행계획을 수립 · 시행하여야 하고, 시장 · 군수 · 구청장(자치구의 구청장을 말한다. 이하 같다)은 매년 관할 시 · 도의 지역계획에 따라 시행계획을 수립 · 시행하여야 한다. 다만, 시 · 도지사나 시장 · 군수 · 구청장이 지역계획의 시행계획 내용을 포함하여 「지역보건법」 제7조제2항 및 제8조에 따라 연차별 시행계획을 수립 · 시행하는 경우에는 본문에 따른 시행계획을 별도로 수립 · 시행하지 아니할 수 있다.

② 보건복지부장관은 국가계획 및 지역계획의 시행 결과를, 시 · 도지사는 해당 지역계획의 시행 결과를 각각 대통령령으로 정하는 바에 따라 평가할 수 있다.

③ 제1항에 따른 시행계획의 수립 · 시행에 필요한 자료의 제공 및 협조에 관하여는 제7조제4항을 준용한다. 이 경우 "보건복지부장관과 시 · 도지사"는 "보건복지부장관과 시 · 도지사 및 시장 · 군수 · 구청장"으로, "국가계획 및 지역계획"은 "국가계획 및 지역계획의 시행계획"으로 본다.

④ 제1항에 따른 시행계획의 수립절차 등에 관하여 필요한 사항은 보건복지부령으로 정한다.

제9조(정신건강증진 관련 주요정책의 심의)

보건복지부장관은 다음 각 호의 사항에 관하여 「국민건강증진법」 제5조에 따른 국민건강증진정책심의위원회의 심의를 받아야 한다.

1. 국가계획의 수립
2. 정신건강증진 및 정신질환자 복지서비스 지원 체계와 제도의 발전

제10조(실태조사)

① 보건복지부장관은 5년마다 다음 각 호의 사항에 관한 실태조사를 하여야 한다. 다만, 정신건강증진 정책을 수립하는 데 필요한 경우 수시로 실태조사를 할 수 있다.

1. 정신질환의 인구학적 분포, 유병률(有病率) 및 유병요인
2. 성별, 연령 등 인구학적 특성에 따른 정신질환의 치료 이력, 정신건강증진시설 이용 현황
3. 정신질환으로 인한 사회적 · 경제적 손실
4. 정신질환자의 취업 · 직업훈련 · 소득 · 주거 · 경제상태 및 정신질환자에 대한 복지서비스
5. 정신질환자 가족의 사회 · 경제적 상황
6. 정신질환자 및 그 가족에 대한 차별 실태
7. 우울、불안、고독 등 정신건강 악화가 우려되는 문제
8. 그 밖에 정신건강증진에 필요한 사항으로서 보건복지부령으로 정하는 사항

② 제1항에 따른 실태조사(이하 "실태조사"라 한다)와 정신건강증진 관련 지도업무를 수행하기 위하여 시 · 도에 담당 공무원을 둘 수 있다.

③ 보건복지부장관은 실태조사를 하는 데 필요한 자료를 제공하도록 정신건강증진시설 및 대통령령으로 정하는 관련 기관 · 단체 등에 요청할 수 있다. 이 경우 요청받은 정신건강증진시설 및 관련 기관 · 단체 등은 자료의 제공이 법령에 위반되거나 정상적인 업무수행에 뚜렷한 지장을 초래하는 등의 정당한 사유가 없으면 그 요청에 따라야 한다.

④ 실태조사는 필요한 경우 「장애인복지법」 제31조에 따른 장애 실태조사와 함께 실시할 수 있다.

⑤ 실태조사를 실시하면 그 결과를 공표하여야 한다.

⑥ 실태조사의 시기, 방법, 절차 및 공표 등에 관하여 필요한 사항은 보건복지부령으로 정한다.

제11조(정신건강상 문제의 조기발견 등)

① 보건복지부장관, 시 · 도지사 및 시장 · 군수 · 구청장은 정신질환의 원활한 치료와 만성화 방지를 위하여 정신건강복지센터, 정신건강증진시설 및 의료기관을 연계한 정신건강상 문제의 조기발견 체계를 구축하여야 한다.

② 보건복지부장관, 시 · 도지사 및 시장 · 군수 · 구청장은 생애주기 및 성별 정신건강상 문제의 조기발견 · 치료를 위한 교육 · 상담 등의 정신건강증진사업을 시행한다.

③ 제2항에 따른 생애주기 및 성별 정신건강상 문제의 조기발견 · 치료를 위한 정신건강증진사업의 범위, 대상 및 내용 등은 대통령령으로 정한다.

제12조(국가와 지방자치단체의 정신건강증진사업등의 추진 등)

① 보건복지부장관은 제7조제3항 각 호에 관한 전국 단위의 정신건강증진사업등을 수행하고, 제2항 및 제3항에 따른 지방자치단체의 지역별 정신건강증진사업등을 총괄 · 지원한다.

② 시 · 도지사는 관할 구역에서의 제7조제3항 각 호에 관한 정신건강증진사업등, 시 · 군 · 구(자치구를 말한다. 이하 같다) 간 연계체계 구축 및 응급 정신의료 서비스 제공 등 광역 단위의 정신건강증진사업등을 수행하며, 시장 · 군수 · 구청장이 제8조제1항 본문에 따른 지역계획의 시행계획이나 같은 항 단서에 따른 지역보건의료계획의 시행계획에 따른 정신건강증진사업등을 총괄 · 지원한다.

③ 시장 · 군수 · 구청장은 관할 구역에서의 제7조제3항 각 호에 관한 정신건강증진사업등을 수행한다.

④ 보건복지부장관, 시 · 도지사 및 시장 · 군수 · 구청장은 제1항부터 제3항까지의 규정에 따른 정신건강증진사업등을 시행하는 경우에 정신건강복지센터, 정신건강증진시설, 사회복지시설, 학교 및 사업장의 관련 활동이 서로 연계되도록 하여야 한다.

⑤ 제1항에 따른 정신건강증진사업등에 관하여 자문 · 지원하기 위하여 보건복지부장관 소속으로 중앙정신건강복지사업지원단을 두고, 제2항에 따른 정신건강증진사업등에 관하여 자문 · 지원하기 위하여 시 · 도지사 소속으로 지방정신건강복지사업지원단을 둔다.

⑥ 제5항에 따른 중앙정신건강복지사업지원단 및 지방정신건강복지사업지원단의 운영 등에 필요한 사항은 대통령령으로 정한다.

제13조(학교 등에서의 정신건강증진사업 실시)

① 다음 각 호에 해당하는 기관 · 단체 · 학교의 장 및 사업장의 사용자는 구성원의 정신건강에 관한 교육 · 상담과 정신질환 치료와의 연계 등의 정신건강증진사업을 실시하도록 노력하여야 한다.

1. 국가 및 지방자치단체의 기관 중 업무의 성질상 정신건강을 해칠 가능성이 높아 정신건강증진사업을 실시할 필요가 있는 기관으로서 대통령령으로 정하는 기관
2. 「초 · 중등교육법」 및 「고등교육법」에 따른 학교 중 대통령령으로 정하는 학교
3. 「근로기준법」에 따른 근로자 300명 이상을 사용하는 사업장
4. 그 밖에 업무의 성질이나 근무자 수 등을 고려하여 정신건강증진사업을 실시할 필요가 있는 기관 · 단체로서 대통령령으로 정하는 기관 · 단체

② 보건복지부장관은 제1항에 따른 정신건강증진사업의 효율적인 시행을 위하여 그 구체적 내용 및 방법 등에 관한 지침 시행, 정보 제공, 그 밖의 필요한 사항의 권고를 할 수 있다.

③ 보건복지부장관은 제1항 각 호의 기관 · 단체 · 학교 및 사업장 중 구성원의 정신건강 증진을 위하여 적극적으로 노력한 기관 등을 선정 · 공표할 수 있으며, 해당 기관 · 단체 · 학교 및 사업장에 대하여 지원을 할 수 있다.

제14조(정신건강의 날)

① 정신건강의 중요성을 환기하고 정신질환에 대한 편견을 해소하기 위하여 매년 10월 10일을 정신건강의 날로 하고, 정신건강의 날이 포함된 주(週)를 정신건강주간으로 한다.

② 국가와 지방자치단체는 정신건강의 날 취지에 적합한 행사와 교육 · 홍보사업을 실시할 수 있다.

③ 제2항에 따른 정신건강의 날 행사 등에 관하여 필요한 사항은 보건복지부령으로 정한다.

제15조(정신건강복지센터의 설치 및 운영)

① 보건복지부장관은 필요한 지역에서의 제12조제1항에 따른 소관 정신건강증진사업등의 제공 및 연계 사업을 전문적으로 수행하게 하기 위하여 정신건강복지센터를 설치 · 운영할 수 있다.

② 시 · 도지사는 관할 구역에서의 제12조제2항에 따른 소관 정신건강증진사업등의 제공 및 연계 사업을 전문적으로 수행하게 하기 위하여 광역정신건강복지센터를 설치 · 운영할 수 있다.

③ 시장 · 군수 · 구청장은 관할 구역에서의 제12조제3항에 따른 소관 정신건강증진사업등의 제공 및 연계 사업을 전문적으로 수행하게 하기 위하여 「지역보건법」에 따른 보건소(이하 "보건소"라 한다)에 기초정신건강복지센터를 설치 · 운영할 수 있다.

④ 정신건강복지센터의 장은 정신건강증진사업등의 제공 및 연계사업을 수행하기 위하여 정신질환자를 관리하는 경우에 정신질환자 본인이나 제39조에 따른 보호의무자(이하 "보호의무자"라 한다)의 동의를 받아야 한다.

⑤ 보건복지부장관은 제2항 및 제3항에 따른 정신건강복지센터의 설치 · 운영에 필요한 비용의 일부를 부담한다.

⑥ 보건복지부장관은 대통령령으로 정하는 바에 따라, 시 · 도지사 및 시장 · 군수 · 구청장은 조례나 규칙으로 정하는 바에 따라 소관 정신건강증진사업등을 정신건강에 관한 전문성이 있는 기관 · 단체에 위탁하여 수행할 수 있다.

⑦ 시 · 도지사는 소관 광역정신건강복지센터의 운영 현황 및 정신건강증진사업등의 추진 내용을, 시장 · 군수 · 구청장은 관할 시 · 도지사를 통하여 소관 기초정신건강복지센터의 운영 현황 및 정신건강증진사업등의 추진 내용을 각각 반기별로 보건복지부장관에게 보고하여야 한다.

⑧ 보건복지부장관, 시 · 도지사 및 시장 · 군수 · 구청장은 수시로 신고를 받을 수 있는 정신건강상담용 긴급전화를 설치 · 운영하여야 한다.

⑨ 제1항부터 제7항까지에서 규정한 사항 외에 정신건강복지센터의 설치 · 운영에 필요한 사항 및 제8항에 따른 긴급전화의 설치 · 운영에 필요한 사항은 대통령령으로 정한다.

제15조의2(국가트라우마센터의 설치 · 운영)

① 보건복지부장관은 재난이나 그 밖의 사고로 정신적 충격을 받은 트라우마 환자의 심리적 안정과 사회 적응을 지원(이하 이 조에서 "심리지원"이라 한다)하기 위하여 국가트라우마센터를 설치 · 운영할 수 있다.

② 국가트라우마센터는 다음 각 호의 업무를 수행한다.

1. 심리지원을 위한 지침의 개발 · 보급
2. 트라우마 환자에 대한 심리상담, 심리치료
3. 트라우마에 관한 조사 · 연구
4. 심리지원 관련 기관 간 협력체계의 구축
5. 그 밖에 심리지원을 위하여 보건복지부장관이 정하는 업무

③ 보건복지부장관은 대통령령으로 정하는 바에 따라 국가트라우마센터의 설치 · 운영을 그 업무에 필요한 전문인력과 시설을 갖춘 기관에 위임 또는 위탁할 수 있다.

④ 권역별 트라우마센터는 다음 각 호의 업무를 수행한다.

1. 국가트라우마센터의 업무 지원
2. 해당 권역에 거주하는 제1항 각 호의 어느 하나에 해당하는 사람에 대한 심리상담 및 심리치료
3. 해당 권역의 심리지원 관련 기관 간 협력체계의 구축
4. 그 밖에 심리지원을 위하여 보건복지부장관이 정하는 업무

⑤ 보건복지부장관은 대통령령으로 정하는 바에 따라 국가트라우마센터 및 권역별 트라우마센터의 설치ㆍ지정 및 운영을 그 업무에 필요한 전문인력과 시설을 갖춘 기관에 위임 또는 위탁할 수 있다.

⑥ 제1항부터 제5항까지에서 규정한 사항 외에 국가트라우마센터 및 권역별 트라우마센터의 설치ㆍ지정 및 운영에 필요한 사항은 대통령령으로 정한다.

제15조의3(중독관리통합지원센터의 설치 및 운영)

① 보건복지부장관 또는 지방자치단체의 장은 알코올, 마약, 도박, 인터넷 등의 중독 문제와 관련한 종합적인 지원사업을 수행하기 위하여 중독관리통합지원센터를 설치 · 운영할 수 있다.

② 제1항에 따른 중독관리통합지원센터(이하 "중독관리통합지원센터"라 한다)는 다음 각 호의 사업을 수행한다.

1. 지역사회 내 중독자의 조기발견 체계 구축
2. 중독자 대상 상담, 치료, 재활 및 사회복귀 지원사업
3. 중독폐해 예방 및 교육사업
4. 중독자 가족에 대한 지원사업
5. 그 밖에 중독 문제의 해소를 위하여 필요한 사업

③ 보건복지부장관은 제1항에 따른 지방자치단체의 중독관리통합지원센터 설치 · 운영에 필요한 비용의 전부 또는 일부를 부담할 수 있다.

④ 보건복지부장관 또는 지방자치단체의 장은 중독관리통합지원센터의 설치 · 운영을 그 업무에 관한 전문성이 있는 기관 · 단체에 위탁할 수 있다.

⑤ 중독관리통합지원센터의 설치 · 운영 및 위탁 등에 필요한 사항은 보건복지부령으로 정한다.

제16조(정신건강연구기관 설치 · 운영)

보건복지부장관은 다음 각 호의 업무 수행을 위하여 국립정신건강연구기관을 둘 수 있다.

1. 뇌(腦)신경 과학에 관한 연구
2. 정신질환 치료 및 재활을 위한 중개(仲介) · 임상 연구
3. 정신건강증진 서비스 전달체계 개선에 관한 연구
4. 정신질환과 관련된 정보 · 통계의 수집 · 분석 및 제공
5. 정신건강증진 전문가 양성 및 정신건강증진시설 종사자 훈련
6. 국가계획의 수립 및 실태조사의 지원
7. 국가정신건강정책의 수행을 위한 국립정신병원의 지원
8. 그 밖에 대통령령으로 정하는 업무

제17조(정신건강전문요원의 자격 등)

① 보건복지부장관은 정신건강 분야에 관한 전문지식과 기술을 갖추고 보건복지부령으로 정하는 수련기관에서 수련을 받은 사람에게 정신건강전문요원의 자격을 줄 수 있다.

② 제1항에 따른 정신건강전문요원(이하 "정신건강전문요원"이라 한다)은 그 전문분야에 따라 정신건강임상심리사, 정신건강간호사 및 정신건강사회복지사로 구분한다.

③ 보건복지부장관은 정신건강전문요원의 자질을 향상시키기 위하여 보수교육을 실시할 수 있다.

④ 보건복지부장관은 제3항에 따른 보수교육을 국립정신병원, 「고등교육법」 제2조에 따른 학교 또는 대통령령으로 정하는 전문기관에 위탁할 수 있다.

⑤ 정신건강전문요원은 다른 사람에게 자기의 명의를 사용하여 정신건강전문요원의 업무를 수행하게 하거나 정신건강 전문요원 자격증을 빌려주어서는 아니 된다.

⑥ 누구든지 정신건강전문요원 자격을 취득하지 아니하고 그 명의를 사용하거나 자격증을 대여받아서는 아니 되며, 명의의 사용이나 자격증의 대여를 알선하여서도 아니 된다.

⑦ 보건복지부장관은 정신건강전문요원이 다음 각 호의 어느 하나에 해당하는 경우에는 그 자격을 취소하거나 6개월 이내의 기간을 정하여 자격의 정지를 명할 수 있다. 다만, 제1호 또는 제2호에 해당하면 그 자격을 취소하여야 한다.

1. 자격을 받은 후 제18조 각 호의 어느 하나에 해당하게 된 경우
2. 거짓이나 그 밖의 부정한 방법으로 자격을 받은 경우
3. 제5항을 위반하여 다른 사람에게 자기의 명의를 사용하여 정신건강전문요원의 업무를 수행하게 하거나 정신건강 전문요원 자격증을 빌려준 경우
4. 고의 또는 중대한 과실로 제8항에 따라 대통령령으로 정하는 업무의 수행에 중대한 지장이 발생하게 된 경우

⑧ 제1항부터 제3항까지의 규정에 따른 정신건강전문요원 업무의 범위, 자격 · 등급에 관하여 필요한 사항은 대통령령으로 정하고, 수련과정 및 보수교육과 정신건강전문요원에 대한 자격증의 발급 등에 관하여 필요한 사항은 보건복지부령으로 정한다.

제18조(정신건강전문요원의 결격사유)

다음 각 호의 어느 하나에 해당하는 사람은 정신건강전문요원이 될 수 없다.

1. 피성년후견인
2. 이 법이나 다음 각 목의 어느 하나에 해당하는 법을 위반하여 금고 이상의 형을 선고받고 그 집행이 끝나지 아니하거나 집행을 받지 아니하기로 확정되지 아니한 사람
   가. 「농어촌 등 보건의료를 위한 특별조치법」
   나. 「마약류 관리에 관한 법률」
   다. 「모자보건법」
   라. 「보건범죄 단속에 관한 특별조치법」
   마. 「사회보장급여의 이용 · 제공 및 수급권자 발굴에 관한 법률」
   바. 「사회복지사업법」
   사. 「시체 해부 및 보존에 관한 법률」

아. 「약사법」

자. 「응급의료에 관한 법률」

차. 「의료기사 등에 관한 법률」

카. 「의료법」

타. 「지역보건법」

파. 「혈액관리법」

하. 「후천성면역결핍증 예방법」

거. 「형법」 중 제233조, 제234조(제233조의 죄에 의하여 작성된 허위진단서등을 행사한 사람만 해당한다. 이하 같다), 제235조(제233조 및 제234조의 미수범만 해당한다), 제269조, 제270조제2항 · 제3항, 제317조제1항 및 제347조(거짓으로 진료비를 청구하여 환자나 진료비를 지급하는 기관 · 단체를 속인 경우만 해당한다)

3. 「성폭력범죄의 처벌 등에 관한 특례법」 제2조에 따른 성폭력범죄 또는 「아동 · 청소년의 성보호에 관한 법률」 제2조제2호에 따른 아동 · 청소년대상 성범죄를 저질러 금고 이상의 형 또는 치료감호를 선고받고 그 집행이 끝나지 아니하거나 집행을 받지 아니하기로 확정되지 아니한 사람

제3장 정신건강증진시설의 개설 · 설치 및 운영 등

제19조(정신의료기관의 개설 · 운영 등)

① 정신의료기관의 개설은 「의료법」에 따른다. 이 경우 「의료법」 제36조에도 불구하고 정신의료기관의 시설 · 장비의 기준과 의료인 등 종사자의 수 · 자격에 관하여 필요한 사항은 정신의료기관의 규모 등을 고려하여 보건복지부령으로 따로 정한다.

② 다음 각 호의 어느 하나에 해당하는 행위로 금고 이상의 형을 선고받고 그 형의 집행이 끝나거나 집행을 받지 아니하기로 확정된 후 5년이 지나지 아니한 사람 또는 그 사람이 대표자로 있는 법인은 정신의료기관을 개설하거나 설치할 수 없다.

1. 제41조제2항, 제42조제2항 본문, 제43조제7항 · 제9항 본문, 제47조제4항 또는 제62조제1항 후단을 위반하여 정신질환자를 퇴원이나 임시 퇴원을 시키지 아니한 행위
2. 제68조제1항을 위반하여 정신건강의학과전문의의 대면(對面) 진단에 의하지 아니하고 정신질환자를 정신의료기관에 입원을 시키거나 입원의 기간을 연장한 행위

③ 보건복지부장관은 정신질환자에 대한 지역별 병상 수급 현황 등을 고려하여 정신의료기관이 다음 각 호의 어느 하나에 해당하는 경우에 그 정신의료기관의 규모를 제한할 수 있다.

1. 300병상 이상의 정신의료기관을 개설하려는 경우
2. 정신의료기관의 병상 수를 300병상 미만에서 기존의 병상 수를 포함하여 300병상 이상으로 증설하려는 경우
3. 300병상 이상의 정신의료기관을 운영하는 자가 병상 수를 증설하려는 경우

④ 시 · 도지사 또는 시장 · 군수 · 구청장은 정신의료기관이 다음 각 호의 어느 하나에 해당하는 경우에는 1년의 범위에서 기간을 정하여 시정명령을 할 수 있다.

1. 제1항 후단에 따른 정신의료기관의 시설 · 장비의 기준과 의료인 등 종사자의 수 · 자격에 미달하게 된 경우

2. 제41조제2항, 제42조제2항 본문, 제43조제7항 · 제9항 본문, 제47조제4항 또는 제62조제1항 후단을 위반하여 정신질환자를 퇴원이나 임시 퇴원을 시키지 아니한 경우
3. 제59조제1항제1호부터 제6호까지(제61조제2항에서 준용하는 경우를 포함한다) 또는 제66조제4항에 따른 명령에 따르지 아니한 경우
4. 정당한 사유 없이 제66조제1항에 따른 보고를 하지 아니하거나 거짓으로 보고를 하는 경우, 관계 서류를 제출하지 아니하거나 거짓의 서류를 제출하는 경우 또는 관계 공무원의 검사를 거부 · 방해 또는 기피하는 경우나 같은 조 제2항에 따른 관계 공무원과 정신건강심의위원회 위원의 심사를 거부 · 방해 또는 기피한 경우
5. 제68조제1항을 위반하여 정신건강의학과전문의의 대면 진단에 의하지 아니하고 정신질환자를 입원시키거나 입원 기간을 연장한 경우

⑤ 시 · 도지사 또는 시장 · 군수 · 구청장은 정신의료기관이 제4항의 시정명령에 따르지 아니한 경우 보건복지부령으로 정하는 바에 따라 1년의 범위에서 사업의 정지를 명령하거나 개설허가의 취소 또는 시설의 폐쇄를 명령할 수 있다.

⑥ 제4항 및 제5항에 따른 행정처분의 세부적인 기준은 그 위반행위의 유형과 위반의 정도 등을 고려하여 보건복지부령으로 정한다.

⑦ 정신의료기관에 관하여는 이 법에서 규정한 것을 제외하고는 「의료법」에 따른다.

제20조(과징금처분)

① 시 · 도지사 또는 시장 · 군수 · 구청장은 정신의료기관이 제19조제5항에 해당하여 사업의 정지를 명하여야 하는 경우로서 그 사업의 정지가 이용자에게 심한 불편을 주거나 그 밖에 공익을 해칠 우려가 있는 경우에는 사업의 정지 처분을 갈음하여 1억원 이하의 과징금을 부과할 수 있다.

② 제1항에 따른 과징금을 부과하는 위반행위의 유형 및 위반 정도 등에 따른 과징금의 금액과 그 밖에 필요한 사항은 대통령령으로 정한다.

③ 시 · 도지사 또는 시장 · 군수 · 구청장은 제1항에 따른 과징금을 내야 할 자가 납부기한까지 과징금을 내지 아니하면 「지방세외수입금의 징수 등에 관한 법률」에 따라 징수한다.

제21조(국립 · 공립 정신병원의 설치 등)

① 국가와 지방자치단체는 국립 또는 공립의 정신의료기관으로서 정신병원을 설치 · 운영하여야 한다.

② 국가와 지방자치단체가 정신병원을 설치하는 경우 그 병원이 지역적으로 균형 있게 분포되도록 하여야 하며, 정신질환자가 지역사회 중심으로 관리되도록 하여야 한다.

③ 제1항에 따른 정신병원은 제12조제1항부터 제3항까지에 따른 정신건강증진사업을 수행하고 정신건강증진사업 인력에 대한 교육 · 훈련을 담당한다.

제22조(정신요양시설의 설치 · 운영)

① 국가와 지방자치단체는 정신요양시설을 설치 · 운영할 수 있다.

② 「사회복지사업법」에 따른 사회복지법인(이하 "사회복지법인"이라 한다)과 그 밖의 비영리법인이 정신요양시설을 설치 · 운영하려는 경우에는 해당 정신요양시설 소재지 관할 특별자치시장 · 특별자치도지사 · 시장 · 군수 · 구청장의

허가를 받아야 한다.

③ 다음 각 호의 어느 하나에 해당하는 행위로 금고 이상의 형을 선고받고 그 형의 집행이 끝나거나 집행을 받지 아니하기로 확정된 후 5년이 지나지 아니한 사람 또는 그 사람이 대표자로 있는 법인은 정신요양시설을 설치할 수 없다.

1. 제41조제2항, 제42조제2항 본문, 제43조제7항 · 제9항 본문, 제47조제4항을 위반하여 정신질환자를 퇴소나 임시 퇴소를 시키지 아니한 행위
2. 제68조제1항을 위반하여 정신건강의학과전문의의 대면 진단에 의하지 아니하고 정신질환자를 정신요양시설에 입소시키거나 입소의 기간을 연장한 행위

④ 제2항에 따라 허가를 받은 자가 허가받은 사항을 변경하려는 경우에는 특별자치시장 · 특별자치도지사 · 시장 · 군수 · 구청장에게 신고하여야 한다. 다만, 입소 정원을 변경하려는 경우에는 변경허가를 받아야 한다.

⑤ 특별자치시장 · 특별자치도지사 · 시장 · 군수 · 구청장은 제4항 본문에 따른 신고를 받은 경우 그 내용을 검토하여 이 법에 적합하면 신고를 수리하여야 한다.

⑥ 보건복지부장관, 시 · 도지사 및 시장 · 군수 · 구청장은 정신요양시설의 장에게 정신질환자의 요양생활에 지장이 없는 범위에서 지역주민 · 사회단체 · 언론사 등이 정신요양시설의 운영상황을 파악할 수 있도록 그 시설의 개방을 요구할 수 있다. 이 경우 정신요양시설의 장은 정당한 사유가 없으면 그 요구에 따라야 한다.

⑦ 정신요양시설의 설치기준 · 수용인원, 종사자의 수 · 자격 및 정신요양시설의 이용 · 운영에 필요한 사항은 보건복지부령으로 정한다.

제23조(정신건강의학과전문의의 자문)

정신요양시설의 장은 정신요양시설에서 요양 서비스를 제공할 때 의료와 관련된 부분은 대통령령으로 정하는 바에 따라 정신건강의학과전문의에게 자문하여야 한다.

제24조(정신요양시설의 폐지 · 휴지 · 재개 신고)

정신요양시설을 설치 · 운영하는 자가 그 시설을 폐지 · 휴지(休止)하거나 재개(再開)하려는 경우에는 보건복지부령으로 정하는 바에 따라 미리 특별자치시장 · 특별자치도지사 · 시장 · 군수 · 구청장에게 신고하여야 한다. 이 경우 특별자치시장 · 특별자치도지사 · 시장 · 군수 · 구청장은 그 내용을 검토하여 이 법에 적합하면 신고를 수리하여야 한다.

제25조(정신요양시설 사업의 정지, 설치허가 취소 등)

① 특별자치시장 · 특별자치도지사 · 시장 · 군수 · 구청장은 정신요양시설이 다음 각 호의 어느 하나에 해당하는 경우에는 1년의 범위에서 기간을 정하여 시정명령을 할 수 있다.

1. 제22조제4항을 위반하여 신고하지 아니하거나 변경허가를 받지 아니한 경우
2. 제22조제7항에 따른 설치기준, 수용인원, 종사자의 수 · 자격 또는 이용 · 운영에 관한 사항을 위반한 경우
3. 제41조제2항, 제42조제2항 본문, 제43조제7항 · 제9항 본문, 제47조제4항을 위반하여 정신질환자를 퇴소 또는 임시 퇴소를 시키지 아니한 경우
4. 제59조제1항제1호부터 제6호까지(제61조제2항에서 준용하는 경우를 포함한다) 또는 제66조제4항에 따른 명령에

따르지 아니한 경우

5. 정당한 사유 없이 제66조제1항에 따른 보고를 하지 아니하거나 거짓으로 보고를 하는 경우, 관계 서류를 제출하지 아니하거나 거짓의 서류를 제출하는 경우 또는 관계 공무원의 검사를 거부 · 방해 또는 기피하는 경우나 같은 조 제2항에 따른 관계 공무원과 정신건강심의위원회 위원의 심사를 거부 · 방해 또는 기피한 경우
6. 제68조제1항을 위반하여 정신건강의학과전문의의 대면 진단에 의하지 아니하고 정신질환자를 입소시키거나 입소 기간을 연장한 경우

② 특별자치시장 · 특별자치도지사 · 시장 · 군수 · 구청장은 정신요양시설이 제1항의 시정명령에 따르지 아니한 경우에는 보건복지부령으로 정하는 바에 따라 1개월의 범위에서의 사업의 정지 또는 정신요양시설의 장의 교체를 명령하거나 설치허가를 취소할 수 있다.

③ 특별자치시장 · 특별자치도지사 · 시장 · 군수 · 구청장은 정신요양시설을 설치 · 운영하는 사회복지법인 또는 비영리법인의 설립허가가 취소되거나 법인이 해산된 경우에는 설치허가를 취소하여야 한다.

④ 제1항 및 제2항에 따른 행정처분의 세부적인 기준은 그 위반행위의 유형과 위반의 정도 등을 고려하여 보건복지부령으로 정한다.

⑤ 정신요양시설에 관하여는 이 법에서 규정한 것을 제외하고는 「사회복지사업법」에 따른다.

제26조(정신재활시설의 설치 · 운영)

① 국가 또는 지방자치단체는 정신재활시설을 설치 · 운영할 수 있다.

② 국가나 지방자치단체 외의 자가 정신재활시설을 설치 · 운영하려면 해당 정신재활시설 소재지 관할 특별자치시장 · 특별자치도지사 · 시장 · 군수 · 구청장에게 신고하여야 한다. 신고한 사항 중 보건복지부령으로 정하는 중요한 사항을 변경할 때에도 신고하여야 한다.

③ 특별자치시장 · 특별자치도지사 · 시장 · 군수 · 구청장은 제2항에 따른 신고를 받은 경우 그 내용을 검토하여 이 법에 적합하면 신고를 수리하여야 한다.

④ 정신재활시설의 시설기준, 수용인원, 종사자 수 · 자격, 설치 · 운영신고, 변경신고 및 정신재활시설의 이용 · 운영에 필요한 사항은 보건복지부령으로 정한다.

⑤ 국가 또는 지방자치단체는 필요한 경우 정신재활시설을 사회복지법인 또는 비영리법인에 위탁하여 운영할 수 있다.

⑥ 제4항에 따른 위탁운영의 기준 · 기간 및 방법 등에 관하여 필요한 사항은 보건복지부령으로 정한다.

제27조(정신재활시설의 종류)

① 정신재활시설의 종류는 다음 각 호와 같다.

1. 생활시설: 정신질환자등이 생활할 수 있도록 주로 의식주 서비스를 제공하는 시설
2. 재활훈련시설: 정신질환자등이 지역사회에서 직업활동과 사회생활을 할 수 있도록 주로 상담 · 교육 · 취업 · 여가 · 문화 · 사회참여 등 각종 재활활동을 지원하는 시설
3. 그 밖에 대통령령으로 정하는 시설

② 제1항 각 호에 따른 정신재활시설의 구체적인 종류와 사업 등에 관하여 필요한 사항은 보건복지부령으로 정한다.

제28조(정신재활시설의 폐지 · 휴지 · 재개신고)

제26조제2항에 따라 정신재활시설을 설치 · 운영하는 자가 그 시설을 폐지 · 휴지하거나 재개하려면 보건복지부령으로 정하는 바에 따라 미리 특별자치시장 · 특별자치도지사 · 시장 · 군수 · 구청장에게 신고하여야 한다. 이 경우 특별자치시장 · 특별자치도지사 · 시장 · 군수 · 구청장은 그 내용을 검토하여 이 법에 적합하면 신고를 수리하여야 한다.

제29조(정신재활시설의 폐쇄 등)

① 특별자치시장 · 특별자치도지사 · 시장 · 군수 · 구청장은 정신재활시설이 다음 각 호의 어느 하나에 해당하는 경우에는 1년의 범위에서 기간을 정하여 시정명령을 할 수 있다.

1. 제26조제2항 후단에 따른 변경신고를 하지 아니한 경우
2. 제26조제4항에 따른 정신재활시설의 시설기준, 수용인원, 종사자 수 · 자격, 설치 · 운영신고, 변경신고 또는 이용 · 운영에 관한 사항을 위반한 경우

② 특별자치시장 · 특별자치도지사 · 시장 · 군수 · 구청장은 정신재활시설이 제1항의 시정명령에 따르지 아니한 경우에는 보건복지부령으로 정하는 바에 따라 1년의 범위에서의 사업의 정지 또는 정신재활시설의 폐쇄를 명령할 수 있다.

③ 특별자치시장 · 특별자치도지사 · 시장 · 군수 · 구청장은 정신재활시설을 설치 · 운영하는 사회복지법인 또는 비영리법인의 설립허가가 취소되거나 법인이 해산된 경우에는 시설의 폐쇄를 명하여야 한다.

제30조(기록보존)

① 정신건강증진시설의 장은 다음 각 호의 사항에 관한 기록을 보건복지부령으로 정하는 바에 따라 진료기록부 등에 작성 · 보존하여야 한다.

1. 입원등 당시의 대면 진단 내용
2. 제41조제3항 및 제42조제4항에 따른 퇴원등의 의사 확인
3. 제42조제2항에 따른 퇴원등의 신청 일시 및 퇴원등의 거부 사유
4. 제43조제6항에 따른 입원등의 기간 연장에 대한 심사 청구 및 결과
5. 투약 등의 치료 내용을 적은 진료기록
6. 제73조에 따른 특수치료에 관한 협의체의 회의 내용
7. 제74조에 따른 통신과 면회의 자유 제한의 사유 및 내용
8. 제75조에 따른 격리시키거나 묶는 등의 신체적 제한의 사유 및 내용
9. 제76조에 따른 작업요법의 내용 및 결과
10. 그 밖에 보건복지부령으로 정하는 사항

② 정신건강증진시설의 장은 입원등을 한 사람이 제1항에 따른 기록의 열람 · 사본발급 등 그 내용확인을 요구하면 그 요구에 따라야 한다.

③ 정신건강증진시설의 장은 「의료법」 제21조에도 불구하고 보호의무자가 입원등을 한 사람의 동의서와 보호의무자임을 확인할 수 있는 서류를 제출하고 제1항에 따른 기록의 열람 · 사본발급 등 그 내용확인을 요구하면 그 요구에 따라야 한다. 다만, 입원등을 한 사람이 사망하거나 의사능력이 미흡하여 보호의무자가 입원등을 한 사람의 동의를 받을 수 없는 경우에는 보건복지부령으로 정하는 서류로 그 동의서를 갈음할 수 있다.

④ 정신건강증진시설의 장은 제3항에도 불구하고 입원등을 한 사람에게 해가 되는 경우로서 대통령령으로 정하는 경우에는 제3항에 따른 보호의무자의 요구에 따르지 아니할 수 있다.

제31조(정신건강증진시설의 평가)

① 보건복지부장관은 정기적으로 정신건강증진시설에 대한 평가(이하 "정신건강증진시설평가"라 한다)를 하여야 한다. 다만, 「의료법」 제58조에 따른 의료기관 인증 또는 「사회복지사업법」 제43조의2에 따른 사회복지시설평가로 정신건강증진시설평가를 갈음할 수 있다.

② 정신건강증진시설의 장은 정당한 사유가 있는 경우를 제외하고는 정신건강증진시설평가를 받아야 한다.

③ 보건복지부장관은 정신건강증진시설평가에 관한 업무를 관계 전문기관 또는 단체에 위탁할 수 있다.

④ 보건복지부장관은 정신건강증진시설평가의 결과를 공표하여야 한다.

⑤ 보건복지부장관은 정신건강증진시설평가 결과가 우수한 정신건강증진시설에 행정적 · 재정적 지원을 할 수 있다.

⑥ 제1항부터 제4항까지의 규정에 따른 정신건강증진시설평가의 주기 · 범위 · 절차, 정신건강증진시설평가 업무의 위탁, 평가결과의 공표 등에 필요한 사항은 보건복지부령으로 정한다.

제32조(청문)

보건복지부장관, 시 · 도지사 또는 시장 · 군수 · 구청장은 다음 각 호의 행정처분을 하려면 청문을 하여야 한다.

1. 제17조제7항에 따른 정신건강전문요원의 자격취소
2. 제19조제5항에 따른 정신의료기관의 개설허가의 취소 또는 시설 폐쇄명령
3. 제25조제2항에 따른 정신요양시설의 설치허가의 취소
4. 제29조제2항에 따른 정신재활시설의 폐쇄명령
5. 제70조제4항에 따른 인권교육기관의 지정 취소

제4장 복지서비스의 제공

제33조(복지서비스의 개발)

① 국가와 지방자치단체는 정신질환자가 정신질환에도 불구하고 잠재적인 능력을 최대한 계발할 수 있도록 정신질환자에게 적합한 서비스를 적극적으로 개발하기 위한 연구지원체계를 구축하기 위하여 노력하여야 한다.

② 제1항에 따른 연구지원체계 구축에 필요한 사항은 보건복지부령으로 정한다.

제34조(고용 및 직업재활 지원)

① 국가와 지방자치단체는 정신질환자가 자신의 능력을 최대한 활용하여 직업생활을 영위할 수 있도록 일자리 창출, 창업지원 등 고용촉진에 필요한 조치를 강구하여야 한다.

② 보건복지부장관은 정신질환자의 능력과 특성에 적합한 직업훈련, 직업지도 등을 지원하기 위하여 필요한 조치를 강구하여야 한다.

③ 제1항 및 제2항의 고용촉진 및 직업훈련 등에 필요한 사항은 보건복지부령으로 정한다.

제35조(평생교육 지원)

① 국가와 지방자치단체는 정신질환자에게 「교육기본법」 제3조 및 제4조에 따른 평생교육의 기회가 충분히 부여될 수 있도록 특별자치시장 · 특별자치도지사 · 시장 · 군수 · 구청장별로 「평생교육법」 제2조제2호의 평생교육기관을 지정하여 정신질환자를 위한 교육과정을 적절하게 운영하도록 조치하여야 한다.

② 국가와 지방자치단체는 제1항에 따라 지정된 평생교육기관에 대하여 예산의 범위에서 정신질환자를 위한 교육과정 운영에 필요한 경비의 전부 또는 일부를 지원할 수 있다.

③ 제1항에 따른 평생교육기관의 지정기준과 절차, 정신질환자를 위한 교육과정의 기준, 교육제공인력의 요건 등은 교육부장관이 보건복지부장관과 협의하여 정한다.

제36조(문화 · 예술 · 여가 · 체육활동 등 지원)

국가와 지방자치단체는 이 법에서 정한 지원 외에 문화 · 예술 · 여가 · 체육활동 등의 영역에서 정신질환자에게 필요한 서비스가 지원되도록 최대한 노력하여야 한다.

제37조(지역사회 거주 · 치료 · 재활 등 통합 지원)

① 국가와 지방자치단체는 정신질환자의 지역사회 거주 및 치료를 위하여 필요한 시책을 강구하여야 한다.

② 국가와 지방자치단체는 정신건강증진시설에서의 퇴원등이 필요한 정신질환자에 대한 지역사회 재활 지원 등 지역사회 통합 지원을 위하여 노력하여야 한다.

③ 제1항 및 제2항에 따른 지역사회 거주 · 치료 · 재활 등 통합 지원을 위하여 필요한 사항은 보건복지부령으로 정한다.

제38조(가족에 대한 정보제공과 교육)

① 국가와 지방자치단체는 정신질환자의 가족이 정신질환자의 적절한 회복과 자립을 지원하는 데 필요한 정보를 제공하거나 관련 교육을 실시할 수 있다.

② 제1항에 따라 제공하는 정보와 교육의 내용 · 방법 등에 필요한 사항은 보건복지부령으로 정한다.

제38조의2(절차조력)

① 국가 및 지방자치단체는 정신질환자등이 정신건강증진시설에 입원등을 하거나 정신건강증진시설에서 퇴원등을 할 때 정신질환자등의 의사가 충실히 전달되고 반영될 수 있도록 도와주는 절차조력서비스를 제공할 수 있다.

② 절차조력인은 정신질환자등의 입원등 및 퇴원등의 과정에서 정신질환자등의 동의를 받아 다음 각 호의 행위를 할 수 있다.

1. 입원등 또는 퇴원등 절차와 관련한 서류작성 및 정신질환자등의 의견개진 보조
2. 입원적합성심사, 퇴원등 또는 처우개선 심사 등 입원등 · 퇴원등 관련 심사에 참여하여 정신질환자등의 의사소통 조력 및 의견개진 보조
3. 제55조에 따른 퇴원등 또는 처우개선 심사의 청구, 「인신보호법」에 따른 구제청구 등 각종 신청행위의 보조
4. 정신질환자등의 통신 및 면회 보조

5. 정신질환자등의 의료나 그 밖의 신상에 관한 자료 열람 및 수령. 이 경우 의료에 관한 자료를 열람하거나 수령할 때에는 「의료법」 제21조제3항제2호에 따른 요건에 해당하는 경우로 한정하며, 그 밖의 신상에 관한 자료를 열람하거나 수령할 때에는 명시적인 위임을 받은 경우로 한정한다.
6. 그 밖에 정신질환자등의 의사결정지원과 권리보장을 위하여 보건복지부령으로 정하는 행위

③ 정신건강증진시설의 장은 모든 입원등을 하는 정신질환자등에게 절차조력서비스를 받을 수 있다는 것과 절차조력서비스의 이용방법 등 구체적인 내용을 알려야 한다.

④ 국가 및 지방자치단체는 절차조력서비스에 관한 업무를 관계 전문기관 또는 단체에 위탁할 수 있다.

⑤ 절차조력인의 자격, 절차조력서비스 제공 절차·방법, 절차조력서비스에 관한 업무의 위탁, 그 밖에 필요한 사항은 보건복지부령으로 정한다.

제5장 보호 및 치료

제39조(보호의무자)

① 「민법」에 따른 후견인 또는 부양의무자는 정신질환자의 보호의무자가 된다. 다만, 다음 각 호의 어느 하나에 해당하는 사람은 보호의무자가 될 수 없다.
1. 피성년후견인 및 피한정후견인
2. 파산선고를 받고 복권되지 아니한 사람
3. 해당 정신질환자를 상대로 한 소송이 계속 중인 사람 또는 소송한 사실이 있었던 사람과 그 배우자
4. 미성년자
5. 행방불명자
6. 그 밖에 보건복지부령으로 정하는 부득이한 사유로 보호의무자로서의 의무를 이행할 수 없는 사람

② 제1항에 따른 보호의무자 사이의 보호의무의 순위는 후견인·부양의무자의 순위에 따르며 부양의무자가 2명 이상인 경우에는 「민법」 제976조에 따른다.

제40조(보호의무자의 의무)

① 보호의무자는 보호하고 있는 정신질환자가 적절한 치료 및 요양과 사회적응 훈련을 받을 수 있도록 노력하여야 한다.

② 보호의무자는 보호하고 있는 정신질환자가 정신의료기관 또는 정신요양시설(이하 "정신의료기관등"이라 한다)에 입원등을 할 필요가 있는 경우에는 정신질환자 본인의 의사를 최대한 존중하여야 하며, 정신건강의학과전문의가 정신의료기관등에서 정신질환자의 퇴원등이 가능하다고 진단할 경우에는 퇴원등에 적극 협조하여야 한다.

③ 보호의무자는 보호하고 있는 정신질환자가 자신이나 다른 사람을 해치지 아니하도록 유의하여야 하며, 정신질환자의 재산상의 이익 등 권리보호를 위하여 노력하여야 한다.

④ 보호의무자는 보호하고 있는 정신질환자를 유기하여서는 아니 된다.

第41조(자의입원등)

① 정신질환자나 그 밖에 정신건강상 문제가 있는 사람은 보건복지부령으로 정하는 입원등 신청서를 정신의료기관등의 장에게 제출함으로써 그 정신의료기관등에 자의입원등을 할 수 있다.

② 정신의료기관등의 장은 자의입원등을 한 사람이 퇴원등을 신청한 경우에는 지체 없이 퇴원등을 시켜야 한다.

③ 정신의료기관등의 장은 자의입원등을 한 사람에 대하여 입원등을 한 날부터 2개월마다 퇴원등을 할 의사가 있는지를 확인하여야 한다.

第42조(동의입원등)

① 정신질환자는 보호의무자의 동의를 받아 보건복지부령으로 정하는 입원등 신청서를 정신의료기관등의 장에게 제출함으로써 그 정신의료기관등에 입원등을 할 수 있다.

② 정신의료기관등의 장은 제1항에 따라 입원등을 한 정신질환자가 퇴원등을 신청한 경우에는 지체 없이 퇴원등을 시켜야 한다. 다만, 정신질환자가 보호의무자의 동의를 받지 아니하고 퇴원등을 신청한 경우에는 정신건강의학과전문의 진단 결과 환자의 치료와 보호 필요성이 있다고 인정되는 경우에 한정하여 정신의료기관등의 장은 퇴원등의 신청을 받은 때부터 72시간까지 퇴원등을 거부할 수 있고, 퇴원등을 거부하는 기간 동안 제43조 또는 제44조에 따른 입원등으로 전환할 수 있다.

③ 정신의료기관등의 장은 제2항 단서에 따라 퇴원등을 거부하는 경우에는 지체 없이 환자 및 보호의무자에게 그 거부 사유 및 제55조에 따라 퇴원등의 심사를 청구할 수 있음을 서면 또는 전자문서로 통지하여야 한다.

④ 정신의료기관등의 장은 제1항에 따라 입원등을 한 정신질환자에 대하여 입원등을 한 날부터 2개월마다 퇴원등을 할 의사가 있는지를 확인하여야 한다.

第43조(보호의무자에 의한 입원등)

① 정신의료기관등의 장은 정신질환자의 보호의무자 2명 이상(보호의무자 간 입원등에 관하여 다툼이 있는 경우에는 제39조제2항의 순위에 따른 선순위자 2명 이상을 말하며, 보호의무자가 1명만 있는 경우에는 1명으로 한다)이 신청한 경우로서 정신건강의학과전문의가 입원등이 필요하다고 진단한 경우에만 해당 정신질환자를 입원등을 시킬 수 있다. 이 경우 정신의료기관등의 장은 입원등을 할 때 보호의무자로부터 보건복지부령으로 정하는 바에 따라 입원등 신청서와 보호의무자임을 확인할 수 있는 서류를 받아야 한다.

② 제1항 전단에 따른 정신건강의학과전문의의 입원등 필요성에 관한 진단은 해당 정신질환자가 다음 각 호의 모두에 해당하는 경우 그 각각에 관한 진단을 적은 입원등 권고서를 제1항에 따른 입원등 신청서에 첨부하는 방법으로 하여야 한다.

1. 정신질환자가 정신의료기관등에서 입원치료 또는 요양을 받을 만한 정도 또는 성질의 정신질환을 앓고 있는 경우
2. 정신질환자 자신의 건강 또는 안전이나 다른 사람에게 해를 끼칠 위험(보건복지부령으로 정하는 기준에 해당하는 위험을 말한다. 이하 같다)이 있어 입원등을 할 필요가 있는 경우

③ 정신의료기관등의 장은 정신건강의학과전문의 진단 결과 정신질환자가 제2항 각 호에 모두 해당하여 입원등이 필요하다고 진단한 경우 그 증상의 정확한 진단을 위하여 2주의 범위에서 기간을 정하여 입원하게 할 수 있다.

④ 정신의료기관등의 장은 제3항에 따른 진단 결과 해당 정신질환자에 대하여 계속 입원등이 필요하다는 서로 다른 정

신의료기관등에 소속된 2명 이상의 정신건강의학과전문의(제21조 또는 제22조에 따른 국립 · 공립의 정신의료기관등 또는 보건복지부장관이 지정하는 정신의료기관등에 소속된 정신건강의학과전문의가 1명 이상 포함되어야 한다)의 일치된 소견이 있는 경우에만 해당 정신질환자에 대하여 치료를 위한 입원등을 하게 할 수 있다.

⑤ 제4항에 따른 입원등의 기간은 최초로 입원등을 한 날부터 3개월 이내로 한다. 다만, 다음 각 호의 구분에 따라 입원등의 기간을 연장할 수 있다.

1. 3개월 이후의 1차 입원등 기간 연장: 3개월 이내
2. 제1호에 따른 1차 입원등 기간 연장 이후의 입원등 기간 연장: 매 입원등 기간 연장 시마다 6개월 이내

⑥ 정신의료기관등의 장은 다음 각 호의 모두에 해당하는 경우에만 제5항 각 호에 따른 입원등 기간의 연장을 할 수 있다. 이 경우 정신의료기관등의 장은 입원등 기간을 연장할 때마다 관할 특별자치시장 · 특별자치도지사 · 시장 · 군수 · 구청장에게 대통령령으로 정하는 기간 이내에 그 연장에 대한 심사를 청구하여야 한다.

1. 서로 다른 정신의료기관등에 소속된 2명 이상의 정신건강의학과전문의(제21조 또는 제22조에 따른 국립 · 공립의 정신의료기관등 또는 보건복지부장관이 지정하는 정신의료기관등에 소속된 정신건강의학과전문의가 1명 이상 포함되어야 한다)가 입원등 기간을 연장하여 치료할 필요가 있다고 일치된 진단을 하는 경우
2. 제1항에 따른 보호의무자(이하 "신청 보호의무자"라 한다) 2명 이상(제1항에 따른 입원등 신청 시 신청 보호의무자가 1명만 있었던 경우에는 1명으로 한다)이 제5항에 따른 입원등의 기간 연장에 대한 동의서를 제출한 경우

⑦ 정신의료기관등의 장은 제6항에 따른 입원등 기간 연장의 심사 청구에 대하여 특별자치시장 · 특별자치도지사 · 시장 · 군수 · 구청장으로부터 제59조(제61조제2항에서 준용하는 경우를 포함한다)에 따라 퇴원등 또는 임시 퇴원등(일시적으로 퇴원등을 시킨 후 일정 기간이 지난 후 다시 입원등 여부를 결정하는 조치를 말한다. 이하 같다) 명령의 통지를 받은 경우에는 해당 정신질환자를 지체 없이 퇴원등 또는 임시 퇴원등을 시켜야 한다.

⑧ 정신의료기관등의 장은 제1항이나 제3항부터 제5항까지의 규정에 따라 입원등을 시키거나 입원등의 기간을 연장하였을 때에는 지체 없이 입원등을 한 사람 및 보호의무자에게 그 사실 및 사유를 서면으로 통지하여야 한다.

⑨ 정신의료기관등의 장은 입원등을 한 사람 또는 보호의무자가 퇴원등을 신청한 경우에는 지체 없이 그 사람을 퇴원등을 시켜야 한다. 다만, 정신의료기관등의 장은 그 입원등을 한 사람이 제2항 각 호에 모두 해당하는 경우에는 퇴원등을 거부할 수 있다.

⑩ 정신의료기관등의 장은 제9항 본문에 따라 입원등을 한 사람을 퇴원등을 시켰을 때에는 지체 없이 보호의무자에게 그 사실을 서면으로 통지하여야 하고, 제9항 단서에 따라 퇴원등을 거부하는 경우에는 지체 없이 정신질환자 본인과 퇴원등을 신청한 보호의무자에게 그 거부사실 및 사유와 제55조에 따라 퇴원등의 심사를 청구할 수 있다는 사실 및 그 청구 절차를 서면으로 통지하여야 한다.

⑪ 제4항 및 제6항제1호에 따른 서로 다른 정신의료기관등에 소속된 2명 이상의 정신건강의학과전문의의 진단은 해당 지역의 정신의료기관등 또는 정신건강의학과전문의가 부족한 사정이 있는 경우에는 보건복지부령으로 정하는 바에 따라 구체적인 시행방안을 달리 정하여 진단하도록 할 수 있다.

제44조(특별자치시장 · 특별자치도지사 · 시장 · 군수 · 구청장에 의한 입원)

① 정신건강의학과전문의 또는 정신건강전문요원은 정신질환으로 자신의 건강 또는 안전이나 다른 사람에게 해를 끼칠 위험이 있다고 의심되는 사람을 발견하였을 때에는 특별자치시장 · 특별자치도지사 · 시장 · 군수 · 구청장에게

대통령령으로 정하는 바에 따라 그 사람에 대한 진단과 보호를 신청할 수 있다.

② 경찰관(「국가공무원법」 제2조제2항제2호에 따른 경찰공무원과 「지방공무원법」 제2조제2항제2호에 따른 자치경찰공무원을 말한다. 이하 같다)은 정신질환으로 자신의 건강 또는 안전이나 다른 사람에게 해를 끼칠 위험이 있다고 의심되는 사람을 발견한 경우 정신건강의학과전문의 또는 정신건강전문요원에게 그 사람에 대한 진단과 보호의 신청을 요청할 수 있다.

③ 제1항에 따라 신청을 받은 특별자치시장 · 특별자치도지사 · 시장 · 군수 · 구청장은 즉시 그 정신질환자로 의심되는 사람에 대한 진단을 정신건강의학과전문의에게 의뢰하여야 한다.

④ 정신건강의학과전문의가 제3항의 정신질환자로 의심되는 사람에 대하여 자신의 건강 또는 안전이나 다른 사람에게 해를 끼칠 위험이 있어 그 증상의 정확한 진단이 필요하다고 인정한 경우에 특별자치시장 · 특별자치도지사 · 시장 · 군수 · 구청장은 그 사람을 보건복지부장관이나 지방자치단체의 장이 지정한 정신의료기관(이하 "지정정신의료기관"이라 한다)에 2주의 범위에서 기간을 정하여 입원하게 할 수 있다.

⑤ 특별자치시장 · 특별자치도지사 · 시장 · 군수 · 구청장은 제4항에 따른 입원을 시켰을 때에는 그 사람의 보호의무자 또는 보호를 하고 있는 사람에게 지체 없이 입원 사유 · 기간 및 장소를 서면으로 통지하여야 한다.

⑥ 제4항에 따라 정신질환자로 의심되는 사람을 입원시킨 정신의료기관의 장은 지체 없이 2명 이상의 정신건강의학과 전문의에게 그 사람의 증상을 진단하게 하고 그 결과를 특별자치시장 · 특별자치도지사 · 시장 · 군수 · 구청장에게 서면으로 통지하여야 한다.

⑦ 특별자치시장 · 특별자치도지사 · 시장 · 군수 · 구청장은 제6항에 따른 진단 결과 그 정신질환자가 계속 입원할 필요가 있다는 2명 이상의 정신건강의학과전문의의 일치된 소견이 있는 경우에만 그 정신질환자에 대하여 지정정신의료기관에 치료를 위한 입원을 의뢰할 수 있다.

⑧ 특별자치시장 · 특별자치도지사 · 시장 · 군수 · 구청장은 제7항에 따른 입원 의뢰를 한 때에는 보건복지부령으로 정하는 바에 따라 그 정신질환자와 보호의무자 또는 보호를 하고 있는 사람에게 계속하여 입원이 필요한 사유 및 기간, 제55조에 따라 퇴원등 또는 처우개선의 심사를 청구할 수 있다는 사실 및 그 청구 절차를 지체 없이 서면으로 통지하여야 한다.

⑨ 특별자치시장 · 특별자치도지사 · 시장 · 군수 · 구청장은 제3항과 제4항에 따라 정신질환자로 의심되는 사람을 진단하거나 입원을 시키는 과정에서 그 사람이 자신의 건강 또는 안전이나 다른 사람에게 해를 끼칠 위험한 행동을 할 때에는 「119구조 · 구급에 관한 법률」 제2조에 따른 119구급대의 구급대원(이하 "구급대원"이라 한다)에게 호송을 위한 도움을 요청할 수 있다.

⑩ 지정정신의료기관의 지정기준, 지정취소 및 지정취소 기준, 지정 및 지정취소 절차 등에 관하여 필요한 사항은 보건복지부령으로 정한다.

제45조(입원등의 입원적합성심사위원회 신고 등)

① 제43조 또는 제44조에 따라 입원등을 시키고 있는 정신의료기관등의 장은 입원등을 시킨 즉시 입원등을 한 사람에게 입원등의 사유 및 제46조에 따른 입원적합성심사위원회에 의하여 입원적합성심사를 받을 수 있다는 사실을 구두 및 서면으로 알리고, 입원등을 한 사람의 대면조사 신청 의사를 구두 및 서면으로 확인하여야 한다.

② 제1항에 따른 정신의료기관등의 장은 입원등을 한 날부터 3일 이내에 제46조에 따른 입원적합성심사위원회에 입원

등을 한 사람의 주민등록번호를 포함한 인적사항, 입원등 일자, 진단명, 입원등 필요성, 대면조사 신청 여부 및 그 밖에 대통령령으로 정하는 사항을 신고하여야 한다.

제46조(입원적합성심사위원회의 설치 및 운영 등)

① 보건복지부장관은 제43조 및 제44조에 따른 입원등의 적합성을 심사하기 위하여 제21조에 따른 각 국립정신병원 등 대통령령으로 정하는 기관(이하 "국립정신병원등"이라 한다) 안에 입원적합성심사위원회를 설치하며, 각 국립정신병원등의 심사대상 관할 지역은 대통령령으로 정한다.

② 입원적합성심사위원회는 입원심사소위원회를 설치하여 제43조 및 제44조에 따른 입원등에 대한 적합성 여부를 심사하여야 한다.

③ 입원적합성심사위원회는 위원장을 포함하여 10명 이상 30명 이내의 위원으로 구성하고, 위원장은 각 국립정신병원등의 장으로 하며, 위원은 위원장의 추천으로 보건복지부장관이 임명 또는 위촉하되 다음 각 호에 해당하는 사람 중 각각 1명 이상을 포함하여야 한다.

1. 정신건강의학과전문의
2. 판사 · 검사 또는 변호사의 자격이 있는 사람
3. 정신건강복지센터 소속 정신건강전문요원
4. 정신질환자의 보호와 재활을 위하여 노력한 정신질환자의 가족
5. 다음 각 목의 어느 하나에 해당하는 사람으로서 정신건강에 관한 전문지식과 경험을 가진 사람
   가. 정신건강증진시설의 설치 · 운영자
   나. 「고등교육법」 제2조에 따른 학교에서 심리학 · 간호학 · 사회복지학 또는 사회사업학을 가르치는 전임강사 이상의 직에 있는 사람
   다. 정신질환을 치료하고 회복한 사람
   라. 그 밖에 정신건강 관계 공무원, 인권전문가 등 정신건강과 인권에 관한 전문지식과 경험이 있다고 인정되는 사람

④ 입원심사소위원회는 5명 이상 15명 이내의 위원으로 구성하고, 입원적합성심사위원회 위원 중 위원장이 임명 또는 위촉한다.

⑤ 입원적합성심사위원회 및 입원심사소위원회는 월 1회 이상 회의를 개최하여야 한다. 다만, 심사 사항이 없는 달에는 그러하지 아니하다.

⑥ 입원적합성심사위원회 및 입원심사소위원회의 위원의 임기는 2년으로 하되, 연임할 수 있다.

⑦ 입원적합성심사위원회에는 간사 1명을 두되, 간사는 위원장이 해당 국립정신병원등 소속 직원 중에서 지명한다.

⑧ 입원적합성심사위원회 및 입원심사소위원회의 구성, 운영 등에 필요한 사항은 대통령령으로 정한다.

제47조(입원적합성심사위원회의 심사 및 심사결과 통지 등)

① 입원적합성심사위원회의 위원장은 제45조제2항에 따라 신고된 입원등을 입원심사소위원회에 회부하여야 하고, 입원등을 한 사람이 피후견인인 경우에는 관할 가정법원에 입원 사실 등을 통지하여야 한다.

② 입원심사소위원회는 제1항에 따라 회부된 입원등의 적합 또는 부적합 여부를 심사하여 그 심사결과를 입원적합성

심사위원회의 위원장에게 보고하여야 한다.

③ 입원적합성심사위원회의 위원장은 최초로 입원등을 한 날부터 1개월 이내에 정신의료기관등의 장에게 입원등의 적합 또는 부적합 여부를 서면으로 통지하여야 한다. 이 경우 통지의 방법과 절차 등에 필요한 사항은 보건복지부령으로 정한다.

④ 정신의료기관등의 장은 제3항에 따라 입원등의 부적합 통지를 받은 경우에는 해당 입원등을 한 사람을 지체 없이 퇴원등을 시켜야 한다.

⑤ 제1항 및 제2항에 따른 입원심사소위원회의 개최 · 심사 · 보고 등에 필요한 사항은 대통령령으로 정한다.

제48조(입원적합성의 조사)

① 입원적합성심사위원회의 위원장은 제47조제1항에 따라 입원심사소위원회에 회부하기 전에 입원등을 한 사람이 대면조사를 신청하거나 입원등의 적합성이 의심되는 등 대통령령으로 정하는 사유가 있는 경우에는 직권으로 그 국립정신병원등의 소속 직원(이하 "조사원"이라 한다)에게 해당 정신의료기관등을 출입하여 입원등을 한 사람을 직접 면담하고 입원등의 적합성, 퇴원등의 필요성 여부를 조사하게 할 수 있다.

② 제1항에 따라 조사를 수행하는 조사원은 해당 정신의료기관등의 장에게 다음 각 호의 사항을 요구할 수 있다. 이 경우 정신의료기관등의 장은 대통령령으로 정하는 특별한 사정이 없으면 이에 협조하여야 한다.

1. 정신의료기관등에 입원등을 한 사람 및 정신의료기관등의 종사자와의 면담
2. 정신의료기관등에 입원등을 한 사람의 진료기록 및 입원등의 기록의 제출
3. 정신의료기관등에의 출입 및 현장확인
4. 그 밖에 입원등 적합성을 확인하기 위하여 필요한 사항으로서 대통령령으로 정하는 사항

③ 제1항 및 제2항에 따라 조사를 수행하는 조사원은 권한을 나타내는 증표를 지니고 이를 조사대상자에게 보여주어야 한다.

④ 제1항 및 제2항에 따른 조사원의 자격, 정신의료기관등에의 출입, 면담 등 조사 방법 및 절차 등에 필요한 사항은 대통령령으로 정한다.

제49조(입원적합성심사위원회 위원 등의 제척)

제46조 및 제47조에 따른 입원적합성심사위원회 및 입원심사소위원회의 입원등의 심사에서 심사 대상이 되는 사람이 입원등을 하고 있는 정신의료기관등에 소속된 위원은 제척(除斥)된다.

제50조(응급입원)

① 정신질환자로 추정되는 사람으로서 자신의 건강 또는 안전이나 다른 사람에게 해를 끼칠 위험이 큰 사람을 발견한 사람은 그 상황이 매우 급박하여 제41조부터 제44조까지의 규정에 따른 입원등을 시킬 시간적 여유가 없을 때에는 의사와 경찰관의 동의를 받아 정신의료기관에 그 사람에 대한 응급입원을 의뢰할 수 있다.

② 제1항에 따라 입원을 의뢰할 때에는 이에 동의한 경찰관 또는 구급대원은 정신의료기관까지 그 사람을 호송한다.

③ 정신의료기관의 장은 제1항에 따라 응급입원이 의뢰된 사람을 3일(공휴일은 제외한다) 이내의 기간 동안 응급입원을 시킬 수 있다.

④ 제3항에 따라 응급입원을 시킨 정신의료기관의 장은 지체 없이 정신건강의학과전문의에게 그 응급입원한 사람의 증상을 진단하게 하여야 한다.

⑤ 정신의료기관의 장은 제4항에 따른 정신건강의학과전문의의 진단 결과 그 사람이 자신의 건강 또는 안전이나 다른 사람에게 해를 끼칠 위험이 있는 정신질환자로서 계속하여 입원할 필요가 있다고 인정된 경우에는 제41조부터 제44조까지의 규정에 따라 입원을 할 수 있도록 필요한 조치를 하고, 계속하여 입원할 필요가 없다고 인정된 경우에는 즉시 퇴원시켜야 한다.

⑥ 정신의료기관의 장은 제3항에 따른 응급입원을 시켰을 때에는 그 사람의 보호의무자 또는 보호를 하고 있는 사람에게 입원이 필요한 사유 · 기간 및 장소를 지체 없이 서면으로 통지하여야 한다.

제51조(신상정보의 확인)

① 정신건강증진시설의 장은 정신건강증진시설에 입원등을 하거나 시설을 이용하는 사람의 성명, 주소, 보호의무자 등의 신상정보를 확인하여야 하며, 신상정보가 확인되지 아니하는 경우에는 보건복지부령으로 정하는 바에 따라 특별자치시장 · 특별자치도지사 · 시장 · 군수 · 구청장에게 신상정보의 조회를 요청하여야 한다.

② 특별자치시장 · 특별자치도지사 · 시장 · 군수 · 구청장은 제1항에 따라 조회 요청을 받은 경우 그 대상자의 신상정보를 확인하고 그 결과를 정신건강증진시설의 에게 통보하여야 한다.

③ 특별자치시장 · 특별자치도지사 · 시장 · 군수 · 구청장은 제2항에 따라 조회 요청 대상자의 신상정보를 확인하기 어려운 경우 관할 경찰서장에게 신상정보의 확인을 요청할 수 있다.

제52조(퇴원등의 사실의 통보)

① 정신의료기관등의 장은 제41조부터 제44조까지 또는 제50조에 따라 정신의료기관등에 입원등을 한 사람이 퇴원등을 할 때에는 보건복지부령으로 정하는 바에 따라 본인의 동의를 받아 그 퇴원등의 사실을 관할 정신건강복지센터의 장(관할 지역에 정신건강복지센터가 없는 경우에는 보건소의 장을 말한다. 이하 이 조에서 같다)에게 통보하여야 한다. 다만, 정신건강의학과전문의가 퇴원등을 할 사람 본인의 의사능력이 미흡하다고 판단하는 경우에는 보호의무자의 동의로 본인의 동의를 갈음할 수 있다.

② 제1항에도 불구하고 정신의료기관등의 장은 정신병적 증상으로 인하여 자신 또는 다른 사람의 생명이나 신체에 해를 끼치는 행동으로 입원등을 한 사람이 퇴원등을 할 때 정신건강의학과전문의가 퇴원등 후 치료가 중단되면 증상이 급격히 악화될 우려가 있다고 진단하는 경우에는 그 퇴원등의 사실을 관할 정신건강복지센터의 장에게 통보하여야 한다.

③ 정신의료기관등의 장은 퇴원등의 사실을 관할 정신건강복지센터의 장에게 통보하기 전에 미리 그 사실을 본인 또는 보호의무자(정신건강의학과전문의가 퇴원등을 할 사람 본인의 의사능력이 미흡하다고 판단하는 경우만 해당한다. 이하 이 조에서 같다)에게 알려야 한다.

④ 정신의료기관등의 장은 본인 또는 보호의무자가 제3항에 따라 고지받은 퇴원등의 사실 통보를 거부하는 경우에는 제2항에 따른 통보를 할 수 없다. 다만, 제54조제2항에 따른 정신건강심사위원회의 심사를 거친 경우에는 그러하지 아니하다.

⑤ 제1항 및 제2항에 따른 퇴원등의 사실 통보, 제3항에 따른 퇴원등의 사실 통보 사전 고지 및 제4항에 따른 퇴원등의

사실 통보 여부 심사절차에 관한 사항은 보건복지부령으로 정한다.

⑥ 제1항 · 제2항 또는 제4항에 따라 퇴원등의 사실을 통보받은 정신건강복지센터의 장은 해당 퇴원등을 할 사람 또는 보호의무자와 상담하여 그 사람의 재활과 사회적응을 위한 지원방안을 마련하여야 한다.

제6장 퇴원등의 청구 및 심사 등

제53조(정신건강심의위원회의 설치 · 운영)

① 시 · 도지사와 시장 · 군수 · 구청장은 정신건강에 관한 중요한 사항을 심의 또는 심사하기 위하여 시 · 도지사 소속으로 광역정신건강심의위원회를 두고, 시장 · 군수 · 구청장 소속으로 기초정신건강심의위원회를 둔다. 다만, 정신의료기관등이 없는 시 · 군 · 구에는 기초정신건강심의위원회를 두지 아니할 수 있다.

② 광역정신건강심의위원회는 다음 각 호의 사항을 심의 또는 심사한다. 다만, 특별자치시 및 특별자치도에 두는 광역정신건강심의위원회에서는 다음 각 호의 사항 외에 제3항 각 호의 사항을 심의 또는 심사한다.

1. 정신건강증진시설에 대한 감독에 관한 사항
2. 제60조에 따른 재심사의 청구
3. 그 밖에 보건복지부령으로 정하는 사항

③ 기초정신건강심의위원회는 다음 각 호의 사항을 심의 또는 심사한다.

1. 제43조제6항에 따른 입원등 기간 연장의 심사 청구

1의2. 제52조제4항 및 제66조제8항에 따른 퇴원등의 사실 통보 여부 심사

2. 제55조제1항에 따른 퇴원등 또는 처우개선의 심사 청구
3. 제62조제2항에 따른 입원 기간 연장의 심사
4. 제64조에 따른 외래치료 지원
5. 그 밖에 보건복지부령으로 정하는 사항

④ 광역정신건강심의위원회는 10명 이상 20명 이내의 위원으로 구성하고, 기초정신건강심의위원회는 6명 이상 12명 이내의 위원으로 구성하며, 위원의 임기는 각각 2년으로 하되, 연임할 수 있다. 다만, 공무원인 위원의 임기는 그 직위에 재직하는 기간으로 한다.

⑤ 광역정신건강심의위원회 및 기초정신건강심의위원회(이하 "정신건강심의위원회"라 한다)의 위원은 시 · 도지사 및 시장 · 군수 · 구청장이 각각 임명 또는 위촉하되, 다음 각 호에 해당하는 사람 중 각각 1명 이상을 포함하여야 한다. 다만, 제5호나목부터 라목까지의 어느 하나에 해당하는 사람의 경우 광역정신건강심의위원회에는 3명 이상을, 기초정신건강심의위원회에는 2명 이상을 포함하여야 한다.

1. 정신건강의학과전문의
2. 판사 · 검사 또는 변호사의 자격이 있는 사람
3. 정신건강복지센터 소속 정신건강전문요원
4. 정신질환자의 보호와 재활을 위하여 노력한 정신질환자의 가족
5. 다음 각 목의 어느 하나에 해당하는 사람으로서 정신건강에 관한 전문지식과 경험을 가진 사람
   가. 정신건강증진시설의 설치 · 운영자

나. 「고등교육법」 제2조에 따른 학교에서 심리학 · 간호학 · 사회복지학 또는 사회사업학을 가르치는 전임강사 이상의 직에 있는 사람

다. 정신질환을 치료하고 회복한 사람

라. 그 밖에 정신건강 관계 공무원, 인권전문가 등 정신건강과 인권에 관한 전문지식과 경험이 있다고 인정되는 사람

⑥ 정신건강심의위원회는 정신질환자에 대한 인권침해 행위를 알게 되었을 때에는 국가인권위원회에 조사를 요청할 수 있다.

⑦ 정신건강심의위원회는 심의 또는 심사를 위하여 월 1회 이상 회의를 개최하여야 한다. 다만, 심의 또는 심사 사항이 없는 달에는 그러하지 아니하다.

⑧ 정신건강심의위원회의 구성 · 운영 등에 필요한 사항은 대통령령으로 정한다.

제54조(정신건강심사위원회의 설치 · 운영)

① 정신건강심의위원회의 업무 중 심사와 관련된 업무를 전문적으로 수행하기 위하여 광역정신건강심의위원회 안에 광역정신건강심사위원회를 두고, 기초정신건강심의위원회 안에 기초정신건강심사위원회를 둔다.

② 광역정신건강심사위원회 및 기초정신건강심사위원회(이하 "정신건강심사위원회"라 한다)는 정신건강심의위원회의 위원 중에서 시 · 도지사 또는 시장 · 군수 · 구청장이 임명한 5명 이상 9명 이내의 위원으로 구성한다. 이 경우 위원은 제53조제5항제1호에 해당하는 사람, 같은 항 제2호에 해당하는 사람 및 같은 항 제3호에 해당하는 사람 중에서 각각 1명 이상, 같은 항 제5호나목부터 라목까지의 어느 하나에 해당하는 사람 2명 이상을 포함하여야 한다.

③ 정신건강심사위원회는 월 1회 이상 위원회의 회의를 개최하여야 한다. 다만, 심사 사항이 없는 달에는 그러하지 아니하다.

④ 정신건강심사위원회의 구성 · 운영 등에 필요한 사항은 대통령령으로 정한다.

제55조(퇴원등 또는 처우개선 심사의 청구)

① 정신의료기관등에 입원등을 하고 있는 사람 또는 그 보호의무자는 관할 특별자치시장 · 특별자치도지사 · 시장 · 군수 · 구청장에게 입원등을 하고 있는 사람의 퇴원등 또는 처우개선(제76조에 따른 작업요법의 적정성 여부를 포함한다. 이하 같다)에 대한 심사를 청구할 수 있다.

② 제1항에 따른 청구절차 등에 관하여 필요한 사항은 대통령령으로 정한다.

제56조(정신건강심의위원회에의 회부)

특별자치시장 · 특별자치도지사 · 시장 · 군수 · 구청장은 제43조제6항 및 제55조제1항에 따른 심사 청구를 받았을 때에는 지체 없이 그 청구 내용을 소관 정신건강심의위원회 회의에 회부하여야 한다.

제57조(퇴원등 또는 처우개선의 심사)

① 정신건강심의위원회가 제56조에 따른 회부를 받았을 때에는 지체 없이 이를 정신건강심사위원회에서 심사하여 그 결과를 특별자치시장 · 특별자치도지사 · 시장 · 군수 · 구청장에게 보고하여야 한다.

② 정신건강심사위원회가 제1항에 따라 심사를 할 때에는 심사 대상자가 입원등을 하고 있는 정신의료기관등의 장의

의견을 들어야 한다. 다만, 제55조제1항에 따른 처우개선에 관한 사항의 심사를 할 때에는 그 의견을 듣지 아니할 수 있다.

③ 정신건강심사위원회가 제1항에 따라 심사를 할 때에는 「의료법」 제21조에도 불구하고 정신의료기관등의 장이나 심사 대상자 또는 그 보호의무자에게 진료기록부와 제30조제1항 각 호에 해당하는 기록의 제출을 요구할 수 있다.

제58조(정신건강심사위원회 위원의 제척 · 기피 · 회피)

① 제57조에 따른 정신건강심사위원회의 입원등 기간의 연장과 퇴원등 또는 처우개선의 심사에서 그 사람의 입원등을 결정하였던 위원과 그 사람이 입원등을 하고 있는 정신의료기관등에 소속된 위원은 제척된다.

② 입원등 기간의 연장, 퇴원등 또는 처우개선의 심사를 청구한 자는 정신건강심사위원회의 위원에게 공정한 심사를 기대하기 어려운 사정이 있는 경우에는 위원회에 기피 신청을 할 수 있고, 위원회는 이를 결정한다. 이 경우 기피 신청의 대상인 위원은 그 심사에 참여하지 못한다.

③ 제1항에 따른 제척 사유에 해당하는 위원은 스스로 해당 안건의 심사에서 회피(回避)하여야 한다.

제59조(퇴원등 명령의 통지 등)

① 제57조제1항에 따라 정신건강심의위원회로부터 보고를 받은 특별자치시장 · 특별자치도지사 · 시장 · 군수 · 구청장은 심사 청구를 접수한 날부터 15일 이내에 다음 각 호의 어느 하나에 해당하는 명령 또는 결정을 하여야 한다. 이 경우 제4호 또는 제5호의 명령 또는 결정은 심사 대상자인 입원등을 하고 있는 사람의 청구 또는 동의가 있는 경우에 한정하여 할 수 있다.

1. 퇴원등 또는 임시 퇴원등 명령
2. 처우개선을 위하여 필요한 조치 명령
3. 3개월 이내 재심사
4. 다른 정신의료기관등으로의 이송
5. 제41조의 자의입원등 또는 제42조의 동의입원등으로의 전환
6. 제64조에 따른 외래치료 지원
7. 입원등 기간 연장 결정
8. 계속 입원등 결정

② 제1항 각 호 외의 부분 후단에 따른 입원등을 하고 있는 사람의 청구 또는 동의는 정신건강의학과전문의가 그 사람의 의사능력이 미흡하다고 판단하는 경우에는 보호의무자의 청구 또는 동의로 갈음할 수 있다.

③ 특별자치시장 · 특별자치도지사 · 시장 · 군수 · 구청장은 제1항에도 불구하고 부득이한 사유로 같은 항 각 호 외의 부분 전단에 따른 기간 내에 명령 또는 결정을 하지 못할 때에는 10일의 범위에서 그 기간을 연장할 수 있다.

④ 특별자치시장 · 특별자치도지사 · 시장 · 군수 · 구청장은 제43조제6항 및 제55조제1항에 따른 심사 청구를 한 사람, 해당 정신질환자 및 해당 정신의료기관등의 장에게 지체 없이 제1항에 따른 명령 또는 결정의 내용을 서면으로 통지하여야 한다. 다만, 제3항에 해당하는 경우에는 기간 연장의 사유와 그 기간을 통지하여야 한다.

제60조(재심사의 청구 등)

① 제43조제6항에 따른 심사 청구의 대상인 정신질환자와 그 보호의무자, 제55조제1항에 따른 심사 청구를 한 사람, 제64조제3항에 따른 외래치료 지원 결정 및 같은 조 제8항에 따른 외래치료 지원 연장 결정을 받은 정신질환자 및 그 보호의무자는 다음 각 호의 어느 하나에 해당하는 경우에 시·도지사에게 재심사를 청구할 수 있다.

1. 제59조제4항에 따라 통지받은 심사 결과에 불복하거나 심사 기간 내에 심사를 받지 못한 경우
2. 제64조제3항에 따른 외래치료 지원 결정에 불복하는 경우
3. 제64조제8항에 따른 외래치료 지원 연장 결정에 불복하는 경우

② 제1항에 따른 재심사 청구의 절차 등에 관하여 필요한 사항은 대통령령으로 정한다.

제61조(재심사의 회부 등)

① 시·도지사가 제60조제1항에 따른 재심사의 청구를 받았을 때에는 즉시 그 청구 내용을 광역정신건강심의위원회의 회의에 회부하여야 한다.

② 광역정신건강심의위원회의 심사에 관하여는 제57조를, 위원의 제척·기피·회피에 관하여는 제58조를, 시·도지사의 퇴원등 명령의 통지 등에 관하여는 제59조를 준용한다. 이 경우 "특별자치시장·특별자치도지사·시장·군수·구청장"은 "시·도지사"로 본다.

③ 제2항에서 준용하는 제57조에 따라 특별자치시·특별자치도의 광역정신건강심사위원회에서 재심사 청구를 심사하기 위하여 그 광역정신건강심사위원회를 구성하는 경우에 당초 제57조에 따라 심사에 참여하였던 위원을 제외한 해당 광역정신건강심의위원회 위원으로 재심사를 위한 광역정신건강심사위원회를 다시 구성한다. 이 경우 제54조제2항 후단은 적용하지 아니한다.

제62조(특별자치시장·특별자치도지사·시장·군수·구청장에 의한 입원의 해제)

① 특별자치시장·특별자치도지사·시장·군수·구청장은 제44조제7항에 따라 입원한 정신질환자에 대하여 최초로 입원을 한 날부터 3개월 이내에 입원을 해제하여야 하며, 입원의 해제 사실을 그 정신질환자가 입원하고 있는 정신의료기관의 장에게 서면으로 통지하여야 한다. 이 경우 그 정신의료기관의 장은 지체 없이 그 정신질환자를 퇴원시켜야 한다.

② 제1항에도 불구하고 특별자치시장·특별자치도지사·시장·군수·구청장은 2명 이상의 정신건강의학과전문의가 진단하고 소관 정신건강심사위원회에서 심사한 결과 그 정신질환자가 퇴원할 경우 정신질환으로 인하여 자신의 건강 또는 안전이나 다른 사람에게 해를 끼칠 위험이 명백하다고 인정되는 경우에는 다음 각 호의 구분에 따라 입원등의 기간을 연장할 수 있다.

1. 제1항에 따른 3개월 이후의 1차 입원 기간 연장: 3개월 이내
2. 제1호에 따른 1차 입원 기간 연장 이후의 입원 기간 연장: 매 입원 기간 연장 시마다 6개월 이내

③ 특별자치시장·특별자치도지사·시장·군수·구청장은 제2항에 따라 입원 기간을 연장하여 정신질환자를 입원시켰을 때에는 그 정신질환자와 보호의무자 또는 그 사람을 보호를 하고 있는 사람에게 입원 기간의 연장이 필요한 사유와 기간을 서면으로 통지하여야 한다.

제63조(임시 퇴원등)

① 제43조 또는 제44조에 따라 정신질환자를 입원등을 시키고 있는 정신의료기관등의 장은 2명 이상의 정신건강의학과전문의가 진단한 결과 정신질환자의 증상에 비추어 일시적으로 퇴원등을 시켜 그 회복 경과를 관찰하는 것이 필요하다고 인정되는 경우에는 3개월의 범위에서 해당 정신질환자를 임시 퇴원등을 시키고 그 사실을 보호의무자 또는 특별자치시장 · 특별자치도지사 · 시장 · 군수 · 구청장에게 통보하여야 한다.

② 특별자치시장 · 특별자치도지사 · 시장 · 군수 · 구청장은 제1항의 경우 또는 제59조(제61조제2항에서 준용하는 경우를 포함한다)에 따라 임시 퇴원등 명령의 통지를 한 경우에는 그 정신질환자가 임시 퇴원등을 한 후의 경과를 관찰할 수 있다.

③ 특별자치시장 · 특별자치도지사 · 시장 · 군수 · 구청장은 제2항에 따라 관찰한 결과 증상의 변화 등으로 인하여 다시 입원등을 시킬 필요가 있다고 인정되는 경우에는 2명의 정신건강의학과전문의의 의견을 들어 임시 퇴원등을 한 정신질환자를 재입원 또는 재입소(이하 "재입원등"이라 한다)를 시킬 수 있다. 이 경우 재입원등의 기간은 재입원등을 한 날부터 3개월을 초과할 수 없다.

제64조(외래치료 지원 등)

① 정신의료기관의 장은 제43조와 제44조에 따라 입원을 한 정신질환자 중 정신병적 증상으로 인하여 입원을 하기 전 자신 또는 다른 사람에게 해를 끼치는 행동(보건복지부령으로 정하는 행동을 말한다. 이하 이 조에서 같다)을 한 사람에 대해서는 특별자치시장 · 특별자치도지사 · 시장 · 군수 · 구청장에게 외래치료 지원을 청구할 수 있다.

② 정신의료기관의 장 또는 정신건강복지센터의 장은 정신질환자 중 정신병적 증상으로 인하여 자신 또는 다른 사람에게 해를 끼치는 행동을 하여 정신의료기관에 입원한 사람 또는 외래치료를 받았던 사람으로서 치료를 중단한 사람을 발견한 때에는 특별자치시장 · 특별자치도지사 · 시장 · 군수 · 구청장에게 그 사람에 대한 외래치료의 지원을 청구할 수 있다.

③ 특별자치시장 · 특별자치도지사 · 시장 · 군수 · 구청장은 제1항 및 제2항에 따른 외래치료 지원의 청구를 받았을 때에는 소관 정신건강심사위원회의 심사를 거쳐 1년의 범위에서 기간을 정하여 외래치료를 받도록 정신질환자를 지원할 수 있다.

④ 특별자치시장 · 특별자치도지사 · 시장 · 군수 · 구청장은 제3항에 따라 외래치료 지원 결정을 한 때에는 지체 없이 정신질환자 본인 및 그 보호의무자와 외래치료 지원을 청구한 정신의료기관의 장, 정신건강복지센터의 장 및 외래치료 지원을 하게 될 정신의료기관의 장에게 그 사실을 서면으로 통지하여야 한다.

⑤ 특별자치시장 · 특별자치도지사 · 시장 · 군수 · 구청장은 제3항에 따라 외래치료 지원 결정을 받은 사람이 그 외래치료 지원 결정에 따르지 아니하고 치료를 중단한 때에는 그 사람이 자신의 건강 또는 안전이나 다른 사람에게 해를 끼칠 위험이 있는지를 평가하기 위하여 그 사람에게 지정정신의료기관에서 평가를 받도록 명령할 수 있다. 이 경우 해당 명령을 받은 사람은 명령을 받은 날부터 14일 이내에 지정정신의료기관에서 평가를 받아야 한다.

⑥ 특별자치시장 · 특별자치도지사 · 시장 · 군수 · 구청장은 제5항에 따라 외래치료 지원 결정을 받은 사람에게 평가를 받도록 명령하는 경우 구급대원에게 그 사람을 정신의료기관까지 호송하도록 요청할 수 있다.

⑦ 특별자치시장 · 특별자치도지사 · 시장 · 군수 · 구청장은 제5항에 따라 평가한 결과 외래치료 지원 결정을 받은 사람이 자신의 건강 또는 안전이나 다른 사람에게 해를 끼칠 위험이 없다고 인정되는 경우에는 외래치료 지원 결정을 철

회하고, 자신의 건강 또는 안전이나 다른 사람에게 해를 끼칠 위험이 있다고 인정되는 경우에는 다음 각 호의 어느 하나에 해당하는 조치를 하여야 한다.

1. 제41조에 따라 자의입원등을 신청하게 하는 것
2. 제42조에 따라 동의입원등을 신청하게 하는 것
3. 보호의무자에게 제43조제1항에 따른 입원등 신청을 요청하는 것
4. 제44조제7항에 따라 입원하게 하는 것(제1호부터 제3호까지의 조치에 따르지 아니하는 경우만 해당한다)

⑧ 특별자치시장 · 특별자치도지사 · 시장 · 군수 · 구청장은 제3항에 따라 외래치료 지원 결정을 받은 사람에 대하여 정신건강의학과전문의가 치료 기간의 연장이 필요하다고 진단하는 경우에는 소관 정신건강심사위원회의 심사를 거쳐 1년의 범위에서 기간을 정하여 외래치료 지원을 연장할 수 있다.

⑨ 국가와 지방자치단체는 외래치료 지원에 따라 발생하는 비용의 전부 또는 일부를 부담할 수 있다.

⑩ 제1항 및 제2항에 따른 외래치료 지원의 청구절차와 방법 및 제4항에 따른 외래치료 지원 결정의 집행절차 등은 보건복지부령으로 정한다.

제65조(무단으로 퇴원등을 한 사람에 대한 조치)

① 정신의료기관등의 장은 입원등을 하고 있는 정신질환자로서 자신의 건강 또는 안전이나 다른 사람에게 해를 끼칠 위험이 있는 사람이 무단으로 퇴원등을 하여 그 행방을 알 수 없을 때에는 관할 경찰서장 또는 자치경찰기구를 설치한 제주특별자치도지사에게 다음 각 호의 사항을 통지하여 탐색을 요청하여야 한다.

1. 퇴원등을 한 사람의 성명 · 주소 · 성별 및 생년월일
2. 입원등의 날짜 · 시간 및 퇴원등의 날짜 · 시간
3. 증상의 개요 및 인상착의
4. 보호의무자 또는 보호를 하였던 사람의 성명 · 주소

② 경찰관은 제1항에 따라 탐색 요청을 받은 사람을 발견한 때에는 즉시 그 사실을 해당 정신의료기관등의 장에게 통지하여야 한다.

③ 제2항에 따라 통지를 받은 정신의료기관등의 장은 즉시 정신질환자를 인도받아야 한다. 다만, 그 정신질환자를 즉시 인도받을 수 없는 부득이한 사정이 있는 경우 경찰관은 그 정신질환자를 인도할 때까지 24시간의 범위에서 그 정신질환자를 경찰관서 · 의료기관 · 사회복지시설 등에 보호할 수 있다.

제66조(보고 · 검사 등)

① 보건복지부장관, 시 · 도지사 및 시장 · 군수 · 구청장은 정신건강증진시설의 설치 · 운영자의 소관 업무에 관하여 지도 · 감독을 하거나 보건소로 하여금 지도 · 감독을 하도록 하여야 하며, 연 1회 이상 그 업무에 관하여 보고 또는 관계 서류의 제출을 명하거나, 관계 공무원으로 하여금 해당 시설의 장부 · 서류 또는 그 밖의 운영상황을 검사하게 하여야 한다.

② 시 · 도지사와 시장 · 군수 · 구청장은 대통령령으로 정하는 바에 따라 관계 공무원과 정신건강심의위원회의 위원으로 하여금 정신건강증진시설에 출입하여 입원등을 한 사람을 직접 면담하여 입원등의 적절성 여부, 퇴원등의 필요성 또는 처우에 관하여 심사하게 할 수 있다. 이 경우 심사를 한 관계 공무원과 정신건강심의위원회의 위원은 그 심

사 결과를 지체 없이 시 · 도지사 또는 시장 · 군수 · 구청장에게 보고하여야 한다.

③ 제1항 및 제2항에 따른 검사 · 심사를 하는 관계 공무원과 정신건강심의위원회의 위원은 그 권한을 나타내는 증표를 지니고 이를 관계인에게 보여주어야 한다.

④ 시 · 도지사 또는 시장 · 군수 · 구청장은 제2항에 따른 심사 결과에 따라 정신건강증진시설의 장에게 그 정신질환자를 퇴원등을 시키도록 명령하거나 처우개선을 위하여 필요한 조치를 하도록 명령할 수 있다.

⑤ 정신건강증진시설의 장은 제4항에 따라 퇴원등을 시키는 경우에는 보건복지부령으로 정하는 바에 따라 관할 보건소장과 정신건강복지센터의 장에게 그 사실을 통보하여야 한다. 다만, 정신질환자나 보호의무자(정신건강의학과전문의가 퇴원등을 할 사람 본인의 의사능력이 미흡하다고 판단하는 경우만 해당한다. 이하 이 조에서 같다)가 통보하는 것에 동의하지 아니하는 경우에는 그러하지 아니하다.

⑥ 제5항 단서에도 불구하고 정신건강증진시설의 장은 정신병적 증상으로 인하여 자신 또는 다른 사람의 생명이나 신체에 해를 끼치는 행동으로 입원등을 한 사람이 퇴원등을 할 때 정신건강의학과전문의가 퇴원등 후 치료가 중단되면 증상이 급격히 악화될 우려가 있다고 진단하는 경우에는 그 퇴원등의 사실을 관할 정신건강복지센터의 장과 보건소의 장에게 통보하여야 한다.

⑦ 정신건강증진시설의 장은 퇴원등의 사실을 관할 정신건강복지센터의 장과 보건소의 장에게 통보하기 전에 미리 그 사실을 본인 또는 보호의무자에게 알려야 한다.

⑧ 정신건강증진시설의 장은 본인 또는 보호의무자가 제7항에 따라 고지받은 퇴원등의 사실 통보를 거부하는 경우에는 제6항에 따른 통보를 할 수 없다. 다만, 정신건강심사위원회의 심사를 거친 경우에는 그러하지 아니하다.

⑨ 제5항 및 제6항에 따른 퇴원등의 사실 통보, 제7항에 따른 퇴원등의 사실 통보 사전 고지 및 제8항에 따른 퇴원등의 사실 통보 여부 심사절차에 관한 사항은 보건복지부령으로 정한다.

제67조(입 · 퇴원등관리시스템)

① 보건복지부장관은 정신의료기관등의 입원등 및 퇴원등을 관리하기 위하여 입 · 퇴원등관리시스템을 구축 · 운영하여야 한다.

② 정신의료기관등의 장은 제1항에 따른 입 · 퇴원등관리시스템에 제45조제2항에 따라 신고한 내용 및 대통령령으로 정하는 퇴원등의 사항을 등록하여야 한다.

③ 제2항에 따라 입 · 퇴원등관리시스템에 등록된 정보는 입원등 및 퇴원등의 심사와 관련된 경우 등 대통령령으로 정하는 경우를 제외하고는 「개인정보 보호법」 제2조에 따른 처리를 하여서는 아니 된다.

④ 보건복지부장관은 정신질환자가 퇴원등을 한 후에 제1항에 따른 입 · 퇴원등관리시스템에 등록되어 있는 본인 기록의 전부 또는 일부에 대하여 삭제를 요청하는 경우 지체 없이 해당 기록을 삭제하고 그 사실을 본인에게 서면 또는 전자문서로 통지하여야 한다.

⑤ 보건복지부장관은 제1항에 따른 입 · 퇴원등관리시스템의 구축 · 운영에 관한 사항을 대통령령으로 정하는 기관에 위탁할 수 있다.

제7장 권익보호 및 지원 등

제68조(입원등의 금지 등)

① 누구든지 제50조에 따른 응급입원의 경우를 제외하고는 정신건강의학과전문의의 대면 진단에 의하지 아니하고 정신질환자를 정신의료기관등에 입원등을 시키거나 입원등의 기간을 연장할 수 없다.

② 제1항에 따른 진단의 유효기간은 진단서 발급일부터 30일까지로 한다.

제69조(권익보호)

① 누구든지 정신질환자이거나 정신질환자였다는 이유로 그 사람에 대하여 교육, 고용, 시설이용의 기회를 제한 또는 박탈하거나 그 밖의 불공평한 대우를 하여서는 아니 된다.

② 누구든지 정신질환자, 그 보호의무자 또는 보호를 하고 있는 사람의 동의를 받지 아니하고 정신질환자에 대하여 녹음·녹화 또는 촬영하여서는 아니 된다.

③ 정신건강증진시설의 장은 입원등을 하거나 정신건강증진시설을 이용하는 정신질환자에게 정신건강의학과전문의의 지시에 따른 치료 또는 재활의 목적이 아닌 노동을 강요하여서는 아니 된다.

제69조의2(동료지원인 양성 및 활동지원)

① 국가 및 지방자치단체는 동료지원인을 양성하고 활동을 지원할 수 있다.

② 보건복지부장관은 동료지원인 양성 및 보수교육 과정을 개발할 수 있다.

③ 보건복지부장관은 보건복지부령으로 정하는 바에 따라 동료지원인 양성과정을 수료한 동료지원인에게 수료증을 배부하고, 명부를 관리하여야 한다.

④ 보건복지부장관은 동료지원인 양성 및 보수교육을 전문적으로 수행하기 위하여 동료지원인 양성 및 보수교육 기관(이하 이 조에서 "교육훈련기관"이라 한다)을 지정하여 교육훈련의 실시를 위탁할 수 있다. 이 경우 보건복지부장관은 교육훈련을 위탁받은 교육훈련기관에 그 경비의 일부 또는 전부를 지원할 수 있다.

⑤ 제4항에 따라 교육훈련기관을 지정하여 위탁하는 경우에는 정신질환자 단체의 의견을 청취할 수 있다.

⑥ 국가 및 지방자치단체는 동료지원인의 취업 및 고용안정을 지원할 수 있다.

⑦ 그 밖에 동료지원인 양성 및 활동지원과 관련하여 필요한 사항은 보건복지부령으로 정한다.

제70조(인권교육)

① 정신건강증진시설의 장과 종사자는 인권에 관한 교육(이하 "인권교육"이라 한다)을 받아야 한다.

② 보건복지부장관은 인권교육을 하기 위하여 인권교육기관을 지정할 수 있다.

③ 보건복지부장관은 제2항에 따라 지정한 인권교육기관에 교육과정의 운영에 드는 비용의 일부를 예산의 범위에서 보조할 수 있으며, 제2항에 따라 지정을 받은 인권교육기관은 보건복지부장관의 승인을 받아 교육에 필요한 경비를 교육대상자로부터 징수할 수 있다.

④ 보건복지부장관은 제2항에 따라 지정을 받은 인권교육기관이 다음 각 호의 어느 하나에 해당하면 그 지정을 취소하거나 6개월 이내의 기간을 정하여 업무를 정지할 수 있다. 다만, 제1호에 해당하면 그 지정을 취소하여야 한다.

1. 거짓이나 그 밖의 부정한 방법으로 지정을 받은 경우
2. 제5항에 따라 보건복지부령으로 정하는 지정요건을 갖추지 못하게 된 경우
3. 인권교육의 수행능력이 현저히 부족하다고 인정되는 경우

⑤ 인권교육의 시간 · 대상 · 내용 · 방법, 제2항에 따른 인권교육기관의 지정요건 등 지정 및 제4항에 따른 인권교육기관의 지정취소 · 업무정지 처분의 기준 등에 필요한 사항은 보건복지부령으로 정한다.

제71조(비밀누설의 금지)

정신질환자 또는 정신건강증진시설과 관련된 직무를 수행하고 있거나 수행하였던 사람은 그 직무의 수행과 관련하여 알게 된 다른 사람의 비밀을 누설하거나 공표하여서는 아니 된다.

제72조(수용 및 가혹행위 등의 금지)

① 누구든지 이 법 또는 다른 법령에 따라 정신질환자를 보호할 수 있는 시설 외의 장소에 정신질환자를 수용하여서는 아니 된다.

② 정신건강증진시설의 장이나 그 종사자는 정신건강증진시설에 입원등을 하거나 시설을 이용하는 사람에게 폭행을 하거나 가혹행위를 하여서는 아니 된다.

제73조(특수치료의 제한)

① 정신의료기관에 입원을 한 사람에 대한 전기충격요법 · 인슐린혼수요법 · 마취하최면요법 · 정신외과요법, 그 밖에 대통령령으로 정하는 치료(이하 "특수치료"라 한다)는 그 정신의료기관이 구성하는 협의체에서 결정하되, 본인 또는 보호의무자에게 특수치료에 관하여 필요한 정보를 제공하고, 본인의 동의를 받아야 한다. 다만, 본인의 의사능력이 미흡한 경우에는 보호의무자의 동의를 받아야 한다.

② 제1항에 따른 협의체는 2명 이상의 정신건강의학과전문의와 대통령령으로 정하는 정신건강증진에 관한 전문지식과 경험을 가진 사람으로 구성하며, 그 운영 등에 필요한 사항은 대통령령으로 정한다.

제74조(통신과 면회의 자유 제한의 금지)

① 정신의료기관등의 장은 입원등을 한 사람에 대하여 치료 목적으로 정신건강의학과전문의의 지시에 따라 하는 경우가 아니면 통신과 면회의 자유를 제한할 수 없다.

② 정신의료기관등의 장은 치료 목적으로 정신건강의학과전문의의 지시에 따라 통신과 면회의 자유를 제한하는 경우에도 최소한의 범위에서 하여야 한다.

제75조(격리 등 제한의 금지)

① 정신의료기관등의 장은 입원등을 한 사람에 대하여 치료 또는 보호의 목적으로 정신건강의학과전문의의 지시에 따라 하는 경우가 아니면 격리시키거나 묶는 등의 신체적 제한을 할 수 없다.

② 정신의료기관등의 장은 치료 또는 보호의 목적으로 정신건강의학과전문의의 지시에 따라 입원등을 한 사람을 격리시키거나 묶는 등의 신체적 제한을 하는 경우에도 자신이나 다른 사람을 위험에 이르게 할 가능성이 뚜렷하게 높고

신체적 제한 외의 방법으로 그 위험을 회피하는 것이 뚜렷하게 곤란하다고 판단되는 경우에만 제1항에 따른 신체적 제한을 할 수 있다. 이 경우 격리는 해당 시설 안에서 하여야 한다.

제76조(작업요법)

① 정신의료기관등의 장은 입원등을 한 사람의 치료, 재활 및 사회적응에 도움이 된다고 인정되는 경우에는 그 사람의 건강상태와 위험성을 고려하여 보건복지부령으로 정하는 작업을 시킬 수 있다.

② 제1항에 따른 작업은 입원등을 한 사람 본인이 신청하거나 동의한 경우에만 정신건강의학과전문의가 지시하는 방법에 따라 시켜야 한다. 다만, 정신요양시설의 경우에는 정신건강의학과전문의의 지도를 받아 정신건강전문요원이 작업의 구체적인 방법을 지시할 수 있다.

③ 제1항에 따른 작업의 시간, 유형 또는 장소 등에 관한 사항은 보건복지부령으로 정한다.

제77조(직업훈련 지원)

국가 또는 지방자치단체는 정신질환으로부터 회복된 사람이 그 능력에 따라 적당한 직업훈련을 받을 수 있도록 노력하고, 이들에게 적절한 직종을 개발 · 보급하기 위하여 노력하여야 한다.

제78조(단체 · 시설의 보호 · 육성 등)

국가 또는 지방자치단체는 정신질환자의 사회적응 촉진과 권익보호를 목적으로 하는 단체 또는 시설을 보호 · 육성하고, 이에 필요한 비용을 보조할 수 있다.

제79조(경제적 부담의 경감 등)

국가 또는 지방자치단체는 정신질환자와 그 보호의무자의 경제적 부담을 줄이고 정신질환자의 사회적응을 촉진하기 위하여 의료비의 경감 · 보조나 그 밖에 필요한 지원을 할 수 있다.

제80조(비용의 부담)

① 국가 또는 지방자치단체는 제44조에 따른 진단과 치료에 드는 비용의 전부 또는 일부를 부담할 수 있다.

② 제1항에 따른 비용의 부담에 필요한 사항은 대통령령령으로 정한다.

제81조(비용의 징수)

정신요양시설과 정신재활시설의 설치 · 운영자는 그 시설을 이용하는 사람으로부터 보건복지부장관이 정하여 고시하는 비용징수 한도액의 범위에서 시설 이용에 드는 비용을 받을 수 있다.

제82조(보조금 등)

① 국가는 지방자치단체가 설치 · 운영하는 정신건강증진시설에 대하여 그 설치 · 운영에 필요한 비용을 보조할 수 있다.

② 국가는 지방자치단체가 수행하는 제12조제2항 및 제3항에 따른 정신건강증진사업등, 제53조 및 제54조에 따른 정

신건강심의위원회와 정신건강심사위원회 운영 및 제66조제1항에 따른 지도 · 감독을 하는 데에 드는 비용을 보조할 수 있다.

제83조(권한의 위임 및 업무의 위탁)

① 이 법에 따른 보건복지부장관 또는 시 · 도지사의 권한은 대통령령으로 정하는 바에 따라 그 일부를 시 · 도지사, 제16조에 따른 국립정신건강연구기관의 장, 국립정신병원등의 장 또는 시장 · 군수 · 구청장에게 위임할 수 있다.

② 보건복지부장관은 이 법에 따른 업무의 일부를 대통령령으로 정하는 바에 따라 정신건강 관련 기관 또는 단체에 위탁할 수 있다.

제8장 벌 칙

제84조(벌칙)

다음 각 호의 어느 하나에 해당하는 자는 5년 이하의 징역 또는 5천만원 이하의 벌금에 처한다.

1. 제40조제4항을 위반하여 정신질환자를 유기한 자
2. 제41조제2항, 제42조제2항, 제43조제9항 또는 제47조제4항을 위반하여 정신질환자를 퇴원등을 시키지 아니한 자
3. 제43조제7항을 위반하여 퇴원등의 명령 또는 임시 퇴원등의 명령에 따르지 아니한 자
4. 제45조제2항을 위반하여 입원적합성심사위원회에 신고하지 아니한 자
5. 제59조제1항제1호(제61조제2항에서 준용하는 경우를 포함한다) 에 따른 퇴원등의 명령 또는 임시 퇴원등의 명령에 따르지 아니한자
6. 제62조제1항 후단을 위반하여 정신질환자를 퇴원시키지 아니한 자
7. 제66조제4항에 따른 퇴원등의 명령에 따르지 아니한 자
8. 제67조제3항을 위반하여 정보를 처리한 자
9. 제68조제1항을 위반하여 정신건강의학과전문의의 대면 진단에 의하지 아니하고 정신질환자를 입원등을 시키거나 입원등의 기간을 연장한 자
10. 제72조제1항을 위반하여 정신질환자를 이 법 또는 다른 법령에 따라 정신질환자를 보호할 수 있는 시설 외의 장소에 수용한 자
11. 제72조제2항을 위반하여 정신건강증진시설의 장 또는 그 종사자로서 정신건강증진시설에 입원등을 하거나 시설을 이용하는 사람에게 폭행을 하거나 가혹행위를 한 사람
12. 제73조제1항을 위반하여 협의체의 결정 없이 특수치료를 하거나 정신의료기관에 입원을 한 사람 또는 보호의무자의 동의 없이 특수치료를 한 자

제85조(벌칙)

다음 각 호의 어느 하나에 해당하는 자는 3년 이하의 징역 또는 3천만원 이하의 벌금에 처한다.

1. 제19조제5항 또는 제29조제2항에 따른 사업의 정지명령 또는 시설의 폐쇄명령을 위반한 자

2. 제25조제2항에 따른 사업의 정지명령 또는 정신요양시설의 장의 교체명령을 위반한 자
3. 제26조제2항 전단을 위반하여 신고를 하지 아니하고 정신재활시설을 설치 · 운영한 자
4. 제67조제4항을 위반하여 기록을 삭제하지 아니한 자
5. 제69조제3항을 위반하여 입원등을 하거나 정신건강증진시설을 이용하는 정신질환자에게 노동을 강요한 자
6. 제71조를 위반하여 직무수행과 관련하여 알게 된 다른 사람의 비밀을 누설하거나 공표한 사람
7. 제74조제1항을 위반하여 입원등을 한 사람의 통신과 면회의 자유를 제한한 자

제86조(벌칙)

다음 각 호의 어느 하나에 해당하는 자는 1년 이하의 징역 또는 1천만원 이하의 벌금에 처한다.

1. 제17조제5항을 위반하여 다른 사람에게 자기의 명의를 사용하여 정신건강전문요원의 업무를 수행하게 하거나 정신건강전문요원 자격증을 빌려준 사람

1의2. 제17조제6항을 위반하여 정신건강전문요원의 명의를 사용하거나 그 자격증을 대여받은 사람

1의3. 제17조제6항을 위반하여 정신건강전문요원의 명의의 사용이나 자격증의 대여를 알선한 사람

1의4. 제30조를 위반하여 기록을 작성 · 보존하지 아니하거나 그 내용확인을 거부한 자

2. 제41조제3항 또는 제42조제4항을 위반하여 퇴원등을 할 의사가 있는지 여부를 확인하지 아니한 자
3. 제43조제1항 후단을 위반하여 입원등 신청서나 보호의무자임을 확인할 수 있는 서류를 받지 아니한 자
4. 제43조제6항을 위반하여 입원등 기간 연장에 대한 심사 청구기간을 지나서 심사 청구를 하거나, 심사 청구를 하지 아니하고 입원등 기간을 연장하여 입원등을 시킨 자
5. 제50조제5항을 위반하여 즉시 퇴원시키지 아니한 자
6. 제51조제1항을 위반하여 신상정보의 확인이나 조회 요청을 하지 아니한 자
7. 제59조제1항제2호부터 제6호까지(제61조제2항에서 준용하는 경우를 포함한다)에 따른 결정 · 명령을 따르지 아니한 자 또는 제66조제4항에 따른 처우개선을 위하여 필요한 조치 명령을 따르지 아니한 자
8. 제67조제2항을 위반하여 입 · 퇴원등관리시스템에 제45조제2항에 따른 신고 내용 및 퇴원등의 사항을 등록하지 아니한 자
9. 제69조제2항을 위반하여 동의를 받지 아니하고 정신질환자에 대하여 녹음 · 녹화 또는 촬영을 한 자
10. 제75조제1항을 위반하여 정신건강의학과전문의의 지시에 따르지 아니하고 신체적 제한을 한 자
11. 제76조제2항을 위반하여 입원등을 한 사람의 신청 또는 동의 없이 작업을 시키거나 정신건강의학과전문의나 정신건강전문요원이 지시한 방법과 다르게 작업을 시킨 자

제87조(벌칙)

제22조제6항 후단을 위반하여 정당한 사유 없이 시설 개방 요구에 따르지 아니한 자는 500만원 이하의 벌금에 처한다.

제88조(양벌규정)

법인의 대표자나 법인 또는 개인의 대리인, 사용인, 그 밖의 종업원이 그 법인 또는 개인의 업무에 관하여 제84조부터 제87조까지의 어느 하나에 해당하는 위반행위를 하면 그 행위자를 벌하는 외에 그 법인 또는 개인에게도 해당 조문

의 벌금형을 과(科)한다. 다만, 법인 또는 개인이 그 위반행위를 방지하기 위하여 해당 업무에 관하여 상당한 주의와 감독을 게을리하지 아니한 경우에는 그러하지 아니하다.

제89조(과태료)

① 다음 각 호의 어느 하나에 해당하는 자에게는 100만원 이하의 과태료를 부과한다.

1. 제6조제1항을 위반하여 권리 및 권리행사방법을 알리지 아니하거나 권리행사에 필요한 서류를 정신건강증진시설에 갖추어 두지 아니한 자

1의2. 제6조제2항을 위반하여 정신건강복지센터의 기능 · 역할 및 이용 절차 등을 알리지 아니하거나 정신보건수첩 등의 서류를 정신건강증진시설에 갖추어 두지 아니한 자

2. 제24조에 따른 신고를 하지 아니하거나 거짓으로 신고를 한 자

3. 제28조에 따른 신고를 하지 아니하거나 거짓으로 신고를 한 자

4. 제42조제3항을 위반하여 퇴원등 거부사유 및 퇴원등 심사를 청구할 수 있음을 통지하지 아니한 자

5. 제43조제8항을 위반하여 입원등 또는 입원등 기간 연장의 사실 및 사유를 통지하지 아니한 자

6. 제43조제10항을 위반하여 퇴원등 거부 사실 및 사유나 퇴원등 심사를 청구할 수 있다는 사실 및 그 청구절차를 통지하지 아니한 자

7. 제48조제2항 후단을 위반하여 입원적합성심사위원회의 조사에 협조하지 아니한 자

8. 제63조제1항을 위반하여 임시 퇴원등 사실을 통보하지 아니한 자

9. 제66조제1항 및 제2항을 위반하여 보고를 하지 아니하거나 거짓으로 보고를 한 자, 관계 서류를 제출하지 아니하거나 거짓 서류를 제출한 자 또는 관계 공무원이나 정신건강심의위원회 위원의 검사 · 심사를 거부 · 방해 또는 기피한 자

10. 제69조제1항을 위반하여 교육, 고용, 시설이용의 기회를 제한 또는 박탈하거나 그 밖의 불공평한 대우를 한 자

② 제1항에 따른 과태료는 대통령령으로 정하는 바에 따라 보건복지부장관, 시 · 도지사 또는 시장 · 군수 · 구청장이 부과 · 징수한다.

부칙 〈법률 제19464호, 2023. 6. 13.〉

이 법은 공포 후 6개월이 경과한 날부터 시행한다.

02 DSM-5-TR 분류

각 진단명 앞에 해당하는 ICD-10-CM 부호를 제시하였다. 빈칸은 적용 가능한 아형이나 명시자, 물질관련 장애에서 물질의 종류 등에 따라 ICD-10-CM 부호가 달라짐을 의미한다. 주기적인 DSM-5-TR 부호 업데이트 등은 www.dsm5.org를 참조하시오.

각 단원의 제목과 진단명 뒤에는 해당하는 본문이나 진단 기준의 쪽수를 괄호 안에 제시하였다.

모든 **'다른 의학적 상태로 인한 정신질환'들에 대한 주의점**: '[의학적 상태]로 인한 (정신질환의 이름)'에서, 대괄호 안에 적절한 의학적 상태의 이름을 표기하시오. 발병 원인이 되는 의학적 상태의 부호와 이름을 반드시 '의학적 상태로 인한 정신질환' 앞에 먼저 기재하여야 한다.

신경발달장애
Neurodevelopmental Disorders (39)

지적발달장애 Intellectual Developmental Disorders (41)

___.__ 지적발달장애(지적장애) (41)
현재의 심각도를 명시할 것:
(F70) 경도
(F71) 중등도
(F72) 고도
(F73) 최고도
(F88) 전반적 발달지연 (49)
(F79) 명시되지 않는 지적발달장애(지적장애) (50)

의사소통장애Communication Disorders (50)

(F80.2) 언어장애 (51)
(F80.0) 말소리장애 (54)
(F80.81) 아동기 발병 유창성장애(말더듬) (56)
주의점: 늦게 발병한 경우에는 'F98.5 성인기 발병 유창성장애로 진단한다.
(F80.82) 사회적(실용적) 의사소통장애 (59)
(F80.9) 명시되지 않는 의사소통장애 (61)

자폐스펙트럼장애 Autism Spectrum Disorder (61)

(F84.0) 자폐스펙트럼장애 (61)
현재의 심각도를 명시할 것: 상당히 많은 지원을 필요로 하는 수준, 많은 지원을 필요로 하는 수준, 지원이 필요한 수준
다음의 경우 명시할 것: 지적 손상을 동반하는 경우 또는 동반하지 않는 경우, 언어 손상을 동반하는 경우 또는 동반하지 않는 경우
다음의 경우 명시할 것: 알려진 유전적 또는 기타 의학적 상태나 환경적 요인과 연관된 경우(부호화 시 주의점: 연관된 유전적 또는 기타 의학적 상태를 명시하기 위해 추가적인 부호를 사용하시오); 신경발달, 정신 또는 행동 문제와 연관된 경우.
다음의 경우 명시할 것: 긴장증 동반(추가적인 부호 F06.1을 사용하시오)

주의력결핍 과잉행동장애 Attention-Deficit/Hyperactivity Disorder (74)

___.__ 주의력결핍 과잉행동장애 (74)
다음의 경우 명시할 것: 부분 관해 상태
현재의 심각도를 명시할 것: 경도, 중등도, 고도
다음 중 하나를 명시할 것:
(F90.2) 복합형

(F90.0) 부주의 우세형
(F90.1) 과잉행동/충동 우세형
(F90.8) 달리 명시되는 주의력결핍 과잉행동장애 (83)
(F90.9) 명시되지 않는 주의력결핍 과잉행동장애 (83)

특정학습장애 Specific Learning Disorder (84)

___.__ 특정학습장애 (84)
현재의 심각도를 명시할 것: 경도, 중등도, 고도
다음의 경우 명시할 것:
(F81.0) 읽기 손상 동반(단어 읽기 정확도, 읽기 속도 또는 유창성, 독해력 손상을 동반하는 경우 명시할 것)
(F81.81) 쓰기 손상 동반(철자 정확도, 문법과 구두점 정확도, 작문의 명료도 또는 구조화 손상을 동반하는 경우 명시할 것)
(F81.2) 수학 손상 동반(수 감각, 단순 연산값의 암기, 계산의 정확도 또는 유창성, 수학적 추론의 정확도 손상을 동반하는 경우 명시할 것)

운동장애 Motor Disorders (94)

(F82) 발달성 협응장애 (94)
(F98.4) 상동증적 운동장애 (98)
다음의 경우 명시할 것: 자해 행동을 동반하는 경우, 자해 행동을 동반하지 않는 경우
다음의 경우 명시할 것: 알려진 유전적 또는 기타 의학적 상태, 신경발달장애 또는 환경적 요인과 연관된 경우
현재의 심각도를 명시할 것: 경도, 중등도, 고도

틱장애

(F95.2) 투렛장애 (102)
(F95.1) 지속성(만성) 운동 또는 음성 틱장애 (102)
다음의 경우 명시할 것: 운동틱만 있는 경우, 음성틱만 있는 경우
(F95.0) 잠정적 틱장애 (103)
(F95.8) 달리 명시되는 틱장애 (108)
(F95.9) 명시되지 않는 틱장애 (109)

기타 신경발달장애 Other Neurodevelopmental Disorders (109)

(F88) 달리 명시되는 신경발달장애 (109)
(F89) 명시되지 않는 신경발달장애 (110)

조현병 스펙트럼 및 기타 정신병적 장애
Schizophrenia Spectrum and Other Psychotic Disorders (111)

다음 명시자를 조현병 스펙트럼 및 기타 정신병적 장애의 해당하는 부분에 적용한다:
[**a] 다음의 경우 명시할 것: 다음의 경과 명시자들은 장애의 이환기간이 1년 이상인 경우에만 사용할 것: 첫 삽화, 현재 급성 삽화 상태; 첫 삽화, 현재 부분 관해 상태; 첫 삽화, 현재 완전 관해 상태; 다중 삽화, 현재 급성 삽화상태; 다중 삽화, 현재 부분 관해 상태; 다중 삽화, 현재 완전 관해 상태; 지속 상태; 명시되지 않음
[**b] 다음의 경우 명시할 것: 긴장증 동반(추가적인 부호 F06.1을 사용하시오)
[**c] 망상, 환각, 와해된 언어, 비정상적인 정신운동 행동, 음성 증상, 인지 손상, 우울, 조증 증상에 대한 현재의 심각도를 명시할 것

(F21) 조현형 (성격)장애 (115)
(F22) 망상장애[a,c] (115)
다음 중 하나를 명시할 것: 색정형, 과대형, 질투형, 피해형, 신체형, 혼합형, 명시되지 않는 유형
다음의 경우 명시할 것: 괴이한 내용 동반
(F23) 단기 정신병적 장애[b, c] (119)
다음의 경우 명시할 것: 현저한 스트레스 요인을 동반하는 경우, 현저한 스트레스 요인을 동반하지 않는 경우, 주산기 발병 동반
(F20.81) 조현양상장애[b, c] (122)
다음의 경우 명시할 것: 양호한 예후 특징을 동반하는 경우, 양호한 예후 특징을 동반하지 않는 경우
(F20.9) 조현병[a, b, c] (125)
___.__ 조현정동장애[a, b, c] (133)
다음 중 하나를 명시할 것:
(F25.0) 양극형
(F25.1) 우울형
___.__ 물질/치료약물로 유발된 정신병적 장애[c] (138)
주의점: 적용 가능한 ICD-10-CM 부호에 대해서는 특정 물질/치료약물로 유발된 정신병적 장애에 대한 '물질관련 및 중독 장애'의 물질 분류를 참조하시오. 추가적인 정보를 위해서는 진단기준과 이에 상응하는 기록 절차를 참조하시오.
부호화 시 주의점: 물질에 대한 물질사용장애가 동반되어 있는지 여부에 따라 ICD-10-CM 부호가 달라짐. 어떤 경우에도 독립적인 물질사용장애의 진단이 주어지지 않음
다음의 경우 명시할 것: 중독 중 발병, 금단 중 발병, 치료약물 사용 후 발병

___.__ 다른 의학적 상태로 인한 정신병적 장애[c] (143)
다음 중 하나를 명시할 것:
(F06.2) 망상 동반
(F06.0) 환각 동반
(F06.1) 다른 정신질환과 연관된 긴장증(긴장증 명시자) (148)
(F06.1) 다른 의학적 상태로 인한 긴장성장애 (149)
(F06.1) 명시되지 않는 긴장증 (150)
주의점: R29.818 '신경계와 근골격계를 침범하는 기타 증상'을 먼저 부호화하시오.
(F28) 달리 명시되는 조현병 스펙트럼 및 기타 정신병적 장애 (150)
(F29) 명시되지 않는 조현병 스펙트럼 및 기타 정신병적 장애 (151)

양극성 및 관련 장애
Bipolar and Related Disorders (153)

다음의 명시자를 양극성 및 관련 장애의 해당하는 부분에 적용한다.
[**a] 명시할 것: 불안증 동반(현재의 심각도를 명시할 것: 경도, 중등도, 중등도-고도, 고도); 혼재성 양상 동반; 급속 순환성 동반; 멜랑콜리아 양상 동반; 비전형적 양상 동반; 기분과 일치하는 정신병적 양상 동반; 기분과 일치하지 않는 정신병적 양상 동반 긴장증 동반(추가적인 부호 F06.1을 사용하시오); 주산기 발병 동반; 계절성 양상 동반
[**b] 명시할 것: 불안중 동반(현재의 심각도를 명시할 것: 경도, 중등도, 중둥도-고도, 고도); 혼재성 양상 동반; 급속 순환성 동반 주산기 발병 동반; 계절성 양상 동반

___.__ 제I형 양극성장애[a] (154)
___.__ 현재 또는 가장 최근 조증 삽화
(F31.11) 경도
(F31.12) 중등도
(F31.13) 고도
(F31.2) 정신병적 양상 동반
(F31.73) 부분 관해 상태
(F31.74) 완전 관해 상태
(F31.9) 명시되지 않는 경우
(F31.0) 현재 또는 가장 최근 경조증 삽화
(F31.71) 부분 관해 상태
(F31.72) 완전 관해 상태
(F31.9) 명시되지 않는 경우
___.__ 현재 또는 가장 최근 우울증 삽화
(F31.31) 경도
(F31.32) 중등도
(F31.4) 고도
(F31.5) 정신병적 양상 동반
(F31.75) 부분 관해 상태
(F31.76) 완전 관해 상태
(F31.9) 명시되지 않는 경우
(F31.9) 현재 또는 가장 최근 명시되지 않는 삽화
(F31.81) 제II형 양극성장애 (164)
현재 또는 가장 최근 삽화를 명시할 것: 경조증[b], 우울증[a]
현재 기분 삽화의 진단기준을 완전히 충족하지 않는 경우 명시할 것: 부분 관해 상태, 완전관해 상태
현재 주요우울 삽화의 진단기준을 완전히 충족하는 경우 심각도를 명시할 것: 경도, 중등도, 고도
(F34.0) 순환성장애 (174)
다음의 경우 명시할 것: 불안증 동반(현재의 심각도를 명시할 것: 경도, 중등도, 중등도-고도, 고도)
___.__ 물질/치료약물로 유발된 양극성 및 관련 장애(176)
주의점: 적용 가능한 ICD-10-CM 부호에 대해서는 특정 물질/치료약물로 유발된 양극성 및 관련장애에 대한 '물질관련 및 중독 장애'의 물질 분류를 참조하시오. 추가적인 정보를 위해서는 진단 기준과 이에 상응하는 기록 절차를 참조하시오.
부호화 시 주의점: 같은 분류의 물질에 대한 물질사용장애가 동반되어 있는지 여부에 따라 ICD-10-CM 부호가 달라짐. 어떤 경우에도 독립적인 물질사용 장애의 진단이 주어지지 않음
다음의 경우 명시할 것: 중독 중 발병, 금단 중 발병, 치료약물 사용 후 발병
___.__ 다른 의학적 상태로 인한 양극성 및 관련 장애 (180)
다음의 경우 명시할 것:
(F06.33) 조증 양상 동반
(F06.33) 조증 또는 경조증 유사 삽화 동반
(F06.34) 혼재성 양상 동반
(F31.89) 달리 명시되는 양극성 및 관련 장애 (183)

(F31.9) 명시되지 않는 양극성 및 관련 장애 (184)
(F39) 명시되지 않는 기분장애 (184)

우울장애
Depressive Disorders (191)

(F34.81) 파괴적 기분조절부전장애 (192)
. 주요우울장애 (197)
명시할 것: 불안증 동반(현재의 심각도를 명시할 것: 경도, 중등도, 중등도-고도, 고도); 혼재성 양상동반; 멜랑콜리아 양상 동반 비전형적 양상 동반 기분과 일치하는 정신병적 양상 동반 기분과 일치하지 않는 정신병적 양상 동반 긴장증 동반(추가적인 부호 F06.1을 사용하시오); 주산기 발병 동반; 계절성 양상 동반
___.__ 단일 삽화
(F32.0) 경도
(F32.1) 중등도
(F32.2) 고도
(F32.3) 정신병적 양상 동반
(F32.4) 부분 관해 상태
(F32.5) 완전 관해 상태
(F32.9) 명시되지 않는 경우
___.__ 재발성 삽화
(F33.0) 경도
(F33.1) 중등도
(F33.2) 고도
(F33.3) 정신병적 양상 동반
(F33.41) 부분 관해 상태
(F33.42) 완전 관해 상태
(F33.9) 명시되지 않는 경우
(F34.1) 지속성 우울장애 (208)
명시할 것: 불안증 동반(현재의 심각도를 명시할 것: 경도, 중등도, 중등도-고도, 고도); 비전형적 양상 동반
다음의 경우 명시할 것: 부분 관해 상태, 완전 관해 상태
다음의 경우 명시할 것: 조기 발병, 후기 발병
다음의 경우 명시할 것: 순수한 기분저하 증후군 동반; 지속성 주요우울 삽화 동반; 간헐적 주요우울 삽화 동반, 현재 삽화 동반; 간헐적 주요우울삽화 동반, 현재 삽화를 동반하지 않음
현재의 심각도를 명시할 것: 경도, 중등도, 고도
(F32.81) 월경전불쾌감장애 (212)
___.__ 물질/치료약물로 유발된 우울장애 (216)
주의점: 적용 가능한 ICD-10-CM 부호에 대해서는 특정 물질/치료약물로 유발된 우울장애에 대한 '물질관련 및 중독 장애'의 물질 분류를 참조하시오. 추가적인 정보를 위해서는 진단기준과 이에 상응하는 기록 절차를 참조하시오.
부호화 시 주의점 : 같은 분류의 물질에 대한 물질사용장애가 동반되어 있는지 여부에 따라 ICD-10-CM 부호가 달라짐. 어떤 경우에도 독립적인 물질사용장애의 진단이 주어지지 않음
다음의 경우 명시할 것: 중독 중 발병, 금단 중 발병, 치료약물 사용 후 발병
___.__ 다른 의학적 상태로 인한 우울장애 (222)
다음의 경우 명시할 것:
(F06.31) 우울 양상 동반
(F06.32) 주요우울 유사 삽화 동반
(F06.34) 혼재성 양상 동반
(F32.89) 달리 명시된 우울장애 (225)
(F32.A) 명시되지 않는 우울장애 (226)
(F39) 명시되지 않는 기분장애 (226)

불안장애
Anxiety Disorders (231)

(F93.0) 분리불안장애 (226)
(F94.0) 선택적 함구증 (239)
___.__ 특정공포증 (242)
다음의 경우 명시할 것:
(F40.218) 동물형
(F40.228) 자연환경형
___.__ 혈액-주사-손상형

(F40.230) 혈액에 대한 공포
(F40.231) 주사, 수혈에 대한 공포
(F40.232) 기타 의학적 도움에 대한 공포
(F40.233) 상해에 대한 공포
(F40.248) 상황형
(F40.298) 기타형
(F40.10) 사회불안장애 (247)
다음의 경우 명시할 것: 수행 시 한정
(F41.0) 공황장애 (254)
___.__ 공황발작 명시자 (262)
(F40.00) 광장공포증 (266)
(F41.1) 범불안장애 (271)
___.__ 물질/치료약물로 유발된 불안장애 (276)
주의점: 적용 가능한 ICD-10-CM 부호에 대해서는 특정 물질/치료약물로 유발된 불안장애에 대한 '물질관련 및 중독 장애'의 물질 분류를 참조하시오. 추가적인 정보를 위해서는 진단기준과 이에 상응하는 기록 절차를 참조하시오.
부호화 시 주의점 : 같은 분류의 물질에 대한 물질사용장애가 동반되어 있는지 여부에 따라 ICD-10-CM 부호가 달라짐. 어떤 경우에도 독립적인 물질사용장애의 진단이 주어지지 않음
다음의 경우 명시할 것: 중독 중 발병, 금단 중 발병, 치료약물 사용 후 발병
(F06.4) 다른 의학적 상태로 인한 불안장애 (280)
(F41.8) 달리 명시되는 불안장애 (282)
(F41.9) 명시되지 않는 불안장애 (283)

강박 및 관련 장애
Obsessive-Compulsive and Related Disorders (285)

다음의 명시자를 강박 및 관련 장애의 해당하는 부분에 적용한다:
[**a] 다음의 경우 명시할 것: 좋거나 양호한 병식 동반, 저하된 병식 동반, 병식 없음/망상적 믿음 동반

(F42.2) 강박장애[a] (287)
다음의 경우 명시할 것: 틱과 관련된
(F45.22) 신체이형장애[a] (294)
다음의 경우 명시할 것: 근육신체이형 동반
(F42.3) 수집광(300)
다음의 경우 명시할 것: 과도한 수집 동반
(F63.3) 발모광(털뽑기장애) (305)
(F42.4) 피부뜯기장애 (308)
___.__ 물질/치료약물로 유발된 강박 및 관련 장애 (312)
주의점 : 적용 가능한 ICD-10-CM 부호에 대해서는 특정 물질/치료약물로 유발된 강박 및 관련 장애에 대한 '물질관련 및 중독 장애'의 물질 분류를 참조하시오. 추가적인 정보를 위해서는 진단기준과 이에 상응하는 기록 절차를 참조하시오.
부호화 시 주의점 : 같은 분류의 물질에 대한 물질사용장애가 동반되어 있는지 여부에 따라 ICD-10-CM 부호가 달라짐. 어떤 경우에도 독립적인 물질사용장애의 진단이 주어지지 않음
다음의 경우 명시할 것: 중독 중 발병, 금단 중 발병, 치료약물 사용 후 발병
(F06.8) 다른 의학적 상태로 인한 강박 및 관련 장애 (315)
다음의 경우 명시할 것: 강박장애 유사 증상 동반, 외모에 대한 집착 동반, 수집광 증상 동반, 털뽑기 증상 동반, 피부뜯기 증상 동반
(F42.8) 달리 명시되는 강박 및 관련 장애 (317)
(F42.9) 명시되지 않는 강박 및 관련 장애 (318)

외상 및 스트레스 관련 장애
Trauma- and Stressor-Related Disorders (319)

(F94.1) 반응성 애착장애 (320)
다음의 경우 명시할 것: 지속성
현재의 심각도를 명시할 것: 고도
(F94.2) 탈억제성 사회적 유대감 장애 (323)
다음의 경우 명시할 것: 지속성
현재의 심각도를 명시할 것: 고도
(F43.10) 외상후 스트레스장애 (326)
다음 중 하나를 명시할 것: 해리 증상 동반
다음의 경우 명시할 것: 지연되어 표현되는 경우
___.__ 6세를 넘은 개인의 외상후 스트레스장애 (326)

___.___ 6세 이하 아동의 외상후 스트레스장애 (328)
(F43.0) 급성 스트레스장애 (340)
___.___ 적응장애 (346)
다음의 경우 명시할 것: 급성, 지속성(만성)
다음 중 하나를 명시할 것:
(F43.21) 우울 기분 동반
(F43.22) 불안 동반
(F43.23) 불안 및 우울 기분 함께 동반
(F43.24) 품행장애 동반
(F43.25) 정서 및 품행 장애 함께 동반
(F43.20) 명시되지 않는 경우
(F43.81) 지속적 비탄장애 (350)
(F43.89) 달리 명시되는 외상 및 스트레스 관련 장애 (355)
(F43.9) 명시되지 않는 외상 및 스트레스 관련 장애 (356)

해리장애
Dissociative Disorders (357)

(F44.81) 해리성 정체성장애 (358)
(F44.0) 해리성 기억상실 (366)
다음의 경우 명시할 것:
(F44.1) 해리성 둔주 동반
(F48.1) 이인성/비현실감 장애 (373)
(F44.89) 달리 명시되는 해리장애 (378)
(F44.9) 명시되지 않는 해리장애 (378)

신체증상 및 관련 장애
Somatic Symptom and Related Disorders (379)

(F45.1) 신체증상장애 (381)
다음의 경우 명시할 것: 통증이 우세한 경우
다음의 경우 명시할 것: 지속성
현재의 심각도를 명시할 것: 경도, 중등도, 고도
(F45.21) 질병불안장애 (388)
다음 중 하나를 명시할 것: 진료추구형, 진료회피형
___.___ 기능성 신경학적 증상장애(전환장애) (392)
다음의 경우 명시할 것: 급성 삽화, 지속성
다음의 경우 명시할 것: 심리적 스트레스 요인을 동반하는 경우(스트레스 요인을 명시할 것), 심리적 스트레스 요인을 동반하지 않는 경우
증상 유형을 명시할 것:
(F44.4) 쇠약감이나 마비 동반
(F44.4) 이상 운동 동반
(F44.4) 삼키기 증상 동반
(F44.4) 언어 증상 동반
(F44.5) 발작이나 경련 동반
(F44.6) 무감각증이나 감각 손실 동반
(F44.6) 특정 감각 증상 동반
(F44.7) 혼합 증상 동반
(F54) 기타 의학적 상태에 영향을 주는 심리적 요인 (397)
현재의 심각도를 명시할 것: 경도, 중등도, 고도, 극도
___.___ 인위성장애 (400)
명시할 것: 단일 삽화, 재발 삽화
(F68.10) 스스로에게 부여된 인위성장애
(F68.A) 타인에게 부여된 인위성장애
(F45.8) 달리 명시되는 신체증상 및 관련 장애 (403)
(F45.9) 명시되지 않는 신체증상 및 관련 장애 (403)

급식 및 섭식장애
Feeding and Eating Disorders (405)

다음의 명시자를 급식 및 섭식 장애의 해당 부분에 적용한다.
**a 다음의 경우 명시할 것: 관해 상태
**b 다음의 경우 명시할 것: 부분 관해 상태, 완전 관해 상태
**c 현재의 심각도를 명시할 것: 경도, 중등도, 고도, 극도

___.__	이식증[a] (405)
(F98.3)	아동
(F50.89)	성인
(F98.21)	되새김장애[a] (408)
(F50.82)	회피적/제한적 음식섭취장애[a] (410)
___.__	신경성 식욕부진증[b, c] (416)
	다음 중 하나를 명시할 것:
(F50.01)	제한형
(F50.02)	폭식/제거형
(F50.2)	신경성 폭식증*[b, c] (424)
(F50.81)	폭식장애*[b, c] (430)
(F50.89)	달리 명시된 급식 또는 섭식 장애 (434)
(F50.9)	명시되지 않는 급식 또는 섭식 장애 (435)

배설장애
Elimination Disorders (437)

(F98.0)	유뇨증 (437)
	다음 중 하나를 명시할 것: 야간형 단독, 주간형 단독, 주야간형 복합
(F98.1)	유분증 (441)
	다음 중 하나를 명시할 것: 변비 및 범람 변실금을 동반하는 경우, 변비 및 범람 변실금을 동반하지 않는 경우
___.__	달리 명시되는 배설장애 (444)
(N39.498)	소변 증상 동반
(R15.9)	대변 증상 동반
___.__	명시되지 않는 배설장애 (444)
(R32)	소변 증상 동반
(R15.9)	대변 증상 동반

수면-각성장애
Sleep-Wake Disorders (445)

다음의 명시자를 수면-각성장애의 해당하는 부분에 적용한다:
**a 다음의 경우 명시할 것: 삽화성, 지속성, 재발성
**b 다음의 경우 명시할 것: 급성, 아급성, 지속성
**c 현재의 심각도를 명시할 것: 경도, 중등도, 고도

(F51.01)	불면장애[a] (448)
	다음의 경우 명시할 것: 정신질환 동반, 의학적 상태 동반, 다른 수면장애 동반
(F51.11)	과다수면장애[b, c] (456)
	다음의 경우 명시할 것: 정신질환 동반, 의학적 상태 동반, 다른 수면장애 동반
___.__	기면증[c] (461)
	다음 중 하나를 명시할 것:
(G47.411)	탈력발작이 있거나 하이포크레틴 결핍이 있는 기면증(1형)
(G47.419)	탈력발작이 없으며 하이포크레틴 결핍이 없거나 측정이 안된 기면증(2형)
(G47.421)	의학적 상태로 인한 탈력발작 또는 하이포크레틴 결핍이 있는 기면증
(G47.429)	의학적 상태로 인한 탈력발작과 하이포크레틴 결핍이 없는 기면증

호흡관련 수면장애 Breathing-Related Sleep Disorders (469)

(G47.33)	폐쇄성 수면무호흡 저호흡[c] (470)
___.__	중추성 수면무호흡증 (476)
	현재의 심각도를 명시할 것
	다음 중 하나를 명시할 것:

(G47.31) 특발성 중추성 수면무호흡증
(R06.3) 체인 스토크스 호흡
(G47.37) 아편계 사용과 동반이환된 중추성 수면무호흡증
주의점: 아편계사용장애가 있다면 먼저 부호화하시오.
___.__ 수면관련 환기저하 (481)
현재의 심각도를 명시할 것
다음 중 하나를 명시할 것:
(G47.34) 특발성 환기저하
(G47.35) 선천성 중추성 폐포 환기저하
(G47.36) 동반이환된 수면관련 환기저하
___.__ 일주기리듬 수면-각성장애[a] (485)
다음 중 하나를 명시할 것
(G47.21) 뒤처진 수면위상형 (486)
다음의 경우 명시할 것: 가족성, 비24시간 수면-각성형과 중복
(G47.22) 앞당겨진 수면위상형 (488)
다음의 경우 명시할 것: 가족성
(G47.23) 불규칙한 수면-각성형 (490)
(G47.24) 비24시간 수면-각성형 (492)
(G47.26) 교대근무형 (494)
(G47.20) 명시되지 않는 유형

사건수면 Parasomnias (495)

___.__ 비급속안구운동수면 각성장애 (496)
다음 중 하나를 명시할 것:
(F51.3) 수면보행증형
다음의 경우 명시할 것: 수면관련 섭식 동반, 수면관련 성적 행동 동반(수면섹스장애)
(F51.4) 야경증형
(F51.5) 악몽장애[b, c] (502)
다음의 경우 명시할 것: 수면 개시 중 발생
다음의 경우 명시할 것: 정신질환 동반, 의학적 상태 동반, 다른 수면장애 동반
(G47.52) 급속안구운동수면 행동장애 (506)
(G25.81) 하지불안 증후군 (510)
___.__ 물질/치료약물로 유발된 수면장애 (514)
주의점: 적용 가능한 ICD-10-CM 부호에 대해서는 특정 물질/치료약물로 유발된 수면장애에 대한 '물질관련 및 중독 장애'의 물질 분류를 참조하시오. 추가적인 정보를 위해서는 진단기준과 이에 상응하는 기록 절차를 참조하시오.
부호화 시 주의점: 같은 분류의 물질에 대한 물질사용장애가 동반되어 있는지 여부에 따라 ICD-10-CM 부호가 달라짐. 어떤 경우에도 독립적인 물질사용장애의 진단이 주어지지 않음
다음 중 하나를 명시할 것: 불면형, 주간졸림형, 사건수면형, 혼재형
다음의 경우 명시할 것: 중독 중 발병, 금단 중 발병, 치료약물 사용 후 발병
(G47.09) 달리 명시된 불면장애 (521)
(G47.01) 명시되지 않는 불면장애 (522)
(G47.19) 달리 명시된 과다수면장애 (522)
(G47.11) 명시되지 않는 과다수면장애 (522)
(G47.8) 달리 명시된 수면-각성장애 (523)
(G47.9) 명시되지 않는 수면-각성장애 (523)

성기능부전 Sexual Dysfunctions (525)

다음의 명시자를 성기능부전의 해당하는 부분에 적용한다:
[a] 다음 중 하나를 명시할 것: 평생형, 후천형
[b] 다음 중 하나를 명시할 것: 전반형, 상황형
[c] 현재의 심각도를 명시할 것: 경도, 중등도, 고도

(F52.32) 사정지연[a, b, c] (526)
(F52.21) 발기장애[a, b, c] (530)
(F52.31) 여성극치감장애[a, b, c] (534)
다음의 경우 명시할 것: 어떠한 상황에서도 극치감을 전혀 경험하지 못함
(F52.22) 여성 성적 관심/흥분장애[a, b, c] (538)
(F52.6) 성기-골반통증/삽입장애[a, c] (543)

(F52.0) 남성성욕감퇴장애[a, b, c] (549)
(F52.4) 조기사정[a, b, c] (552)
___.__ 물질/약물치료로 유발된 성기능부전[c] (556)
주의점: 적용 가능한 ICD-10-CM 부호에 대해서는 특정 물질/치료약물로 유발된 성기능부전에 대한 '물질관련 및 중독 장애'의 물질 분류를 참조하시오. 추가적인 정보를 위해서는 진단기준과 이에 상응하는 기록 절차를 참조하시오.
부호화 시 주의점: 같은 분류의 물질에 대한 물질사용장애가 동반되어 있는지 여부에 따라 ICD-10-CM 부호가 달라짐. 어떤 경우에도 독립적인 물질사용 장애의 진단이 주어지지 않음
다음의 경우 명시할 것: 중독 중 발병, 금단 중 발병, 치료약물 사용 후 발병
(F52.8) 달리 명시된 성기능부전 (560)
(F52.9) 명시되지 않는 성기능부전 (560)

젠더 불쾌감
Gender Dysphoria (563)

다음의 명시자를 젠더 불쾌감의 해당하는 부분에 적용한다.
**a 다음의 경우 명시할 것: 성발달장애/차이 동반
**b 주의점: 성발달장애/차이가 존재한다면 추가적으로 부호화하시오.

___.__ 젠더 불쾌감 (564)
(F64.2) 아동에서 젠더 불쾌감[a, b]
(F64.0) 청소년과 성인에서 젠더 불쾌감[a, b]
다음의 경우 명시할 것: 성전환 후
(F64.8) 달리 명시되는 젠더 불쾌감 (574)
(F64.9) 명시되지 않는 젠더 불쾌감 (574)

파괴적, 충동조절 및 품행장애
Disruptive, Impulse-Control, and Conduct Disorders (575)

(F91.3) 적대적 반항장애 (576)
현재의 심각도를 명시할 것: 경도, 중등도, 고도
(F63.81) 간헐적 폭발장애 (582)
___.__ 품행장애 (586)
다음의 경우 명시할 것: 제한된 친사회적 정서
현재의 심각도를 명시할 것: 경도, 중등도, 고도
다음 중 하나를 명시할 것:
(F91.1) 아동기 발병 유형
(F91.2) 청소년기 발병 유형
(F91.9) 명시되지 않는 발병
(F60.2) 반사회성 성격장애 (593)
(F63.1) 병적 방화 (593)
(F63.2) 병적 도벽 (596)
(F91.8) 달리 명시되는 파괴적, 충동조절, 그리고 품행장애 (598)
(F91.9) 명시되지 않는 파괴적, 충동조절, 그리고 품행장애 (598)

물질관련 및 중독장애
Substance-Related and Addictive Disorders (599)

물질관련장애 Substance-Related Disorders (602)

알코올관련장애 (610)

___.__ 알코올사용장애 (610)
다음의 경우 명시할 것: 통제된 환경에 있음
현재의 심각도/관해를 명시할 것:
(F10.10) 경도
(F10.11) 조기 관해 상태
(F10.11) 지속적 관해 상태
(F10.20) 중등도
(F10.21) 조기 관해 상태
(F10.21) 지속적 관해 상태
(F10.20) 고도
(F10.21) 조기 관해 상태

(F10.21) 지속적 관해 상태
___.__ 알코올 중독 (619)
(F10.120) 경도의 사용장애를 동반하는 경우
(F10.220) 중등도 또는 고도의 사용장애를 동반하는 경우
(F10.920) 사용장해를 동반하지 않는 경우
___.__ 알코올 금단 (622)
지각 장애를 동반하지 않는 경우
(F10.130) 경도의 사용장애를 동반하는 경우
(F10.230) 중등도 또는 고도의 사용장애를 동반하는 경우
(F10.930) 사용장애를 동반하지 않는 경우
지각 장해를 동반하는 경우
(F10.132) 경도의 사용장애를 동반하는 경우
(F10.232) 중등도 또는 고도의 사용장애를 동반하는 경우
(F10.932) 사용장애를 동반하지 않는 경우
___.__ 알코올로 유발된 정신질환 (625)
주의점: 각 질환은 본 지침서에 수록된 순서대로 제시되어 있다.
[a]명시할 것: 중독 중 발병, 금단 중 발병
[b]다음의 경우 명시할 것: 급성, 지속성
[c]다음의 경우 명시할 것: 과활동성, 저활동성, 혼재성 활동 수준
___.__ 알코올로 유발된 정신병적 장애[a] (138)
(F10.159) 경도의 사용장애를 동반하는 경우
(F10.259) 중등도 또는 고도의 사용장애를 동반하는 경우
(F10.959) 사용장애를 동반하지 않는 경우
___.__ 알코올로 유발된 양극성 및 관련 장애[a] (177)
(F10.14) 경도의 사용장애를 동반하는 경우
(F10.24) 중등도 또는 고도의 사용장애를 동반하는 경우
(F10.94) 사용장애를 동반하지 않는 경우
___.__ 알코올로 유발된 우울장애[a] (217)
(F10.14) 경도의 사용장애를 동반하는 경우
(F10.24) 중등도 또는 고도의 사용장애를 동반하는 경우
(F10.94) 사용장애를 동반하지 않는 경우
___.__ 알코올로 유발된 우울장애[a] (217)
(F10.180) 경도의 사용장애를 동반하는 경우
(F10.280) 중등도 또는 고도의 사용장애를 동반하는 경우
(F10.980) 사용장애를 동반하지 않는 경우
___.__ 알코올로 유발된 수면장애[a] (515)
다음의 경우 명시할 것: 불면형
(F10.182) 경도의 사용장애를 동반하는 경우
(F10.282) 중등도 또는 고도의 사용장애를 동반하는 경우
(F10.982) 사용장애를 동반하지 않는 경우
___.__ 알코올로 유발된 성기능부전[a] (556)
다음의 경우 명시할 것: 경도, 중등도, 고도
(F10.181) 경도의 사용장애를 동반하는 경우
(F10.281) 중등도 또는 고도의 사용장애를 동반하는 경우
(F10.981) 사용장애를 동반하지 않는 경우
___.__ 알코올로 중독 섬망[b, c] (738)
(F10.121) 경도의 사용장애를 동반하는 경우
(F10.122) 중등도 또는 고도의 사용장애를 동반하는 경우
(F10.921) 사용장애를 동반하지 않는 경우
___.__ 알코올 금단 섬망[b, c] (739)
(F10.131) 경도의 사용장애를 동반하는 경우
(F10.131) 중등도 또는 고도의 사용장애를 동반하는 경우
(F10.931) 사용장애를 동반하지 않는 경우
___.__ 알코올로 유발된 주요 신경인지장애 (783)
다음의 경우 명시할 것: 지속성
___.__ 기억상실-작화중형
(F10.26) 중등도 또는 고도의 사용장애를 동반하는 경우
(F10.96) 사용장애를 동반하지 않는 경우
___.__ 기억상실 없음-작화증형
(F10.27) 중등도 또는 고도의 사용장애를 동반하는 경우

(F10.97) 사용장애를 동반하지 않는 경우
___.__ 알코올로 유발된 주요 신경인지장애 (783)
다음의 경우 명시할 것: 지속성
(F10.188) 경도의 사용장애를 동반하는 경우
(F10.288) 중등도 또는 고도의 사용장애를 동반하는 경우
(F10.988) 사용장애를 동반하지 않는 경우
(F10.99) 명시되지 않는 알코올관련장애 (627)

카페인관련장애 (627)

(F15.920) 카페인 중독 (627)
(F15.93) 카페인 금단 (630)
___.__ 카페인으로 유발된 정신질환 (633)
주의점: 각 질환은 본 지침서에 수록된 순서대로 제시되어 있다.
명시할 것: 중독 중 발병, 금단 중 발병, 치료약물 사용 후 발병. 주의점: 이 종류의 물질은 일반의약품으로서 사용되었을 때도 해당하는 물질로 유발된 정신질환을 일으킬 수 있음
(F15.980) 카페인으로 유발된 불안장애 (277)
(F15.982) 카페인으로 유발된 수면장애 (515)
다음 중 하나는 명시할 것: 불면형, 주간졸림형, 혼재형
(F15.99) 명시되지 않는 카페인관련장애 (633)

대마관련장애 (634)

___.__ 대마사용장애 (634)
다음의 경우 명시할 것: 통제된 환경에 있음
현재의 심각도/관해를 명시할 것:
(F12.10) 경도
(F12.11) 조기 관해 상태
(F12.11) 지속적 관해 상태
(F12.20) 중등도
(F12.21) 조기 관해 상태
(F12.21) 조기 관해 상태
(F12.20) 고도
(F12.21) 조기 관해 상태
(F12.21) 조기 관해 상태
___.__ 대마 중독 (642)
지각 장해를 동반하지 않는 경우
(F12.120) 경도의 사용장애를 동반하는 경우
(F12.220) 중등도 또는 고도의 사용장애를 동반하는 경우
(F12.920) 사용장애를 동반하지 않는 경우
지각 장해를 동반하는 경우
(F12.122) 경도의 사용장애를 동반하는 경우
(F12.222) 중등도 또는 고도의 사용장애를 동반하는 경우
(F12.922) 사용장애를 동반하지 않는 경우
___.__ 대마 금단 (644)
(F12.13) 경도의 사용장애를 동반하는 경우
(F12.23) 중등도 또는 고도의 사용장애를 동반하는 경우
(F12.93) 사용장애를 동반하지 않는 경우
___.__ 대마로 유발된 정신질환 (646)
주의점 : 각 질환은 본 지침서에 수록된 순서대로 제시되어 있다.
[a]명시할 것: 중독 중 발병, 금단 중 발병, 치료약물 사용 후 발병. 주의점: 이 종류의 물질은 의약품으로서 처방되었을 때도 해당하는 물질로 유발된 정신질환을 일으킬 수 있음
[b]다음의 경우 명시할 것: 급성, 지속성
[c]다음의 경우 명시할 것: 과활동성, 저활동성, 혼재성 활동 수준
___.__ 대마로 유발된 정신병적 장애[a] (138)
(F12.159) 경도의 사용장애를 동반하는 경우
(F12.259) 중등도 또는 고도의 사용장애를 동반하는 경우
(F12.959) 사용장애를 동반하지 않는 경우
___.__ 대마로 유발된 불안장애[a] (277)
(F12.180) 경도의 사용장애를 동반하는 경우
(F12.280) 중등도 또는 고도의 사용장애를 동반하는 경우
(F12.980) 사용장애를 동반하지 않는 경우

___.___ 대마로 유발된 수면장애[a] (515)
다음 중 하나를 명시할 것: 불면형, 주간졸림형, 혼재형
(F12.188) 경도의 사용장애를 동반하는 경우
(F12.288) 중등도 또는 고도의 사용장애를 동반하는 경우
(F12.988) 사용장애를 동반하지 않는 경우
___.___ 대마 중독 섬망[b, c] (738)
(F12.121) 경도의 사용장애를 동반하는 경우
(F12.221) 중등도 또는 고도의 사용장애를 동반하는 경우
(F12.921) 사용장애를 동반하지 않는 경우
(F12.921) 약용 대마 수용체 효현제로 유발된 섬망[b, c] (739)
주의점: 약용 대마 수용체 효현제를 처방받아 복용한 이후 발생했을 경우로 한정. [c]처방받아 복용한 치료약물에 의해 유발되었을 경우를 치료약물로 유발된 섬망이라고 하고, 그렇지 않으면물질 중독 섬망으로 구분한다.
(F12.99) 명시되지 않는 대마관련장애 (646)

환각제관련장애 (647)

___.___ 펜시클리딘사용장애 (647)
다음의 경우 명시할 것: 통제된 환경에 있음
현재의 심각도/관해를 명시할 것:
(F16.10) 경도
(F16.11) 조기 관해 상태
(F16.11) 지속적 관해 상태
(F16.20) 중등도
(F16.21) 조기 관해 상태
(F16.21) 지속적 관해 상태
(F16.20) 고도
(F16.21) 조기 관해 상태
(F16.21) 지속적 관해 상태
___.___ 기타 환각제사용장애 (650)
특정 환각제를 명시할 것
다음의 경우 명시할 것: 통제된 환경에 있음
현재의 심각도/관해를 명시할 것:
(F16.10) 경도
(F16.11) 조기 관해 상태
(F16.11) 지속적 관해 상태
(F16.20) 중등도
(F16.21) 조기 관해 상태
(F16.21) 지속적 관해 상태
(F16.20) 고도
(F16.21) 조기 관해 상태
(F16.21) 지속적 관해 상태
___.___ 펜시클리딘 중독 (655)
(F16.120) 경도의 사용장애를 동반하는 경우
(F16.220) 중등도 또는 고도의 사용장애를 동반하는 경우
(F16.920) 사용장애를 동반하지 않는 경우
___.___ 기타 환각제 중독 (657)
(F16.120) 경도의 사용장애를 동반하는 경우
(F16.220) 중등도 또는 고도의 사용장애를 동반하는 경우
(F16.920) 사용장애를 동반하지 않는 경우
(F16.983) 환각제 지속성 지각장애 (659)
___.___ 펜시클리딘으로 유발된 정신질환 (660)
주의점: 각 질환은 본 지침서에 수록된 순서대로 제시되어 있다.
[a]명시할 것: 중독 중 발병, 금단 중 발병, 치료약물 사용 후 발병 주의점: 이 종류의 물질은 의약품으로서 처방되었을 때도 해당하는 물질로 유발된 정신질환을 일으킬 수 있음
___.___ 펜시클리딘으로 유발된 정신병적 장애[a] (139)
(F16.159) 경도의 사용장애를 동반하는 경우
(F16.259) 중등도 또는 고도의 사용장애를 동반하는 경우
(F16.959) 사용장애를 동반하지 않는 경우
___.___ 펜시클리딘으로 유발된 양극성 및 관련 장애[a] (177)
(F16.14) 경도의 사용장애를 동반하는 경우
(F16.24) 중등도 또는 고도의 사용장애를 동반하는 경우

(F16.94) 사용장애를 동반하지 않는 경우
___.__ 펜시클리딘으로 유발된 우울장애[a] (217)
(F16.14) 경도의 사용장애를 동반하는 경우
(F16.24) 중등도 또는 고도의 사용장애를 동반하는 경우
(F16.94) 사용장애를 동반하지 않는 경우
___.__ 펜시클리딘으로 유발된 불안장애[a] (227)
(F16.180) 경도의 사용장애를 동반하는 경우
(F16.280) 중등도 또는 고도의 사용장애를 동반하는 경우
(F16.980) 사용장애를 동반하지 않는 경우
___.__ 펜시클리딘 중독 섬망 (738)
다음의 경우 명시할 것: 급성, 지속성
다음의 경우 명시할 것: 과활동성, 저활동성, 혼재성 활동 수준
(F16.121) 경도의 사용장애를 동반하는 경우
(F16.221) 중등도 또는 고도의 사용장애를 동반하는 경우
(F16.921) 사용장애를 동반하지 않는 경우
___.__ 환각제로 유발된 정신질환 (661)
주의점: 각 질환은 본 지침서에 수록된 순서대로 제시되어 있다.
[a]명시할 것: 중독 중 발병, 금단 중 발병, 치료약물 사용 후 발병. 주의점: 이 종류의 물질은 의약품으로서 처방되었을 때도 해당하는 물질로 유발된 정신질환을 일으킬 수 있음
[b]다음의 경우 명시할 것: 급성, 지속성
[c]다음의 경우 명시할 것: 과활동성, 저활동성, 혼재성 활동 수준
___.__ 기타 환각제로 유발된 정신병적 장애[a] (139)
(F16.159) 경도의 사용장애를 동반하는 경우
(F16.259) 중등도 또는 고도의 사용장애를 동반하는 경우
(F16.959) 사용장애를 동반하지 않는 경우
___.__ 기타 환각제로 유발된 양극성 및 관련 장애[a] (177)
(F16.14) 경도의 사용장애를 동반하는 경우
(F16.24) 중등도 또는 고도의 사용장애를 동반하는 경우
(F16.94) 사용장애를 동반하지 않는 경우
___.__ 기타 환각제로 유발된 우울장애[a] (277)
(F16.14) 경도의 사용장애를 동반하는 경우
(F16.24) 중등도 또는 고도의 사용장애를 동반하는 경우
(F16.94) 사용장애를 동반하지 않는 경우
___.__ 기타 환각제로 유발된 우울장애[a] (277)
(F16.180) 경도의 사용장애를 동반하는 경우
(F16.280) 중등도 또는 고도의 사용장애를 동반하는 경우
(F16.980) 사용장애를 동반하지 않는 경우
___.__ 기타 환각제 중독 섬망[b,c] (738)
(F16.121) 경도의 사용장애를 동반하는 경우
(F16.221) 중등도 또는 고도의 사용장애를 동반하는 경우
(F16.921) 사용장애를 동반하지 않는 경우
(F16.921) 케타민 또는 기타 환각제로 유발된 섬망[b,c] (738)
주의점: 케타민 또는 기타 환각제를 처방받아 복용한 이후 발생했을 경우로 한정. '처방받아 복용한 치료약물에 의해 유발되었을 경우를 치료약물로 유발된 섬망이라고 하고, 그렇지 않으면 물질 중독 섬망으로 구분한다.
(F16.99) 명시되지 않는 펜시클리딘관련장애 (661)
(F16.99) 명시되지 않는 환각제관련장애 (661)

흡입제관련장애 (662)

___.__ 흡입제사용장애 (662)
특정 흡입제를 명시할 것
다음의 경우 명시할 것: 통제된 환경에 있음
현재의 심각도/관해를 명시할 것:
(F18.10) 경도
(F18.11) 조기 관해 상태
(F18.11) 지속적 관해 상태
(F18.20) 중등도
(F18.21) 조기 관해 상태
(F18.21) 지속적 관해 상태
(F18.20) 고도
(F18.21) 조기 관해 상태

(F18.21) 지속적 관해 상태
___.___ 흡입제 중독 (667)
(F18.120) 경도의 사용장애를 동반하는 경우
(F18.220) 중등도 또는 고도의 사용장애를 동반하는 경우
(F18.920) 사용장애를 동반하지 않는 경우
___.___ 흡입제로 유발된 정신질환 (669)
주의점: 각 질환은 본 지침서에 수록된 순서대로 제시되어 있다.
[a]명시할 것: 중독 중 발병
___.___ 흡입제로 유발된 정신병적 장애[a] (139)
(F18.159) 경도의 사용장애를 동반하는 경우
(F18.259) 중등도 또는 고도의 사용장애를 동반하는 경우
(F18.959) 사용장애를 동반하지 않는 경우
___.___ 흡입제로 유발된 우울장애[a] (217)
(F18.14) 경도의 사용장애를 동반하는 경우
(F18.24) 중등도 또는 고도의 사용장애를 동반하는 경우
(F18.94) 사용장애를 동반하지 않는 경우
___.___ 흡입제로 유발된 불안장애[a] (277)
(F18.180) 경도의 사용장애를 동반하는 경우
(F18.280) 중등도 또는 고도의 사용장애를 동반하는 경우
(F18.980) 사용장애를 동반하지 않는 경우
___.___ 흡입제 중독 섬망 (739)
다음의 경우 명시할 것: 급성, 지속성
다음의 경우 명시할 것: 과활동성, 저활동성, 혼재성 활동 수준
(F18.121) 경도의 사용장애를 동반하는 경우
(F18.221) 중등도 또는 고도의 사용장애를 동반하는 경우
(F18.921) 사용장애를 동반하지 않는 경우
___.___ 흡입제로 유발된 주요 신경인지장애 (783)
다음의 경우 명시할 것: 지속성
(F18.17) 경도의 사용장애를 동반하는 경우
(F18.27) 중등도 또는 고도의 사용장애를 동반하는 경우
(F18.97) 사용장애를 동반하지 않는 경우
___.___ 흡입제로 유발된 경도 신경인지장애 (783)
다음의 경우 명시할 것: 지속성
(F18.188) 경도의 사용장애를 동반하는 경우
(F18.288) 중등도 또는 고도의 사용장애를 동반하는 경우
(F18.988) 사용장애를 동반하지 않는 경우
(F18.99) 명시되지 않는 흡입제관련장애 (669)

아편계관련장애 (670)

___.___ 아편계사용장애 (670)
다음의 경우 명시할 것: 유지치료 중, 통제된 환경에 있음
현재의 심각도/관해를 명시할 것:
(F11.10) 경도
(F11.11) 조기 관해 상태
(F11.11) 지속적 관해 상태
(F11.20) 중등도
(F11.21 조기 관해 상태
(F11.21) 지속적 관해 상태
(F11.20) 고도
(F11.21) 조기 관해 상태
(F11.21) 지속적 관해 상태
___.___ 아편계 중독 (677)
지각 장애를 동반하지 않는 경우
(F11.120) 경도의 사용장애를 동반하는 경우
(F11.220) 중등도 또는 고도의 사용장애를 동반하는 경우
(F11.920) 사용장애를 동반하지 않는 경우
지각 장애를 동반하는 경우
(F11.122) 경도의 사용장애를 동반하는 경우
(F11.222) 중등도 또는 고도의 사용장애를 동반하는 경우
(F11.922) 사용장애를 동반하지 않는 경우

___.__ 아편계 금단 (679)
(F11.13) 경도의 사용장애를 동반하는 경우
(F11.23) 중등도 또는 고도의 사용장애를 동반하는 경우
(F11.93) 사용장애를 동반하지 않는 경우
___.__ 아편계로 유발된 정신질환 (682)
주의점: 각 질환은 본 지침서에 수록된 순서대로 제시되어 있다.
[a]명시할 것: 중독 중 발병, 금단 중 발병, 치료약물 사용 후 발병 주의점: 이 종류의 물질은 의약품으로서 처방되었을 때도 해당하는 물질로 유발된 정신질환을 일으킬 수 있음
[b]다음의 경우 명시할 것: 급성, 지속성
[c]다음의 경우 명시할 것: 과활동성, 저활동성, 혼재성 활동 수준
___.__ 아편계로 유발된 우울장애[a] (217)
(F11.14) 경도의 사용장애를 동반하는 경우
(F11.24) 중등도 또는 고도의 사용장애를 동반하는 경우
(F11.94) 사용장애를 동반하지 않는 경우
___.__ 아편계로 유발된 불안장애[a] (277)
(F11.188) 경도의 사용장애를 동반하는 경우
(F11.288) 중등도 또는 고도의 사용장애를 동반하는 경우
(F11.988) 사용장애를 동반하지 않는 경우
___.__ 아편계로 유발된 수면장애[a] (515)
다음 중 하나를 명시할 것: 불면형, 주간졸림형, 혼재형
(F11.182) 경도의 사용장애를 동반하는 경우
(F11.282) 중등도 또는 고도의 사용장애를 동반하는 경우
(F11.982) 사용장애를 동반하지 않는 경우
___.__ 아편계로 유발된 성기능부전[a] (556)
다음의 경우 명시할 것: 경도, 중등도, 고도
(F11.181) 경도의 사용장애를 동반하는 경우
(F11.281) 중등도 또는 고도의 사용장애를 동반하는 경우
(F11.981) 사용장애를 동반하지 않는 경우
___.__ 아편계 중독 섬망[b,c] (739)
(F11.121) 경도의 사용장애를 동반하는 경우
(F11.221) 중등도 또는 고도의 사용장애를 동반하는 경우
(F11.921) 사용장애를 동반하지 않는 경우
___.__ 아편계 금단 섬망[b,c] (739)
(F11.188) 경도의 사용장애를 동반하는 경우
(F11.288) 중등도 또는 고도의 사용장애를 동반하는 경우
(F11.988) 사용장애를 동반하지 않는 경우
___.__ 아편계로 유발된 섬망[b,c] (739)
주의점 '처방받아 복용한 치료약물에 의해 유발되었을 경우를 치료약물로 유발된 섬망이라고하고, 그렇지 않으면 물질 중독 섬망과 물질 금단 섬망으로 구분한다.
(F11.921) 아편계 치료약물을 처방받아 복용하는 중 발생한 경우 (739)
(F11.988) 처방받아 복용한 아편계 치료약물의 금단 중 발생한 경우 (739)
(F11.99) 명시되지 않는 아편계관련장애

진정제, 수면제 또는 항불안제 관련장애 (682)

___.__ 진정제, 수면제 또는 항불안제 사용장애 (683)
다음의 경우 명시할 것: 통제된 환경에 있음
현재의 심각도/관해를 명시할 것:
(F13.10) 경도
(F13.11) 조기 관해 상태
(F13.11) 지속적 관해 상태
(F13.20) 중등도
(F13.21) 조기 관해 상태
(F13.21) 지속적 관해 상태
(F13.20) 고도
(F13.21) 조기 관해 상태
(F13.21) 지속적 관해 상태
___.__ 진정제, 수면제 또는 항불안제 중독 (690)
(F13.120) 경도의 사용장애를 동반하는 경우
(F13.220) 중등도 또는 고도의 사용장애를 동반하는 경우
(F13.920) 사용장애를 동반하지 않는 경우

___.__ 진정제, 수면제 또는 항불안제 금단 (692)
지각 장해를 동반하지 않는 경우
(F13.130) 경도의 사용장애를 동반하는 경우
(F13.230) 중등도 또는 고도의 사용장애를 동반하는 경우
(F13.930) 사용장애를 동반하지 않는 경우
지각 장해를 동반하는 경우
(F13.132) 경도의 사용장애를 동반하는 경우
(F13.232) 중등도 또는 고도의 사용장애를 동반하는 경우
(F13.932) 사용장애를 동반하지 않는 경우
___.__ 진정제, 수면제 또는 항불안제로 유발된 정신질환 (695)
주의점: 각 질환은 본 지침서에 수록된 순서대로 제시되어 있다.
[a]명시할 것: 중독 중 발병, 금단 중 발병, 치료약물 사용 후 발병. 주의점: 이 종류의 물질은 의약품으로서 처방되었을 때도 해당하는 물질로 유발된 정신질환을 일으킬 수 있음
[b]다음의 경우 명시할 것: 급성, 지속성
[c]다음의 경우 명시할 것: 과활동성, 저활동성, 혼재성 활동 수준
___.__ 진정제, 수면제 또는 항불안제로 유발된 정신병적 장애[a] (139)
(F13.159) 경도의 사용장애를 동반하는 경우
(F13.259) 중등도 또는 고도의 사용장애를 동반하는 경우
(F13.959) 사용장애를 동반하지 않는 경우
___.__ 진정제, 수면제 또는 항불안제로 유발된 양극성 및 관련 장애[a] (177)
(F13.14) 경도의 사용장애를 동반하는 경우
(F13.24) 중등도 또는 고도의 사용장애를 동반하는 경우
(F13.94) 사용장애를 동반하지 않는 경우
___.__ 진정제, 수면제 또는 항불안제로 유발된 우울장애[a] (217)
(F13.14) 경도의 사용장애를 동반하는 경우
(F13.24) 중등도 또는 고도의 사용장애를 동반하는 경우
(F13.94) 사용장애를 동반하지 않는 경우
___.__ 진정제, 수면제 또는 항불안제로 유발된 불안장애[a] (227)
(F13.180) 경도의 사용장애를 동반하는 경우
(F13.280) 중등도 또는 고도의 사용장애를 동반하는 경우
(F13.980) 사용장애를 동반하지 않는 경우
___.__ 진정제, 수면제 또는 항불안제로 유발된 수면장애[a] (515)
다음 중 하나를 명시할 것: 불면형, 주간졸림형, 사건수면형, 혼재형
(F13.182) 경도의 사용장애를 동반하는 경우
(F13.282) 중등도 또는 고도의 사용장애를 동반하는 경우
(F13.982) 사용장애를 동반하지 않는 경우
___.__ 진정제, 수면제 또는 항불안제로 유발된 성기능부전[a] (556)
다음의 경우 명시할 것: 경도, 중등도, 고도
(F13.181) 경도의 사용장애를 동반하는 경우
(F13.281) 중등도 또는 고도의 사용장애를 동반하는 경우
(F13.981) 사용장애를 동반하지 않는 경우
___.__ 진정제, 수면제 또는 항불안제 중독 섬망[b,c] (739)
(F13.121) 경도의 사용장애를 동반하는 경우
(F13.221) 중등도 또는 고도의 사용장애를 동반하는 경우
(F13.921) 사용장애를 동반하지 않는 경우
___.__ 진정제, 수면제 또는 항불안제 금단 섬망[b,c] (739)
(F13.131) 경도의 사용장애를 동반하는 경우
(F13.231) 중등도 또는 고도의 사용장애를 동반하는 경우
(F13.931) 사용장애를 동반하지 않는 경우
___.__ 진정제, 수면제 또는 항불안제로 유발된 섬망[b,c] (739)
주의점: '처방받아 복용한' 치료약물에 의해 유발되었을 경우를 치료약물로 유발된 섬망이라고 하고, 그렇지 않으면 물질 중독 섬망과 물질 금단 섬망으로 구분한다.
(F13.921) 진정제, 수면제 또는 항불안제 치료약물을 처방받아 복용하는 중 발생한 경우 (739)
(F13.931) 처방받아 복용한 진정제, 수면제 또는 항불안제 치료약물의 금단 중 발생한 경우 (739)
___.__ 진정제, 수면제 또는 항불안제로 유발된 주요 신경인지장애 (783)
다음의 경우 명시할 것: 지속성
(F13.27) 중등도 또는 고도의 사용장애를 동반하는 경우
(F13.97) 사용장애를 동반하지 않는 경우
___.__ 진정제, 수면제 또는 항불안제로 유발된 경도 신경인지장애 (783)
다음의 경우 명시할 것: 지속성

(F13.188) 경도의 사용장애를 동반하는 경우
(F13.288) 중등도 또는 고도의 사용장애를 동반하는 경우
(F13.988) 사용장애를 동반하지 않는 경우
(F13.99) 명시되지 않는 진정제, 수면제 또는 항불안제 관련장애 (695)

자극제 관련장애 (696)

___.___ 자극제사용장애 (696)
다음의 경우 명시할 것: 통제된 환경에 있음
현재의 심각도/관해를 명시할 것:
___.___ 경도
(F15.10) 암페타민류 물질
(F14.10) 코카인
(F15.10) 기타 또는 명시되지 않는 자극제
___.___ 경도, 조기 관해 상태
(F15.11) 암페타민류 물질
(F14.11) 코카인
(F15.11) 기타 또는 명시되지 않는 자극제
___.___ 경도, 지속적 관해 상태
(F15.11) 암페타민류 물질
(F14.11) 코카인
(F15.11) 기타 또는 명시되지 않는 자극제
___.___ 중등도
(F15.20) 암페타민류 물질
(F14.20) 코카인
(F15.20) 기타 또는 명시되지 않는 자극제
___.___ 중등도, 조기 관해 상태
(F15.21) 암페타민류 물질
(F14.21) 코카인
(F15.21) 기타 또는 명시되지 않는 자극제
___.___ 중등도, 지속적 관해 상태
(F15.21) 암페타민류 물질
(F14.21) 코카인
(F15.21) 기타 또는 명시되지 않는 자극제
___.___ 고도
(F15.20) 암페타민류 물질
(F14.20) 코카인
(F15.20) 기타 또는 명시되지 않는 자극제
___.___ 고도, 조기 관해 상태
(F15.21) 암페타민류 물질
(F14.21) 코카인
(F15.21) 기타 또는 명시되지 않는 자극제
___.___ 고도, 지속적 관해 상태
(F15.21) 암페타민류 물질
(F14.21) 코카인
(F15.21) 기타 또는 명시되지 않는 자극제
___.___ 자극제 중독 (705)
특정 중독 물질을 명시할 것
지각 장해를 동반하지 않는 경우
___.___ 암페타민류 물질 또는 기타 자극제 중독
(F15.120) 경도의 사용장애를 동반하는 경우
(F15.220) 중등도 또는 고도의 사용장애를 동반하는 경우
(F15.920) 사용장애를 동반하지 않는 경우
___.___ 코카인 중독
(F14.120) 경도의 사용장애를 동반하는 경우
(F14.220) 중등도 또는 고도의 사용장애를 동반하는 경우
(F14.920) 사용장애를 동반하지 않는 경우
지각 장해를 동반하는 경우
___.___ 암페타민류 물질 또는 기타 자극제 중독
(F15.122) 경도의 사용장애를 동반하는 경우
(F15.222) 중등도 또는 고도의 사용장애를 동반하는 경우

(F15.922) 사용장애를 동반하지 않는 경우
___.__ 코카인 중독
(F14.122) 경도의 사용장애를 동반하는 경우
(F14.222) 중등도 또는 고도의 사용장애를 동반하는 경우
(F14.922) 사용장애를 동반하지 않는 경우
___.__ 자극제 금단 (707)
금단증후군을 야기하는 특정 물질을 명시할 것
___.__ 암페타민류 물질 또는 기타 자극제 금단
(F15.13) 경도의 사용장애를 동반하는 경우
(F15.23) 중등도 또는 고도의 사용장애를 동반하는 경우
(F15.93) 사용장애를 동반하지 않는 경우
___.__ 코카인 금단
(F14.13) 경도의 사용장애를 동반하는 경우
(F14.23) 중등도 또는 고도의 사용장애를 동반하는 경우
(F14.93) 사용장애를 동반하지 않는 경우
___.__ 자극제로 유발된 정신질환 (708)
주의점: 각 질환은 본 지침서에 수록된 순서대로 제시되어 있다.
[a]명시할 것: 중독 중 발병, 금단 중 발병, 치료약물 사용 후 발병. 주의점: 이 종류의 물질은 의약품으로서 처방되었을 때도 해당하는 물질로 유발된 정신질환을 일으킬 수 있음
[b]다음의 경우 명시할 것: 급성, 지속성
[c]다음의 경우 명시할 것: 과활동성, 저활동성, 혼재성 활동 수준
___.__ 암페타민류 물질(또는 기타 자극제)로 유발된 정신병적 장애[a] (139)
(F15.159) 경도의 사용장애를 동반하는 경우
(F15.259) 중등도 또는 고도의 사용장애를 동반하는 경우
(F15.959) 사용장애를 동반하지 않는 경우
___.__ 코카인으로 유발된 정신병적 장애[a] (139)
(F14.159) 경도의 사용장애를 동반하는 경우
(F14.259) 중등도 또는 고도의 사용장애를 동반하는 경우
(F14.959) 사용장애를 동반하지 않는 경우
___.__ 암페타민류 물질(또는 기타 자극제)로 유발된 양극성 및 관련 장애[a] (177)
(F15.14) 경도의 사용장애를 동반하는 경우
(F15.24) 중등도 또는 고도의 사용장애를 동반하는 경우
(F15.94) 사용장애를 동반하지 않는 경우
___.__ 코카인으로 유발된 양극성 및 관련 장애[a] (177)
(F14.14) 경도의 사용장애를 동반하는 경우
(F14.24) 중등도 또는 고도의 사용장애를 동반하는 경우
(F14.94) 사용장애를 동반하지 않는 경우
___.__ 암페타민류 물질(또는 기타 자극제)로 유발된 우울장애[a] (217)
(F15.14) 경도의 사용장애를 동반하는 경우
(F15.24) 중등도 또는 고도의 사용장애를 동반하는 경우
(F15.94) 사용장애를 동반하지 않는 경우
___.__ 코카인으로 유발된 우울장애[a] (217)
(F14.14) 경도의 사용장애를 동반하는 경우
(F14.24) 중등도 또는 고도의 사용장애를 동반하는 경우
(F14.94) 사용장애를 동반하지 않는 경우
___.__ 암페타민류 물질(또는 기타 자극제)로 유발된 불안장애[a] (277)
(F15.180) 경도의 사용장애를 동반하는 경우
(F15.280) 중등도 또는 고도의 사용장애를 동반하는 경우
(F15.980) 사용장애를 동반하지 않는 경우
___.__ 코카인으로 유발된 불안장애[a] (277)
(F14.180) 경도의 사용장애를 동반하는 경우
(F14.280) 중등도 또는 고도의 사용장애를 동반하는 경우
(F14.980) 사용장애를 동반하지 않는 경우
___.__ 암페타민류 물질(또는 기타 자극제)로 유발된 강박 및 관련 장애[a] (312)
(F15.188) 경도의 사용장애를 동반하는 경우
(F15.288) 중등도 또는 고도의 사용장애를 동반하는 경우
(F15.988) 사용장애를 동반하지 않는 경우
___.__ 코카인으로 유발된 강박 및 관련 장애[a] (312)
(F14.188) 경도의 사용장애를 동반하는 경우

(F14.288) 중등도 또는 고도의 사용장애를 동반하는 경우
(F14.988) 사용장애를 동반하지 않는 경우
___.__ 암페타민류 물질(또는 기타 자극제)로 유발된 수면장애[a] (515)
다음 중 하나를 명시할 것: 불면형, 주간졸림형, 혼재형
(F15.182) 경도의 사용장애를 동반하는 경우
(F15.282) 중등도 또는 고도의 사용장애를 동반하는 경우
(F15.982) 사용장애를 동반하지 않는 경우
___.__ 코카인으로 유발된 수면장애[a] (515)
다음 중 하나를 명시할 것: 불면형, 주간졸림형, 혼재형
(F14.182) 경도의 사용장애를 동반하는 경우
(F14.282) 중등도 또는 고도의 사용장애를 동반하는 경우
(F14.982) 사용장애를 동반하지 않는 경우
___.__ 암페타민류 물질(또는 기타 자극제)로 유발된 성기능부전[a] (556)
다음의 경우 명시할 것: 경도, 중등도, 고도
(F15.181) 경도의 사용장애를 동반하는 경우
(F15.281) 중등도 또는 고도의 사용장애를 동반하는 경우
(F15.981) 사용장애를 동반하지 않는 경우
___.__ 코카인으로 유발된 성기능부전[a] (556)
다음의 경우 명시할 것: 경도, 중등도, 고도
(F14.181) 경도의 사용장애를 동반하는 경우
(F14.281) 중등도 또는 고도의 사용장애를 동반하는 경우
(F14.981) 사용장애를 동반하지 않는 경우
___.__ 암페타민류 물질(또는 기타 자극제) 중독 섬망[b,c] (739)
(F15.121) 경도의 사용장애를 동반하는 경우
(F15.221) 중등도 또는 고도의 사용장애를 동반하는 경우
(F15.921) 사용장애를 동반하지 않는 경우
___.__ 코카인 중독 섬망[b,c] (739)
(F14.121) 경도의 사용장애를 동반하는 경우
(F14.221) 중등도 또는 고도의 사용장애를 동반하는 경우
(F14.921) 사용장애를 동반하지 않는 경우
(F15.921) 암페타민류(또는 기타 자극제) 치료약물로 유발된 섬망[b,c] (739)
주의점: '처방받아 복용한 치료약물에 의해 유발되었을 경우를 치료약물로 유발된 섬망이라고 하고, 그렇지 않으면 물질 중독 섬망으로 구분한다.
___.__ 암페타민류 물질(또는 기타 자극제)로 유발된 경도 신경인지장애 (783)
다음의 경우 명시할 것: 지속성
(F15.188) 경도의 사용장애를 동반하는 경우
(F15.288) 중등도 또는 고도의 사용장애를 동반하는 경우
(F15.988) 사용장애를 동반하지 않는 경우
___.__ 코카인으로 유발된 경도 신경인지장애 (783)
다음의 경우 명시할 것: 지속성
(F14.188) 경도의 사용장애를 동반하는 경우
(F14.288) 중등도 또는 고도의 사용장애를 동반하는 경우
(F14.988) 사용장애를 동반하지 않는 경우
___.__ 명시되지 않는 자극제관련장애 (709)
(F15.99) 암페타민류 물질 또는 기타 자극제
(F14.99) 코카인

담배관련장애 (709)

___.__ 담배사용장애 (709)
다음의 경우 명시할 것: 유지치료 중, 통제된 환경에 있음
현재의 심각도/관해를 명시할 것:
(Z72.0) 경도
(F17.200) 중등도
(F17.201) 조기 관해 상태
(F17.201) 지속적 관해 상태
(F17.200) 고도
(F17.201) 조기 관해 상태
(F17.201) 지속적 관해 상태
(F17.203) 담배 금단 (714)
주의점: 담배 금단에 대한 ICD-10-CM 부호화를 위해서는 반드시 중등도 또는 고도의 담배사용 장애가 동반되어야 함

___.__ 담배로 유발된 정신질환 (717)
(F17.208) 담배로 유발된 수면장애, 중등도 또는 고도의 사용장애를 동반하는 경우 (515)
다음 중 하나를 명시할 것: 불면형, 주간졸림형, 혼재형
다음의 경우 명시할 것: 금단 중 발병, 치료약물 사용 후 발병
(F17.209) 명시되지 않는 담배관련장애 (717)

기타(또는 미상의) 물질관련장애 (717)

___.__ 기타(또는 미상의) 물질사용장애 (717)
다음의 경우 명시할 것: 통제된 환경에 있음
현재의 심각도를 명시할 것:
(F19.10) 경도
(F19.11) 조기 관해 상태
(F19.11) 지속적 관해 상태
(F19.20) 중등도
(F19.21) 조기 관해 상태
(F19.21) 지속적 관해 상태
(F19.20) 고도
(F19.21) 조기 관해 상태
(F19.21) 지속적 관해 상태
___.__ 기타(또는 미상의) 물질 중독 (721)
지각 장해를 동반하지 않는 경우
(F19.120) 경도의 사용장애를 동반하는 경우
(F19.220) 중등도 또는 고도의 사용장애를 동반하는 경우
(F19.920) 사용장애를 동반하지 않는 경우
지각 장해를 동반하는 경우
(F19.122) 경도의 사용장애를 동반하는 경우
(F19.222) 중등도 또는 고도의 사용장애를 동반하는 경우
(F19.922) 사용장애를 동반하지 않는 경우
___.__ 기타(또는 미상의) 물질 금단 (724)
지각 장해를 동반하지 않는 경우
(F19.130) 경도의 사용장애를 동반하는 경우
(F19.230) 중등도 또는 고도의 사용장애를 동반하는 경우
(F19.930) 사용장애를 동반하지 않는 경우
지각 장해를 동반하는 경우
(F19.132) 경도의 사용장애를 동반하는 경우
(F19.232) 중등도 또는 고도의 사용장애를 동반하는 경우
(F19.932) 사용장애를 동반하지 않는 경우
___.__ 기타(또는 미상의) 물질로 유발된 정신질환 (726)
주의점: 각 질환은 본 지침서에 수록된 순서대로 제시되어 있다.
[a]명시할 것: 중독 중 발병, 금단 중 발병, 치료약물 사용 후 발병. 주의점 : 이 종류의 물질은 의약품 으로서 처방되거나 일반의약품으로 사용되었을 때도 해당하는 물질로 유발된 정신질환을 일으킬 수 있음
[b]다음의 경우 명시할 것: 급성, 지속성
[c]다음의 경우 명시할 것: 과활동성, 저활동성, 혼재성 활동 수준
___.__ 기타(또는 미상의) 물질로 유발된 정신병적 장애[a] (139)
(F19.159) 경도의 사용장애를 동반하는 경우
(F19.259) 중등도 또는 고도의 사용장애를 동반하는 경우
(F19.959) 사용장애를 동반하지 않는 경우
___.__ 기타(또는 미상의) 물질로 유발된 양극성 및 관련 장애[a] (177)
(F19.14) 경도의 사용장애를 동반하는 경우
(F19.24) 중등도 또는 고도의 사용장애를 동반하는 경우
(F19.94) 사용장애를 동반하지 않는 경우
___.__ 기타(또는 미상의) 물질로 유발된 우울장애[a] (217)
(F19.14) 경도의 사용장애를 동반하는 경우
(F19.24) 중등도 또는 고도의 사용장애를 동반하는 경우
(F19.94) 사용장애를 동반하지 않는 경우
___.__ 기타(또는 미상의) 물질로 유발된 불안장애[a] (277)
(F19.180) 경도의 사용장애를 동반하는 경우
(F19.280) 중등도 또는 고도의 사용장애를 동반하는 경우
(F19.980) 사용장애를 동반하지 않는 경우
___.__ 기타(또는 미상의) 물질로 유발된 강박 및 관련 장애[a] (312)

(F19.188) 경도의 사용장애를 동반하는 경우
(F19.288) 중등도 또는 고도의 사용장애를 동반하는 경우
(F19.988) 사용장애를 동반하지 않는 경우
___.__ 기타(또는 미상의) 물질로 유발된 수면장애[a] (515)
다음 중 하나를 명시할 것: 불면형, 주간졸림형, 사건수면형, 혼재형
(F19.182) 경도의 사용장애를 동반하는 경우
(F19.282) 중등도 또는 고도의 사용장애를 동반하는 경우
(F19.982) 사용장애를 동반하지 않는 경우
___.__ 기타(또는 미상의) 물질로 유발된 성기능부전[a] (556)
다음의 경우 명시할 것: 경도, 중등도, 고도
(F19.181) 경도의 사용장애를 동반하는 경우
(F19.281) 중등도 또는 고도의 사용장애를 동반하는 경우
(F19.981) 사용장애를 동반하지 않는 경우
___.__ 기타(또는 미상의) 물질 중독 섬망[b,c] (739)
(F19.121) 경도의 사용장애를 동반하는 경우
(F19.221) 중등도 또는 고도의 사용장애를 동반하는 경우
(F19.921) 사용장애를 동반하지 않는 경우
___.__ 기타(또는 미상의) 물질 금단 섬망[b,c] (739)
(F19.131) 경도의 사용장애를 동반하는 경우
(F19.231) 중등도 또는 고도의 사용장애를 동반하는 경우
(F19.931) 사용장애를 동반하지 않는 경우
___.__ 기타(또는 미상의) 약물로 유발된 섬망[b,c] (739)
주의점: '처방받아 복용한 치료약물에 의해 유발되었을 경우를 치료약물로 유발된 섬망이라고하고, 그렇지 않으면 물질 중독 섬망과 물질 금단 섬망으로 구분한다.
(F19.921) 기타(또는 미상의) 치료약물을 처방받아 복용하는 중 발생한 경우 (739)
(F19.931) 처방받아 복용한 기타(또는 미상의) 치료약물의 금단 중 발생한 경우 (739)
___.__ 기타(또는 미상의) 물질로 유발된 주요 신경인지장애 (783)
다음의 경우 명시할 것: 지속성
(F19.17) 경도의 사용장애를 동반하는 경우
(F19.27) 중등도 또는 고도의 사용장애를 동반하는 경우
(F19.97) 사용장애를 동반하지 않는 경우
___.__ 기타(또는 미상의) 물질로 유발된 경도 신경인지장애 (783)
다음의 경우 명시할 것: 지속성
(F19.188) 경도의 사용장애를 동반하는 경우
(F19.288) 중등도 또는 고도의 사용장애를 동반하는 경우
(F19.988) 사용장애를 동반하지 않는 경우
(F19.99) 명시되지 않는 기타(또는 미상의 물질관련장애 (726)

비물질관련장애 Non-Substance-Related Disorders (727)

(F63.0) 도박장애 (727)
다음의 경우 명시할 것: 삽화성, 지속성
다음의 경우 명시할 것: 조기 관해 상태, 지속적 관해 상태
현재의 심각도를 명시할 것: 경도, 중등도, 고도

신경인지장애 Neurocognitive Disorders (733)

___.__ 섬망 (738)
다음의 경우 명시할 것: 급성, 지속성
다음의 경우 명시할 것: 과활동성, 저활동성, 혼재성 활동 수준
[a]주의점: 적용 가능한 ICD-10-CM 부호에 대해서는 특정 물질/치료약물로 유발된 섬망에 대한 '물질관련 및 중독 장애'의 물질 분류를 참조하시오. 추가적인 정보를 위해서는 진단 기준과 이에 상응하는 기록 절차를 참조하시오.
다음 중 하나를 명시할 것:
___.__ 물질 중독 섬망리[a]
___.__ 물질 금단 섬망[a]
___.__ 치료약물로 유발된 섬망[a]
(F05) 다른 의학적 상태로 인한 섬망
(F05) 다중 병인으로 인한 섬망
(F05) 달리 명시되는 섬망 (744)
(F05) 명시되지 않는 섬망 (744)

주요 및 경도 신경인지장애 Major and Mild Neurocognitive Disorders (745)

나열된 특정 진단과 관련하여 주요 및 경도 신경인지장애를 부호화하고 기록하기 위해 다음 순서를 참조하시오. 예외는 주의점으로 표시됨:
주요 및 경도 신경인지장애: '[다음 의학적 병인 중 하나]로 인한'에 명시할 것: 알츠하이머병, 전두측두엽 변성, 루이소체병, 혈관 질환, 외상성 뇌손상, 물질/치료약물 사용, HIV 감염, 프라이온병, 파킨슨병, 헌팅턴병, 다른 의학적 상태, 다중 병인, 미상의 병인
주요 및 경도 신경인지장애: 주요 또는 경도 신경인지장애에 대한 특정 의학적 병인을 먼저 부호화하시오. 주의점: 혈관성 주요 신경인지장애, 가능성 있는 병인으로 인한 주요 신경인지장애, 물질/치료약물로 유발된 주 요 또는 경도 신경인지장애, 또는 미상의 병인으로 인한 주요 또는 경도 신경인지장애에 대해서는 의학적 병인 부호가 사용되지 않음
[a]주요 신경인지장애에만 해당: 다음으로, 심각도를 다음과 같이 부호화하시오(다음 진단부호의 네 번째 문자 에 있는 자리표시자 'x'): Ay 경도, By 중등도,.Cy 고도. 주의점: 어떠한 물질/치료약물로 유발된 신경인지 장애에도 적용되지 않음
[b]주요 신경인지장애에만 해당: 다음으로, 동반된 행동 또는 심리적 장해를 부호화하시오(다음 진단부호의 다섯 번째와 여섯 번째 문자에 있는 자리표시자 'y'): x11 초조를 동반하는 경우; x4 불안을 동반하는 경우; x3 기분 증상을 동반하는 경우; x2 정신병적 장애를 동반하는 경우; .x18 다른 행동 또는 심리적 장애를 동반 하는 경우(예, 냉담); x0 행동 또는 심리적 장애를 동반하지 않는 경우. 주의점: 한 종류 이상의 연관된 행동 또는 심리적 장해가 있는 경우, 각각은 분리해서 부호화함. 추가적인 정보를 위해서는 748~749쪽의 부호화 표를 참조하시오.
[c]경도 신경인지장애에만 해당(예외: 다음 주의점 d를 참조하시오): F06.70 행동 장해를 동반하지 않는 경우 또는 F06.71 행동 장해를 동반하는 경우 중 하나를 부호화하시오(예, 냉담, 초조, 불안, 기분 증상, 정신병적 장해, 또는 다른 행동 중상), 경도 신경인지장애에만 해당하는 부호화 시 주의점 : 경도 신경인지장애를 유발한 것과 같은 의학적 상태에 의해 발생한 임상적으로 현저한 정신과적 증상을 표시하기 위해서는 추가적 질병 부호를 사용하시오(예, F06.2 알츠하이머병으로 인한 정신병적 장애, 망상 동반; F06.32 파킨슨병으로 인한 우울장애, 주요우울 유사 삽화 동반), 주의점: 다른 의학적 상태로 인한 정신질환을 위한 추가적인 부호는 현상학을 공유하는 장애에 포함됨(예, 다른 의학적 상태로 인한 우울장애에 대해서는 '우울장애'를 참조하시오)
[d]가능성 있는 또는 미상의 병인으로 인한 경도 신경인지장애: G31.84만을 부호화하시오. 추가적인 의학적 부호는 사용되지 않음. 주의점: '행동 장해를 동반하는 경우' 및 '행동 장해를 동반하지 않는 경우'는 부호화될 수 없지만 여전히 기록되어야 함

알츠하이머병으로 인한 주요 또는 경도 신경인지장애 (757)

(F02.[xy]) 거의 확실한 알츠하이머병으로 인한 주요 신경인지장애[a,b]
주의점: G30.9 알츠하이머병을 먼저 부호화하시오.
(F03.[xy]) 가능성 있는 알츠하이머병으로 인한 주요 신경인지장애[a,b]
주의점 : 추가적인 의학적 부호 없음
___.___ 거의 확실한 알츠하이머병으로 인한 경도 신경인지장애[c]
주의점: G30.9 알츠하이머병을 먼저 부호화하시오.
(F06.71) 행동 장해를 동반하는 경우
(F06.70) 행동 장해를 동반하지 않는 경우
(G31.84) 가능성 있는 알츠하이머병으로 인한 경도 신경인지장애[d]

전두측두엽 주요 또는 경도 신경인지장애 (763)

(F02.[xy]) 거의 확실한 전두측두엽 변성으로 인한 주요 신경인지장애[a,b]
주의점: G31.09 전두측두엽 변성을 먼저 부호화하시오.
(F03.[xy]) 가능성 있는 전두측두엽 변성으로 인한 주요 신경인지장애[a,b]
주의점: 추가적인 의학적 부호 없음
___.___ 거의 확실한 전두측두엽 변성으로 인한 경도 신경인지장애[c]
주의점: G31.09 전두측두엽 변성을 먼저 부호화하시오.
(F06.71) 행동 장해를 동반하는 경우
(F06.70) 행동 장해를 동반하지 않는 경우
(G31.84) 가능성 있는 전두측두엽 변성으로 인한 경도 신경인지장애[d]

루이소체 주요 또는 경도 신경인지장애 (768)

(F02.[xy]) 거의 확실한 루이소체 주요 신경인지장애[a,b]
주의점: G31.83 루이소체병을 먼저 부호화하시오.
(F03.[xy]) 가능성 있는 루이소체 주요 신경인지장애[a,b]
주의점: 추가적인 의학적 부호 없음
___.___ 거의 확실한 루이소체 경도 신경인지장애[c]
주의점: G31.83 루이소체병을 먼저 부호화하시오.
(F06.71) 행동 장해를 동반하는 경우
(F06.70) 행동 장해를 동반하지 않는 경우
(G31.84) 가능성 있는 루이소체 경도 신경인지장애[d]

혈관성 주요 또는 경도 신경인지장애 (771)

(F01.[xy]) 거의 확실한 혈관 질환으로 인한 주요 신경인지장애[a,b]
주의점 : 추가적인 의학적 부호 없음
(F03.[xy]) 가능성 있는 혈관 질환으로 인한 주요 신경인지장애[a,b]
주의점 : 추가적인 의학적 부호 없음
___.___ 거의 확실한 혈관 질환으로 인한 경도 신경인지장애[c]

주의점: 167.9 뇌혈관 질환을 먼저 부호화하시오.
(F06.71) 행동 장해를 동반하는 경우
(F06.70) 행동 장해를 동반하지 않는 경우
(G31.84) 가능성 있는 혈관 질환으로 인한 경도 신경인지장애[d]

외상성 뇌손상으로 인한 주요 또는 경도 신경인지장애 (776)

주의점: S06.2XAS 불특정 기간 의식 상실이 있는 광범위한 외상성 뇌손상, 후유증을 먼저 부호화하시오.
(F02.[xy]) 외상성 뇌손상으로 인한 주요 신경인지장애[a, b]
외상성 뇌손상으로 인한 경도 신경인지장애[c]
(F06.71) 행동 장해를 동반하는 경우
(F06.70) 행동 장해를 동반하지 않는 경우

물질/치료약물로 유발된 주요 또는 경도 신경인지장애 (782)

주의점 : 추가적인 의학적 부호는 사용되지 않음. 적용 가능한 ICD-10-CM 부호에 대해서는 특정 물질/치료 약물로 유발된 주요 또는 경도 신경인지장애에 대한 '물질 관련 및 중독 장애'의 물질 분류를 참조하시오. 추가적인 정보를 위해서는 편람의 진단기준과 이에 상응하는 기록 절차를 참조하시오.
부호화 시 주의점 : 같은 분류의 물질에 대한 물질사용장애가 동반되어 있는지 여부에 따라 ICD-10-CM 부호가 달라짐. 어떤 경우에도 독립적인 물질사용장애의 진단이 주어지지 않음. 주의점: 증상 명시자 '초조 동반' '불안 동반' '기분 증상 동반' '정신병적 장해 동반' '기타 행동 또는 심리적 장해 동반' '행동 또는 심리적 장해를 동반하지 않음'은 부호화될 수 없지만 여전히 기록되어야 함
다음의 경우 명시할 것: 지속성
___.__ 물질/치료약물로 유발된 주요 신경인지장애
현재 주요 신경인지장애의 심각도를 명시할 것: 경도, 중등도, 고도
___.__ 물질/치료약물로 유발된 경도 신경인지장애

HIV 감염으로 인한 주요 또는 경도 신경인지장애 (788)

주의점 : B20 HIV 감염을 먼저 부호화하시오.
(F02.[xy]) HIV 감염으로 인한 주요 신경인지장애[a, b]
___.__ HIV 감염으로 인한 경도 신경인지장애[c]
(F06.71) 행동 장해를 동반하는 경우
(F06.70) 행동 장해를 동반하지 않는 경우

프라이온병으로 인한 주요 또는 경도 신경인지장애 (792)

주의점: A81.9 프라이온병을 먼저 부호화하시오.
(FO2.[xy]) 프라이온병으로 인한 주요 신경인지장애[a, b]
___.__ 프라이온병으로 인한 경도 신경인지장애[c]
(F06.71) 행동 장해를 동반하는 경우
(F06.70) 행동 장해를 동반하지 않는 경우

파킨슨병으로 인한 주요 또는 경도 신경인지장애 (794)

(F02.[xy]) 거의 확실한 파킨슨병으로 인한 주요 신경인지장애[a, b]
주의점: G20.C 파킨슨병을 먼저 부호화하시오.
(F03.[xy]) 가능성 있는 파킨슨병으로 인한 주요 신경인지장애[a, b]
주의점 : 추가적인 의학적 부호없음
___.__ 거의 확실한 파킨슨병으로 인한 경도 신경인지장애[c]
주의점: G20.C 파킨슨병을 먼저 부호화하시오.
(F06.71) 행동 장해를 동반하는 경우
(F06.70) 행동 장해를 동반하지 않는 경우
(G31.84) 가능성 있는 파킨슨병으로 인한 경도 신경인지장애[d]

헌팅턴병으로 인한 주요 또는 경도 신경인지장애 (798)

주의점: GIO 헌팅턴병을 먼저 부호화하시오.
(F02.[xy]) 헌팅턴병으로 인한 주요 신경인지장애[a, b]
___.__ 헌팅턴병으로 인한 경도 신경인지장애[c]
(F06.70) 행동 장해를 동반하지 않는 경우
(F06.71) 행동 장해를 동반하는 경우

다른 의학적 상태로 인한 주요 또는 경도 신경인지장애 (801)

주의점: 다른 의학적 상태를 먼저 부호화하시오.
(F02.[xy]) 다른 의학적 상태로 인한 주요 신경인지장애[a, b]
___.__ 다른 의학적 상태로 인한 경도 신경인지장애[c]
(F06.71) 행동 장해를 동반하는 경우
(F06.70) 행동 장해를 동반하지 않는 경우

다중 병인으로 인한 주요 또는 경도 신경인지장애 (802)

(F02.[xy]) 다중 병인으로 인한 주요 신경인지장애[a, b]

주의점: 모든 병인의 의학적 상태를 먼저 부호화하시오(예외적으로 뇌혈관 질환은 부호화하지 않음). 다음으로 적용되는 모든 병인으로 인한 주요 신경인지장애에 대해 FO2. [xy][a, b]를 한 번 부호화하시오. 거의 확실한 혈관 질환으로 인한 주요 신경인지장애가 존재한다면 F01. [xy][a, b]도 부호화하시오. 물질 또는 치료약물이 병인에 역할을 한다면 관련 있는 물질/치료약물로 유발된 주요 신경 인지장애도 부호화하시오.

___.__ 다중 병인으로 인한 경도 신경인지장애[c]

주의점: 존재한다면 167.9 뇌혈관 질환을 포함하여 모든 병인의 의학적 상태를 먼저 부호화하시오. 다음으로 존재한다면 거의 확실한 혈관 질환으로 인한 경도 신경인지장애를 포함한 적용되는 모든 병인으로 인한 경도 신경인지장애에 대해 F06.70 또는 F06.71을 한 번 부호화하시오(다섯 번째 문자에 대해서는 다음을 참조하시오). 물질 또는 치료약물이 병인에 역할을 한다면 관련 있는 물질/치료약물로 유발된 경도 신경인지장애도 부호화하시오.

(F06.71) 행동 장해를 동반하는 경우

(F06.70) 행동 장해를 동반하지 않는 경우

미상의 병인으로 인한 주요 또는 경도 신경인지장애 (803)

주의점: 추가적인 의학적 부호 없음

(F03.[xy]) 미상의 병인으로 인한 주요 신경인지장애[a, b]

(G31.84) 미상의 병인으로 인한 경도 신경인지장애[d]

(R41.9) 명시되지 않는 신경인지장애 (804)

주의점 : 추가적인 의학적 부호 없음

성격장애
Personality Disorders (805)

A군 성격장애 Cluster A Personality Disorders

(F60.0) 편집성 성격장애 (810)

(F60.1) 조현성 성격장애 (814)

(F21) 조현형 성격장애 (818)

B군 성격장애 Cluster B Personality Disorders

(F60.2) 반사회성 성격장애 (822)

(F60.3) 경계성 성격장애 (826)

(F60.4) 연극성 성격장애 (832)

(F60.81) 자기애성 성격장애 (835)

C군 성격장애 C Cluster C Personality Disorders

(F60.6) 회피성 성격장애 (840)

(F60.7) 의존성 성격장애 (844)

(F60.5) 강박성 성격장애 (847)

기타 성격장애 Other Personality Disorders

(F07.0) 다른 의학적 상태로 인한 성격 변화 (852)

다음 중 하나를 명시할 것: 불안정형, 탈억제형, 공격형, 무감동형, 편집형, 기타형, 혼합형, 명시되지 않는 유형

(F60.89) 달리 명시되는 성격장애 (854)

(F60.9) 명시되지 않는 성격장애 (854)

변태성욕장애
Paraphilic Disorders (855)

다음의 명시자를 변태성욕장애의 해당 부분에 적용한다:

**[a] 다음의 경우 명시할 것: 통제된 환경에 있음, 완전 관해 상태

(F65.3) 관음장애[a] (857)

(F65.2) 노출장애[a] (860)

다음 중 하나를 명시할 것: 사춘기 이전의 아동에게 성기를 노출함으로써 성적 흥분을 일으킴, 신 체적으로 성숙한 개인에게 성기를 노출함으로써 성적 흥분을 일으킴, 사춘기 이전의 아동과 신체적으로 성숙한 개인에게 성기를 노출함으로써 성적 흥분을 일으킴

(F65.81) 마찰도착장애[a] (863)

(F65.51) 성적 피학장애[a] (866)

다음의 경우 명시할 것: 질식기호증 동반

(F65.52) 성적가학장애[a] (868)

(F65.4) 소아성애장애 (872)

다음 중 하나를 명시할 것: 배타적 유형, 비배타적 유형

다음의 경우 명시할 것: 성적으로 남아 선호, 성적으로 여아 선호, 성적으로 양성 모두 선호
다음의 경우 명시할 것: 근친상간에 국한된 경우
(F65.0) 물품음란장애[a] (876)
명시할 것: 신체 일부, 무생물 물체, 기타
(F65.1) 복장도착장애[a] (879)
다음의 경우 명시할 것: 물품음란중 동반, 자가여성애 동반
(F65.89) 달리 명시되는 변태성욕장애 (882)
(F65.9) 명시되지 않는 변태성욕장애 (882)

기타 정신질환 및 추가적 부호
Other Mental Disorders and Additional Codes (883)

(F06.8) 다른 의학적 상태로 인한 달리 명시되는 정신질환 (884)
(F09) 다른 의학적 상태로 인한 명시되지 않는 정신질환 (884)
(F99) 달리 명시되는 정신질환 (884)
(F99) 명시되지 않는 정신질환 (885)
(203.89) 진단 혹은 상태 없음 (885)

치료약물로 유발된 운동장애 및 치료약물의 기타 부작용
Medication-Induced Movement Disorders and Other Adverse Effects of Medication (887)

___.__ 치료약물로 유발된 파킨슨증 (887)
(G21.11) 항정신병 치료약물 및 기타 도파민 수용체 차단제로 유발된 파킨슨증 (887)
(G21.19) 기타 치료약물로 유발된 파킨슨증 (887)
(G21.0) 신경이완제 악성 증후군 (891)
(G24.02) 치료약물로 유발된 급성 근육긴장이상 (893)
(G25.71) 치료약물로 유발된 급성 좌불안석 (894)
(G24.01) 지연성 운동이상 (896)
(G24.09) 지연성 근육긴장이상 (898)
(G25.71) 지연성 좌불안석 (898)
(G25.1) 치료약물로 유발된 체위떨림 (898)
(G25.79) 기타 치료약물로 유발된 운동장애 (899)
___.__ 항우울제 중단 증후군 (900)
(T43.205A) 초기 대면
(T43.205D) 후속 대면
(T43.2055) 후유증
___.__ 치료약물의 기타 부작용 (901)
(T50.905A) 초기 대면
(T50.905D) 후속 대면
(T50.9055) 후유증

임상적 주의의 초점이 될 수 있는 기타의 상태
Other Conditions That May Be a Focus of Clinical Attention (903)

자살행동 및 비자살적 자해 Suicidal Behavior and Nonsuicidal Self-Injury (904)

자살 행동 (904)

___.__ 현재 자살 행동 (904)
(T14.91XA) 초기 대면
(T14.91XD) 후속 대면
(Z91.51) 자살 행동의 과거력 (904)

비자살적 자해(904)

(R45.88) 현재 비자살적 자해 (904)
(291.52) 비자살적 자해의 과거력 (905)

학대 및 방임 Abuse and Neglect (905)

아동 가학 및 방임 문제 (905)

아동 신체적 학대 (905)

___.__ 아동 신체적 학대, 확인됨 (905)
(T74.12XA) 초기 대면

(T74.12XD) 후속 대면
___.__ 아동 신체적 학대, 의심됨 (906)
(T76.12XA) 초기 대면
(T76.12XD) 후속 대면
___.__ 아동 신체적 학대와 관련된 기타 상황 (906)
(269.010) 부모에 의한 아동 신체적 학대의 피해자에 대한 정신건강 서비스를 위한 대면
(Z69.020) 비양친성 아동 신체적 학대의 피해자에 대한 정신건강 서비스를 위한 대면
(Z62,810) 아동기 신체적 학대의 개인력(과거력)
(Z69.011) 양친성 아동 신체적 학대의 가해자에 대한 정신건강 서비스를 위한 대면
(Z69.021) 비양친성 아동 신체적 학대의 가해자에 대한 정신건강 서비스를 위한 대면

아동 성적 학대 (906)

___.__ 아동 성적 학대, 확인됨 (906)
(T74.22XA) 초기 대면
(T74.22XD) 후속 대면
___.__ 아동 성적 학대, 의심됨 (906)
(T76.22XA) 초기 대면
(T76.22XD) 후속 대면
아동 성적 학대와 관련된 기타 상황 (906)
(269.010) 부모에 의한 아동 성적 학대의 피해자에 대한 정신건강 서비스를 위한 대면
(269.020) 비양친성 아동 성적 학대의 피해자에 대한 정신건강 서비스를 위한 대면
(262.810) 아동기 성적 학대의 개인력(과거력)
(269.011) 양친성 아동 성적 학대의 가해자에 대한 정신건강 서비스를 위한 대면
(269.021) 비양친성 아동 성적 학대의 가해자에 대한 정신건강 서비스를 위한 대면

아동방임 (906)

___.__ 아동방임, 확인됨 (907)
(T74.02XA) 초기 대면
(T74.02XD) 후속 대면
___.__ 아동 방임, 의심됨 (907)
(T76.02XA) 초기 대면
(T76.02XD) 후속 대면
___.__ 아동방임과 관련된 기타 상황 (907)
(269.010) 부모에 의한 아동방임의 피해자에 대한 정신건강 서비스를 위한 대면
(Z69.020) 비양친성 아동방임의 피해자에 대한 정신건강 서비스를 위한 대면
(Z62.812) 아동기 방임의 개인력(과거력)
(Z69.011) 양친성 아동방임의 가해자에 대한 정신건강 서비스를 위한 대면
(Z69.021) 비양친성 아동방임의 가해자에 대한 정신건강 서비스를 위한 대면

아동 심리적 학대 (907)

___.__ 아동 심리적 학대, 확인됨 (907)
(T74.32XA) 초기 대면
(T74.32XD) 후속 대면
___.__ 아동 심리적 학대, 의심됨 (907)
(T76.32XA) 초기 대면
(T76.32XD) 후속 대면
___.__ 아동 심리적 학대와 관련된 기타 상황 (908)
(Z69.010) 부모에 의한 아동 심리적 학대의 피해자에 대한 정신건강 서비스를 위한 대면
(269.020) 비양친성 아동 심리적 학대의 피해자에 대한 정신건강 서비스를 위한 대면
(Z62.811) 아동기 심리적 학대의 개인력(과거력)
(Z69.011) 양친성 아동 심리적 학대의 가해자에 대한 정신건강 서비스를 위한 대면
(Z69.021) 비양친성 아동 심리적 학대의 가해자에 대한 정신건강 서비스를 위한 대면

성인 가학 및 방임 문제 (908)

배우자나 동반자 신체적 폭력 (908)

___.__ 배우자나 동반자 신체적 폭력, 확인됨 (908)
(T74.11XA) 초기 대면
(T74.11XD) 후속 대면
배우자나 동반자 신체적 폭력, 의심됨 (908)
(T76.11XA) 초기 대면

(T76.11XD) 후속 대면
배우자나 동반자 신체적 폭력과 관련된 기타 상황 (908)
(269.11) 배우자나 동반자 신체적 폭력의 피해자에 대한 정신건강 서비스를 위한 대면
(Z91.410) 배우자나 동반자 신체적 폭력의 개인력(과거력)
(Z69.1) 배우자나 동반자 신체적 폭력의 가해자에 대한 정신건강 서비스를 위한 대면

배우자나 동반자 성적 폭력 (908)

___.__ 배우자나 동반자 성적 폭력, 확인됨 (909)
(T74.21XA) 초기 대면
(T74.21XD) 후속 대면
___.__ 배우자나 동반자 성적 폭력, 의심됨 (909)
(T76.21XA) 초기 대면
(T76.21XD) 후속 대면
(269.81) 배우자나 동반자 성적 폭력과 관련된 기타 상황 (909)
배우자나 동반자 성적 폭력의 피해자에 대한 정신건강 서비스를 위한 대면
(Z91.410) 배우자나 동반자 성적 폭력의 개인력(과거력)
(Z69.12) 배우자나 동반자 성적 폭력의 가해자에 대한 정신건강 서비스를 위한 대면

배우자나 동반자 방임 (909)

___.__ 배우자나 동반자 방임, 확인됨 (909)
(T74.01XA) 초기 대면
(T74.01XD) 후속 대면
___.__ 배우자나 동반자 방임, 의심됨 (909)
(T76.01XA) 초기 대면
(T76.01XD) 후속 대면
(Z69.11) 배우자나 동반자 방임과 관련된 기타 상황 (909)
___.__ 배우자나 동반자 방임의 피해자에 대한 정신건강 서비스를 위한 대면
(Z91.412) 배우자나 동반자 방임의 개인력(과거력)
(Z69.12) 배우자나 동반자 방임의 가해자에 대한 정신건강 서비스를 위한 대면

배우자나 동반자 심리적 학대 (909)

___.__ 배우자나 동반자 심리적 학대, 확인됨 (910)
(T74.31XA)초기 대면
(T74.31XD)후속 대면
___.__ 배우자나 동반자 심리적 학대, 의심됨 (910)
(T76.31XA) 초기 대면
(T76.31XD) 후속 대면
___.__ 배우자나 동반자 심리적 학대와 관련된 기타 상황 (910)
(Z69.11) 배우자나 동반자 심리적 학대의 피해자에 대한 정신건강 서비스를 위한 대면
(Z91.411) 배우자나 동반자 심리적 학대의 개인력(과거력)
(269.12) 배우자나 동반자 심리적 학대의 가해자에 대한 정신건강 서비스를 위한 대면

배우자나 동반자가 아닌 사람에 의한 성인 학대 (910)

___.__ 배우자나 동반자가 아닌 사람에 의한 성인 신체적 학대, 확인됨 (910)
(T74.11XA) 초기 대면
(T74.11XD) 후속 대면
___.__ 배우자나 동반자가 아닌 사람에 의한 성인 신체적 학대, 의심됨 (910)
(T76.11XA) 초기 대면
(T76.11XD) 후속 대면
___.__ 배우자나 동반자가 아닌 사람에 의한 성인 성적 학대, 확인됨 (911)
(T74.21XA) 초기 대면
(T74.21XD) 후속 대면
___.__ 배우자나 동반자가 아닌 사람에 의한 성인 성적 학대, 의심됨 (911)
(T76.21XA) 초기 대면
(T76.21XD) 후속 대면
___.__ 배우자나 동반자가 아닌 사람에 의한 성인 심리적 학대, 확인됨 (911)
(T74.31XA) 초기 대면
(T74.31XD) 후속 대면
___.__ 배우자나 동반자가 아닌 사람에 의한 성인 심리적 학대, 의심됨 (911)
(T76.31XA) 초기 대면

(T76.31XD) 후속 대면

___.__ 배우자나 동반자가 아닌 사람에 의한 성인 학대와 관련된 기타 상황 (911)

(Z69.81) 배우자나 동반자가 아닌 사람에 의한 성인 학대의 피해자에 대한 정신건강 서비스를 위한 대면

(Z69.82) 배우자나 동반자가 아닌 사람에 의한 성인 학대의 가해자에 대한 정신건강 서비스를 위한 대면

관계 문제 Relational Problems (911)

___.__ 부모-아동 관계 문제 (911)

(Z62.820) 부모-생물학적 자식 (911)

(Z62.821) 부모-입양된 자식 (911)

(Z62.822) 부모-양육된 자식 (911)

(Z62.898) 기타 보호자-자식 (911)

(Z62.891) 형제자매 관계 문제 (912)

(Z63.0) 배우자나 친밀 동반자와의 관계 고충 (912)

가족 환경과 관련된 문제 (912)

(Z62.29) 부모와 떨어진 양육 (912)

(Z62.898) 부모의 관계 고충에 의해 영향받는 아동 (913)

(Z63.5) 별거나 이혼에 의한 가족 붕괴 (913)

(Z63.8) 가정 내 고도의 표출 정서 (913)

교육 문제 Educational Problems (913)

(Z55.0) 문맹과 낮은 문해력 (913)

(Z55.1) 학교교육 이용불가 및 달성불가 (913)

(Z55.2) 학교 시험 실패 (913)

(Z55.3) 학교에서의 저성취 (913)

(Z55.4) 교육적 부적응과 교사 및 급우들과의 불화 (913)

(Z55.8) 부적절한 가르침과 관련된 문제 (913)

(Z55.9) 교육 및 문해력과 관련된 기타 문제 (913)

직업 문제 Occupational Problems (913)

(Z56.82) 현재의 군대 배치 상태와 관련된 문제 (914)

(Z56.0) 실직 (914)

(Z56.1) 이직 (914)

(Z56.2) 일자리 상실 위협 (914)

(Z56.3) 스트레스를 주는 업무 일정 (914)

(Z56.4) 상사 및 동료와의 불화 (914)

(Z56.5) 성질에 맞지 않는 직장 환경 (914)

(Z56.6) 업무와 관련된 기타 신체적 · 정신적 부담 (914)

(Z56.81) 직장 내 성희롱 (914)

(Z56.9) 고용과 관련된 기타 문제 (914)

주거 문제 Housing Problems (914)

(Z59.01) 보호 노숙 (914)

(Z59.02) 비보호 노숙 (914)

(Z59.10) 부적절한 주거 (914)

(Z59.2) 이웃, 세입자 또는 임대주와의 불화 (915)

(Z59.3) 주거시설 생활과 관련된 문제 (915)

(Z59.9) 기타 주거 문제 (915)

경제문제 Economic Problems (915)

(Z59.41) 식량 불안정 (915)

(Z58.6) 안전한 식수 부족 (915)

(Z59.5) 극도의 가난 (915)

(Z59.6) 저소득 (915)

(Z59.7) 불충분한 사회보험 또는 건강보험이나 복지 지원 (915)

(Z59.9) 기타 경제 문제 (915)

사회 환경과 관련된 문제 Problems Related to the Social Environment (915)

(Z60.2) 혼자 살기와 관련된 문제 (915)

(Z60.3) 문화 적응의 어려움 (916)

(Z60.4) 사회적 배척이나 거부 (916)

(260.5) (지각된) 부정적 차별이나 박해의 표적 (916)
(260.9) 사회 환경과 관련된 기타 문제 (916)

사법체계와의 상호작용과 관련된 문제 Problems Related to Interaction with the Legal System (916)

(Z65.0) 불구속 상태의 형사 소송에서 유죄 판결 (916)
(265.1) 구속 또는 기타의 구금 (916)
(265.2) 출감과 관련된 문제 (916)
(265.3) 기타 법적 상황과 관련된 문제 (916)

기타 정신사회적 · 개인적 · 환경적 상황과 관련된 문제 Problems Related to Other Psychosocial, Personal, and Environmental Circumstances (917)

(272.9) 생활방식과 관련된 문제 (917)
(264.0) 원하지 않는 임신과 관련된 문제 (917)
(264.1) 임신 반복과 관련된 문제 (917)
(264.4) 보호관찰관, 사례관리자, 사회복지사 등과 같은 사회복지 제공자와의 불화 (917)
(Z65.4) 범죄의 피해자 (917)
(Z65.4) 테러나 고문의 피해자 (917)
(265.5) 재난,전쟁 또는 기타 적대 행위에 노출 (917)

의학적 치료 및 기타 건강관리에 대한 접근과 관련된 문제 Problems Related to Access to Medical and Other Health Care (917)

(Z75.3) 건강관리 기관이 없거나 가기 어려움 (917)
(275.4) 기타 도움을 주는 기관이 없거나 가기 어려움 (917)

개인력의 상황 Circumstances of Personal History (917)

(Z91.49) 심리적 외상의 개인력 (917)
(291.82) 군대 배치의 개인력 (917)

상담과 의학적 조언을 위한 기타 건강 서비스 대면 Other Health Service Encounters for Counseling and Medical Advice (918)

(Z31.5) 유전상담 (918)
(270.9) 성상담 (918)
(271.3) 다이어트 상담 (918)
(271.9) 기타 상담 또는 자문 (918)

임상적 관심의 초점이 될 수 있는 추가적 상태 또는 문제 Additional Conditions or Problems That May Be a Focus of Clinical Attention (918)

(Z91.83) 정신질환과 연관된 배회 (918)
(263.4v 단순 사별 (918)
(Z60.0) 생의 단계 문제 (919)
(265.8) 종교적 또는 영적 문제 (919)
(272.811) 성인 반사회적 행동 (919)
(272.810) 아동 또는 청소년 반사회적 행동 (919)
(291.199) 의학적 치료를 멀리함 (919)
(E66.9) 과체중 또는 비만 (919)
(Z76.5) 꾀병 (919)
(R41.81) 나이 관련 인지 쇠퇴 (920)
(R41.83) 경계선 지적 기능 (920)
(R45.89) 손상적 감정폭발 (920)

03 척도모음

1. Mini-Mental State Examination (MMSE-K)

1. 개요

- Folstein(1975)
  11개의 문항
  인지기능 검사
  치매 가능성 확인
  치매와 관련된 인지능력의 변화 측정
    지남력/주의력/단기 기억/사물을 명명하는 능력
    명령을 따르는 능력
    문장을 쓰는 능력
    그림을 보고 그대로 그리는 능력
  문제점: 비영어권, 교육 수준의 영향
- 한국판 MMSE(MMSE-K)
  한국어권 노인
  교육 유무에 따라 각 소검사 문항의 소점을 교정점으로 전환할 수 있게 했다.
  치매의 선별검사

2. 시행 및 채점

준비물: 연필, 시계, 빈 종이, "눈을 감으시오"라고 크게 쓰여진 종이
정규 교육의 수준을 확인
최저 점수 0점
최고 점수 문항에 따라 1~5점
총점 0~30점

- MMSE:
  문장 쓰기, 문장을 읽고 행동으로 옮기기 등의 문항: 문맹자는 수행 못함.
  총 30점 중 언어기능의 점수 9점
- MMSE-K:
  실행증과 실서증 문항을 이해와 판단 문항으로 바꿈 – 문맹자도 검사 가능, 검사 가능한 인지기능 폭 확대
  장소에 대한 지남력: 피검자의 주소와 현재의 장소를 질문 – 과거 기억과 장소에 대한 지남력을 동시에 조사

3. 절단점

- MMSE
  인지적장애가 있는 절단점 23점 이하(Tombaugh와 McIntyre, 1992)
  중증인지장애~17점), 경도인지장애(18~23점), 정상(24점~) (Epidemic Catchment Area,ECA 연구)
- MMSE-K
  확정적 정상(25/24), 치매의심(21~24), 확정적 치매(21/20) (박종한과 고효진, 1990)
  치매 유무를 이분법으로 판단할 경우 절단점 (24/23)

4. 내용

Mini–Mental State Examination – Korean, MMSE–K

○ 쓰여 있는 대로 질문을 한다.

5. 몇 월? 달 이름(예, 7월)이나 숫자(예, 7번째)는 모두 인정
6. 도? 괄호 안의 질문에 대해 답할 수 있도록 확실하게 물어본다.
10. "이름 혹은 주소"에 대해 묻는다. 이름과 주소 중 하나가 맞으면 맞다.
12. 삼천리강산 거꾸로 하기의 평가: 순서가 맞으면 5점이며 글자의 자리를 바꾸거나, 삽입 오류가 있을 때는 각각 오류 1점으로 계산한다.

○ 지금부터 제가 당신의 기억과 집중력을 알아보기 위해 몇 가지 질문을 드리겠습니다. 질문 중 쉬운 것도 있고 어려운 것도 있습니다."

1. 올해는 몇 년도입니까?
2. 지금은 무슨 계절입니까?
3. 오늘은 몇 일 입니까?
4. 오늘은 무슨 요일입니까?
5. 지금은 몇 월입니까?
6. 우리가 있는 곳은 어디입니까? (도)
7. 이 곳은 나라 이름이 무엇입니까?
8. 여기는 무슨 시/군입니까?
9. 여기는 건물의 몇 층입니까?
10. 이 장소의 이름이나 주소가 어떻게 됩니까?
11. 제가 3가지 물건의 이름을 말해드리겠습니다. 제가 이름을 말하면 그 이름을 따라하세요. 제가 몇 분 후에 당신에게 그 이름을 물어볼테니 당신은 그 이름들을 기억하셔야만 합니다. (3점)
    나무, 자동차, 모자 (처음 시행 시 평가한다. 3번까지만 반복)
12. 이제 제가 말씀드리는 단어를 뒤에서부터 거꾸로 말해보세요. "삼천리강산"
    (필요하다면 반복을 한다. 그리고 필요한 경우에는 피험자가 단어를 앞에서부터 말할 때 돕는다.)
    (올바른 순서대로 말한 글자의 숫자로 평가)

"아까 제가 당신에게 기억하라고 한 3가지 물건은 무엇입니까?"

13. 나무　　14. 자동차　　15. 모자

16. (연필) 이것은 무엇이라고 합니까?
17. (시계) 이것은 무엇이라고 합니까?
18. 다음 문장을 따라서 해 보세요.
    "간장공장 공장장" (한 번만 시행)

19. 제가 종이를 한 장 드릴 겁니다. 그러면 종이를 오른손으로 집어서, 두 손으로 종이를 반으로 접은 다음 무릎 위에 올려놓으세요. (한 번만 지시)
오른손 ______ 접는다 ______ 무릎 위 ______

20. 여기에 그림이 하나 있습니다. 같은 종이에 그 그림을 그대로 그려보십시오.
(5개의 변을 가진 두 개의 도형이 교차하여 4개의 변을 가진 도형 하나를 형성하고 5개의 변을 가진 도형의 모든 각이 제대로 유지되어 있으면 맞춘 것으로 점수를 매긴다.)

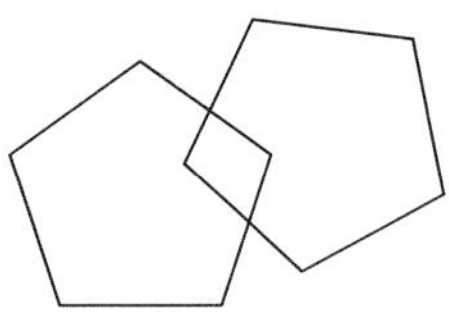

21. 옷은 왜 빨아서 (세탁) 입습니까?

22. 길에서 남의 주민 등록증을 주웠을 때 어떻게 하면 쉽게 주인에게 되돌려 줄 수 있겠습니까?

2. 간편정신상태 평정척도(Brief Psychiatric Rating Scale: BPRS)

구분	내용
척도내용	1) 정신병리의 주요차원을 신속히 측정할 수 있도록 개발된 척도 2) 정신병리의 진단 및 치료경과를 평가하기 위래 널리 사용됨 3) 총 18 문항으로 5가지 하위척도 점수를 얻을 수 있음 ① 사고장애, ② 철퇴/지연, ③ 불안/우울, ④ 적대/의심, ⑤ 동요/흥분 4) 정신분열증 환자에게 주로 사용되나 우울증, 조울증, 치매환자에게도 널리 사용됨
실시방법	1) 환자와의 면담 및 행동관찰을 토대로 18가지 증상의 정도를 7점 척도로 평정 2) 면담(약 20분 정도) ① 면담의 목적 설명 ② 초기병력, 정신상태검사, 환자의 전반적인 문제에 관한 면담 ③ 특정 주제와 관련된 질문 3) 행동관찰: 매너리즘, 운동성지체, 비협조성은 행동관찰을 통해 평가
채점방법	1) 각 문항의 점수를 합산하여 총점 구함 2) 하위척도 점수: 다음 문항 점수의 합 사고장애: 4, 12, 15 적대/의심: 10, 11, 14 철퇴/지연: 3, 13, 16 동요/흥분: 6, 17 불안/우울: 2, 5, 9
해석지침	1) 점수의 범위: 0점~108점 2) 외국의 연구(정신분열증 환자를 중심으로) (입원자 / 외래환자) 총점: 평균점수 49.0 (표준편차 12.6) / 평균점수 32.6 (표준편차 7.2) 사고장애: 평균점수 14.3 (표준편차 5.2) / 평균점수 8.8 (표준편차 4.0) 철퇴/지연: 평균점수 10.1 (표준편차 3.3) / 평균점수 7.3 (표준편차 2.7) 불안/우울: 평균점수 8.5 (표준편차 3.6) / 평균점수 6.2 (표준편차 2.0) 적대/의심: 평균점수 8.3 (표준편차 3.5) / 평균점수 5.4 (표준편차 2.2) 동요/흥분: 평균점수 6.9 (표준편차 2.8) / 평균점수 4.9 (표준편차 2.3)
척도의 출처	1) 한국판: 김창윤 외(2001). 정신장애 평가도구. 하나의학사. 2) 원판: Overall, J. E. & Gorham, D. R.(1962). The Brief Psychiatric Rating Scale. Psychological Reports, 10, 799–812.

BPRS

이름: __________ 연령: ______세 성별: 남/녀 작성일: 년 월 일

0=없음 1= 매우 경함 2=경함 3=중등도 4=중고도 5=심함 6=극히 심함

1. 신체적 염려: 신체적 건강, 신체질환에 대한 공포, 건강 염려증에 집착함 ( )
2. 불안: 걱정, 두려움, 현재나 미래에 대해 과도하게 걱정, 불편함 ( )
3. 감정적 철퇴: 자발적인 상호작용이 결여, 고립, 다른 사람과 관계를 맺는 게 결핍 ( )
4. 개념적인 와해: 사고과정이 혼란되어 있고, 연결이 되지 않고 와해되어 있으며, 붕괴되어 있음 ( )
5. 죄책감: 자기 비난, 창피함, 과거 행동에 대한 자책 ( )
6. 긴장: 신경과민의 신체, 운동성 증상, 지나친 활동성, 긴장 ( )
7. 반복적인 행동과 자세: 이상하고 기괴하며 자연스럽지 못한 동작과 운동행동 ( )
8. 과대성: 지나치게 과장된 자기의견, 오만, 일상적이지 않은 힘과 능력에 대한 과신 ( )
9. 우울한 정동: 후회, 슬픔, 의기소침함, 염세적임 ( )
10. 적대감: 악의, 멸시, 호전적임, 다른 사람을 경멸 ( )
11. 의심: 불신, 다른 사람들의 행동을 악의적으로 보거나 차별대우를 한다고 믿음 ( )
12. 환각 행동: 외적인 자극이 없는 지각에 해당되는 행동 ( )
13. 운동지체: 운동이나 말하기가 느리고 약함. 감소된 신체적 긴장 ( )
14. 비협조성: 저항, 경계, 권위에 대한 부인 ( )
15. 이상한 사고내용: 이상하고 일상적이지 않으며 괴이한 사고내용 ( )
16. 둔마된 정동: 감소된 감정적 반응, 감정의 정상적인 강도보다 감소되어 있고 둔마됨 ( )
17. 흥분성: 고조된 감정의 반응성, 초조, 과잉행동 ( )
18. 지남력 장애: 혼돈, 사람, 장소, 시간에 대한 적절한 관련성을 인식하지 못함 ( )

총 점 ____________

하위척도:

사고장애 (4번+12번+15번) ____________

철퇴/지연 (3번+13번+16번) ____________

불안/우울 (2번+5번+9번) ____________

적대/의심 (10번+11번+14번) ____________

동요/흥분 (6번+17번) ____________

3. 우울척도

Beck 우울 척도(Beck Depression Inventory: BDI)

구분	내용
척도내용	1) 우울 증상의 정도 측정 2) 우울증의 인지적, 정서적, 동기적 신체적 증상 영역을 포함하는 21문항으로 구성 3) 1961년 개발된 이래 전 세계적으로 널리 사용되고 있음 4) 특징: 증상의 정도를 Likert 척도가 아니라 증상의 정도를 표현하는 구체적인 진술문에 응답케 함으로써 응답자들이 자신의 심리상태를 수량화하는 데서 겪는 혼란을 줄일 수 있음
실시방법	자기보고식. 자신의 상태를 4개 문장 중 하나에 표시하도록 함
채점방법	1) (1)번 = 0점, (2)번 = 1점, (3)번 = 2점, (4)번 = 3점으로 채점 2) 각 문항 점수를 합산하여 총점을 구함
해석지침	1) 점수의 범위: 0~63점 0~9점: 우울하지 않은 상태 10~15점: 가벼운 우울상태 16~23점: 중한 우울상태 24~63점: 심한 우울상태 2) 한국판 연구 – 우울환자 집단(39명): 평균점수 23.46점(표준편차 8.43), 일반인 집단(51명): 평균점수 8.43점(표준편차 5.39) – 우울집단 선별을 위한 절단점으로 16점을 제시
척도의 출처	1) 한국판: 이영호, 송종용(1991). BDI, SDS, MMPI-D 척도의 신뢰도 및 타당도에 대한 연구. 한국심리학회지: 임상, 15권 1호, 98-113. 2) 원판: Beck, A. T.(1967). Depression: Clinical, Experimental, and Theoretical Aspects. New York: Harper & Row

BDI

이름: __________ 연령: _______세 성별: 남/녀 작성일: 년 월 일

이 질문지는 여러분이 일상 생활에서 경험할 수 있는 내용들로 구성되어 있습니다. 각 내용은 모두 네 개의 문장으로 되어 있는데, 이 네 개의 문장들을 자세히 읽어보시고 그 중 요즈음 (오늘을 포함하여 지난 일주일 동안)의 자신을 가장 잘 나타낸다고 생각되는 하나의 문장을 선택하여 그 번호를 ( ) 안에 기입하여 주십시오. 하나도 빼지 말고 반드시 한 문장만을 선택하시되, 너무 오래 생각하지 마시고 솔직하게 응답해 주시면 감사하겠습니다.

( ) 1. 1) 나는 슬프지 않다.
2) 나는 슬프다.
3) 나는 항상 슬프고 기운을 낼 수 없다.
4) 나는 너무나 슬프고 불행해서 도저히 견딜 수 없다.

( ) 2. 1) 나는 앞날에 대해서 별로 낙심하지 않는다.
2) 나는 앞날에 대해서 용기가 나지 않는다.
3) 나는 앞날에 대해 기대할 것이 아무 것도 없다고 느낀다.
4) 나의 앞날은 아주 절망적이고 나아질 가망이 없다고 느낀다.

( ) 3. 1) 나는 실패자라고 느끼지 않는다.
2) 나는 보통사람들보다 더 많이 실패한 것 같다.
3) 내가 살아온 과거를 뒤돌아보면, 실패투성이인 것 같다.
4) 나는 인간으로 완전한 실패자라고 느낀다.

( ) 4. 1) 나는 전과같이 일상생활에 만족하고 있다.
2) 나의 일상생활은 예전처럼 즐겁지 않다.
3) 나는 요즘에는 어떤 것에서도 별로 만족을 얻지 못한다.
4) 나는 모든 것이 다 불만스럽고 싫증난다.

( ) 5. 1) 나는 특별히 죄책감을 느끼지 않는다.
2) 나는 죄책감을 느낄 때가 많다.
3) 나는 죄책감을 느낄 때가 아주 많다.
4) 나는 항상 죄책감에 시달리고 있다.

( ) 6. 1) 나는 벌을 받고 있다고 느끼지 않는다.
2) 나는 어쩌면 벌을 받을지도 모른다는 느낌이 든다.
3) 나는 벌을 받을 것 같다.
4) 나는 지금 벌을 받고 있다고 느낀다.

( ) 7. 1) 나는 나 자신에게 실망하지 않는다.
2) 나는 나 자신에게 실망하고 있다.
3) 나는 나 자신에게 화가 난다.
4) 나는 나 자신을 증오한다.

( ) 8. 1) 내가 다른 사람보다 못한 것 같지는 않다.
2) 나는 나의 약점이나 실수에 대해서 나 자신을 탓하는 편이다.
3) 내가 한 일이 잘못되었을 때는 언제나 나를 탓한다.
4) 일어나는 모든 나쁜 일들은 다 내 탓이다.

( ) 9. 1) 나는 자살 같은 것은 생각하지 않는다.
2) 나는 자살할 생각을 가끔 하지만, 실제로 하지는 않을 것이다.
3) 자살하고 싶은 생각이 자주 든다.
4) 나는 기회만 있으면 자살하겠다.

( ) 10. 1) 나는 평소보다 더 울지는 않는다.
2) 나는 전보다 더 많이 운다.
3) 나는 요즈음 항상 운다.
4) 나는 전에는 울고 싶을 때 울 수 있었지만, 요즈음은 울래야 울 기력조차 없다.

( ) 11. 1) 나는 요즈음 평소보다 더 짜증을 내는 편은 아니다.
2) 나는 전보다 더 쉽게 짜증이 나고 귀찮아진다.
3) 나는 요즈음 항상 짜증을 내고 있다.
4) 전에는 짜증스럽던 일에 요즘은 너무 지쳐서 짜증조차 나지 않는다.

( ) 12. 1) 나는 다른 사람들에 대한 관심을 잃지 않고 있다.
2) 나는 전보다 다른 사람들에 대한 관심이 줄었다.
3) 나는 다른 사람들에 대한 관심이 거의 없어졌다.
4) 나는 다른 사람들에 대한 관심이 완전히 없어졌다.

( ) 13. 1) 나는 평소처럼 결정을 잘 내린다.
2) 나는 결정을 미루는 때가 전보다 더 많다.
3) 나는 전에 비해 결정 내리는 데에 더 큰 어려움을 느낀다.
4) 나는 더 이상 아무 결정도 내릴 수가 없다.

( ) 14. 1) 나는 전보다 내 모습이 더 나빠졌다고 느끼지 않는다.
2) 나는 나이들어 보이거나 매력없어 보일까봐 걱정한다.
3) 나는 내 모습이 매력없게 변해버린 것 같은 느낌이 든다.
4) 나는 내가 추하게 보인다고 믿는다.

( ) 15. 1) 나는 전처럼 일을 할 수 있다.
2) 어떤 일을 시작하는 데에 전보다 더 많은 노력이 든다.
3) 무슨 일이든 하려면 나 자신을 매우 심하게 채찍질해야만 한다.
4) 나는 전혀 아무 일도 할 수가 없다.

( ) 16. 1) 나는 평소처럼 잠을 잘 수가 없다.
2) 나는 전에 만큼 잠을 자지는 못한다.
3) 나는 전보다 한두 시간 일찍 깨고 다시 잠들기 어렵다.
4) 나는 평소보다 몇 시간이나 일찍 깨고, 한 번 깨면 다시 잠들 수 없다.

( ) 17. 1) 나는 평소보다 더 피곤하지는 않다.
2) 나는 전보다 더 쉽게 피곤해진다.
3) 나는 무엇을 해도 피곤해진다.
4) 나는 너무나 피곤해서 아무 일도 할 수 없다.

( ) 18. 1) 내 식욕은 평소와 다름없다.
2) 나는 요즈음 전보다 식욕이 좋지 않다.
3) 나는 요즈음 식욕이 많이 떨어졌다.
4) 요즈음에는 전혀 식욕이 없다.

( ) 19. 1) 요즈음 체중이 별로 줄지 않았다.
2) 전보다 몸무게가 2Kg 가량 줄었다.
3) 전보다 몸무게가 5Kg 가량 줄었다.
4) 전보다 몸무게가 7Kg 가량 줄었다.

▲ 나는 현재 음식 조절로 체중을 줄이고 있는 중이다. (예, 아니요)

( ) 20. 1) 나는 건강에 대해 전보다 더 염려하고 있지는 않다.
2) 나는 여러 가지 통증, 소화불량, 변비 등과 같은 신체적 문제로 걱정하고 있다.
3) 나는 건강이 염려되어 다른 일은 생각하기 힘들다.
4) 나는 건강이 너무 염려되어 다른 일은 아무 것도 생각할 수 없다.

( ) 21. 1) 나는 요즈음 성(sex)에 대한 관심에 별다른 변화가 있는 것 같지는 않다.
2) 나는 전보다 성(sex)에 대한 관심이 줄었다.
3) 나는 전보다 성(sex)에 대한 관심이 상당히 줄었다.
4) 나는 성(sex)에 대한 관심을 완전히 잃었다.

평가자 기록란: 총점 ________________ 평가 ________________

4. SSI-BECK 자살 척도

이름: __________ 연령: _______세 성별: 남/녀 작성일: 년 월 일

이 질문지는 여러분이 일상 생활에서 경험할 수 있는 내용들로 구성되어 있습니다. 다음의 각 문항들을 자세히 읽어보시고, 당신이 일상생활에서 느끼고 있는 바를 가장 잘 나타내 주는 번호를 기입해 주십시오.

1. 살고싶은 소망은? ( )
   0) 보통 혹은 많이 있다.
   1) 약간 있다.
   2) 전혀 없다.
2. 죽고 싶은 소망은? ( )
   0) 전혀 없다.
   1) 약간 있다.
   2) 보통 혹은 많이 있다.
3. 살고 싶은 이유 / 죽고 싶은 이유는? ( )
   0) 사는 것이 죽는 것보다 낫기 때문에.
   1) 사는 것이나 죽는 것이나 마찬가지다.
   2) 죽는 것이 사는 것보다 낫기 때문에.
4. 실제로 자살 시도를 하려는 욕구가 있는가? ( )
   0) 전혀 없다.
   1) 약간 있다.
   2) 보통 혹은 많이 있다.
5. 별로 적극적이지는 않고 수동적인 자살 욕구가 생길 때는? ( )
   0) 생명을 건지기 위해 필요한 조치를 미리 할 것이다.
   1) 삶과 죽음을 운명에 맡기겠다.
   2) 살기 위한 노력을 하지 않겠다.
6. 자살하고 싶은 생각이나 소망이 얼마나 오랫동안 지속되는가? ( )
   0) 잠깐 그런 생각이 들다가 곧 사라진다.
   1) 한동안 그런 생각이 계속된다.
   2) 계속, 거의 항상 그런 생각이 지속된다.
7. 얼마나 자주 자살하고 싶은 생각이 드나? ( )
   0) 거의 그런 생각이 들지 않는다.
   1) 거의 그런 생각이 든다.
   2) 그런 생각이 계속 지속된다.

8. 자살 생각이나 소망에 대한 당신의 태도는? ( )
   0) 절대로 받아들이지 않는다.
   1) 양가적이나 크게 개의치 않는다.
   2) 그런 생각을 받아들인다.

9. 자살하고 싶은 충동을 통제할 수 있는가? ( )
   0) 충분히 통제할 수 있다.
   1) 통제할 수 있을지 확신할 수 없다.
   2) 전혀 통제할 수 없을 것 같다.

10. 실제로 자살 시도를 하는 것에 대한 방해물이 있다면? (예 : 가족, 종교, 다시 살 수 없다는 생각 등) ( )
   0) 방해물 때문에 자살 시도를 하지 않을 것이다.
   1) 방해물 때문에 조금은 마음이 쓰인다.
   2) 방해물에 개의치 않는다.

11. 자살에 대해 깊게 생각해 본 이유는? ( )
   0a) 자살에 대해 생각해 본 적이 없다.
   0b) 주변사람들을 조종하기 위해서: 관심을 끌거나 보복하기 위해서
   1) 주변 사람들의 관심을 끌고 보복하거나, 현실 도피의 방법으로
   2) 현실 도피적인 문제 해결 방법으로

12. 자살에 대해 깊게 생각했을 때 구체적인 방법까지 계획했는가? ( )
   0) 자살에 대해 생각해 본 적이 없다.
   1) 자살 생각을 했으나 구체적인 방법까지는 생각하지 않았다.
   2) 구체적인 방법을 자세하고 치밀하게 생각해 놓았다.

13. 자살 방법을 깊게 생각했다면 그것이 얼마나 현실적으로 실현 가능하며, 또한 시도할 기회가 있다고 생각하나? ( )
   0) 방법도 현실적으로 실현 가능하지 않고 기회도 없을 것이다.
   1) 방법이 시간과 노력이 필요하며, 기회가 쉽게 오지 않을 것이다.
   2a) 생각한 방법이 현실적으로 실현 가능하며, 기회도 있을 것이다.
   2b) 앞으로 기회나 방법이 생길 것 같다.

14. 실제로 자살을 할 수 있는 능력이 있다고 생각하나? ( )
   0) 용기가 없고 너무 약하고 두렵고 능력이 없어서 자살을 할 수 없다.
   1) 자살할 용기와 능력이 있는지 확신할 수 없다.
   2) 자살할 용기와 자신이 있다.

15. 정말로 자살시도를 할 것이라고 확신하나? ( )
   0) 전혀 그렇지 않다.
   1) 잘 모르겠다.
   2) 그렇다.

16. 자살에 대한 생각을 실행하기 위해 실제로 준비한 것이 있나? ( )
   0) 없다.
   1) 부분적으로 했다(예: 약을 사 모으기 시작함).
   2) 완전하게 준비했다(예: 약을 사 모았다).

17. 자살하려는 글(유서)을 쓴 적이 있는가? ( )
    0) 없다.
    1) 쓰기 시작했으나 다 쓰지 못했다. 단지 쓰려고 생각했다.
    2) 다 써 놓았다.

18. 죽음을 예상하고 마지막으로 한 일은? (예: 보험, 유언 등) ( )
    0) 없다.
    1) 생각만 해 보았거나 약간의 정리를 했다.
    2) 확실한 계획을 세웠거나 다 정리를 해 놓았다.

19. 자살에 대한 생각을 다른 사람들에게 이야기한 적은 있습니까? 혹은 속이거나 숨겼습니까? ( )
    0a) 자살에 대해 생각해 본 적이 없다.
    0b) 다른 사람에게 터놓고 이야기하였다.
    1) 드러내는 것을 주저하다가 숨겼다.
    2) 그런 생각을 속이고 숨겼다.

평가자 기록란: 총점 ________________ 평가 ________________

5. 인터넷중독검사

Young(1998)
5점 리커트척도로서
총 20문항으로 구성
20~49점: 자신의 인터넷사용을 조절할 수 있는 비중독군
50~69점: 과다사용군으로
70점 이상: 인터넷이 심각한 문제를 야기하고 있는 중독군

인터넷중독

[보기]	0점–전혀 아니다	1점–가끔 그렇다	2점–보통 그렇다
	3점–자주 그렇다	4점–대부분 그렇다	5점–항상 그렇다

번호	문항	0	1	2	3	4	5
1	인터넷 사용에 대해서 정해놓은 시간을 자주 어깁니까?						
2	인터넷 사용으로 집안일(혹은 학업)을 소홀히 한 적이 있습니까?						
3	가족과 함께 즐기기보다 컴퓨터하는 것을 더 좋아합니까?						
4	사이버 공간에서 새로운 친구를 사귑니까?						
5	부모가 인터넷 사용 시간에 대해서 불평을 자주 토로합니까?						
6	인터넷 사용 때문에 성적이나 학교생활에 문제가 있습니까?						
7	친구와 밖에 나가 노는 것보다 인터넷 사용을 더 좋아합니까?						
8	해야 할 일을 미루고 먼저 인터넷에 접속부터 합니까?						
9	인터넷을 시작한 이후로 다른 사람과의 관계가 감소했습니까?						
10	부모가 인터넷에서 무엇을 했냐고 물어보면 숨기거나 얼버무립니까?						
11	부모의 의사를 무시하고 몰래 컴퓨터 접속을 합니까?						
12	자기 방에서 자주 혼자 컴퓨터를 합니까?						
13	인터넷에서 알게 된 새로운 친구들과 전화를 한 적이 있습니까?						
14	컴퓨터를 사용하는 동안 방해를 받으면 소리를 지르고 화를 낸 적이 있습니까?						
15	밤늦게까지 접속해 있느라 잠을 자지 못해 그전보다 피곤하거나 지치나요?						
16	인터넷을 하지 않을 때에도 접속할 생각에 몰두해있거나 인터넷을 사용하려고 자주 시도하나요?						
17	부모가 인터넷 사용시간에 대해 간섭했을 때 자녀는 자주 짜증을 내나요?						
18	다른 취미활동이나 밖에 나가 노는 것보다 컴퓨터 하는 것을 더 좋아하나요?						
19	부모가 컴퓨터 사용 시간을 제한했을 때 자녀는 자주 화를 내나요?						
20	컴퓨터 접속을 하지 않을 때에는 우울하고 침울하며 신경질적이 되었다가 다시 온라인 상태로 오면 이런 감정들이 사라진 적이 있습니까?						

6. 유아동 인터넷중독 관찰자 척도

대상자: 연령 _______세 성별: 남/녀 성명__________
관찰자: 대상자와의 관계 __________ 연령 _______세 성명__________

번호	항목	전혀 그렇지 않다	그렇지 않다	그렇다	매우 그렇다
1	식사나 휴식 없이 화장실도 가지 않고 인터넷을 한다.				
2	인터넷을 하다가 그만 두면 또 하고 싶어서 조를 때가 많다.				
3	인터넷을 못하게 되면 초조하고 안절부절 못해한다.				
4	인터넷을 하고 있을 때만, 흥미진진해 보이고 생생해 보인다.				
5	인터넷을 안 할 때, 다른 것에 집중하지 못하고, 불안해 보인다.				
6	다른 할 일이 있을 때도 인터넷을 사용한다.				
7	인터넷을 못하게 되면 지루하고 재미없어 한다.				
8	인터넷을 하는 시간이 하루 중 가장 편안해 보인다.				
9	과다한 인터넷 사용으로 인해 공부에 집중하지 못하고 산만함을 보인다.				
10	게임에서 빨간 피가 튀는 장면을 볼 때에 무덤덤하게 반응한다.				
11	인터넷 사용으로 인해 불규칙한 생활을 하는 것 같다.				
12	정해진 사용을 하겠다고 약속하지만 대부분은 약속을 지키지 않는다.				
13	인터넷을 오래 하느라 아이 체중이 변화한 것 같다.				
14	인터넷을 하지 못하게 하면 화를 내거나 짜증을 부린다.				
15	정해진 사용 시간을 잘 지킨다.				

<table>
<tr><td rowspan="2">채점 방법</td><td>[1단계]
문항별</td><td>전혀 그렇지 않다: 1점, 그렇지 않다: 2점, 그렇다: 3점, 매우 그렇다: 4점
※ 단, 문항 15번은 다음과 같이 역채점 실시
〈전혀 그렇지 않다: 4점, 그렇지 않다: 3점, 그렇다: 2점, 매우 그렇다: 1점〉</td></tr>
<tr><td>[2단계]
총점 및 요인별</td><td>총 점 ▶ ① 1~15번 합계
요인별 ▶ ② 1요인(1, 6, 9, 11, 13번) 합계
③ 3요인(5, 7, 3, 14번) 합계
④ 4요인(10, 12, 15, 2번) 합계</td></tr>
<tr><td rowspan="3">고위험 사용자군</td><td>유아동</td><td>총 점▶ ① 44점 이상
요인별▶ ② 1요인 14점 이상 ③ 3요인 12점 이상 ④ 4요인 14점 이상</td></tr>
<tr><td colspan="2">판정: ①에 해당하거나, ②~④ 모두 해당되는 경우</td></tr>
<tr><td colspan="2">인터넷 사용으로 인하여 일상생활에서 심각한 장애를 보이면서 내성 및 금단 현상이 나타난다. 대인관계는 사이버 공간에서 대부분 이루어지며, off라인에서 만남보다는 on라인에서 만남을 더 편하게 여긴다. 대개 자신이 인터넷 중독이라고 느끼며, 학업이나 집중활동에 곤란을 겪는다. 또한 심리적으로 불안정감 및 우울한 기분을 느끼는 경우가 흔하며, 성격적으로 충동성, 공격성도 높은 편이다. 현실세계에서 대인관계에 문제를 겪거나, 외로움을 느끼는 경우도 많다.

▷ 인터넷중독 성향이 매우 높으므로 관련 기관의 전문적인 지원과 도움이 요청된다.</td></tr>
<tr><td rowspan="3">잠재적 위험 사용자군</td><td>유아동</td><td>총 점▶ ① 40점 이상~43점 이하
요인별▶ ② 1요인 13점 이상 ③ 3요인 11점 이상 ④ 4요인 13점 이상</td></tr>
<tr><td colspan="2">판정: ①~④ 중 한 가지라도 해당되는 경우</td></tr>
<tr><td colspan="2">고위험 사용자에 비해 보다 경미한 수준이지만, 일상생활에서 장애를 보이며, 인터넷 사용시간이 늘어나고 집착을 하게 된다. 학업에 어려움이 나타날 수 있으며, 심리적 불안정감을 보이지만 절반 정도의 학생은 자신이 아무 문제가 없다고 느낀다. 대체로 계획적이지 못하고 자기조절에 어려움을 보이며, 자신감도 낮은 경향이 있다.

▷ 인터넷 과다사용의 위험을 깨닫고 스스로 조절하고 계획적으로 사용하도록 노력하며, 이를 위한 보호자의 지원이 요구된다. 인터넷중독에 대한 주의가 요망되며, 학교 및 유치원 등 관련 기관에서 제공하는 건전한 인터넷 활용 지침을 따른다.</td></tr>
<tr><td rowspan="3">일반 사용자군</td><td>유아동</td><td>총 점▶ ① 39점 이하
요인별▶ ② 1요인 12점 이하 ③ 3요인 10점 이하 ④ 4요인 12점 이하</td></tr>
<tr><td colspan="2">판정: ①~④ 모두 해당되는 경우</td></tr>
<tr><td colspan="2">대부분 인터넷중독 문제가 없다고 느낀다. 심리적 정서문제나 성격적 특성에서도 특이한 문제를 보이지 않으며, 자기행동을 잘 관리한다고 생각한다. 주변 사람들과의 대인관계에서도 충분한 지원을 얻을 수 있다고 느끼며, 심각한 외로움이나 곤란함을 느끼지 않는다.

▷ 인터넷을 건전하게 활용하기 위한 보호자의 지속적인 점검이 요구된다.</td></tr>
</table>

7. 청소년 스마트폰중독 자가진단 척도

년 월 일 학교 학년: 남/녀 성명__________

번호	항 목	전혀 그렇지 않다	그렇지 않다	그렇다	매우 그렇다
1	스마트폰의 지나친 사용으로 학교성적이 떨어졌다.				
2	가족이나 친구들과 함께 있는 것보다 스마트폰을 사용하고 있는 것이 더 즐겁다.				
3	스마트폰을 사용할 수 없게 된다면 견디기 힘들 것이다.				
4	스마트폰 사용시간을 줄이려고 해보았지만 실패한다.				
5	스마트폰 사용으로 계획한 일(공부, 숙제 또는 학원수강 등)을 하기 어렵다.				
6	스마트폰을 사용하지 못하면 온 세상을 잃은 것 같은 생각이 든다.				
7	스마트폰이 없으면 안절부절 못하고 초조해진다.				
8	스마트폰 사용시간을 스스로 조절할 수 있다.				
9	수시로 스마트폰을 사용하다가 지적을 받은 적이 있다.				
10	스마트폰이 없어도 불안하지 않다.				
11	스마트폰을 사용할 때 그만해야지라고 생각은 하면서도 계속한다.				
12	스마트폰을 너무 자주 또는 오래한다고 가족이나 친구들로부터 불평을 들은 적이 있다.				
13	스마트폰 사용이 지금 하고 있는 공부에 방해가 되지 않는다.				
14	스마트폰을 사용할 수 없을 때 패닉상태에 빠진다.				
15	스마트폰 사용에 많은 시간을 보내는 것이 습관화되었다.				

<table>
<tr><td rowspan="2">채점 방법</td><td>[1단계]
문항별</td><td>전혀 그렇지 않다: 1점, 그렇지 않다: 2점, 그렇다: 3점, 매우 그렇다: 4점
※ 단, 문항 8번, 10번, 13번은 다음과 같이 역채점 실시
〈전혀 그렇지 않다: 4점, 그렇지 않다: 3점, 그렇다: 2점, 매우 그렇다: 1점〉</td></tr>
<tr><td>[2단계]
총점 및 요인별</td><td>총 점 ▶ ① 1~15번 합계
요인별 ▶ ② 1요인(1, 5, 9, 12, 13번) 합계
③ 3요인(3, 7, 10, 14번) 합계
④ 4요인(4, 8, 11, 15번) 합계</td></tr>
<tr><td rowspan="3">고위험 사용자군</td><td colspan="2">총 점▶ ① 45점 이상
요인별▶ ② 1요인 16점 이상 ③ 3요인 13점 이상 ④ 4요인 14점 이상</td></tr>
<tr><td colspan="2">판정: ①에 해당하거나, ②~④ 모두 해당되는 경우</td></tr>
<tr><td colspan="2">스마트폰 사용으로 인하여 일상생활에서 심각한 장애를 보이면서 내성 및 금단 현상이 나타난다. 스마트폰으로 이루어지는 대인관계가 대부분이며, 비도덕적 행위와 막연한 긍정적 기대가 있고 특정 앱이나 기능에 집착하는 특성을 보이기도 한다. 현실 생활에서도 습관적으로 사용하게 되며 스마트폰 없이는 한 순간도 견디기 힘들다고 느낀다. 따라서, 스마트폰 사용으로 인하여 학업이나 대인관계를 제대로 수행할 수 없으며 자신이 스마트폰 중독이라고 느낀다. 또한, 심리적으로 불안정감 및 대인관계 곤란감, 우울한 기분 등이 흔하며, 성격적으로 자기조절에 심각한 어려움을 보이며 무계획적인 충동성도 높은 편이다. 현실세계에서 사회적 관계에 문제가 있으며, 외로움을 느끼는 경우도 많다.

▷ 스마트폰 중독 경향성이 매우 높으므로 관련 기관의 전문적 지원과 도움이 요청된다.</td></tr>
<tr><td rowspan="3">잠재적 위험 사용자군</td><td colspan="2">총 점▶ ① 42점 이상~44점 이하
요인별▶ ② 1요인 14점 이상 ③ 3요인 12점 이상 ④ 4요인 13점 이상</td></tr>
<tr><td colspan="2">판정: ①~④ 중 한 가지라도 해당되는 경우</td></tr>
<tr><td colspan="2">고위험사용자군에 비해 경미한 수준이지만 일상생활에서 장애를 보이며, 필요이상으로 스마트폰 사용시간이 늘어나고 집착을 하게 된다. 학업에 어려움이 나타날 수 있으며, 심리적 불안정감을 보이지만 절반 정도는 자신이 아무 문제가 없다고 느낀다. 다분히 계획적이지 못하고 자기조절에 어려움을 보이며 자신감도 낮게 된다.

▷ 스마트폰 과다 사용의 위험을 깨닫고 스스로 조절하고 계획적인 사용을 하도록 노력한다.
스마트폰 중독에 대한 주의가 요망된다</td></tr>
<tr><td rowspan="3">일반 사용자군</td><td colspan="2">총 점▶ ① 41점 이하
요인별▶ ② 1요인 13점 이하 ③ 3요인 11점 이하 ④ 4요인 12점 이하</td></tr>
<tr><td colspan="2">판정: ①~④ 모두 해당되는 경우</td></tr>
<tr><td colspan="2">대부분이 스마트폰 중독문제가 없다고 느낀다. 심리적 정서문제나 성격적 특성에서도 특이한 문제를 보이지 않으며, 자기행동을 관리한다고 생각한다. 주변 사람들과의 대인관계에서도 자신이 충분한 지원을 얻을 수 있다고 느끼며, 심각한 외로움이나 곤란감을 느끼지 않는다.

▷ 때때로 스마트폰의 건전한 활용에 대하여 자기 점검을 지속적으로 수행한다.</td></tr>
</table>

8. Scale for the Assessment of Negative Symptoms(SANS)

이름: ___________ 연령: _______세 성별: 남/녀 작성일: 년 월 일

① 감정적 둔화(Affective flattening or blunting)

1. 표정의 무변화(Unchanging facial expression) – 이야기 내용의 정서적 변화만큼 얼굴표정이 변하지 않음
2. 자발적 활동의 감소(Decreased spontaneous movements) – 자리 옮기거나, 사지 움직이는 것 안 함
3. 표현행동의 결핍(Paucity of expressive gestures) – 자신의 생각을 표현하는 데 손짓이나 몸짓을 사용안함
4. 눈 마주침 부적절(Poor eye contact) – 눈 마주침을 피하거나 말하는 중에도 상대방을 지나쳐서 응시함
5. 감정의 무반응(Affective nonresponsivity) – 감정이 일어났을 때 미소짓거나 웃지 않음
6. 억양의 부족(Lack of vocal inflection) – 정상적인 억양을 나타내지 못하고 단조롭게 말함
7. 감정둔화의 전체평가(Global rating of affective flattening) – 이 평가는 무반응, 눈 마주침, 표정, 억양 등과 같은 증상의 전반적인 심한 정도에 중점을 두어야 함

② 언어(Alogia)

8. 말의 빈곤(Poverty of speech) – 질문에 대한 대답량이 한정, 대답이 간결하고 굳어있고 정교하지 않음
9. 말 내용의 빈곤(Poverty of content of speech) – 대답이 양적으로는 충분하나 정보면에서 애매, 지나치게 일반화되어있으며 생각을 거의 전하지 못함
10. 두절(Blocking) – 자신의 일련의 생각이 자발적이건 아니건 간에 두절되는 것을 말함
11. 반응시간의 지연(Increased latency of response) – 질문을 인식하고 있다는 것을 나타내지만, 대답에 오랜 시간이 걸림
12. Alogia의 전체평가(Global rating of alogia) – Alogia의 핵심적인 특징은 이야기와 그 내용의 빈곤임

③ 무기력–무관심(Avolition–apathy)

13. 몸치장과 위생(Grooming and hygiene) – 의복이 단정치 못하고 더럽혀져 있고, 기름낀 머리, 악취나는 몸
14. 일이나 학교생활의 비지속성(Impersistence at work or school) – 직업유지 X, 학교공부, 가사일등을 못함
15. 신체적 무기력(Physical anergia) – 신체적으로 활동적이지 못함, 오랜 시간 동안 앉아 있고, 자발적 행동↓
16. 무기력–무관심의 전체평가(Global rating of avolition–apathy) – 강한 부담이 특히 갑자기 주어졌을 때 하나 내지 두 가지의 현저한 증상이 나타남

④ 무감동–비사회성(Anhedonia–asociality)

17. 오락적 관심과 참여(Recreational interests and activities) – 흥미의 양적, 질적인 면에서 활동이 없음
18. 성행위(Sexual activity) – 성적 관심과 성행위, 행위 시 즐기는 것이 감소
19. 친밀감을 느끼는 능력(Ability to feel intimacy and closeness) – 이성, 가족 등에게 친밀한 관계 형성 못함
20. 친구나 동료와의 관계(Relationships with friends and peers) – 친구가 거의 없고, 혼자만의 고립된 시간
21. 무감동–비사회성의 전체평가(Global rating of anhedonia–asociality) – 이 평가는 환자의 나이, 가족사항 등을 고려하여 전반적인 심한 정도를 반영해야 함

⑤ 주의(Attention)

22. 사회적 무관심(Social inattentiveness) – 관련이 없거나 무관심해 보인다. 이상스레 보여짐
23. 심리상태검사 동안의 무관심(Inattentiveness during mental status testing) – 7계열 검사 등에서 실수↑
24. 주의의 전체 평가(Global rating of attention) – 이 평가는 환자의 전반적인 집중을 임상적으로 검사하여 평가해야만 함

9. Scale for the Assessment of Positive Symptoms(SAPS)

이름: __________ 연령: ______세 성별: 남/녀 작성일: 년 월 일

① 환각(Hallucinations)

1. 환청(Auditory hallucination) – 다른 사람에게 들리지 않는 음성이나 소음, 그 외의 소리들을 보고함
2. 언급하는 음성(Voices commenting) – 자기의 행동이나 생각에 대해 지속적으로 언급, 논평하는 음성
3. 대화하는 음성(Voices conversing) – 하나 또는 둘 이상의 음성이 대화하는 것이 들린다고 보고
4. 신체적 망상 혹은 환촉(Somatic or tactile hallucination) – 자신의 몸에서의 특별한 신체적 감각의 보고
5. 환후(Olfactory hallucination) – 다른 사람들이 인지하지 못하는 이상한 냄새 경험한다고 보고
6. 환시(Visual hallucination) – 실제로 존재하지 않는 형상이나 사람을 보고
7. 환각의 전체적인 평가(Global rating of hallucination) – 환각의 지속기간, 중증도, 생활에 미치는 영향

② 망상(Delusions)

8. 피해망상(Persecutary delusions) – 어떤 방법에 의해 자신이 학대받거나 음모가 꾀해지고 있다고 믿음
9. 질투망상(Delusions of jealousy) – 자신의 배우자가 누군가와 연애하고 있다고 믿음
10. 죄책망상(Delusions of guilt or sin) – 자신이 끔찍한 죄나 용서받지 못할 일을 저질렀다고 믿음
11. 과대망상(Grandiose delusion) – 자신이 특별한 힘이나 능력을 지녔다고 믿음
12. 종교적망상(eligious delusion) – 종교적 성격의 잘못된 신념에 몰두
13. 신체적망상(Somatic delusion) – 자신의 몸에 질병이 있거나, 비정상이거나, 변화가 있다고 믿음
14. 관계망상(Delusions of reference) – 무의미한 사건이 자신과 연관되거나 어떤 특별한 의미가 있다고 믿음
15. 조정망상(Delusions of being controlled) – 자신의 감정이나 행위가 외부의 힘에 의해 조정된다고 믿음
16. 독심망상(Delusions of mind reading) – 자시의 마음을 사람들이 읽거나 자신의 생각을 알 수 있다고 믿음
17. 사고전파(Thought broadcasting) – 자신의 생각이 방송, 다른 사람들에게 퍼져나감
18. 사고삽입(Thought insertion) – 자신의 것이 아닌 생각이 마음에 끼어 들어와 있다고 믿음
19. 사고철회(Thought withdrawal) – 생각이 자기 마음에서 제거되어져 버렸다고 믿음
20. 망상의 전체평가(Global rating of delusions) – 망상의 연속성, 지속기간, 환자의 생활에의 영향 고려

③ 괴이한 행동(Bizarre behavior)

21. 의복과 외관(Clothing and appearance) – 이상하게 옷을 입거나, 자신이 외모를 바꾸려고 이상한 것 사용
22. 사회적 성적행동(Social and sexual behavior) – 사회적 규범을 무시하는 부적절한 행동(공공장소의 수음)
23. 공격적이고 격심한 행동(Aggressive and agitated behavior) – 예측할 수 없는 종종 공격적, 격심한 행동
24. 반복적이거나 판에 박힌 행동(Repetitive or stereotyped behavior) – 의식적인 행위나 반복적인 목록
25. 괴이한 행동의 전체평가(Global rating of bizarre behavior) – 사회규범에서 벗어난 정도와 행동의 유형

④ 양성 형식적 사고장애(Positive formal thought disorder)

26. 주제로부터의 탈선(Derailment)–어떤 문제와 관련되거나 혹은 관련되지 않은 생각으로 바르게 못 이어감
27. 빗나감(Tangentiality) – 질문에 대하여 바르지 못하거나 무관한 대답으로 이어감
28. 지리멸렬(Incoherence) – 본질적으로 이해할 수 없게 말하는 언어형태
29. 비논리성(Illogicality) – 논리적으로 이해할 수 없게 말하는 언어형태
30. 우원증(Circumstantiality) – 목표생각에 이르는 데 간접적이고 지연되게 말하는 언어형태

31. 언어의 분망(Pressure of speech) – 이야기가 빠르고, 중단시키기 어려우며, 이야기의 양이 아주 많음
32. 산만한 언어(Distractible speech) – 이야기의 흐름을 방해하는 주변의 자극에 의해 산만해짐
33. 음 연상(Clang association) – 의미있는 관계보다는 소리로 단어를 선택하게 하는 언어형태
34. 양성 형식적 사고장애의 전체평가(Global rating of positive formal thought disorder) – 이 평가는 환자의 의사소통능력에 영향을 미치는 비정상의 정도와 빈도를 반영해야 함

⑤ 양성 형식적 사고장애의 전체평가(Inappropriate Affect)

35. Inappropriate Affect

10. 알코올중독 선별척도(NAST: National Alcoholism Screening Test)

• 다음 질문을 읽고 '예' 또는 '아니오'에 동그라미(○)를 해 주세요.

번호	질문	체크		가중치	점수
		예	아니오		
1	자기 연민(슬픔)에 잘 빠지며 이것을 술로 해결하려고 합니까?	1	0	1.5	
2	혼자 술 마시는 것을 좋아한다.	1	0	2.4	
3	술 마신 다음날 해장술을 마신다.	1	0	3.3	
4	일단 술 한 잔을 마시면 계속 마시고 싶다.	1	0	3.6	
5	술 마시고 싶으면 (술 생각이 나면) 거의 참을 수가 없다.	1	0	3.3	
6	최근 6개월간 2회 이상 술 마실 때 일어났던 일을 기억하지 못한다.	1	0	2.4	
7	대인관계나 사회생활에 술이 해롭다고 느낀다.	1	0	1.0	
8	술로 인해 일하는 데 어려움이 많다.	1	0	2.8	
9	술로 인해 아내(또는 남편)가 떠났거나 떠나겠다고 위협한다.	1	0	2.8	
10	술이 깨면 진땀, 손떨림, 불안을 느끼거나 잠을 자지 못한다.	1	0	5.0	
11	술이 깨면서 공포나 몸떨림을 경험하고 헛것이 보이거나 헛소리가 들린 적이 있다.	1	0	5.0	
12	술로 인해 생긴 문제(골절, 창상)로 치료받은 적이 있다.	1	0	2.1	

총 점: ______________________

⇒ 4개 문항 또는 11점 이상은 알코올의존일 가능성이 높음
⇒ 10번, 11번 항목에 해당된 경우: 알코올중독에 해당

11. 알코올 사용 척도 AUDIT

1. 당신은 알코올이 들어간 음료를 얼마나 자주 마시는가? ( )
   0) 전혀 아님
   1) 월 별 혹은 덜함
   2) 월간 2~4번
   3) 일주일에 2~3번
   4) 일주일에 4번 이상

2. 당신이 마실 때 하루에 알코올을 함유한 술을 몇 잔 마시는가? ( )
   0) 1 혹은 2
   1) 3 혹은 4
   2) 5 혹은 6
   3) 7, 8 혹은 9
   4) 10 혹은 그 이상

3. 한 번에 6 혹은 그 이상의 잔을 얼마나 자주 마시는가? ( )
   0) 전혀 안함
   1) 한 달에 한 번보다 덜함
   2) 한 달에 한 번
   3) 한 주에 한 번
   4) 매일 혹은 거의 매일

4. 지난 해에 당신은 한 번 시작하면 음주를 멈출 수 없었던 것을 얼마나 자주 발견하였는가? ( )
   0) 전혀 안함
   1) 한 달에 한 번보다 덜함
   2) 한 달에 한 번
   3) 한 주에 한 번
   4) 매일 혹은 거의 매일

5. 지난 해 동안 당신은 음주 때문에 당신으로부터 보통 기대되는 것을 하는 것을 얼마나 자주 실패하였는가? ( )
   0) 전혀 안함
   1) 한 달에 한 번보다 덜함
   2) 한 달에 한 번
   3) 한 주에 한 번
   4) 매일 혹은 거의 매일

6. 지난 해 동안에, 당신은 당신이 음주한 것으로 인하여 밤에 일어났던 것을 얼마나 자주 기억할 수 없었는가? ( )
   0) 전혀 안함
   1) 한 달에 한 번보다 덜함
   2) 한 달에 한 번
   3) 한 주에 한 번
   4) 매일 혹은 거의 매일

7. 지난 해 동안 당신은 과음한 후에 아침에 첫 번째로 술 마시는 것이 얼마나 자주 필요로 하였는가? ( )
   0) 전혀 안함
   1) 한 달에 한 번보다 덜함
   2) 한 달에 한 번
   3) 한 주에 한 번
   4) 매일 혹은 거의 매일

8. 지난 해 동안에 당신은 음주 후에 죄악감을 얼마나 자주 가졌는가? ( )
   0) 전혀 안함
   1) 한 달에 한 번보다 덜함
   2) 한 달에 한 번
   3) 한 주에 한 번
   4) 매일 혹은 거의 매일

9. 당신 혹은 누군가가 당신의 음주로 인하여 부상을 당하였는가? ( )
   0) 아니오
   2) 예, 그러나 지난해에는 아님
   4) 예, 지난해 동안

10. 친척, 친구, 의사 혹은 다른 건강전문가들이 당신의 음주에 대한 관심을 표현한 적이 있는가? 혹은 당신이 줄이도록 제안한 적이 있는가? ( )
   0) 아니오
   2) 예, 그러나 지난 해에는 아님
   4) 예, 지난해 동안

*답과 관련한 점수들을 더한다. 8점 혹은 더 높은 총점은 악영향을 미치는 음주행위를 나타낸다.

평가자 기록란: 총점 ______________ 평가 ______________

찾아보기

한글

ㄱ

ㄴ

ㄷ

ㄹ

ㅁ

ㅂ

ㅅ

ㅇ

ㅈ

ㅊ

ㅋ

ㅌ

ㅍ

ㅎ

영어

A

B

C

D

E

F

G

H

I

J

K

L

M

N

O

P

Q

R

S

T

U

V

W

Z

기타

저자와의
협의로
인지생략

정신건강간호학 제 3 판

발 행 일 2024년 2월 10일 3판 인쇄
2024년 2월 20일 3판 발행

저 자 고정아 곽명희 김미정 김상남 김성은 김수연 김연실 김영미
김윤영 김윤영 김현실 김현실 김희진 노인숙 박미현 박민희
배정이 변도화 신경숙 양승희 윤영주 이경자 이경희 이수정
이은미 이현주 정 미 정윤화 주세진 최명희 최숙희 한미화

발 행 인 김재민

발 행 처 정문각 JMK
서울특별시 마포구 백범로 104, 봉화빌딩 4층

출판등록 2011년 1월 19일 제2011-000035호

전 화 02)713-0421~3

팩 스 02)704-6265

전자우편 jmk@jmkp.co.kr

홈페이지 www.jmkp.co.kr

정 가 **63,000원**

ISBN 979-11-6260-340-6 93510